GUIDE DE LA santé dans votre assiette

GUIDE DE LA santé dans votre assiette

Dictionnaire pratique pour une alimentation saine

QUE CHOISIR

GUIDE DE LA
santé
dans votre assiette

Publié par QUE CHOISIR ÉDITION, une filiale de l'UFC-QUE CHOISIR

QUE CHOISIR ÉDITION

Alain Bazot Président de QUE CHOISIR ÉDITION
Président et directeur des publications de l'UFC- QUE CHOISIR
Laure Sassier Direction éditoriale

Merci à Jean-Paul Geai, rédacteur en chef de l'UFC- QUE CHOISIR
Nous remercions également Gérard Becher, Daniel Bideau, Monique Bisson, Robert Bréhon, Alain Caudy, Serge Molinari, Jacques Mopin, Gérard Pidou, Sylvie Pradelle, Martial Verschaeve, Fabienne Maleysson, Catherine Sokolsky, Perrine Vennetier, Gérard Chenuet, ainsi que Denis Corpet, professeur de nutrition et d'hygiène des aliments de l'homme (École nationale vétérinaire de Toulouse) et Philippe Verger (Département Sécurité sanitaire des aliments et zoonoses de l'OMS) pour leur contribution.

RÉALISATION DE L'OUVRAGE

Coordination éditoriale, rewriting : **Anne Cogos**
Création graphique, couverture, mise en pages : **Olivier Caldéron**
Recherche iconographique : **Agnès Calvo**
Correction : **Catherine Lucchesi, Danièle Bratzler**
Photogravure : **FAP**
Illustrations : **Laurent Blondel**

AUTEURS

Anne Cogos, journaliste santé
René Gentils, médecin généraliste
Patricia Labiano, journaliste consommation
Anne Laurent, diététicienne-nutritionniste
Erwan Le Fur, journaliste santé
Véronique Liégeois, diététicienne-nutritionniste
Gaëlle Soriano, diététicienne
Corinne Soulay, journaliste santé

La mention « **Ciqual 2008** » qui figure sur le côté de certains tableaux nutritionnels signifie que les chiffres sont extraits de la Table de composition nutritionnelle des aliments Ciqual 2008. Ils ont été arrondis à la première décimale si nécessaire.

Première édition

233, boulevard Voltaire, 75011 Paris
ISBN : 978-2-9534827-1-3

IMPRIM'VERT® Votre imprimeur agit pour l'environnement

Préface

Alimentation et santé ont toujours fait partie des préoccupations majeures de l'UFC-Que Choisir. S'il fallait en dresser la liste, elle serait longue : colorants et conservateurs à éviter, fruits et légumes malades des nitrates ou des pesticides, bonnes et mauvaises graisses, crise de la « vache folle » et traçabilité de la viande bovine, excès de sel, de sucre, de gras dans notre alimentation... Et de nouvelles batailles nous attendent.

La responsabilité de notre alimentation dans la morbidité est aujourd'hui reconnue par les scientifiques, ainsi que par les plus hautes instances médicales. Elle intervient de manière significative dans nos grandes maladies de civilisation, maladies cardio-vasculaires, cancers, diabète, obésité... Une bonne alimentation peut-elle prévenir ces maladies ? Existe-t-il des aliments qui « soignent » et d'autres qui seraient facteurs de risques ? S'il ne suffit pas de bien se nourrir pour ne plus être malade, en tout cas l'alimentation peut contribuer à rester en bonne santé. Il suffit de suivre quelques règles simples, de privilégier certains aliments, d'en oublier d'autres ou d'en réduire la consommation. Cet ouvrage entend vous aider dans cette approche. Il entend tordre le cou à des idées fausses et rappeler quelques principes élémentaires, trop souvent malmenés par une industrie agro-alimentaire qui n'hésite pas à instrumentaliser notre soif de bien-être par une débauche d'allégations nutritionnelles ou santé plus ou moins fausses. L'objet de ce livre n'est pas de vous interdire encore une fois de manger tel ou tel produit, mais plutôt de bien manger. « *Tout ce qui peut être soigné par l'alimentation ne doit pas l'être autrement* », disait Hippocrate. Deux mille cinq cents ans plus tard, l'ordonnance du père de la médecine reste d'actualité.

Alain Bazot

Président de l'UFC-Que Choisir

Sommaire

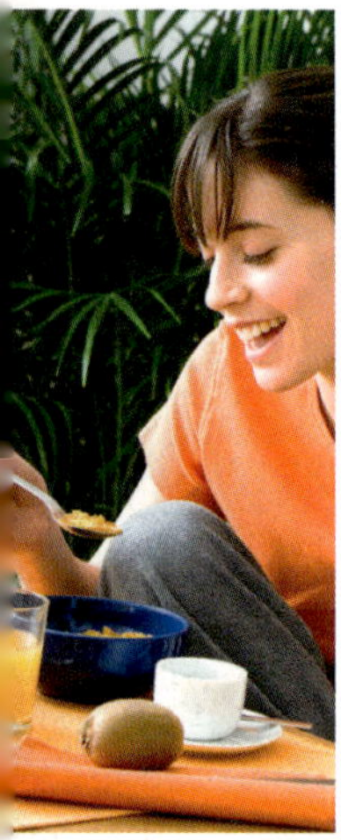

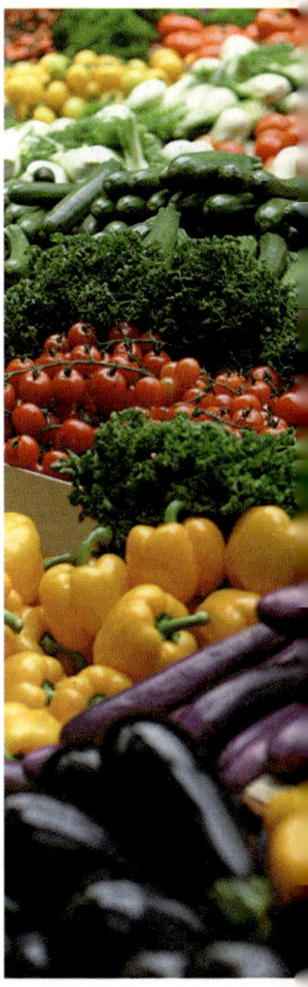

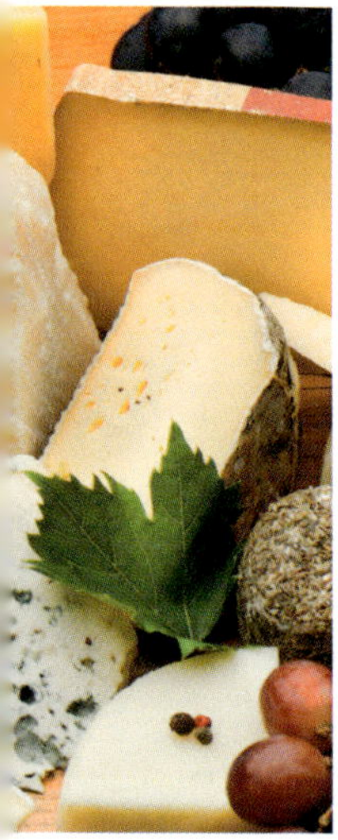

L'**équilibre** alimentaire

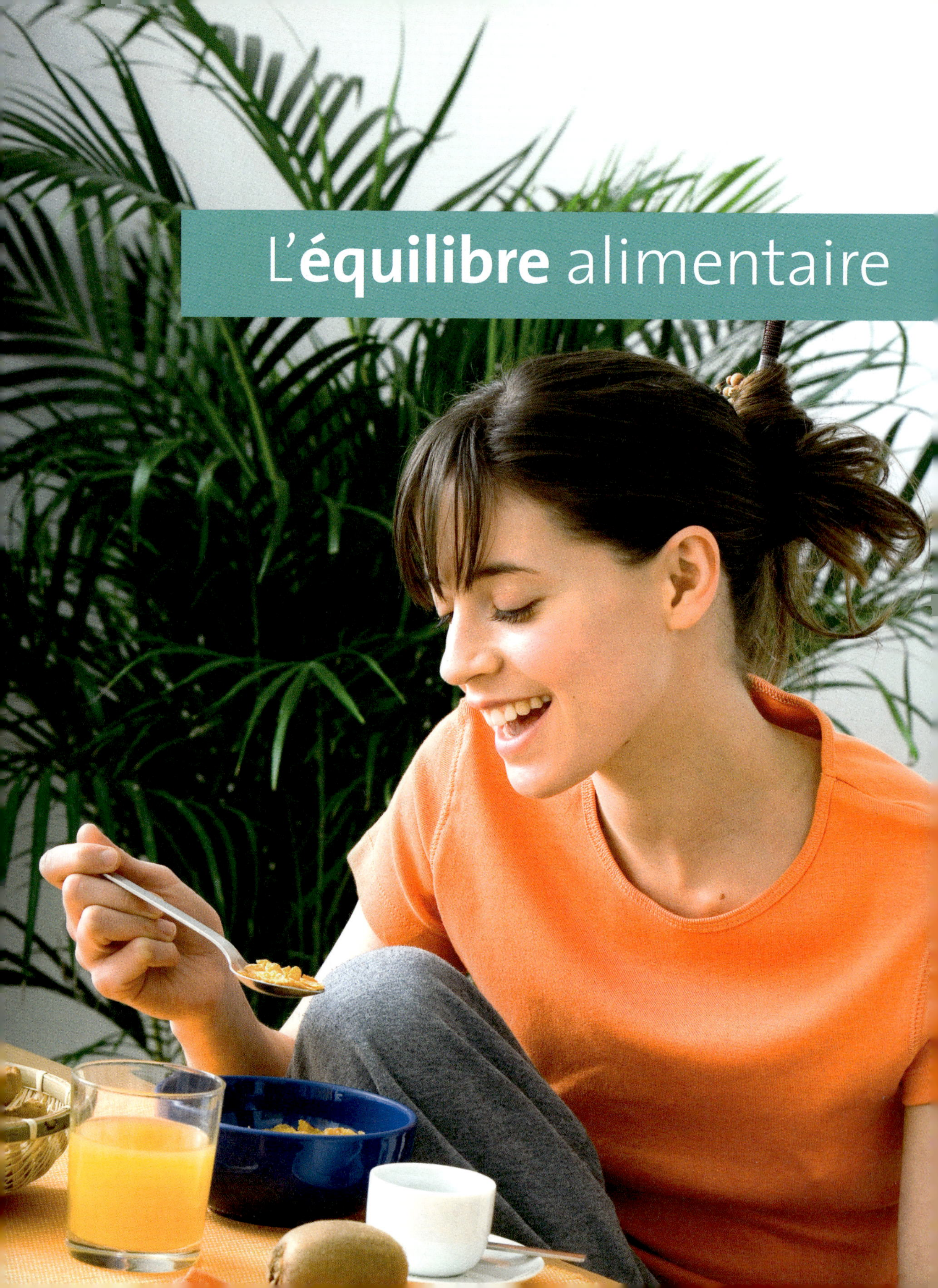

La nutrition fait l'objet de débats passionnés, voire polémiques. Pour lutter contre le surpoids, prévenir les maladies ou vieillir harmonieusement, les nutritionnistes, médecins et chercheurs nous conseillent de manger davantage de tel ou tel aliment et d'évincer tel autre, en s'appuyant sur des études susceptibles d'être nuancées et parfois contredites l'année suivante.
À l'heure de passer à table, ces théories peuvent paraître très sophistiquées et inadaptées à une fonction qui relève aussi du savoir-faire (la cuisine), du partage et du plaisir.

Les fondements de l'équilibre alimentaire reposent en réalité sur quelques principes assez simples.
- Mangez un peu de tout chaque jour : la diversité des menus est la meilleure façon de couvrir les besoins.
- Faites-vous plaisir sans excès : aucun aliment n'est a priori interdit (sauf problème de santé particulier), c'est la surconsommation de produits trop gras, trop sucrés ou trop salés qui est néfaste.
- Respectez vos sensations de faim et de satiété : c'est la clé de la stabilité du poids. Les grignotages ou autres collations sont normalement inutiles chez l'adulte si les repas sont adaptés.

Ces recommandations paraissent évidentes, mais elles sont pour la plupart d'entre nous difficiles à appliquer au quotidien, car l'alimentation ne se résume pas à sa fonction nutritive. Le plaisir et le réconfort que nous procure la nourriture dictent aussi notre comportement. Et cette composante émotionnelle, qui fait tout l'agrément de la table, peut être une source de déséquilibre quand elle devient prépondérante et que les sensations de faim et de satiété perdent leur rôle de régulateurs de l'appétit.

L'information nutritionnelle peut nous aider à résister aux tentations qui nous poussent à manger trop et mal. En donnant des clés pour mieux comprendre l'intérêt des aliments et leurs liens avec la santé, elle permet d'acquérir un esprit critique qui, sans que nous nous en rendions toujours compte, va orienter nos choix dans les rayons des magasins ou à la maison. Ces choix n'ont rien d'austère ou de monotone : la diversité, règle d'or de l'équilibre alimentaire, est l'occasion de redécouvrir toute une palette d'aliments parfois négligés qui permettent de concilier qualité nutritive, rapidité de préparation et plaisir gustatif.

Quels sont vos besoins ?

Les besoins énergétiques

Le corps a besoin d'énergie pour fonctionner. À chaque instant de la journée et de la nuit, il brûle des calories pour assurer ses fonctions vitales (respiration, circulation sanguine, régulation de la température corporelle...), pour digérer et pour bouger. Ces dépenses énergétiques varient d'une personne à une autre, selon le sexe (les femmes brûlent moins de calories que les hommes), l'âge et l'activité physique. Un adulte sédentaire dépense en moyenne 2 000 à 2 400 kcal par jour, alors qu'une personne très active (sportif, travailleur de force) peut brûler plus de 3 000 kcal.

• **En pratique.** Si votre poids se situe dans la norme (indice de masse corporelle compris entre 18,5 et 24,9, voir p. 360) et qu'il est stable, cela signifie que vos apports en calories et vos dépenses s'équilibrent... À l'inverse, si vous prenez du poids, c'est que vos apports énergétiques (ce que vous mangez) sont supérieurs à vos dépenses.

La répartition des calories

Les calories sont fournies par les glucides, les lipides et les protéines. Pour répondre aux besoins de l'organisme, nos apports devraient idéalement se répartir ainsi :

– 50 à 55 % de l'énergie fournie par les glucides (250 à 330 g pour la plupart des adultes) ;
– 30 à 35 % de l'énergie fournie par les lipides (65 à 90 g) ;
– 11 à 15 % de l'énergie fournie par les protéines (55 à 90 g).

• **Ne confondez pas.** 90 g de protéines ne signifie pas 90 g de viande : le premier constituant de la plupart des aliments est l'eau. Dans 100 g de viande de bœuf cuite, il y a environ 65 g d'eau et 30 g de protéines. Le même raisonnement s'applique aux glucides (amidon ou sucres) et aux lipides, avec une exception toutefois : les huiles contiennent 99,9 % de lipides.

Bon à savoir

– 1 g de glucides représente 4 kcal.

– 1 g de lipides représente 9 kcal.

– 1 g de protéines représente 4 kcal.

– 1 g d'alcool représente 7 kcal.

Les besoins en glucides

Les glucides (amidon et sucres) sont le carburant majeur de l'organisme : des muscles, qui les utilisent en priorité, et du cerveau, qui ne peut pas fonctionner sans eux (voir p. 132). Ils doivent représenter la part la plus importante de notre alimentation (50 à 55 %). Les nutritionnistes estiment que nous ne consommons plus suffisamment de glucides complexes (amidon des féculents) et que cette baisse d'intérêt est à l'origine d'un déséquilibre au profit des lipides. La part des sucres ajoutés (boissons, gâteaux, confiseries, sucre de table...) est quant à elle trop importante : elle ne devrait pas excéder 50 g par jour (ou moins de 10 % de la ration calorique), ce qui est en moyenne largement dépassé. Au sein des glucides complexes, il convient aussi de privilégier ceux qui présentent un index glycémique faible ou moyen (voir p. 133) pour éviter les pics hyperglycémiques (élévations brutales du taux de glucose dans le sang).

• **En pratique.** Les féculents (pain, pâtes, riz, légumineuses, pommes de terre...) permettent de couvrir la majorité de nos besoins quotidiens en glucides complexes. Les 50 g de sucre ajouté (hors sucre naturel des fruits) sont vite atteints : 10 g (deux morceaux de sucre) pour les boissons chaudes, 10 g dans un yaourt ou une compote, 10 g dans la confiture du petit déjeuner et 20 g dans un verre de soda !

Les besoins en lipides

Les lipides jouent un rôle essentiel dans l'organisme (voir p. 162) et doivent donc être présents dans nos menus. Cependant, l'alimentation moderne est plutôt caractérisée par un excès de produits gras : les études montrent que les lipides constituent 40 à 42 % de l'apport calorique, contre 30 à 35 % dans l'idéal. Veiller à la composition des graisses est tout aussi important : certains lipides (acides gras saturés, polyinsaturés de type oméga-6 et trans) doivent être limités, tandis que d'autres sont à privilégier (acides gras mono-insaturés et polyinsaturés de type oméga-3).

• **En pratique.** Utilisez des huiles de qualité (colza, olive) pour l'assaisonnement et la cuisson, autorisez-vous un peu de beurre cru chaque jour. Les lipides des poissons gras et des volailles ont une bonne composition. Ceux des produits industriels, charcuteries, viennoiseries, viandes rouges grasses, fromages ou crèmes sont à limiter.

Les besoins en protéines

Les protéines forment la charpente de chacune de nos cellules et sont indispensables à de nombreuses fonctions organiques (voir p. 224). Les besoins

sont augmentés en période de croissance, puis ils se stabilisent chez l'adulte (55 à 90 g selon le sexe, le poids, l'activité...). La carence protéique est rare en Occident : notre alimentation est plutôt un peu trop riche en protéines animales (viande, charcuterie, fromage...).
Les protéines des végétaux (céréales, légumes secs) sont moins complètes, mais elles sont intéressantes pour rééquilibrer l'alimentation car elles sont fournies par des aliments dépourvus de lipides et riches en glucides complexes.
• **En pratique.** Avec une portion de viande, de poisson ou d'œuf par jour, trois laitages, une ou deux portions de féculents, du pain à chaque repas, les besoins en protéines sont facilement couverts.

Les besoins en fibres

Les fibres sont des résidus végétaux qui restent pratiquement intacts au cours de la digestion (voir p. 113). Elles régulent le transit intestinal et ont un impact positif sur la prévention de la constipation. Par leur volume, elles permettent de combler plus rapidement l'appétit. Elles contribuent à réguler la glycémie (taux de sucre dans le sang) et le taux de cholestérol. Nos besoins quotidiens sont de 25 à 30 g, alors que la consommation est estimée à environ 12-15 g.
• **En pratique.** Les fruits et légumes, les céréales non raffinées (complètes) et les autres féculents sont riches en fibres. Attention à ne pas augmenter brutalement vos apports car certaines fibres (fruits oléagineux, son de blé, crudités...) peuvent irriter la muqueuse intestinale. Pensez à boire beaucoup pour limiter cet inconvénient.

Les besoins en micronutriments

Ce sont les sels minéraux et les vitamines, dont l'organisme a besoin en très petite quantité (voir pp. 251 et 278). Ils interviennent dans la formation du tissu osseux et des dents, ont un rôle important dans le déroulement des réactions chimiques cellulaires, contribuent au bon fonctionnement immunitaire, à la protection des cellules contre les radicaux libres...
Une alimentation variée couvre normalement tous les besoins. Sauf cas particulier et sur avis médical, il n'est pas nécessaire de recourir à des compléments ou à des aliments enrichis en tel ou tel micronutriment (voir encadré ci-dessous). Il faut plutôt chercher à diversifier son alimentation en consommant des produits basiques et sains.

Les besoins en eau

L'eau représente 60 à 65 % du poids du corps humain. Elle permet le transport des nutriments vers les cellules, l'évacuation des déchets du métabolisme via les reins, et elle est indispensable au déroulement des réactions chimiques au sein des cellules (voir p. 103). Les apports doivent être constants, car nous perdons de l'eau par les urines, la transpiration, la respiration (sous forme de vapeur d'eau). Ils sont assurés par les boissons et, dans une moindre mesure, par les aliments (fruits, légumes, laitages...).
• **En pratique.** Nous devons boire environ 1,5 litre de liquide par jour. Pour hydrater l'organisme et favoriser l'élimination, il est souhaitable de boire en petite quantité tout au long de la journée, pendant et en dehors des repas.

Que penser des compléments alimentaires ?

Ils séduisent de plus en plus de consommateurs. À base de vitamines, minéraux, antioxydants, extraits de plantes, acides aminés..., ils sont vendus avec la promesse de combler d'éventuelles carences, de traiter divers symptômes (fatigue, stress, troubles de la mémoire, bouffées de chaleur...), d'aider à perdre du poids, de prévenir des maladies ou de ralentir le processus de vieillissement. L'Afssa (Agence française de sécurité sanitaire des aliments) et de nombreux scientifiques émettent des doutes sur leur efficacité et, surtout, leur innocuité.
– Les compléments alimentaires ne nécessitent pas d'autorisation de mise sur le marché : leur évaluation (innocuité, efficacité) est donc beaucoup moins exigeante que celle des médicaments.
– Pour la grande majorité de la population, une alimentation équilibrée et diversifiée suffit à couvrir les besoins en nutriments et en micronutriments. La prise de compléments n'est donc nécessaire que dans certains cas, et sur prescription médicale : grossesse, petite enfance, grand âge, maladie nécessitant une supplémentation ciblée...
– Les compléments renferment des principes actifs dont la consommation inconsidérée (dosage non maîtrisé, association avec d'autres compléments ou des aliments enrichis à effet similaire...) peut conduire au dépassement des limites de sécurité et à un surdosage parfois responsable d'effets indésirables.
– À l'inverse, certains compléments renferment très peu de substance active : moins de 0,1 % d'extrait de *Ginkgo biloba* dans un complément vantant les propriétés de cette plante pour améliorer la mémoire, par exemple.

Les grandes familles d'aliments

La pyramide alimentaire

Nos besoins nutritionnels sont couverts par une alimentation diversifiée, où chaque famille d'aliments est consommée en proportion adaptée. L'offre alimentaire étant aujourd'hui particulièrement vaste, les carences en nutriments ou micronutriments sont devenues rares : c'est plutôt l'abondance et les déséquilibres qui posent problème. Pour obtenir une ration alimentaire satisfaisante, il est important de redonner sa place quantitativement à chaque famille d'aliments.

La pyramide alimentaire permet de visualiser très facilement l'importance respective que devrait avoir chaque groupe dans nos menus : la base est composée de végétaux (féculents, légumes, fruits), puis on passe aux produits laitiers et ensuite à la viande, au poisson et aux œufs, consommés en moindre quantité. Au sommet de la pyramide, les matières grasses de cuisson et d'assaisonnement et les produits sucrés ne devraient représenter qu'une petite fraction de nos apports.
L'eau soutient l'ensemble de la pyramide.

Le sel, en haut de la pyramide

Avec le gras et le sucré, c'est la troisième cible des nutritionnistes. Il ne faudrait pas dépasser 5 à 6 g de sel par jour alors que nous en consommons en moyenne autour de 10 g (voir p. 248).

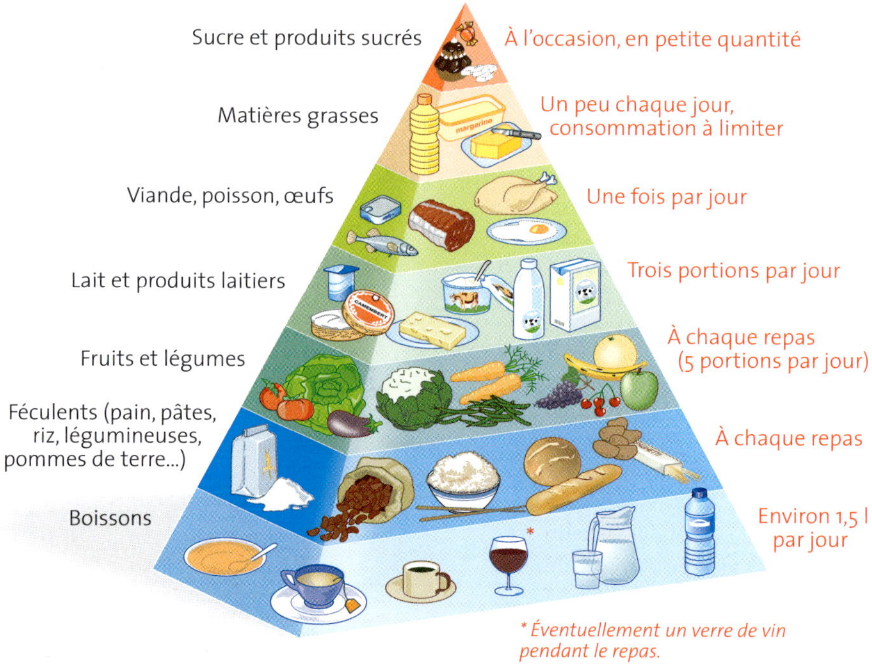

Une autre pyramide

Certains scientifiques proposent un autre modèle de pyramide, plus adapté selon eux au problème du surpoids et à l'un de ses facteurs de risque : la surconsommation d'aliments glucidiques à index et charge glycémique élevés, qui favorise le stockage des graisses (voir p. 133). Les deux principales différences sont :

– la place des féculents, qui montent d'un étage pour laisser la première place aux légumes, riches en substances protectrices et sans effet ou presque sur la glycémie ;
– la distinction entre fruits et légumes, les fruits occupant la quatrième place, après les légumes, les féculents et les aliments protéiques. L'intérêt nutritionnel des fruits n'est pas remis en cause, mais il vaut mieux privilégier les légumes en cas de surpoids.

Le régime méditerranéen (voir p. 305) offre une variante intéressante pour son efficacité contre les maladies cardio-vasculaires. Il accorde une place importante à l'huile d'olive et relègue la viande rouge au sommet de la pyramide.

Les féculents : pain, céréales, pommes de terre et légumineuses

Économiques, faciles à cuisiner et appréciés de toute la famille, ce sont des basiques à proposer à chaque repas en adaptant les quantités (pain, féculents d'accompagnement) à l'appétit de chacun. Riches en glucides, les féculents sont avant tout une source d'énergie pour l'organisme. Ils contribuent fortement à la satiété, ils apportent des fibres, des protéines, ainsi que des sels minéraux, des vitamines et un peu de polyphénols (antioxydants) indispensables au bon fonctionnement cellulaire.

• **En pratique.** Consommez du pain à chaque repas, proposez des féculents au déjeuner et au dîner : en entrée (soupe, salade de pommes de terre, de maïs ou de riz), en accompagnement (pâtes, riz, lentilles...) ou, éventuellement, en dessert (riz ou semoule au lait).

• **Faites les bons choix.**

– Diversifiez les féculents, autant pour le plaisir que parce qu'ils ont des profils nutritionnels légèrement différents. Pensez aux légumes secs ou légumineuses (soupe de lentilles, salade de haricots rouges, purée de pois cassés, haricots blancs à la sauce tomate...). Testez des féculents originaux, comme le quinoa, l'épeautre ou le boulghour, qui se cuisinent comme le riz, dans de l'eau, puis s'accommodent très facilement (sautés avec des légumes, avec une sauce tomate ou en salade). Essayez aussi la patate douce, la châtaigne, l'igname ou encore la polenta, qui permettent de découvrir de nouvelles saveurs.

– Privilégiez les féculents à index glycémique faible ou moyen : légumes secs, pâtes cuites « al dente », pain complet ou semi-complet, pain au levain, par exemple.

– Optez pour des modes de cuisson et des assaisonnements équilibrés : coulis de tomates, crème fraîche en petite quantité, vinaigrette à l'huile d'olive, de colza ou de noix, par exemple. Limitez les fritures et les sauces grasses.

Les féculents font-ils grossir ?

De nombreux régimes préconisent une restriction des aliments glucidiques. Les féculents sont certes plus caloriques que les légumes, mais ils sont indispensables à l'équilibre alimentaire, et leur pouvoir rassasiant aide au maintien du poids. De plus, quand on diminue trop les glucides, on a tendance à compenser par un excès de lipides.

Les fruits et légumes

Les légumes se distinguent par leur faible apport énergétique (en général 15 à 30 kcal pour 100 g). Les fruits sont un peu plus riches en glucides, donc un peu plus caloriques (30 à 50 kcal), mais ils restent légers. Au total, 400 g de fruits et légumes par jour (cinq portions de 80 g) représentent moins de 10 % des calories que nous ingérons quotidiennement. Leurs autres atouts : leur richesse en vitamines, en antioxydants, en minéraux et en fibres qui complète celle des féculents.

• **En pratique.** Il est conseillé de consommer au moins cinq portions de fruits et de légumes par jour. Une portion représente au minimum 80 g (80 à 150 g), et la proportion de légumes devrait être supérieure à celle des fruits. Dans l'assiette, les légumes d'accompagnement doivent être plus copieux que la portion de viande : c'est un repère visuel simple pour évaluer l'équilibre d'un menu.

• **Faites les bons choix.**

– Prévoyez des crudités (dont les salades vertes) à chaque repas ou presque : elles sont plus riches en vitamines que les légumes cuits.

– Diversifiez vos choix, car chaque légume ou fruit présente un profil nutritionnel différent. Les oranges, les fraises et les poivrons sont de bonnes sources de vitamine C ; les carottes et les abricots contiennent des caroténoïdes ; les brocolis, les oignons et l'ail sont riches en substances soufrées protectrices...

– Veillez à l'assaisonnement : une huile de qualité (voir p. 144) pour les crudités et salades vertes, un peu de beurre fondu ou de crème fraîche pour agrémenter les cuissons vapeur, des herbes aromatiques, peu de sel...

– Selon les prix, les saisons et le temps dont vous disposez, alternez légumes frais, surgelés et conserves. Les conserves sont pour la plupart additionnées de sel et préservent plutôt moins bien les vitamines et les sels minéraux que les surgelés, mais ces inconvénients sont tout relatifs : les conserves restent une bonne façon de consommer des légumes.

– Pour encourager les enfants à manger des légumes, associez-les à des féculents en accompagnement ou dans les soupes. Préparez-les en gratin de temps à autre.

– Rappelez-vous que les jus de fruits, les fruits au sirop et les compotes ne sont pas strictement équivalents à des fruits entiers nature : les produits bruts ont souvent une meilleure valeur nutritionnelle.

Le lait et les produits laitiers

Ils sont intéressants pour leur apport en calcium bien assimilé et bien utilisé au niveau osseux du fait de la présence simultanée (souvent) de vitamine D. Ils apportent aussi des protéines de qualité, répondant parfaitement à nos besoins et complétant celles de la viande et du poisson. Certains produits laitiers (fromage, desserts lactés) doivent cependant être limités en raison de leur teneur en lipides ou en sucre.

• **En pratique.** Il est souhaitable de consommer trois portions de produits laitiers par jour, en variant les sources. Par exemple :
– un bol de lait ou un yaourt au petit déjeuner ;
– une part de fromage (30 à 35 g) au déjeuner ;
– un yaourt ou du fromage blanc au dîner.
Les adolescents, les femmes enceintes et allaitantes, ainsi que les personnes âgées, peuvent ajouter un laitage de plus dans la journée car leurs besoins en calcium sont accrus.

• **Faites les bons choix.**
– Préférez le lait demi-écrémé, dont l'apport lipidique reste modéré, au lait écrémé, qui est dépourvu de vitamines liposolubles (A et D).
– Limitez-vous à une portion de fromage par jour, pour éviter l'excès de lipides et de sel.
– Privilégiez les laitages basiques : fromage blanc, petits-suisses, yaourts nature plutôt que crèmes dessert, entremets lactés et yaourts aromatisés, souvent très sucrés, parfois gras et généralement plus chers. Les premiers sont des produits du quotidien, les seconds doivent rester des gourmandises occasionnelles (une ou deux fois par semaine).
– Les laitages allégés ne présentent pas beaucoup d'intérêt, sauf certains fromages allégés. Regardez l'étiquetage nutritionnel pour vérifier la différence d'apport calorique avec un équivalent standard. Pour les yaourts, par exemple, l'écart entre un produit classique au lait partiellement écrémé et un allégé à 0 % de MG n'est que de 10 kcal. Lisez aussi la liste des ingrédients, car les allégés sont souvent très chargés en additifs.

La viande, le poisson et les œufs

Ils fournissent des protéines d'excellente qualité nutritionnelle, renfermant en bonne proportion tous les acides aminés indispensables à la croissance et à l'entretien de nos tissus. Ils apportent aussi du fer bien assimilé par l'organisme. Il est donc nécessaire d'en consommer régulièrement, mais sans excès.

• **En pratique.** Avec une portion de viande ou de poisson (100 à 120 g) ou deux œufs, on couvre facilement les besoins en protéines, qui sont également comblés par l'apport des produits laitiers, ainsi que des céréales et légumineuses (même si les protéines végétales sont moins complètes que celles des animaux). Vous pouvez éventuellement prévoir un complément au dîner : un œuf, une tranche de jambon, du thon dans une salade, un reste de poulet froid...

• **Faites les bons choix.**
– Prévoyez du poisson deux ou trois fois par semaine, en entrée ou en plat, dont au moins une fois du poisson gras (saumon, sardine...) pour l'apport en acides gras oméga-3, déficitaires dans notre alimentation. Les conserves de sardine, de thon et de maquereau sont pratiques et très abordables (mais souvent très salées). N'oubliez pas les fruits de mer, qui présentent eux aussi beaucoup d'atouts nutritionnels.
– Vous pouvez consommer des œufs plusieurs fois par semaine. Très bon marché et faciles à cuisiner, ils offrent une excellente valeur nutritionnelle.
– Variez les viandes : viande rouge (bœuf, agneau) pour sa richesse en fer (une ou deux fois par semaine), volaille ou porc pour leurs acides gras insaturés (deux ou trois fois par semaine). Choisissez les morceaux les moins gras et éliminez le gras visible.
– Privilégiez les modes de cuisson économes en matières grasses : four, court-bouillon, pot-au-feu, vapeur (poisson). Limitez les plats en sauce et les grillades, qui produisent des composés potentiellement cancérigènes.

Les matières grasses

Ce sont essentiellement le beurre, la crème, la margarine et l'huile. Les lipides sont indispensables à notre santé, mais leur apport doit être cadré car ils sont caloriques, et l'excès est néfaste pour la santé du cœur et des artères.
Les huiles et margarines végétales, en fonction de leur composition, procurent des acides gras essentiels (oméga-3 et oméga-6, ces derniers étant à limiter) et de la vitamine E (antioxydante). Le beurre et la crème fraîche sont surtout composés de graisses saturées, mais ils apportent des vitamines A et D. L'apport énergétique est élevé (moins pour la crème, mais nous en consommons en plus grande quantité) :
– 10 g de beurre ou de margarine = environ 75 kcal ;

– 10 g d'huile (une cuillerée à soupe) = 90 kcal ;
– 10 g de crème = 30 kcal (60 kcal pour une cuillerée à soupe).

• En pratique. Une consommation quotidienne raisonnable de matières grasses se compose, par exemple, de :
– un peu de beurre (10 g), de préférence cru, en tartine ou fondu sur des légumes ou des féculents ;
– deux ou trois cuillerées à soupe d'huile, tout au plus quatre, pour la cuisson et l'assaisonnement.

• Faites les bons choix.
– Préférez le beurre traditionnel aux matières grasses laitières allégées : c'est un produit bon marché, savoureux et sans additifs (hormis le bêtacarotène, parfois ajouté pour donner une couleur jaune).
– Privilégiez l'huile de colza (riche en oméga-3 et pauvre en oméga-6) et l'huile d'olive (riche en graisses mono-insaturées, considérées comme neutres ou bénéfiques pour la santé). Variez de temps en temps : huile de tournesol pour ses apports en vitamine E, huile de lin (très riche en oméga-3), huiles moins courantes (noix, pistache, noisette, sésame...) pour changer.
– Regardez bien la composition des margarines sur l'emballage, car elles ne sont pas toutes recommandables (voir p. 170).

Le piège des matières grasses allégées

Les produits allégés en matières grasses ont moins de goût et d'onctuosité que leurs équivalents classiques : on a tendance à en mettre davantage pour compenser et parce que leur statut d'allégés autorise plus d'excès. Au final, il est souvent plus judicieux d'ajouter une noisette de bon beurre sur des haricots verts que deux noisettes de matière grasse allégée.

Le sucre et les produits sucrés

Les recommandations sont simples : il faut limiter la consommation de produits sucrés, car leur place est aujourd'hui beaucoup trop importante dans notre alimentation.

Leur intérêt est qu'ils délivrent une énergie rapidement utilisable, précieuse si l'on est très actif ou que l'on fait du sport. Mais, pour une activité normale, l'excès de sucre est transformé en graisse et contribue au surpoids.

Pauvres en micronutriments et peu rassasiantes, les sucreries déséquilibrent et augmentent la ration alimentaire, elles fournissent des « calories vides », sans valeur pour l'organisme.

De plus, la plupart des produits sucrés sont également riches en additifs (colorants, conservateurs...), voire en graisses, ce qui déprécie encore leur qualité nutritionnelle.

• En pratique. Le sucre n'est pas indispensable à notre équilibre alimentaire, mais il fait partie des plaisirs de la table. Au quotidien, efforcez-vous de ne pas dépasser 50 g de produits sucrés par jour (voir p. 261), en réservant les gourmandises (biscuits, confiseries, desserts lactés, viennoiseries...) et les boissons sucrées à des moments particuliers (week-ends, jours de fête...).

• Faites les bons choix.
– Évitez de cumuler plusieurs produits sucrés dans la même journée (boisson sucrée, biscuits, pâtisserie...).
– Déshabituez-vous du goût sucré dans les aliments du quotidien : une compote ou un yaourt nature pas trop acide n'ont pas nécessairement besoin d'être sucrés.
– Un goûter à base de pain et de chocolat noir ou de miel est plus satisfaisant d'un point de vue nutritionnel que des biscuits.
– Remplacez les barres chocolatées par des fruits séchés si vous les aimez.

Faut-il remplacer le sucre par un édulcorant ?

Cela n'a pas d'intérêt : cherchez plutôt à sucrer en quantité raisonnable, sans prendre l'habitude de consommer des substituts artificiels.

Les boissons

L'eau est la seule boisson indispensable à la santé. Les boissons sucrées doivent rester occasionnelles : un verre (200 ml) de soda, de limonade ou de boisson aux fruits contient en moyenne trois à quatre morceaux de sucre ! Méfiez-vous également des eaux aromatisées, qui peuvent renfermer une quantité non négligeable de sucre (lisez la composition sur l'étiquetage).

• En pratique. Il est recommandé de boire environ 1,5 litre de liquide par jour. Un jus de fruits et une boisson chaude le matin, deux verres à chaque repas, une tisane le soir et quelques verres entre les repas permettent d'atteindre ce quota sans avoir à se forcer.

• Faites les bons choix.
– L'eau en bouteille ou de distribution publique (la moins chère !) doit rester la boisson principale.
– En version light, les sodas et autres boissons sucrées présentent l'avantage de n'apporter ni sucre ni calories (édulcorants intenses), mais ils entretiennent la dépendance au goût sucré. Par ailleurs, les édulcorants de type aspartame n'ont pas bonne presse (même si leurs effets toxiques ne sont pas démontrés) : dans le doute, mieux vaut limiter leur consommation.

– Les boissons chaudes sont une bonne solution, à condition de ne pas trop les sucrer. Méfiez-vous des préparations industrielles fantaisie (cappuccino, moka au chocolat, thé ou infusion en granulés...), qui peuvent être grasses et très sucrées. Ne faites pas d'excès de caféine (pas plus de trois tasses de café par jour) et, si vous avez du mal à boire de l'eau, prenez l'habitude de consommer des tisanes (chaudes ou même froides).

– Les bouillons et les soupes sont une excellente façon de s'hydrater, car on peut en boire facilement de grandes quantités (une portion représente environ 250 ml).
– Les purs jus de fruits (sans sucre ajouté) apportent une partie des micronutriments des fruits, mais ils sont moins rassasiants, moins riches en fibres et plus concentrés en sucre. Contentez-vous d'un verre par jour.

La structure des repas

Repas et grignotages

Notre ration quotidienne est classiquement répartie sur trois repas (plus le goûter pour les enfants et les adolescents). Si les menus sont équilibrés et suffisants, ce rythme permet de satisfaire une sensation de faim normale. Néanmoins, les contraintes d'emploi du temps et les spécificités de chacun (manque d'appétit le matin, par exemple) comptent aussi, et une certaine souplesse doit rester de mise. L'essentiel est d'éviter les écueils classiques de la déstructuration des repas :
– sauter systématiquement le déjeuner et avaler un paquet de gâteaux ou un demi-camembert/baguette dans l'après-midi ou en fin de journée au retour du travail ;
– multiplier les grignotages tout au long de la journée et le soir après le dîner en ayant la sensation (souvent fausse) que, puisque l'on mange moins aux repas normaux, le total calorique doit être satisfaisant.
Les grignotages anarchiques de produits gras ou sucrés (les plus faciles à trouver et à consommer) brouillent les signaux de faim et ne comblent pas réellement l'appétit. Bien souvent, ils s'ajoutent aux repas et alourdissent insidieusement la ration quotidienne. Par ailleurs, les pauses entre les repas permettent au tube digestif de se mettre au repos : ce sont des moments de récupération physiologique qu'il ne faut pas négliger.
Le rythme des trois repas a l'avantage de circonscrire les moments de prise alimentaire et d'aider à acquérir une sorte de réflexe : pas d'alimentation en dehors de la table, sauf exception (voir « La répartition sur la journée »).

Le grignotage réconfortant

Si vous grignotez quand vous vous ennuyez, que vous êtes stressé ou, au contraire, détendu (le week-end), essayez de cerner ces moments de vulnérabilité pour mieux vous armer psychologiquement à y résister, pour créer une diversion (activité physique, hobby) et vous empêcher de succomber : n'achetez pas de produits de grignotage et garnissez votre réfrigérateur de substituts sains : fruits, crudités, yaourts nature...

L'organisation des repas

On peut équilibrer les repas en appliquant la structure traditionnelle (entrée, plat, dessert) ou en la simplifiant (entrée et plat ou plat et dessert). Inutile de compter les calories ou d'appliquer dans le détail les recommandations des nutritionnistes. L'important est de s'en approcher au plus près dans la journée ou sur la semaine. Si vous avez peu de temps en semaine pour cuisiner, compensez le week-end en consommant davantage de produits frais.

• **Des menus familiaux.** Il n'est ni utile ni conseillé de prévoir plusieurs plats au choix en fonction des besoins ou des goûts de chacun.
La base du menu devrait rester la même pour tous, des petits ajustements permettant de répondre à la variété des profils : moins de calories pour une femme sédentaire, davantage de calcium pour l'adolescent en pleine croissance, plus de glucides pour le sportif...
– Ajustez les quantités servies aux besoins de chacun, en jouant notamment sur les portions de féculents. Donnez davantage de pain aux enfants, aux adolescents et aux sportifs s'ils ont beaucoup d'appétit, mais ne doublez pas la portion de viande et n'ajoutez pas un dessert sucré.

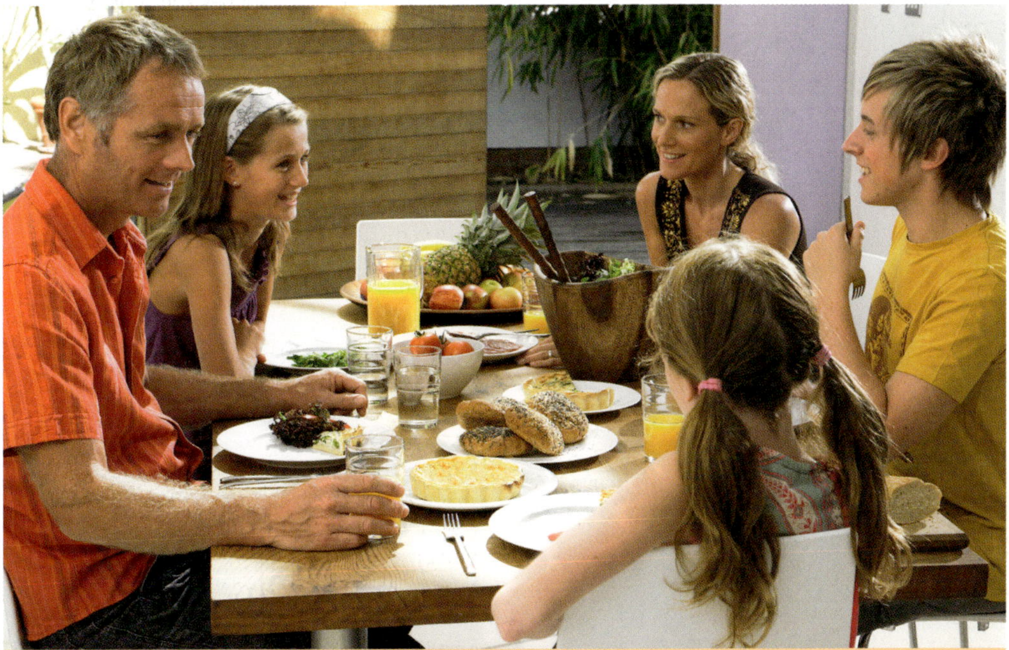

Les repas sont souvent le seul moment de la journée où la cellule familiale se réunit, surtout lorsque les enfants grandissent.

– Insistez pour que toute la famille mange la même chose au même moment : c'est indispensable pour éviter la déstructuration des repas, surtout chez les adolescents, et pour offrir un cadre régulier et convivial aux échanges parents-enfants.

La répartition sur la journée

• **Le petit déjeuner.** C'est un repas important, qui suit une période de jeûne de 8 à 12 heures. Il doit être suffisamment copieux pour répondre aux besoins d'énergie de la première partie de la journée : les experts recommandent un apport représentant environ 25 % des besoins de la journée (500 kcal pour une ration de 2 000 kcal). Dans l'idéal, il doit comprendre :
– une boisson (eau, café, thé, chocolat...), indispensable pour réhydrater le corps après la nuit ;
– un produit céréalier (pain de préférence) pour les apports en glucides complexes ;
– une portion de fruit (fruit frais, compote, jus de fruit) pour les vitamines, les fibres et les glucides ;
– un produit laitier (lait, fromage, yaourt...) pour l'apport en calcium et en protéines ;
– un peu de beurre et de confiture ou de miel pour le plaisir...

Une collation dans la matinée peut être nécessaire pour les personnes qui ont du mal à manger le matin ou qui commencent leur journée très tôt. Elle peut être légère (un yaourt, un fruit) ou plus conséquente (du pain avec du fromage ou du jambon, des fruits secs...), selon l'appétit et le rythme de chacun. À éviter surtout : le grignotage sauvage parce qu'on n'a rien prévu et qu'il ne reste que le distributeur de barres chocolatées.

Un œuf ou du jambon le matin

Cette habitude anglo-saxonne permet d'être rassasié et évite les fringales dans la matinée. Pour éviter un excès de protéines dans la journée, ne prévoyez qu'une portion de viande ou de poisson à l'un des deux autres repas.

• **Le déjeuner.** Il devrait représenter 35 à 40 % des calories quotidiennes (700 à 800 kcal pour une ration de 2 000 kcal). Classiquement, il comprend des crudités, une portion de viande, de poisson ou d'œufs, des féculents, avec si possible des légumes, un produit laitier, un fruit, du pain. Pour un déjeuner sur le pouce, optez par exemple pour un sandwich de bonne composition (voir p. 239), un yaourt ou un fromage blanc et un fruit.

• **Le goûter**. Il est surtout utile aux enfants et aux adolescents, qui ont des besoins accrus, mais peut être nécessaire chez les adultes qui déjeunent trop légèrement ou dînent très tard. Dans ce cas, une collation cadrée permet d'éviter les grignotages pulsionnels de mauvaise qualité. Le goûter ne doit pas dépasser 150 à 250 kcal pour ne pas réduire l'appétit au dîner ou ne pas surcharger l'apport calorique de la journée. Il doit être composé d'aliments utiles : fruit, yaourt, lait ou fromage, pain avec quelques carrés de chocolat, fruits séchés. À limiter surtout : les biscuits, viennoiseries, boissons sucrées et barres chocolatées.

• **Le dîner.** Pour certains nutritionnistes, le dîner doit être léger (pas plus de 30 % des besoins quotidiens) puisqu'on brûle moins de calories le soir. Pour d'autres, la répartition calorique entre déjeuner et dîner n'a pas d'incidence sur le poids (voir encadré ci-contre). Les glucides (pain, féculents) sont réputés favoriser l'endormissement, alors que l'excès de protéines le soir comme les repas trop copieux, gras et épicés gênent le sommeil. La viande n'est donc pas indispensable, mais, pour ceux qui ne conçoivent pas un repas sans protéines animales, on peut en prévoir une petite quantité (thon dans une salade, par exemple). Pensez aussi aux crudités ou aux légumes, surtout si vous n'en avez pas consommé au déjeuner, et terminez par un laitage et un fruit.

Calories du matin et du soir : deux points de vue

– L'organisme dépense davantage d'énergie le matin. À partir de 17-18 heures, le métabolisme ralentit pour préparer le corps à la période de repos nocturne. C'est pourquoi certains nutritionnistes recommandent, pour éviter de prendre du poids, de bien manger et de se faire plaisir le matin et à la mi-journée, mais d'être plus raisonnable le soir.

– Pour d'autres nutritionnistes, cette idée est fausse. L'organisme au repos continue à dépenser de l'énergie pour fonctionner, et ces dépenses (métabolisme de base et digestion) sont plus importantes que celles qui résultent de l'activité et des mouvements. La durée de jeûne entre le dîner et le petit déjeuner étant beaucoup plus longue que celle qui sépare le déjeuner du dîner, il faut donc manger correctement le soir (sans prévoir d'aliments trop gras ou difficiles à digérer pour ne pas contrarier le sommeil).

En conclusion : à chacun de privilégier l'un ou l'autre, selon ses convictions, ses envies et son mode de vie.

Les bons choix, les bons achats

Savoir faire ses courses

La surabondance alimentaire pose deux problèmes pour qui veut se nourrir correctement : comment repérer les marques de bonne qualité nutritionnelle au sein d'une même gamme de produits ? Comment ne pas être tenté par le superflu, autrement dit par toutes les gourmandises salées ou sucrées qui nous font craquer ? Une partie de la solution consiste à s'organiser en amont pour avoir en tête ce qu'il faut acheter.

– Prévoyez les menus d'avance, pour la semaine. Faites une liste précise pour les produits de base (lait, yaourts, œufs, épicerie...), mais restez souple pour les viandes, poissons et légumes, que vous adapterez en fonction des opportunités du moment. Vous aviez prévu du chou-fleur ? Changez d'idée si les brocolis ont meilleure allure ou si les haricots verts sont particulièrement bon marché ce jour-là...

– Repérez les promotions et les lots intéressants, mais posez-vous deux questions avant de les mettre dans votre Caddie. Faites-vous réellement une économie ? Comparez avec le prix du produit à l'unité ou, si les contenances sont hétérogènes, vérifiez le prix au kilo ou au litre. Même si l'économie est avérée, demandez-vous s'il est intéressant pour vous d'acheter un lot de quatre paquets de biscuits plutôt qu'un seul comme d'habitude, car les quatre paquets sont souvent aussi vite mangés ! Pour tous les produits de gourmandise (biscuits, chocolat, desserts lactés, chips...), le résultat n'est donc pas une économie (à moins d'être discipliné) mais une surconsommation. Enfin, surveillez les DLC (dates limites de consommation) pour les produits frais en promotion.

– N'oubliez pas que vous payez les marques et la publicité : des produits peu connus et meilleur marché peuvent être de qualité nutritionnelle et

gustative tout à fait comparable. Lisez les étiquetages, comparez les prix, intéressez-vous aux études et tests comparatifs publiés.
– Chacun a ses astuces pour résister aux tentations : faire ses courses le ventre plein, ne pas emmener les enfants, se diriger directement vers les rayonnages « utiles », privilégier les marchés et petits commerçants pour leurs produits de qualité et l'absence de têtes de gondole irrésistibles…

Les produits industriels : décrypter les étiquettes

La difficulté essentielle n'est pas de sélectionner les produits bruts, mais de composer des menus autour de produits déjà prêts, cuisinés et comprenant de nombreux ingrédients… L'information portée sur les emballages (voir p. 399) n'est pas toujours facile à décoder car elle est souvent très dense, peu lisible, technique… Malgré tout, quelques repères peuvent vous guider.
– Lisez la liste des ingrédients : ils apparaissent par ordre décroissant. Méfiez-vous si le sucre ou les matières grasses arrivent en tête dans un produit qui affiche sa richesse en lait, fruits, légumes, viande ou poisson. Sachez que le premier composant des plats allégés est souvent l'eau (certes indispensable, mais cher payée). Vérifiez la composition des soupes de légumes pour vous assurer que la pomme de terre n'est pas l'ingrédient dominant…
– Regardez la teneur en sucre(s) si elle est précisée. Pour vous faire une idée, convertissez-la en morceaux de sucre standards (5,5 g) ou en cuillerées à café (environ 5 g). Ainsi, 1 litre de soda renferme 108 g de sucre, que vous pouvez visualiser facilement en effectuant la conversion : cela équivaut à près de vingt morceaux de sucre.
– Faites la même chose avec les matières grasses en les évaluant en cuillerées à soupe d'huile (10 g). Si l'étiquetage d'un pot de rillettes indique une teneur en lipides de 40,8 g pour 100 g, vous savez que cela correspond à quatre cuillerées à soupe d'huile (pour information : une portion moyenne de rillettes pèse 50 g).
– Dans les produits renfermant une portion de protéines (pizza ou crêpes au jambon, hamburger, plats cuisinés…), vérifiez la proportion de protéines par rapport aux lipides en faisant une division protéines sur lipides : si le résultat est inférieur à 1, c'est sans doute que le produit est très gras.
– Repérez les graisses de mauvaise qualité dans la liste des ingrédients : huiles de palme et de coco (ou de coprah), huiles hydrogénées (ou AGT, acides gras trans) ou bien « matières grasses végétales », car l'imprécision n'est pas bon signe.
– Faites attention au sel : un produit contenant plus de 400 mg de sodium (1 g de sel) pour 100 g est riche en sel. Pour convertir le sodium en sel, multipliez par 2,54.
– Regardez aussi le nombre d'additifs (conservateurs, colorants…), qui peut être impressionnant dans les produits industriels. Sachez que les aliments bio en contiennent toujours moins.
– Méfiez-vous des allégés et des produits à allégation santé (voir p. 33) : leur prix est élevé et leur intérêt est loin d'être toujours démontré. Ne vous focalisez pas sur les taux caloriques bas ou sur l'enrichissement en vitamines ou en minéraux. Gardez votre bon sens et consommez des aliments qui vous font plaisir.
– Ne vous laissez pas séduire par des mots du type « forme », « minceur », « terroir » : certaines mentions sont réglementées (voir p. 151), d'autres relèvent de l'argumentaire commercial.

Suivez les saisons

Privilégiez les produits de saison, pour des raisons d'économie (ils sont généralement moins chers) autant que d'écologie (s'ils proviennent d'une production locale) et de qualité gustative. La saisonnalité concerne surtout les fruits et légumes frais, mais certains produits de la mer ont aussi leur saison : maquereau, thon, et sardine en été ; moule, coquille Saint-Jacques ou bar pendant les mois froids.

Les fruits et légumes de l'automne et de l'hiver

• Ananas, banane, châtaigne, clémentine, coing, fruit de la Passion, goyave, grenade, kaki, kiwi vert, mangue, noix, noisette, orange, poire, pomelo, pomme, raisin…
• Blette, brocoli, céleri-rave, champignons, chou-fleur, chou, carotte, cresson, endive, frisée, concombre, épinard, fenouil, laitue, mâche, navet, panais, poireau, potiron et courge…

Les fruits et légumes du printemps et de l'été

• Ananas, abricot, banane, cerise, figue, fraise, kiwi jaune, melon, pastèque, pêche et nectarine, pommes d'été (reinette), poires d'été, prune, rhubarbe, fruits rouges…
• Artichaut, asperge, aubergine, céleri-branche, concombre, courgette, fève, haricot vert, haricot coco, légumes primeurs (carotte, navet, poireau…), poivron, petit pois, radis, tomate…

Cuisinez malin

Les produits basiques

Certains aliments sont bon marché, vite prêts et intéressants sur le plan nutritionnel : ils peuvent constituer la base de vos stocks et de vos courses. Ce sont notamment :
– le poisson surgelé nature, en filets, qui se cuit à la vapeur ou même au micro-ondes en quelques minutes ;
– les conserves de poisson (thon, sardine...) ;
– les légumes nature en conserve et surgelés (haricots verts, petits pois, tomates pelées, champignons, maïs...) ;
– les boîtes ou sachets de légumineuses (lentilles, haricots secs, fèves...) ;
– le quinoa, le boulghour, la polenta, à proposer en alternance avec les pâtes et le riz ;
– des produits frais comme le fromage, le jambon cuit, les œufs, le lait, les yaourts nature, le fromage blanc, le beurre, les fruits et légumes, de quoi préparer des salades (endive et salade verte, tomate, concombre, avocat, carotte, oignon, ail et herbes aromatiques...), des pommes de terre et des légumes d'hiver pour les soupes...

Ayez en permanence dans votre réfrigérateur ou vos placards quelques produits de grignotage sains et vite préparés : crudités, fruits frais et séchés, noix, yaourt nature, gruyère... Si vous avez des enfants, achetez-leur du pain frais (avec du chocolat, du miel ou de la confiture, du fromage...) pour le goûter plutôt que des paquets de biscuits ou de viennoiseries.

Améliorer les produits du placard

Si vous avez peu de temps pour préparer les repas, vous pouvez utiliser des produits industriels en y ajoutant une touche fraîche personnelle. Tout est question de dosage : un repas composé uniquement de produits tout prêts sera sans doute trop salé et trop gras, mais une bonne association entre produits frais et plat industriel peut être une solution pour un repas express.

Pour équilibrer facilement les repas du quotidien, achetez plutôt des produits industriels nature (légumes bruts surgelés, conserves non cuisinées, pâtes à tarte à garnir soi-même...). Cela permet de doser au mieux l'assaisonnement (matière grasse, sel) ou la garniture tout en gagnant du temps sur l'épluchage et la cuisson.

Une pizza basique (jambon-fromage) peut être agrémentée de dés de tomate fraîche, de lamelles de champignons ou d'aubergine, une quiche industrielle devient acceptable si elle est juste accompagnée d'une salade verte. Enfin, pourquoi cuisiner systématiquement des pâtes quand on est pressé ? Des fleurettes de brocoli surgelées demandent exactement le même temps de préparation... Il suffit d'ajouter un peu de crème ou de sauce soja et de les accompagner d'une tranche de jambon pour composer un repas rapide, peu onéreux et sain.

À l'occasion, voire exceptionnellement

Ces produits associés à la « malbouffe » ne sont pas forcément à bannir : si vous les appréciez, consommez-les sans culpabilité, mais faites-le avec parcimonie !

- **Les plats cuisinés tout prêts (de viande, de poisson...), de composition variable (voir p. 205).**
- **Les pizzas, quiches et crêpes : vous pouvez aussi acheter de la pâte ou des crêpes nature et les garnir vous-même.**
- **Les poissons et autres aliments panés, en privilégiant ceux qui sont les moins gras.**
- **Les hamburgers et autres menus de restauration rapide.**
- **Les entremets et desserts lactés.**
- **Les biscuits, viennoiseries, pâtisseries, glaces...**
- **Les biscuits apéritifs, snacks, chips...**
- **Les boissons sucrées.**
- **Les barres chocolatées et confiseries.**

Les légumes et les fruits

• **Le lavage.** Lavez vos fruits et légumes sous l'eau sans les faire tremper, toujours avant de les couper car le contact avec l'eau entraîne une perte de vitamines et de minéraux par solubilisation.

• **L'épluchage.** Il est inutile ou facultatif pour de nombreux fruits et légumes, qu'il suffit de laver et parfois de brosser... La peau est la partie la plus riche en vitamines, fibres et antioxydants, mais elle concentre aussi la majeure partie des pesticides : optez si possible pour du bio. À noter : le lavage à l'eau, même soigneux, n'élimine qu'une partie des pesticides.

• **Le découpage.** Le contact de la chair avec l'oxygène de l'air entraîne une déperdition vitaminique par oxydation. Ainsi, la teneur en vitamine C diminue considérablement dans les légumes et fruits coupés très fins (julienne, dés) ou râpés. Pour limiter cet effet, préparez-les au dernier moment, juste avant la cuisson ou la consommation (salade de fruits, jus d'orange, crudités...), sans les laisser en attente à l'air libre.

Les modes de cuisson

Les plus recommandables sont ceux qui nécessitent le minimum de matières grasses et qui limitent les pertes de micronutriments des végétaux (température très forte, temps de cuisson prolongé, immersion dans l'eau). Dans l'idéal, faites cuire les légumes avec leur peau, sans les couper.

• **La cuisson à l'eau.** Les vitamines hydrosolubles (B et C) et une partie des minéraux des légumes se diluent dans l'eau de cuisson : les préparations à la vapeur sont préférables, sauf si l'eau de cuisson est consommée (potage, bouillon, pot-au-feu, potée...). Sinon, faites cuire vos légumes dans le minimum d'eau et couvrez la casserole pour réduire le temps de cuisson

• **La cuisson à la vapeur.** C'est une cuisson douce et sans matière grasse, dans laquelle les vitamines et les minéraux sont mieux préservés car l'aliment n'est pas en contact avec l'eau.

À noter : l'autocuiseur permet un gain de temps significatif, c'est un mode de cuisson économique, pratique au quotidien, qui préserve bien les vitamines et les minéraux des légumes, surtout si on utilise le panier vapeur.

• **La cuisson braisée ou mijotée.** C'est une cuisson longue mais douce. Si vous faites revenir l'aliment dans de la matière grasse au préalable, jetez la graisse avant d'ajouter éventuellement un liquide et de poursuivre la cuisson.

• **La cuisson au gril.** Elle permet de cuire sans matière grasse, mais les grillades génèrent des composés toxiques : ne consommez pas les parties carbonisées.

• **La cuisson au four.** Elle est économe en matière grasse, mais elle est souvent longue, et la perte vitaminique est relativement importante pour les légumes. Pensez aux papillotes, qui préservent mieux les micronutriments.

• **Les sautés et les woks.** Ce sont des modes de cuisson rapides : la viande, le poisson ou les légumes sont saisis à feu vif, et l'on peut facilement obtenir des légumes croquants, « al dente », souvent meilleurs (saveur, qualité nutritionnelle). Choisissez une huile stable (huile d'olive, par exemple) et n'en mettez pas trop (deux cuillerées à soupe maximum pour quatre personnes).

• **Les fritures.** Elles sont souvent lourdes à digérer et augmentent la richesse en lipides des aliments (qui absorbent beaucoup d'huile). 100 g de pommes de terre vapeur représentent environ 80 kcal, 100 g de frites ou de pommes de terre cuites dans une grande quantité d'huile peuvent apporter 200 à 300 kcal, voire plus.

Les assaisonnements

• **Les plats chauds.** Si la viande, les fruits de mer et les poissons gras sont bons simplement agrémentés d'herbes aromatiques, de citron ou de moutarde, les poissons maigres, les pommes de terre, les pâtes, le riz et les haricots verts sont souvent plus appréciés avec une noisette de beurre frais, un filet d'huile d'olive ou une cuillerée à soupe de crème fraîche. Ne les noyez pas dans la matière grasse et pensez aux sauces à la tomate (ou à d'autres légumes), qui peuvent être très légères et onctueuses.

La stratégie pour limiter les graisses ne consiste pas à supprimer toutes les matières grasses : manger tous les jours des haricots verts ou des pâtes sans assaisonnement est difficilement tenable. Soyez raisonnable sur l'ajout de matières grasses, et faites plutôt la chasse aux graisses cachées dans les charcuteries, chips, fromages gras, aliments frits...

• **Les salades.** Évitez l'excès de mayonnaise, et optez pour des vinaigrettes maison plutôt qu'industrielles. La moutarde, le vinaigre, les herbes aromatiques ont un apport calorique négligeable : utilisez-les selon vos goûts. Pour alléger une vinaigrette, coupez-la avec une cuillerée à soupe d'eau ou préparez une base peu grasse avec du yaourt ou du fromage blanc, des herbes et du citron, puis ajoutez quelques gouttes d'huile.

Le guide des **aliments**

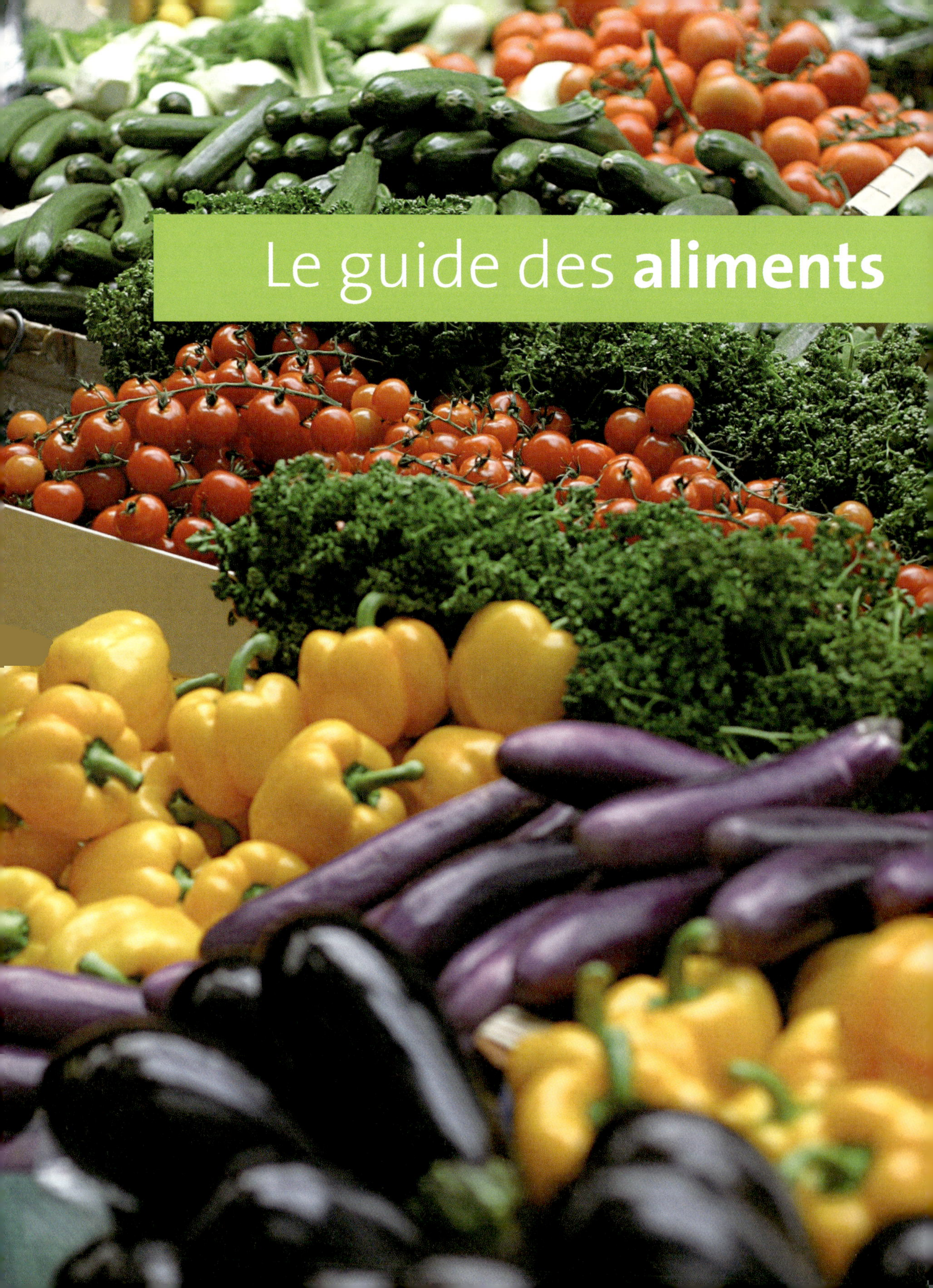

Plus de 200 aliments sont présentés ici, avec leurs caractéristiques nutritionnelles, leur intérêt pour la santé, des conseils pour bien les choisir, les cuisiner ou les conserver, de façon à profiter au mieux de leurs qualités gustatives et diététiques.

À côté des grands classiques de la cuisine de tous les jours, vous redécouvrirez des basiques un peu oubliés et vous apprendrez à préparer des aliments plus insolites mais bien présents sur nos marchés. Cette large palette de légumes, fruits, céréales, laitages, poissons ou viandes vous donnera des idées pour varier vos menus et satisfaire à l'une des règles de l'équilibre alimentaire : la diversité.

Les denrées industrielles ne sont pas oubliées. Pizzas, céréales du petit déjeuner, plats tout prêts, biscuits ou sauces font partie de nos habitudes alimentaires, et ne sont pas forcément mauvais si l'on apprend à bien les choisir. L'offre est souvent très vaste, et vous pouvez légitimement vous sentir un peu perdu face aux multiples informations et messages nutritionnels inscrits sur les emballages ou transmis par la publicité. Les produits allégés ont-ils un intérêt ? Que faut-il regarder en priorité sur l'étiquetage des plats industriels ? Doit-on acheter des céréales enrichies pour les enfants ? Les compotes et jus de fruits ont-ils les mêmes atouts que les fruits frais ? Quelles sont les meilleures margarines pour la santé ?... Grâce à quelques repères simples, ce guide vous donnera les clés pour décrypter rapidement les qualités et les défauts des aliments, et faire ainsi les meilleurs choix.

Des dossiers, présentés sur un fond de couleur verte, font le point sur des sujets très couramment abordés en nutrition-santé, mais pas toujours bien cernés : les antioxydants, les oméga-3, les alicaments ou l'index glycémique, par exemple.

Complet, accessible et pratique, ce guide des aliments devrait donc vous aider à devenir un consommateur éclairé et à maîtriser cette composante essentielle de l'hygiène de vie et de la santé qu'est l'alimentation.

Abats

- Source intéressante de protéines, de vitamines B, de fer et de zinc.
- La plupart renferment assez peu de lipides (graisses).
- ▲ Certains ont une teneur élevée en cholestérol (cervelle), en vitamine A (foie), en purines ou acide urique (ris, cervelle, rognons), ce qui conduit à limiter leur consommation dans certains cas.

Les abats et les produits tripiers constituent une vaste famille aux propriétés gustatives et nutritionnelles très variées. Les plus consommés sont le foie, la langue, les rognons et les tripes, ainsi que la cervelle d'agneau, le ris et la tête de veau. Ils permettent de diversifier les plats protéiques pour un prix généralement très abordable.

Les principaux abats

• **La cervelle.** Sur le plan nutritionnel, elle est moins intéressante que les autres abats car deux fois moins riche en protéines, mais aussi plus chargée en cholestérol (c'est l'aliment qui en renferme le plus) et en purines (substances qui se transforment en acide urique dans l'organisme).

• **Le cœur.** Très maigre mais assez ferme (surtout celui de bœuf), il nécessite une cuisson douce et prolongée. C'est une bonne source de protéines, de fer et de vitamines B.

• **Le foie.** Le plus remarquable des abats pour ses teneurs élevées en protéines, en fer, en oligoéléments et, surtout, en vitamines B et A. Il est maigre, mais assez riche en cholestérol. Le foie d'agneau est savoureux, et nettement moins cher que le foie de veau !

• **La langue.** C'est l'abat le plus gras quand on considère la totalité de la langue, mais, bien souvent, on ne consomme que la partie avant, nettement plus maigre (5 à 6 % de lipides). Sa composition est alors comparable à celle d'une viande de boucherie.

• **Le ris.** Appelé aussi thymus, il est situé dans l'arrière-gorge du jeune veau et de l'agneau (il disparaît chez l'animal adulte). Tendre, maigre et bien pourvu en protéines, il a l'inconvénient d'être assez riche en cholestérol et très chargé en purines. Mais son principal défaut reste son prix élevé, lié à sa rareté.

• **Les rognons.** Ils fournissent de bons apports en protéines, en fer, en zinc et en vitamines B. Comme le foie, ils sont assez riches en cholestérol. Ils sont déconseillés en cas de goutte en raison de leur teneur en acide urique (produit de la dégradation des purines).

• **La tête de veau et les pieds de porc.** Ils renferment une forte proportion de cartilage, ce qui leur donne du croquant, et beaucoup de tissu conjonctif, d'où leur onctuosité. Ils sont modérément gras, moins riches en minéraux et en vitamines que les autres abats, et leurs protéines, déficitaires en certains acides aminés indispensables, sont de moindre qualité nutritive que celles des autres abats.

• **Les tripes.** Obtenues à partir des parois de l'estomac des ruminants, elles sont le plus souvent proposées déjà cuites et assaisonnées. Même dans ce cas, elles restent maigres et peu caloriques.

En pratique

• **Bien acheter.** Les abats doivent être d'une belle couleur franche, brillants et fermes.
On les trouve chez les tripiers (devenus rares), les bouchers, les volaillers et les charcutiers. Ils sont aussi vendus au rayon frais, en barquette (bien

Composition pour 100 g d'abats cuits

	Calories (kcal)	Protéines (g)	Lipides (g)	Cholestérol (mg)	Fer (mg)	Zinc (mg)	Vitamine B12 (µg)
Cervelle	140	11	10	2 200	3	1,4	8
Cœur	140	23	5	140	7	2,3	14
Foie	160	24	6	300	8	4	65
Ris de veau	140	21	6	275	1	2	5
Rognons	165	25	7	500	7	4	40
Tête de veau	185	21	11	100	0,7	1,6	2
Tripes à la mode de Caen	125	24	3	140	1	3,8	1

respecter la DLC, date limite de consommation) ou surgelés (nature ou déjà cuisinés).

• **Bien consommer.** Question saveur, les abats de veau et d'agneau sont les plus fins et les plus tendres. Ceux du bœuf et du porc, en général assez fermes et au goût plus fort, nécessitent plus de cuisson, braisée ou en sauce. La cervelle (celle d'agneau est la plus recherchée) et la langue doivent être dégorgées à l'eau fraîche (comme le ris de veau) avant d'être pochée ou poêlée pour la première, blanchie, « épluchée », puis cuite au court-bouillon pour la seconde.

• **Bien conserver.** Les abats sont plus fragiles que la viande : ils doivent être rangés dans la partie la plus froide du réfrigérateur, et consommés dans les 24 heures.

VOIR Foie, p. 114 ; Rognon, p. 235

Abats et sécurité alimentaire

Les abats commercialisés en France aujourd'hui (en particulier la cervelle et le ris) sont propres à la consommation. En effet, tenant compte des connaissances sur l'encéphalopathie spongiforme bovine (« maladie de la vache folle »), toutes les mesures de précaution nécessaires sont prises. Ainsi, les produits considérés comme à risque potentiel, même issus d'animaux sains, sont systématiquement éliminés et détruits. C'est notamment le cas de la cervelle et de la moelle épinière des ovins et caprins de plus de 6 mois (et quel que soit leur âge s'ils sont nés ou ont été élevés au Royaume-Uni) et des bovins de plus de 12 mois.

Abricot

- Riche en bêtacarotène.
- Bien pourvu en minéraux et en fibres.
- Modérément calorique.

Parfumé, moelleux et rafraîchissant, facile à consommer, l'abricot est l'un des fruits les plus riches en bêtacarotène, qui lui donne aussi sa belle couleur orangée.

Caractéristiques nutritionnelles

• **Un apport précieux en bêtacarotène** (ou provitamine A). Cet antioxydant protecteur aide à ralentir le vieillissement cellulaire et à protéger la peau des rayons nocifs du soleil. Avec deux abricots, on couvre environ 75 % de l'apport nutritionnel conseillé (ANC) par jour en bêtacarotène. Ce fruit fournit aussi un peu de vitamines B et de vitamine C (3 à 4 mg pour un abricot).

• **Une source de potassium et de fibres bien tolérées.** L'abricot est riche en minéraux, notamment en potassium, utile pour l'activité musculaire et la santé cardio-vasculaire. Ses fibres abondantes, constituées pour une bonne part de pectine, deviennent très tendres dans le fruit mûr à point. Elles ont des propriétés régulatrices sur le transit intestinal.

• **Peu de calories.** Un abricot moyen n'apporte pas plus de 25 à 30 kcal, provenant essentiellement de ses sucres naturels.

Composition pour 100 g d'abricots

Calories	45,9 kcal	Fibres	2 g
Protéines	1,4 g	Bêtacarotène	1 330 µg
Glucides	9,2 g	Potassium	241 mg
Lipides	0,4 g		

***Repère** 2 abricots moyens = env. 120 g (hors noyaux).*

CIQUAL 2008

En pratique

• **Bien acheter.** Disponible de la mi-juin à la mi-août, l'abricot ne mûrit plus après la récolte. Il faut donc l'acheter mûr à point, souple au toucher et bien parfumé : il est alors à l'optimum de sa saveur, avec un bon équilibre entre sucres et acides organiques naturels. Ne vous fiez pas à la couleur : certaines variétés sont orange vif, voire tachetées de rouge, avant la maturité du fruit.

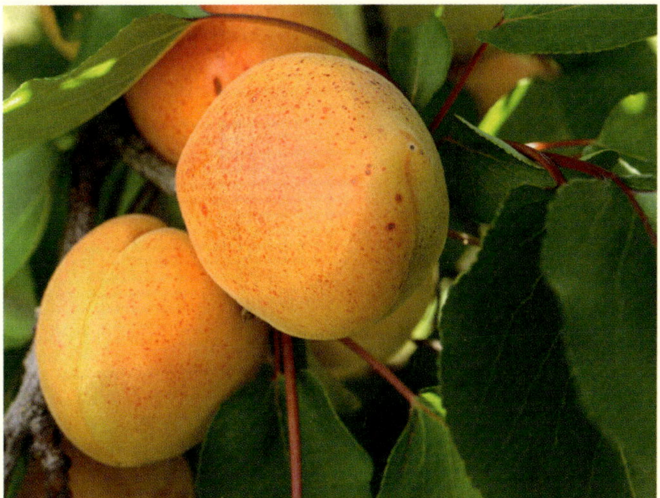

Profitez de la saison courte des abricots, mais soyez sélectif : souvent récoltés trop tôt, ils sont durs et acides, et ne se bonifient pas avec le temps.

• **Bien consommer.** Les abricots mûrs se consomment vite (mais peuvent se garder 2 ou 3 jours au réfrigérateur, dans le bac à légumes). Lavez-les soigneusement puisqu'ils ne s'épluchent pas.

• **Bien conserver.** L'abricot se congèle très facilement « au naturel », en oreillons, et se garde ainsi plusieurs mois. À préparer en tarte ou en compote, sans décongélation préalable. Si vous utilisez des abricots très mûrs pour confectionner des confitures, vous devrez peut-être ajouter du jus de citron et de la pectine (substance gélifiante), ou bien un sucre spécial confiture, afin que la confiture « prenne ». En effet, quand les fruits sont très mûrs, l'acidité et la pectine naturelle du fruit diminuent, si bien que la confiture reste liquide.

VOIR Fruits séchés, p. 126

Agneau et mouton

- **Bonne source de protéines d'excellente qualité.**
- **Apports intéressants en fer, en zinc et en vitamines B.**
- ▲ **Beaucoup de morceaux sont gras (mais ils peuvent être dégraissés).**

La viande d'agneau, tendre et très goûteuse, permet de diversifier les menus tout en apportant de nombreux nutriments utiles.

La viande de mouton (celle d'un animal âgé de plus de 12 mois), plus grasse et à la saveur plus forte, est moins courante chez nous.

Caractéristiques nutritionnelles

• **Des protéines de haute valeur nutritive.** Une portion de 100 g d'agneau ou de mouton cuit fournit plus de 22 g de protéines, soit une bonne fraction de l'apport quotidien nécessaire (de 60 à 80 g pour la plupart des adultes). La viande d'agneau est peu chargée en collagène (substance protéique formant le tissu conjonctif), ce qui la rend très tendre ; la viande de mouton, qui en contient davantage, est plus ferme.

• **Du fer et du zinc très bien assimilés.** Comme les autres viandes de boucherie, l'agneau et le mouton sont de précieuses sources de fer et de zinc bien assimilés.

• **Un bon apport en vitamines B.** Elles sont toutes présentes à des taux intéressants, notamment les vitamines B3 et B12.

• **Plus ou moins de graisses.** Selon les morceaux, le taux de lipides varie de 6 à 15 %, parfois plus, mais il est habituel aujourd'hui de retirer une partie de la graisse visible. Les acides gras saturés sont un peu plus abondants que dans les autres viandes de boucherie, mais ils sont constitués pour près d'un tiers par de l'acide stéarique, qui aurait tendance à augmenter le « bon » cholestérol HDL sans augmenter le « mauvais » cholestérol LDL. À noter : c'est la proportion importante d'acide stéarique qui rend la graisse d'agneau et de mouton très ferme à température ambiante.

Composition pour 100 g de chair

	Calories (kcal)	Protéines (g)	Lipides (g)
Gigot d'agneau rôti	226	25	14
Côtelette d'agneau grillée	230	22,6	15,5
Épaule d'agneau maigre rôtie	190	22,3	11,2

***Repère** Si la viande est bien dégraissée, les apports en calories et en lipides diminuent : 165 kcal et 7 g de lipides dans le gigot rôti ; 149 kcal et 6,5 g de lipides dans la « noix » de côtelette dégraissée.*

CIQUAL 2008

En pratique

• **Bien acheter.** Les viandes les plus réputées sont l'agneau de lait (qui n'a pas brouté), l'agneau de « pré-salé » (élevé dans des herbages côtiers recouverts à marée haute) et l'agneau Label rouge (élevé de façon traditionnelle).

• **Bien consommer.** Préférez les morceaux les plus maigres (gigot, épaule), dégraissez les autres (côtelette, collier, poitrine) avant de les cuisiner ou de les consommer. Ne cuisez pas trop la viande d'agneau, car elle durcit et devient sèche : elle est parfaite un peu « rose » à cœur. Pour une dégustation plus agréable, faites chauffer les assiettes : la graisse aura moins tendance à figer.

Ail

- **Riche en allicine, bénéfique pour le cœur.**
- ▲ **Parfois mal supporté.**

L'ail donne à la cuisine les parfums du Midi, et on lui attribue depuis toujours d'innombrables vertus. La science moderne a confirmé son effet positif sur la santé lorsqu'il est consommé régulièrement et en quantité suffisante.

Caractéristiques nutritionnelles

C'est un composant soufré odorant, l'allicine, libéré quand les gousses sont écrasées ou coupées, qui donne à l'ail ses propriétés « santé ».

• **Bon pour le système cardio-vasculaire.** Selon des études réalisées sur l'homme, consommer chaque jour de une à trois gousses d'ail crues (ce qui n'est pas facile !) pourrait faire légèrement baisser le taux de cholestérol sanguin et réduire le risque de formation de caillots, donc de crise cardiaque. L'ail cru apparaît plus actif que l'ail cuit.

• **En prévention de certains cancers.** Des enquêtes récentes montrent que la consommation régulière d'ail est corrélée à une baisse du risque de cancer du côlon et de l'estomac. D'autres facteurs alimentaires interviennent sans doute, comme une nourriture plus riche en végétaux.

• **Difficile à digérer.** Les composés soufrés peuvent provoquer des flatulences et irriter les muqueuses digestives fragiles. Surtout, l'ail donne une haleine forte, contre laquelle on peut essayer de lutter avec des pastilles de réglisse ou des chewing-gums mentholés.

Composition pour 100 g d'ail

Calories	92,6 kcal	Fibres	1,8 g
Protéines	7,1 g	Vitamine C	19,7 mg
Glucides	14,9 g	Potassium	446 mg
Lipides	0,5 g		

Repère *3 gousses d'ail = env. 10 g.*

CIQUAL 2008

En pratique

• **Bien acheter.** Choisissez des têtes d'ail renflées, avec une pelure propre et non craquelée, et vérifiez au toucher que les gousses ne sont ni sèches ni creuses. Les variétés dites « roses » (dont la peau est légèrement teintée de mauve ou de violet) sont les plus appréciées, en particulier l'ail rose de Lautrec, qui bénéficie d'un Label rouge.

• **Bien conserver.** L'ail se garde au sec et à l'abri de la lumière pour éviter la germination, qui diminue les qualités gustatives et nutritionnelles.

Attention

L'ail en extrait (gélules) peut interagir avec les médicaments anticoagulants et augmenter leur action (risque de saignement accru) : tenez-en compte si vous prenez ce type de traitement. La consommation de grandes quantités d'ail (plus d'une gousse par jour) a le même effet.

L'ail nouveau, récolté avec son feuillage encore vert et vendu en mai-juin, possède une saveur délicate : il se garde au frais (1 à 2 semaines maximum) et doit être utilisé assez rapidement.

Airelle

- **Riche en antioxydants.**
- **Utile dans la prévention des infections urinaires.**

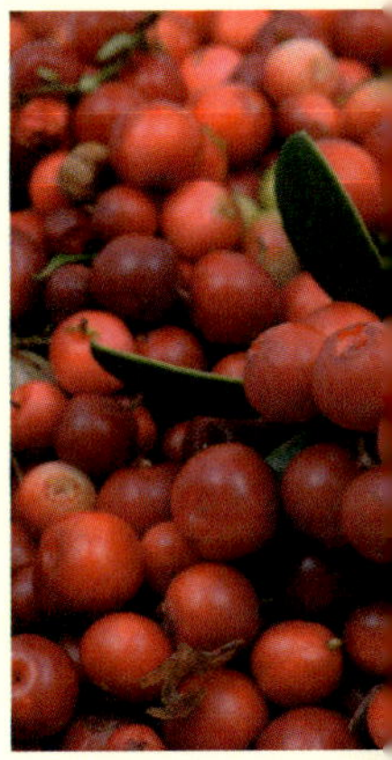

L'airelle appartient à la même famille que la myrtille, et provient d'arbrisseaux vivaces poussant en altitude ou dans les régions froides. La canneberge (ou cranberry) en constitue une variété spécifique, avec de plus grosses baies. Elle est largement cultivée au Canada et aux États-Unis. Ces deux baies rouges acidulées, rafraîchissantes et vitaminées ont un pouvoir antioxydant élevé, et aident à lutter contre les infections urinaires.

Caractéristiques nutritionnelles

• **Peu caloriques.** Comme la plupart des petites baies, l'airelle et la canneberge sont peu chargées en glucides (sucres) et n'apportent pas plus de 30 à 35 kcal pour 100 g.

• **Des apports élevés en antioxydants.** Grâce à leur richesse en vitamine C et en flavonoïdes (notamment en anthocyanes, responsables de leur couleur rouge), elles ont un pouvoir antioxydant très élevé et donc des effets protecteurs contre les radicaux libres.

• **Un allié contre la cystite.** Le jus de canneberge est efficace pour aider à prévenir les infections urinaires à répétition (cystites). Cette action bénéfique est due à ses proanthocyanidines (précurseurs des anthocyanes) spécifiques, ainsi qu'à ses acides organiques naturels abondants.

Composition pour 100 g d'airelles

Calories	30 kcal	Fibres	2,5 g
Protéines	0,2 g	Acides organiques	1,4 g
Glucides	5 g	Vitamine C	15 mg
Lipides	0,4 g		

Pour 100 ml de jus de canneberge

Calories	50 kcal	Lipides	0,1 g
Protéines	0,4 g	Vitamine C	9 mg
Glucides	12 g		

En pratique

• **Les airelles.** Elles sont surtout vendues en bocal, au naturel ou additionnées de sucre. On les trouve aussi surgelées. Encore rares chez nous, les canneberges sont proposées surgelées ou au rayon frais, en sachet (elles peuvent se garder 1 à 2 semaines). Ces petites baies se marient bien avec le gibier et la volaille, et peuvent être utilisées en dessert, dans des tartes, par exemple.

• **Le jus de canneberge.** Très acidulé, il est souvent proposé associé à d'autres jus de fruits ou bien sucré et plus ou moins coupé d'eau.

Si vous recherchez un jus de canneberge pour lutter contre les infections urinaires, choisissez du « pur jus » et regardez si l'apport en proanthocyanidines est indiqué sur le conditionnement (s'il ne l'est pas, c'est sans doute que la teneur est insuffisante) : la dose quotidienne de cet antioxydant doit être d'au moins 36 mg pour une efficacité optimale.

Attention

Le jus de canneberge pourrait augmenter l'action de certains anticoagulants. Si vous prenez ce type de médicament, limitez la consommation de jus de canneberge.

Alcool et boissons alcoolisées

- **Pris régulièrement, en petite quantité et au cours des repas, le vin pourrait avoir un effet protecteur pour la santé cardio-vasculaire.**
- **L'excès d'alcool est toxique pour l'organisme : il altère la conscience, crée une dépendance et favorise à terme l'apparition de certains cancers, de maladies cardiaques, de pancréatite et de cirrhose.**
- **L'alcool est à proscrire pendant la grossesse et au cours de certains traitements médicamenteux.**

Consommées raisonnablement, les boissons alcoolisées jouent un rôle dans la qualité gastronomique des repas, mais elles ne sont nullement nécessaires à l'équilibre alimentaire. L'alcool est d'ailleurs un toxique pour l'organisme, même à dose relativement faible.

Les différentes boissons alcoolisées

• **Le vin.** Il est obtenu à partir de la fermentation alcoolique du jus de raisin. Le vin titre généralement entre 10 et 12,5 degrés d'alcool. Son apport énergétique est de 600 à 700 kcal par litre, soit 60 à 70 kcal pour un verre ballon de 10 cl. Les vins doux (type porto ou sauternes) sont plus riches en alcool et en sucres, donc plus caloriques.

Les vins (rouges, surtout) sont de bonnes sources d'antioxydants protecteurs du groupe des polyphénols (flavonoïdes, tanins et resvératrol, essentiellement).

• **La bière.** C'est le produit de la fermentation d'une infusion d'orge germée, le moût, souvent aromatisé avec du houblon. La bière titre de 4 à 8 degrés d'alcool, et souvent davantage aujourd'hui (10 degrés, voire plus). Elle renferme des quantités de sucre assez élevées, de l'ordre de 40 g par litre, d'où un apport calorique conséquent : 400 à 600 kcal par litre, davantage pour les bières fortes. Un « demi » (25 cl) de bière « spéciale » représente environ 130 calories, et une canette de 33 cl, 170 kcal.

La bière est riche en vitamines B, et apporte aussi un peu de sélénium, de chrome et de fluor.

• **Le cidre.** Il provient de pommes plus ou moins sucrées, amères ou aigres. Broyées puis pressées, les pommes donnent le moût. La fermentation se fait naturellement et, après 1 ou 2 mois en fût, le cidre est soutiré, filtré et pasteurisé avant d'être mis en bouteilles.

Le cidre brut traditionnel titre 4,5 à 6 degrés d'alcool et renferme 20 à 25 g de sucre par litre. Le cidre doux, dont la fermentation est moins longue, est moins alcoolisé (2 à 3 degrés d'alcool environ) et renferme plus de sucre (environ 60 g par litre). Tous deux fournissent 300 à 350 kcal par litre et beaucoup de potassium, ce qui les rend très diurétiques.

• **Les alcools forts et les liqueurs.** Provenant de la distillation de vin, de cidre, de fruits et de jus de fruits ou de décoction de céréales, les alcools forts titrent 40 à 50 degrés d'alcool, voire plus. Les liqueurs, souvent moins alcoolisées (28 à 50 degrés d'alcool), sont pour la plupart des décoctions de plantes distillées additionnées de sucre (au moins 200 g par litre). Pris en apéritif ou en digestif, les alcools forts sont trop riches en alcool

Qu'est-ce que le degré alcoolique ?

Il s'agit du pourcentage d'alcool pur (théorique, à 100 degrés), en volume, contenu dans un liquide. Ainsi, du vin titrant 12 degrés d'alcool renferme 12 cl d'alcool pour 100 cl de vin, soit 96 g (la densité de l'alcool étant de 0,8).

De la bière à 6 degrés d'alcool renferme 6 cl d'alcool pur par litre, soit 48 g.

pour être considérés comme des boissons à proprement parler, et ne présentent que des inconvénients pour la santé.

L'alcool dans l'organisme

Le métabolisme de l'alcool est très différent de celui d'un aliment car, une fois dans le tube digestif, il ne fait pas intervenir l'action des sucs digestifs et passe directement dans le sang. Une petite quantité est relâchée dans les poumons, ce qui explique l'usage de l'alcootest.

La plus grande part de l'alcool absorbé est détoxiquée dans le foie, ce qui nécessite des quantités importantes de vitamines B. Il faut 1 à 2 heures au foie pour métaboliser 10 g d'alcool et libérer son énergie (7 kcal par gramme). Passant directement dans le sang, l'alcool atteint aussi très vite le cerveau, ce qui provoque des modifications de l'humeur, de la vigilance et du jugement.

L'impression de chaleur ressentie après l'absorption d'alcool est due à la dilatation des vaisseaux périphériques. Loin de réchauffer l'organisme, l'alcool peut en réalité accélérer son refroidissement si on s'expose au froid après en avoir bu.

Des bénéfices éventuels

Des enquêtes de grande envergure ont montré qu'une consommation régulière mais très modérée de boissons alcoolisées pouvait avoir un effet bénéfique sur la santé cardio-vasculaire. On l'attribue à l'alcool lui-même, qui pourrait freiner la formation des caillots dans le sang et aider à réduire le cholestérol LDL.

Le vin rouge renferme des polyphénols antioxydants (resvératrol, surtout) qui protégeraient les vaisseaux sanguins de l'inflammation et de l'action des radicaux libres. Ces effets positifs sont retrouvés pour une consommation modérée (deux ou trois verres par jour pour l'homme, un ou deux verres pour la femme) et chez des sujets en bonne santé ayant une alimentation équilibrée.

Les risques des excès

L'alcool devient toxique dès que les capacités de sa métabolisation par le foie sont dépassées. Il se produit alors une destruction progressive des cellules hépatiques et pancréatiques, et des pathologies du fonctionnement nerveux dues à une carence en vitamines B. C'est ce qu'on observe en cas d'alcoolisation marquée et chronique. Même modérés, les abus d'alcool fréquents augmentent le risque de prise de poids, d'hypertension

Apports de quelques boissons alcoolisées

	Quantité d'alcool pur par litre (g)	Volume d'un verre (cl)	Quantité d'alcool par verre (g)	Calories par verre (kcal)
Vin à 12 degrés	96	10	9,6	68
Bière à 6 degrés	48	25	12	130
Cidre à 4,5 degrés	36	25	9	82
Champagne à 13 degrés	104	10	10,4	72
Porto à 19 degrés	152	6	9,1	79
Whisky à 40 degrés	320	3	9,6	72
Pastis à 45 degrés	360	3	10,8	82

artérielle, d'insuffisance cardiaque et de certains cancers (bouche, larynx, pharynx, œsophage...).

La responsabilité de l'alcool dans les accidents (de la route, professionnels...) n'est plus à démontrer.

Enfin, la consommation régulière d'alcool peut entraîner une dépendance contre laquelle il est difficile de lutter, sinon par l'abstinence totale.

• **Un risque dès le premier verre ?** Une étude récente conduite en Grande-Bretagne conclut que toute consommation d'alcool, même minime, augmente le risque de certains cancers (sein, foie, côlon, bouche, gorge). Cependant, des experts en épidémiologie ont mis en cause la méthodologie utilisée dans cette étude, notamment le fait que les habitudes alimentaires des sujets étudiés n'étaient pas prises en compte, de même que les modalités d'absorption de l'alcool (épisodique ou régulière, notamment). C'est pourquoi les recommandations actuelles de consensus ne semblent pas devoir être modifiées.

Les recommandations

• **Pas d'alcool.** Sous quelque forme que ce soit, l'alcool est à proscrire chez les enfants et les jeunes adolescents, ainsi que chez les femmes enceintes. Il est contre-indiqué lors de certains traitements médicamenteux (tranquillisants, antihistaminiques ou trinitrine, notamment) et doit être éliminé chez les anciens alcooliques sevrés.

• **Une consommation modérée.** La quantité à ne pas dépasser par jour est :

– deux à trois verres (ou unités d'alcool) pour un homme adulte ;

– un à deux verres (ou unités d'alcool) par jour pour une femme adulte.

Ce sont des quantités maximales à ne pas dépasser, et non des quantités à atteindre obligatoirement ! Il est recommandé de les prendre au cours des repas, en prévoyant toujours, en plus, un verre

Qu'est-ce qu'une unité d'alcool ?

Le verre d'alcool est une donnée un peu ambiguë, et les spécialistes parlent de plus en plus souvent en « unités d'alcool », correspondant à 10 g d'alcool pur. Les volumes suivants de boissons alcoolisées apportent environ 10 g d'alcool pur (voir aussi le tableau des apports, p. 31) :
– 10 cl de vin (un ballon) ;
– 25 cl de bière (un demi) ;
– 10 cl de champagne (une coupe) ;
– 6 cl de porto (un verre) ;
– 3 cl de whisky (une dose) ;
– 3 cl de pastis (une dose).

d'eau pour se désaltérer. Pour tester son éventuelle dépendance, on peut cesser de boire un jour par semaine et constater si apparaissent ou non des signes de manque.

VOIR Alcoolisme, p. 289 ; Bière, p. 46 ; Vin, p. 275

Algues

- Exceptionnellement riches en iode et en nombreux oligoéléments.
- Très bonne source de fibres (mucilages).
- Des apports en vitamines et en protéines parfois élevés.
- ▲ À éviter dans un régime pauvre en sel et en cas de troubles de la thyroïde.

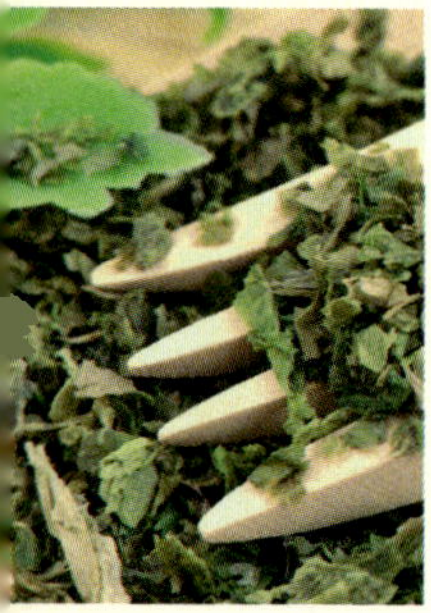

La laitue de mer peut se consommer comme une salade.

Fraîches ou séchées, les algues sont encore assez peu consommées en France. Elles peuvent pourtant diversifier l'alimentation de façon originale et utile d'un point de vue nutritionnel.

Caractéristiques nutritionnelles

• **La meilleure source d'iode.** L'iode est un oligoélément nécessaire à la synthèse des hormones thyroïdiennes. Les algues sont si riches en iode que la teneur des produits du commerce est limitée par la réglementation à 600 mg pour 100 g d'algues séchées (un excès est dangereux pour la santé). Elles fournissent aussi beaucoup d'autres minéraux et oligoéléments : fer, cuivre, cobalt, zinc, sélénium, magnésium, manganèse, fluor, calcium, potassium, sodium, phosphore... On en trouve environ dix fois plus dans les algues séchées que dans les algues fraîches.

• **Des fibres douces.** Leurs fibres (des mucilages) agissent comme coupe-faim et facilitent l'élimination des selles. Les algues auraient aussi un effet bénéfique sur le métabolisme des lipides.

• **Des apports en vitamines et en protéines.** Elles fournissent des vitamines A, C et E, ainsi que de la vitamine B12, ce qui est exceptionnel dans le règne végétal, d'où leur intérêt dans un régime végétarien. Certaines algues sont riches en protéines, en particulier la spiruline et le nori.

• **Déconseillées dans certains cas.** Les algues sont à éviter dans les régimes pauvres en sel, car elles sont très chargées en sodium. Du fait de leur teneur en iode, elles ne sont pas toujours recommandées chez les personnes qui souffrent d'un trouble de la thyroïde.

L'agar-agar, un gélifiant 100 % végétal

Obtenu à partir d'algues séchées, l'agar-agar est un mucilage (substance qui augmente de volume et donne une gelée épaisse au contact de l'eau) à la saveur neutre, qui possède un pouvoir gélifiant exceptionnel. Il s'utilise pour réaliser des flans, aspics et autres préparations. Il suffit de le délayer dans un peu d'eau froide (4 g pour 1 litre) et de l'ajouter à la préparation avant de porter à ébullition et de laisser refroidir.

Il est présent dans de nombreux produits du commerce sous forme d'additif alimentaire (E 406). D'autres dérivés des algues (carraghénane, E 407) sont également utilisés comme épaississants.

Composition pour 100 g d'algues

	Algues fraîches	Algues séchées
Calories (kcal)	35 à 45	215 à 240
Protéines (g)	2 à 6	10 à 36
Glucides (g)	5 à 10	24 à 40
Lipides (g)	0,2 à 0,6	2 à 3
Fibres (g)	0,5 à 1,3	20 à 35
Sodium (mg)	100 à 900	1 200 à 9 500
Équivalent en sel (g)	0,2 à 2,3	3 à 24

__Repère__ 1 portion d'algues séchées = 8 à 10 g.

En pratique

En France, quinze espèces d'algues sont autorisées pour l'alimentation humaine. Parmi les plus consommées : le nori (utilisé pour les sushis), la laitue de mer (servie comme une salade verte), le haricot de mer, la dulse (algue rouge à manger crue), le kombu et le wakame (à cuire longuement, employés dans la soupe miso), la spiruline, très riche en protéines et en minéraux (elle entre dans la composition de compléments alimentaires). Les algues sont souvent vendues séchées, à saupoudrer sur les plats ou à incorporer dans des soupes et préparations mijotées.

Alicaments

Contraction des mots aliment et médicament, un « alicament » est un produit de consommation courante qui, par ses composants, est susceptible d'améliorer la santé ou de prévenir le risque de certaines maladies. Voici les principaux, mais il en existe bien d'autres.

Les produits enrichis en oméga-3

De nombreuses catégories d'aliments revendiquent une teneur élevée en oméga-3, des acides gras qui jouent un rôle important dans la prévention des maladies cardio-vasculaires : margarine, produits laitiers, œufs, viande, charcuterie, pain... L'enrichissement est obtenu par l'addition d'ingrédients naturellement riches en oméga-3 (huiles de poisson, de colza, de lin) ou par une modification du régime alimentaire des animaux dont ces aliments sont issus (introduction de graines de lin, notamment).

L'intérêt

Ces alicaments peuvent être utiles, car les apports en oméga-3 sont jugés insuffisants dans notre alimentation. Attention néanmoins à l'équilibre global du produit : une margarine riche en oméga-3 peut aussi renfermer trop d'oméga-6, ce qui annule le bénéfice santé ; certaines charcuteries bien pourvues en oméga-3 sont également chargées d'acides gras saturés, néfastes pour la santé cardio-vasculaire.
Dans l'idéal, mieux vaut privilégier les sources naturelles d'oméga-3 : huile de colza ou de lin, poissons gras, noix, mâche...

Les produits enrichis en phytostérols ou en phytostanols

Ces composants végétaux sont reconnus pour faire baisser le taux de mauvais cholestérol (LDL). Ils sont ajoutés à des margarines, à des yaourts et à des sauces.

L'intérêt

Même si l'effet sur le marqueur qu'est le cholestérol LDL est réel, il n'existe aucune preuve que la consommation de ces produits diminue le risque de maladie cardio-vasculaire et de décès induits. De plus, les effets à long terme de doses importantes de phytostérols ou de phytostanols ne sont pas évalués.
Adopter un régime alimentaire équilibré s'inspirant de la diète méditerranéenne (voir p. 305) est beaucoup plus efficace pour protéger le cœur et les vaisseaux.

Les laits fermentés probiotiques

Ces laitages renferment des germes vivants (*Lactobacillus casei* ou *Bifidobacterium animalis*) qui favorisent le développement des bonnes bactéries intestinales au détriment des bactéries nocives. Ils contribuent donc à l'équilibre de la flore intestinale, ce qui est important notamment en cas de traitement antibiotique (qui élimine toutes les bactéries, bonnes ou mauvaises). Des études suggèrent aussi qu'ils limiteraient la durée de la diarrhée aiguë chez l'enfant.

L'intérêt

Les souches bactériennes utilisées dans les yaourts classiques (*Lactobacillus bulgaricus* et *Streptoccocus thermophilus*) semblent quasiment aussi efficaces pour un prix plus modeste et un intérêt nutritionnel supérieur (teneur en calcium). L'action sur la flore intestinale est le seul bénéfice avéré aujourd'hui. Les autres bienfaits mis en avant dans les publicités (prévention des infections hivernales ou de la diarrhée du voyageur, par exemple) ne sont pas validés.

Les aliments enrichis en vitamines et en minéraux

Une alimentation équilibrée permet normalement de couvrir tous les besoins en micronutriments. L'enrichissement en vitamines et en minéraux de certaines denrées (lait, jus d'orange, céréales du petit déjeuner, biscuits, margarine...) est donc inutile, sauf dans des cas particuliers, comme l'iode dans le sel ou la vitamine D dans le lait. L'Afssa (Agence française de sécurité sanitaire des aliments) reconnaît aussi un certain intérêt à l'ajout de vitamines B6 et B9, de fer et de calcium, mais cet enrichissement n'est pas toujours bien mené.

Les inconvénients

Les dosages ne tiennent pas compte des besoins spécifiques des groupes de population (selon l'âge et le sexe). Dans les céréales du petit déjeuner pour enfants, par exemple, les seuils maximaux d'apport en fer et en vitamine B6 sont souvent dépassés. De plus, et l'exemple des céréales illustre bien ce travers, l'adjonction de vitamines et de minéraux fait croire à un bénéfice santé alors qu'elle porte trop souvent sur des produits déséquilibrés (sucrés, gras, salés). Ces limites s'appliquent aussi aux enrichissements en antioxydants (polyphénols, par exemple), d'autant que, à la différence des vitamines et des minéraux, les besoins quotidiens et les modalités d'absorption de ces substances par l'organisme ne sont pas connus.

Amandes

voir Fruits oléagineux, p. 125

Ananas

- Sucré, mais modérément calorique.
- Beaucoup de vitamine C et un large éventail de minéraux.
- Contient une enzyme, la broméline, qui aide à digérer les protéines.
- ▲ Peut provoquer une réaction d'intolérance.

Idée reçue

L'ananas ne fait pas maigrir ! Du fait de son apport calorique modéré et de ses atouts nutritionnels, l'ananas, comme les autres fruits frais, a toute sa place dans un régime minceur. Mais la broméline (l'enzyme qu'il contient) ne fait nullement « fondre les graisses » comme on l'entend encore souvent !

L'ananas est l'un des fruits exotiques les plus consommés en France. Sa chair très juteuse, à la fois sucrée et acidulée, possède une saveur unique et des qualités nutritives incontestables.

Caractéristiques nutritionnelles

• **Un apport calorique modéré.** Malgré sa saveur bien sucrée, l'ananas n'est pas plus calorique qu'une pomme ou une poire : 47 kcal pour 100 g (70 kcal pour une portion de 150 g). Ses sucres proviennent de la transformation, durant la maturation, de l'amidon présent dans l'extrémité de la tige du fruit : ainsi, un ananas est toujours plus sucré à la base que du côté du plumet !

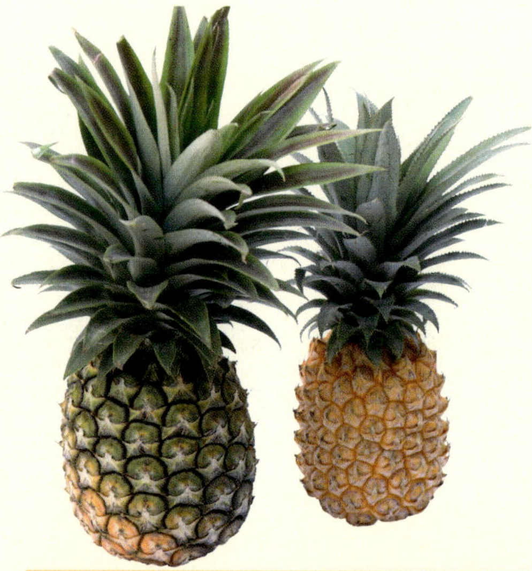

À gauche, l'ananas Cayenne, le plus fréquent, à droite, le Victoria.

• **De la vitamine C bien protégée.** La vitamine C est préservée jusqu'au moment de la consommation par l'écorce épaisse et l'acidité de la pulpe. Une portion d'ananas couvre à elle seule près d'un tiers de l'ANC (apport nutritionnel conseillé) quotidien. Ce fruit fournit aussi du bêtacarotène aux propriétés antioxydantes, des fibres assez abondantes et de nombreux minéraux (potassium, magnésium, manganèse...).

• **De la broméline active sur les protéines.** L'ananas renferme une enzyme spécifique, la broméline, capable de scinder les protéines en molécules plus simples, donc de les « prédigérer ».
La broméline aurait aussi une action anti-inflammatoire, propriété utilisée dans certaines pommades pour aider à désinfiltrer les tissus en cas de gonflement.

• **Une intolérance possible.** La consommation d'ananas entraîne la libération d'histamine dans l'organisme, ce qui peut provoquer des réactions bénignes (urticaire, par exemple) chez certaines personnes. Le mécanisme n'est pas allergique (on parle de fausse ou de pseudo-allergie), mais il nécessite l'arrêt de la consommation de l'aliment. L'ananas peut aussi déclencher des aphtes, à l'instar d'autres aliments riches en histamine (gruyère et noix, par exemple).

Composition pour 100 g d'ananas frais

Calories	47,3 kcal	Fibres	1,6 g
Protéines	0,5 g	Vitamine C	21,3 mg
Glucides	10,2 g	Potassium	160 mg
Lipides	0,2 g		

CIQUAL 2008

En pratique

• **Bien acheter.** L'ananas Cayenne, le plus consommé, est proposé toute l'année. Le Victoria, plus petit, tendre et très sucré, est surtout vendu en hiver. L'« ananas avion » est cueilli mûr à point, tandis que l'« ananas bateau » termine sa maturation pendant le transport.
L'ananas doit être ferme, lourd en main, avec des feuilles d'un beau vert luisant, sans traces de chocs sur l'écorce. Son parfum doit être agréable (une odeur trop forte est un signe de maturité excessive).

• **Bien conserver.** L'ananas supporte mal le froid. Vous pouvez le laisser à température ambiante si vous le consommez dans les 24-48 heures. Sinon, placez-le dans le bac à légumes du réfrigérateur, à plus de 7 °C.

• **L'ananas en conserve.** Les tranches ou tronçons d'ananas au sirop ou au jus du fruit sont disponibles à tout moment et commodes d'emploi. Un peu plus sucré et donc plus calorique (71 kcal pour 100 g d'ananas égoutté) que l'ananas frais, l'ananas en conserve garde l'essentiel de son bêtacarotène, mais perd une bonne partie de sa vitamine C.

Anchois

- ✚ **Riche en oméga-3.**
- ✚ **Bonne source de protéines, de minéraux et de vitamines.**
- ▲ **Les filets d'anchois marinés ou salés sont très chargés en sel.**
- ▲ **Riche en purines.**

Pêché surtout en mai-juin en Méditerranée ou au large des côtes de l'Atlantique et de la mer du Nord, l'anchois fait partie des poissons les plus riches en oméga-3.

Caractéristiques nutritionnelles

• **Des oméga-3 bénéfiques.** Bien que classé parmi les poissons gras, l'anchois ne renferme en général que 3 à 4 % de lipides. Il est très bien pourvu en acides gras oméga-3 bénéfiques pour la santé cardio-vasculaire : une portion de 100 g d'anchois (facile à atteindre avec des anchois frais) couvre la moitié des apports journaliers conseillés en oméga-3.

• **Un aliment protéique de qualité.** Comme les autres poissons, l'anchois fournit autant de protéines que la viande. Il apporte des minéraux et des oligoéléments variés (phosphore, calcium, fer, zinc, iode...), il renferme toutes les vitamines du groupe B et il constitue une excellente source de vitamines liposolubles : vitamine A et vitamine D, indispensable à la bonne utilisation du calcium par l'organisme.

• **Attention au sel.** Les anchois conservés au sel et les anchois marinés à l'huile sont très chargés en sodium : quatre filets (10 à 15 g) représentent l'équivalent de 1 à 2 g de sel alors qu'il ne faudrait pas dépasser 5-6 g par jour. Ce sont donc des modes de préparation à écarter ou à limiter en cas de régime pauvre en sel.

• **Des purines.** L'anchois est riche en purines, et donc à déconseiller en cas de goutte.

Composition pour 100 g d'anchois crus

Calories	113 kcal	Lipides	3,4 g
Protéines	19,4 g	Sodium	58 mg
Glucides	1,1 g		

Pour 100 g de filets d'anchois salés, marinés à l'huile et égouttés

Calories	182 kcal	Lipides	8,5 g
Protéines	26,4 g	Sodium	4 965 mg
Glucides	< 0,2 g	Équivalent en sel	11,9 g

***Repère** 4 filets d'anchois marinés = 10 à 15 g.*

CIQUAL 2008

En pratique

• **Les anchois frais.** Ils doivent être raides et fermes à l'achat, avec l'œil brillant et bombé. Consommez-les sans attendre (vous pouvez à la rigueur les garder 24 heures au réfrigérateur après les avoir vidés et lavés), et préparez-les en grillade plutôt qu'en friture : ils seront plus digestes et moins caloriques.

• **Les filets d'anchois marinés à l'huile.** Les filets vendus au rayon frais sont des semi-conserves, à garder au frais en surveillant la date limite de consommation. Ils s'utilisent directement dans des pizzas, tartes salées, salades composées...

• **Les filets d'anchois conservés au sel.** C'est une spécialité du sud-est de la France. Ils doivent être rincés sous un filet d'eau ou, mieux, dessalés une dizaine de minutes avant d'être ajoutés aux préparations.

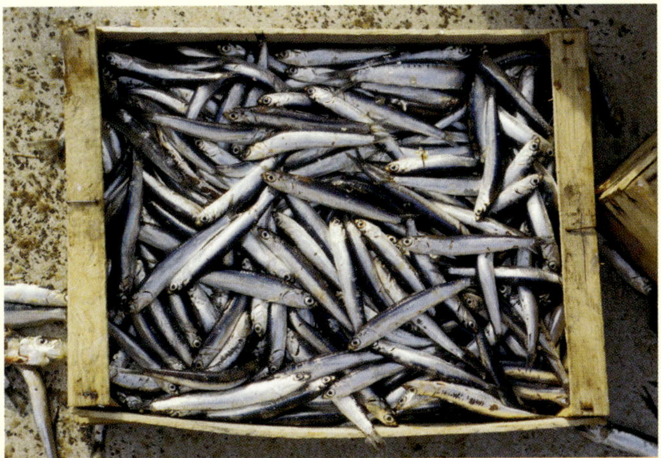

Une part importante de la pêche aux anchois est destinée aux conserveries, mais si vous en trouvez sur les étals du poissonnier, n'hésitez pas à en acheter pour découvrir leur vraie saveur, sans sel ni huile.

Antioxydants

Les antioxydants sont des substances capables de freiner ou de neutraliser les effets toxiques des radicaux libres, des molécules produites au cours d'une réaction chimique naturelle et nécessaire à la vie : l'oxydation.

Oxydation cellulaire et radicaux libres

L'oxydation consiste dans le transfert d'électrons d'une molécule d'oxygène vers une autre molécule.
C'est un processus normal du fonctionnement des cellules, mais il provoque l'apparition de molécules instables – les radicaux libres – auxquelles il manque des électrons. Les radicaux libres vont chercher à oxyder d'autres molécules pour récupérer leurs électrons, et cette réaction en chaîne peut endommager les cellules ou les tissus si elle n'est pas neutralisée rapidement par des antioxydants. Synthétisés par l'organisme et apportés par l'alimentation, ces derniers ont donc pour rôle de maîtriser les radicaux libres.

Le stress oxydatif

Certains facteurs (tabac, alcool, pollution, rayonnement ultraviolet du soleil, radiations liées à une radiothérapie, par exemple, alimentation riche en graisses et en sucre...) accélèrent le processus d'oxydation et conduisent à une accumulation de radicaux libres. Cet excès est à l'origine d'un état appelé stress oxydatif, qui favorise le vieillissement prématuré et le développement de certaines maladies (maladies dégénératives vasculaires, cérébrales ou rétiniennes, cancers...).

Additifs antioxydants

Les antioxydants sont utilisés comme additifs dans l'industrie agroalimentaire (sous les codes E300 à E321) pour leur capacité à ralentir la dégradation des aliments, et à retarder l'oxydation et le rancissement des graisses insaturées. La vitamine C (acide ascorbique, E300) est l'un de ces additifs.

Les principales familles d'antioxydants

Certains antioxydants sont fabriqués par le corps humain, d'autres sont apportés par les aliments : ce sont soit des sels minéraux (ou oligoéléments) et des vitamines, soit des composés végétaux (parfois appelés phytonutriments).

Les minéraux

Le zinc (viande, produits de la mer, volaille, œufs, lentilles...) et le sélénium (céréales complètes, produits de la mer, abats, champignons, œufs...) ont un effet antioxydant propre.
Le cuivre, le manganèse, le soufre et le magnésium agissent de façon indirecte, en favorisant l'action d'enzymes antioxydantes présentes dans nos cellules.

Les vitamines

En plus de leurs multiples fonctions, les vitamines C (agrumes, kiwi, persil, fraises, poivron, cassis, chou...) et E (huile, fruits oléagineux...) ont des propriétés antioxydantes.

Les caroténoïdes

Ce groupe d'antioxydants comprend principalement le bêtacarotène (ou provitamine A), que l'on trouve dans les végétaux orange ou verts (carotte, abricot, melon, potiron, mâche, épinards...), et le lycopène (tomate, pamplemousse rose...), ainsi que la lutéine et la zéaxanthine (épinards, salade verte, maïs, petits pois, potiron, œufs, betterave...).

Les polyphénols

C'est une vaste famille d'antioxydants qui comprend notamment les acides phénoliques (présents dans de nombreux végétaux), les stilbènes (dont le resvératrol du raisin noir) et les flavonoïdes. C'est dans ce dernier groupe que l'on trouve les anthocyanes (framboises, mûres, myrtilles, cassis, airelles, prune, raisin noir, chou, aubergine...), la quercétine (pomme, oignon rouge, raisin...), la catéchine (thé, vin rouge, chocolat), l'hespéridine (agrumes), la rutine (agrumes, sarrasin, raisin, cerise...), les tanins (thé, vin...) et les isoflavones (soja, légumineuses).

À savoir

Les antioxydants ne sont pas les seuls phytonutriments bénéfiques des végétaux. Ainsi, les substances soufrées des crucifères (chou) et des alliacées (oignon, échalote, ail...) n'ont pas d'effet antioxydant, mais elles auraient des effets préventifs sur certains cancers.

Les besoins en antioxydants

Les besoins quotidiens ne sont pas connus, mais les chercheurs estiment qu'avec une moyenne de 600 g de fruits et légumes par jour on est normalement assuré d'un apport optimal en antioxydants.
En l'état actuel des connaissances, les compléments alimentaires n'ont pas d'intérêt car l'assimilation des antioxydants relève de mécanismes complexes et d'interactions entre les différents composants des aliments. Certains excès (bêtacarotène, par exemple) seraient même dangereux pour la santé.

Andouille, andouillette

voir Charcuterie, p. 72 ; Saucisses, p. 244

Arachide

- ✚ Apporte de « bons » acides gras insaturés.
- ✚ Renferme des antioxydants protecteurs.
- ✚ Riche en protéines, minéraux, fibres et vitamines.
- ▲ Fortement calorique.
- ▲ Responsable d'allergie.
- ▲ Les cacahuètes grillées sont souvent consommées salées, donc très chargées en sodium.

L'arachide (ou cacahuète) ne fait pas partie des fruits oléagineux « à coque », comme les noix ou les noisettes : elle est classée avec les légumineuses, comme les lentilles et les haricots. Elle possède des qualités nutritionnelles indéniables, mais elle est très calorique et trop souvent consommée salée.

Caractéristiques nutritionnelles

• **Très riche en lipides.** L'arachide en renferme près de 50 g pour 100 g, d'où son apport énergétique très élevé (plus de 600 kcal aux 100 g). Il s'agit toutefois en majorité d'acides gras mono-insaturés et polyinsaturés, bons pour la santé cardio-vasculaire. L'arachide contient aussi des phytostérols, composés lipidiques végétaux ayant une influence bénéfique sur le cholestérol sanguin.

• **Des protéines en abondance.** Comme les autres légumineuses, l'arachide est très riche en protéines (plus que la viande !), mais ces dernières sont carencées en méthionine (un acide aminé essentiel que l'organisme ne peut synthétiser).

• **Beaucoup de fibres.** Constituées à la fois de cellulose et de fibres solubles, les fibres de l'arachide aident au bon fonctionnement intestinal.

• **Un concentré de minéraux et de vitamines.** L'arachide est une source intéressante de potassium, de magnésium, de fer et de cuivre. Elle apporte aussi des vitamines du groupe B (B9 surtout) et de la vitamine E.

• **L'allergie à l'arachide.** Elle est de plus en plus fréquente et impose une exclusion totale de l'arachide et des nombreux aliments industriels susceptibles d'en contenir : biscuits, barres chocolatées, céréales du petit déjeuner, glaces, charcuterie, pâte à tartiner...

Composition pour 100 g de graines d'arachide

Calories	604 kcal	Lipides	49,5 g
Protéines	28,8 g	Fibres	7,7 g
Glucides	10,9 g	Sodium	6,8 mg

Repère *– 1 petite poignée d'arachides grillées = env. 30 g.*
– La teneur en sodium passe à 412 mg dans les cacahuètes grillées salées, soit un peu plus de 1 g de sel pour 100 g.

CIQUAL 2008

En pratique

• **Bien acheter.** Les meilleures cacahuètes sont les plus simples : dans leur gousse sèche, ou encore grillées nature, mais non salées.

• **Bien consommer.** Un antioxydant bénéfique pour la prévention des maladies cardio-vasculaires, le resvératrol, a été isolé dans la pellicule rouge qui recouvre les graines d'arachide : consommez cette fine peau lorsque c'est possible !

• **Bien conserver.** Si vous achetez des graines d'arachide conditionnées en sachet ou en boîte, tenez compte de la date de conservation : elles peuvent rancir au-delà. Gardez-les au sec et au frais. Ne consommez jamais de graines tachées, rances ou moisies, car l'arachide peut alors être contaminée par une moisissure qui produit une toxine cancérigène, l'aflatoxine.

Attention

Ne donnez pas de cacahuètes aux jeunes enfants, qui risquent de les avaler sans les croquer ou de faire une « fausse route ».

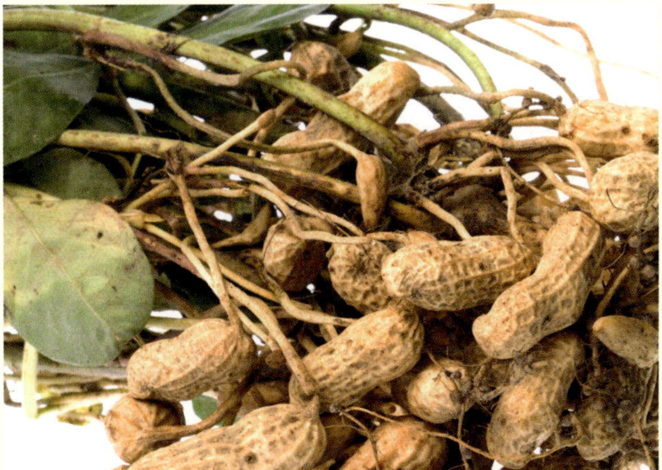

L'arachide est une petite plante dont les fruits mûrissent à quelques centimètres sous terre. L'enveloppe, appelée gousse, renferme généralement deux graines, les cacahuètes.

Aromates

voir Épices et aromates, p. 104

Artichaut

- Bons apports en minéraux et vitamines.
- Des glucides originaux et bénéfiques.
- Riche en fibres et peu calorique.

Ce lointain cousin du chardon sauvage est en réalité le bouton d'une fleur : le « cœur » comestible correspond au réceptacle de fleurs non épanouies, les filaments constituant le « foin ». De haute valeur nutritive, l'artichaut est un légume aussi savoureux que bénéfique pour la santé.

Caractéristiques nutritionnelles

• **Des minéraux et des vitamines en abondance.** On trouve dans l'artichaut de nombreux sels minéraux et oligoéléments (potassium, calcium, magnésium, manganèse, cuivre, zinc, fer), ainsi que des quantités intéressantes de vitamines du groupe B, dont la B9 (acide folique), essentielle pour la multiplication des cellules.

• **Un glucide bénéfique.** L'artichaut renferme un glucide particulier, l'inuline, qui n'est que très partiellement absorbé au niveau de l'intestin grêle et joue le rôle d'un prébiotique en favorisant le développement des « bonnes » bactéries intestinales, ce qui pourrait stimuler le système immunitaire. C'est l'inuline qui, en agissant sur les récepteurs du goût, fait paraître sucrée l'eau que l'on boit après avoir mangé de l'artichaut.

• **Des fibres utiles pour la flore.** L'artichaut est riche en fibres (plus de 5 g pour 100 g de partie comestible, soit 20 % de l'apport journalier conseillé) qui, associées à l'inuline, rendent ce légume très efficace pour lutter contre la constipation. Cependant, consommé en grande quantité, l'artichaut peut être mal toléré par les intestins sensibles et provoquer ballonnements et gêne intestinale. L'excès d'inuline est aussi à l'origine de flatulences.

• **Peu calorique.** Comme la grande majorité des légumes, l'artichaut est peu calorique... mais il doit être accompagné d'une sauce légère pour conserver cette « discrétion énergétique » !

Dans des médicaments

De la tige et des vraies feuilles (attachées à la tige) de l'artichaut on extrait la cynarine, un composé phénolique amer possédant des propriétés cholérétiques (stimulant la sécrétion de bile par les cellules hépatiques). La cynarine est utilisée dans des spécialités médicamenteuses prescrites en cas de paresse de la vésicule biliaire.

Composition pour 100 g d'artichaut cuit (partie comestible)

Calories	18 kcal	Lipides	0,2 g
Protéines	3,1 g	Fibres	5,4 g
Glucides	1 g		

Repère *100 g de fond d'artichaut nature = 18 kcal ;*
+ 1 cuil. à soupe de vinaigrette = 55 kcal ;
+ 1 cuil. à soupe rase de mayonnaise = 110 kcal.
Un gros artichaut peut peser 500 g voire plus, dont environ le tiers est comestible (fond et base des feuilles).

CIQUAL 2008

En pratique

• **Bien acheter.** Disponible une bonne partie de l'année, l'artichaut s'achète bien fermé, avec des feuilles serrées, ni racornies ni tachées de brun.
À noter : les fonds d'artichaut en boîte ont sensiblement la même valeur nutritionnelle que ceux des artichauts frais.

• **Bien conserver.** Le gros artichaut camus se garde quelques jours, bien emballé, dans le bac à légumes du réfrigérateur : il prend un goût très fin et devient plus savoureux encore. En revanche, le petit artichaut poivrade, comme tout légume primeur, flétrit très vite et doit être consommé le plus rapidement possible après l'achat.
Une fois cuit, l'artichaut doit être consommé sans attendre car certains de ses composés peuvent très vite le rendre amer. De plus, il s'altère facilement car sa richesse en glucides et en inuline le rend favorable au développement microbien.

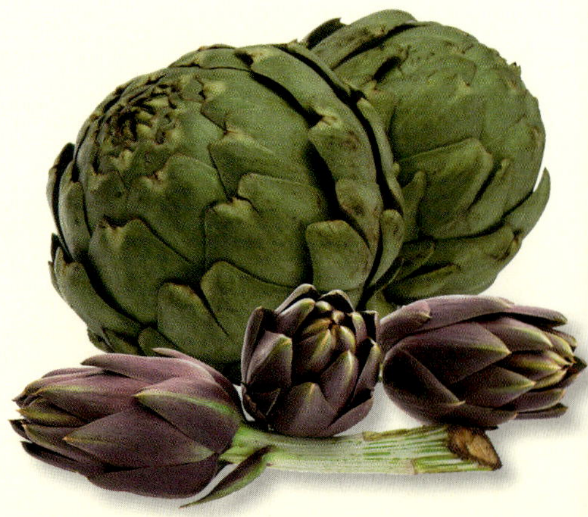

Le gros artichaut (camus) se cuit à l'eau et se sert souvent entier accompagné d'une vinaigrette. Le petit (poivrade) peut se consommer cru à la croque au sel.

Asperge

- Très peu calorique.
- Riche en minéraux, en vitamines (surtout B9) et en fibres.
- Diurétique.
- ▲ Peut déclencher des crises de goutte.

Délicat délice printanier à ne pas manquer, l'asperge est bien pourvue en minéraux, en vitamines et en fibres. Légère en calories et très diurétique, elle est l'amie de la ligne.

Caractéristiques nutritionnelles

• **Peu de calories.** L'apport énergétique est très modéré, à condition de prévoir une sauce légère (vinaigrette allégée, mayonnaise « coupée » de blanc d'œuf battu).

• **Des teneurs intéressantes en vitamines.** L'asperge est riche en vitamine B9 (acide folique), qui intervient dans la multiplication des cellules et la formation des globules rouges. Elle renferme aussi des quantités appréciables de bêtacarotène (provitamine A) et de vitamine C, aux propriétés antioxydantes. Les vitamines sont concentrées dans les pointes, et l'asperge violette ou verte en renferme davantage que la blanche. C'est par ailleurs une bonne source de minéraux (potassium en particulier).

• **Stimule en douceur les fonctions d'élimination.** L'asperge aide au bon fonctionnement intestinal grâce à ses fibres douces, bien tolérées. Le potassium et la présence de composants diurétiques spécifiques (fructosanes, asparagine) favorisent le travail des reins.

• **À éviter.** L'asperge, riche en purines, doit être évitée si l'on est prédisposé à la goutte.

Composition pour 100 g d'asperges cuites

Calories	16,8 kcal	Lipides	0,2 g
Protéines	2,4 g	Fibres	2 g
Glucides	1,3 g		

Repère *200 g d'asperges (environ 150 g comestibles) nature = 25 kcal ;*
+ 1 cuil. à soupe de vinaigrette = 55 kcal ;
+ 1 cuil. à soupe rase de mayonnaise = 110 kcal.

CIQUAL 2008

En pratique

• **Bien acheter.** On trouve deux variétés : l'asperge blanche traditionnelle (qui donne l'asperge violette lorsqu'on la laisse pousser hors du sol) et la petite asperge verte dite californienne, qui peut se consommer intégralement (sans être épluchée), plus riche en provitamine A, mais moins diurétique. La saison est courte, de mars à juin. À l'achat, vérifiez que la pointe est fermée et que la tige est bien ferme, cassante et non tachée. La base ne doit être ni filandreuse ni sèche, ce qui indiquerait une attente trop longue après la récolte.

• **Bien consommer.** Cuisez-la de préférence à la vapeur, pour éviter la dissolution des minéraux dans l'eau de cuisson.

• **Bien conserver.** Les asperges crues peuvent se garder 1 ou 2 jours au maximum dans le bac à légumes du réfrigérateur, dans un torchon humide. Cuites, elles sont à consommer immédiatement.

À savoir

Les urines peuvent prendre une odeur marquée quand on a mangé des asperges. Ce phénomène est dû à une substance soufrée provenant de la dégradation de certains composés azotés présents dans ce légume.

Aubergine

- Peu calorique.
- Fort pouvoir antioxydant.
- Riche en fibres et en minéraux.

Emblématique des cuisines du Sud, l'aubergine est peu calorique (sous réserve d'être cuisinée sans excès de graisse !) et riche en antioxydants. On la reconnaît facilement à sa peau d'un violet profond, mais il existe aussi des variétés jaunes, vertes et même blanches.

Caractéristiques nutritionnelles

• **Peu de calories.** Cuite à la vapeur ou à l'étouffée, elle apporte moins de 20 kcal pour 100 g. Mais attention aux fritures ou beignets, car sa chair absorbe facilement le gras.

• **Une mine d'antioxydants.** L'aubergine renferme des polyphénols, en particulier des tanins, qui lui confèrent une légère astringence, et des anthocyanes, des pigments concentrés dans la peau (la partie la plus antioxydante du légume).

• **Des fibres abondantes.** Ce sont elles qui donnent à l'aubergine cuite son moelleux caractéristique. Elles sont constituées de pectine, qui contribue à faire baisser le taux de cholestérol, et de cellulose, capable de stimuler en douceur le transit intestinal.

• **Des minéraux bien représentés.** L'aubergine fournit un cocktail de minéraux et d'oligoéléments (potassium, calcium, magnésium, manganèse...), mais assez peu de vitamines.

Composition pour 100 g d'aubergine cuite

Calories	18,7 kcal	Lipides	0,2 g
Protéines	0,8 g	Fibres	2,5 g
Glucides	3,4 g		

***Repère** 1 portion de 150 g d'aubergine =*
– 30 kcal à la vapeur ou à l'étouffée ;
– 75 kcal à la provençale (revenue à l'huile d'olive avec ail et persil) ;
– 170 kcal à l'italienne (revenue à l'huile d'olive avec coulis de tomates et mozzarella) ;
– 225 kcal en beignet (frite avec une pâte à beignets).

CIQUAL 2008

En pratique

• **Bien acheter.** La peau doit être intacte, lisse et presque « vernissée », avec un pédoncule bien vert. Préférez l'aubergine de petite taille (200 g maximum) : il y aura moins de graines à l'intérieur, la chair ne risque pas d'être farineuse ou amère, et vous pourrez la consommer avec la peau.

• **Bien consommer.** Inutile de faire dégorger les aubergines avant de les préparer : vous préserverez ainsi au mieux leur richesse minérale. Vous pouvez les faire cuire à la vapeur et les servir tièdes ou froides avec des fines herbes et une vinaigrette légère, les faire braiser à l'étouffée avec d'autres légumes (tomates, poivrons, courgettes...) ou encore les faire griller en tranches épaisses avec un filet d'huile d'olive.

• **Bien conserver.** L'aubergine se garde jusqu'à 1 semaine dans le bac à légumes du réfrigérateur.

Avocat

- **Excellente source d'acides gras mono-insaturés.**
- **Fournit des antioxydants bénéfiques.**
- **Très bien pourvu en fibres et en minéraux.**
- ▲ **Très calorique.**

Prudence en cas d'allergie au latex

Si vous êtes allergique au latex, vous risquez également de l'être à l'avocat car ces deux allergies peuvent être associées (phénomène d'allergies croisées).

Fondant et moelleux, l'avocat est un fruit tropical oléagineux original par sa composition. Il est certes très calorique, mais aussi très riche en composants bénéfiques pour la santé.

Caractéristiques nutritionnelles

• **Des acides gras bénéfiques.** C'est l'un des fruits les plus caloriques – un demi-avocat apporte près de 140 kcal – en raison de sa teneur élevée en lipides. Mais ces derniers sont constitués en grande majorité d'acides gras mono-insaturés, semblables à ceux de l'huile d'olive : des graisses neutres ou bénéfiques pour la santé cardio-vasculaire. L'avocat fournit également de petites quantités de phytostérols, des lipides végétaux spécifiques qui aident à réguler le cholestérol sanguin.

• **Des apports intéressants en antioxydants.** L'avocat est une bonne source de vitamine E, puissamment antioxydante. Cette vitamine agit en synergie avec d'autres composants antioxydants présents dans le fruit : vitamine C, bêtacarotène et anthocyanidines.

• **Beaucoup de fibres et de minéraux.** Un demi-avocat couvre plus de 20 % de l'apport en fibres conseillé pour la journée. C'est aussi une source utile de nombreux minéraux (potassium, magnésium, fer et zinc notamment).

Composition pour 100 g de chair d'avocat

Calories	137 kcal	Lipides	13,9 g
Protéines	1,9 g	Fibres	5,6 g
Glucides	0,8 g		

***Repère** 1/2 avocat moyen = 100 g (poids net).*

CIQUAL 2008

En pratique

Gardez l'avocat à température ambiante (jamais au réfrigérateur). Pour accélérer sa maturation, enveloppez-le de papier journal et placez-le

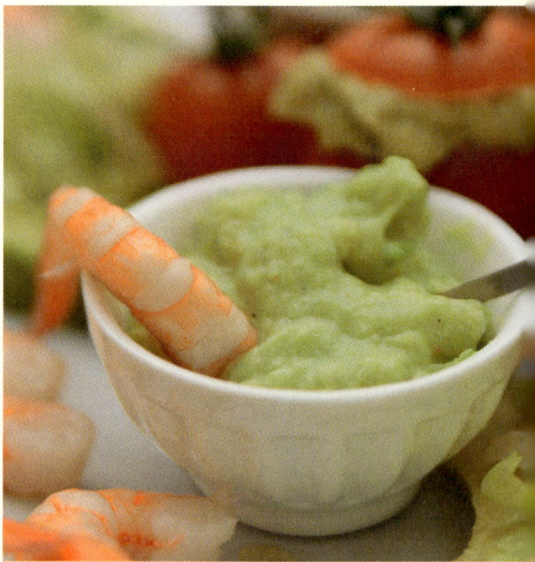

Simple et rapide à préparer, le guacamole est une délicieuse façon de consommer des avocats.

quelques jours près de pommes ou de bananes. Dégustez-le de préférence assaisonné d'un simple filet de jus de citron, plutôt que de vinaigrette ou de mayonnaise, afin de limiter l'apport en graisses et en calories.

Avoine

- **Riche en fibres solubles bénéfiques pour la santé.**
- **Bon apport en minéraux, en vitamines B et en antioxydants.**
- **Fort pouvoir rassasiant.**

Céréale traditionnelle des régions froides, l'avoine est essentiellement consommée au petit déjeuner sous forme de porridge ou dans le muesli. Ses qualités nutritionnelles suscitent beaucoup d'intérêt chez les chercheurs.

Caractéristiques nutritionnelles

• **Des fibres originales.** Elles ont la particularité d'être constituées pour moitié par des bêtaglucanes, des fibres solubles qui régulent la glycémie (taux de sucre dans le sang) et contribuent à prévenir les maladies cardio-vasculaires.

• **Une céréale de qualité.** L'avoine renferme de bonnes quantités de protéines végétales, des minéraux (fer, magnésium, calcium surtout) et des vitamines (B et E notamment). On y trouve aussi des polyphénols et d'autres substances antioxydantes.

• **Rassasie bien et pour longtemps.** L'avoine assure une satiété durable grâce à ses glucides complexes et à ses fibres. L'index glycémique des flocons est bas, ce qui évite les hausses brutales de glycémie et prolonge l'effet rassasiant.

Composition pour 100 g de flocons d'avoine crus

Calories	356 kcal	Lipides	6,4 g
Protéines	15 g	Fibres	10 g
Glucides	60 g	Fer	4,2 mg

Repère *1 portion de 20 g de flocons d'avoine crus (2 cuil. à soupe) = env. 150 g de porridge cuit à l'eau = 75 kcal.*

En pratique

• **Bien acheter.** Les flocons d'avoine sont des grains aplatis, cuits à la vapeur, aplatis une seconde fois et séchés à la chaleur. Pour bénéficier au maximum de leurs bienfaits nutritifs, choisissez-les nature (non additionnés de sucre) et si possible bio dans la mesure où il s'agit de grains consommés entiers.

• **Une idée de muesli santé.** Faites griller doucement des flocons d'avoine dans une poêle, en remuant de temps en temps jusqu'à ce qu'ils soient dorés. Ajoutez-y des noisettes ou des noix hachées, un peu de miel et de cannelle, des fruits frais et séchés coupés en morceaux, et servez avec du lait, du fromage blanc ou du yaourt.

• **D'autres usages.** Pour épaissir les soupes de légumes et augmenter leur valeur nutritionnelle, ajoutez-y des flocons d'avoine légèrement grillés puis broyés. On peut aussi les introduire dans des boulettes de viande ou de légumes.

Attention

L'avoine ne contient pas de gliadine (gluten), mais elle renferme une autre molécule dont la composition est très proche, l'avénine. Cependant, elle n'est pas systématiquement écartée de l'alimentation des personnes souffrant de maladie cœliaque (intolérance au gluten) : son éviction est évaluée au cas par cas.

Bacon

voir Charcuterie, p. 72

Banane

- **Énergétique et rassasiante.**
- **Riche en minéraux utiles aux sportifs.**
- **Bon apport en vitamines B et C.**
- ▲ **Responsable d'allergies alimentaires.**

Les enfants l'adorent, les sportifs la plébiscitent : la banane, l'un des fruits les plus consommés chez nous (après la pomme et l'orange), est appréciée autant pour sa saveur que pour ses atouts nutritionnels.

Caractéristiques nutritionnelles

• **Un bon apport énergétique.** Plus riche en glucides que les autres fruits, elle est aussi plus calorique (environ 90 kcal pour une banane). Sa pulpe dense la rend très rassasiante : c'est l'idéal pour une collation saine et équilibrée ou pour un dessert après un repas léger. C'est aussi un fruit très digeste, raison pour laquelle il est souvent préconisé en cas de diarrhée.

• **Adaptée à l'effort physique.** Grâce à sa teneur élevée en minéraux (notamment en potassium, nécessaire à l'activité musculaire) et à ses apports en glucides (les « combustibles » du muscle), c'est un aliment de choix pour les sportifs.

• **Bien pourvue en vitamines.** Elle fournit de la vitamine C (12 mg pour 100 g ; 53 mg pour l'orange, mais 5 mg pour la pomme ou la poire) et des quantités intéressantes de vitamines B (notamment B6 et B9).

• **Un allergène.** La banane peut provoquer des manifestations allergiques, surtout en cas d'allergie associée au latex ou au kiwi.

Des fausses ou pseudo-allergies, moins graves et de mécanisme différent, sont également possibles car ce fruit provoque la libération d'histamine par l'organisme.

Composition pour 100 g de banane épluchée

Calories	88,1 kcal	Fibres	1 g
Protéines	0,9 g	Vitamine C	11,7 mg
Glucides	20,2 g	Potassium	413 mg
Lipides	0,2 g		

Repère *1 banane moyenne (épluchée) = env. 100 g.*

CIQUAL 2008

En pratique

• **Bien acheter.** Disponible toute l'année, la banane finit de mûrir après la récolte. Vous pouvez la consommer quand la peau est juste jaune (sa pulpe est encore un peu croquante) ou bien légèrement tigrée et tachetée de brun (elle est plus tendre et parfumée) : dans les deux cas, sa digestibilité est excellente.

• **Bien conserver.** Bien protégée par sa peau, la banane se garde sans problème plusieurs jours à température ambiante. Surveillez-la pour la déguster au stade qui vous convient. Ne la mettez surtout pas au réfrigérateur : elle craint le froid et noircit au-dessous de 12 °C.

À découvrir

On trouve sur le marché deux variétés originales de bananes : la banane rose à peau saumonée et à chair rose pâle est tendre et un peu sèche ; la banane naine ou fressinette, une banane miniature (5 cm environ), est délicieuse et très sucrée.

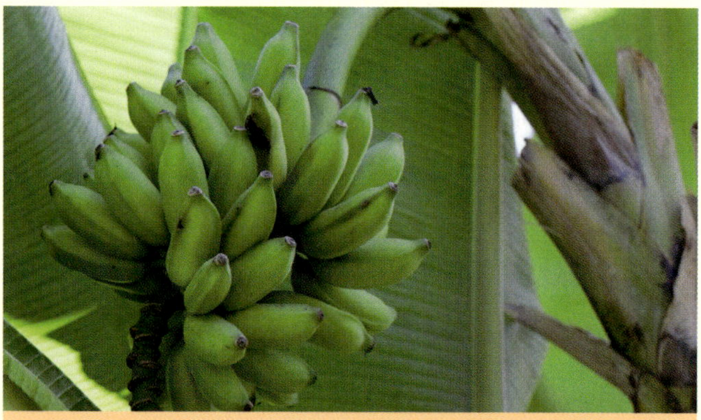

Un régime de bananes est composé de plusieurs « mains » qui regroupent une vingtaine de fruits.

Barres chocolatées et céréalières

▲ **Des produits de grignotage par excellence.**
▲ **Riches en sucre et en graisses, très caloriques.**
▲ **Les barres chocolatées n'ont pas d'intérêt nutritionnel.**
⊕ ▲ **Les barres céréalières sont plus nutritives (glucides complexes), mais restent avant tout des gourmandises.**

Confiseries de poche, les barres chocolatées et céréalières sont souvent prises en dehors des repas pour combler un creux ou pour se recharger en énergie lors d'une activité physique.

Du point de vue nutritionnel, il est important de distinguer les produits chocolatés, qui contiennent essentiellement du sucre et des matières grasses, des barres de céréales, à la composition souvent plus saine.

Plusieurs types de barres

• **Les barres chocolatées.** Ce sont avant tout des confiseries. Enrobées d'une couche de chocolat, elles comportent des ingrédients variés : sucre et sirop de glucose, matières grasses, praliné, caramel, nougat, fruits oléagineux (noisettes, amandes...), céréales (riz soufflé, par exemple), biscuits, noix de coco, lait en poudre...

• **Les barres céréalières.** Souvent vendues au rayon petit déjeuner des grandes surfaces, elles renferment plus de céréales (de 28 à 50 %) que les barres chocolatées. Les autres ingrédients sont le sucre et, selon les cas, du chocolat, des fruits séchés, des fruits oléagineux...

Caractéristiques nutritionnelles

• **Un apport énergétique important.** Les barres chocolatées apportent 130 à 250 kcal par portion (soit environ 10 % des besoins énergétiques de la journée pour les plus riches !).

Les barres céréalières sont plus raisonnables, avec 80 kcal en moyenne à l'unité. Mais cette différence s'explique essentiellement par la taille des portions : autour de 20 g pour les barres céréalières, contre 30 à 50 g pour les barres chocolatées. À poids égal, la plupart des produits se valent (400 à 500 kcal pour 100 g).

Composition de quelques barres chocolatées ou céréalières

	Calories (kcal) Pour 100 g	Par unité	Glucides (g pour 100 g) Total	Dont sucres	Lipides (g pour 100 g)
Barre à la noix de coco enrobée de chocolat	458	133 (29 g)	56,7	53,2	24,2
Barre chocolatée biscuitée	485	141 (29 g)	64,1	42,6	22,8
Barre goûter frais au lait et cacao	547	170 (31 g)	49,6	33,3	35,1
Barre céréalière aux fruits	412	82 (20 g)	70,8	29,5	12
Barre céréalière chocolatée	432	86 (20 g)	67	33,1	15,8
Barre céréalière « ligne » aux fruits	395	87 (22 g)	77	35	6,5

CIQUAL 2008

• **Des produits très sucrés.** Une barre chocolatée de 50 g au caramel et aux cacahuètes renferme plus de 20 g de sucre, soit l'équivalent de quatre morceaux. Les barres de céréales sont un peu plus riches en glucides complexes.

• **Des mauvaises graisses.** La teneur en lipides est de 18 à 35 % dans les barres chocolatées, avec une dominance de graisses saturées (graisse de coco et/ou de palme) ou hydrogénées (source d'acides gras trans), mauvaises pour la santé cardio-vasculaire. Ces matières grasses ne sont pas faciles à repérer sur l'étiquetage, car elles apparaissent souvent sous la mention indistincte de « graisses végétales ». Les barres céréalières ont une teneur lipidique plus raisonnable, sauf les produits contenant du chocolat ou des fruits oléagineux (15 à 19 % de lipides).

• **Peu de nutriments.** L'apport en protéines, glucides lents, fibres, vitamines ou minéraux est négligeable dans les barres chocolatées. Les céréalières sont un peu plus nourrissantes par leur teneur en glucides complexes. Certaines sont enrichies en vitamines et minéraux (calcium, fer, vitamines du groupe B) mais, comme pour les céréales du petit déjeuner, ces ajouts sont souvent inutiles car les situations de carence sont rares.

Des barres diététiques de l'effort

Destinées aux sportifs et vendues dans les magasins de sport ou les rayonnages diététiques des grandes surfaces, ces barres sont riches en glucides complexes adaptés à l'effort prolongé, ainsi qu'en protéines, en vitamines et en minéraux divers. Ce sont des produits bien spécifiques, destinés à compenser des dépenses énergétiques importantes : ils ont peu d'intérêt (y compris gustatif !) en dehors de ce rôle de ravitaillement diététique.

En pratique

Préférez les barres de céréales comme en-cas ponctuel pendant une activité physique. Sur l'étiquetage, regardez la richesse en glucides complexes et choisissez des barres qui affichent plus de 40 % de céréales. Malheureusement, les barres chocolatées sont souvent plus appréciées des enfants... et des adultes ! Au moins, achetez-les en version miniature (mini-barre de 20 g) et consommez-les avec parcimonie.

À noter : les barres « ligne » ne sont pas beaucoup moins caloriques. Elles sont juste un peu moins riches en lipides, mais leur teneur en sucre est tout aussi voire plus importante que celle des barres céréalières traditionnelles.

Bette

- **Très peu calorique.**
- **Du potassium, du fer et des fibres.**
- **Riche en bêtacarotène et en vitamine C.**

Appelée aussi « blette » ou « poirée », c'est une cousine de la betterave. On consomme ses feuilles et surtout ses larges cardes, des nervures blanches très développées.

Caractéristiques nutritionnelles

• **Un des légumes les moins caloriques.** Une portion de 200 g de bettes cuites représente à peine plus de 30 kcal.

• **Une haute densité en minéraux.** La bette est très bien pourvue en minéraux (potassium, fer, magnésium, calcium...). Elle renferme aussi des fibres efficaces pour stimuler les intestins.

• **Des vitamines antioxydantes.** La vitamine C et le bêtacarotène de la bette sont concentrés dans les feuilles vertes.

Composition pour 100 g de bettes cuites

Calories	16,4 kcal	Bêtacarotène	3 650 µg
Protéines	1,9 g	Vitamine C	18 mg
Glucides	2 g	Calcium	66,9 mg
Lipides	0,1 g	Fer	2,3 mg
Fibres	2,1 g	Potassium	549 mg

CIQUAL 2008

En pratique

• **Bien acheter.** Les bettes sont généralement vendues en botte. Les côtes doivent être bien blanches et fermes, les feuilles brillantes, d'un beau vert intense et uniforme.

• **Bien consommer.** Cuisez les côtes à la vapeur et les feuilles vertes à l'étouffée, juste le temps nécessaire. Pour préserver la légèreté calorique, choisissez un assaisonnement adapté : jus de viande dégraissé ou crème fraîche allégée, par exemple. Mais, pour les faire aimer des enfants et même des adultes, optez pour un gratin ou une tourte salée ou sucrée.

• **Bien conserver.** Les bettes se gardent quelques jours dans le bac à légumes du réfrigérateur, enveloppées dans un sac plastique, mais leur teneur en vitamine C diminue dans le temps.

Betterave

- ⊕ **Bonne source de minéraux, d'oligoéléments et de vitamines.**
- ⊕ **Des fibres abondantes.**
- ⊕ **Fournit des antioxydants.**
- ▲ **Renferme des oxalates : à éviter en cas de calculs rénaux.**

Légume-racine, la betterave rouge nous fait profiter de ses vitamines, minéraux et oligoéléments, des réserves que la plante accumule durant tout son développement.

Caractéristiques nutritionnelles

• **Des apports minéraux et vitaminiques très diversifiés.** La betterave est riche en minéraux, notamment en potassium et en phosphore, et fournit aussi du calcium, du magnésium, du fer, du fluor et du sélénium. On y trouve de la vitamine C (10 mg pour 100 g de betterave crue, 5 mg pour la betterave cuite), des vitamines B et un peu de vitamine E.

• **Modérément calorique et bien pourvue en fibres.** Malgré une teneur en glucides (sucres) plus élevée que dans la plupart des autres légumes, elle n'apporte que 40 kcal pour 100 g. Ses fibres (en majorité de la cellulose) sont mieux tolérées après cuisson ou quand la betterave crue est très finement râpée.

• **Des propriétés antioxydantes.** Grâce à la bétanine (son pigment rouge caractéristique) et aux polyphénols, la betterave possède une activité antioxydante élevée. C'est la bétanine qui colore l'urine après la consommation de betterave chez certaines personnes (leur organisme ne dégrade pas entièrement ce pigment).

• **À éviter.** Riche en oxalates, la betterave peut favoriser la formation de calculs rénaux chez les personnes prédisposées.

Composition pour 100 g de betterave cuite

Calories	41,7 kcal	Lipides	0,1 g
Protéines	2 g	Fibres	2 g
Glucides	8,1 g		

CIQUAL 2008

En pratique

Vous avez le choix entre trois présentations.

– **La betterave cuite à la vapeur,** dans sa peau, vendue au poids, est la forme la plus traditionnelle. Recherchez la crapaudine, une variété allongée très savoureuse. À l'achat, la betterave doit être ferme et sans trace de moisissure. Gardez-la au réfrigérateur et consommez-la dans les 2 jours.

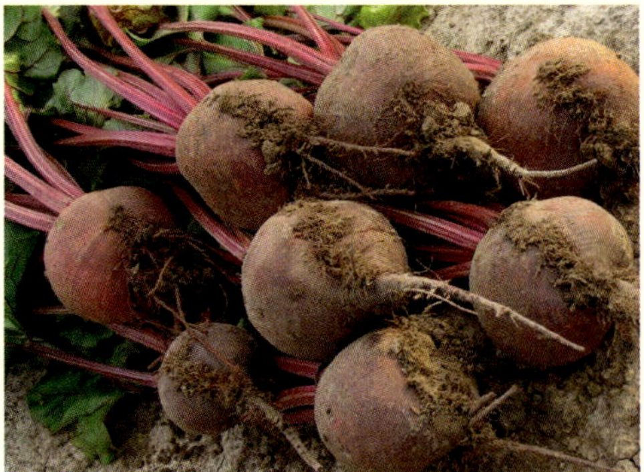

La betterave crue se consomme râpée, comme des carottes, assaisonnée d'une vinaigrette.

– La betterave cuite emballée sous vide peut être soit stérilisée et de longue conservation (plusieurs mois à température ambiante), soit pasteurisée avec un délai de conservation plus court. Elle peut porter un Label rouge garantissant sa qualité gustative. Après ouverture du conditionnement, il faut la mettre au réfrigérateur et la consommer très rapidement.

– La betterave crue, plus rare, est disponible de mai à octobre et possède une saveur de racine assez marquée. Choisissez-la bien fraîche et pas trop grosse pour éviter qu'elle ne soit fibreuse.

Beurre

+ Apporte de l'onctuosité aux aliments et rehausse les saveurs.
+ Contient des lipides indispensables à la santé et à la croissance de l'enfant.
+ Très bonne source de vitamine A.
▲ Riche en acides gras saturés.
▲ Très calorique.
▲ Le beurre cuit est peu digeste et forme des composés toxiques à haute température.

Le beurre est considéré comme un corps gras et non comme un produit laitier. Ses lipides sont surtout saturés, d'où sa mauvaise réputation. Cependant, en dehors d'interdictions liées à un risque cardio-vasculaire important, il a sa place dans notre alimentation, en quantité modérée.

Les différents types de beurre

Le beurre est fabriqué à partir de crème, la fraction grasse du lait.

• **Les beurres classiques.** L'appellation beurre sans autre précision est réservée aux produits qui contiennent 82 % de matière grasse (80 à 82 % pour les beurres avec adjonction de sel).

– Les beurres crus sont fabriqués à partir d'une crème non pasteurisée, ils rancissent assez vite.

– Les beurres pasteurisés (de loin les plus courants) peuvent être extra-fins (la crème n'a pas été congelée ou surgelée) ou fins (une partie de la crème, au maximum 30 %, a été congelée ou surgelée). Le beurre demi-sel contient de 0,5 à 3 % de sel ajouté, le beurre salé plus de 3 %. Les beurres à tartiner sont traités mécaniquement pour rester souples au froid et s'étaler facilement.

.• **Les autres beurres.** Les fabricants doivent préciser la teneur exacte en matière grasse.

– Le beurre allégé contient 60 à 65 % de matière grasse. Le beurre léger en contient 39 à 41 %. Ces beurres sont fabriqués à partir de crème allégée enrichie de gélatine, d'amidon ou de fécule, la présence de ces additifs étant indiquée sur l'emballage. Ils supportent mal la cuisson.

– Le beurre concentré et le beurre cuisinier ne contiennent quasiment que de la matière grasse (respectivement plus de 99,8 % et plus de 96 %).

Les matières grasses ou spécialités laitières à tartiner n'ont pas droit à l'appellation beurre. Elles sont constituées d'un peu de beurre et de différents autres ingrédients (dont de l'arôme de beurre), qui varient selon les fabricants.

À savoir

La législation autorise l'ajout de caroténoïdes (bêtacarotène) sous forme d'additif pour colorer le beurre en jaune, sauf dans le beurre extra-fin et les beurres AOC. Les autres additifs sont interdits dans les beurres classiques.

Caractéristiques nutritionnelles

• **Des graisses en majorité saturées.** Un beurre classique renferme 57 % de graisses saturées. Également présents en grande quantité dans la charcuterie, les fromages gras, les pâtisseries et de nombreux produits industriels (biscuits, chips...), ces lipides doivent avoir une place limitée dans l'alimentation car une consommation excessive est un facteur de risque cardio-vasculaire. Le beurre renferme aussi du cholestérol (226 mg pour 100 g, mais 84 mg dans un beurre léger).

• **Un produit très calorique.** Une petite portion de beurre (10 g) apporte 75 kcal, soit un peu moins que l'huile (89 kcal) et autant que la margarine – contrairement à une idée répandue, cette dernière n'est donc pas plus intéressante que le beurre dans le cadre d'une alimentation minceur.

• **Une bonne source de vitamine A (rétinol).** Le beurre est l'une des principales sources de vitamine A (708 µg pour 100 g), indispensable à la vision, à l'immunité et au bon état de la peau et des muqueuses : 20 g par jour couvrent plus de 20 % des apports conseillés. Il renferme aussi du bêtacarotène, précurseur de la vitamine A, en quantité variable selon l'alimentation des vaches, et un peu de vitamine D. À noter : ces vitamines liposolubles (solubles dans les graisses) disparaissent en partie dans les beurres allégés.

• **Attention à la cuisson.** Le beurre cuit peut être indigeste, mais ne présente pas de danger si on veille à le faire chauffer sans le laisser brûler. En revanche, le beurre noir, qui se forme à 120 °C, le point de fusion du beurre, contient de l'acroléine, une substance irritante pour l'estomac et que l'on soupçonne d'être cancérigène à haute dose.

Composition pour 100 g de beurre

	Calories (kcal)	Lipides (g)	Dont acides gras saturés (g)
Beurre doux	748	82,6	57
Beurre léger 39-41 % MG	388	39,6	22,1

Repère *1 portion individuelle = 10 à 30 g selon les fabricants = 75 à 225 kcal.*

CIQUAL 2008

En pratique

• **Bien acheter.** Évitez les beurres salés ou demi-sel si vous suivez un régime pauvre en sel, ou simplement pour réduire vos apports en sel. Les beurres allégés sont naturellement moins riches en graisse, mais ils le sont également en vitamine A et, surtout, ils n'ont pas le même intérêt gustatif.

• **Bien consommer.** Une portion de 10 à 20 g de beurre par jour est raisonnable. Mieux vaut la réserver à des usages où le beurre est difficilement remplaçable : les tartines du petit déjeuner, la noisette ajoutée aux pommes de terre ou aux haricots verts vapeur… Si vous appréciez les cuissons au beurre, mettez un peu d'huile pour éviter qu'il ne brûle trop vite.

• **Bien conserver.** Le beurre prend facilement la saveur des aliments à forte odeur (fromages, melon…). Utilisez un beurrier à couvercle et ne mettez pas toute une plaquette dedans (coupez un morceau et laissez le reste bien emballé). Le beurre se congèle, mais pas plus de 1 à 2 mois.

Bière

- **Teneur en alcool en général assez modérée.**
- **Fournit des glucides, des vitamines B, des minéraux et des oligoéléments.**
- ▲ **En excès, peut entraîner une prise de poids, un état d'ébriété, voire un alcoolisme.**

Attention

La bière est à écarter d'un régime sans gluten : cette protéine est en effet présente dans l'orge et peut rester dans la boisson à l'état de traces.

La bière est présente dans de nombreux pays. En France, elle est devenue la boisson alcoolisée la plus consommée par les jeunes, souvent en excès.

Comment on l'obtient

La bière provient de la fermentation d'une infusion d'orge germée (malt). Les enzymes du malt transforment l'amidon de l'orge en sucres fermentescibles. On obtient ainsi le moût, qui est additionné de houblon (pour la saveur), chauffé et filtré. On ajoute ensuite des levures qui vont permettre la fermentation et la transformation d'une partie des sucres en alcool, ainsi que la formation de gaz carbonique qui rendra la bière pétillante.

Sa couleur (blanche, brune ou blonde) dépend du degré de torréfaction du malt, mais parfois aussi du caramel ajouté. Son amertume provient du houblon, et sa saveur peut être modifiée par l'ajout de certains ingrédients (épices, écorce d'orange, extraits de plantes ou de fruits…).

Caractéristiques nutritionnelles

• **Plus ou moins d'alcool.** La bière renferme deux à trois fois moins d'alcool que le vin, mais son degré alcoolique a tendance à augmenter aujourd'hui : la bière courante qui titrait 3 ou 4 degrés d'alcool en affiche désormais souvent 4,5 ou 5, et certaines bières spéciales atteignent 8 ou 10 degrés d'alcool, voire davantage. Il faut donc vérifier systématiquement le degré alcoolique, toujours inscrit sur l'étiquette. C'est d'autant plus important qu'il est facile d'absorber de grands volumes de bière, surtout quand il fait chaud.

La bière sans alcool est obtenue en stoppant très précocement la fermentation alcoolique. On y tolère cependant un taux d'alcool maximal de 1,2 degrés. La bière dite légère ou light titre généralement entre 2,2 et 3 degrés d'alcool.

• **Des sucres assez abondants et des calories.** La bière renferme 4 à 5 % de glucides (sucres), soit 40 à 50 g par litre, et cela quel que soit le type de bière. Son apport calorique varie donc surtout selon la teneur en alcool : en moyenne, de 40 à 60 kcal pour 10 cl de bière, soit 100 à 150 kcal pour un demi de 25 cl.

• **Des vitamines du groupe B, des oligoéléments et des minéraux.** Les levures enrichissent la bière en vitamines B, en sélénium et en chrome. L'orge maltée apporte ses minéraux, dont le potassium, le phosphore et le magnésium.

Composition pour 25 cl (un demi)

Type de bière	Degré d'alcool	Calories (kcal)	Alcool (g)	Glucides (g)
Classique	4,8	102	9,5	8
Spéciale	6	130	12	11,2
Forte	7,5	155	15	11,5
Légère	2,5	80	5	10,5
Sans alcool	< 1,2	65	1,5	12,5

Biscotte

- ✪ Composée majoritairement de céréales.
- ✪ Facile à digérer.
- ▲ Contient des graisses et des émulsifiants.
- ▲ Rassasie moins que le pain tout en étant plus calorique.

La biscotte correspond à du pain de mie cuit deux fois (comme l'indique son nom, venant de l'italien *bis-cotta*). En dépit de son image de légèreté, elle est plus calorique que le pain et n'est nullement utile pour maigrir !

Comment on l'obtient

Un pain spécial à mie légère est tout d'abord confectionné à partir d'un mélange de farine très fine (gruau), de levure, d'eau et de sel. On y ajoute du sucre, des graisses végétales, ainsi que des émulsifiants et éventuellement d'autres ingrédients (lait en poudre, son, vitamines...). Ce pain est coupé en tranches qui subissent une deuxième cuisson rapide à 270 °C, ce qui les déshydrate et les fait légèrement brunir tout en les rendant friables.
Le pain grillé en tranches, les petits pains grillés type « suédois » et les gressins ont une composition très proche de la biscotte.

Caractéristiques nutritionnelles

• **Fournit les nutriments utiles des céréales.** Comme tout aliment céréalier, la biscotte apporte des glucides complexes, des protéines végétales, des fibres (plus abondantes dans les biscottes complètes, à préférer à celles qui sont simplement enrichies en son), des vitamines du groupe B et des sels minéraux (potassium, phosphore, magnésium notamment).

• **Des graisses ajoutées et des additifs.** Graisse végétale, sucre, émulsifiants ou enzymes sont ajoutés pour améliorer la saveur ou la texture de la plupart des produits. L'huile de colza a tendance à remplacer la graisse de palme dans les ingrédients, ce qui est un moindre mal.

• **Une bonne digestibilité.** La double cuisson rend la biscotte friable, ce qui facilite sa mastication et sa digestion.

• **Plus calorique et moins rassasiante que le pain.** Moins riche en eau et additionnée de graisse, la biscotte est, à poids égal, plus calorique que le pain : 390 kcal pour 100 g, contre environ 270 kcal pour le pain. Elle rassasie aussi moins vite et moins durablement (son index glycémique est élevé) : on peut donc avoir tendance à en manger davantage que souhaité et avoir de nouveau faim très rapidement !

Les « biscottes sans sel »

Les biscottes non additionnées de sel apportent moins de 10 mg de sodium aux 100 g, contre 500 à 700 mg, voire davantage, dans les biscottes classiques. Elles sont appréciées par les personnes qui suivent un régime pauvre en sel, car assez savoureuses malgré l'absence de sel.

Composition pour 100 g de biscottes
(ou petits pains grillés type suédois, pain grillé en tranches, gressins)

Calories	390 à 400 kcal	Lipides	5 à 8 g
Protéines	11 à 12 g	Fibres	4 g*
Glucides	71 à 73 g		

** 9 à 11 g de fibres dans les produits aux céréales complètes.*
Repère *– 1 biscotte = 9 à 10 g.*
– 1 petit pain grillé type suédois = 16 à 24 g.
– 1 tranche de pain grillé = 15 à 20 g.
– 10 gressins = 35 à 50 g.

En pratique

Lisez la liste des ingrédients : privilégiez les produits sans matière grasse ajoutée (certains pains grillés en tranches notamment) ou, à défaut, avec de l'huile de colza. N'oubliez pas que le pain grillé maison est souvent meilleur, plus rassasiant et moins cher que les biscottes.

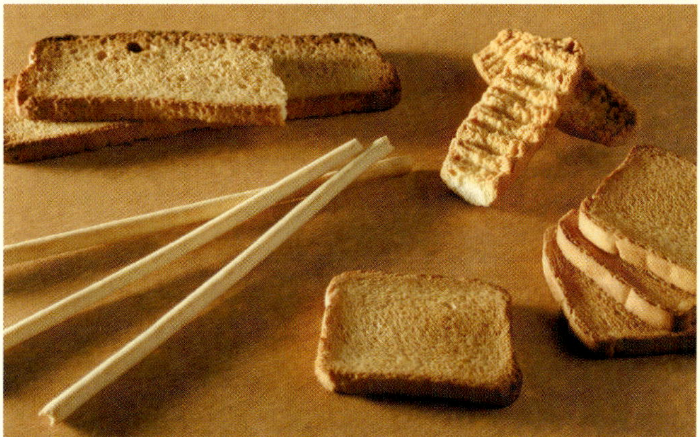

Les biscottes et autres pains grillés sont moins intéressants que le pain sur le plan nutritionnel : utilisez-les comme produits de secours.

Bio (aliments)

La filière bio repose sur deux principes : adopter des méthodes de culture et d'élevage plus respectueuses de l'environnement et du bien-être animal, et proposer une alimentation plus saine aux consommateurs.

L'agriculture bio

– L'agriculture biologique doit respecter au mieux les équilibres naturels, en pratiquant notamment une rotation pluriannuelle des cultures qui limite l'épuisement des sols.
– Les pesticides chimiques (herbicides, fongicides, insecticides) sont interdits. Le désherbage est manuel ou thermique, la lutte contre les ravageurs passe par des méthodes et des produits naturels (pesticides extraits de plantes, sels minéraux, insectes prédateurs pour limiter les nuisibles...).
– Les engrais de synthèse sont proscrits. Les agriculteurs peuvent utiliser des fertilisants naturels comme le fumier ou le compost (produit de fermentation des déchets végétaux) pour restituer aux sols les minéraux et l'azote prélevés par les cultures.
– L'introduction d'OGM (organismes génétiquement modifiés) est interdite, mais le risque de contamination accidentelle par des cultures voisines est pris en compte dans la réglementation européenne (depuis 2009) : des traces d'OGM inférieures à 0,9 % sont tolérées si le caractère fortuit de la contamination est établi.

L'élevage bio

– Les races doivent être sélectionnées en fonction de leur adaptation au milieu.
– Les animaux doivent être élevés de manière extensive : large accès au plein air, bâtiments spacieux, densité de peuplement limitée... L'élevage hors sol est interdit.
– L'alimentation des animaux doit être principalement bio (au moins 50 %) et provenir pour au moins la moitié de la même exploitation ou d'exploitations avoisinantes, selon le principe d'autonomie alimentaire (dans l'idéal, les récoltes permettent de nourrir les animaux, dont les déjections mêlées aux déchets végétaux des litières servent à fertiliser naturellement le sol).
– En dehors des vaccinations et traitements antiparasitaires, le recours aux médicaments allopathiques (antibiotiques, surtout) est limité à une fois par an pour la volaille (cycle de vie inférieur à 1 an) et à trois fois pour les viandes de boucherie. L'utilisation de facteurs de croissance et d'acides aminés (composants des protéines sous forme d'additifs) est interdite.
– Un âge minimal d'abattage des animaux peut être imposé.
– Les pratiques qui nuisent au bien-être des animaux sont interdites (gavage, mutilations comme la coupe des dents des porcs) ou limitées dans le temps (chez les jeunes) et à des demandes justifiées (écornage des bovins, épointage du bec des poules pondeuses...).
L'aquaculture bio obéit à des principes similaires : qualité de l'eau, densités limitées, alimentation soumise à des règles précises (interdiction des produits carnés et des farines de viande...), limitation des traitements...

Les denrées étiquetées bio

Le label français AB et le Label bio européen garantissent que l'aliment est constitué à 95 % minimum d'ingrédients issus de l'agriculture biologique (hors eau et sel). Les 5 % restants sont des composants qui n'existent pas en production bio mais font l'objet d'une autorisation d'utilisation. Les additifs de synthèse sont interdits, mais des additifs naturels sont autorisés. L'ionisation (technique de conservation par irradiation) n'est pas admise.
Pour un aliment qui renferme des composants biologiques sans atteindre le taux de 95 %, ces composants peuvent être donnés dans la liste des ingrédients, qui précise également le pourcentage total de produits biologiques par rapport à la quantité totale de produits agricoles.

L'étiquette

Les mentions figurent sur l'emballage ou, pour les produits en vrac, sur le cageot ou sur une affiche placée à proximité. De nouvelles règles applicables en juillet 2010 ont été adoptées au niveau européen.
– Les produits bio non emballés doivent mentionner le numéro de code de l'organisme certificateur (OC). Le logo communautaire et le logo AB sont facultatifs. Si le logo communautaire est inscrit, la mention d'origine des produits devient obligatoire (« UE », « non UE » ou « UE/non UE » lorsqu'une partie des matières premières est élaborée dans l'Union européenne et une autre dans un pays tiers).
– Pour les produits préemballés, le numéro de code de l'OC, le logo communautaire et l'origine des produits agricoles sont obligatoires. Le logo AB est facultatif.
– Les produits agricoles non transformés et les denrées composées d'un seul végétal peuvent porter l'indication « produit en conversion vers l'agriculture

biologique » s'ils sont dans la phase intermédiaire entre exploitation conventionnelle et exploitation bio.

Les contrôles

Les opérateurs de la filière bio (producteurs, transformateurs, importateurs) sont contrôlés au moins une fois par an par des organismes certificateurs indépendants agréés par l'État. Les installations sont inspectées et des prélèvements sont quelquefois opérés pour vérifier, entre autres choses, l'absence de résidus de pesticides. En cas d'entorse à la réglementation, les sanctions peuvent aller de la simple remarque à la suspension de licence, et donc à l'interdition de commercialiser en bio. À noter : les produits importés (hors Union européenne) doivent être reconnus comme bio par les autorités d'un État européen. Après quoi, ils peuvent circuler librement au sein de l'Union. Les contrôles exercés in situ ou à l'arrivée sont aujourd'hui jugés insuffisants, ce qui laisserait davantage place à des manquements au cahier des charges. L'importation de provenance lointaine, qui constitue une part importante de l'offre de produits bio en France, est par ailleurs contraire au principe de protection de l'environnement.

Les aliments concernés

Tous les aliments à base de matières premières agricoles (culture, élevage) peuvent bénéficier du Label bio : fruits et légumes, céréales, viande et volaille, œufs, poisson, produits laitiers. Il en est de même pour les produits transformés (conserves, surgelés, farine, biscuits, soupes, pain, pâtes, plats préparés, huiles...) et les boissons, à condition qu'ils contiennent au moins 95 % d'ingrédients bio.

Les obligations des professionnels

Les professionnels ont une obligation de moyens et non de résultats. On ne leur impose pas l'absence de résidus puisqu'il peut y avoir des contaminations fortuites, notamment par les pesticides épandus dans le voisinage.

La qualité sanitaire des aliments bio

Les produits bio renferment moins de résidus de produits de traitement que leurs équivalents conventionnels. C'est le cas pour les nitrates, les médicaments (élevage) et les pesticides. L'absence de résidus de pesticides chimiques est un atout, surtout pour les fruits et légumes qui subissent le plus de traitements en agriculture conventionnelle (pomme, poire, pêche, fraises, raisin, haricots verts, salade verte, épinards, carotte, pomme de terre...). C'est également un avantage dans les céréales complètes car l'enveloppe des graines (consommée dans les céréales complètes) concentre les pesticides, qui se retrouvent donc dans la farine, le pain ou le riz complets non bio.

Les limites

L'absence de traitement fongicide de synthèse pourrait favoriser la présence de champignons microscopiques à l'origine de toxines (mycotoxines) aux effets délétères. Ce risque n'est cependant pas confirmé par les études comparatives entre produits bio et produits conventionnels. Les pesticides naturels utilisés dans l'agriculture bio ne sont pas forcément inoffensifs. La roténone pourrait favoriser le développement de la maladie de Parkinson chez les agriculteurs (pas chez les consommateurs, puisque sa durée de vie est limitée). Cet insecticide naturel sera interdit en France en 2011 et, dans l'intervalle, les agriculteurs doivent porter un équipement de protection. Le cuivre, employé comme fongicide et bactéricide dans les vignes et les cultures maraîchères, peut s'accumuler dans la terre et altérer l'équilibre des sols. Comme pour la roténone, un processus est en cours pour trouver des solutions de remplacement.

La qualité nutritionnelle des aliments bio

Les études comparatives sur la composition nutritionnelle des aliments bio et non bio ne permettent pas de trancher globalement la question. Certains travaux ponctuels tendent à montrer une supériorité du bio, notamment pour la teneur en vitamine C et en antioxydants (polyphénols). Mais une étude anglaise s'appuyant sur un grand nombre de publications a conclu en 2009 à l'absence de différence significative en matière de micronutriments (vitamines, minéraux) et d'antioxydants.

En pratique

Bio ou non, les fruits et légumes doivent être achetés très frais, sous peine d'avoir perdu une grande partie de leurs vitamines : attention donc aux étals bio défraîchis par manque de débit. Choisissez si possible des modes d'approvisionnement directs (marché, cueillette, producteurs). Par ailleurs, manger bio ne signifie pas manger équilibré. Les produits transformés peuvent être parfaitement déséquilibrés tout en arborant un Label bio. Des biscuits bio contiennent certes moins de résidus et d'additifs chimiques que des biscuits conventionnels, mais ils apportent du gras et du sucre comme tous les biscuits...

Biscuits

- ✚ **Source d'énergie rapidement utilisable.**
- ▲ **Rassasient peu.**
- ▲ **Souvent riches en sucre et en graisses saturées.**
- ▲ **Pauvres en vitamines et minéraux.**
- ▲ **La plupart renferment des acides gras trans.**

Délices gourmands aux saveurs multiples, les biscuits constituent avant tout des aliments plaisir. Ils sont largement consommés aujourd'hui, mais leur place dans l'alimentation devrait rester limitée car leur intérêt nutritionnel est modeste.

Une grande diversité

Les biscuits sont des produits céréaliers ayant la particularité d'être à la fois sucrés et gras. Leur principale matière première est la farine, à laquelle on associe du sucre, des œufs, des matières grasses, éventuellement du chocolat, des fruits secs, des épices, sans compter nombre d'ajouts tels que les arômes, colorants, gélifiants, correcteurs d'acidité, antiagglomérants, conservateurs, émulsifiants…
Les recettes sont très diverses, d'où des apports nutritionnels extrêmement variés. Ceux-ci dépendent naturellement des ingrédients utilisés, mais aussi, quand on considère les biscuits « à l'unité », du poids de chacun d'entre eux ! Le tableau de composition, établi à partir de données moyennes, permet de se faire une idée de ce qu'apportent les biscuits les plus consommés, que l'on peut classer de la façon suivante :
– les biscuits secs traditionnels, type petits-beurre ou sablés, moyennement riches en matières grasses ;
– les biscuits type goûter ou petit déjeuner, assez gros, farineux, peu gras et modérément sucrés ;
– les spécialités type langues-de-chat, boudoirs, meringues, riches en œufs ;
– les gaufrettes, sèches ou fourrées, dont certaines sont légères et digestes (les pailles à la confiture de framboises, par exemple), et d'autres plus grasses ;
– les biscuits chocolatés (recouverts ou fourrés de chocolat) et les cookies, assez gras et caloriques ;
– les biscuits moelleux, type madeleines ou cake, rassasiants mais plus caloriques qu'on le croit, et le pain d'épices, particulièrement pauvre en graisses mais très sucré.

Quelle quantité de biscuits consomme-t-on ?

En moyenne, 25 g par jour (selon l'enquête CREDOC-CCAF 2004). Mais ces chiffres recouvrent de très grandes variations individuelles. Ainsi, les « grands » amateurs de biscuits (le quart de la population qui en consomme le plus) en prennent en moyenne 55 g par jour pour les enfants et 52 g pour les adultes ! Les enfants les consomment surtout au goûter, les adultes au petit déjeuner.

Caractéristiques nutritionnelles

• **Une recharge calorique rapide.** Les biscuits sont des aliments à densité calorique élevée, qui apportent à l'organisme de l'énergie rapidement disponible. Mais ils ne calment que très provisoirement la faim et ne procurent pas une satiété durable. Pire, les plus riches en sucre créent même une « faim de sucré » qui incite à en manger toujours davantage !

• **Du sucre et des graisses saturées.** Leur importance varie selon le type de biscuit. Les madeleines, les petits-beurre, les sablés et les biscuits type goûter sont moins sucrés que les autres. Les gaufrettes fourrées à la confiture, le pain d'épices, les meringues, les boudoirs ou les biscuits type goûter sont peu chargés en graisses.
Les apports en sucre et en graisses saturées peuvent paraître faibles (quelques grammes par biscuit) et finalement raisonnables pour les consommateurs « moyens ». Mais pour ceux, surtout les enfants, qui absorbent chaque jour 50 g de biscuits ou plus au goûter ou lors de grignotages, le risque de déséquilibre nutritionnel est bien réel. Quatre biscuits chocolatés (50 g) fournissent l'équivalent de trois morceaux de sucre (17 g) et deux madeleines représentent une cuillerée à soupe d'huile (11 g de lipides).

• **L'ajout de sel.** Du sel est systématiquement introduit dans les produits de biscuiterie, en proportions variables : 465 mg de sodium pour 100 g de cookies au chocolat, 370 mg pour des petits-beurre, mais 95 mg pour des boudoirs. Il faut y penser en cas de régime hyposodé.

• **Le risque allergique.** L'œuf, allergène courant, est un ingrédient de base des biscuits. De nombreux autres allergènes, comme les noix, l'arachide ou le sésame, peuvent entrer dans leur composition. Ils sont presque toujours signalés sur l'étiquetage, même s'ils ne figurent pas dans les constituants, et sont alors généralement mentionnés comme pouvant exister « à l'état de traces » : les industriels adoptent ainsi un principe de précaution… En pratique, les personnes qui souffrent d'allergie ou d'intolérance à des aliments ou composants courants doivent confectionner elles-mêmes leurs biscuits ou choisir des marques spécialement élaborées pour elles.

En pratique

• **Bien acheter.** Si vous achetez régulièrement des biscuits pour vous ou votre famille, faites les bons choix, notamment en regardant bien l'emballage.

Composition de quelques biscuits*

	Calories (kcal)		Protéines	Glucides (g pour 100 g)			Lipides
	Pour 100g	Par unité	(g pour 100 g)	Total	Dont amidon	Dont sucre	(g pour 100 g)
Petit-beurre	435	30 (7 g)	8,5	71	49	22	13
Sablé, galette	487	34 (7 g)	6,5	68	43	25	21
Biscuit sec type goûter	380	57 (15 g)	7,5	74	50	24	6
Langue de chat	417	17 (4 g)	5,8	79	37	42	12
Biscuit à la cuillère	370	18 (7 g)	8,5	75	24	51	4
Boudoir	381	19 (5 g)	7,5	80	27	53	3,5
Meringue	396	28 (7 g)	5,4	92	0	92	0,7
Paille à la confiture de framboises	363	18 (5 g)	4,6	84	28	56	1
Crêpe dentelle	477	21 (4,5 g)	7,1	75	40	35	16,5
Gaufrette fourrée à la vanille	478	24 (5 g)	5,8	62	18	44	23
Gaufrette sèche éventail	460	29 (6,5 g)	5,5	77	42	35	14,5
Biscuit chocolaté	482	58 (12 g)	6,2	58	24	34	25
Cookie	509	86 (17 g)	6,8	62	28	34	26
Goûter fourré chocolaté	476	95 (20 g)	6,4	71	36	35	18,5
Pain d'épices	317	57 (18 g) (1 tranche)	1,8	73	26	47	2
Madeleine	394	98 (25 g)	5,9	43	24	19	22
Mini-cake	407	122 (30 g)	4,8	61	19	42	16

* *D'après les valeurs fournies par les industriels et relevées sur les conditionnements.*

– Préférez les biscuits étiquetés « au beurre » (ils ne renferment aucune autre matière grasse), qui n'apportent pas plus d'acides gras saturés que les graisses hydrogénées, même végétales, et pas d'acides gras trans (AGT) d'origine industrielle.
– Privilégiez les recettes « simples », si possible sans additifs (colorants ou arômes artificiels notamment).
– Si l'analyse nutritionnelle est fournie, tenez-en compte pour éviter les biscuits les plus riches en lipides (graisses).
– Pour les enfants, optez de préférence pour les gros biscuits type goûter, qui calment mieux l'appétit que les petits gâteaux très sucrés.
– Sachez que les biscuits allégés sont presque toujours aussi caloriques que les autres, les graisses retirées étant en général remplacées par du sucre (ou inversement). Étudiez bien leurs apports nutritionnels.
– N'oubliez pas que les petits emballages individuels se paient...

• **Des alternatives.** Confectionnez vous-même des biscuits maison (ce n'est pas compliqué, et c'est souvent bien meilleur) : vous pouvez ainsi vérifier la qualité des matières premières. Pour le goûter, proposez aux enfants des tartines de confiture ou de miel, un petit pain et des carrés de chocolat, ou encore du pain d'épices beurré : c'est plus sain, plus simple... et moins coûteux !

VOIR Pâtisseries, p. 198 ; Viennoiseries, p. 274

La question des acides gras trans (AGT)

Les biscuits, les viennoiseries et les produits de panification industriels renferment des acides gras particuliers, appelés « trans ». Ces AGT se forment au cours de l'hydrogénation des huiles végétales, processus qui les fait passer de l'état liquide à l'état solide. Lorsqu'ils sont d'origine industrielle, les AGT augmentent le risque de maladies cardiovasculaires, surtout s'ils dépassent 2 % de l'apport énergétique quotidien. L'Agence française de sécurité sanitaire des aliments (AFSSA) recommande de limiter les AGT à 1 g pour 100 g de produit. Cependant, l'étiquetage des AGT n'étant pas prévu par la réglementation, on ne peut pas toujours connaître la quantité d'AGT présente dans les produits de biscuiterie. Comme les AGT « à risque » sont apportés par les graisses hydrogénées, la démarche la plus logique pour les réduire est d'éviter les biscuits et viennoiseries qui affichent « matière grasse (ou huile) hydrogénée » dans la liste de leurs ingrédients.
Les AGT sont aussi naturellement présents dans la graisse du lait et la viande des ruminants, mais ils ne présenteraient pas les mêmes risques pour la santé.

Biscuits salés apéritifs

- ▲ **Très caloriques.**
- ▲ **Très riches en sel et en graisses (notamment en acides gras trans).**
- ▲ **Contiennent beaucoup d'additifs.**

Les biscuits salés et produits du même type (pétales à base de maïs ou d'amidon de pomme de terre) sont grignotés à l'apéritif. En tant qu'aliment solide d'accompagnement, ils ralentissent un peu l'absorption digestive de l'alcool et donc ses effets sur l'organisme. Mais c'est bien une des seules qualités qu'on peut leur reconnaître !

Caractéristiques nutritionnelles

• **Des grignotages très caloriques et très gras.** Avec 125 à 150 kcal pour une petite portion de 25 à 30 g, ils sont encore plus caloriques que la plupart des biscuits sucrés. Et, comme on les grignote avant le repas, il est difficile de se restreindre ! Ils sont très gras : 17 à 20 % de lipides pour les crackers nature, 25 à 30 % pour les biscuits au fromage, pétales et autres produits soufflés. Il s'agit presque toujours d'huile de palme ou de graisses végétales hydrogénées, riches en acides gras trans (voir p. 51) qu'il est préférable d'éviter.

• **Des apports excessifs en sel.** Une petite poignée de biscuits salés (25 à 30 g) apporte 0,5 à 1 g de sel : c'est beaucoup, surtout quand on sait qu'il est conseillé de ne pas dépasser 5 à 6 g par jour pour toute l'alimentation.

• **Des recettes chargées en additifs.** Il suffit de lire la liste des ingrédients pour constater que la plupart de ces produits renferment des émulsifiants, beaucoup de glutamate (un exhausteur de goût parfois mal supporté), des arômes (notamment de fromage) et des colorants.

Composition pour 100 g de biscuits salés ou de pétales soufflés

Calories	450 à 550 kcal	Lipides	17 à 30 g
Protéines	6 à 11 g	Sodium	750 à 1 500 mg*
Glucides	60 à 70 g		

**Soit l'équivalent de 1,9 à 3,7 g de sel.*
***Repère** 1 petite boîte de biscuits apéritifs = 50 à 100 g.*

En pratique

Le mieux est d'éviter d'avoir des biscuits apéritifs chez soi ! Si vous devez en acheter, préférez les recettes les plus simples, notamment les sticks et les bretzels (moins de 4 % de lipides, mais très salés), et les crackers allégés en matières grasses (moins de 10 % de lipides). Mais optez plutôt pour des amuse-gueule plus sains : cacahuètes ou noix nature (meilleures que les biscuits salés, même si elles sont caloriques), gressins et, surtout, crudités (petits radis, mini-tomates, bâtonnets de carotte citronnés, chou-fleur...).

VOIR Chips, p. 77

Blé

- ✚ **Bonne source de glucides complexes et de protéines végétales.**
- ✚ **Contient des minéraux et des vitamines, surtout le blé complet.**
- ✚ **Le germe concentre des nutriments précieux.**
- ✚ **Le son de blé fournit des fibres efficaces contre la paresse intestinale.**
- ▲ **Riche en gluten, à écarter en cas de maladie cœliaque.**

Longtemps aliment de base chez nous, le blé reste la première céréale consommée en France, sous d'innombrables formes. Préférez les produits à base de blé complet pour bénéficier de tous ses bienfaits nutritionnels.

Les usages

Les deux principales variétés sont le blé tendre et le blé dur. Le premier donne la farine, aux multiples utilisations (pain, viennoiseries, biscuits...). Le second, qui résiste bien à la cuisson, est utilisé pour obtenir la semoule, les pâtes alimentaires ou le blé à cuire en grains. Le kamut et l'épeautre sont des variétés anciennes assez riches en protéines. À savoir : le blé noir n'est pas du blé mais du sarrasin, qui donne des grains sans gluten.

Caractéristiques nutritionnelles

• **Une énergie utile.** Comme les autres céréales, le blé est riche en glucides complexes. Les produits dérivés, surtout ceux à base de blé complet, fournissent une énergie libérée progressivement dans l'organisme : une excellente parade contre les fringales et l'hypoglycémie. Ses protéines végétales contribuent à maintenir l'équilibre nutritionnel, et leur richesse en gluten confère au blé d'excellentes qualités de panification.

• **Des minéraux et des vitamines.** Le blé renferme des minéraux (phosphore, potassium, magnésium, manganèse...) et des vitamines B et E qui disparaissent en grande partie lors du raffinage. Les produits à base de blé complet (farine intégrale, pain complet, pâtes et semoules complètes...) sont donc plus intéressants que leurs équivalents courants, élaborés à partir de farine blanche. Choisissez-les de préférence bio, ils seront moins chargés en pesticides.

Le blé à cuire

C'est une présentation originale du blé permettant de le consommer tel quel, un peu comme le riz. On utilise du blé dur, ayant une bonne tenue à la cuisson. Les grains sont précuits, séchés, partiellement décortiqués puis expansés (leur volume est augmenté), ce qui permet une réhydratation facile et une cuisson rapide (10 minutes au lieu de 1 heure). Riche en fibres, le blé en grains présente une bonne digestibilité. Il peut être servi chaud ou froid en salade.

Composition pour 100 g de blé dur en grains cuit

Calories	140 kcal	Lipides	0,6 g
Protéines	4,7 g	Fibres	2,6 g
Glucides	28,7 g		

Repère *100 g de blé cuit = 4 à 5 cuil. à soupe.*

CIQUAL 2008

Le germe de blé

Il représente moins de 3 % du poids du grain, mais il est exceptionnellement riche en composants nutritifs. Excellente source de substances antioxydantes (vitamine E, sélénium, zinc, polyphénols), de vitamines B, de magnésium, de manganèse et de cuivre, il apporte aussi des phytostérols qui aident à faire baisser le « mauvais » cholestérol sanguin.

Le germe de blé déshydraté, en paillettes, conserve l'essentiel de ses qualités nutritionnelles. On le saupoudre sur des préparations (salades, potages, sauces ou laitages) pour en améliorer la valeur nutritive. Une portion de 15 g (environ 2 cuillerées à soupe) de germe de blé apporte 50 kcal.

Le son de blé

Correspondant à la partie périphérique du grain, il est constitué essentiellement de fibres insolubles (cellulose et lignine) : 1 cuillerée à soupe de son de blé (environ 5 g) apporte 2,5 à 3 g de fibres. Celles-ci stimulent l'activité intestinale et aident à lutter contre la constipation, à condition qu'on les introduise très progressivement dans l'alimentation et qu'on boive suffisamment.

Elles donnent une bonne sensation de satiété, et pourraient contribuer à prévenir les maladies cardio-vasculaires et le diabète de type 2.

Les nutritionnistes estiment toutefois qu'il est préférable de consommer du blé complet (qui renferme le son à l'état naturel) plutôt que de prendre du son brut : on profite ainsi de tous les nutriments utiles du grain, et on risque moins un excès de fibres pouvant entraîner des irritations et des troubles parfois sérieux des intestins.

VOIR Boulghour, p. 59

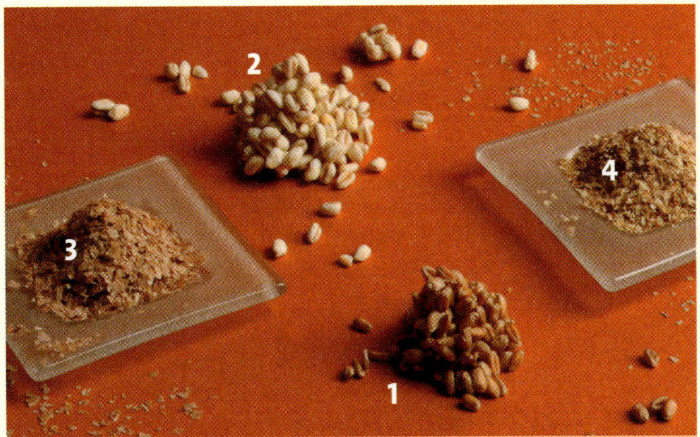

À force de le consommer sous forme de produits dérivés, on ne sait plus très bien à quoi ressemble le blé : blé cru (1), blé précuit (2), son de blé (3) et germes de blé en paillettes (4).

Bœuf

- **Riche en protéines de bonne qualité et en fer bien assimilé.**
- **Très bonne source de vitamines B, de zinc et de sélénium.**
- ▲ **Certains morceaux sont gras.**
- ▲ **Une consommation excessive de bœuf peut favoriser certains cancers.**

La viande de bœuf reste pour beaucoup de consommateurs « la » viande de référence. Elle est goûteuse, on peut la cuisiner de multiples façons et beaucoup de ses morceaux sont moins gras qu'on ne le pense, ce qui en fait un aliment protéique de premier ordre.

Faut-il encore avoir peur de la maladie de la vache folle ?

La « maladie de la vache folle », ou encéphalopathie spongiforme bovine (ESB), due au prion, a provoqué chez les bovins une grave épidémie qui a commencé au Royaume-Uni en 1986 et a culminé dans les années 1990-1992. Le risque de transmission de l'ESB à l'homme à partir d'aliments contaminés ne peut être écarté et fait l'objet de nombreuses recherches. Quoi qu'il en soit, si le prion a pu être retrouvé dans certains abats des animaux contaminés (cervelle, moelle notamment), il n'a jamais été détecté dans les muscles. C'est pourquoi la viande de bœuf peut être consommée sans crainte.

Caractéristiques nutritionnelles

• **Des apports précieux en protéines et en fer.** Les protéines du bœuf (20 % en moyenne dans la viande crue, 25 à 30 % après cuisson) ont une très bonne qualité biologique grâce à un apport optimal en acides aminés essentiels (que l'organisme ne sait pas fabriquer).
Son fer, en majorité héminique (issu du sang de l'animal), est très bien assimilé, ce qui fait de la viande de bœuf un aliment précieux pour les consommateurs aux besoins en fer élevés : adolescents, femmes (à cause des pertes de fer liées aux menstruations), futures mamans.

• **Des vitamines B en abondance.** Le bœuf est une excellente source de vitamine B12 (2 µg pour 100 g), indispensable pour la formation des globules rouges. Il fournit aussi des quantités appréciables d'autres vitamines B, qui interviennent dans de nombreux métabolismes.

• **Des oligoéléments utiles.** La viande de bœuf est riche en zinc, un composé protecteur qui participe aux réactions immunitaires, et en sélénium, un antioxydant bénéfique.

• **Une viande plus ou moins grasse.** Les graisses sont constituées pour moitié d'acides gras saturés, qui doivent être limités dans l'alimentation. Toutefois, beaucoup de morceaux renferment moins de 10 % de lipides et ne présentent donc pas d'inconvénient majeur pour l'équilibre nutritionnel. Et l'on peut facilement dégraisser la plupart des autres...

• **Attention aux grillades.** Lorsque la viande est fortement chauffée au gril ou au barbecue, il se forme des composés potentiellement cancérigènes : ce type de cuisson devrait donc rester exceptionnel. Par ailleurs, selon différentes enquêtes, une consommation de viande de bœuf (ou d'une autre viande rouge) supérieure à 140 g par jour serait associée à un risque accru de cancer colorectal. Mais d'autres facteurs pourraient intervenir également, comme une consommation réduite de légumes et de fruits.

Composition pour 100 g de bœuf cuit

	Calories (kcal)	Protéines (g)	Lipides (g)	Fer (mg)
Bourguignon	196	30	8,5	3,7
Bœuf braisé	236	32,1	12	4
Entrecôte grillée	203	24,3	11,8	2,6
Faux-filet grillé	162	25,6	6,6	1,9
Pot-au-feu	240	28,5	14	4,3
Rosbif cuit au four	134	28	2,4	3,5
Steak grillé	148	28	4	3

Repère *1 portion = 100 à 120 g.*

En pratique

• **Bien acheter.** Mieux vaut la qualité que la quantité : achetez de la viande dont vous connaissez l'origine et ne dépassez pas des portions « raisonnables », en particulier pour les enfants (30 à 60 g entre 2 et 5 ans ; 60 à 100 g entre 6 et 10 ans). Privilégiez les morceaux à cuisson longue et douce, d'un coût abordable et plus recommandés que les grillades.

• **Qualité et catégorie : ne pas confondre.**
– La qualité dépend essentiellement du mode d'élevage et de la race de l'animal. La viande de bœuf peut porter des signes de qualité (labels) utiles pour guider votre choix.
– La catégorie est liée au morceau et à la tendreté du muscle. Les morceaux de 1re catégorie (filet, faux-filet, rumsteck, entrecôte, aiguillette...), peu chargés en collagène, ne demandent qu'une

Steak haché : ouvrez l'œil !

Le steak haché de votre boucher est normalement une viande de 1re catégorie, très maigre. Il doit être consommé dans les heures qui suivent son achat, car c'est un aliment très altérable. Le steak haché préemballé du commerce est souvent obtenu à partir de viandes de 2e et 3e catégories. Il affiche entre 5 et 20 % de graisses : évitez ceux qui en renferment plus de 10 %. Gardez-le dans la partie la plus froide du réfrigérateur (entre 2 et 5 °C) et respectez la date limite indiquée. S'il est surgelé, soyez très vigilant sur la chaîne du froid, et consommez-le également avant la date limite.

cuisson courte à la poêle, au gril ou au four. Les morceaux de 2e et 3e catégories (macreuse, plat de côte, jumeau, gîte, collier...), plus fermes, sont attendris par une cuisson plus longue, braisée ou en pot-au-feu, par exemple.

• **Bien consommer.** Dégraissez au maximum les morceaux avant de les préparer et cuisinez-les avec un minimum de matière grasse : vous préserverez ainsi leur digestibilité et votre équilibre alimentaire.

Boissons sucrées et sodas

- ⊕ **Encouragent certaines personnes à s'hydrater.**
- ⊕ **Source d'énergie rapide, utile dans certains cas.**
- ▲ **Contiennent beaucoup de sucre et de calories.**
- ▲ **Sans intérêt nutritionnel.**
- ▲ **Facteur important de surpoids.**

Ces boissons sont aujourd'hui intégrées aux habitudes de consommation quotidienne. Pour certains (enfants, adolescents et jeunes adultes surtout), l'eau n'est plus le premier liquide bu : elle a été remplacée par les sodas et autres boissons sucrées. Et cet excès qui ne répond à aucun besoin nutritionnel est un facteur important de surpoids.

Les principales boissons sucrées

• **Les boissons gazeuses (sodas).** C'est la catégorie la plus consommée : limonades, boissons gazeuses aux fruits (orange et citron surtout), sodas au cola (caféinés ou non), tonics et bitters qui doivent leur amertume à des extraits de quinine. L'ingrédient majoritaire en dehors de l'eau est le sucre (hors versions light), les autres constituants étant des arômes naturels ou de synthèse, des extraits végétaux, des huiles essentielles, des colorants, des acidifiants (acides citrique, ascorbique, benzoïque, phosphorique...), des concentrés de fruits, etc.

• **Les sirops de fruits.** Ce sont des solutions concentrées de jus de fruits et de sucre, additionnées d'arômes et de colorants. On les dilue normalement au 1/8, mais les recommandations varient selon les marques.

• **Les eaux aromatisées.** Ces eaux sont additionnées d'arômes et de sucre en quantité très variable selon les produits.

• **Les jus de fruits et boissons aux fruits.** Les purs jus obtenus par pression des fruits sont les plus naturels et les plus intéressants sur un plan nutritionnel, mais attention : ils renferment le sucre des fruits (fructose) et sont aussi caloriques que les sodas et autres boissons sucrées. Les jus de fruits à base de concentré et les nectars (à base de jus et de purée de fruits) peuvent quant à eux contenir du sucre ajouté. Enfin, les boissons aux fruits (qui ne sont pas des « jus ») sont surtout composées de sucre et d'arômes.

• **Les autres boissons sucrées.** Ce sont les thés glacés et boissons aux extraits de thé, les jus de fruits additionnés de lait, les boissons lactées (au chocolat, par exemple), les boissons de l'effort destinées aux sportifs, les boissons énergisantes qui contiennent, notamment, de la caféine.

Caractéristiques nutritionnelles

• **Du sucre essentiellement.** Les boissons sucrées participent pour beaucoup à la surconsommation de sucre. Un seul verre de soda (20 cl) en apporte

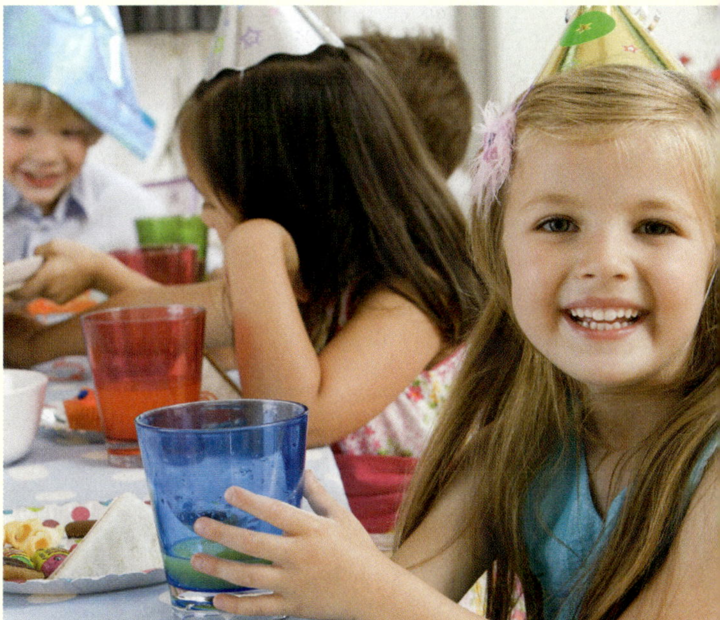

Ces boissons ne sont mauvaises que si elles remplacent l'eau au quotidien. En leur donnant un statut de « gourmandise occasionnelle », vous permettez aux enfants de ne pas avoir de « réflexe soda » pour étancher leur soif.

Composition de quelques boissons sucrées

	Calories (kcal) pour 1 litre	Calories (kcal) pour 20 cl (un verre)	Sucre (g) pour 1 litre	Sucre (g) pour 20 cl (un verre)	Équivalence en morceaux de sucre (numéro 4 ; 5,5 g) pour 20 cl (un verre)
Limonade	390	78	89	18	3,3
Soda au cola	441	88	108	21,6	3,9
Soda au cola light	11	2,2	0	0	0
Soda au cola à teneur réduite en sucre	200	40	44	8,8	1,6
Boisson gazeuse à l'orange avec pulpe	440	88	103	20,6	3,7
Boisson gazeuse aux fruits à teneur réduite en sucre	216	43,2	54	10,8	1,9
Soda tonic	360	72	90	18	3,3
Sirop dilué au 1/8	324	65	80	16	2,9
Eau aromatisée à la fraise	150	30	37	7,4	1,3
Boisson au thé aromatisée sucrée	308	62	75	15	2,7
Boisson plate à l'orange	444	89	106	21	3,8
Jus de pomme à base de concentré	468	94	100	20	3,6
Nectar d'abricot	585	117	134	27	4,8
Jus multifruits à base de concentré	439	88	103	20,6	3,7
Pur jus d'orange pressé	478	95,6	102	20,4	3,7

Repère *– 1 verre moyen = 20 cl.*
– 1 canette de soda de 33 cl = l'équivalent de plus de 6 morceaux de sucre pour un soda au cola ou aux fruits.
– 1 bouteille d'eau aromatisée de 50 cl = de 0 à plus de 5 morceaux de sucre selon les marques.

un peu plus de 20 g, alors qu'un adolescent ou un adulte ne devrait pas dépasser 50 g de sucre par jour. Et la plupart des gens se contentent rarement d'un seul verre : même consommées fraîches, ces boissons sont moins désaltérantes que l'eau et on peut en boire beaucoup sans être écœuré car le froid atténue la perception du sucré.

Faut-il supprimer toutes les boissons sucrées ?

C'est l'excès qui est néfaste, pas la consommation occasionnelle. L'eau doit rester la principale source d'hydratation, mais un verre de soda de temps en temps n'a pas de conséquence sur l'équilibre nutritionnel.

– Certaines personnes, surtout âgées, ont du mal à boire de l'eau car elles ressentent moins la sensation de soif. Les boissons sucrées, si possible diluées dans de l'eau, tout comme les boissons chaudes (thé, tisane) et les soupes, peuvent les aider à boire plus.

– La richesse en sucre a quand même un avantage, mais très circonscrit : en cas de malaise hypoglycémique, boire une demi-canette de boisson sucrée permet de corriger rapidement la glycémie.

– Si vous ne pouvez pas vous passer de ces boissons, choisissez les moins sucrées (« à teneur réduite en sucre » ou « sans sucre ajouté ») en lisant l'étiquetage (le sucre est généralement indiqué sous la mention glucides). Les sodas light, en quantité raisonnable, sont aussi une alternative pour ceux qui surveillent leur ligne.

– Même s'ils ne remplacent pas les fruits frais, les jus de fruits obtenus par pression des fruits sont intéressants pour leur apport en vitamine C (orange, pamplemousse) : à limiter à un verre par jour en raison de leur richesse en sucre (fructose).

• **Des calories sans satiété.** L'absorption de sucre sous forme liquide ne donne pas la sensation de rassasiement qui se produit avec des aliments solides : le mécanisme de régulation de l'appétit ne fonctionne pas, ou fonctionne moins bien, et on mange globalement autant que si on ne buvait que de l'eau. Les calories des boissons sucrées (145 pour une canette de soda au cola de 33 cl), dépourvues de tout intérêt nutritionnel, s'ajoutent donc au reste de l'alimentation. Différentes études montrent ainsi une corrélation directe entre consommation de sodas et surpoids.

• **Les versions light : un intérêt discuté.** L'allègement est bien réel puisque ces produits (sodas et eaux aromatisées surtout) n'apportent plus (ou presque plus) de sucre ni de calories (de 0 à 4 kcal pour un verre) pour un goût jugé souvent satisfaisant par les consommateurs. Ils ont pourtant deux défauts. Le premier tient à l'usage d'édulcorants intenses, comme l'aspartame, l'acésulfame K, la saccharine ou les cyclamates, qui pourraient présenter des risques pour la santé à haute dose (les édulcorants sont d'ailleurs globalement déconseillés aux jeunes enfants). La seconde limite est comportementale : ces boissons que l'on consomme sans complexes entretiennent le goût pour le sucre et l'habitude de boire autre chose que de l'eau. À noter : la mention « sans sucre ajouté » ne veut pas dire que le produit n'est pas sucré, puisqu'il renferme les sucres naturels des fruits (environ 100 g par litre pour un pur jus d'orange !).

• **Caféine et quinine.** La caféine (sodas, boissons énergisantes) et la quinine (extraits de quinquina dans les bitters et tonics) sont des stimulants à éviter chez les enfants. Une dose même modérée de caféine peut provoquer chez eux des troubles du comportement (irritabilité, nervosité, anxiété) et du sommeil. Une canette de soda au cola (33 cl) renferme 30 mg de caféine, et la même quantité de boisson énergisante en apporte 100 mg, soit autant qu'une tasse de café.

Par ailleurs, certaines boissons énergisantes contiennent de la taurine, un acide aminé supposé stimulant qui pourrait également être à l'origine de troubles du comportement.

• **Une grande quantité d'additifs.** Colorants, acidifiants, arômes, extraits végétaux et autres additifs sont présents dans la majorité des boissons sucrées. Source d'allergie chez certains, ils ont surtout l'inconvénient de nous inonder de substances inutiles dont l'innocuité n'est pas démontrée.

• **Sucre + acides = caries.** Comme tout produit sucré, ces boissons favorisent les caries, avec un facteur aggravant : la présence habituelle d'acides dans la liste des additifs, y compris dans les produits light, qui provoquent tous une érosion de l'émail dentaire.

VOIR Jus de fruits et nectars, p. 148

Bonbons et confiseries

- **Des aliments plaisir pour les enfants et parfois aussi pour les adultes.**
- ▲ **Apportent des « calories vides », dépourvues d'éléments nutritifs.**
- ▲ **Riches en sucres simples et parfois en matières grasses.**
- ▲ **Renferment beaucoup d'additifs.**
- ▲ **Favorisent les caries dentaires.**

Si les bonbons et les confiseries ne présentent pas beaucoup d'intérêt en matière de nutrition, il faut leur reconnaître au moins une qualité : celle de faire plaisir. Le problème vient de la quantité consommée. Autrefois plutôt réservés à certaines occasions, ils font aujourd'hui partie des produits de grignotage courants, quotidiens pour certains enfants. Et cet excès de sucre est un facteur de déséquilibre alimentaire, de surpoids et de caries.

Composition et types de bonbons et de confiseries

Il existe de nombreuses variétés de bonbons : sucres cuits (bonbons acidulés, sucettes...), boules de gomme, gélifiés, réglisse, caramels, pastilles, dragées, etc. Parmi les confiseries, on peut citer les pâtes de fruits, la pâte d'amandes, les fruits confits, le nougat et les marrons glacés.

Le principal constituant des bonbons et des confiseries est le sucre (75 % en moyenne pour les bonbons), auquel s'ajoutent différents ingrédients selon les produits : lait en poudre ou concentré, matières grasses, gélifiants, fécule et amidons, fruits, fruits oléagineux, acides exhausteurs de goût, arômes naturels ou artificiels, colorants...

Caractéristiques nutritionnelles

• **Du sucre surtout.** Les bonbons et les confiseries contiennent principalement des sucres à absorption rapide (saccharose, sirop de glucose, sirop de fructose). Un petit sachet de bonbons gélifiés (30 g) renferme l'équivalent de cinq sucres, alors qu'un enfant ne devrait pas dépasser cinq à sept sucres par jour.

• **Des calories vides.** L'apport énergétique est important (300 à 500 kcal pour 100 g), mais il n'a pas de valeur nutritive : les bonbons ne contiennent pas ou presque pas de protéines, glucides lents, fibres, vitamines et minéraux.

• **Attention aux matières grasses.** Certaines confiseries contiennent des lipides, ce qui alourdit encore la note calorique : c'est le cas des caramels, fabriqués avec de la crème, et des bonbons à base de fruits oléagineux (amandes, noix, noisettes) comme le nougat ou la pâte d'amandes.

• **Un nombre parfois impressionnant d'additifs.** Colorants, acidifiants, gélifiants et autres agents de texture, conservateurs, agents d'enrobage,

Sucre et caries dentaires

Le saccharose (sucre de table) favorise les caries dentaires. Les bonbons les plus nocifs pour les dents sont ceux qui renferment des acides, ceux qui restent longtemps en bouche et ceux qui collent aux dents.

Les bonbons sans sucre

Dans les bonbons étiquetés « sans sucre », le saccharose (sucre habituel) est remplacé par des édulcorants. Ces derniers n'entraînent pas de caries dentaires, mais ils peuvent quand même être relativement caloriques (2,4 kcal par gramme pour les polyols/4 kcal pour le sucre) et avoir des effets indésirables (ballonnements, douleurs intestinales, diarrhée avec les polyols).

édulcorants... : même si la réglementation est plus stricte pour ces produits destinés en majorité aux enfants, les bonbons sont particulièrement riches en additifs et en arômes. On ne connaît pas bien tous les risques liés à leur consommation, mais on sait par exemple qu'ils peuvent être responsables d'allergies et de réactions d'intolérance.

Composition pour 100 g de quelques bonbons et confiseries

	Calories (kcal)	Glucides (g)	Dont sucres simples (g)	Lipides (g)
Bonbons de tous types (valeurs moyennes)	339	75,4	75,2	3,5
Bonbons gélifiés	341	80	64,5	0,5
Cacahuètes enrobées de chocolat dragéifié	510	57,6	52,5	26,7
Nougat ou touron	486	52,1	52,1	26,8
Pâtes de fruits	326	80,6	80,6	0,07

Repère *– 1 sucette moyenne (12,5 g) = 60 kcal.*
– 1 mini-sachet (30 g) de bonbons gélifiés = 102 kcal.
– 1 nougat de 20 g = 97 kcal.

CIQUAL 2008

En pratique

Pour limiter la tentation, évitez d'en stocker chez vous et réservez-les à certaines occasions. Mais ne privez pas trop vos enfants de ce plaisir. Ce serait injustifié (c'est l'excès qui est mauvais) et vous risqueriez de provoquer un effet inverse, l'enfant en ingurgitant de grandes quantités pour compenser quand vous n'êtes pas là pour le surveiller.

VOIR Barres chocolatées et céréalières, p. 42 ; Chewing-gum, p. 76 ; Réglisse, p. 231

Boudins blanc et noir

- **Apportent des protéines animales.**
- **Le boudin noir est très riche en fer.**
- **▲ Chargés en graisses et caloriques.**

Le boudin blanc est fait d'une fine pâte de viande blanche (volaille, veau, porc) et de gras de porc, auxquels on ajoute du lait, des œufs, de la farine ou de la mie de pain, ainsi qu'un assaisonnement. Le boudin noir est confectionné à partir d'un mélange de sang et de gras de porc, d'oignons, d'épices et éventuellement d'autres ingrédients propres à chaque recette. Ils n'ont donc en commun que leur forme (un boyau empli de préparation)... et leur richesse en graisses !

Caractéristiques nutritionnelles

• **Des protéines de qualité.** Une portion de boudin (120 à 140 g) apporte autant de protéines que 50 g de viande. Il s'agit de protéines d'origine animale, renfermant tous les acides aminés essentiels en proportions optimales : elles sont donc très bien utilisées par l'organisme pour la synthèse et le renouvellement des cellules.

• **Le meilleur aliment anti-anémie.** Le boudin noir est l'aliment le plus riche – et de loin ! – en fer héminique (issu du sang d'un animal), particulièrement bien assimilé : il en fournit près de 23 mg pour 100 g, soit bien plus que l'apport nutritionnel conseillé pour la journée (9 à 18 mg selon les cas), d'autant que les portions sont généralement supérieures à 100 g.

• **Beaucoup de graisses et de calories.** Noir ou blanc, le boudin est toujours riche en graisses animales (plus de 20 %, soit deux à trois fois plus que la majorité des viandes), d'où une ration calorique élevée. Deux raisons de ne pas les inscrire trop souvent au menu !

Composition pour 100 g de boudin blanc cuit

Calories	249 kcal	Glucides	4,1 g
Protéines	11,6 g	Lipides	20,7 g

Composition pour 100 g de boudin noir cuit

Calories	261 kcal	Lipides	21,6
Protéines	14,8 g	Fer	22,8 mg
Glucides	1,8 g		

Repère *1 portion moyenne de boudin = 120 à 140 g.*

CIQUAL 2008

En pratique

• **Bien consommer.** N'ajoutez pas de corps gras pour les cuire ! Faites-les revenir doucement dans une poêle après les avoir piqués avec une aiguille pour éviter qu'ils n'éclatent, ou enveloppez-les d'une feuille d'aluminium et faites-les cuire 15 à 20 minutes à four chaud.

• **Bien conserver.** Consommez-les dans les 24 heures suivant l'achat. Si vous les achetez conditionnés, placez-les dans la partie la plus froide du réfrigérateur et respectez impérativement la date limite de consommation.

Bouillon

voir Soupe, p. 257

Boulghour

- ✚ **Procure tous les bénéfices des céréales.**
- ✚ **Riche en fibres et digeste.**
- ▲ **Contient du gluten, à écarter en cas de maladie cœliaque.**

Base du taboulé libanais, le boulghour (ou boulgour, bulgur...) est tout simplement du blé dur qu'on a trempé et fait germer, puis précuit à la vapeur, avant de le sécher et de le concasser. Il possède les mêmes qualités nutritionnelles que la semoule, et il est très digeste.

Caractéristiques nutritionnelles

• **Source d'énergie lente et de protéines végétales.** Le boulghour fournit des glucides complexes, dont l'énergie est progressivement utilisée par l'organisme. Lorsqu'il est consommé cru, son index glycémique est plus faible que s'il est cuit, et il rassasie donc plus longtemps.
C'est aussi une source intéressante de protéines végétales et de fibres.

• **Des minéraux, des vitamines B et des fibres.** On trouve les mêmes composants que dans le blé (notamment du phosphore, du potassium, du magnésium, des vitamines B3 et B5), les teneurs étant plus abondantes dans le boulghour complet.

• **Très digeste.** Le début de germination et la précuisson des grains assurent au boulghour, même consommé cru, une parfaite digestibilité.

Composition pour 100 g de boulghour cuit

Calories	88 kcal	Lipides	0,2 g
Protéines	3,1 g	Fibres	4,5 g
Glucides	18,5 g		

Repère *1 portion de 50 g de boulghour cru (3 à 4 cuil. à soupe) = env. 150 g de boulghour cuit.*

En pratique

• **Bien acheter.** Préférez le boulghour complet (bio si possible), plus riche en micronutriments et très savoureux.

• **Bien consommer.** Le boulghour se consomme cru ou cuit. Dans le premier cas, faites-le gonfler 30 minutes à l'eau froide et proposez-le en salade, mélangé avec des tomates et des légumes crus émincés, du persil et des aromates. Sinon, faites-le cuire comme du riz, dans trois fois son volume d'eau, et servez-le chaud en plat d'accompagnement. En dessert, vous pouvez le préparer comme de la semoule, cuit dans du lait, puis agrémenté de miel, d'amandes et/ou de fruits frais.

Brocoli

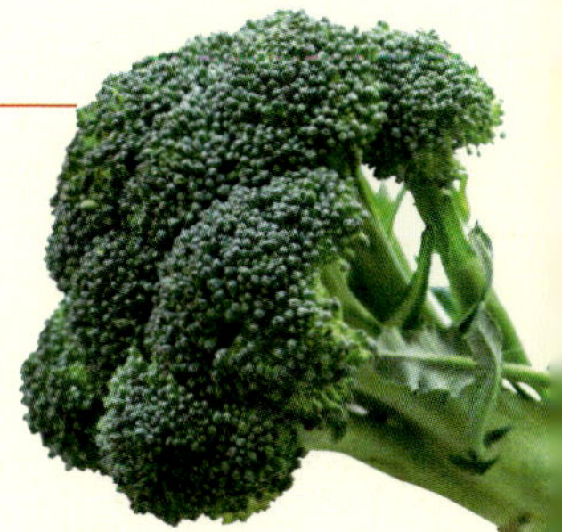

- ✚ **Très riche en vitamine C.**
- ✚ **Apporte des microconstituants protecteurs.**
- ✚ **Riche en minéraux et en fibres.**
- ▲ **Peut provoquer des dérangements intestinaux s'il est trop cuit.**

Véritable légume santé, le brocoli mérite sa bonne réputation : bourré de qualités nutritionnelles, il est de plus facile à préparer et agréable à déguster. Un petit chou plein de vertus !

Caractéristiques nutritionnelles

• **Une excellente source de vitamine C.** C'est un des légumes qui en fournit le plus : une portion de 200 g de brocoli cuit procure à elle seule l'apport de vitamine C conseillé pour la journée ! Il contient aussi des quantités intéressantes de provitamine A (bêtacarotène), de vitamine B9 (acide folique) et de vitamine E antioxydante.

• **Des composants protecteurs.** Le brocoli est riche en constituants bénéfiques : flavonoïdes et sélénium antioxydants, phytostérols bénéfiques pour la santé cardio-vasculaire, substances soufrées qui auraient une action anti-cancer.

• **Beaucoup de minéraux, peu de calories.** Il fournit en abondance de nombreux minéraux, en particulier du potassium, du calcium, du fer et du magnésium, et il n'est que peu calorique.

• **Riche en fibres et actif sur les intestins.** Ses fibres et ses dérivés soufrés aident à lutter contre la constipation. Il est mieux supporté par les intestins quand il est consommé très peu cuit.

Une interaction

Le brocoli contient une quantité élevée de vitamine K. En cas de traitement par anticoagulant, il faut limiter sa consommation à 100 g maximum par jour.

Composition pour 100 g de brocoli cuit

Calories	23,6 kcal	Lipides	0,6 g
Protéines	3,1 g	Fibres	3,3 g
Glucides	1,4 g	Vitamine C	54,4 mg

CIQUAL 2008

En pratique

• **Bien acheter.** Choisissez-le très frais, avec des bouquets serrés d'un vert bien sombre.

• **Bien consommer.** Cuisez-le quelques minutes seulement : encore un peu croquant, il est plus savoureux, plus digeste et plus riche en composants protecteurs.

• **Bien conserver.** Le brocoli flétrit et jaunit s'il attend trop : gardez-le au maximum 2 ou 3 jours dans le bas du réfrigérateur, enveloppé de film alimentaire.

Brugnon

voir Nectarine et brugnon, p. 179

Cabillaud

- **Bonne source de protéines et de vitamines B.**
- **Apporte des minéraux et des oligoéléments utiles.**
- **Très maigre, peu calorique et très digeste.**

Ce poisson possède une chair blanche et délicate, devenant feuilletée après cuisson.

Il risque de se faire plus rare sur les étals, car il fait partie des espèces menacées soumises à un quota de pêche.

Caractéristiques nutritionnelles

• **Des protéines de qualité et toutes les vitamines du groupe B.** C'est un aliment protéique de haute valeur (avec tous les acides aminés essentiels en bonnes proportions), qui procure par ailleurs des quantités intéressantes de vitamines du groupe B.

• **Riche en minéraux.** Il fournit de nombreux minéraux (phosphore, potassium, calcium, magnésium...), beaucoup d'iode (110 µg pour 100 g, plus de 70 % des apports nutritionnels conseillés par jour) et de sélénium (31 µg, 50 % des apports conseillés).

• **Très maigre.** Le cabillaud appartient au groupe des poissons maigres. Cuit à la vapeur, il n'apporte que 82 kcal et moins de 1 g de lipides pour 100 g.

La morue

Morue et cabillaud sont les mêmes poissons, morue étant le nom donné au cabillaud séché et salé. Sa valeur calorique est plus importante que celle du poisson frais (environ 120 kcal pour 100 g) tout en restant raisonnable. Attention : même dessalée, la morue reste riche en sodium (sel).

Composition pour 100 g de cabillaud cuit vapeur

Calories	82 kcal	Glucides	0 g
Protéines	18,8 g	Lipides	0,8 g

CIQUAL 2008

En pratique

Le cabillaud est vendu en darnes (tranches), en filets ou en pavés. Achetez-le très frais, avec une chair bien blanche et nacrée. Ne le cuisez pas trop longtemps (au court-bouillon, à la vapeur ou au micro-ondes) afin de lui garder toute sa finesse et un maximum de vitamines.

Le cabillaud surgelé, plus économique que le frais et plus courant compte tenu de la raréfaction des poissonneries, respecte au mieux les qualités nutritionnelles du poisson, mais il est nettement moins bon que le frais.

À noter : c'est un poisson apprécié des mamans, car sa saveur discrète ne rebute pas les enfants et il est facile de retirer les arêtes.

Cacahuète

voir Arachide, p. 37

Café

- **La caféine est un psychostimulant.**
- **Le café est une source d'antioxydants et de vitamine B3.**
- ▲ **La caféine peut perturber le sommeil.**
- ▲ **Un excès peut provoquer tremblements, anxiété et nervosité.**
- ▲ **En cas d'ulcère ou d'intestin irritable, le café est souvent mal supporté.**

Très apprécié pour son goût mais aussi pour ses propriétés stimulantes, le café peut être bénéfique pour la santé à condition d'être consommé avec modération : pas plus de trois tasses par jour.

Caractéristiques nutritionnelles

• **De la caféine stimulante.** La teneur en caféine varie selon le type de café (et la dose utilisée pour le café filtre). Le robusta en contient environ deux fois plus que l'arabica : 80 à 100 mg pour 100 g (ou 10 cl), contre 40 à 60 mg.

La caféine est surtout connue pour son action stimulante sur le système nerveux : elle accroît la vigilance et l'attention, mais elle peut aussi augmenter le stress ou perturber le sommeil si elle est absorbée trop tardivement.

À noter : les cafés décaféinés renferment un peu de caféine (1 à 3 mg pour 100 g).

• **Des antioxydants et beaucoup de vitamine B3.** Le café fournit une quantité notable d'acides chlorogéniques, des polyphénols bien assimilés et dotés d'une puissante action antioxydante. Selon certaines études, ces antioxydants amélioreraient le fonctionnement des artères et interviendraient dans la prévention des cancers digestifs et des maladies neurodégénératives, sans que les mécanismes soient toujours bien compris. Le café est aussi une bonne source de vitamine B3 (ou PP), qui se forme lors de la torréfaction. Un expresso ou une tasse de café filtre en fournissent 2 à 3,5 mg, soit 15 à 30 % de l'apport nutritionnel conseillé (le café soluble, en revanche, n'en contient plus beaucoup).

• **Pas de calories.** Le café n'apporte pratiquement pas de calories quand il est pris nature (de 0,5 à 3 kcal pour une tasse), mais, bien sûr, il faut compter le sucre (20 kcal pour un morceau), le lait ou la crème que l'on ajoute éventuellement.

• **Une boisson parfois mal supportée.** En cas d'ulcère gastrique, de reflux gastro-intestinal, d'intestin irritable, le café est souvent mal toléré car il provoque une augmentation de la sécrétion de sucs gastriques.

La caféine

La caféine est un alcaloïde présent dans le café, dans le thé, dans certains sodas (dans lesquels on l'ajoute) et, sous une forme voisine, dans le chocolat. Les teneurs sont variables :
– 44 à 110 mg dans une tasse de café (11 cl) ;
– 35 à 50 mg dans une tasse de thé (20 cl) ;
– 20-25 mg dans un verre de soda au cola (20 cl) ;
– 10 mg dans 20 g (2 à 4 carrés) de chocolat.

Certains de ses effets sont bien connus. La caféine passe rapidement dans la circulation (le sang) et agit sur le système nerveux : elle stimule l'activité intellectuelle et facilite la vigilance à court terme ; à trop forte dose, elle produit l'effet inverse en provoquant anxiété ou irritation. Chez l'enfant, la caféine (absorbée avec les sodas) peut rapidement modifier le comportement car son élimination est plus lente.

La caféine agit aussi sur le système circulatoire, en augmentant le rythme cardiaque et la tension artérielle : il faut en tenir compte chez les sujets à risque (cardiaques, personnes âgées).

La caféine a aussi un impact sur le squelette car, par son effet diurétique, elle accroît l'excrétion urinaire du calcium et du magnésium. Des études suggèrent que ce mécanisme pourrait avoir des effets négatifs chez les femmes ménopausées qui consomment peu de calcium (laitages).

La caféine doit être fortement limitée chez les femmes enceintes (elle peut entraîner une diminution du poids de naissance et augmenterait le risque de fausse couche) et en cas d'allaitement. Enfin, elle pourrait être à l'origine de difficultés de procréation en diminuant la fécondité de la femme (allongement du délai de conception) et, chez l'homme, en altérant la qualité des spermatozoïdes.

La bonne dose

Ne dépassez pas trois tasses de café par jour pour profiter de ses bienfaits sans en subir les effets indésirables, et choisissez de préférence de l'arabica, moins riche en caféine.

Le café décaféiné

La décaféination s'effectue sur les grains encore verts, que l'on fait tremper dans l'eau avant d'éliminer la caféine soit au moyen de solvants (chlorure de méthyle ou acétate d'éthyle), soit par des méthodes physiques (vapeur d'eau ou gaz carbonique sous pression). Si vous prenez du « déca », optez si possible (si l'étiquette le précise) pour du café décaféiné par des méthodes physiques.

Calamar

- **Apporte des protéines et très peu de graisses.**
- **Riche en minéraux et en oligoéléments.**
- ▲ **C'est un allergène, comme tous les fruits de mer.**

Le calamar (calmar, encornet) est un céphalopode, de même que la seiche et le poulpe. Comme eux, il possède un corps mou sans coquille et un pied qui se divise en longs bras.

Sa chair maigre, riche en minéraux et savoureuse est prisée des amateurs.

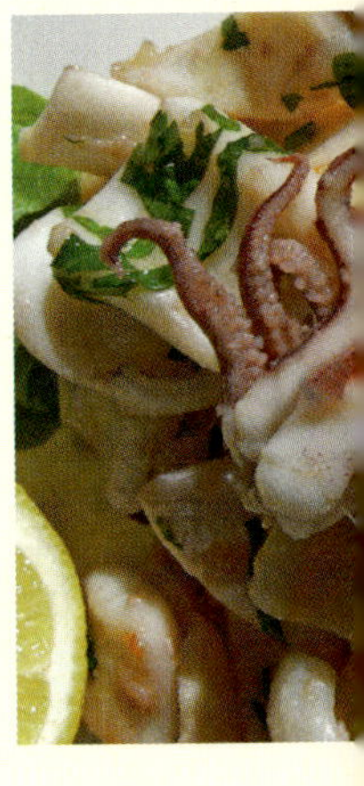

Caractéristiques nutritionnelles

• **Un aliment protéique très maigre.** Le calamar fournit des protéines de qualité, bien utilisées par l'organisme. Sa teneur en lipides est très faible : une qualité à préserver en choisissant des apprêts qui ne soient pas trop gras (attention aux beignets et fritures !). À noter : son taux de cholestérol est un peu plus élevé que celui des autres fruits de mer (150 mg pour 100 g).

• **Beaucoup de minéraux et d'oligoéléments.** C'est une très bonne source de phosphore, de potassium, de magnésium, de fer et de cuivre, ainsi que d'oligoéléments plus rares tels le manganèse et le sélénium. Il fournit par ailleurs toutes les vitamines du groupe B, nécessaires au bon fonctionnement neuro-musculaire.

• **Un allergène.** L'allergie au calamar peut être associée à une allergie à la seiche et au poulpe. On observe aussi des réactions d'allergies croisées : entre le calamar et les crustacés (dont la crevette) et entre le calamar et les acariens (allergie respiratoire).

Composition pour 100 g de calamar poché

Calories	83 kcal	Glucides	2 g
Protéines	16 g	Lipides	1,1 g

En pratique

• **Bien acheter.** Le calamar frais doit avoir une chair translucide et nacrée, surtout pas molle. Plus il est gros, plus il risque d'être ferme. Le cas échéant, la meilleure façon de l'attendrir consiste à le congeler quelques jours.

• **Bien consommer.** Pour le préparer, coupez les tentacules et le corps en rondelles ou en tronçons que vous saisirez rapidement à feu vif avant de les cuire doucement à l'étouffée (attention : une cuisson trop longue donne une chair caoutchouteuse). Le calamar peut également être consommé froid en salade. On trouve aussi des calamars surgelés, plus rapides et plus faciles à préparer.

Canard

- Riche en protéines et en fer.
- Très bonne source de vitamines B, de zinc et de sélénium.
- De « bonnes » graisses, pas trop abondantes.
- ▲ Gras et calorique sous forme de confit.

Souvent associé à des recettes gastronomiques, le canard est aussi une volaille très agréable à déguster simplement rôtie ou poêlée : ses qualités diététiques sont alors préservées au mieux.

Caractéristiques nutritionnelles

• **Une volaille riche en protéines et en fer.** La viande de canard est une très bonne source de protéines d'excellente qualité nutritionnelle. Volaille « rouge », elle apporte pratiquement autant de fer que la viande de bœuf. Il s'agit de fer héminique, que l'organisme assimile aisément : une portion de 100 g de canard couvre 30 à 50 % de l'ANC (apport nutritionnel conseillé) pour l'homme, et 17 à 30 % pour la femme, dont les besoins sont plus élevés.

• **Vitamines B et oligoéléments.** Toutes les vitamines du groupe B sont bien représentées, en particulier la B3 et la B6, ainsi que la B12 antianémique (dont l'ANC est couvert par une portion de 100 g de viande de canard). Comme les autres viandes, le canard fournit une quantité appréciable de zinc (utile pour les processus de l'immunité) et de sélénium antioxydant.

• **Des graisses peu saturées.** Le canard est une volaille peu grasse : il renferme généralement moins de 10 % de lipides quand il s'agit de canard à rôtir (le canard engraissé est, bien entendu, plus gras). Ses graisses sont constituées en majorité d'acides gras insaturés, neutres ou bénéfiques pour la santé cardio-vasculaire (leur composition est proche de celle de l'huile d'olive). Évitez simplement de consommer la peau.

Composition pour 100g de canard cuit

	Canard rôti	Magret cuit à la poêle
Calories (kcal)	190	191
Protéines (g)	25	26,7
Lipides (g)	10	9
Fer (mg)	2,7	4,8

Repère *1 portion = 100 à 120 g.*

CIQUAL 2008

En pratique

La viande de canard gagne à être servie rosée, encore juteuse : ne la laissez pas rôtir trop longtemps, sous peine de la voir s'assécher et devenir ferme. Pour obtenir une viande plus maigre, retirez la peau et la graisse superficielle.

– Les aiguillettes et le filet de canard sont des morceaux tendres et maigres, souvent poêlés.

– Le canard engraissé pour la production de foie gras donne les magrets (filets de poitrine) couverts d'une bonne couche de graisse, mais qu'il est très facile de dégraisser avant consommation.

– Le confit de canard est composé de chair de canard gras qui a macéré dans du gros sel et des fines herbes avant de cuire longuement dans de la graisse de canard. C'est une préparation savoureuse, mais bien sûr très riche : sa teneur en graisse est de l'ordre de 25 à 30 %, et son apport calorique de 320 à 350 kcal pour 100 g.

VOIR Foie gras, p. 114

Canneberge

voir Airelle, p. 29

Câpre

voir Condiments, p. 84

Cardon

- **Très peu calorique.**
- **Bien pourvu en minéraux et en fibres.**

Légume traditionnel du sud-est de la France, le cardon est un lointain cousin de l'artichaut. Il est apprécié pour ses côtes succulentes et moelleuses, que l'on déguste en hiver.

Caractéristiques nutritionnelles

• **Peu de calories.** C'est l'un des légumes les moins caloriques. Pour garder cette légèreté énergétique, il vaut mieux le servir vapeur, accommodé avec un peu de crème fraîche, plutôt qu'en gratin ou à la moelle (avec des tranches de moelle de bœuf) selon une recette traditionnelle.

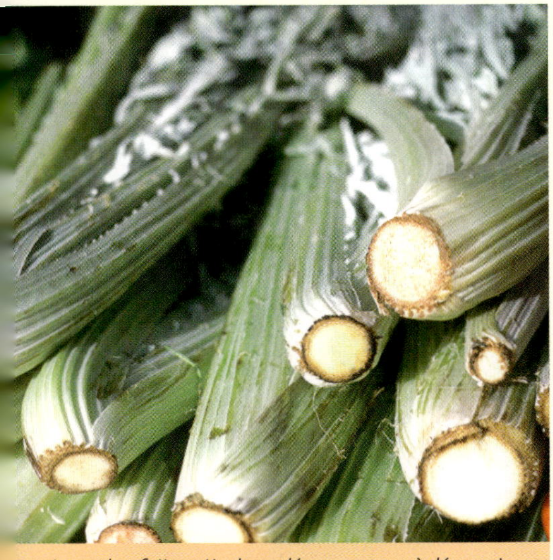

Le cardon fait partie de ces légumes rares à découvrir (si vous en trouvez !) pour ses atouts nutritionnels et pour son goût qui rappelle un peu celui de l'artichaut.

• **Une bonne source de minéraux et de fibres.** Le cardon fournit divers minéraux, notamment de bonnes quantités de potassium et de calcium. Ses fibres tendres sont bien tolérées.

Composition pour 100 g de cardon cuit

Calories	12 kcal	Fibres	2 g
Protéines	0,7 g	Calcium	50 mg
Glucides	2 g	Potassium	400 mg
Lipides	0,1 g		

En pratique

Choisissez des cardons ayant des tiges fermes, charnues et bien blanches. Vous pouvez les garder au frais quelques jours, emballés dans du papier, dans le bac à légumes du réfrigérateur si leur taille le permet. Épluchez les tiges comme celles des blettes, après en avoir ôté les piquants. Plongez-les au fur et à mesure dans une eau citronnée pour qu'elles ne noircissent pas. Coupez-les en petits tronçons et faites-les cuire dans un « blanc » (eau, farine, citron et filet d'huile) ou tout simplement à la vapeur, dans un autocuiseur.

Carotte

- **Remarquablement riche en bêtacarotène.**
- **Apporte des fibres bénéfiques.**
- **Bonne source de minéraux (potassium notamment).**

Disponible toute l'année, la carotte est l'un des légumes de base de notre alimentation. Ses qualités nutritionnelles sont avérées, et notre santé a tout à gagner à sa consommation.

Caractéristiques nutritionnelles

• **Une source exceptionnelle de bêtacarotène (ou provitamine A).** Cet antioxydant, qui aide à lutter contre les radicaux libres en excès, doit d'ailleurs son nom à la carotte, l'un des aliments qui en renferme le plus : 50 g de carotte crue ou cuite fournissent largement l'apport nutritionnel conseillé (ANC) pour la journée ! Le bêtacarotène se transforme dans l'organisme en vitamine A, indispensable à la croissance cellulaire, au fonctionnement immunitaire, au bon état des muqueuses et à la vision dans la semi-obscurité.

• **Des fibres bien tolérées.** Elles sont constituées en grande partie par de la pectine, qui régularise en douceur le transit intestinal et peut réduire le cholestérol sanguin.

• **Beaucoup de minéraux.** La carotte apporte de bonnes quantités de minéraux, surtout de potassium (250 mg pour 100 g), utile pour l'activité neuro-musculaire. En revanche, sa teneur en vitamine C est modeste.

Composition pour 100 g de carotte

	Carotte crue	Carotte cuite
Calories (kcal)	32	22
Protéines (g)	0,8	0,8
Glucides (g)	6,6	4,3
Lipides (g)	0,3	0,2
Fibres (g)	2	2,8
Bêtacarotène (µg)	7 000	6 300

CIQUAL 2008

En pratique

• **Bien acheter.** Les carottes doivent être d'une belle couleur orange vif, fermes, sans taches ni meurtrissures. On trouve toute l'année les carottes dites de garde, récoltées en automne, et, dès le début du printemps, des carottes de saison, cultivées au fur et à mesure des besoins. Les carottes des sables et de Créances, provenant de la Manche, bénéficient d'un Label rouge : elles sont lisses et très savoureuses.

• **Bien préparer.** Vous pouvez les éplucher ou simplement les laver et les gratter au couteau. Si vous les consommez crues, râpez-les très finement, elles seront mieux assimilées. Vous pouvez aussi les couper en bâtonnets pour un apéritif ou un en-cas léger. Faites-le juste avant leur utilisation, en les arrosant de jus de citron pour limiter l'oxydation.

• **Bien conserver.** Les carottes se gardent 8 à 10 jours dans le bac à légumes du réfrigérateur. Enveloppez-les dans du papier absorbant avant de les mettre dans un sachet : elles ne souffriront pas de l'humidité.

Profiter de la richesse en bêtacarotène

Plus la carotte est de couleur vive, plus elle est riche en bêtacarotène, dont la teneur ne diminue que très peu dans le temps.
La cuisson ne détruit que 10 à 15 % de cet antioxydant, dont l'assimilation est améliorée par la présence de corps gras (beurre, crème ou vinaigrette) car il s'agit d'une substance liposoluble (soluble dans les lipides).

Cassis

- **Particulièrement riche en vitamine C et en antioxydants.**
- **Riche en minéraux, en fer notamment.**
- **Très bon apport en fibres (pectine).**
- **Peu calorique.**

Petite baie sombre à la saveur intense, le cassis n'occupe qu'une place modeste dans l'alimentation, sans doute à cause de son acidité. Il regorge pourtant de qualités nutritionnelles, liées à son exceptionnelle richesse en vitamine C et en composants protecteurs. Un petit fruit pour une grande forme !

Caractéristiques nutritionnelles

• **Des propriétés antioxydantes et protectrices.** Le cassis fait partie des fruits les plus riches en vitamine C : il en renferme deux à trois fois plus que le kiwi ou les agrumes ! Associée à des polyphénols très actifs (des pigments anthocyaniques et des tanins) et à de la vitamine E (1,4 mg pour 100 g), la vitamine C donne au cassis une puissante action antioxydante et une grande efficacité contre le vieillissement cellulaire.

• **Une bonne source de fer et d'autres minéraux.** C'est un des fruits les plus riches en fer (1,4 mg pour 100 g), d'autant mieux absorbé que la vitamine C est abondante. On y trouve aussi beaucoup de potassium aux propriétés diurétiques, et des quantités intéressantes de calcium, magnésium, zinc et cuivre.

• **Beaucoup de fibres douces, assez peu de calories.** Le cassis agit en douceur sur les intestins grâce à la présence de pectine, une fibre soluble très bien supportée. Enfin, avec 54 kcal pour 100 g, il se situe dans la moyenne des fruits frais.

Composition pour 100 g de cassis

Calories	54,2 kcal	Fibres	5,8 g
Protéines	1,3 g	Vitamine C	187 mg
Glucides	9 g	Potassium	343 mg
Lipides	0,6 g		

Repère *3 cuil. à soupe = 30 à 40 g.*

CIQUAL 2008

En pratique

• **Bien acheter.** Disponible de juin à septembre, le cassis est généralement vendu en barquette de 125 g. Vérifiez sa fraîcheur en vous assurant qu'il est bien recouvert de sa pruine translucide (voile cireux comme sur les raisins).

• **Bien consommer.** Servez les baies nature ou, si vous les trouvez trop acides, consommez-les avec du fromage blanc ou de la glace à la vanille, telles quelles ou transformées en coulis.

• **Bien conserver.** Le cassis se garde 24 à 48 heures maximum dans le bac à légumes du réfrigérateur. Il se congèle très bien, grains étalés sur un plateau, puis ensachés une fois durcis par le froid.

Les bienfaits des polyphénols

Les polyphénols des fruits rouges ont des effets anti-inflammatoires sur les vaisseaux sanguins et renforcent la résistance des capillaires (les plus petits vaisseaux). Ils favorisent aussi la vue en améliorant la vision crépusculaire et en réduisant la fatigue visuelle que l'on ressent après des heures de lecture ou de travail sur ordinateur. Pour profiter de ces bienfaits, consommez ces fruits plusieurs fois par semaine pendant la belle saison et achetez-les surgelés l'hiver.

Céleri-branche

- Très peu calorique.
- Riche en fibres et en minéraux.
- ▲ Peut entraîner une sensibilisation au soleil.

Léger et aromatique, le céleri-branche est en général utilisé pour parfumer les soupes et les potées, mais il mérite d'être consommé autrement ! Parfait pour garder la ligne, il peut être grignoté à l'apéritif, introduit dans des salades ou dégusté en légume d'accompagnement.

Caractéristiques nutritionnelles

• **Léger en calories.** Composé d'eau à presque 95 %, le céleri-branche apporte moins de 15 kcal pour 100 g. Il renferme de petites quantités de vitamines C et B.

• **Aide à éliminer.** Sa richesse en potassium facilite la diurèse (sécrétion d'urine), et ses fibres tendres aident à lutter contre la paresse intestinale.

• **Une réaction au soleil.** Le céleri-branche renferme du psoralène, une substance qui augmente la sensibilité de la peau au rayonnement du soleil et peut provoquer chez certaines personnes des réactions d'intolérance cutanée en cas d'exposition au soleil. Par ailleurs, le céleri-branche est un allergène, mais moins fréquent que le céleri-rave.

Composition pour 100 g de céleri-branche cuit

Calories	14,4 kcal	Lipides	0,2 g
Protéines	0,8 g	Fibres	1,6 g
Glucides	2,4 g	Potassium	284 mg

Repère *1 branche de céleri = 100 à 120 g.*

CIQUAL 2008

En pratique

Plus courant en été et en automne, le céleri-branche flétrit vite et doit être utilisé rapidement après l'achat. Pelez-le et coupez-le en tronçons avant de le servir en crudité ou de le cuire, de préférence à la vapeur ou braisé afin de lui garder un maximum de minéraux.

Les feuilles, que l'on jette habituellement, sont excellentes dans les soupes.

Céleri-rave

- Très peu calorique.
- Bonne source de fibres et de minéraux.
- ▲ Peut provoquer des réactions d'allergie.

Classiquement préparé en rémoulade, le céleri-rave est délicieux aussi servi en purée ou en légume d'accompagnement : un bon moyen de profiter de sa légèreté calorique !

Caractéristiques nutritionnelles

• **Une haute densité nutritionnelle.** Son faible apport énergétique, allié à de bonnes teneurs en sels minéraux, en fibres et en vitamine C, lui confère une forte densité nutritive : c'est un aliment qui fournit beaucoup de composants précieux pour l'équilibre alimentaire, sans aucun risque d'excès calorique.

• **Des fibres et des minéraux utiles.** Ses fibres (mieux tolérées quand le céleri-rave est cuit) stimulent efficacement les intestins, et sa richesse en potassium le rend diurétique. À noter : il renferme davantage de sodium que les autres légumes (140 mg pour 100 g, soit 0,3 g de sel).

• **Un allergène.** Le céleri-rave est responsable d'allergies, notamment en cas de sensibilité préexistante à certains pollens (bouleau, armoise). Il est ajouté à de nombreuses préparations industrielles,

Le sel de céleri

Surtout utilisé pour assaisonner le jus de tomate, le sel de céleri est généralement un mélange de sel et d'extrait sec de céleri-branche.

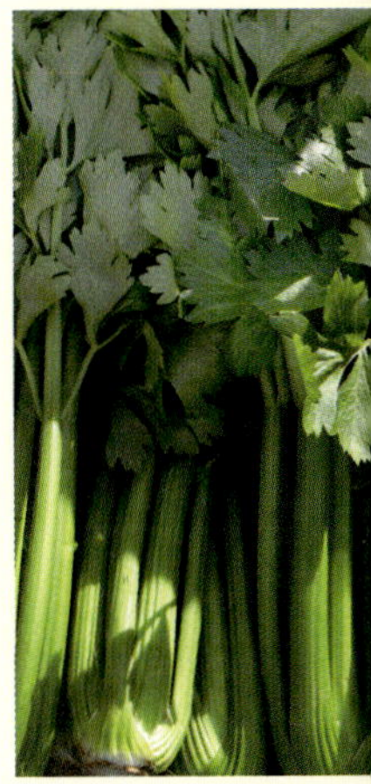

Le céleri-branche et le céleri-rave, deux variétés d'ombellifères un peu négligées aujourd'hui.

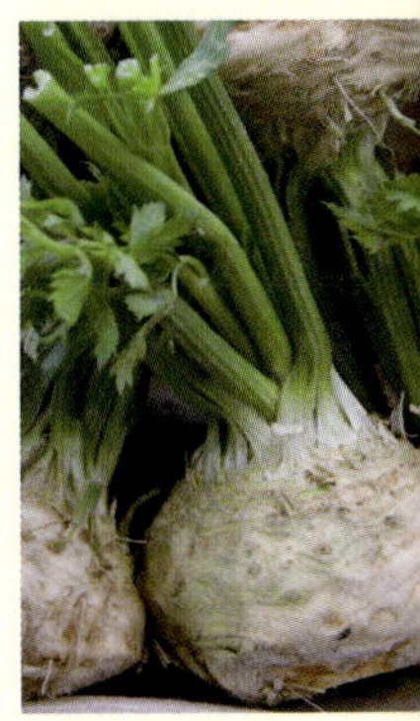

mais sa présence est alors mentionnée sur l'emballage car il fait partie de la liste des allergènes à étiquetage obligatoire.

Composition pour 100 g de céleri-rave cru

Calories	18,5 kcal	Fibres	2,7 g
Protéines	1,8 g	Potassium	345 mg
Glucides	2,2 g	Sodium	140 mg
Lipides	0,3 g		

***Repère** 100 g de céleri rémoulade = 135 à 200 kcal selon la quantité de mayonnaise.*

CIQUAL 2008

En pratique

• **Bien acheter.** Le céleri-rave est présent toute l'année sur les étals. Choisissez une « pomme » lourde en main, pas trop grosse car elle risquerait d'être creuse et fibreuse.

• **Bien préparer.** Épluchez le céleri avec soin. Si vous le servez en rémoulade, râpez-le très finement et utilisez une sauce moitié mayonnaise, moitié fromage blanc : il sera plus digeste et moins calorique !

Pensez aussi à le consommer cuit, à l'eau ou à la vapeur : servez-le sauté ou réduit en purée, avec éventuellement une ou deux pommes de terre pour lui donner un peu de tenue. Sa saveur originale renouvelle les plats !

• **Bien conserver.** Le céleri se garde quelques jours dans le bac à légumes du réfrigérateur, enveloppé dans du papier car sa saveur marquée peut se transmettre aux autres aliments.

Céréales

Recommandation

Pour un équilibre nutritionnel optimal, les glucides complexes (amidon) doivent fournir la plus grande part de l'énergie alimentaire. Les nutritionnistes conseillent donc d'augmenter notre consommation de produits céréaliers et de féculents en général.

- **Indispensables au bon équilibre de l'alimentation.**
- **Très bonne source de glucides complexes.**
- **Fournissent des protéines végétales.**
- **Les céréales complètes sont riches en minéraux, en vitamines et en fibres.**
- ▲ **Les céréales renfermant du gluten sont à écarter en cas de maladie cœliaque.**

Présentes sous de nombreuses formes dans notre alimentation, les céréales constituent une famille d'aliments importants pour l'équilibre nutritionnel et la santé, surtout lorsqu'elles sont consommées complètes.

Céréales complètes et céréales raffinées

Les grains de céréale comprennent trois parties :
– l'albumen ou amande (75 à 90 % du grain), au centre, qui est composé essentiellement d'amidon, avec en périphérie une zone très riche en protéines et en vitamines B ;
– la couche externe (10 à 20 % du grain), qui est formée de fibres cellulosiques appelées son ;
– le germe, à la base du grain, qui concentre des vitamines B et E, des minéraux et des graisses.
Les céréales complètes sont composées des trois éléments. Les céréales raffinées ne comprennent que la partie centrale, l'amidon.

Les principales céréales

• **L'avoine.** Céréale des pays froids, elle est riche en fibres bénéfiques et en protéines. On la consomme surtout sous forme de flocons.
Elle renferme de l'avénine, une substance proche du gluten qui peut être tolérée par les personnes atteintes de maladie cœliaque (évaluation au cas par cas).

• **Le blé.** C'est la céréale la plus courante chez nous, sous forme de farine, de pain, de semoule ou de pâtes. Les deux variétés principales sont le blé dur (dont le boulghour) et le blé tendre. Le kamut et l'épeautre sont des variétés anciennes riches en protéines qui peuvent être utilisées en panification ou consommées sous forme de grains. Le blé renferme du gluten.

• **Le maïs.** Originaire d'Amérique centrale, il n'est pas panifiable. Sa semoule donne la polenta, sa farine permet de préparer des galettes et gâteaux, ses grains sont consommés en corn flakes (pétales de maïs) et en pop-corn. Il donne aussi l'amidon ou fécule de maïs (Maïzena), utilisée comme liant dans les sauces, et l'huile de maïs (extraite de son germe). Il ne contient pas de gluten.

• **Le millet.** Cultivé en Asie et en Afrique, il appartient à la même famille que le sorgho et le mil. Il est bien pourvu en magnésium, en fer et en vitamines B. Ses grains décortiqués sont souvent grillés avant d'être cuits, sa farine est cuisinée en bouillie et en galettes. Il ne contient pas de gluten.

• **L'orge.** Cette céréale, la plus anciennement cultivée, se consomme surtout sous forme de grains (orge mondé et perlé). Elle contient du gluten.

• **Le riz.** Base de l'alimentation d'une bonne partie de la population du monde, il est un peu moins bien pourvu en protéines que les autres céréales.

Le riz poli (ou riz blanc), très digeste, est moins riche en vitamines B, en minéraux, en fer et en fibres que le riz complet. Le riz ne contient pas de gluten.

• **Le seigle.** Céréale des terres pauvres et froides à la saveur marquée, il est associé au blé pour confectionner du pain. Il fournit beaucoup de minéraux et des mucilages qui le rendent rassasiant. Il contient du gluten.

Caractéristiques nutritionnelles

• **Un apport utile en glucides complexes.** Les céréales sont des aliments énergétiques de choix car riches en glucides complexes (60 à 75 %) et très peu chargées en graisses... sous réserve, bien sûr, de les consommer avec un minimum de matières grasses et de sucre.

• **Source de protéines végétales.** Les céréales renferment 7 à 15 % de protéines, dont le déficit en lysine (un acide aminé indispensable) est aisément corrigé quand on les associe à des légumineuses ou à des aliments protéiques d'origine animale. Dans une alimentation variée, les céréales contribuent donc efficacement à la couverture des besoins en protéines.

• **Des minéraux, des vitamines et des fibres.** Les céréales complètes en procurent beaucoup plus que les céréales raffinées. On y trouve en abondance du phosphore, du potassium, du magnésium, du fer, des vitamines B, et les germes renferment de la vitamine E et du sélénium. Elles sont aussi une bonne source de fibres utiles pour le confort intestinal et au fort pouvoir rassasiant.

Le sarrasin

On l'appelle aussi blé noir, mais ce n'est pas une céréale. C'est une plante de la famille de l'oseille, donnant des grains riches en minéraux et en vitamines B. Sa farine est utilisée pour confectionner galettes et pâtes. On peut aussi le cuisiner en grains. Il ne contient pas de gluten.

En pratique

• **Bien acheter.** Préférez les céréales complètes et, dans ce cas, choisissez-les si possible bio (sans pesticides chimiques), car les résidus de traitements se concentrent dans l'enveloppe externe des grains. Pensez à les varier pour profiter de leurs qualités nutritives différentes.

• **Bien consommer.** Pour préparer des céréales en grains, il suffit de les cuire dans trois fois leur volume d'eau, jusqu'à ce que les grains soient tendres (1 heure à 1 h 30, 10 à 15 minutes seulement pour les grains précuits) ; à déguster tels quels ou introduits dans des potages ou des salades.

VOIR **Avoine, p. 41 ; Blé, p. 52 ; Boulghour, p. 59 ; Maïs doux, p. 165 ; Orge, p. 187 ; Riz, p. 233 ; Sarrasin, p. 240 ; Seigle, p. 248**

Céréales du petit déjeuner

- **Incitent les enfants à prendre leur petit déjeuner.**
- **Riches en glucides, source d'énergie.**
- ▲ **Souvent beaucoup trop sucrées (céréales pour enfants).**
- ▲ **Parfois trop grasses ou trop salées.**

Pratiques, prêtes à l'emploi, les céréales du petit déjeuner remplacent souvent les classiques tartines beurre-confiture : les enfants les apprécient pour leur goût et leur texture, et les adultes sont sensibles aux qualités nutritionnelles mises en avant par les fabricants. Cependant, les produits très sucrés pour enfants sont plus des gourmandises à consommer occasionnellement que des aliments sains et équilibrés, et les céréales axées

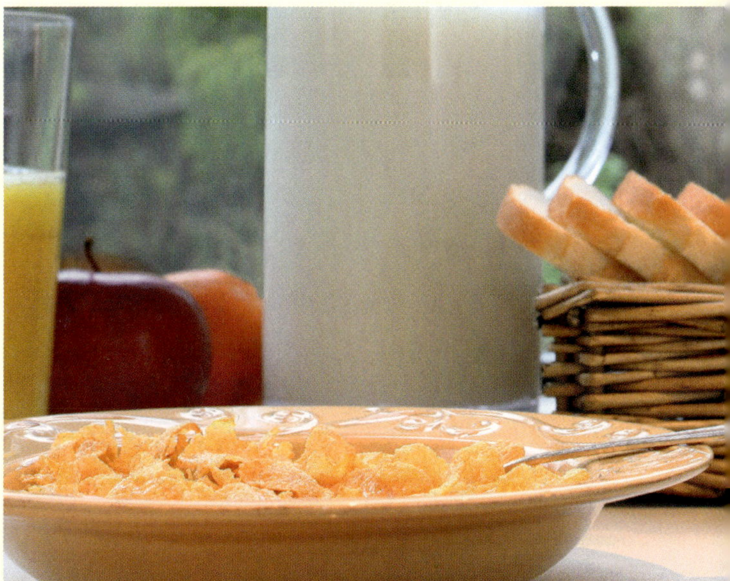

Indispensables au petit déjeuner de nombreux enfants, les céréales sont pourtant bien moins saines et rassasiantes que le pain.

sur la ligne et la forme ne sont pas plus avantageuses qu'un petit déjeuner traditionnel. Faites les bons choix en lisant attentivement la composition inscrite sur la boîte.

Ingrédients et différents types de céréales

Les céréales sont fabriquées à partir de grains (blé, avoine, riz, maïs) auxquels on ajoute du sucre, du chocolat, du miel, des fruits oléagineux ou séchés, du sel, de l'huile La majorité d'entre elles sont enrichies en vitamines (du groupe B surtout) et en minéraux (fer surtout).

Les différents procédés de fabrication assurent une texture croustillante, même après l'ajout de lait (pour la plupart des produits).

– Pétales : les grains sont décortiqués, concassés et mélangés aux autres ingrédients (eau, sucre, sel, malt) ; ils sont ensuite cuits à la vapeur, séchés, puis aplatis par des cylindres.

– Céréales soufflées : les grains entiers sont cuits à la vapeur, puis soumis à un vide partiel ; cette décompression brutale « souffle » les parois du grain.

– Céréales extrudées : les grains sont broyés et malaxés avec les autres ingrédients pour former une pâte, qui est découpée et comprimée à très haute température.

– Céréales éclatées : les grains sont cuits entiers à la vapeur, puis laminés et passés au four à haute température.

– Mueslis : les flocons sont simplement grillés ou étuvés.

Le saviez-vous ?

Les céréales « ligne et forme » ne sont pas moins caloriques que les autres : elles sont simplement plus riches en vitamines et en minéraux, parfois en fibres.

Caractéristiques nutritionnelles

• **Une majorité de glucides.** En raison de leur teneur en glucides (60 à 80 % pour la plupart), les céréales sont a priori adaptées au petit déjeuner, qui doit fournir l'énergie nécessaire pour tenir jusqu'à la mi-journée.

Ces glucides viennent des céréales elles-mêmes (glucides complexes), mais aussi des divers ingrédients ajoutés (sucre blanc, miel, chocolat, fruits séchés...) qui, eux, fournissent des sucres simples, beaucoup moins intéressants sur le plan nutritionnel : 60 g de céréales pour enfants (une quantité facilement atteinte) peuvent représenter 18 à 24 g de sucre, soit l'équivalent de trois à presque cinq morceaux de sucre !

• **Un effet rassasiant inégal.** La plupart des produits, y compris ceux qui sont axés ligne et forme, fournissent 350 à 400 kcal pour 100 g, un peu plus pour les mueslis (à cause des fruits oléagineux) et pour les céréales au chocolat et à la noisette. Cela représente 210 à 240 kcal pour une portion de 60 g, soit à peu près ce qu'apportent deux tartines de pain beurré (un quart de baguette, 10 g de beurre). Cependant, sauf exception comme les flocons d'avoine (voir p. 41), les céréales du petit déjeuner sont souvent beaucoup moins rassasiantes que le pain : elles sont en effet digérées et assimilées plus rapidement à cause de leur teneur en sucres simples et de certains procédés de fabrication qui élèvent leur index glycémique. La satiété dure moins longtemps, et la sensation de faim en milieu ou en fin de matinée incite au grignotage.

Composition pour 100 g de produit

	Calories (kcal)	Protéines (g)	Glucides (g)	Dont sucres simples (g)	Lipides (g)	Fibres (g)	Sodium* (mg)
Pétales de maïs nature	367	7,6	82,3	8,1	0,8	2,9	815
Pétales de maïs glacés au sucre	371	5	86	37	0,8	2,4	525
Riz soufflé nature	382	7	85	7	1,5	1,5	700
Céréales fourrées chocolat ou chocolat-noisettes	432	8	68,4	32	14	3,5	357
Blé soufflé au miel ou au caramel	375	6,8	83	44	1,8	3,5	32,8
Céréales « ligne » nature	372	13	77	17,5	1,3	3	835
Céréales riches en fibres	339	10,1	66	23,8	3,8	12,8	603
Muesli croustillant aux fruits ou fruits secs	437	7,7	63,7	29,3	16,8	6,3	285

**Pour passer de la teneur en sodium à la teneur en sel, multipliez par 2,54. Par exemple, 835 mg de sodium = 2,1 g de sel.*

Repère – *Les portions indiquées par les fabricants sont de 30 ou de 40 g. Les quantités réellement consommées se situent plutôt autour de 60 g (un demi-bol).*
– 125 ml de lait demi-écrémé = 59 kcal.
– 1 cuil. à soupe de sucre (15 g) = 60 kcal.

CIQUAL 2008

• **Parfois chargées en lipides.** La majorité des céréales sont pauvres en lipides (moins de 5 %), sauf les céréales au chocolat et noisettes ainsi que certains mueslis, qui peuvent dépasser 15 % de matières grasses.

• **La teneur en fibres.** Elle est très variable, de moins de 1 g à plus de 15 g pour 100 g dans des produits ligne et forme (25 à 30 g dans les céréales au son). À titre de comparaison, le pain apporte entre 3 et 6 g de fibres pour 100 g. Les céréales très riches en fibres (plus de 10 g) sont déconseillées chez l'enfant et doivent être introduites progressivement chez l'adulte pour éviter des désagréments digestifs.

• **Attention au sel.** Là encore, les écarts sont de règle, avec des teneurs très raisonnables voire nulles dans beaucoup de produits enfants, et d'autres conséquentes dans des céréales ligne et forme : autour de 1 à 2 g de sel pour 100 g, alors qu'il ne faudrait pas dépasser 5 à 6 g par jour (2 000 à 2 400 mg de sodium).

• **Un enrichissement inutile ou excessif.** Les principaux micronutriments ajoutés dans les céréales sont les vitamines du groupe B et le fer. Ces enrichissements sont souvent inutiles, car les situations de carence sont très rares en France. Seul le fer peut présenter un intérêt chez les végétariens ou chez les personnes qui consomment peu de viande et de poisson. Les céréales axées ligne et forme ne conviennent pas aux enfants, car les enrichissements sont trop importants par rapport à leurs besoins.

En pratique

• **Bien choisir.** Soyez attentif à la part des sucres simples (« sucres » ou « sucres totaux »), en préférant des produits affichant moins de 15-20 g pour 100 g. Pour les fibres, une fourchette de 3 à 6 g pour 100 g (correspondant à la mention « source de fibres ») est satisfaisante. Écartez les produits trop gras (plus de 10 % de lipides) et, si possible, trop salés (plus de 600 mg de sodium).

• **Bien consommer.** Mieux vaut du pain que des céréales au petit déjeuner, mais, si c'est la seule solution pour encourager votre enfant à manger le matin, proposez-lui des produits simples et sains de type flocons d'avoine, riz soufflé ou pétales de maïs nature (corn flakes).

Si possible, servez-lui une portion raisonnable (30 à 40 g, environ 6 cuillerées à soupe), mais sans réduire le lait, et complétez avec une tartine et un fruit ou un jus de fruit.

Cerise

- ✚ **Riche en minéraux et diurétique.**
- ✚ **Bon apport de vitamines et d'antioxydants protecteurs.**
- ✚ **Modérément calorique et source de fibres.**
- ▲ **Les variétés à chair ferme sont parfois difficiles à digérer.**
- ▲ **Peut être à l'origine d'allergie.**

Symbole des beaux jours, la cerise est pour beaucoup le fruit rouge le plus impatiemment attendu chaque année. On aime croquer sa chair juteuse et sucrée, qui nous régale tout en nous apportant de nombreux composants bénéfiques.

Caractéristiques nutritionnelles

• **Des minéraux pour bien éliminer.** La cerise fournit de nombreux sels minéraux (potassium surtout, mais aussi phosphore, calcium, magnésium, fer, cuivre...). Sa richesse en potassium la rend diurétique, une action amplifiée par la présence de sorbitol, un sucre naturel spécifique présent dans ce fruit.

• **Des vitamines et antioxydants bénéfiques.** Elle procure un peu de vitamines (vitamine C, bêtacarotène ou provitamine A, vitamines B). Ses pigments anthocyaniques rouges améliorent l'action de la vitamine C et renforcent la résistance

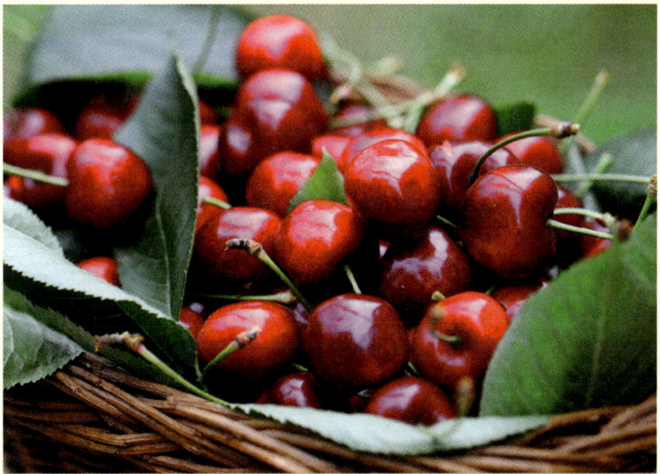

Choisissez-les charnues, fermes et brillantes, avec une queue bien attachée, et profitez-en si vous en trouvez à un prix raisonnable car la cerise est un fruit éphémère.

des petits vaisseaux sanguins. Elle renferme aussi de la quercétine, un flavonoïde antioxydant bénéfique pour la santé cardio-vasculaire.

• **Modérément calorique et bonne source de fibres.** Malgré sa relative richesse en glucides (c'est le fruit rouge le plus sucré), elle n'apporte qu'environ 65 kcal pour 100 g : plutôt raisonnable ! Ses fibres (cellulose et pectine) stimulent les intestins, mais les variétés à chair ferme doivent être bien mastiquées pour ne pas créer de gêne digestive (ballonnements).

• **Un allergène.** Comme les autres fruits de la famille des drupacées (prune, abricot...), la cerise est un allergène relativement courant chez l'adulte. Elle est parfois responsable d'un syndrome oral (voir p. 291) et peut être associée à une allergie à certains pollens.

Composition pour 100 g de cerises

Calories	66,5 kcal	Lipides	0,3 g
Protéines	1,2 g	Fibres	1,7 g
Glucides	14,1 g	Potassium	215 mg

***Repère** 12 à 15 cerises = 100 à 120 g poids net (sans le noyau).*

CIQUAL 2008

En pratique

• **Bien acheter.** Les cerises sont présentes sur le marché de fin mai à mi-juillet, et plus ou moins abondantes selon les aléas climatiques. Les plus connues : la burlat, fondante et bien sucrée ; la reverchon en forme de cœur, acidulée et croquante ; et la griotte, acide, utilisée pour les confitures, les cerises à l'eau-de-vie ou les accompagnements de plats salés. Pour les autres variétés, plus difficiles à reconnaître, le mieux est de demander à goûter ! Achetez-les brillantes et charnues, sans blessures, avec un pédoncule bien vert. Vous pouvez les garder 3 ou 4 jours au réfrigérateur.

• **Bien consommer.** Les cerises constituent un dessert léger et toujours apprécié, et sont idéales aussi « à croquer » pour une collation rapide et vitaminée. On peut s'en servir pour préparer des compotes ou des milk-shakes. Elles agrémentent le classique clafoutis : même si certaines recettes le déconseillent, mieux vaut les dénoyauter auparavant pour éviter tout incident avec les enfants ou avec des convives distraits. De plus, ce gâteau est plus agréable à manger ainsi !

• **Bien conserver.** On peut congeler les cerises, dénoyautées ou non, étalées sur un plateau, puis rassemblées à plat en sachet. Elles s'utilisent ensuite sans décongélation préalable.

En infusion

La queue de cerise, traditionnellement utilisée en infusion pour ses propriétés diurétiques et dépuratives, est particulièrement riche en potassium et en flavonoïdes (antioxydants), et apporte aussi des tanins et des mucilages (fibres) qui accentuent leur efficacité. À boire, malgré tout, avec modération, compte tenu de ses effets médicinaux.

Champignons

- **Très riches en vitamines B.**
- **Bonne source de fibres.**
- **Apportent des protéines végétales et des minéraux.**
- **Très peu caloriques.**
- ▲ **Pas toujours digestes.**
- ▲ **Parfois trop chargés en métaux lourds dangereux.**
- ▲ **Seules les espèces comestibles parfaitement identifiées peuvent être consommées.**

Cultivés ou sylvestres, les champignons sont appréciés pour leur parfum typé et leur saveur délicieuse. Ils présentent aussi de réels atouts nutritionnels grâce à leur richesse en vitamines et en fibres notamment.

Quels champignons ?

• **Les champignons cultivés.** Ils ont l'avantage d'être disponibles toute l'année. Ce sont les champignons de couche (ou champignons de Paris), les rosés des prés, qui ressemblent beaucoup aux précédents, les shiitakés (ou lentins du chêne), petits champignons d'origine asiatique largement consommés dans le monde, les pleurotes, gris, avec un large chapeau en forme d'entonnoir...

• **Les champignons sylvestres.** Commercialisés en saison (bolets ou cèpes, chanterelles, girolles, coulemelles, morilles, mousserons, trompettes-de-la-mort...), ils sont strictement triés avant d'être mis sur le marché et apportent toute garantie à cet égard.

Prudence ! La récolte de champignons sauvages est à réserver aux mycologues avertis : très peu d'espèces sont comestibles, et la plupart des champignons sont toxiques, voire mortels.

Caractéristiques nutritionnelles

• **Des teneurs importantes en vitamines B.** Les champignons fournissent des quantités appréciables de vitamines B3 et B5, importantes pour le bon fonctionnement neuro-musculaire, ainsi que de vitamine B9 (acide folique) nécessaire à la croissance cellulaire.

• **Des fibres et des oligoéléments bénéfiques.** Les fibres sont abondantes, surtout dans les champignons sylvestres, où elles peuvent atteindre 7 g pour 100 g. Elles sont constituées en partie

par du bêtaglucane et du lentinane, des polysaccharides complexes qui pourraient aider à abaisser un cholestérol sanguin trop élevé et stimuler les défenses de l'organisme.
Autre originalité des champignons : ils sont riches en sélénium, un oligoélément antioxydant protecteur, ainsi qu'en zinc, en fer et en cuivre. On y trouve de nombreux autres minéraux, en particulier du phosphore et du potassium.

• **Un apport de protéines végétales originales.** Les champignons sont un peu plus riches en protéines que les autres végétaux frais. Leurs protéines renferment davantage d'acides aminés soufrés et d'acide glutamique, ce qui leur donne leur saveur caractéristique à la cuisson. Mais ils ne peuvent en aucun cas être considérés comme une « viande végétale », comme on le dit parfois : leur teneur en protéines ne dépasse pas 4 % (18 à 20 % dans la viande).

• **Très peu de calories.** Moins de 15 kcal pour 100 g : leur addition calorique est légère ! Cuisinés avec très peu de matière grasse, voire sans, les champignons ont toute leur place dans une alimentation minceur.

• **Des risques parfois...** Les champignons ont la capacité de concentrer les métaux lourds (plomb, mercure, cadmium...) présents dans le sol ou des substances radioactives. Des normes strictes sont édictées à ce sujet pour les champignons commercialisés. Seule une consommation fréquente et importante pourrait éventuellement présenter un danger pour la santé humaine. Quoi qu'il en soit, il est conseillé de ne pas récolter de champignons sauvages à proximité de routes (où l'atmosphère est riche en plomb) ou de zones pouvant être contaminées par des résidus industriels.

Composition pour 100 g de champignons de couche crus

Calories	15 kcal	Lipides	0,5 g
Protéines	2,1 g	Fibres	2,5 g
Glucides	0,5 g		

En pratique

Consommez les champignons le jour de leur achat ou de leur récolte : ils s'altèrent très vite et deviennent alors indigestes (voire toxiques pour certains). Lavez-les soigneusement à l'eau claire sans les laisser tremper, puis séchez-les avec du papier absorbant. La cuisson (à la poêle, au gril ou en sauteuse) doit être rapide : s'ils cuisent trop longtemps, ils deviennent fermes et caoutchouteux. Pour un maximum de digestibilité, utilisez un minimum de corps gras dans la préparation... et mastiquez-les bien !
On trouve aussi des champignons séchés que l'on réhydrate avec de l'eau bouillante (ou avec un bouillon). Plus diversifiés et plus savoureux que les conserves, ils peuvent être ajoutés à des bouillons, des sauces, des tartes salées ou des omelettes.

La truffe, une énigme de la nature

Elle vit dans les sols calcaires, en symbiose avec certains arbres (chênes notamment), et ne s'est jamais laissé domestiquer : il faut le flair d'un chien ou d'un porc spécialement entraînés pour la découvrir. La truffe noire du Périgord est la plus recherchée pour son parfum puissant, la truffe blanche du Piémont est une variété différente au goût légèrement aillé, très appréciée également. La truffe est rare... et donc très chère, mais quelques lamelles suffisent à parfumer un plat.

Important

Seuls les champignons de couche et les rosés des prés peuvent être consommés crus : tous les autres doivent être cuits, car ils sont toxiques à l'état cru.

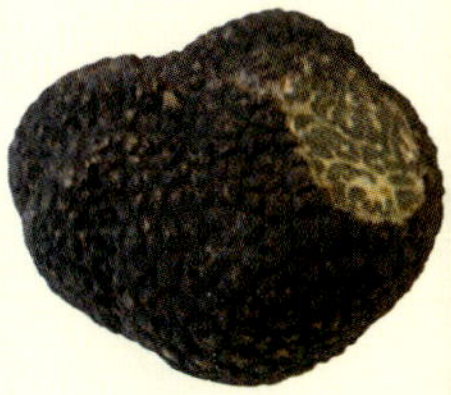

Chapelure

⊕ Donne une texture croustillante et appétissante aux préparations.
▲ Peut contenir des graisses saturées et/ou des colorants et autres additifs.
▲ S'imbibe de corps gras lors de la cuisson (surtout en friture).

Traditionnellement obtenue en écrasant du pain séché, mais à base d'ingrédients plus variés aujourd'hui, la chapelure est utilisée pour enrober viandes, poissons et diverses préparations avant de les poêler ou de les frire. Elle permet aussi de gratiner les plats et leur donne ainsi un aspect très séduisant.

Caractéristiques nutritionnelles

• **Des glucides complexes...** qui s'imprègnent de graisse. Une chapelure classique apporte essentiellement des glucides complexes, au même titre que la farine. Mais la cuisson d'un aliment pané dans une matière grasse l'enrichit en graisse. Dans une portion d'aliment pané poêlé, la chapelure retient 5 à 8 g de corps gras (45 à 72 kcal en plus) ; en friture, elle peut en absorber jusqu'à 10 à 12 g (90 à 108 kcal en plus). Le problème est le même qu'il s'agisse de préparations achetées déjà panées (escalopes, poissons, galettes au fromage...) ou d'aliments auxquels on ajoute soi-même de la chapelure.

• **Des ingrédients parfois indésirables.** Certaines chapelures industrielles comprennent essentiellement de la farine, de la levure et du sel, ingrédients comparables à ceux d'une chapelure maison. Mais on peut y trouver de la graisse de palme (à éviter) ou de la curcumine (colorant susceptible de provoquer des allergies), d'où l'importance de bien lire la liste des constituants. Dans les viandes, poissons et autres produits panés du commerce, la liste des ingrédients est édifiante (matières grasses végétales et multitude d'additifs).

À noter

La panure des aliments industriels renferme déjà des matières grasses qui fondent quand on les fait chauffer ; il est donc inutile d'ajouter du beurre ou de l'huile dans la poêle (on peut juste en passer sur le fond avec un tampon).

Composition pour 100 g de chapelure classique

Calories	388 kcal	Lipides	6,4 g
Protéines	11,2 g	Fibres	5,2 g
Glucides	70,4 g	Sodium	612 mg*

** Soit l'équivalent de 1,6 g de sel.*

Repère *Pour une escalope de veau (150 kcal pour 100 g de viande cuite), l'ajout de chapelure représente environ 120 kcal (chapelure + corps gras retenu + un peu d'œuf ajouté lors de la préparation).*

CIQUAL 2008

En pratique

• **Bien acheter.** Si vous utilisez une chapelure du commerce, choisissez-en une traditionnelle, aux ingrédients le plus simples possible (farine, levure, sel). Vous pouvez en confectionner facilement avec du pain séché au four ou au grille-pain, puis écrasé au rouleau ou au mixeur.

• **Bien consommer.** Plutôt que de cuire l'aliment pané en friture, faites-le revenir dans une poêle avec très peu de matière grasse. Pour gratiner au four, plutôt que d'ajouter des lamelles de matière grasse sur la chapelure, vaporisez un peu d'huile (avec un vaporisateur spécial) ou humidifiez-la légèrement avec un peu de lait.

VOIR Poisson pané, p. 216

Positif et négatif

Les préparations industrielles panées aident les parents à faire manger des aliments que de nombreux enfants apprécient peu (poisson, légumes, par exemple). Mais, en plus des inconvénients liés aux teneurs en matières grasses et aux additifs (épaississants, acidifiants, arômes, stabilisants, conservateurs...), les enfants s'habituent à une nourriture souvent fade et standardisée alors qu'ils devraient au contraire s'initier aux saveurs, textures et aspects des vrais aliments.

Chapon

voir Volaille, p. XX

Charcuterie

- **Source de protéines, de vitamines B et de fer.**
- ▲ **Très chargée en graisses (sauf le jambon cuit) et très calorique.**
- ▲ **Forte teneur en sel.**
- ▲ **Certains produits renferment des nitrites, potentiellement dangereux pour la santé.**
- ▲ **Peut provoquer des migraines chez les personnes prédisposées.**

Saucisse et jambon, andouillette et saucisson, rillettes, pâté et lardons... : charcuterie rime avec délices et tradition, mais aussi avec craintes et circonspection. De fait, les experts ont des avis plutôt défavorables sur ce groupe d'aliments : à consommer de façon très occasionnelle, donc, et en choisissant judicieusement dans la gamme très large des préparations proposées.

Caractéristiques nutritionnelles

• **Des protéines.** Élaborée à partir de produits carnés, la charcuterie est une source de protéines de qualité, fournissant en bonne proportion tous les acides aminés essentiels qui permettent de fabriquer et de renouveler les cellules de l'organisme. La plupart des charcuteries en apportent autant que les viandes, soit 16 à 20 g pour 100 g, voire plus (andouillette, bacon, jambon cru...). D'autres, comme le boudin, la mortadelle, le pâté, la mousse de foie ou la saucisse, sont plus pauvres en protéines.

• **Des vitamines B et du fer.** Toutes les vitamines du groupe B sont présentes en abondance dans la charcuterie pur porc ou à base de foie.

La teneur en fer est très élevée dans le boudin noir (plus de 22 mg pour 100 g), le pâté de foie de volaille et le pâté de campagne en apportent aussi une quantité appréciable (5 à 9 mg pour 100 g). À noter, enfin, la présence de cuivre, de zinc et de sélénium, trois oligoéléments aux propriétés antioxydantes, ainsi que de vitamine A dans les produits à base de foie.

Composition de quelques produits de charcuterie pour 100 g d'aliment

	Calories (kcal)	Protéines (g)	Lipides (g)	Fer (mg)	Sodium (mg)	Équivalent en sel (g)
Andouille	270	22,5	20	2,4	1 130	2,9
Andouillette poêlée	303	24,5	22,3	2,3	1 090	2,7
Chorizo sec	477	23,8	41,9	2,8	1 730	4,4
Filet de bacon cuit	122	23	3,2	1	1 260	3,2
Jambon cru	287	28,4	19	0,9	2 090	5,3
Jambon cru fumé	303	26,2	21,9	2,4	1 620	4,1
Jambon cuit	105	17,1	3,4	0,8	707	1,8
Jambon cuit fumé	157	20,7	8	1,9	1 887	4,8
Lardon fumé cuit	132	23	4,3	1	1 554	3,9
Mortadelle	310	14,4	27,4	2,3	760	1,9
Mousse de foie	323	11,8	29	4,4	810	2
Pâté de campagne	336	15,8	29,6	5,5	670	1,7
Pâté de foie de volaille	278	11,9	22,9	9,2	386	1
Rillettes pur porc	429	15,3	40,8	0,9	465	1,2
Salami	460	16	43,2	2,2	1 800	4,6
Saucisse cocktail	318	12,6	29,1	1	828	2,1
Saucisse de Francfort	302	13,2	27,3	2,7	828	2,1
Saucisson à l'ail	279	14,6	24,2	2,3	1 100	2,8
Saucisson sec pur porc	390	26	31	1,7	2 015	5,1

Repère *– 3 à 5 tranches fines de saucisson sec (30 à 40 g) = 115 à 160 kcal = 1,5 à 2 g de sel.*
– 1 portion de pâté de campagne (50 g) =170 kcal = 0,8 g de sel.
– 1 saucisse de Francfort (100 g) = 300 kcal = 2,1 g de sel.
– 1 tranche de jambon cuit (50 g) = 50 kcal = 0,9 g de sel.
– 1 tranche fine de jambon cru (30 g) = 85 kcal =1,6 g de sel
Rappel : on recommande de ne pas dépasser 5 à 6 g de sel par jour.

CIQUAL 2008

• **Beaucoup de graisses.** Hormis le jambon cuit (ou blanc), les filets de bacon ou la viande séchée (pastrami, viande des Grisons, « jambon » de dinde), plutôt maigres (2 à 5 % de matières grasses), les produits de charcuterie sont des aliments gras. Même si l'évolution des recettes a permis d'abaisser nettement la teneur en lipides depuis une trentaine d'années, la plupart d'entre eux affichent plus de 20 % de graisses, quelques-uns tournent autour de 30 % (pâté de foie, saucisse de Montbéliard ou de Morteau, saucisson sec, terrine de foie), et les plus grasses (chorizo, rillettes, salami) dépassent 40 %.

Ces lipides proviennent pour l'essentiel du porc, et sont moins chargés en acides gras saturés que ceux du bœuf. Ils renferment davantage d'acides gras insaturés, considérés comme neutres ou bénéfiques pour la santé cardio-vasculaire.

La teneur en cholestérol est surtout importante dans l'andouille et l'andouillette (environ 340 mg pour 100 g), car ces dernières sont préparées avec des abats.

• **Une addition calorique élevée.** Les produits très gras comme les rillettes et/ou pauvres en eau comme le saucisson sec dépassent 400 kcal pour 100 g. Le jambon cuit (100 à 120 kcal pour 100 g), le bacon et les viandes séchées (130 à 150 kcal) peuvent être considérés comme peu caloriques, mais la majorité des autres charcuteries se situent dans une fourchette de 250 à 350 kcal pour 100 g.

• **Un apport en sel important.** Le sel est un ingrédient important dans la fabrication de la charcuterie : on a longtemps utilisé la salaison et le saumurage pour conserver les aliments carnés. Avec les changements intervenus dans les procédés de fabrication et, surtout, de conservation (chaîne du froid), la teneur en sel des produits a diminué de façon notable, mais tous restent salés, y compris le jambon cuit (presque 1 g de sel pour une tranche). À noter : dans la charcuterie « à teneur réduite en sel », il y a environ 25 % de sel en moins.

• **Le sel nitrité.** Dans de nombreux produits (jambon, saucisse, saucisson...), les fabricants utilisent du sel additionné de nitrate ou de nitrite

(E249-E252), à la fois pour leur pouvoir bactéricide et pour leur capacité à préserver la couleur rosée appétissante et l'arôme caractéristique de la charcuterie. Les nitrates et nitrites peuvent se transformer dans l'organisme en nitrosamines, qui ont un potentiel cancérigène. Même si les doses de nitrates et nitrites autorisées sont strictement contrôlées, les gros consommateurs de charcuterie seraient exposés à un risque plus important de cancer, notamment colo-rectal.

• **Des additifs.** Outre les conservateurs à base de nitrates et nitrites, la charcuterie peut renfermer :
– de l'acide ascorbique (ou vitamine C) en tant qu'anti-oxygène, souvent en association avec les conservateurs afin de prévenir la formation de nitrosamines ;
– des polyphosphates, qui réduisent les pertes d'eau à la cuisson (il n'y en a pas dans les produits de qualité supérieure) ;
– des gélifiants et épaississants (extraits d'algues, de graine de caroube, de gomme...) dans certains produits cuits (pas dans les produits de qualité supérieure) ;
– des colorants d'origine naturelle (caroténoïde, rouge de cochenille ou de betterave, caramel...), mais qui sont interdits dans le jambon cuit ou sec, le jambonneau et les lardons.

Attention

— La tyramine, un dérivé d'acide aminé (composant des protéines), se forme en assez grande quantité dans certains produits de charcuterie (jambon sec, saucisson sec, bacon, coppa...). Elle peut provoquer des migraines chez les personnes prédisposées. Elle peut aussi entraîner des réactions sévères en cas de traitement par IMAO (inhibiteur de la monoamine-oxydase), mais ce type d'antidépresseur n'est presque plus prescrit aujourd'hui.

— La charcuterie est riche en purines, précurseur de l'acide urique, dont l'excès dans le sang peut déclencher des crises de goutte. Elle est donc déconseillée aux personnes sujettes à cette maladie.

En pratique

• **Bien acheter.** Pour la charcuterie, plus encore que pour d'autres aliments, mieux vaut la qualité que la quantité ! Lisez bien l'étiquette des produits préemballés, optez pour des produits avec le moins d'additifs possible, de préférence sans conservateur et à teneur réduite en sel. Si vous achetez la charcuterie à la coupe, assurez-vous que les règles d'hygiène sont bien respectées dans le magasin (produits maintenus dans un rayon réfrigéré, manipulation avec des instruments ne servant qu'à un type de charcuterie...). Veillez à ne pas rompre la chaîne du froid après l'achat : la charcuterie fait partie des produits les plus altérables. La durée de transport doit être courte, sinon utilisez un sac isotherme.

• **Bien conserver.** Chez vous, placez la charcuterie dans la zone la plus froide du réfrigérateur, entre 0 et 4 °C. Respectez impérativement la DLC (date limite de consommation) indiquée sur les produits préemballés. La charcuterie détaillée à la coupe doit être consommée dans les 24 à 48 heures, de même que les produits préemballés dont le conditionnement a été ouvert.

VOIR **Boudins, p. 58 ; Jambon, p. 146 ; Pâtés, p. 196 ; Saucisses, p. 244 ; Saucisson, p. 245**

Châtaigne

- **Riche en minéraux et en vitamines.**
- **Très bonne source de glucides complexes et de fibres.**
- **Sa farine est sans gluten.**
- ▲ **Très calorique sous forme de crème de marrons et de marrons glacés.**

La châtaigne, appelée marron sous sa forme cultivée, est le fruit du châtaignier. Elle est souvent considérée comme un féculent car elle renferme

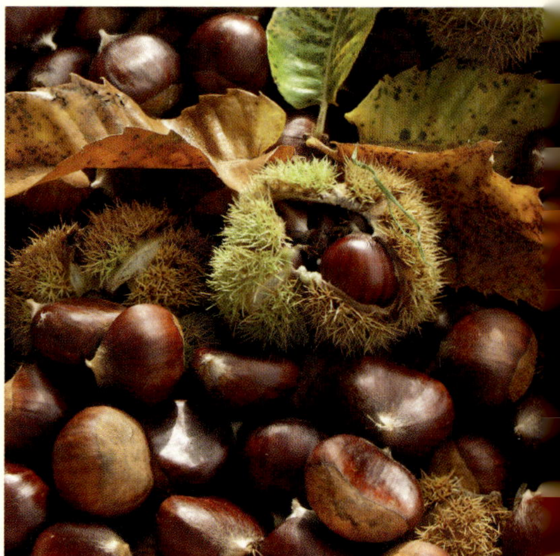

En dehors de la période de Noël, les châtaignes sont peu utilisées en cuisine. Ce n'est pas leur goût qui est en cause, mais le temps d'épluchage !

Gourmandises

– La crème de marrons est de la purée de marrons additionnée de sucre et souvent vanillée, proposée en boîte ou en tube. On peut l'ajouter à du fromage blanc, à des petits-suisses ou bien s'en servir comme ingrédient de pâtisseries. Très énergétique (265 kcal pour 100 g, soit 3 à 4 cuillerées à soupe rases), elle est appréciée des sportifs et des randonneurs.

– Les marrons glacés sont des marrons préalablement cuits plongés dans du sirop de sucre de plus en plus concentré pendant plusieurs jours. Ils sont ensuite recouverts d'une fine couche de sucre glace, puis séchés à four très doux. Il s'agit d'une délicieuse... et très énergétique gourmandise (110 à 130 kcal pour un marron glacé !).

beaucoup d'amidon. On la consomme comme accompagnement de viandes ou de volailles (dinde aux marrons), mais aussi sous forme de crème de marrons et de marrons glacés.

Caractéristiques nutritionnelles

• **Un concentré de minéraux et de vitamines.** La châtaigne constitue un véritable réservoir de minéraux : potassium, phosphore, magnésium et fer sont bien représentés. Ses vitamines sont variées et abondantes : vitamine C (26 mg pour 100 g, soit plus que dans la pomme ou les cerises), vitamines B (notamment B9, ou acide folique, et B6) et même vitamine E antioxydante.

• **Rassasiante grâce à son amidon et à ses fibres.** Très riche en amidon et bien pourvue en fibres, la châtaigne rassasie efficacement et pour longtemps. Elle est plus calorique que la pomme de terre ou les pâtes (respectivement 80 et 115 kcal pour 100 g, contre 130 kcal pour la châtaigne cuite à l'eau), mais c'est une source d'énergie utile par sa richesse en glucides complexes associés à de nombreux nutriments bénéfiques.

Composition pour 100 g de châtaignes

	Châtaigne bouillie	Châtaigne grillée
Calories (kcal)	133	205
Protéines (g)	2	3,2
Glucides (g)	27,8	42,6
Lipides (g)	1,4	2,2
Fibres (g)	4,5	5,1
Vitamine C (mg)	26,7	26
Potassium (mg)	500	592

Repère *100 g = 8 à 12 châtaignes selon le calibre.*

CIQUAL 2008

En pratique

• **Les châtaignes fraîches.** Elles sont vendues en automne : choisissez-les brillantes, grosses et lourdes, en vérifiant qu'elles n'ont pas de petits trous (signalant la présence de vers). Ne les gardez pas plus de 2 ou 3 jours au réfrigérateur, car elles se déshydratent rapidement.

Pour ôter l'écorce, plongez-les 10 minutes dans de l'eau bouillante ou faites-les griller au four en les disposant bien à plat sur une plaque. Attendez qu'elles tiédissent, puis épluchez-les en enlevant en même temps la deuxième peau. Si vous les faites griller, veillez à fendre l'écorce pour éviter qu'elles n'éclatent.

• **Les châtaignes déjà préparées.** Même si elles perdent un peu de leurs qualités nutritionnelles, les préparations en bocal, en boîte ou sous vide (châtaignes cuites) et les surgelés (châtaignes crues ou cuites) ont l'avantage de nous épargner la corvée d'épluchage. Très commode aussi, la purée de marrons au naturel, en boîte ou surgelée, permet une préparation rapide.

À savoir

La farine de châtaigne est dépourvue de gluten, et peut donc être utilisée en cas de maladie cœliaque (intolérance au gluten). Elle n'est pas panifiable, mais elle peut remplacer la farine de blé dans les crêpes, les gâteaux ou les pâtes à tarte, auxquels elle donne un léger goût de châtaigne.

Cheval

- ✚ **Très maigre.**
- ✚ **Riche en protéines et en fer.**
- ✚ **Très bonne source de vitamines B, de zinc et de sélénium.**
- ▲ **Viande très altérable, dont l'origine doit être vérifiée.**

Aliment de haute valeur protéique, la viande de cheval est cependant de moins en moins courante chez nous : des considérations psychologiques (le cheval est l'ami de l'homme) et hygiéniques (crainte de la trichinellose), associées à des difficultés d'approvisionnement, ont rendu sa consommation presque confidentielle.

Caractéristiques nutritionnelles

• **Une viande rouge maigre et tendre.** Comme la viande de bœuf, c'est une excellente source de protéines de haute qualité nutritionnelle et de fer héminique (issu du sang de l'animal), très bien utilisé par l'organisme. Les morceaux mis en vente, essentiellement à griller ou à rôtir, sont très maigres (3 à 7 % de lipides) et tendres car peu chargés en collagène (une protéine fibreuse présente en quantité variable dans les viandes).

• **Des vitamines B et des oligoéléments.** Cette viande fournit toutes les vitamines du groupe B en quantités intéressantes, notamment la B12 antianémique, la B3 et la B6, ainsi que du zinc et du sélénium, qui interviennent dans les mécanismes immunitaires et antioxydants.

• **Des mesures d'hygiène indispensables.** La viande chevaline possède une saveur légèrement sucrée en raison de la présence de glycogène, le sucre de réserve des muscles. Même s'il n'est présent qu'à l'état de trace, le glycogène confère à la viande de cheval sa saveur douce caractéristique, mais il la rend aussi plus facilement altérable qu'une autre viande car les bactéries s'y développent rapidement. Il est donc indispensable de prendre le maximum de précautions d'hygiène (voir ci-dessous).

Composition pour 100 g de viande de cheval rôtie

Calories	174 kcal	Lipides	6,9 g
Protéines	28 g	Fer	3,4 mg
Glucides	< 0,2 g		

Repère *1 portion = 100 à 120 g.*

CIQUAL 2008

Les précautions

– Achetez la viande de cheval dans un point de vente parfaitement tenu, chez un détaillant de confiance qui peut donner toutes les informations utiles sur l'origine de la viande.

– Veillez à ce que la durée du transport soit aussi brève que possible, placez la viande dans la partie la plus froide du réfrigérateur et consommez-la dans les 24 heures (dans la journée pour la viande hachée).

– Ne servez pas de viande crue aux jeunes enfants, aux femmes enceintes, aux personnes âgées et aux personnes dont la santé est précaire.

Viande de cheval et trichinellose

La trichinellose est une parasitose due à un ver parasite qui peut infester les muscles de différents animaux (porc, cheval, sanglier...). Elle atteint l'être humain qui consomme une viande contaminée peu ou non cuite. La trichinellose sévit dans de nombreux pays d'Europe de l'Est, d'où est importée une bonne part de la viande de cheval vendue en France (nous ne produisons que 20 à 25 % de la viande chevaline consommée). Dans le passé, de nombreux cas de trichinellose sont survenus en France, dus à de la viande de porc ou de cheval contaminée. Depuis 1999, seuls une dizaine de cas ont été recensés, liés à de la viande de sanglier abattu à la chasse et trop peu cuite. Aucun cas lié à une viande contrôlée en abattoir (porc, sanglier ou cheval) n'a été signalé. Les contrôles sanitaires sont très stricts, et permettent normalement d'écarter toute viande contaminée. La traçabilité de la viande de cheval est désormais totalement mise en place, et l'acheteur a toujours la possibilité de connaître l'origine de l'animal et de demander à vérifier les marques de salubrité données par l'abattoir.

Chewing-gum

- **Peut aider à limiter le grignotage, en cas de sevrage tabagique, par exemple.**
- **Contribue à la prévention des caries s'il est sans sucre.**
- **Peu calorique.**
- ▲ **Contient de nombreux additifs.**
- ▲ **Génère des troubles digestifs.**

Le chewing-gum est dans toutes les poches, c'est l'une des friandises les moins caloriques, et les versions sans sucre peuvent même présenter un intérêt pour l'hygiène dentaire. Mais il crée aussi une sorte d'habitude qui fait qu'on ne peut plus se passer du besoin de mâcher ou d'avoir en permanence quelque chose dans la bouche.

La composition des chewing-gums

Les chewing-gums sont un mélange de gomme végétale (le support du chewing-gum), de sucre ou d'édulcorant, d'agents structurants (résine, cire), ainsi que de divers additifs (colorants, acidifiants, conservateurs) et arômes.

Composition pour 100 g de chewing-gum

	Calories (kcal)	Glucides (g)
Chewing-gum sucré	276	68,3 (sucres)
Chewing-gum sans sucre	170	70 (polyols)

Repère *– 1 pastille ou une tablette : 1,5 à 2,5 g.*
– 1 gomme pour enfants : 6 à 7 g.

CIQUAL 2008

Caractéristiques nutritionnelles

• **Peu caloriques.** Une pastille ou une tablette classiques représentent environ 5-6 kcal. Un apport négligeable, un peu plus conséquent toutefois chez les gros consommateurs, qui les renouvellent souvent : c'est surtout le cas après l'arrêt du tabac ou lors d'un régime pour éviter les grignotages.

À noter : les grosses gommes colorées pour enfants sont plus riches (20 à 30 kcal l'unité) et les produits sans sucre (aux polyols) apportent aussi des calories (170 kcal pour 100 g, contre 276 kcal pour les produits sucrés).

Chewing-gum et caries

Les calories des chewing-gums classiques sont essentiellement apportées par le sucre (saccharose, sirop de glucose), qui est un facteur de caries dentaires. Mais la mastication stimule aussi la salivation, qui a un effet antiacide bénéfique : tout dépend donc du nombre de chewing-gums consommés dans la journée. Les pastilles sans sucre aux polyols (sorbitol, xylitol, maltitol) ne sont pas cariogènes et auraient même une action préventive (le xylitol inhiberait la prolifération des bactéries). Mais attention : aucun chewing-gum ne remplace le brossage des dents, et ces édulcorants ont des effets laxatifs avérés en plus des inconvénients digestifs communs à tous les chewing-gums avec ou sans sucre.

• **De plus en plus d'additifs.** Si, à l'origine, les chewing-gums ne contenaient que de la gomme végétale, leur composition a bien évolué et ils comprennent un nombre important d'arômes et d'additifs : colorants, épaississants, gélifiants, émulsifiants, acidifiants et plusieurs édulcorants différents dans les versions sans sucre.

• **Des effets sur la digestion.** Plus on mâche longtemps, plus on avale de l'air, ce qui est source d'aérophagie, de douleurs abdominales et de flatulences. Ces effets sont accentués avec les chewing-gums aux polyols, qui ont un effet laxatif même en faible quantité. À noter aussi : la mastication permanente peut induire des douleurs à l'articulation des mâchoires.

Chips

▲ Très grasses et très caloriques.
▲ Excessivement riches en sel.
▲ Renferment parfois beaucoup d'additifs.

Généralement proposées à l'apéritif, les chips sont souvent consommées aujourd'hui lors d'un petit creux, d'un repas pris sur le pouce ou en pique-nique. Il ne faut pas oublier que ces grignotages commodes et tentants sont très gras, très salés et très caloriques !

Caractéristiques nutritionnelles

• **Grasses et caloriques.** Ces fines lamelles de pommes de terre frites sont bien sûr très riches en graisses (34 g pour 100 g en moyenne, jusqu'à 37 g pour les chips « à l'ancienne »), et donc très caloriques : environ 500 kcal pour 100 g (plus de 560 kcal pour les chips « à l'ancienne »). L'étiquetage indique généralement que le corps gras utilisé est « végétal », sans autre précision : il s'agit majoritairement d'huile de palme ou de graisses végétales hydrogénées riches en acides gras trans, mauvaises pour la santé cardio-vasculaire.

• **Des apports excessifs en sel.** 100 g de chips représentent en moyenne 700 mg de sodium (l'équivalent de 1,8 g de sel), mais jusqu'à 1 200 mg (3 g de sel) pour certaines marques ! Des teneurs à comparer avec les 5 à 6 g de sel qu'il serait raisonnable de ne pas dépasser par jour.

• **Des additifs en prime.** Les chips aromatisées (saveur bacon, oignon, tex, vinaigre, etc.) sont additionnées d'arômes, d'exhausteurs de goût, de colorants… qu'il vaut mieux éviter.

Légères ou moins salées

Les chips dites « légères » sont un peu moins grasses que les autres, avec, quand même, 25 g de lipides et environ 450 kcal pour 100 g. Il existe aussi des chips « cuites au four », réellement moins grasses, et des chips surgelées, non salées, à cuire au four, commodes en cas de régime limité en sodium.

Composition pour 100 g de chips

Calories	504 kcal	Lipides	34,4 g
Protéines	6,1 g	Sodium	707 mg
Glucides	42,4 g		

Repère *1 sachet individuel = 20 à 40 g selon les marques.*

CIQUAL 2008

En pratique

Le mieux serait de ne pas avoir de chips chez soi ! Pour en limiter les inconvénients :
– achetez plutôt les petits conditionnements (pour ne pas être tenté de finir un gros paquet) ;
– évitez les chips « à l'ancienne » (très grasses) ou aromatisées et chargées d'additifs ;
– optez plutôt pour les chips cuites au four (nettement moins grasses) et celles qui sont moins salées.

Chocolat

⊕ Apporte des antioxydants.
⊕ Source de magnésium.
▲ Très calorique.
▲ Très riche en sucre et en graisses saturées.

Parce que le chocolat est un délice auquel on adore succomber, on préfère mettre en avant ses qualités (réelles ou supposées) plutôt que d'évoquer ses inconvénients. Certes, il contient de la théobromine stimulante, du magnésium utile au bon équilibre neuro-musculaire, des antioxydants

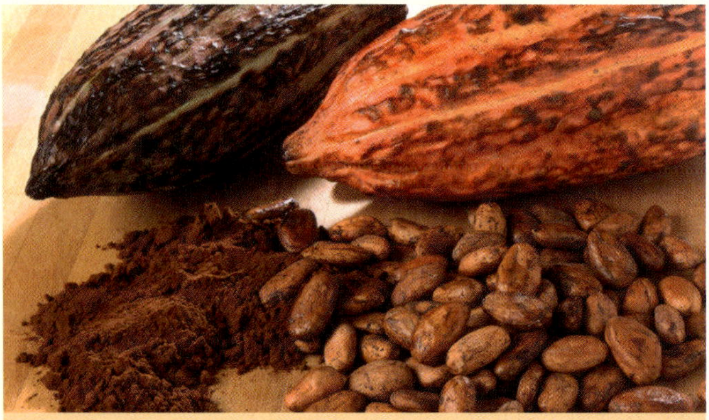

Les cabosses (sortes de gousses) oblongues du cacaoyer renferment les précieuses fèves de cacao qui donneront le chocolat.

protecteurs. Mais cela au prix d'apports très élevés en graisses saturées, en sucres et en calories, ce qui finalement limite beaucoup l'intérêt nutritionnel de cette redoutable gourmandise !

Les différents chocolats

Le chocolat est obtenu à partir de fèves de cacao fermentées, séchées, puis torréfiées et broyées. À cette poudre de cacao très amère on ajoute du sucre, du beurre de cacao, un peu de lécithine (pour émulsifier), éventuellement de la vanille ou du lait en poudre (pour le chocolat au lait). Cette pâte est brassée et chauffée lentement jusqu'à environ 70 °C : c'est l'opération dite de « conchage », très importante pour la qualité du chocolat. Le refroidissement est progressif, et précède le moulage en tablettes ou en « bonbons » divers.

Idée reçue

Rien ne permet d'affirmer que le chocolat peut provoquer une quelconque addiction, et encore moins qu'il est aphrodisiaque.

Le chocolat noir doit renfermer au moins 30 % de cacao (20 % pour le chocolat au lait), mais la plupart en affichent nettement plus. La tendance aujourd'hui est de proposer du chocolat noir au goût assez intense, à plus de 60 % de cacao, moins sucré mais plus gras, et donc plus calorique que le chocolat noir courant.

Le chocolat blanc est à base de beurre de cacao, de sucre et de lait, mais ne renferme pas de cacao, d'où sa couleur.

Depuis juin 2000, une directive européenne autorise l'utilisation de certaines matières grasses végétales, moins coûteuses que le beurre de cacao. Il est donc utile de vérifier sur l'étiquetage la composition du chocolat que l'on achète (le vrai chocolat est parfois signalé par la mention « 100 % beurre de cacao »).

Caractéristiques nutritionnelles

• **Un concentré de calories.** Deux petits carrés (10 g) apportent 3 à 5 g de graisses saturées, autant de sucre et 50 à 60 kcal. Pour un goûter ou à la fin d'un repas, c'est acceptable. Mais, en plus grande quantité à n'importe quel moment de la journée, cela favorise une prise de poids comme tout grignotage gras et sucré.

• **Des minéraux variés.** Le chocolat est une bonne source de magnésium : plus de 200 mg dans 100 g de chocolat noir, soit 5 % de l'ANC (apport nutritionnel conseillé) pour une portion de 10 g. Il apporte aussi de nombreux autres minéraux et oligoéléments, notamment du potassium, du phosphore, du fer, du zinc et du manganèse.

• **Des composants originaux.** Le chocolat renferme de la théobromine, un alcaloïde proche de la caféine qui lui confère des propriétés stimulantes pour le système nerveux central. On y trouve aussi, en petites quantités, des flavonoïdes antioxydants aux effets protecteurs pour le système cardio-vasculaire.

Composition pour 100 g de chocolat

	% de cacao	Calories (kcal)	Protéines (g)	Glucides (g)	Lipides (g)
Noir à 85 % de cacao	85	595	10	25	50
Noir à 70 % de cacao	70	565	8	32	45
Noir courant	40	498	6,5	49,5	30,5
Blanc	0	554	7	55	34
Au lait	34	546	7	57,5	32
Noir aux noisettes	60	545	6,5	45,5	37,5
Au lait aux noisettes	40	546	8,3	49,5	35
Fourré	Variable	560 à 575	5 à 7	50 à 56	30 à 37
Cacao en poudre non sucré	100	301	19,5	13	19

Repère *1 carré = 5 à 12 g, voire 15 g, selon les tablettes.*

Chocolat et migraine

Le chocolat est relativement riche en tyramine et phényléthylamine, dérivées d'un acide aminé du cacao qui peut entraîner l'apparition de migraine chez les personnes sensibles à l'action de cette amine.

En pratique

• **Bien acheter.** Préférez la qualité à la quantité. Le chocolat « noir-noir » est certes plus gras que les autres chocolats, mais on en mange généralement moins que du chocolat noir courant (plus sucré) ou du chocolat au lait. Si vous avez tendance à être accro, évitez bien sûr d'en stocker régulièrement chez vous !

• **Bien conserver.** Maintenez le chocolat au frais, en évitant surtout les changements de température, qui peuvent entraîner la migration du beurre de cacao en couche blanche, peu agréable à la vue (mais sans inconvénient pour la saveur).

Chou

- ✚ Excellente source de microconstituants protecteurs.
- ✚ Très riche en vitamine C et en bêtacarotène.
- ✚ Riche en minéraux et en fibres.
- ✚ Peu calorique.
- ▲ Peut causer des flatulences.

Tête de file de la grande famille des choux, le chou est aujourd'hui reconnu comme l'un des légumes les plus intéressants sur le plan nutritionnel. Il se décline en de nombreuses variétés qui rivalisent de qualités diététiques, les plus courantes étant le chou vert, le chou blanc (plutôt vert très pâle) et le chou rouge, à feuilles lisses ou cloquées.

Caractéristiques nutritionnelles

• **Un aliment santé.** Plusieurs études suggèrent qu'une consommation régulière de légumes crucifères, et en particulier de chou, diminuerait le risque de certains cancers (côlon notamment) et de maladies cardio-vasculaires. Cet effet protecteur est attribué à la présence de substances soufrées spécifiques (glucosinolates, indoles), d'antioxydants naturels (pigments anthocyaniques, bêtacarotène) et de phytostérols bénéfiques.

• **Une mine de vitamines.** Le chou est une très bonne source de vitamine C : environ 20 mg pour 100 g de chou cuit, mais le double voire plus pour le chou cru (57 mg dans le chou rouge cru). Il fournit aussi des quantités intéressantes de bêtacarotène (provitamine A), surtout le chou rouge (455 µg pour 100 g), et un large éventail de vitamines du groupe B, dont la vitamine B9 ou acide folique, particulièrement bien représentée dans le chou rouge (40 µg pour 100 g) et le chou blanc (50 µg pour 100 g).

• **Le plein de minéraux et de fibres.** Le chou contribue très efficacement à l'apport en minéraux de l'alimentation, grâce à sa teneur appréciable en potassium, en calcium, en fer et en magnésium. Ses fibres sont abondantes et il est très peu calorique (17 à 22 kcal pour 100 g), comme la grande majorité des légumes.

• **Prudence en cas d'intestins sensibles.** Ses dérivés soufrés et ses fibres peuvent provoquer des dérangements (ballonnements, diarrhée) chez les personnes ayant les intestins sensibles.
Dans ce cas, il est conseillé de blanchir le chou avant cuisson pour éliminer une partie des dérivés soufrés volatils.

Composition pour 100 g de chou

	Calories (kcal)	Protéines (g)	Glucides (g)	Lipides (g)	Fibres (g)	Vitamine C (mg)
Chou vert cuit	17,6	1,3	2,2	0,4	1,9	20
Chou blanc cru	22	1,3	3,8	0,2	2	38,4
Chou rouge cru	21,8	1,4	3,6	0,2	2,2	57,3

CIQUAL 2008

En pratique

• **Bien acheter.** Le chou doit être lourd et dense, avec des feuilles fermes et croquantes, non tachées et bien serrées.

• **Bien consommer.** Râpez-le finement et assaisonnez-le 30 minutes à l'avance (les fibres s'attendriront). Pour cuire les choux (y compris le rouge), il suffit de les couper en fines lamelles, de les blanchir 1 minute à grande eau pour une meilleure digestibilité, puis de les faire à la vapeur ou à l'étouffée juste le temps nécessaire afin de les servir « al dente », en préservant au mieux les vitamines.

• **Bien conserver.** Vous pouvez garder un chou plusieurs jours dans le bas du réfrigérateur, bien enveloppé (sinon, gare aux odeurs !), et le congeler sans problème une fois qu'il est cuit ou simplement blanchi.

Choucroute

- Peu calorique (lorsqu'elle n'est pas accompagnée de charcuterie !).
- Digeste et dotée des mêmes propriétés protectrices que le chou.
- Bonne source de fibres, de minéraux et de vitamine C.
- ▲ Riche en sel.

La choucroute, ce n'est pas seulement le plat traditionnel alsacien ! C'est d'abord du chou qu'une fermentation lactique dirigée a transformé, mais sans lui ôter ses qualités nutritionnelles.

Caractéristiques nutritionnelles

• **Peu calorique et riche en nutriments utiles.** La choucroute est peu calorique en tant que telle : tout dépend de son accompagnement ! Elle fournit de nombreux sels minéraux, ainsi que des quantités appréciables de vitamine C (20 mg pour 100 g). Comme le chou, elle apporte des composés soufrés qui pourraient contribuer à prévenir certains cancers.

• **Digeste.** Ses fibres sont en quelque sorte « prédigérées » par la fermentation, ce qui améliore leur tolérance digestive. Et son acidité lui confère des propriétés antibactériennes.

• **Riche en sel.** La choucroute est préparée à partir de chou blanc détaillé en lanières, qui sont tassées dans une cuve avec du sel, puis mises à fermenter à l'abri de l'air pendant 3 semaines au moins. Elle est donc riche en sodium (plus de 500 mg pour 100 g, soit environ 1,3 g de sel) et doit être limitée ou écartée en cas de régime pauvre en sel.

Composition pour 100 g de choucroute

Calories	24,7 kcal	Fibres	1,1 g
Protéines	1,5 g	Vitamine C	20 mg
Glucides	4 g	Sodium	528 mg
Lipides	0,3 g		

CIQUAL 2008

En pratique

La choucroute est généralement vendue déjà cuite au détail, sous vide ou surgelée. Pour innover, proposez-la avec un filet mignon de porc ou une volaille rôtie, un jarret de veau ou même du poisson : c'est délicieux et léger. Si vous trouvez de la choucroute crue, servez-la en salade rafraîchissante, arrosée d'un simple filet d'huile.

Chou de Bruxelles

- Très bonne source de vitamine C, de vitamine B9 (acide folique) et de bêtacarotène (provitamine A).
- Très riche en microconstituants protecteurs.
- Apporte des minéraux et des fibres.
- ▲ Peut provoquer des dérangements intestinaux.

Consommé frais durant l'hiver et surgelé le reste de l'année, le chou de Bruxelles est riche en nombreux nutriments bénéfiques qui procurent de vrais bénéfices santé.

Caractéristiques nutritionnelles

• **Beaucoup de vitamines et de minéraux.** Le chou de Bruxelles est très riche en vitamine C (une portion de 125 g couvre 70 % de l'apport nutritionnel conseillé pour la journée), ainsi qu'en vitamine B9 (acide folique) et en bêtacarotène (provitamine A) antioxydant. C'est un concentré de minéraux et d'oligoéléments, fournissant en abondance potassium, calcium, fer et magnésium.

• **Une mine de nutriments protecteurs.** De même que les autres choux, c'est un « légume prévention » qui renferme de nombreux composants protecteurs : des fibres très actives, des flavonoïdes antioxydants, des phytostérols bénéfiques pour le système cardio-vasculaire, des substances soufrées (indoles, glucosinolates) qui pourraient aider à la prévention de certains cancers.

• **Attention aux intestins sensibles.** Il faut le blanchir quelques minutes à l'eau bouillante avant de le cuire afin d'éliminer une partie des composés soufrés volatils, et éviter surtout de le cuire trop longuement, ce qui le rend indigeste.

Composition pour 100 g de choux de Bruxelles cuits

Calories	23,1 kcal	Lipides	0,3 g
Protéines	1,9 g	Fibres	1,6 g
Glucides	3,2 g	Vitamine C	61 mg

CIQUAL 2008

En pratique

Très résistants, les choux de Bruxelles sont encore meilleurs après les premières gelées car le froid atténue leur âcreté. Achetez-les bien frais, denses et fermes, avec des feuilles serrées d'une couleur vert sombre et une section franche. Ne les gardez pas plus de 3 jours dans le bas du réfrigérateur. Les choux de Bruxelles surgelés, particulièrement digestes et rapides à préparer, conservent l'essentiel de leur richesse nutritionnelle.

Chou-fleur

- Très bonne source de vitamines C et B9 (acide folique).
- Riche en minéraux et en fibres.
- Apporte des microconstituants protecteurs.
- Peu calorique.
- ▲ Parfois mal supporté par les intestins sensibles.

Hiver, printemps, automne : le chou-fleur est de presque toutes les saisons, et gagne à être mis à l'honneur dans nos menus pour sa richesse nutritionnelle et ses qualités de « légume prévention ».

Caractéristiques nutritionnelles

• **Des apports vitaminiques précieux.** Le chou-fleur, comme les autres choux, est riche en vitamine C (60 mg pour 100 g s'il est cru, 36 mg une fois cuit) et plus encore en vitamine B9 (acide folique) : une bonne portion de 200 g couvre 55 à 65 % de l'ANC (apport nutritionnel conseillé) pour cette vitamine.

• **Des minéraux et des fibres, peu de calories.** Sa densité minérale est particulièrement élevée : il est peu chargé en calories (18 kcal pour 100 g) tout en apportant de bonnes quantités de sels minéraux (potassium, phosphore, calcium, magnésium, fer). Ses fibres abondantes favorisent le bon fonctionnement intestinal.

• **Des composants protecteurs.** Il renferme des substances soufrées bénéfiques et, comme tous les légumes crucifères (choux de tous types, navets, radis...), il aurait une action protectrice contre certains cancers (côlon notamment). On y trouve aussi des phytostérols bénéfiques pour la santé cardio-vasculaire.

• **Pour une meilleure tolérance intestinale.** Le chou-fleur est mieux supporté quand on le cuit après l'avoir blanchi quelques minutes à l'eau bouillante (ce qui élimine une partie des dérivés soufrés volatils).

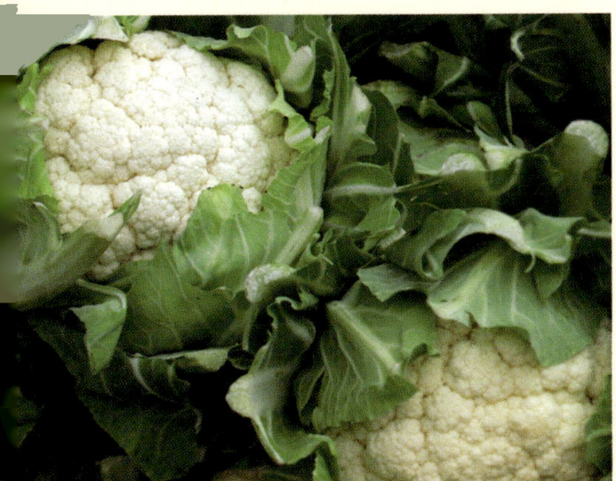

Très facile à accommoder, le chou-fleur se consomme surtout cuit, mais il est également excellent cru.

Composition pour 100 g de chou-fleur cuit

Calories	17,7 kcal	Lipides	0,5 g
Protéines	1,8 g	Fibres	2,2 g
Glucides	1,6 g	Vitamine C	36 mg

CIQUAL 2008

En pratique

• **Bien acheter.** Choisissez-le très frais, dense et lourd, avec des bouquets bien fermés et parfaitement blancs. Les feuilles entourant la pomme doivent être d'un beau vert pâle, fraîches et fermes, ce qui est le signe d'une cueillette récente.

• **Bien consommer.** Après l'avoir blanchi, ne le faites pas cuire trop longtemps. Servez-le encore un peu « al dente » : il garde davantage de composants protecteurs et reste digeste.

• **Bien conserver.** Vous pouvez le garder 2 ou 3 jours dans le bas du réfrigérateur, enveloppé d'un film alimentaire.

Citron

- Très riche en vitamine C et en flavonoïdes antioxydants.
- Peu calorique.
- ▲ L'écorce est souvent traitée avec des pesticides ou fongicides.

Le citron est l'allié vitaminé de la cuisine : sous forme de pulpe, de jus ou de zeste, il se glisse dans d'innombrables préparations. Il apporte aux plats et boissons sa note fraîche et acidulée qui réveille et stimule les papilles !

À savoir

Le chou, le chou-fleur et les choux de Bruxelles contiennent une quantité élevée de vitamine K. En cas de traitement par un médicament anticoagulant, il faut limiter leur consommation journalière à 100 g.

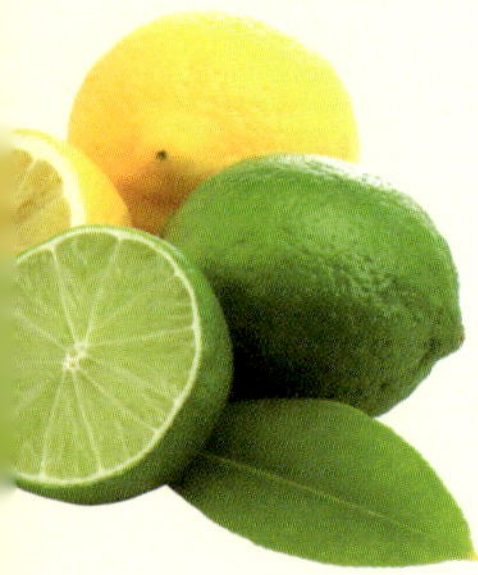

Caractéristiques nutritionnelles

• **Beaucoup d'antioxydants.** Le citron et son jus sont une excellente source de vitamine C : celle-ci est bien protégée par l'écorce épaisse et l'acidité du milieu, et sa teneur dans le fruit ne baisse pratiquement pas dans les semaines qui suivent la récolte. Cette vitamine est accompagnée de flavonoïdes antioxydants (hespéridine, rutine, limonoïde...) qui améliorent son efficacité et luttent contre l'excès de radicaux libres pouvant endommager les cellules. Ces flavonoïdes ont aussi une action bénéfique sur la paroi des petits vaisseaux sanguins, les capillaires, qu'ils protègent et renforcent.

• **Une haute valeur nutritionnelle.** Le citron est peu sucré, et donc très peu calorique (une partie des calories vient des acides organiques naturels). Sa pulpe et son jus fournissent de nombreux minéraux, en particulier du potassium aux propriétés diurétiques, des quantités intéressantes de calcium, ainsi que du magnésium, du phosphore, du manganèse, du fer et du cuivre.

Composition pour 100 g de pulpe de citron

Calories	33,5 kcal	Fibres	2 g
Protéines	0,8 g	Vitamine C	51,7 mg
Glucides	2,9 g	Acides organiques	4,9 g
Lipides	0,5 g		

Composition pour 100 g de jus de citron

Calories	24,8 kcal	Fibres	0,2 g
Protéines	0,4 g	Vitamine C	46 mg
Glucides	2 g	Acides organiques	4,8 g
Lipides	0,1 g		

CIQUAL 2008

En pratique

• **Bien acheter.** Disponible toute l'année, le citron est surtout importé d'Espagne et d'Argentine car la production française est très limitée. Pour le jus, choisissez des citrons bien denses et lourds, à la peau fine exempte de taches. Pour des préparations avec l'écorce ou pour utiliser le zeste, sélectionnez des citrons non traités après récolte (si possible bio) et lavez-les soigneusement avant usage. Le citron vert possède les mêmes qualités nutritionnelles et usages que le citron jaune.

• **Bien consommer.** Le jus remplace le vinaigre dans les sauces de salades en apportant toute sa richesse en vitamine C et parfume les crudités sans qu'il soit besoin d'ajouter trop de sel. Pour obtenir un maximum de jus, roulez auparavant le citron sur un plan de travail en appuyant avec la paume de la main. Consommez très rapidement le jus, car sa vitamine C est rapidement détruite par l'oxygène de l'air. Si vous voulez sucrer une citronnade, veillez à dissoudre le sucre dans l'eau auparavant, car il fond mal dans le jus de citron.

• **Bien conserver.** Le citron se garde 1 semaine à température ambiante et jusqu'à 2 à 3 semaines dans le bac à légumes du réfrigérateur. Une fois coupé ou « zesté », il doit être consommé sans attendre car il s'abîme très vite.

Idées fausses

Le citron n'est ni acidifiant ni décalcifiant ! Sa saveur est acidulée en raison de sa richesse en acides organiques (notamment en acide citrique), mais ceux-ci se combinent dans l'organisme avec les minéraux et libèrent des résidus alcalins qui ont précisément une action antiacidifiante sur le milieu interne. Et son calcium est très bien assimilé, car il est accompagné de vitamine C qui améliore sa biodisponibilité.

Citrouille

voir Potiron, p. 222

Clémentine

voir Mandarine et clémentine, p. 166

Coing

- **Riche en pectine et en tanins.**
- **Remède traditionnel très efficace contre la diarrhée.**
- ▲ **Ne se consomme que cuit et additionné de sucre.**

Très facile à reconnaître mais peu consommé, ce fruit jaune en forme de poire recouvert d'un duvet brun clair arrive à maturité à l'automne. Sa chair très parfumée, mais âpre et très astringente, devient fondante et savoureuse une fois cuite.

Caractéristiques nutritionnelles

• **Des fibres très efficaces.** L'association pectine et tanins donne au coing, après cuisson, une grande capacité à régulariser le transit intestinal, et en particulier à lutter contre la diarrhée.

• **En gelée ou en compote.** C'est un fruit peu calorique (28 kcal pour 100 g), mais, comme on ne le consomme que cuit avec du sucre (en compote, en gelée ou en pâte de fruits), le total calorique est nécessairement plus élevé : 78 kcal pour 100 g de compote, 220 à 260 kcal pour la même quantité de gelée, de confiture ou de pâte de coings.

Composition pour 100 g de compote de coings

Calories	74 à 82 kcal	Lipides	0,1 g
Protéines	0,3 g	Fibres	2,2 g
Glucides	18 à 20 g		

Repère *1 cuil. à soupe de gelée ou de compote de coings = 20 à 25 g.*

En pratique

Même à maturité, ce fruit d'automne reste ferme. Choisissez-le bien parfumé et sans aucune meurtrissure. Il se garde pendant plusieurs semaines dans un endroit frais ou dans le bac du réfrigérateur (bien enveloppé). Préparez-le en compote en ajoutant des poires ou des pommes. Vous pouvez aussi le servir en accompagnement de viande ou de volaille, ou intégré à un tagine.

Colin

voir Lieu, p. 161

Concombre

- Très peu calorique.
- Réhydratant.
- ▲ Mal digéré par certaines personnes.

Le concombre est un légume sans souci, à la préparation simplissime. Léger et réhydratant, il apporte toute l'année une touche de fraîcheur aux menus : avec la tomate, c'est sans doute l'une des crudités les plus consommées.

Caractéristiques nutritionnelles

• **Riche en eau, peu calorique.** C'est l'un des légumes les plus riches en eau (96 % !), ce qui le rend très désaltérant. Il est très peu calorique : une qualité qu'on peut sauvegarder en utilisant un assaisonnement léger et vitaminé, à base de yaourt, de jus de citron et de fines herbes, par exemple.

• **Des minéraux et des fibres.** Il fournit, en petites quantités, un large assortiment de minéraux (potassium, calcium, magnésium). Ses vitamines (bêtacarotène ou provitamine A, vitamine C, vitamines B dont la B9 ou acide folique) sont concentrées dans la peau.

Ce sont ses fibres, constituées en majorité de cellulose, qui lui donnent sa texture ferme.

• **Parfois peu digeste.** Son amertume (moins marquée dans les variétés actuelles), ses graines et sa consistance particulière le rendent peu digeste pour certains consommateurs. Afin d'améliorer sa digestibilité, on conseille de le choisir petit, d'ôter la partie centrale qui renferme les graines et de le râper assez finement.

Composition pour 100 g de concombre cru

Calories	9,8 kcal	Lipides	0,2 g
Protéines	0,6 g	Fibres	0,7 g
Glucides	1,5 g		

Repère *1 concombre moyen = env. 400 g.*

CIQUAL 2008

En pratique

• **Bien acheter.** Choisissez-le bien ferme et bien vert, ce qui témoigne de sa fraîcheur. Évitez les concombres mous ou flétris et les gros, qui renferment beaucoup de graines. Si vous le consommez avec la peau, achetez-le si possible bio ou obtenu par culture raisonnée (avec un minimum de produits de traitement).

• **Bien préparer.** Inutile de le faire dégorger, les variétés d'aujourd'hui ne sont plus amères. Non dégorgé, il garde d'ailleurs tout son croquant et un maximum de minéraux et de vitamines. En ne le pelant pas, vous préservez au mieux ses vitamines. Le concombre se consomme surtout cru, mais vous pouvez aussi le cuire à la vapeur et le servir « al dente », avec du poisson, par exemple.

• **Bien conserver.** Vous pouvez le garder quelques jours dans le bac à légumes du réfrigérateur, de préférence emballé dans un sac. S'il est coupé, protégez l'entame avec un film plastique et consommez-le dans les 24 heures.

Plusieurs variétés

La variété la plus courante est le concombre dit « hollandais », longiligne et lisse, mais il en existe beaucoup d'autres, dont l'épineux, plus trapu et plus amer, que l'on trouve surtout dans le sud de la France. Les cornichons appartiennent à la même famille, mais sont une variété distincte.

Condiments

- Relèvent la saveur des mets.
- Peuvent stimuler les sécrétions digestives et faciliter la digestion.
- ▲ Riches en sel.
- ▲ Renferment parfois des sulfites, conservateurs pouvant provoquer une allergie.

Dans toutes les cuisines du monde, les condiments relèvent la saveur des plats et peuvent transformer le plus fade des mets en un régal pour les papilles. À côté de la moutarde et du ketchup, de nombreuses préparations au vinaigre – cornichons, petits oignons, pickles, câpres – agrémentent ainsi nos repas.

Les principaux condiments

• **Les câpres.** Ces petits boutons floraux du câprier, une plante méditerranéenne, sont conservés au vinaigre ou en saumure. Les câpres ont une saveur légèrement piquante, un peu comme la moutarde, elles stimulent l'appétit et facilitent la digestion. On les ajoute au dernier moment dans les sauces ou les plats pour les réchauffer sans les cuire. Elles entrent dans la composition de la tapenade, avec les anchois et les olives noires.

• **Les cornichons.** Il s'agit d'une variété spécifique de concombres de petite taille, récoltés jeunes. On les conserve dans du vinaigre aromatisé après les avoir fait dégorger dans du sel. Ils accompagnent bien viande froide, pot-au-feu et jambon, dont ils relèvent parfaitement le goût.

Les cornichons à la russe ou « malossols » sont, eux, conservés en saumure à l'aigre-douce.

• **Les oignons.** Les petits oignons primeurs se préparent comme les cornichons, au vinaigre aromatisé, et ont souvent une saveur piquante.

• **Les pickles.** D'origine indienne, ce condiment très consommé dans les pays anglo-saxons est préparé avec de petits tronçons de légumes « confits » – et parfois rapidement cuits – dans du vinaigre aromatisé à l'aigre-douce.

• **Le raifort.** Cette plante crucifère possède une saveur piquante marquée, due à ses composés soufrés. Râpé et additionné de vinaigre et de sel, le raifort constitue un condiment très fin. De fortes doses peuvent être irritantes, mais il possède des propriétés digestives et antiseptiques.

Caractéristiques nutritionnelles

• **Stimulent les fonctions digestives.** Leur acidité déclenche les sécrétions gastriques, ouvre l'appétit et peut favoriser la digestion.

• **En général assez peu caloriques.** La plupart des condiments sont peu caloriques (en moyenne 15 à 35 kcal pour 100 g), et on les consomme généralement en petite quantité seulement.

• **Parfois irritants et toujours additionnés de sel.** La présence de vinaigre les rend agressifs pour les muqueuses digestives fragiles. Ils sont additionnés de sel durant leur fabrication (sauf les condiments spéciaux « sans sel ») et doivent donc être écartés d'un régime pauvre en sel. Dans les cornichons au vinaigre, par exemple, la teneur en sodium est de 740 mg pour 100 g (une quinzaine de cornichons), soit 1,9 g de sel.

• **De possibles allergies aux additifs.** Les personnes allergiques ou intolérantes aux sulfites (E220 à 228) doivent lire les étiquettes, car ce type de conservateur est fréquemment employé dans les condiments (cornichons, oignons marinés...).

Composition pour 100 g de quelques condiments

	Calories (kcal)	Protéines (g)	Glucides (g)	Lipides (g)
Câpres au vinaigre	22	2,4	2,1	0,5
Cornichons au vinaigre	15	0,9	1	0,4
Oignons au vinaigre	33	1	7	0,1
Pickles au vinaigre	34	1,8	6	0,3
Raifort à l'aigre-douce	47	1,9	9,4	0,2

Repère *– 1 cuil. à café = 3 à 5 g de câpres, de pickles, de raifort.*
– 1 cornichon = 5 à 8 g.
– 1 petit oignon = 1 à 3 g.

Le nuoc-mâm

D'origine vietnamienne, il est fabriqué avec des petits poissons (des anchois dans les bonnes marques) tassés en couche avec du sel à l'abri de l'air. Au fur et à mesure de la macération, le liquide qui se forme est soutiré. Plus la macération est longue (jusqu'à plusieurs mois), plus le nuoc-mâm est fort en goût. On l'ajoute en fin de cuisson, car son odeur devient très marquée lorsqu'il est chauffé. On l'utilise surtout comme assaisonnement.

Il est très riche en minéraux (potassium, calcium, magnésium), ainsi qu'en protéines dégradées (oligopeptides et acides aminés libres). Le nuoc-mâm doit bien sûr être écarté d'un régime pauvre en sel. Il est à éviter strictement quand on est allergique au poisson. Et, même en dehors de ce cas, il peut entraîner une réaction d'intolérance (pseudo-allergie) de type histaminique.

En pratique

• **Bien acheter.** Les cornichons de l'année sont plus croquants et plus savoureux, les câpres s'attendrissent au contraire avec le temps. Préférez les condiments préparés avec le moins possible de conservateurs.

• **Bien préparer.** Si vous préparez vous-même des condiments au vinaigre, vérifiez que le vinaigre employé titre au moins 6 ou 7 degrés d'acide acétique. Utilisez des matières premières très fraîches et très tendres (cornichons juste récoltés, petits légumes primeurs...), et stérilisez les bocaux avant de les remplir.

• **Bien conserver.** Une fois le conditionnement ouvert, gardez les condiments au réfrigérateur et veillez à ce que le vinaigre les baigne entièrement. Consommez-les de préférence dans les semaines qui suivent.

VOIR Ketchup, p. 150 ; Moutarde, p. 176

Confiseries

voir Bonbons et confiseries, p. 57

Confiture et gelée

- **Apportent de l'énergie rapidement utilisable par l'organisme.**
- **Dépourvues de graisses.**
- **Parfois source d'antioxydants.**
- ▲ **Très riches en sucre et très caloriques.**

Confiture et gelée de fruits restent inséparables du petit déjeuner à la française, même si la pâte à tartiner tend à les concurrencer ! Ce mode de conservation des fruits par une cuisson dans le sucre donne des produits d'accompagnement savoureux et gourmands, appréciés des petits comme des grands.

Confiture, gelée et marmelade

La confiture est préparée avec des fruits, la gelée est obtenue avec le jus de fruits cuits. Toutes deux renferment au moins 35 % de fruits (45 % dans les confitures et gelées « extra ») et 60 % de sucres totaux (sucre des fruits et sucre ajouté). Le terme de marmelade est réservé aux produits à base d'agrumes, et la teneur minimale en fruits est alors de 20 %. Une confiture ou une gelée « allégée » doit renfermer au moins 50 % de fruits, et un taux de sucre de 42 à 45 %. L'adjonction de gélifiants et d'acides organiques (citrique en général) est autorisée dans ces trois préparations.

Caractéristiques nutritionnelles

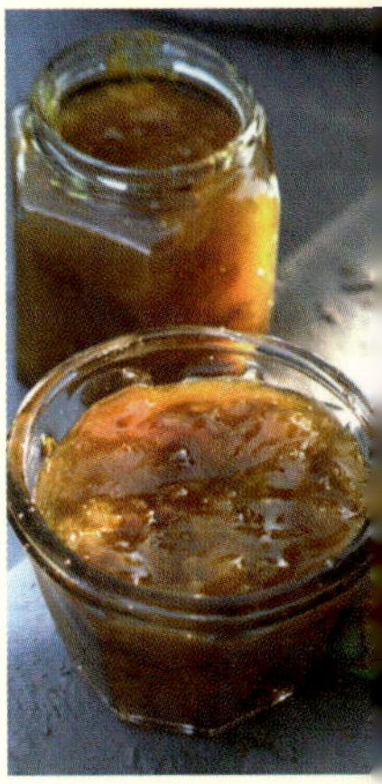

• **Un concentré de sucres et de calories.** La confiture et la gelée sont bien sûr très riches en sucres (sucre des fruits et sucre ajouté) : elles en renferment en général 60 à 65 %, une teneur qui assure la bonne conservation des fruits à température ambiante (mais à l'abri de l'air). Elles sont de ce fait très caloriques (230 à 260 kcal pour 100 g), mais on n'en consomme en général que des quantités modérées, car il s'agit d'un aliment d'accompagnement. Les confitures allégées, moins riches en sucre, n'apportent que 170 à 190 kcal pour 100 g, mais elles s'altèrent rapidement à température ambiante et doivent impérativement être gardées au réfrigérateur après ouverture du pot.

• **Un peu de potassium et des antioxydants.** La confiture et la gelée fournissent en petites quantités des minéraux (surtout du potassium) provenant des fruits. Celles qui sont à base de fruits rouges sont des sources intéressantes de flavonoïdes antioxydants aux effets protecteurs.

Composition pour 100 g de confiture

	Calories (kcal)	Sucres (g)
Confiture d'abricot	245	60,5
Marmelade	236	58,2
Confiture allégée	182	44,5

Repère *1 cuil. à soupe = env. 20 g.*

CIQUAL 2008

En pratique

Quand le pot est ouvert, gardez-le au réfrigérateur et consommez la confiture dans le mois qui suit (dans la semaine pour la confiture allégée).

Les confitures maison

Si vous disposez de fruits en abondance, n'hésitez pas à confectionner vos propres confitures. Pour obtenir une bonne consistance, il faut un équilibre adéquat entre les teneurs en sucre, en pectine (substance gélifiante naturellement présente dans les fruits) et en acides organiques. Le cassis, le coing, la groseille et les agrumes sont très riches en pectine. En revanche, avec d'autres fruits (cerise, fraise, pêche, framboise, abricot très mûr...), vous devrez ajouter un gélifiant (pectine pour confitures) ou utiliser du sucre « spécial confiture » additionné de pectine, à moins de les associer à des fruits riches en pectine. Un jus de citron favorise la prise des confitures de fruits peu acides (mirabelle et poire, par exemple).

Conservateurs, colorants et autres additifs

Naturels ou synthétiques, les additifs servent à conserver plus longtemps les aliments, à leur donner davantage de goût, à améliorer leur texture ou leur couleur. Même s'ils ne sont autorisés qu'après une évaluation de leur innocuité, on peut se demander si leur ajout systématique et à grande échelle dans nos aliments est toujours nécessaire et s'il a des effets indésirables sur notre santé.

Les différents types d'additifs

Les additifs sont indiqués sur l'étiquetage des produits préemballés, dans la liste des ingrédients. Ils sont répertoriés par catégorie (conservateur, colorant, agent de texture...), avec leur nom ou leur code européen (E suivi de trois ou quatre chiffres et parfois d'une lettre). Les additifs présents au départ dans un ingrédient, mais qui ne remplissent plus de fonction dans le produit fini (viande incorporée dans un plat cuisiné en conserve, par exemple), n'ont pas à être mentionnés.
À noter : les arômes ne sont pas considérés comme des additifs, ils font l'objet d'une réglementation distincte (liste des arômes autorisés) et sont inscrits sans code sur l'étiquetage.

Les colorants

Ils permettent de renforcer la couleur d'origine de l'aliment ou de lui en conférer une autre. Leur rôle est de stimuler l'appétence en restaurant une perte de coloration liée à la fabrication ou en teintant des aliments incolores (bonbons gélatineux, par exemple). Les œufs de lump, naturellement beiges, deviennent rouges ou noirs, le saumon d'élevage est orange grâce à l'ajout dans son alimentation de colorants de synthèse (la couleur naturelle du saumon sauvage vient des crevettes dont il se nourrit)...
Certains colorants sont d'origine naturelle (caramel, curcumine, paprika...), mais la plupart sont des substances synthétiques (jaune de tartrazine, par exemple, utilisé dans la moutarde ou les chips).

Les conservateurs

Ce groupe comprend deux grandes catégories.
– Les conservateurs qui protègent les aliments des altérations dues aux micro-organismes (bactéries, levures, moisissures). Ce sont les nitrites et nitrates, les sulfites, les benzoates...
– Les antioxygènes qui préservent les aliments de l'oxydation et du rancissement, par exemple les vitamines C (acide ascorbique) et E (tocophérols), les BHA et BHT.

Les agents de texture

Sans eux, les sauces, mousses, potages, crèmes dessert ou flans seraient mous, voire liquides, et surtout très instables.
– Les émulsifiants, stabilisants et liants permettent de maintenir les mélanges. La lécithine, par exemple, est un émulsifiant naturellement présent dans les œufs et le soja utilisé pour stabiliser les sauces industrielles à base d'éléments non miscibles (eau plus matière grasse) comme la mayonnaise ou la vinaigrette.
– Les gélifiants donnent de la consistance et de l'homogénéité. Ils sont d'origine animale (voir p. 127) ou végétale : agar-agar (algue), pectines ou gommes.
– Les épaississants (amidon, par exemple) confèrent de l'épaisseur aux préparations.

Les additifs de goût et les arômes

– Les exhausteurs de goût comme le glutamate de sodium renforcent l'intensité du goût et l'odeur des aliments salés (bouillons en cube, biscuits apéritifs, plats cuisinés...).
– Les édulcorants donnent une saveur sucrée sans fournir de calories (édulcorants intenses comme l'aspartame ou les cyclamates) ou en en apportant moins que le sucre de table (polyols).
– Les correcteurs d'acidité et les acidifiants (acide citrique, par exemple) permettent d'augmenter la saveur acidulée (boissons, bonbons...) et peuvent jouer un rôle de conservateur.
– Les arômes sont utilisés pour donner un goût (et une odeur) ou renforcer le goût naturel des matières premières : arôme de fraise dans un yaourt, de bacon dans des chips, de fumée dans du poisson fumé...
On distingue les arômes naturels (issus d'une matière première d'origine animale ou végétale), les arômes identiques aux arômes naturels (chimiquement identiques aux substances naturelles, mais obtenus par synthèse chimique), les arômes artificiels (l'éthylvanilline, par exemple, trois à cinq fois plus puissante que la vanille et beaucoup moins chère) et les arômes de fumée (classés à part en raison d'une réglementation spécifique).

Quels aliments contiennent le plus d'additifs ?

Peu d'additifs

Les aliments bruts vendus frais (viande, poisson, légumes, fruits) sont habituellement dépourvus d'additifs, mais certains peuvent être traités aux sulfites (crevettes, raisin...), qui leur évitent de noircir ou de pourrir.
Le lait, les yaourts nature et la

crème fraîche sont sans additifs, le beurre aussi, en théorie, mais il peut renfermer un colorant naturel jaune (caroténoïde) destiné à normaliser sa couleur tout au long de l'année.
Les conserves de fruits et de légumes au naturel et les surgelés non cuisinés contiennent généralement peu d'additifs : il s'agit le plus souvent d'antioxygènes naturels (vitamine C, notamment), mais certains renferment des sulfites.
À noter : les produits issus de l'agriculture biologique ont beaucoup moins d'additifs que les aliments conventionnels, du fait d'une réglementation spécifique (les additifs synthétiques sont interdits, voir p. 48).

Beaucoup d'additifs

Parmi les aliments les plus chargés en additifs et en arômes, on peut citer :
– les boissons sucrées, qui cumulent colorants, conservateurs, édulcorants, agents moussants, arômes... ;
– la charcuterie, qui peut contenir des conservateurs (dont les nitrates et nitrites), des agents de rétention d'eau (polyphosphates...), des gélifiants et épaississants, des colorants... ;
– les plats cuisinés et les sauces, où sont présents notamment émulsifiants et conservateurs ;
– les potages en sachet, les purées en flocons, les extraits de viande (bouillons, fonds de sauce), les biscuits apéritifs, qui renferment des exhausteurs de goût, des agents de texture, des conservateurs... ;
– les viennoiseries et pains de mie industriels (surtout), qui comprennent en particulier des conservateurs (antimoisissures) et des émulsifiants.
– les produits allégés (laitages, sauces, crème allégée...), qui sont parmi les plus riches en additifs variés. L'allégement en sucre et en matières grasses est compensé par l'utilisation d'édulcorants, d'émulsifiants, d'épaississants...

Les additifs et la santé

L'usage des additifs s'appuie sur le principe de la « liste positive » : ne sont autorisées que les substances, naturelles ou synthétiques, répertoriées dans cette liste. Ces substances ont fait l'objet d'études permettant de définir une dose journalière admissible (DJA) exprimée en milligrammes par kilo de poids corporel et d'imposer un cadre d'utilisation : certains additifs ne peuvent être employés que dans certains aliments, et des doses maximales d'incorporation sont fixées dans la plupart des denrées, en tenant compte des habitudes de consommation (fréquence, portions).

Les hypothèses sur les risques

Les études portent sur chaque additif sans tenir compte du cumul, qui peut être significatif chez les grands consommateurs d'aliments industriels.
Les DJA incluent une marge de sécurité importante (le seuil de toxicité est généralement divisé par cent), mais la consommation d'un même additif peut être élevée chez certains (édulcorants intenses en cas de régime, nitrites chez les amateurs de charcuterie...).
– Les édulcorants intenses (aspartame E951, cyclamates E952, saccharine E954) font l'objet d'études contradictoires sur leurs éventuels effets cancérigènes. Dans le doute, mieux vaut en limiter la consommation.
– Les BHA et BHT (E320 et E321), des antioxydants présents dans des purées, soupes, sauces, etc., pourraient favoriser le développement de tumeurs déjà présentes. Les nitrites et nitrates (E249 à E252), utilisés comme conservateurs dans la charcuterie, les salaisons et certains fromages, peuvent se transformer en nitrosamines cancérigènes dans l'aliment ou dans l'organisme. Leur emploi est cependant indispensable pour prévenir le risque de botulisme et d'infection bactérienne, et les experts considèrent que la dose journalière admissible ne présente pas de risque pour la santé.
Certains colorants, dont les azoïques (E102, E122, E123, E124...), pourraient renfermer des substances cancérigènes.
– De nombreux additifs sont suspectés d'être responsables de réactions allergiques ou de type allergique : la tartrazine (E102), le glutamate de sodium (E621), les sulfites (E220 à E228), les benzoates (E210 à E213)...
– Les teneurs autorisées en canthaxanthine (E161g), un colorant ajouté à l'alimentation de certains poissons (saumon, truite) ou des poules pour colorer la chair ou les œufs, ont été abaissées en 2003 en raison de problèmes dermatologiques et de risques de lésions rétiniennes.

L'intérêt pour le consommateur

En théorie, les additifs ne sont autorisés que s'ils répondent à un besoin technologique. Si les conservateurs sont effectivement souvent indispensables (pour éviter les intoxications alimentaires), les colorants semblent beaucoup moins nécessaires car ils n'ont qu'un effet « cosmétique ». Comme les quantités d'un même additif utilisé par différents fabricants d'une même denrée varient dans des proportions parfois considérables, on peut penser que les doses sont souvent inutilement élevées. Enfin, l'ajout d'exhausteurs de goût et d'arômes à outrance masque souvent la pauvreté des matières premières et habitue les consommateurs (les enfants surtout) à des goûts primaires qui les détournent peu à peu des saveurs plus subtiles des produits naturels.

Coquillages

- Source de protéines et de vitamines B.
- Très riches en iode, en sélénium et en autres oligoéléments.
- Peu chargés en graisses.
- ▲ Peuvent entraîner des réactions d'allergie.
- ▲ Sont naturellement riches en sodium.

Les petits coquillages (coque, bigorneau, bulot, buccin, praire, palourde, ormeau) complètent à merveille un plateau de fruits de mer et font le bonheur des gourmets, qui apprécient leur saveur fine et iodée. Concentrés d'oligoéléments précieux, ils diversifient l'alimentation tout en lui apportant des nutriments rares et utiles.

Caractéristiques nutritionnelles

• **Des protéines, des vitamines.** Les coquillages fournissent des protéines de bonne qualité nutritionnelle, en quantité plus ou moins élevée selon l'espèce (le bulot et le bigorneau sont les mieux pourvus), tout en étant très pauvres en graisses et assez peu caloriques : un véritable atout !
Leurs vitamines B sont abondantes, notamment la B12 antianémique, et on y trouve aussi des traces de vitamines A, E et D.

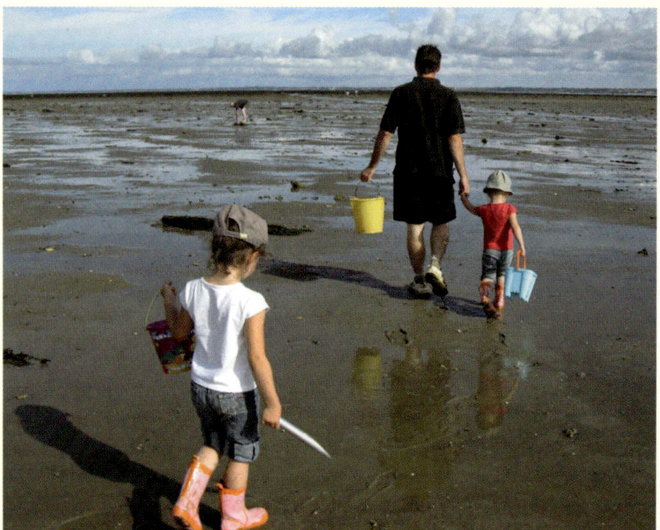

Le ramassage des coquillages sur la plage ou dans les rochers : un incontournable des vacances au bord de la mer. Renseignez-vous auprès de la mairie pour vous assurer de l'absence de risque sanitaire.

• **Peu de lipides.** Les coquillages contiennent rarement plus de 2 g de graisses pour 100 g, avec une majorité d'acides gras insaturés bénéfiques pour la santé cardio-vasculaire. La teneur en cholestérol (100 à 125 mg pour 100 g) est un peu supérieure à celle de la viande (80 à 90 mg pour 100 g en moyenne), sauf pour la coque, la palourde et la praire, où elle ne dépasse pas 35 mg.

• **Une mine d'oligoéléments.** Les coquillages contribuent à l'équilibre minéral de l'alimentation. Ce sont parmi nos meilleures sources d'iode (avec le sel marin), indispensable au fonctionnement de la thyroïde : 100 g en apportent en moyenne 80 à 100 µg, soit une bonne fraction de l'apport nutritionnel conseillé (150 µg).
Ils sont également riches en sélénium (antioxydant) et fournissent du phosphore, du calcium, du fer, du cuivre, du zinc...

• **Naturellement salés.** Seule limite : les coquillages sont riches en sodium, et donc à écarter ou à limiter si l'on suit un régime pauvre en sel : 100 g de bigorneaux cuits représentent 1 000 mg de sodium, soit l'équivalent de 2,5 g de sel, ce qui est beaucoup comparé aux 5 à 6 g qu'il ne faudrait pas dépasser par jour.

• **Attention aux risques d'allergie !** Les coquillages font partie des aliments susceptibles de provoquer une allergie, souvent croisée avec l'allergie aux crustacés.

Composition pour 100 g de coquillages cuits

	Calories (kcal)	Protéines (g)	Lipides (g)
Bigorneau	135	26,1	1,2
Buccin	94	17,6	2,6
Bulot	114	25	1,5
Coque	43	10	0,3
Palourde	71	15,4	1
Praire	36	6,8	1

***Repère** 100 g (poids net) = 15 coques ou 30 palourdes.*

En pratique

• **Bien récolter, bien acheter.** Si vous ramassez des coquillages pour les consommer, assurez-vous que la zone est sous contrôle sanitaire, sans risque de contamination par des germes ou des polluants. Les coquillages vendus dans le commerce offrent en principe le maximum de garanties. Les coquillages crus doivent être vivants au moment de l'achat. Vérifiez que les coquilles des bivalves sont bien fermées (ou se ferment au premier contact) et jetez sans hésiter tout coquillage ayant une odeur ou une apparence douteuses.

• **Bien consommer.** Lavez-les soigneusement à l'eau salée afin d'éliminer toute trace de sable. Chaque type de coquillage a son mode de préparation, mais il faut veiller à ne pas trop prolonger la cuisson, car cela durcit la chair et la rend très coriace. Certains coquillages peuvent se déguster crus : amandes de mer, palourdes, praires.

• **Bien conserver.** Les coquillages, très altérables, se préparent et se consomment de préférence le jour de leur récolte ou de leur achat.

VOIR Coquille Saint-Jacques, ci-dessous ; Huître, p. 145 ; Moule, p. 174

Coquille Saint-Jacques

- **Riche en protéines, en vitamines, en minéraux et en oligoéléments.**
- **Peu chargée en graisses, légère en calories.**
- ▲ **Peut provoquer des réactions d'allergie.**

Ce gros coquillage bivalve, célèbre emblème des pèlerins de Compostelle, fait partie des fruits de mer les plus réputés. Sa chair fine, à la saveur légèrement iodée, est aussi légère en calories que bien pourvue en vitamines et en oligoéléments.

Caractéristiques nutritionnelles

• **Des protéines de qualité, peu de graisses et de calories.** Très digeste, elle fournit des protéines de très bonne valeur nutritionnelle et très peu de graisses, en majorité constituées d'acides gras insaturés, bons pour le cœur.

Son addition calorique – 82 kcal pour 100 g, soit trois noix moyennes – reste très raisonnable. Des qualités appréciables, à protéger par des apprêts simples (qui conviennent d'ailleurs très bien à la saint-jacques !).

• **Un large éventail de vitamines et d'oligoéléments.** C'est une très bonne source de vitamines B nécessaires au bon fonctionnement neuro-musculaire, ainsi que de nombreux oligoéléments et minéraux : iode, sélénium, fer, cuivre, potassium, phosphore, magnésium, calcium...

• **Un allergène.** Des réactions d'allergie croisée ont été observées entre saint-jacques et crevettes, ainsi que dans les cas d'allergie aux acariens.

Composition pour 100 g de coquilles Saint-Jacques crues (noix + corail)

Calories	82 kcal	Glucides	1 g
Protéines	17 g	Lipides	1,2 g

Repère *– 1 noix de saint-jacques = 30 à 40 g (poids net) en moyenne.*
– L'apport calorique de la coquille cuite dépend de l'apprêt : environ 100 kcal pour 100 g lorsqu'elle est préparée avec le minimum de matière grasse.

En pratique

• **Bien acheter.** Vous ne trouverez des coquilles fraîches qu'une partie de l'année (en général entre fin octobre et mi-mai), car leur pêche est très réglementée.

La coquille doit être lourde, sans signe de détérioration et bien fermée ; si elle est ouverte, elle doit se refermer dès qu'on la frappe avec le doigt.

La saint-jacques de Normandie (Label rouge) est vendue très fraîche (pas plus de 2 jours de la mer à l'étal), nettoyée et avec au moins 80 % de coquilles possédant un corail (qui se forme quelques mois avant la période de reproduction).

• **Bien consommer.** Vous en prévoirez quatre à six par personne selon leur grosseur pour un plat principal, et deux ou trois pour une entrée.

Ouvrez-les juste avant de les consommer, et ôtez les barbes qui entourent la noix ainsi que la pointe noire du corail. Le plus simple est de les faire décoquiller et nettoyer par le poissonnier.

Servie crue en carpaccio, finement émincée et arrosée d'un peu de jus de citron, la saint-jacques développe tout son parfum. Pour la déguster cuite, il suffit de la poêler rapidement (1 minute sur chaque face) avant de l'accommoder d'un soupçon de crème fraîche et d'un peu de ciboulette. Ne la cuisez pas trop longtemps, elle serait plus ferme et moins savoureuse.

• **Bien conserver.** Les saint-jacques se gardent 24 à 48 heures maximum dans le bas du réfrigérateur, posées sur la partie creuse de la coquille. Vous pouvez aussi profiter de la saison et de prix intéressants pour congeler quelques sachets de noix, à consommer dans les 6 mois. Pour les décongeler, rincez-les et plongez-les dans du lait additionné d'un peu d'eau.

Cornichon

voir Condiments, p. 84

Courge

- Peu calorique.
- Bonne source de potassium et de fibres.
- Riche en provitamine A si sa chair est très colorée.

Difficile de parler de « la » courge, tant elle présente d'innombrables formes, couleurs et tailles ! Pâtisson, giraumon, chayotte, courge spaghetti ou courge musquée sont autant de légumes à (re)découvrir au fil des saisons, et à déguster en appréciant leur saveur douce et leur apport calorique modéré.

Quelques courges...

• **Le pâtisson.** Aussi appelé artichaut de Jérusalem ou bonnet de prêtre, c'est une petite courge aplatie de couleur vert-jaune très pâle qui possède une légère saveur d'artichaut ou de châtaigne.
• **Le giraumon.** Originaire des Antilles, il a une chair rouge à la saveur douce et un peu sucrée.
• **La courge spaghetti.** Grosse, jaune et ovale, elle a une particularité : à la cuisson, sa chair pâle forme des filaments rappelant les spaghettis.
• **La courge longue de Nice.** Verte ou orangée, avec une base arrondie, elle possède une chair orangée au goût légèrement musqué.
• **La courge musquée.** Grosse, avec une chair orange vif, elle est recherchée pour sa saveur douce et agréable.
• **La chayotte.** Aussi appelée christophine, elle a la taille d'une grosse poire et cache une chair blanche assez ferme sous une épaisse écorce verte ou blanche.

Caractéristiques nutritionnelles

• **Peu calorique, bonne source de minéraux et de fibres.** Comme la plupart des légumes, la courge est peu calorique et bien pourvue en minéraux, notamment en potassium. Ses fibres (1 à 2 g pour 100 g) sont tendres et bien supportées.
• **Des apports vitaminiques variés.** Les courges sont source de vitamine C (jusqu'à 10 mg pour 100 g de pâtisson cuit), de vitamines du groupe B en petites quantités et de provitamine A (ou bêta-carotène), un antioxydant particulièrement abondant dans les courges à chair orange vif (plus de 2 000 µg pour 100 g, soit la presque totalité de l'apport nutritionnel conseillé).

Composition pour 100 g de courge cuite

	Pâtisson	Courge musquée
Calories (kcal)	19	46
Protéines (g)	1	1,2
Glucides (g)	3,3	10
Lipides (g)	0,2	0,1
Fibres (g)	1,9	1,5
Vitamine C (mg)	10	5
Potassium (mg)	140	133

En pratique

• **Bien acheter.** Choisissez-la ferme, avec une écorce qui n'est ni abîmée ni tachée.
• **Bien consommer.** Les courges à écorce épaisse doivent être pelées avant d'être cuites, à la vapeur, à l'eau ou au four. La courge spaghetti est cuite avec sa peau, on l'ouvre ensuite pour prélever les filaments. Le pâtisson peut être cuit avec sa peau, mais on ne consomme généralement que la chair. Les courges permettent de confectionner des plats savoureux : potages, purées, gratins et même tartes sucrées pour les variétés les plus douces (giraumon, courge musquée).
• **Bien conserver.** Une courge se garde au frais pendant plusieurs jours, voire quelques semaines pour les variétés à écorce épaisse. Quand elle est entamée, protégez-la avec du film alimentaire et consommez-la dans les 48 heures. Cuite, une courge se congèle très bien.

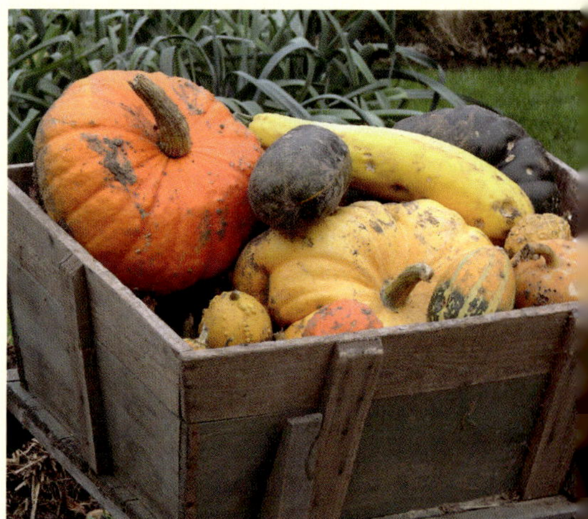

Les courges sont peu caloriques, faciles à préparer et à conserver, de goût agréable et très décoratives !

Courgette

✪ Très peu calorique.
✪ Fournit des minéraux et des fibres bien tolérées.
✪ Source d'antioxydants utiles.

Allongée ou ronde, souvent verte mais parfois jaune, la courgette peut nous surprendre. Mais elle nous séduit toujours par sa légèreté et sa très grande digestibilité.

Caractéristiques nutritionnelles

• **Un légume minceur de qualité.** Grâce à son apport calorique très modeste, la courgette est appréciée de tous ceux qui surveillent leur ligne. Atouts supplémentaires : des fibres douces, surtout dans les courgettes jeunes (pectines), pour le confort intestinal, et des minéraux pour bien éliminer (potassium surtout, à l'action diurétique).

• **Des antioxydants protecteurs.** Elle procure des quantités intéressantes de vitamine C et de provitamine A (670 µg pour 100 g), des antioxydants dont l'action est renforcée par la présence de composés phénoliques à la saveur légèrement amère. Ces antioxydants sont concentrés dans la peau de la courgette, qu'il est préférable de consommer si l'on veut bénéficier de tous les bienfaits de ce légume.

Composition pour 100 g de courgette (pulpe et peau) cuite

Calories	10,2 kcal	Fibres	1,4 g
Protéines	0,6 g	Bêtacarotène	670 µg
Glucides	1,8 g	Vitamine C	7,8 mg
Lipides	0,1 g	Potassium	253 mg

***Repère** 100 g de gratin de courgettes = env. 100 kcal.*

CIQUAL 2008

En pratique

• **Bien acheter.** Choisissez-les très fraîches, avec un pédoncule ferme et un peu piquant, une peau intacte et sans taches.

• **Bien préparer.** Si vous le pouvez, ne les pelez pas. Les courgettes jeunes, de petite taille, sont tendres, très digestes, et peuvent être consommées intégralement. Les plus grosses doivent en général être pelées, et il faut parfois retirer les graines intérieures. Préférez les cuissons à la vapeur ou à l'étouffée pour préserver les minéraux et la légèreté calorique. Émincées en fines lanières avec un couteau économe et rapidement pochées, les courgettes donnent des « pâtes » végétales originales et légères. Très jeunes, elles peuvent se consommer crues, en tranches fines assaisonnées d'une vinaigrette.

• **Bien conserver.** Vous pouvez les conserver 2 ou 3 jours au réfrigérateur, dans le bac à légumes. Attention, elles ont tendance à devenir amères avec le temps.

Crabe

✪ Riche en protéines, en vitamines B et en oligoéléments.
✪ Très maigre.
▲ Peut entraîner des réactions d'allergie.

Tourteau, étrille, araignée de mer : des crabes, il en existe pour tous les goûts... Sous la carapace de ce crustacé combatif se cache une chair délicate et légère en calories, qui nous offre ses saveurs océanes et tous ses trésors nutritionnels.

Les principales variétés de crabes

• **Le tourteau.** C'est le plus gros des crabes d'Europe (15 à 40 cm de diamètre), et il nous est très familier avec sa carapace ovoïde, lisse et bombée, de couleur brun brique (sa face antérieure étant blanche ou crème). Surtout présent sur le marché entre mai et décembre, il peut être vendu cru ou, moins souvent, déjà cuit. Sa chair blanche est fine et goûteuse. Le mâle possède des pinces imposantes bien garnies de chair, la femelle est appréciée pour son corail, qui permet de confectionner des sauces savoureuses.

• **L'araignée de mer.** Cousine du tourteau, elle est surtout pêchée au large des Côtes-d'Armor entre novembre et juillet. Elle est plus petite, avec une carapace plus longue que large, rouge et hérissée d'épines, et de longues pattes fines qui lui ont donné son nom. On la consomme surtout près des zones de pêche, car elle est fragile et voyage peu. Sa chair est particulièrement délicate, surtout celle de la femelle.

• **L'étrille.** Sa carapace brun foncé est recouverte d'un fin duvet, d'où son surnom de « crabe laineux ». Elle mesure rarement plus de 10 cm, et est assez rare chez les poissonniers. Son goût est incomparable, mais elle offre peu de chair et n'est pas très facile à décortiquer...

Caractéristiques nutritionnelles

• **Riche en protéines et peu calorique.** Le crabe est bienvenu dans les repas minceur : il fournit en abondance des protéines de haute qualité nutritionnelle et très peu de lipides (constitués essentiellement d'acides gras insaturés, bons pour la santé cardio-vasculaire).

• **Beaucoup d'oligoéléments et de minéraux.** On trouve dans sa chair une multitude de sels minéraux et d'oligoéléments : le phosphore et le potassium arrivent en tête, suivis par le calcium, le fer, le zinc et le cuivre.

Le crabe renferme aussi des quantités appréciables d'iode (100 µg pour 100 g de chair, soit les deux tiers de l'apport nutritionnel conseillé ou ANC) et de sélénium (62 µg, soit la totalité de l'ANC dans 100 g de chair).

• **Un bon apport en vitamines B.** Essentielles au fonctionnement neuro-musculaire et au renouvellement des cellules, ces vitamines sont toutes présentes dans la chair de crabe, qui renferme aussi un peu de vitamine E antioxydante.

• **Un allergène.** Le crabe, comme les autres crustacés, fait partie des aliments susceptibles de provoquer des réactions d'allergie chez les personnes prédisposées.

Composition pour 100 g de chair de crabe cuite

Calories	127 kcal	Glucides	0 g
Protéines	19,5 g	Lipides	5,2 g

CIQUAL 2008

En pratique

• **Bien acheter.** Choisissez un crabe « lourd en main » et, s'il est vivant, assurez-vous qu'il agite bien les pattes quand on le soulève.

Si vous achetez du crabe surgelé ou en boîte, vérifiez sur l'étiquetage la proportion de chair de pattes (plus elle est élevée, mieux c'est). Les miettes de crabe ne présentent pas un grand intérêt gastronomique.

• **Bien consommer.** Avant de le faire cuire, vous pouvez « l'endormir » en le laissant environ 30 minutes au congélateur. Il suffit de le déposer ensuite dans un court-bouillon et de le laisser cuire à petits bouillons (10 à 15 minutes pour un tourteau de 1 kg ou une araignée de mer de 600 à 800 g, un peu plus longtemps pour les plus grosses pièces). Tiède, le crabe est encore plus savoureux que froid.

• **Bien conserver.** Faites-le cuire le jour de l'achat, puis consommez-le dans les 48 heures.

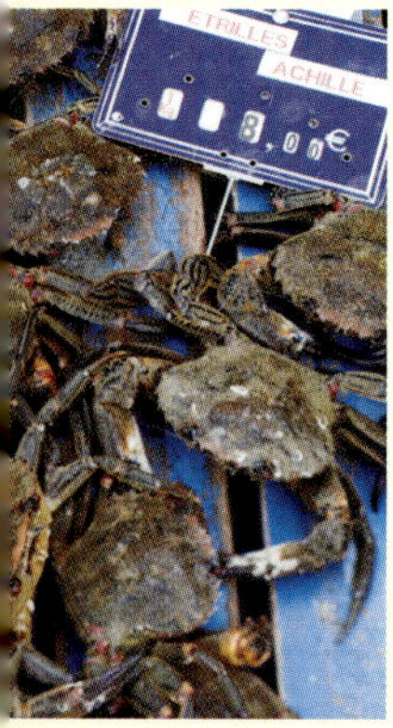

L'étrille, peu connue, est d'une grande finesse de goût.

Crème

⊕ Le moins gras de tous les corps gras.
⊕ Fournit de la vitamine A.
▲ Riche en acides gras saturés.
▲ Trop de calories lorsqu'elle est ajoutée à tous les plats.

La crème donne de l'onctuosité et de la douceur aux plats salés ou sucrés. Elle est réputée grasse, mais elle l'est moins que l'huile ou le beurre. Cela tient en partie à son statut un peu ambigu : on la compare volontiers à un produit laitier, mais c'est une matière grasse par ses caractéristiques nutritionnelles.

Les différentes crèmes

La crème est la graisse issue du lait par écrémage. Il en existe plusieurs sortes selon la consistance, la teneur en matière grasse et les traitements de conservation.

• **La consistance.** À l'état naturel, la crème est assez liquide : c'est l'ensemencement (ajout de ferments lactiques) et la maturation qui lui donnent une consistance épaisse et une saveur plus prononcée. Une crème liquide est donc une crème qui n'a été ni ensemencée ni maturée, et son goût est moins marqué que celui des crèmes épaisses.

• **Le taux de matière grasse.** Une crème classique, qu'elle soit épaisse ou liquide, contient au moins 30 % de matière grasse. Une crème légère ou allégée en contient entre 12 et 30 %. À noter : une crème épaisse peut être allégée en matière grasse, mais les fabricants sont généralement obligés d'ajouter des émulsifiants pour la faire tenir et lui donner une consistance onctueuse.

• **Crème fraîche et crème longue conservation.**
– L'appellation « crème fraîche » est réservée à des crèmes qui n'ont pas subi de traitements de longue conservation. Les plus courantes sont les crèmes fraîches pasteurisées, qui peuvent être épaisses ou liquides (fleurette).

Les crèmes crues sont simplement refroidies après l'écrémage (sans aucun traitement) : elles sont souvent vendues en vrac chez les fromagers et ne se conservent que 7 à 10 jours.

– Les crèmes liquides stérilisées et les crèmes liquides UHT se gardent à température ambiante, 8 mois dans le premier cas et 4 mois dans le second, puis quelques jours au réfrigérateur quand la brique est ouverte.

La crème Chantilly

Elle existe en pot ou en bombe (crème sous pression), mais la chantilly ou crème fouettée faite maison est meilleure et vous pouvez la sucrer à votre goût. La crème (liquide et non allégée) doit être bien froide – on conseille même de mettre le saladier et les branches du batteur au congélateur un peu avant. Battez la crème quelques minutes, ajoutez un peu de sucre glace et un sachet de sucre vanillé, puis continuez à battre jusqu'à ce qu'elle forme des volutes.

Caractéristiques nutritionnelles

• **Relativement calorique.** Il faut 9 litres de lait pour obtenir 1 litre de crème, d'où un apport calorique significatif : 295 à 314 kcal pour 100 g dans une crème classique à 30 % de MG (contre 78 à 110 kcal dans un fromage blanc par exemple). Mais la crème est la « plus légère » des matières grasses : elle est trois fois moins calorique que l'huile et plus de deux fois moins que le beurre ou la margarine. Veillez malgré tout à ne pas en ajouter systématiquement à tous les plats de viande, de féculents ou de légumes !

• **Des graisses saturées.** Plus de la moitié de ses lipides sont des acides gras saturés, dont l'excès, courant dans l'alimentation moderne, est considéré comme un facteur de risque cardiovasculaire.

• **Un peu de vitamine A et de calcium.** Comme le beurre, mais en bien moindre quantité, la crème fournit de la vitamine A ainsi qu'un peu de vitamine D. L'apport en calcium est plus important que dans le beurre (70 à 90 mg pour 100 g, contre 14 à 23 mg), mais reste modeste rapporté à 1 cuillerée à soupe (10 à 13 mg, alors que les besoins sont en moyenne de 900 mg par jour).

Composition pour 100 g de crème

	Calories (kcal)	Lipides (g)	Dont acides gras saturés (g)
Crème fraîche à 30 % MG	314	32,4	20,2
Crème légère à 15-20 % MG	172	16,2	10,1

Repère *– 1 cuil. à soupe de crème fraîche = 47 à 60 kcal.*
– 1 cuil. à soupe d'huile (10 g) = 90 kcal.
– 10 g de beurre = 75 kcal.

En pratique

• **Bien acheter.** Les crèmes allégées manquent de goût : mieux vaut acheter une véritable crème et en utiliser raisonnablement. La crème d'Isigny, qui bénéficie d'une appellation d'origine contrôlée, est réputée pour sa finesse.

• **Bien consommer.** Les crèmes épaisses ou liquides s'utilisent pour les sauces. En revanche, mieux vaut prendre une crème liquide pour la chantilly. Contrairement à une idée reçue, les crèmes épaisses ou liquides résistent bien à la cuisson. Les allégées se cuisent aussi, mais elles ne donnent pas de consistance crémeuse et sont donc plutôt adaptées aux sauces froides.

Crêpes

⊕ **Simples et économiques.**
⊕ **Riches en glucides complexes.**
▲ **Très grasses et/ou sucrées selon les garnitures.**

Composées de trois ingrédients basiques – farine, œufs et lait –, les crêpes sont a priori des préparations saines et nourrissantes. Leur intérêt nutritionnel est surtout fonction de la garniture, qui peut facilement doubler l'apport calorique en cas d'ajouts gras ou sucrés sans grande valeur pour l'équilibre alimentaire.

Caractéristiques nutritionnelles

• **Une source de glucides complexes.** L'ingrédient principal de la pâte est la farine : de froment pour les crêpes, de sarrasin pour les galettes. La teneur en glucides complexes équivaut à celle des pâtes ou du riz (autour de 30 %). Les crêpes nature (faites maison ou du commerce) constituent donc une bonne source d'énergie et peuvent tout à fait occuper la place du pain ou des féculents de temps en temps, pour varier les menus. À noter : les crêpes apportent aussi du calcium (celui du lait), à raison de 150 mg environ pour 100 g.

• **Un apport calorique variable.** La valeur énergétique est d'environ 230 kcal pour 100 g de crêpes au froment, moins pour les galettes (160 kcal), qui, normalement, ne comprennent pas de lait. Pour une crêpe moyenne (50 g), cela représente 115 kcal (80 kcal pour une galette). Mais cet apport varie en fonction des recettes : on peut ajouter plus ou moins de matière grasse dans la pâte, choisir du lait entier ou demi-écrémé, remplacer l'eau par du lait dans les galettes au sarrasin, mettre plus d'œufs... La quantité de graisse ajoutée dans la poêle a naturellement aussi son importance.

Composition pour 100 g de crêpes ou de galettes*

	Calories (kcal) pour 100 g	par crêpe	Protéines (g)	Glucides (g)	Lipides (g)
Crêpe nature au froment (maison)	234	117 (50 g)	8,8	26	9,6
Galette nature au sarrasin sans lait (maison)	156	78 (50 g)	4	30,5	3,9
Crêpe du commerce fourrée au chocolat	381	133 (32 g)	8,1	54,3**	14,6
Crêpe surgelée fourrée jambon-béchamel-fromage	162	81 (50 g)	7	18,1	7
Galette rayon frais chèvre-lardons	174	261 (150 g)	7,1	19	7,7

** Les variations peuvent être très importantes selon les recettes (crêpe et galette maison) et les marques des produits.*
*** Dont 20 g pour les sucres.*

• **Les ajouts sucrés.** Les crêpes sont à l'origine plutôt pauvres en lipides et en sucres simples, mais les apprêts changent naturellement la donne. Un peu de sucre, de confiture ou une petite noisette de beurre sont acceptables, mais le total calorique peut franchement s'élever avec le chocolat ou la chantilly. Une crêpe tartinée avec 1 cuillerée à soupe de pâte au chocolat ou surmontée de chantilly peut facilement dépasser 280 kcal, et bien plus quand on cumule les deux !
Les petites crêpes au chocolat ou à la confiture du commerce ne sont pas plus intéressantes : autour de 130 kcal à l'unité (30 g), mais les enfants en consomment souvent deux ou trois au goûter. De plus, elles comprennent des arômes et des additifs (colorants, émulsifiants...), ainsi que des matières grasses végétales non identifiées, ce qui est rarement un indicateur de qualité.
• **Les garnitures salées.** Galettes et crêpes salées peuvent faire office de plat complet relativement équilibré si on les accompagne d'un œuf ou d'une tranche de jambon, d'un peu de fromage râpé et de légumes (champignons, tomates, oignons...), et qu'on les sert avec une salade. Une galette maison (50 g) garnie d'une tranche de jambon cuit (40 g) et d'emmental râpé (30 g) représente environ 280 kcal (dont 110 kcal pour le fromage). Les crêpes et galettes garnies du commerce ne sont pas plus caloriques, mais la farce est souvent composée en majorité d'une sauce type béchamel diluée (la teneur en eau peut être significative), sans grand intérêt nutritif et peu rassasiante. Le reste (champignons, jambon, lardons, fromage...) représente alors une part minime de la garniture. En outre, comme dans les crêpes sucrées, la liste des ingrédients comprend de nombreux additifs et des matières grasses de médiocre qualité.

Sans gluten

Les galettes au sarrasin, aussi appelé blé noir, ne contiennent pas de gluten et conviennent donc aux personnes atteintes de maladie cœliaque (intolérance au gluten). Mais attention : celles du commerce peuvent contenir un peu de farine de blé, ce qui est normalement précisé sur l'étiquette. Vous pouvez également confectionner vos crêpes à partir de fécule ou de farine de maïs, de farine de riz ou d'arrow-root (fécule extraite de la racine d'une plante tropicale), également sans gluten.

En pratique

– Pour gagner du temps, les galettes nature du commerce que l'on garnit soi-même sont un bon compromis.
– En version sucrée, évitez la pâte à tartiner au chocolat, parfumez la pâte avec du jus de citron légèrement sucré, du zeste d'agrume ou de la fleur d'oranger, qui peuvent aider à réduire l'adjonction de sucre.
– Pour limiter la matière grasse ajoutée, contentez-vous de passer un papier absorbant imprégné d'huile sur la poêle chaude.

Cresson

- **Très riche en vitamine C, en bêtacarotène et en vitamine B9 (acide folique).**
- **Fournit des microconstituants protecteurs (substances soufrées, flavonoïdes).**
- **Bonne source de fer et de minéraux, peu calorique.**

Membre inattendu de la famille des crucifères (qui comprend les choux, les navets, les radis...), le cresson est lui aussi un légume très apprécié des nutritionnistes pour ses vertus diététiques et ses « qualités prévention ».

Caractéristiques nutritionnelles

• **Une haute teneur en vitamines.** C'est une excellente source de vitamine C (55 mg pour 100 g de cresson cru, 10 à 20 mg après cuisson) et de provitamine A, deux antioxydants qui participent

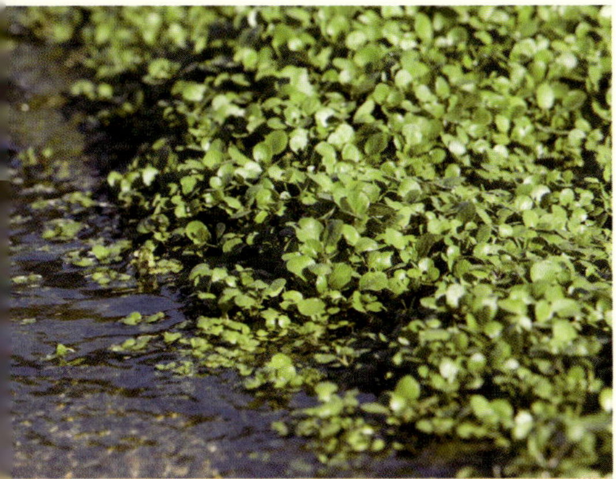

Le cresson se cultive au bord des cours d'eau ou dans des cressonnières, des bassins où l'eau circule en permanence.

à la lutte contre les radicaux libres en excès. Et, comme la plupart des « légumes-feuilles » bien colorés (salades, épinards...), il apporte des quantités notables de vitamine B9 (acide folique), indispensable à la synthèse cellulaire.

• **Des composants protecteurs.** Le cresson est très riche en substances soufrées (isothiocyanates) ayant une puissante action protectrice : de nombreux travaux suggèrent que ces dérivés soufrés pourraient avoir des propriétés anticancer. Il renferme également en abondance d'autres constituants aux propriétés antioxydantes (flavonoïdes, pigments lutéiniques, sélénium) bénéfiques pour la santé.

• **Beaucoup de minéraux, peu de calories.** Il est particulièrement bien pourvu en sels minéraux, notamment en potassium, calcium, magnésium et fer (1,6 mg), tout en apportant très peu de calories.

Composition pour 100 g de cresson cru

Calories	11,4 kcal	Lipides	0,2 g
Protéines	2 g	Fibres	0,8 g
Glucides	0,5 g	Vitamine C	55 mg

Repère *1 ramequin de cresson cru = 40 à 50 g.*

CIQUAL 2008

En pratique

• **Bien acheter.** Le cresson est proposé en vrac, en botte ou en barquette. Il doit toujours provenir d'une cressonnière agréée : le cresson sauvage n'apporte pas de garantie de salubrité, il peut être porteur de bactéries ou de parasites et transmettre notamment la redoutable douve du foie. Vous le choisirez avec des feuilles vert vif, non jaunies et non flétries, et vous veillerez à bien le laver avant consommation.

• **Bien consommer.** À servir bien sûr en salade, mais aussi associé à des pommes de terre pour confectionner un potage léger ou une originale purée verte.

• **Bien conserver.** Le cresson ne se garde guère plus de 2 ou 3 jours dans le bac à légumes du réfrigérateur. Il s'altère rapidement.

Crevette

+ Riche en protéines, très peu chargée en graisses.
+ Très bonne source de vitamines B et E, de minéraux et d'oligoéléments.
▲ Peut entraîner des réactions d'allergie.
▲ Renferme des purines, à limiter en cas de goutte.

Petites ou grosses, grises, roses ou rouges, les variétés de crevettes sont nombreuses : à choisir selon ses goûts et ses envies. Toutes permettent de se régaler en toute légèreté, en faisant le plein de protéines, de minéraux et de vitamines.

Les principales variétés de crevettes

• **La petite grise.** De 3 à 6 cm de long, elle est translucide mais devient beige rosé après cuisson. Iodée et assez salée, cette crevette se déguste telle quelle ou dans des préparations (sauces, potages, tartes salées...).

• **La crevette rose.** C'est la plus courante. Originaire des mers froides, elle mesure 6 à 7 cm de long et est en général vendue cuite. Goûteuse et parfumée, elle est délicieuse en hors-d'œuvre.

• **Le bouquet.** C'est une crevette rose de 5 à 8 cm provenant des côtes atlantiques, voire du Groenland. Charnue et moelleuse, elle ravit l'œil comme le palais.

• **La crevette tropicale.** Généralement d'élevage, elle constitue l'essentiel des crevettes surgelées. Les crevettes tropicales de Guyane, élevées et pêchées au large, et celles de Madagascar (certaines portent un Label rouge qui garantit des conditions d'élevage écologiques) sont bien meilleures que celles de Thaïlande, d'Indonésie ou d'Équateur.

Le terme « gambas » ne s'applique pas à une espèce distincte : il est employé pour désigner les crevettes les plus grosses. Elles peuvent avoir différentes origines, et se vendent crues ou déjà cuites, fraîches ou surgelées.

Caractéristiques nutritionnelles

• **Une haute valeur nutritive.** La crevette fournit autant de protéines que la viande ou le poisson. Et cela pratiquement sans apport de lipides (graisses), des qualités que l'on retrouve dans la plupart des fruits de mer et qui sont rares pour des aliments protéiques.
De ce fait, le total énergétique de la crevette ne dépasse pas 100 kcal pour 100 g. La teneur en cholestérol peut sembler élevée (209 mg pour 100 g), mais celui-ci est concentré dans la tête, que l'on ne consomme habituellement pas.

• **De très bons apports en minéraux et en vitamines.** Elle procure des quantités notables de potassium, de phosphore, de calcium et de magnésium. C'est aussi une source intéressante de zinc, de fer, de cuivre, d'iode et de sélénium. On y trouve toutes les vitamines B (la B12 antianémique est abondante) ainsi que de la vitamine E antioxydante. À noter cependant : la crevette étant naturellement riche en sodium (plus de 1,5 g de sel pour 100 g), sa consommation doit être limitée si l'on suit un régime pauvre en sel.

• **Un allergène.** La crevette, comme les autres crustacés, fait partie des aliments susceptibles de provoquer des réactions d'allergie chez les personnes prédisposées.

• **À réduire en cas de goutte.** La crevette est parmi les fruits de mer les plus riches en purines, des substances à limiter si l'on est sujet à la goutte.

Composition pour 100 g de chair de crevette cuite

Calories	100 kcal	Glucides	0,3 g
Protéines	22,8 g	Lipides	0,8 g

Repère *100 g de chair de crevette = 20 à 30 petites crevettes décortiquées ou 10 à 15 gambas, selon grosseur.*

En pratique

• **Bien acheter.** L'origine géographique est importante, en particulier pour les crevettes d'élevage. Si vous achetez des crevettes fraîches, assurez-vous qu'elles sont fermes, brillantes et intactes, avec une agréable odeur iodée. Évitez les crevettes vendues décongelées, car on ne sait pas dans quelles conditions elles ont été manipulées depuis leur décongélation. Les crevettes cuites surgelées apportent toutes les garanties d'hygiène, ce qui n'est pas toujours le cas des crevettes crues congelées. Elles sont pratiques, mais n'ont pas toujours la saveur et la consistance des crevettes fraîches.

• **Bien conserver.** Fraîches ou cuites, les crevettes ne se conservent pas plus de 2 ou 3 jours au réfrigérateur.

Crustacés

- ✚ **Bonne source de protéines et de vitamines B.**
- ✚ **Très riches en oligoéléments.**
- ✚ **Peu chargés en graisses.**
- ▲ **Peuvent entraîner des réactions d'allergie.**

Ils évoquent tous les trésors des océans, ils nous régalent par la finesse de leur chair et leur saveur typée… Aliments de haute valeur protéique, les crustacés nous font bénéficier de leur légèreté calorique et de toute leur richesse minérale et vitaminique.

Les principaux crustacés

Qu'ils soient de petite taille (crevette) ou beaucoup plus gros (crabe, homard, langouste), ils ont tous le corps recouvert d'une carapace articulée et cinq paires de pattes.

• **Le crabe.** On le trouve à proximité des rivages, sous les rochers. Sa chair, abondante dans les pattes, est digeste, délicate et savoureuse. Elle est bien pourvue en protéines, en minéraux et en vitamines du groupe B.

• **La crevette.** Il en existe de nombreuses espèces, qui vivent dans les fonds marins sableux et se dissimulent dans les trous d'eau. On consomme la chair de l'abdomen, très goûteuse et riche en protéines.

• **L'écrevisse.** C'est le seul crustacé d'eau douce. Fine, très maigre et peu calorique, sa chair constitue une bonne source de protéines et de vitamines B, ainsi que de fer (1,8 mg pour 100 g). L'écrevisse sauvage a pratiquement disparu chez nous, et l'on trouve désormais essentiellement de l'écrevisse d'élevage. La meilleure est celle dite « à pieds rouges », avec une carapace brune et l'extrémité des pattes rouge. On la cuit au court-bouillon, et on mange essentiellement la chair de la queue (en fait, l'abdomen), les pattes étant très peu charnues. On peut utiliser la carapace pour préparer une bisque (potage).

• **Le homard.** Mets d'exception, le homard est de plus en plus rare au niveau mondial. Sa chair, très maigre, est digeste et riche en protéines. C'est une bonne source de zinc et de cuivre. Le homard breton, « seigneur des crustacés », à carapace bleu sombre, est le plus réputé. Le homard du Cap (Afrique du Sud), qui vire au rouge vif à la cuisson, d'où son surnom de « cardinal des mers », est également apprécié. Les variétés américaines, plus ou moins grosses et à carapace vert-brun, sont moins savoureuses car leur chair devient cotonneuse à la cuisson.

• **La langouste.** Hôte des fonds sableux et des côtes rocheuses, la langouste se raréfie car c'est un crustacé apprécié. Elle est très peu calorique et peu chargée en graisse. Les meilleures sont les langoustes bretonnes (dites aussi « royales » ou « rouges ») et les roses, provenant des côtes du Portugal ou de l'Irlande. La langouste surgelée est souvent de la langouste brune des Caraïbes ou de Mauritanie, à chair moins fine.

• **La langoustine.** Ce crustacé n'est pas une petite langouste : c'est une espèce distincte qui, avec ses pinces, se rapproche plutôt du homard. Sa chair, fine et légère en calories, est bien pourvue en protéines, en vitamines B et en minéraux (notamment phosphore, potassium, calcium). On pêche la langoustine le long des côtes françaises, et elle est parfois vendue vivante. Mais la plupart de celles que nous consommons proviennent de l'aquaculture et sont vendues déjà cuites.

Caractéristiques nutritionnelles

• **Des aliments protéiques à haute teneur en vitamines B.** Ils apportent autant de protéines que la viande ou le poisson, et fournissent tout l'éventail des vitamines du groupe B, en particulier la vitamine B12 antianémique (une portion de 100 g de chair de crustacé couvre 60 à 100 % de l'apport nutritionnel conseillé pour la journée).

• **Une excellente source d'oligoéléments et de minéraux.** Leur chair concentre minéraux et oligoéléments : les crustacés sont particulièrement riches en phosphore, en calcium, en fer, en cuivre, en zinc, en iode (sauf l'écrevisse) et en sélénium, présents sous une forme que l'organisme assimile très aisément. Ce sont aussi des aliments naturellement salés (surtout les crevettes), à limiter dans le cadre d'un régime pauvre en sel.

• **Peu de graisses.** Ils ont une teneur modeste en lipides, ces derniers étant constitués en majorité d'acides gras insaturés bons pour le cœur. De ce fait, leur apport calorique reste modéré, de l'ordre de 80 à 125 kcal pour 100 g. Le cholestérol est parfois plus abondant dans les crustacés que dans la viande, mais il est concentré dans la tête, qui n'est généralement pas consommée.

• **Des allergènes.** Les crustacés font partie des aliments les plus allergisants, et une allergie à l'un d'entre eux doit faire écarter tous les autres.

• **Des purines.** Les crustacés renferment des purines qui se transforment dans l'organisme en acide urique, une substance dont l'excès dans le sang (hyperuricémie) peut favoriser la goutte. Les teneurs varient d'une espèce à une autre : évitez ou limitez surtout les crevettes, qui sont les fruits de mer les plus riches en purines.

Composition pour 100 g de crustacés cuits

	Calories (kcal)	Protéines (g)	Glucides (g)	Lipides (g)
Crabe	127	19,5	0	5,2
Crevette	100	22,8	0,3	0,8
Écrevisse	82	17,5	0	1,3
Homard	89	18,7	0,3	1,5
Langouste	124	26,4	0	1,9
Langoustine	91	20,9	0,3	0,7

Repère *1 cuil. à soupe rase de mayonnaise = 110 kcal.*

En pratique

• **Bien acheter.** La fraîcheur est impérative. À défaut de pouvoir acheter les crustacés vivants (ce qui est possible et conseillé pour le crabe, le homard, la langouste ou l'écrevisse), fiez-vous à leur apparence et surtout à leur odeur, qui doit être franche, légèrement iodée et agréable.

Si vous achetez des crustacés surgelés, crus ou cuits, respectez les recommandations de préparation indiquées sur le conditionnement pour obtenir les meilleurs résultats.

• **Bien préparer.** La plupart des crustacés peuvent se cuire dans un court-bouillon bien relevé ou encore au gril. Il est impératif de ne pas prolonger la cuisson afin de préserver toute la finesse de la chair. Et, pour une bonne digestibilité et un apport calorique léger, on limitera au maximum les sauces d'accompagnement trop riches !

VOIR Crabe, p. 91 ; Crevette, p. 95

Curry

voir Épices et aromates, p. 104

Datte

- Riche en glucides et en fibres.
- Très bonne source de potassium, de magnésium et de fer.
- Source de vitamines B.
- ▲ Déclenche des migraines chez certaines personnes.

La datte séduit tous ceux qui aiment se régaler « au naturel ». C'est une délicieuse gourmandise au parfum venu d'ailleurs. C'est aussi un aliment hautement énergétique, riche en fibres et en minéraux, plébiscité par les sportifs et par ceux qui se dépensent beaucoup.

Caractéristiques nutritionnelles

• **Un concentré d'énergie utile.** Nous consommons en général la datte semi-sèche, un peu déshydratée par le soleil après sa maturation. Comme tout fruit séché, elle est très riche en glucides (sucres) et donc très énergétique, avec près de 250 kcal pour 100 g.

Ses sucres naturels sont accompagnés de multiples vitamines du groupe B, nécessaires à la bonne assimilation des glucides.

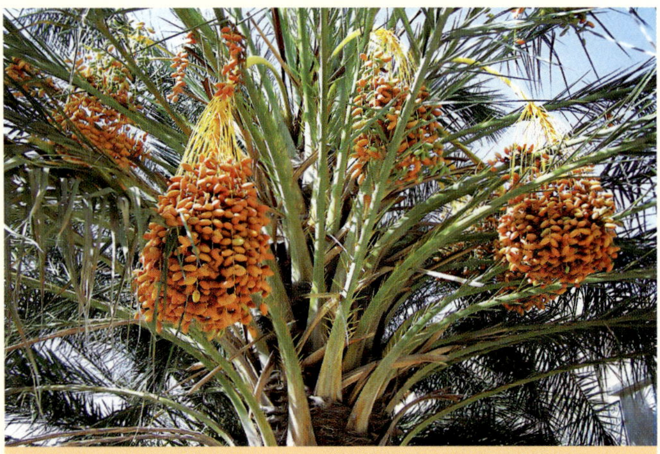

Le dattier appartient à la famille des palmiers. Ses fruits poussent en régimes, comme les bananes.

• **Beaucoup de minéraux et de fibres.** On y trouve des sels minéraux en quantité significative, notamment du potassium et du magnésium, dont les besoins sont augmentés en cas d'activité physique importante, ainsi que du fer et du calcium (50 mg pour 100 g).

Les fibres y sont abondantes (7 à 8 g pour 100 g). Elles ont l'avantage de prolonger la libération de l'énergie due aux glucides, mais les dattes ont un index glycémique très élevé : elles provoquent une augmentation rapide de la glycémie (taux de sucre dans le sang).

• **Renferme de la tyramine.** Du fait de la présence de tyramine (dérivé d'un acide aminé, la tyrosine), les dattes peuvent provoquer des migraines chez les personnes prédisposées. Pour la même raison, elles doivent aussi être évitées en cas de traitement par IMAO (inhibiteurs de la monoamine-oxydase), mais ces antidépresseurs sont rarement prescrits aujourd'hui.

Composition pour 100 g de dattes dénoyautées

Calories	246 kcal	Fibres	7,1 g
Protéines	2,1 g	Potassium	677 mg
Glucides	58,1 g	Magnésium	50,8 mg
Lipides	0,2 g	Fer	3 mg

Repère *100 g = 10 à 12 dattes dénoyautées.*

CIQUAL 2008

En pratique

• **Bien acheter.** Les dattes sont vendues semi-sèches (les fraîches, assez âpres et moins sucrées, sont rares chez nous), en vrac ou en boîte. Elles arrivent sur le marché à l'automne : achetez celles de l'année, plus moelleuses, et privilégiez celles qui sont encore en branches, signe qu'elles ont séché sur l'arbre.

Les fruits doivent être d'une belle couleur ambrée, exempts de taches, et présenter en surface un léger voile blanc de sucre naturel. Choisissez-les nature, et évitez les dattes qui ont été enduites après récolte d'un épais sirop de glucose.

Les meilleures sont les Deglet nour, très fondantes, originaires de Tunisie et d'Algérie, et les Medjoul, grosses, tendres et charnues, provenant surtout d'Israël.

• **Bien conserver.** Les dattes peuvent se garder plusieurs semaines dans un endroit frais et sec, à l'abri de la lumière et de la chaleur, mais elles ont tendance à sécher et elles deviennent moins savoureuses. Il est préférable de les consommer sans trop attendre.

Desserts lactés

- ✚ L'offre est très variée.
- ✚ Les portions sont souvent raisonnables, inférieures à celles des entremets maison.
- ✚ ▲ Apportent du calcium, mais pas tous autant que le yaourt ou le fromage blanc.
- ▲ Souvent très sucrés.
- ▲ Parfois riches en matières grasses.
- ▲ La plupart contiennent des arômes artificiels.

Très appréciés des enfants, les crèmes, flans, mousses et autres riz ou semoules au lait ont tendance à reléguer le yaourt au rang de parent pauvre du dessert lacté. Les fabricants mettent souvent l'accent sur l'apport en calcium, alors que leur teneur est souvent inférieure à celle des véritables produits laitiers. Enfin, la valeur calorique est extrêmement variable d'un dessert à un autre : ici, comme pour d'autres produits industriels, la lecture de l'étiquetage est très recommandée.

La composition

Les desserts lactés contiennent au minimum 50 % de lait, qui peut être enrichi de poudre de lait, de protéines de lait, de crème ou de lait concentré. Le deuxième ingrédient est le sucre (ou un édulcorant), puis, selon les recettes, on trouve des fruits, des œufs, des céréales, des arômes (chocolat, vanille, caramel, fraise...), des colorants.

À la différence des yaourts, ces produits ne contiennent pas de ferments lactiques. Ils doivent leur consistance crémeuse à l'ajout d'amidon (fécule, farine), de gélifiant (gélatine, algues, pectine de fruits) et/ou d'émulsifiants.

La plupart de ces desserts sont des produits frais, mais il existe aussi des conserves de crème, riz au lait, gâteau de semoule et autres.

À noter : certaines mousses au chocolat sont assimilées à des desserts lactés, mais elles n'appartiennent pas à cette catégorie au sens strict car elles ne renferment pas de lait.

Caractéristiques nutritionnelles

• **Un apport calorique très variable.** La plupart des desserts lactés se situent dans une fourchette de 130 à 180 kcal par portion (pot). C'est plus qu'un yaourt sucré au lait entier (autour de 110 kcal) ou qu'une portion (125 g) de fromage blanc sucré à 20 % de MG (environ 130 kcal), tout en restant raisonnable pour un produit gourmand.

Mais attention : lisez l'étiquetage car certains desserts et entremets sont franchement plus caloriques : 296 kcal pour un pot de crème brûlée

Composition pour 100 g de quelques desserts lactés*

	Calories (kcal)	Calories par portion	Protéines (g)	Glucides (g)	Lipides (g)	Calcium (mg)
Chocolat viennois, liégeois	151	151 (100 g)	3,6	20	6,3	95
Crème brûlée	296	296 (100 g)	4,5	14,5	24,5	67
Crème caramel	130	130 (100 g)	5,4	21,3	2,8	103
Crème au chocolat	139	175 (125 g)	4,6	19,3	4,9	154
Crème aux œufs	174	174 (100 g)	4,5	19,9	8,5	100
Gâteau de riz au caramel	148	148 (100 g)	3,2	26,1	3,3	72
Semoule au lait	90	103,5 (115 g)	3,4	11,3	3,5	84,3
Île flottante	139	139 (100 g)	4,9	21,1	3,9	82,3
Flan (lait gélifié au caramel)	113	113 (100 g)	2,6	20,8	2,2	112
Mousse au chocolat	178	124 (70 g)	5,6	21,3	7,8	103
Crème dessert allégée en MG	74	92,5 (125 g)	3,8	12,9	0,8	139
Crème dessert en conserve	134	168 (125 g)	3,9	20,5	4,2	132

**Les variations peuvent être très importantes selon les marques des produits.*

Repère *Apports caloriques des autres laitages :*
- *1 yaourt au lait partiellement écrémé non sucré (125 g) = 59 kcal ;*
- *du fromage blanc à 20 % de MG/MS non sucré (125 g) = 97 kcal ;*
- *2 petits-suisses à 40 % de MG/MS non sucrés (60 g) = 81 kcal ;*

+ 1 cuil. à soupe de confiture = 50 kcal ;
+ 1 cuil. à café de sucre = 20 kcal.

CIQUAL 2008

(100 g), encore plus dans certaines mousses au chocolat (mais les portions de mousse sont souvent plus petites que celles des crèmes dessert).

• **Beaucoup de sucre.** En mettant de côté le sucre du lait (lactose) et en ne comptabilisant que le sucre ajouté (saccharose, sirop de glucose), la plupart des desserts lactés et autres entremets renferment l'équivalent de deux à trois morceaux de sucre pour 100 g.

• **Plus ou moins de matière grasse.** Les écarts sont importants, y compris pour des produits très proches : entre deux crèmes dessert ou deux mousses, la teneur en matière grasse va de moins de 3 % à plus de 25 %. Il est donc difficile de recommander un type de dessert plutôt qu'un autre.
Les allégés tiennent en général leurs promesses du point de vue des lipides (ce qui est moins le cas pour le sucre), avec des teneurs souvent inférieures à 4 g pour 100 g.

• **Moins de calcium.** Le lait ou les yaourts contiennent environ 120 mg de calcium pour 100 g : un repère facile pour évaluer l'apport en calcium des desserts lactés. Certains ont des teneurs très correctes (plus de 100 mg pour 100 g), tandis que d'autres sont franchement plus pauvres.

En pratique

• **Bien acheter.** La diversité étant la règle, il est impératif de regarder l'étiquetage au moment de l'achat : choisissez les recettes les plus simples, avec le moins d'additifs possible (les flans, semoules et riz au lait sont généralement assez satisfaisants à cet égard) ; regardez la teneur en sucre (si possible moins de 15 %), en lipides (3 à 4 %) et en calcium pour vous rapprocher de celle du lait.

• **Bien consommer.** Gardez à l'esprit que ces produits sont avant tout des desserts gourmands, à consommer de temps en temps, en privilégiant pour tous les jours les « vrais » laitages (yaourts, fromages blancs) et les fruits.

VOIR **Fromage blanc et petit-suisse, p. 120 ; Laitiers (produits), p. 154 ; Yaourt et laits fermentés, p. 283**

Les desserts pâtissiers du rayon frais

Clafoutis, profiteroles, fondant au chocolat, tiramisu : ces gourmandises vendues avec les produits laitiers n'ont pas grand-chose à voir avec les desserts lactés. Souvent très riches en sucre et en graisses et pauvres en calcium, elles doivent être consommées très occasionnellement, comme les pâtisseries.

Dinde

- **Excellente source de protéines de qualité.**
- **Riche en vitamines B, renferme du fer et du zinc.**
- **La plupart des morceaux sont maigres ou faciles à dégraisser.**

La dinde est devenue l'une des volailles que nous consommons le plus volontiers. Elle nous est proposée sous de multiples formes (escalope, cuisse, rôti, brochette, « jambon »...) et son prix est généralement très abordable.
Enfin, raison supplémentaire de la plébisciter, c'est une viande maigre et très digeste.

Caractéristiques nutritionnelles

• **Beaucoup de protéines.** Comme les autres volailles, la viande de dinde fournit des protéines de haute valeur nutritionnelle, très bien équilibrées en acides aminés essentiels nécessaires à la synthèse et au renouvellement des cellules de l'organisme. Elle est peu chargée en tissu conjonctif, et donc très tendre et bien assimilée. Une portion de 100 g de dinde cuite apporte plus de 28 g de protéines, soit une bonne fraction de l'apport quotidien recommandé pour l'adulte (60 à 80 g pour la majorité des adultes).

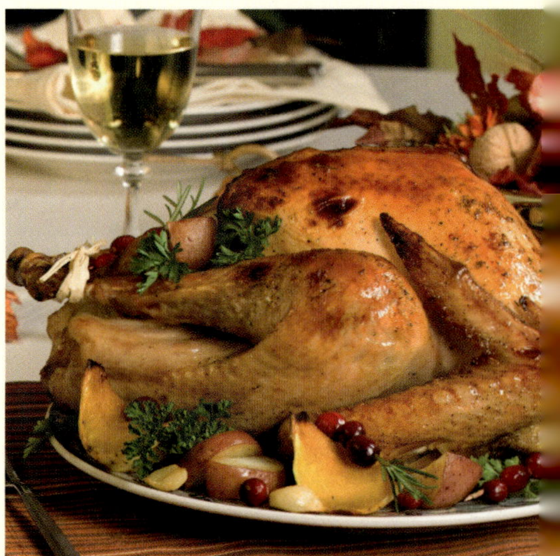

Une grosse dinde peut facilement convenir à un grand nombre d'invités, d'où son succès aux repas de Noël.

• **Peu de graisse.** La graisse de la dinde est concentrée sous la peau, et donc facile à retirer. Des morceaux comme l'escalope ou le filet en sont presque dépourvus, ce qui les rend très digestes et peu caloriques. La graisse de la dinde renferme davantage d'acides gras insaturés que celle des viandes de boucherie ; elle est ainsi moins chargée en acides gras saturés, mauvais pour la santé cardio-vasculaire.

• **Un bon apport vitaminique et minéral.** C'est une bonne source de vitamines B : toutes sont présentes à des taux élevés, notamment les vitamines B3 et B12. La dinde procure aussi de nombreux minéraux et oligoéléments, surtout du fer et du zinc, présents sous une forme très assimilable.

Composition pour 100 g de dinde

	Calories (kcal)	Protéines (g)	Lipides (g)
Escalope sautée	134	28,5	2,3
Viande rôtie*	144	29,4	2,9

** Sans la peau.*

***Repère** – 1 portion = 100 à 120 g.*
– Si vous consommez aussi la peau de la dinde rôtie, comptez plutôt 170 à 200 kcal et plus de 6 g de lipides pour 100 g.

CIQUAL 2008

En pratique

• **Bien acheter.** Vérifiez l'origine de la viande de dinde, en particulier ses conditions d'élevage, et préférez la dinde fermière, d'appellation ou sous label. L'escalope et le filet de dinde sont prélevés dans le muscle de la poitrine. Le filet, la cuisse et le pilon sont proposés avec ou sans la peau. Les aiguillettes sont détaillées finement, les morceaux pour sauté ou pour brochettes se présentent sous forme de gros cubes. Votre volailler ou votre boucher peut vous les préparer à la demande. Vous les trouverez aussi facilement en barquettes préemballées.

• **Bien consommer.** Une cuisson courte et douce à la poêle est recommandée pour les découpes de dinde. Vous cuirez rôti et pilon au four, d'abord à four chaud, puis à four moyen. La cuisson au micro-ondes convient tout à fait à la dinde : veillez simplement à choisir la puissance moyenne et non la puissance maximale, qui durcirait la viande.

• **Bien conserver.** Placez la viande dans la partie la plus froide du réfrigérateur (entre 0 et 4 °C), et gardez-la au maximum 2 ou 3 jours. Pour la viande préemballée, ne dépassez jamais la date limite de consommation.

VOIR Jambon, p. 146

Eau

⊕ Un élément indispensable à la vie.
⊕ La qualité sanitaire de l'eau du robinet est strictement contrôlée.
▲ Toutes les eaux minérales ne sont pas adaptées à une consommation quotidienne.

L'eau est un constituant essentiel des organismes vivants, indispensable aux fonctions vitales. Dans l'espèce humaine, elle représente 75 % du poids d'un nourrisson et 60 à 65 % de celui d'un adulte.

Les critères de potabilité

Toute eau livrée à la consommation doit être potable, c'est-à-dire ne pas porter atteinte à la santé. Des normes réglementaires très strictes définissent la potabilité d'une eau.
– L'eau doit être limpide, elle ne doit présenter ni odeur ni saveur désagréables. Son pH (potentiel hydrogène, indicateur d'acidité ou d'alcalinité) doit être compris entre 6,5 (très peu acide) et 9 (légèrement alcalin).
– Elle ne doit pas comporter de germes pathogènes (bactéries, virus, parasites).
– Elle doit être conforme à une liste de critères physico-chimiques fixant des concentrations maximales en différents éléments minéraux (sodium, magnésium, sulfates, chlorures...). À noter : si certains de ces paramètres peuvent être dépassés dans les eaux minérales, ils ne doivent pas l'être dans les eaux de source, qui doivent répondre aux mêmes critères que l'eau potable du robinet.
– Elle doit respecter les normes de teneur maximale tolérée en substances toxiques (plomb, arsenic, cyanure, cadmium) ou indésirables (nitrates, pesticides...).
Au total, une soixantaine de paramètres sont pris en compte avec, pour chacun d'eux, une concentration maximale admissible (CMA).

LES DIFFÉRENTS TYPES D'EAU

On distingue classiquement l'eau de distribution publique (eau du robinet) et les eaux embouteillées (eaux de source et eaux minérales naturelles). Mais certaines eaux de boisson embouteillées ou vendues en bonbonne sont simplement des eaux potables (l'équivalent de l'eau du robinet) qui ont été conditionnées.

L'eau de distribution publique (eau du robinet)

Selon les lieux, l'eau du robinet provient de sources, de captages profonds, de rivières, de lacs de réserve ou d'eaux de retraitement.

Tous les paramètres de potabilité sont surveillés en permanence à la production et, à intervalles réguliers, sur les réseaux de distribution. Toute anomalie (excès de nitrates ou présence de germes, par exemple) doit entraîner une alerte publique et une interruption de distribution jusqu'au retour à la normale.

La qualité et la pureté de l'eau varient cependant selon les zones géographiques : pour s'informer, chacun peut consulter les résultats des analyses régulièrement effectuées sur l'eau, qui sont affichés à la mairie des communes.

• **En pratique.** L'eau du robinet présente toutes les qualités pour être la boisson de base. Elle est à la fois économique, écologique (pas d'emballage ni de transport par camion) et saine.

L'odeur de chlore, qui disparaît après quelques heures de stockage au frais, est de moins en moins marquée avec la généralisation du traitement antiseptique à l'ozone.

Faut-il filtrer l'eau du robinet ?

Cette pratique n'a aucun intérêt pour améliorer la qualité sanitaire de l'eau du robinet, qui répond déjà en Europe à des normes strictes.
Les filtres ont pour intérêt d'éliminer les éventuels excès de tartre ou de calcaire dans certaines régions, ainsi que de réduire la teneur en chlore et en plomb. Mais ils sont une source importante de contamination bactérienne s'ils ne sont pas régulièrement changés.

Les eaux de source

Elles proviennent du captage de sources déterminées, non polluées et microbiologiquement saines. Elles répondent aux mêmes exigences de qualité que les eaux potables, avec par exemple des seuils maximaux de minéralité. Elles sont mises en bouteille sans subir de traitement hormis l'aération, la décantation et la filtration, qui n'altèrent pas leur composition.

Leur teneur en sels minéraux est variable, comme celle de l'eau du robinet, et elles ne peuvent revendiquer aucune propriété santé particulière. Sous une même marque, l'eau peut être issue de différentes sources selon les régions, le nom de la source étant précisé sur l'étiquetage.

Les eaux minérales naturelles

Ce sont, comme les eaux de source, des eaux d'origine souterraine, mais leur teneur en minéraux et en oligoéléments est à la fois spécifique (ce qui leur donne certaines propriétés) et stable.

On recense en France plus de 1 200 sources d'eau minérale, dont 95 % en milieu montagneux, et plus de 200 stations thermales.

Toutes les eaux minérales ne sont pas également chargées en minéraux.

– Les eaux faiblement minéralisées (250 à 500 mg/l de minéraux) conviennent à tous, y compris aux nourrissons. C'est souvent le goût qui détermine le choix de telle ou telle marque.

– Les eaux moyennement minéralisées (500 à 1 500 mg/l de minéraux) peuvent être consommées régulièrement en l'absence de contre-indications (voir ci-dessous).

– Les eaux fortement minéralisées (plus de 1 500 mg/l de minéraux) sont en principe réservées à un usage médical ou doivent être consommées par intermittence.

• **Quelques indications et contre-indications.** Selon leur profil minéral, les eaux à moyenne et surtout à forte teneur en minéraux peuvent être recommandées ou au contraire déconseillées. De manière générale, on conseille d'alterner avec des eaux faiblement minéralisées ou, plus simplement, avec de l'eau du robinet.

– Les eaux calciques et magnésiennes sont indiquées pour les sportifs, les adolescents, les personnes âgées, les femmes qui allaitent, les végétaliens. Elles peuvent compenser un déficit alimentaire en calcium par manque de lait ou de laitages. Une eau riche en calcium peut ainsi renfermer plus de 500 mg de calcium par litre.

– Les eaux magnésiennes sont utiles pour lutter contre la constipation fonctionnelle et parfois les crampes d'effort.

– Les eaux bicarbonatées facilitent l'épuration des déchets acides après un effort sportif ou en période post-opératoire.

– Toutes les eaux fortement minéralisées, surtout de type calcique, sont déconseillées aux personnes sujettes aux calculs rénaux.

– Les eaux sodiques ou bicarbonatées, trop riches en sodium, sont à écarter en cas d'hypertension.

Les eaux gazeuses

Les eaux de source et les eaux minérales naturelles peuvent être naturellement gazeuses ou bien gazéifiées par adjonction de gaz carbonique, ce

qui est précisé sur l'étiquetage. Attention : certaines sont riches en sodium (l'équivalent de 3 g de sel dans 1 litre d'eau minérale naturelle gazeuse de la région de Vichy).
Toutes les eaux gazeuses sont déconseillées aux personnes qui souffrent de reflux gastro-œsophagien ou de hernie hiatale, car elles augmentent la pression dans l'estomac.

Les eaux aromatisées

Elles comprennent des arômes naturels ou artificiels, des colorants parfois (eaux aromatisées colorées), du sucre ou des édulcorants. L'étiquetage doit préciser l'origine de l'eau (source, usine de traitement), sa composition chimique et la liste des substances ajoutées.
Attention : certaines sont très sucrées et donc caloriques (voir Boissons sucrées et sodas, p. 55) !

Le stockage

L'eau est fragile et peut s'altérer. Toute bouteille ouverte doit être rebouchée et stockée au frais ou au réfrigérateur pour limiter les risques de contamination bactérienne. On recommande pour la même raison de la boire dans les 2 jours, de ne pas réutiliser les bouteilles usagées (pour mettre de l'eau du robinet, par exemple) et de ne pas boire au goulot (sauf dans le cas de petites bouteilles individuelles).

EAU ET SANTÉ

Les besoins quotidiens

Les deux tiers de l'eau que contient le corps se trouvent à l'intérieur des cellules, le reste entre les cellules ou dans les liquides circulants comme le plasma (sang) ou la lymphe.
Les besoins quotidiens sont de 2 à 2,5 litres pour compenser les pertes quotidiennes par :
– les urines, qui représentent environ 1,5 litre par jour, un volume que le corps peut ajuster pour maintenir l'équilibre hydrique ;
– la perspiration (environ 0,6 litre), qui est la perte d'eau par la peau et les muqueuses respiratoires, invisible sauf par temps froid (buée) ;
– la transpiration, qui permet le refroidissement du corps et qui représente normalement moins de 0,5 litre par jour (plus par temps chaud et/ou en cas d'activité physique : 1 litre par heure en cas de conduite ou d'activité au soleil, jusqu'à 2 litres par heure pendant un effort sportif intense) ;
– les selles (environ 0,1 litre).

Le besoin en eau est couvert par les boissons (autour de 1,25 à 1,5 litre, tous liquides compris) et par les aliments (environ 0,75 litre) : la plupart des fruits et des légumes, par exemple, sont constitués d'eau à plus de 80 %.
• **L'équilibre hydrique.** Si la régulation des pertes se fait surtout par les variations du débit urinaire, la régulation des apports se fait par la sensation de soif, qui se déclenche quand le milieu intérieur commence à manquer d'eau. En dehors de circonstances médicales particulières ou chez les personnes âgées qui n'éprouvent pas suffisamment cette sensation de soif, il est inutile de s'obliger à avaler des quantités astronomiques d'eau en imaginant, par exemple, que l'eau fait maigrir : il suffit de boire quand on a soif.

Échalote

voir Oignon et échalote, p. 183

Endive

- Très peu calorique.
- Fournit des fibres bien tolérées.
- Source de minéraux et de vitamines.

Aussi agréable à consommer en salade que sous forme de légume cuit, l'endive est l'un de nos légumes d'hiver préférés. Production emblématique du Nord, elle est cultivée aussi en Bretagne. On l'obtient par forçage de la racine d'une salade,

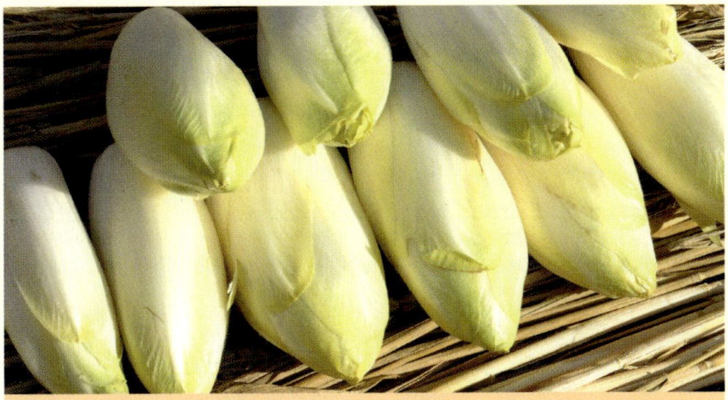

Pour atténuer l'amertume de l'endive, consommez-la assez vite après l'achat et ôtez la partie la plus amère en creusant un cône à la base.

la chicorée witloof, que l'on fait pousser à l'abri de la lumière, ce qui explique que ses feuilles soient pratiquement blanches.

Caractéristiques nutritionnelles

• **Un légume tout en légèreté.** Très peu calorique (11 kcal pour 100 g), l'endive est le légume idéal pour les repas minceur.
Elle fournit en outre de nombreux minéraux (en majorité du potassium) et des vitamines B, dont la B9 (acide folique).

• **Une aide pour le confort intestinal.** Ses fibres sont abondantes et bien supportées, même par les intestins délicats. Les endives cuites constituent ainsi une aide efficace pour lutter en douceur contre la tendance à la constipation.

Composition pour 100 g d'endive crue

Calories	11,3 kcal	Fibres	2,1 g
Protéines	1 g	Vitamine B9	56 µg
Glucides	1,6 g	Potassium	191 mg
Lipides	0,1 g		

CIQUAL 2008

En pratique

• **Bien acheter.** Choisissez des endives aux feuilles fermes et bien blanches, légèrement bordées de jaune pâle, et dont la base (partie tranchée) est aussi blanche que possible.

• **Bien consommer.** Pour les préparer en salade, il suffit de les passer à l'eau avant de les trancher en lamelles. Si vous les cuisez, faites-le de préférence à la vapeur ou à l'étouffée afin de sauvegarder au maximum les minéraux.

• **Bien conserver.** Vous pouvez les conserver 4 à 6 jours dans le bas du réfrigérateur, enveloppées dans du papier absorbant. Veillez à toujours les stocker à l'abri de la lumière, sinon elles verdissent et deviennent plus amères.

L'amertume de l'endive

Elle est due à la cynarine, un composé ayant des propriétés cholérétiques (stimulant la sécrétion de bile) et une action protectrice vis-à-vis des cellules hépatiques. Les variétés actuelles d'endives sont moins amères que celles d'autrefois, mais leur amertume augmente en fin de saison. Pour y remédier, il suffit d'enlever un petit cône à la base de l'endive, zone où se concentre la cynarine.

Entremets

voir Desserts lactés, p. 99

Épices et aromates

- **Rehaussent la saveur des plats.**
- **Aident à limiter l'adjonction de sel.**
- **Stimulent les sécrétions digestives.**
- **Peuvent avoir une action bénéfique pour la santé.**
- ▲ **Certains sont parfois mal supportés ou peuvent entraîner des réactions allergiques.**

Épices et aromates sont les indispensables compagnons d'une cuisine savoureuse et attrayante. Ils relèvent la saveur des plats, ils stimulent souvent l'appétit ou la digestion et nous font même parfois bénéficier d'autres bienfaits inattendus.

Les principales variétés

• **Anis étoilé ou badiane.** Ce fruit séché d'un arbre proche du magnolia a la forme d'une étoile à huit branches. Sa saveur est légèrement sucrée, avec un parfum de réglisse provenant de l'anéthol, composant principal de son huile essentielle. L'anis étoilé figure dans de nombreux plats chinois et permet de parfumer agréablement les desserts. Il aurait des propriétés digestives.

• **Cannelle.** C'est l'écorce séchée du cannelier, un arbre originaire de Ceylan. Elle se présente sous forme de bâtonnets enroulés sur eux-mêmes ou de poudre de couleur fauve. Elle a une saveur chaude, à la fois sucrée, aromatique et légèrement piquante. On l'utilise surtout dans les plats à base de fruits, les desserts et les biscuits.

• **Cardamome.** Il s'agit des graines d'une grande plante vivace, commercialisées dans leur capsule séchée, sous forme de graines décortiquées ou en poudre (laquelle s'évente très rapidement). La cardamome dégage une odeur pénétrante très légèrement camphrée, rappelant un peu le citron. Sa saveur est forte, délicatement amère et très aromatique. Elle est par tradition introduite dans les pâtisseries exotiques, dans le café arabe... et dans les desserts scandinaves ! La plante est en outre réputée faciliter la digestion.

• **Carvi.** Ce sont les graines d'une plante ombellifère. Leur arôme est âpre, et leur saveur un peu amère évoque celle des agrumes. Le carvi parfume la choucroute, certains pains spéciaux et des fromages tels que le gouda ou le munster. Il aiderait à lutter contre les ballonnements intestinaux. Attention : c'est un allergène.

• **Clou de girofle.** Bouton floral encore fermé du giroflier, un arbre poussant sous les tropiques, le clou de girofle évoque pour nous le pot-au-feu... et le dentiste ! Son huile essentielle renferme en effet de l'eugénol, un puissant antiseptique doté aussi de propriétés légèrement anesthésiantes, inclus dans des spécialités médicamenteuses en dentisterie. Le clou de girofle est indispensable dans le pot-au-feu et les marinades, à dose très modérée car sa saveur est forte. Il a une activité antioxydante particulièrement puissante.

• **Cumin.** Il ressemble beaucoup au carvi, mais sa saveur un peu âcre est différente. Il aromatise de nombreuses cuisines du monde (Inde du Nord, Moyen-Orient...). Réduit en poudre, il entre dans la composition du curry. Il aurait des propriétés digestives et antiseptiques. Son huile essentielle a une forte activité antioxydante et pourrait exercer un effet protecteur sur le système cardio-vasculaire. Attention : il peut être à l'origine de réactions allergiques.

• **Curcuma.** C'est le rhizome (racine) séché et pulvérisé d'une plante proche du gingembre. D'une belle couleur jaune vif, il est utilisé pour son arôme particulier légèrement poivré. C'est l'un des ingrédients principaux du curry. Le curcuma posséderait des vertus digestives. Son action anti-inflammatoire et antioxydante est reconnue, et l'on étudie actuellement sa capacité de stimulation du système immunitaire. Attention : à forte dose, il peut être irritant pour les muqueuses, et provoquer nausées et vomissements.
Le curcuma colore puissamment tout ce qui est à son contact : gare aux taches !

• **Genièvre.** Les baies séchées du genévrier, noires et friables, possèdent une saveur sucrée, un peu piquante et amère. Elles parfument surtout les marinades, la choucroute et les pâtés. Elles ont un pouvoir diurétique marqué.

• **Muscade et macis.** Le muscadier, originaire d'Indonésie, fournit deux épices distinctes : la noix muscade, qui est son fruit proprement dit, et le macis, qui correspond à l'enveloppe séchée de la noix. Le parfum de la noix muscade s'évente très rapidement, c'est pourquoi il est préférable de la râper au moment de l'utilisation plutôt que de l'acheter en poudre. Son goût est très chaud et fortement aromatique. Le macis, de saveur fine, est un peu plus amer. La muscade et le macis se marient très bien avec les plats à base d'œufs et de fromage. La muscade posséderait des propriétés digestives et antibactériennes.

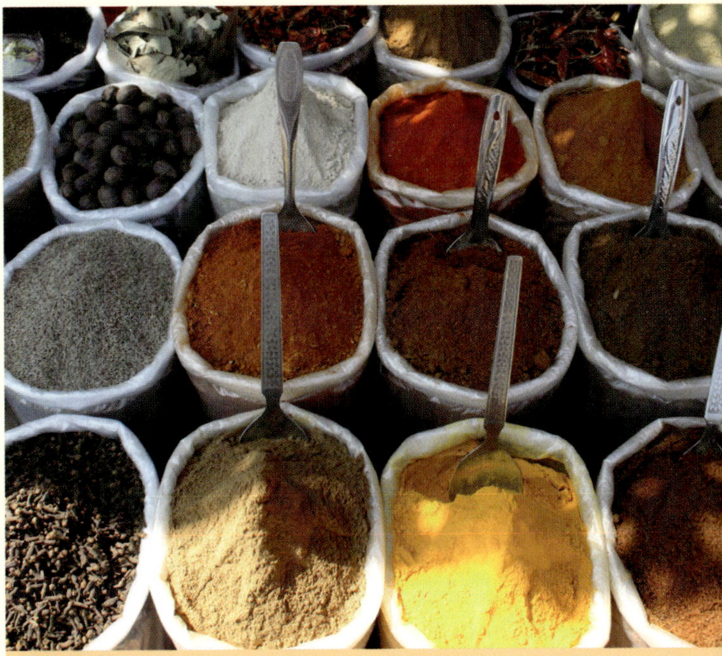

Les épices vendues en vrac ont souvent plus de saveur, mais choisissez une boutique qui a un débit important et achetez-en des petites quantités pour éviter de les stocker trop longtemps.

Attention : à forte dose (difficile à atteindre, en raison de sa saveur extrêmement puissante), la muscade est un toxique dangereux.

• **Piment.** C'est le fruit d'une plante qui donne aussi le poivron et qui appartient à la même famille (les solanacées) que la tomate et l'aubergine. Il en existe des centaines de variétés, dont le piment de Cayenne, à la saveur brûlante, et le piment d'Espelette, un peu moins fort, qui bénéficie d'une AOC (appellation d'origine contrôlée). Partie intégrante de la cuisine d'innombrables pays, le piment est l'un des ingrédients principaux de la harissa en Afrique du Nord et du Tabasco® en Amérique. Il stimule les sécrétions digestives et le fonctionnement intestinal. Son composé actif, la capsaïcine, possède une activité analgésique (antidouleur) et anti-inflammatoire. Attention : il peut provoquer une irritation des muqueuses digestives. En cas de « bouche en feu », mangez de la mie de pain ou du fromage blanc, mais évitez de boire, car cela ne fait qu'aggraver la situation.

• **Poivre.** Fruit du poivrier, une liane originaire des Indes, il se présente sous différentes formes : le poivre noir, très aromatique, provient des fruits à maturité fermentés et séchés ; le poivre blanc correspond aux fruits débarrassés de leur enveloppe externe ; le poivre vert est issu des baies séchées encore immatures. On utilise le poivre réduit en poudre ou en grains dans les préparations. Il a une saveur forte, irritante et piquante. À petite dose, il stimule l'appétit et la digestion, mais devient vite irritant s'il est consommé en trop grande quantité.

À savoir : le poivre rose, appelé baies roses, provient d'une plante proche du pistachier et du térébinthe du maquis, très différente du poivrier. Ses baies rose vif très friables possèdent une saveur chaude et aromatique, mais ne sont pas brûlantes comme celles du poivre.

• **Quatre-épices ou piment de la Jamaïque.** Contrairement à ce que l'on pourrait penser, il s'agit non pas d'un mélange de quatre épices, mais du fruit d'un petit arbre dont l'odeur et la saveur rappellent à la fois celles du clou de girofle, du poivre, de la muscade et de la cannelle. On s'en sert en pâtisserie, dans certaines conserves au vinaigre et dans la fabrication du ketchup. Il faciliterait la digestion.

• **Safran.** Cette épice très coûteuse provient des étamines d'une variété cultivée de crocus : il faut plus de 150 fleurs pour obtenir 1 g de safran ! Cependant, un ou deux filaments suffisent à parfumer un plat. Bien moins onéreux, le faux safran est élaboré à partir des pétales séchés d'une autre fleur, le carthame : il donne aussi une couleur jaune-orange aux préparations, mais n'a ni la saveur ni l'intensité aromatique du vrai.

Le safran agrémente la bouillabaisse et le riz de la paella. On l'utilise aussi dans des pâtisseries, des entremets et certains plats exotiques. Son principe amer (la picrocrocine) stimule les sécrétions digestives, et ses propriétés bénéfiques pour la santé cardio-vasculaire et le système immunitaire sont étudiées. Attention : le safran peut être toxique à forte dose.

• **Vanille.** La gousse de vanille est le fruit d'une liane tropicale que l'on cueille manuellement, au fur et à mesure de sa maturation, puis que l'on chauffe avant de le faire longuement sécher au soleil (ou à température très douce) afin qu'il acquière sa saveur suave et ses arômes typiques. La vanille parfume subtilement desserts, compotes, glaces et entremets. Elle posséderait une action apéritive et digestive.

À savoir : on la commercialise sous forme de gousses entières (les plus parfumées, à utiliser fendues en deux), de poudre ou d'extrait plus ou moins concentré. On la trouve aussi associée à du sucre : c'est le sucre « vanillé », à ne pas confondre avec le sucre « vanilliné », additionné de vanilline artificielle, beaucoup moins fine.

Les mélanges d'épices

• **Le cinq-épices.** C'est un mélange de cinq épices (ou davantage !) vendu tout préparé, en poudre, utilisé dans la cuisine asiatique pour les recettes traditionnelles de viandes rôties et marinées. Il comprend en général : anis étoilé, graines de fenouil, clou de girofle, poivre du Sichuan (fruit d'un arbrisseau chinois, le clavalier, et non véritable poivre) et cannelle. On y trouve aussi parfois de la cardamome, du gingembre, des graines de cumin, du curcuma ou de la muscade.

• **Le curry.** C'est un mélange d'épices (et non une épice) utilisé notamment dans la cuisine indienne. Selon sa composition, il peut être plus ou moins doux ou brûlant. Il est le plus souvent à base de curcuma, gingembre, coriandre, cardamome, anis étoilé et également cumin, poivre, muscade, clou de girofle, piment, cannelle... Le curcuma lui confère d'intéressantes propriétés antioxydantes.

Attention : les mélanges d'épices sont souvent additionnés de sel. Bien lire l'étiquette, et en tenir compte afin de pouvoir les éviter en cas de régime pauvre en sel.

Caractéristiques nutritionnelles

• **Stimulent les fonctions digestives.** En rendant les plats plus appétissants et plus « goûteux », les épices et aromates participent à leur sapidité (saveur) et favorisent les sécrétions digestives.

• **Pas de calories et pratiquement pas de sodium.** On ne les utilise qu'à très faible dose, c'est pourquoi on considère que leur apport calorique est quasiment nul. De même, leur teneur en sodium, généralement faible (sauf dans certains mélanges d'épices), n'a aucune incidence sur l'apport total d'un plat : au contraire, les épices comme les herbes aromatiques aident à diminuer la quantité de sel ajouté.

• **À limiter dans certains cas.** Si les épices dites « douces » (anis, cannelle, coriandre, vanille...) s'utilisent sans problème, les épices « brûlantes » (poivre, piment...) peuvent irriter les muqueuses digestives fragiles et sont souvent mal supportées par les personnes qui souffrent de brûlures d'estomac ou de reflux gastro-œsophagien. À employer avec discrétion, par conséquent.

En pratique

• **Bien acheter.** Approvisionnez-vous dans des magasins ou des rayons ayant un bon débit, notamment si vous achetez les épices « en vrac ». Pour les épices vendues conditionnées, vérifiez la DLUO (date limite d'utilisation optimale) indiquée sur l'étiquette. Évitez les ventes « sauvages » ou sur Internet, car elles n'offrent pas toujours toutes les garanties : le risque d'intoxication, parfois grave, due à des produits provenant de plantes mal identifiées est bien réel.

• **Bien conserver.** Refermez bien le conditionnement après l'avoir ouvert, gardez les épices au frais et à l'obscurité, renouvelez-les lorsque la DLUO est dépassée.

VOIR **Gingembre, p. 128 ; Herbes aromatiques, p. 141 ; Piment, p. 202**

Épinard

- **Excellente source d'antioxydants (provitamine A, vitamines C et E, lutéine).**
- **Très riche en acide folique (vitamine B9), en minéraux et en fibres.**
- **Peu calorique.**
- ▲ **Renferme des oxalates : à éviter en cas de calculs rénaux.**

Légume vert par excellence, et surtout véritable concentré de vitamines et de minéraux, l'épinard est un vrai aliment santé qui a tout pour nous plaire. Qu'il soit frais ou surgelé, ne nous privons pas de ses bienfaits !

Caractéristiques nutritionnelles

• **Des antioxydants en abondance.** L'épinard fait partie des légumes dont la consommation régulière est recommandée par les nutritionnistes. Normal : c'est l'un des plus riches en antioxydants protecteurs (vitamines C et E, provitamine A et lutéine), qui aident l'organisme à se défendre contre les radicaux libres en excès. Il renferme une bonne quantité de vitamine B9 (acide folique) : 100 g d'épinards crus fournissent déjà les deux tiers de l'apport quotidien recommandé.

• **Beaucoup de minéraux.** Peu chargé en calories et très bien pourvu en nombreux minéraux, l'épinard a une bonne densité minérale. Sa teneur en potassium, en calcium et en magnésium est particulièrement élevée.

Il est assez riche en fer, mais bien moins qu'on ne l'a cru pendant longtemps. De plus, la présence d'acide oxalique dans les épinards empêche l'assimilation correcte du fer et du calcium.

• **Des fibres.** Elles sont abondantes et stimulent le fonctionnement intestinal.

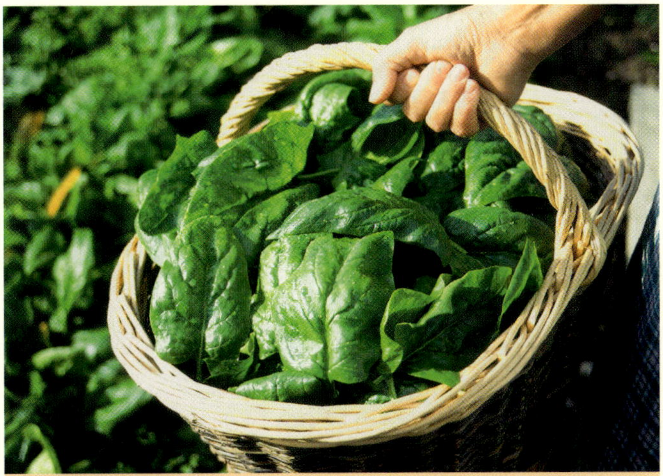

Les épinards frais sont devenus rares sur les étals, on leur préfère les surgelés beaucoup plus commodes au quotidien. Essayez d'en acheter de temps à autre car leur saveur est incomparable !

• **À limiter ou à éviter parfois.** L'épinard, riche en oxalates, doit être évité en cas de calculs rénaux (ou urinaires) constitués d'oxalate de calcium (la majorité des cas) et de goutte. Par ailleurs, il contient beaucoup de vitamine K, dont la principale fonction est de permettre une bonne coagulation du sang. En cas de traitement par médicament anticoagulant, il faut limiter sa consommation journalière à 100 g maximum.

Composition pour 100 g d'épinards

	Épinards crus	Épinards cuits
Calories (kcal)	15,2	22,6
Protéines (g)	2,6	1,4
Glucides (g)	0,5	3,6
Fibres (g)	2,8	3
Fer (mg)	3,4	3,6
Bêtacarotène (µg)	4 600	6 288
Vitamine B9 (µg)	205	153
Vitamine C (mg)	48	8,9
Vitamine E (mg)	2	1,3

CIQUAL 2008

En pratique

• **Bien acheter.** Les feuilles doivent être tendres et bien fermes, sans taches ni traces de flétrissure. Veillez à les transporter sans les écraser, et triez-les dès le retour du marché.

Lavez-les soigneusement sans les laisser tremper et essorez-les par petite quantité.

À chaque saison son épinard

Les variétés d'hiver ont des feuilles vert sombre, fermes et bien charnues. L'épinard printanier, plus tendre et plus fragile, se distingue par des feuilles plus claires, à tige assez courte. Quant à la tétragone à petites feuilles sombres, parfois appelée épinard d'été, c'est une plante très différente de l'épinard.

• **Bien consommer.** Adoptez la cuisson à l'étuvée, qui préserve au mieux la saveur et la richesse nutritive des épinards. Il suffit de les mettre dans une casserole à fond épais et de les cuire quelques minutes à feu doux en remuant de temps en temps. Vous pouvez aussi les faire revenir rapidement à la poêle avec un filet d'huile : ils restent un peu croquants et très goûteux. Et n'oubliez pas que les jeunes pousses sont délicieuses servies crues en salade.
À savoir : les épinards surgelés renferment pratiquement autant de composants bénéfiques que les épinards frais.
• **Bien conserver.** Il faut les consommer très vite : ils ne se gardent pas plus de 1 jour ou 2 dans le bac à légumes du réfrigérateur.

Escargot

- Très peu calorique et très maigre quand il est nature.
- Source de protéines, de minéraux et de vitamines.
- Apporte un peu d'acides gras oméga-3 (petit-gris).
- ▲ Souvent cuisiné au beurre, très gras et calorique dans ce cas.

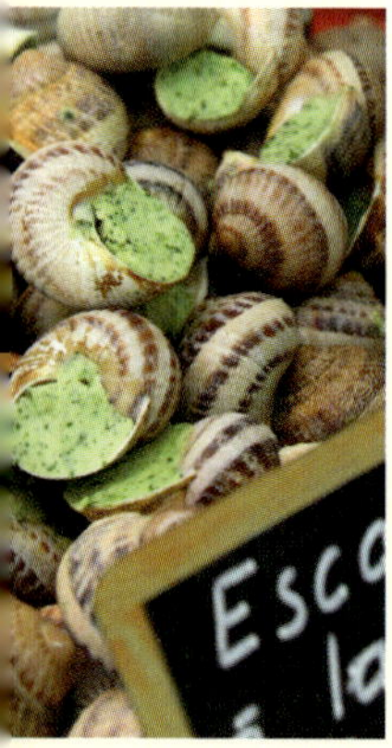

Préparé au beurre et à l'ail, l'escargot de Bourgogne fait partie intégrante de la gastronomie française. Son cousin l'escargot petit-gris, traditionnellement consommé en Crète et dans le sud de la France, est quant à lui souvent cuit au naturel, en grillade : il peut alors revendiquer ses réelles qualités nutritionnelles.

Caractéristiques nutritionnelles

• **Des qualités au naturel.** C'est un aliment protéique maigre et très peu calorique, qui apporte des minéraux (potassium, magnésium, calcium, fer), des vitamines (B, E, D) et même des acides gras oméga-3 (surtout l'escargot petit-gris) en petite quantité.
• **Très riche cuisiné au beurre.** L'escargot devient redoutablement chargé en lipides (plus de 30 g pour 100 g, dont les deux tiers sous forme d'acides gras saturés) et en calories (plus de 330 kcal pour 100 g) lorsqu'il est cuisiné au beurre.
Un délice qu'il faut savoir ne déguster que très exceptionnellement !

Composition pour 100 g d'escargots crus

Calories	81 kcal	Glucides	2 g
Protéines	16 g	Lipides	1 g

Repère *La chair d'un escargot = 3 à 8 g selon le calibre.*

CIQUAL 2008

En pratique

Vous pouvez préparer vous-même des escargots au beurre avec des escargots de Bourgogne au naturel surgelés ou en bocal. Vous pouvez aussi les trouver prêts à déguster au rayon traiteur ou surgelés, avec des escargots de diverses tailles (les plus gros, avec leur coquille plus volumineuse, étant les plus chargés en beurre !).
Les escargots petit-gris sont proposés surtout dans le sud de la France, beaucoup plus rarement dans les autres régions. On les fait griller ou cuire dans un court-bouillon bien aromatisé.

Farine

- Source importante de glucides complexes.
- Contient des protéines végétales.
- Apport élevé en fibres, minéraux et vitamines du groupe B pour les farines complètes.
- ▲ Les farines courantes contiennent du gluten, interdit en cas d'intolérance à cette protéine.

La farine est obtenue par simple mouture de graines riches en amidon. Elle est le premier ingrédient du pain et des pâtes, des féculents essentiels à notre équilibre alimentaire.

Les différentes farines

Elles ne sont pas toutes obtenues à partir de céréales (farines de quinoa, sarrasin ou châtaigne, par exemple).
• **La farine de blé.** C'est la plus consommée en France : elle est utilisée pour la fabrication du pain, des pâtes, des gâteaux et des viennoiseries. Elle peut être blanche (raffinée), semi-complète (ou bise) ou complète selon la quantité de son (l'enveloppe cellulosique du grain de blé) qu'elle renferme. Le blé et tous ses dérivés, dont la farine, contiennent du gluten. Plus rare, la farine d'épeautre (une variété de céréale proche du blé) renferme aussi du gluten.

• **La farine de seigle.** Cette farine brune est obtenue par broyage du grain entier. Très riche en fibres (15 g pour 100 g), elle est souvent utilisée en association avec la farine de blé, de saveur plus douce. Elle contient du gluten.

• **La farine de sarrasin.** Traditionnellement utilisée pour la préparation des galettes bretonnes, elle est particulièrement bien pourvue en magnésium et en potassium. Elle est sans gluten.

• **Les farines (ou fécules) de riz et de maïs.** Ces farines très blanches, composées à 90 % de glucides, sont pauvres en fibres, en minéraux et en protéines. Elles sont surtout utilisées en pâtisserie et pour épaissir des sauces. Elles ne contiennent pas de gluten.

• **Les farines de quinoa et de châtaigne.** Ces farines non céréalières (sans gluten) ont une excellente qualité nutritionnelle (fibres, minéraux et oligoéléments). Leur saveur originale permet de diversifier les menus (galettes, croquettes, pain...).

Farine de blé : les différents « types »

Les farines de blé sont obtenues par broyage du grain entier (avec son enveloppe riche en fibres) ou de l'amande seule (centre du grain). Les farines étiquetées type 45 et type 55 sont des farines blanches, peu riches en fibres. Plus le chiffre est élevé (types 65, 80, 110, 150), plus la farine contient une partie importante des enveloppes (le son), et plus elle est riche en fibres et en minéraux.

Caractéristiques nutritionnelles

• **Une source d'énergie majeure.** Les farines sont riches en énergie, autour de 350 kcal pour 100 g, car elles contiennent très peu d'eau (12 % environ). Elles sont essentiellement composées de glucides complexes (70 % en moyenne). C'est donc un ingrédient de base très utile depuis des millénaires : bouillies, pain et galettes ont toujours représenté un apport énergétique majeur, et ce sous toutes les latitudes. Leur apport en lipides est très bas (1 à 3 g pour 100 g).

• **Des protéines végétales.** Elles équilibrent les apports en protéines végétales, que nous consommons généralement en trop faible quantité.

• **L'intérêt des farines complètes.** La teneur en fibres, minéraux (magnésium, calcium, fer...) et vitamines du groupe B varie selon que la farine est blanche, semi-complète ou complète. La farine semi-complète de blé apporte par exemple six fois plus de magnésium (120 mg pour 100 g) que la farine blanche (20 mg).

Composition pour 100 g de farine

	Calories (kcal)	Protéines (g)	Glucides (g)	Lipides (g)	Fibres (g)
Farine blanche T 55	346	10	78,6	1,3	3,5
Farine semi-complète T 80	324	11,5	68,8	2,2	9
Farine complète T 150	315	12	61	2,5	12
Farine de sarrasin	339	12	64,5	2,8	6,2

En pratique

• **Bien acheter.** Pour les farines complètes, optez de préférence pour des marques bio afin d'éviter au maximum les résidus de pesticides qui se concentrent dans la partie extérieure du grain.

• **Bien consommer.** Choisissez la farine en fonction de son utilisation culinaire : farine blanche pour les biscuits et gâteaux, farine semi-complète ou complète pour les pâtes à pizza et à pain, ainsi que pour les galettes.

• **Bien conserver.** Les farines semi-complètes et complètes sont plus fragiles car elles contiennent une partie du germe, riche en lipides et sujet au rancissement. Vérifiez la DLUO (date limite d'utilisation optimale), et ne gardez pas plus de 2 à 3 semaines un paquet de farine entamé.

Fécule

voir Farine, p. 108 ; Maïs doux, p. 165 ;
Pomme de terre, p. 219

Féculents

- Source importante de glucides complexes.
- Un apport calorique raisonnable pour un fort pouvoir rassasiant.
- Fournissent des fibres, des minéraux (potassium, magnésium) et des vitamines du groupe B.
- ▲ Le blé et ses dérivés (pain, pâtes, semoule, boulghour) renferment du gluten, interdit en cas d'intolérance à cette protéine.

Les féculents sont un groupe d'aliments hétérogènes qui présentent une caractéristique nutritionnelle commune, leur richesse en glucides complexes, qui en fait la meilleure source d'énergie pour l'organisme. Contrairement à une idée répandue, les féculents ne sont pas assez présents dans nos menus, l'idéal étant d'en consommer à chaque repas en variant davantage nos choix : légumes secs, boulghour ou quinoa pourraient remplacer avantageusement les traditionnels pâtes et riz.

Les principaux féculents

Ce sont les pommes de terre, les céréales (riz, boulghour) et produits céréaliers (pain, pâtes, semoule), les légumineuses (lentilles, haricots en grains, fèves, pois cassés, pois chiches...), la châtaigne et le quinoa (qui est une plante proche de la betterave et non une céréale, voir encadré ci-contre).

Caractéristiques nutritionnelles

• **La principale source d'énergie.** Tous les féculents apportent des glucides complexes sous forme d'amidon : 20 à 30 g pour 100 g de pâtes ou de riz cuits, autour de 50 g pour le pain. Ils sont également riches en fibres, surtout les légumineuses et les céréales complètes. Ces deux caractéristiques leur donnent un pouvoir rassasiant élevé qui évite les fringales entre les repas.

• **Un apport calorique raisonnable.** Les féculents sont pauvres en lipides, et leur apport énergétique est moins élevé qu'on ne le pense : environ 170 kcal pour un quart de baguette et 230 kcal pour une portion moyenne de pâtes (200 g). Reste à ne pas les « noyer » dans trop de matière grasse – une plaquette individuelle de 10 g de beurre représente 75 kcal.

• **Des protéines et des micronutriments.** Les féculents fournissent des protéines végétales, souvent insuffisantes dans nos menus. Ils sont bien pourvus en vitamines B et en minéraux, dont le potassium (pomme de terre, légumineuses) et le magnésium (céréales complètes, légumineuses). La pomme de terre cumule les atouts des féculents et ceux des légumes frais puisqu'elle contient de la vitamine C et d'autres antioxydants comme les polyphénols.

Composition pour 100 g d'aliment cuit

	Calories (kcal)	Protéines (g)	Glucides (g)	Lipides (g)	Fibres (g)
Pain complet	246	8,4	49,4	1,3	5,3
Pain blanc	279	8,6	57,4	1,4	2,9
Pâtes	116	4	23,5	0,6	1,6
Riz blanc	120	2,3	27,2	0,2	0,4
Riz complet	135	2,4	29,2	0,9	1,6
Pomme de terre	81,6	1,9	18,3	0,1	1,8
Lentilles	107	8,2	17,5	0,5	5
Haricots blancs	102	8,4	16,5	0,3	6,3
Châtaigne	133	2	27,8	1,4	4,5

CIQUAL 2008

En pratique

Les féculents sont indispensables à chaque repas, sous forme de pain, de soupe, de salade, d'accompagnement ou de dessert (semoule ou riz au lait). Selon votre activité physique, prévoyez 125 à 250 g de pain (l'équivalent d'une demi-baguette à une baguette) répartis sur les trois repas, et 150 à 250 g de féculents cuits (une demi-assiette à une assiette pleine). Privilégiez les féculents à index glycémique bas ou moyen (voir p. 135).

Un féculent original : le quinoa

Richement pourvu en magnésium, en fer et en protéines, ce petit grain originaire des plateaux andins se distingue aussi par sa teneur en fibres. Il se cuisine comme le riz, après un rinçage préalable, et s'accommode en salade ou en accompagnement avec un coulis de tomates ou des légumes cuits (courgette, poivron...). Il apporte 115 kcal pour 100 g, comme les pâtes ou le riz.

Fenouil

- Léger en calories.
- Offre un apport intéressant en vitamines et en minéraux.
- Les graines facilitent la digestion.
- ▲ Peut provoquer des allergies.

Bien pourvu en micronutriments et léger en calories, ce légume croquant à la saveur anisée mériterait d'être plus présent dans nos menus. D'autant qu'il se cuisine très facilement !

Caractéristiques nutritionnelles

• **Bien pourvu en micronutriments.** Le fenouil renferme des vitamines (C et B9 ou acide folique) ainsi que des minéraux (potassium, calcium, fer, magnésium) qui en font un aliment santé.

• **Très peu calorique.** Une portion de 100 g apporte environ 15 kcal, mais rassasie facilement grâce à la présence de fibres. Très digeste, le fenouil stimule en douceur les intestins et les reins.

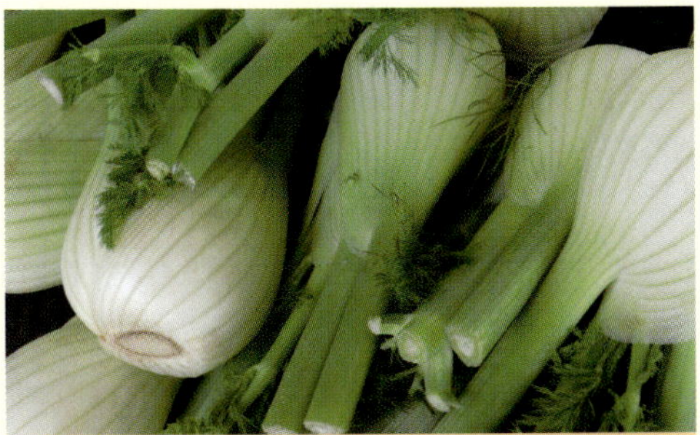

Coupés en lamelles et assaisonnés, les fenouils font une entrée saine et légère.

• **Un allergène.** Comme d'autres ombellifères (céleri, carotte, persil...), le fenouil peut provoquer des réactions allergiques, surtout chez l'adulte.

Composition pour 100 g de fenouil cru

Calories	15,3 kcal	Lipides	0,2 g
Protéines	1,1 g	Fibres	2,1 g
Glucides	2,3 g		

Repère *1 bulbe = env. 150 g.*

CIQUAL 2008

En pratique

• **Bien acheter.** Produit dans le bassin méditerranéen, le fenouil est disponible toute l'année. Sa fraîcheur se repère à l'aspect de la base des feuilles : il faut que la coupe soit de couleur claire, et les feuilles blanc nacré à vert pâle, sans traces brunes. Le bulbe doit être lourd et bien parfumé.

• **Bien consommer.** Le fenouil se consomme cru, émincé et assaisonné d'une vinaigrette. Proposez-le seul ou en salade composée avec des tomates, des betteraves, des pommes... Coupé en quartiers et cuit à l'eau ou à la vapeur, il est délicieux avec un filet d'huile d'olive ou une noisette de beurre frais. On peut aussi le préparer en gratin, où il s'associe bien avec le fromage (mozzarella, chèvre frais...). Comptez un bulbe par personne.

• **Bien conserver.** Enveloppés dans un sachet pour limiter la déshydratation, les bulbes se conservent 3 à 5 jours dans le bas du réfrigérateur. Quand ils sont cuits, il est préférable de les consommer dans les 24 heures.

Les graines de fenouil

Elles sont vendues sous forme d'aromates et servent principalement à parfumer les poissons. On peut aussi en faire des infusions, réputées faciliter la digestion.

Fève

- **Bien pourvue en protéines végétales.**
- **Riche en fibres.**
- **Source de glucides complexes.**
- ▲ **Moins digeste que les légumes verts.**
- ▲ **Les fèves fraîches sont longues à préparer.**

La fève présente un profil nutritionnel original puisque c'est l'une des rares légumineuses qui se consomme à l'état frais, comme les petits pois. Son apport en protéines végétales ainsi que sa richesse en fibres et en glucides complexes en font un excellent légume de diversification de nos menus.

Caractéristiques nutritionnelles

• **Un apport en protéines.** Comme les lentilles ou les haricots, les fèves sont bien pourvues en protéines végétales. Associées à une petite quantité de protéines animales (viande, volaille, poisson) ou à des céréales, elles contribuent à équilibrer les apports protéiques au sein d'un repas.

• **Un accompagnement rassasiant.** L'apport calorique est plus élevé que celui des légumes (60 kcal pour 100 g de fèves cuites contre 20 kcal en moyenne pour les légumes), mais reste raisonnable. Les fèves ont un index glycémique élevé (voir p. 135), mais leur richesse en fibres contribue à l'effet de satiété.

• **Source de vitamine C.** Les fèves sont bien pourvues en vitamine C, mais la teneur diminue avec la cuisson (elle passe de 28 mg à 13 mg pour 100 g). Afin de profiter de cette richesse, consommez-en quelques-unes crues, à la croque-au-sel comme des radis, après avoir ôté la peau épaisse. Les fèves renferment aussi des vitamines du groupe B.

Composition pour 100 g de fèves cuites

Calories	62,4 kcal	Lipides	0,6 g
Protéines	5,8 g	Fibres	4,5 g
Glucides	8,5 g	Vitamine C	13,4 mg

Repère *10 gousses fraîches = env. 100 g de fèves décortiquées.*

CIQUAL 2008

En pratique

• **Bien acheter.** Les fèves fraîches sont présentes sur les marchés au printemps et au début de l'été. Les gousses doivent être épaisses et charnues, non desséchées et bien fermées lors de l'achat.

Si vous les achetez pour les consommer crues, choisissez-les de petite taille. Comme pour les petits pois, les déchets d'épluchage sont importants : 1 kg de gousses donne 250 à 500 g de fèves. Pratiques et disponibles toute l'année, les fèves surgelées ont l'avantage d'être déjà écossées et épluchées. Vous trouverez également des fèves séchées au rayon des lentilles. Achetez-les si possible déjà décortiquées (« dérobées »).

• **Bien consommer.** Les fèves sont moins digestes que les légumes verts ou les féculents : il est préférable d'en consommer en quantité raisonnable (50 à 100 g), en les associant à d'autres aliments moins riches en fibres (riz, semoule, carotte...) ou en les ajoutant à une salade.

Pour la même raison, pensez à éliminer la pellicule qui entoure chaque graine. Plongez les fèves écossées quelques instants dans l'eau bouillante, rafraîchissez-les, puis ôtez la peau épaisse.

Les fèves séchées non décortiquées doivent être mises à tremper une douzaine d'heures avant d'être cuites puis épluchées (conformez-vous aux indications données sur l'emballage).

• **Bien conserver.** Protégées par leur gousse épaisse, les fèves se conservent 5 ou 6 jours au réfrigérateur. Quand elles sont épluchées, il est préférable de les consommer ou de les cuire le jour même pour éviter leur déshydratation.

Figue

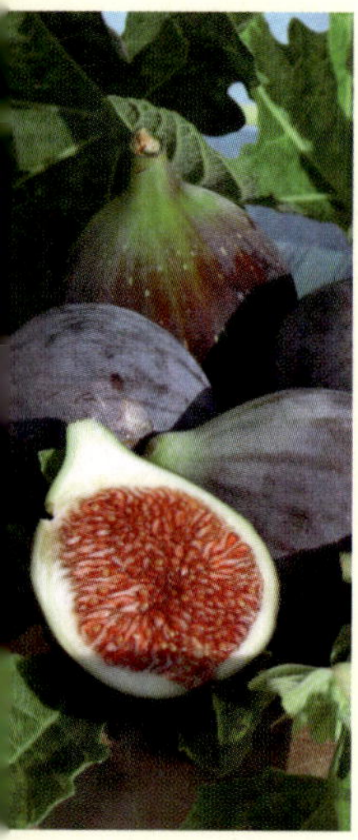

⊕ Concentrée en minéraux.
▲ Ses graines peuvent irriter les intestins.

Douce et sucrée, la figue n'est pas aussi calorique qu'on le pense : elle est à peine plus riche que la pomme. Ses vertus laxatives sont en revanche bien réelles du fait de sa concentration en fibres.

Caractéristiques nutritionnelles

• **Un peu plus sucrée que les autres fruits.** La figue est un peu plus calorique que la plupart des autres fruits, mais l'apport reste raisonnable (60 kcal environ pour trois figues moyennes). C'est un fruit bien adapté aux collations, car il rassasie un peu plus que les autres.

• **Une excellente concentration en minéraux variés.** Potassium, calcium et magnésium sont présents en quantité intéressante, comme les vitamines du groupe B. Ces micronutriments sont indispensables, avec les glucides, au bon fonctionnement neuro-musculaire. En revanche, la figue est pauvre en vitamine C (2 mg pour 100 g).

• **Un effet positif sur le transit.** Les fibres de la figue stimulent le fonctionnement digestif, mais les petits grains qu'elle contient peuvent être irritants à trop forte dose. Ne consommez pas trop de figues à la fois pour qu'elles soient efficaces sans risque d'irriter.

Composition pour 100 g de figues fraîches

Calories	56 kcal	Lipides	0,3 g
Protéines	1 g	Fibres	2,1 g
Glucides	12,3 g		

Repère *3 figues fraîches = env. 100 g.*

CIQUAL 2008

En pratique

• **Bien acheter.** La figue est un fruit d'été, avec deux pics de production : juin-juillet et septembre. Les fruits ne mûrissent plus après cueillette, mais se déshydratent ou moisissent rapidement. Il est donc impératif de les choisir tendres sous la pression du doigt, avec une peau lisse et mate, sans traces de chocs ni blessures.

• **Bien consommer.** Les figues se dégustent seules, en dessert, mais aussi en salade (avec melon, mâche, roquette) et avec du fromage. Elles sont également délicieuses poêlées ou cuites entières au four, servies avec du fromage blanc ou une glace à la vanille.

• **Bien conserver.** Conservez-les au frais, sachant qu'un cellier ou une pièce fraîche sont mieux adaptés que le réfrigérateur, où elles risquent de perdre leur parfum.

Elles se gardent 4 à 6 jours, de préférence emballées dans un sachet en papier pour limiter la déshydratation.

Les figues séchées

Déshydratées, les figues séchées sont beaucoup plus riches en nutriments et en fibres que les figues fraîches. Leur apport énergétique est naturellement plus important (235 kcal pour 100 g, soit environ quatre fois plus), mais elles constituent une collation de choix par la qualité de leur composition.

Flageolet

voir Haricot en grains, p. 139

Fibres

Les fibres constituent l'enveloppe, la membrane ou l'armature des végétaux (fruits, légumes, céréales, graines). Insensibles aux sucs digestifs, elles traversent l'intestin grêle sans être digérées, puis passent dans le côlon, où certaines sont partiellement dégradées (fermentées) par des bactéries. Les fibres sont essentielles au transit intestinal.

La nature des fibres

Chaque végétal contient plusieurs types de fibres (cellulose, mucilages...) dans des proportions variables.

Les fibres insolubles

Elles ne sont pas solubles dans l'eau, mais elles ont la capacité de retenir une grande quantité d'eau (jusqu'à vingt fois leur poids).

– La lignine est une fibre dure, proche du bois, que l'on trouve dans les tiges des végétaux ou dans la coque des graines (son du blé). Elle n'est pas digérée du tout.

– Les celluloses et les hémicelluloses sont des glucides complexes partiellement dégradés par les bactéries du gros intestin, où elles peuvent fermenter.

Les fibres solubles

Ce sont les pectines, les gommes et les mucilages, que l'on trouve notamment dans les fruits et le son d'avoine. En se gonflant d'eau, elles forment un gel visqueux et épais qui est entièrement dégradé par les bactéries du gros intestin.

Les bienfaits des fibres

Les fibres augmentent le volume du bol alimentaire et facilitent le transit intestinal en stimulant l'action des muscles de la paroi intestinale. Elles aident ainsi à lutter contre la constipation fonctionnelle (sans cause organique). Cet effet sur le transit et d'autres propriétés des fibres pourraient également avoir une action protectrice contre le cancer du côlon, une hypothèse qui reste à confirmer.

Penser à boire

Les fibres ont besoin d'eau pour exercer leur action bénéfique sur le transit intestinal. Un régime riche en fibres mais pauvre en eau peut avoir un effet inverse : favoriser ou aggraver une constipation.

Par leur volume et leur consistance, les fibres ont un effet rassasiant qui nous aide à moins manger et à prévenir le surpoids (sans faire maigrir pour autant). Elles freinent l'absorption des nutriments par l'intestin, notamment des glucides : elles sont donc recommandées chez les diabétiques, car elles modèrent l'élévation de la glycémie et de la sécrétion d'insuline après les repas (voir Index glycémique, p. 133).
Les fibres végétales piègent les sels biliaires et le cholestérol, ce qui diminue le risque de calculs biliaires et fait baisser le cholestérol sanguin. Par leurs effets modérateurs sur le poids et le diabète, les fibres contribuent à diminuer le risque de maladies cardio-vasculaires.

Les inconvénients des fibres

Les fibres dures (lignine, cellulose) peuvent irriter mécaniquement les parois intestinales et entraîner douleurs intestinales ou diarrhée. L'hémicellulose et les fibres solubles fermentent dans l'intestin, ce qui peut provoquer des ballonnements, l'émission de gaz et parfois une diarrhée. Ces désagréments surviennent surtout en cas d'excès (plus de 35 g de fibres par jour).
Les fibres, notamment celles des céréales complètes et des légumineuses, renferment un composé appelé acide phytique qui a la particularité de fixer certains sels minéraux (calcium, fer, zinc) dans l'intestin et donc d'entraver leur assimilation. Cependant, on considère que cette élimination des minéraux n'a pas d'incidence sur la couverture de nos besoins si le régime alimentaire est diversifié.

Les besoins en fibres

Les nutritionnistes recommandent un apport journalier de 25 à 30 g de fibres, alors que la consommation moyenne estimée est de 12 à 15 g. Le premier facteur d'appauvrissement en fibres de notre régime est l'abandon des céréales complètes (pain, riz...) au profit des produits raffinés.

En pratique

Les meilleures sources de fibres sont les céréales complètes, les fruits et les légumes frais, les légumes secs et les fruits séchés.
À noter : les flocons d'avoine (sous forme de muesli, par exemple) sont particulièrement riches en fibres bénéfiques pour la santé.

Teneur en fibres pour 100 g

Légumes	3,1 g
Légumes secs	5,7 g
Pomme de terre	1,9 g
Pain complet	5,3 à 8,8 g
Pâtes au blé complet	3,7 g
Riz complet	1,6 g
Fruits	1,9 g
Fruits séchés	6,8 g

Foie

- Riche en protéines de qualité.
- Excellent apport en fer et en vitamines B.
- ▲ Teneur très élevée en vitamine A (à éviter en cas de grossesse).
- ▲ Chargé en cholestérol et en purines.

Le foie est l'abat le plus consommé. Quelle que soit son origine (génisse, agneau, veau, porc, volaille...), il est tendre et savoureux, avec des qualités nutritionnelles de premier ordre.

Caractéristiques nutritionnelles

• **Un aliment protéique très riche en fer.** C'est une très bonne source de protéines de haute valeur nutritionnelle, ainsi que de fer bien assimilé par l'organisme : une portion de 100 g de foie offre 6 à 10 mg de fer, ce qui représente 50 à 100 % de l'apport nutritionnel conseillé. À noter : le foie de veau est un peu moins riche en fer que les autres foies.

• **Beaucoup de vitamines.** Son apport vitaminique est remarquable, car le foie est un organe qui concentre beaucoup de micronutriments. En dehors de la vitamine A, il fournit des quantités importantes de vitamines B, en particulier la B9 ou acide folique, nécessaire à la synthèse des cellules (une portion de 100 g de foie de veau couvre la presque totalité de l'ANC, et le foie de volaille est encore plus riche), et la B12 antianémique.
On y trouve aussi des vitamines D et E, et un peu de vitamine C (une exception pour les aliments d'origine animale).

• **Attention à la vitamine A.** La teneur du foie, très élevée (10 000 à 20 000 µg pour 100 g), dépasse largement la limite de sécurité admise (1 400 µg par jour). Or, l'excès de vitamine A s'accumule dans l'organisme. Il peut entraîner des lésions hépatiques et, chez la femme enceinte, des dommages pour le fœtus. C'est pourquoi :
– il est recommandé de ne pas consommer du foie plus d'une fois par semaine ;
– on conseille aux femmes enceintes de ne pas en manger, surtout en début de grossesse.

• **Riche en cholestérol.** Bien que très modérément gras (6 à 7 % de lipides), le foie apporte quatre à cinq fois plus de cholestérol que la viande de boucherie (300 mg pour 100 g en moyenne, 500 mg dans le foie de volaille).

• **Des purines.** En raison de sa richesse en purines (300 à 500 mg pour 100 g), le foie est déconseillé en cas de crises de goutte ou de taux d'acide urique élevé dans le sang.

Composition pour 100 g de foie cuit

Calories	160 kcal	Lipides	6 g
Protéines	24 g	Cholestérol	300 mg
Glucides	2,5 g	Fer	8 mg

Repère *1 portion = 100 à 120 g.*

En pratique

• **Bien acheter.** Le foie doit être ferme, d'aspect lisse et brillant, avec une couleur franche : rouge-brun pour le veau, le lapin et la volaille, un peu plus claire pour l'agneau et le porc.
Le foie de veau, très réputé, est aussi le plus cher : vous pouvez le remplacer par du foie de lapin ou d'agneau, également très tendre et tout aussi intéressant sur le plan nutritionnel.

• **Bien conserver.** Le foie est un aliment fragile, comme tous les abats : il doit être gardé dans la partie la plus froide du réfrigérateur et consommé si possible le jour même.

Foie gras

- Très bonne source de fer et de vitamines B (acide folique, surtout).
- ▲ Très riche en vitamine A.
- ▲ Très gras et très calorique.
- ▲ Chargé en cholestérol.

Fleuron de la gastronomie française, le foie gras est présent sur toutes les tables de fête – ou presque, car il est aussi rejeté pour des raisons éthiques (gavage des canards et des oies).
Son profil nutritionnel est étonnant : très gras et très calorique, il est aussi très riche en micronutriments, et ses graisses en majorité mono-insaturées sont considérées comme neutres ou bénéfiques pour la santé cardio-vasculaire.

Les différents types de foie gras

Le foie gras est obtenu après l'engraissement rapide (2 à 3 semaines) de canards ou d'oies. Les volailles sont nourries de maïs (grains précuits ou pâtées) par gavage, au moyen d'un entonnoir enfoncé dans le gosier. Le poids du foie peut alors

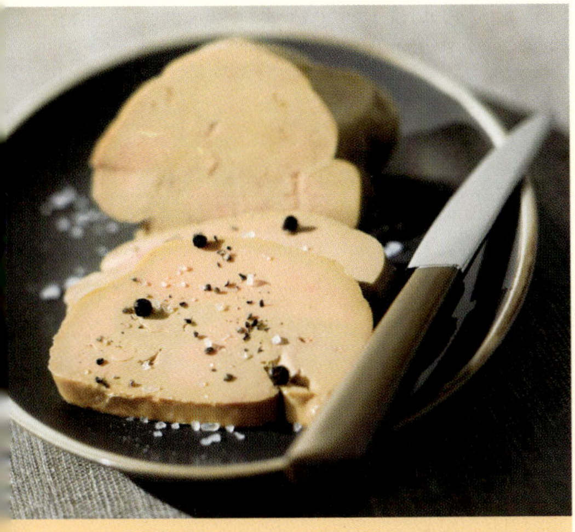

Le plus réputé est le foie gras entier, préparé à partir de lobes intacts, simplement dénervés.

passer de 80 à 600 g. Le foie gras de canard représente plus de 90 % de la production française.

• **Trois dénominations.** La mention « foie gras » s'applique aux produits qui ne contiennent que du foie gras et un assaisonnement (sel, sucre, épices, herbes, alcool, vin).

Les mélanges (parfait, médaillon, pâté, mousse) n'ont pas droit à cette appellation.

– Le foie gras entier : c'est le foie entier, ou bien un ou plusieurs lobes entiers.

– Le foie gras (sans autre précision) : ce sont des morceaux de lobe agglomérés.

– Le bloc de foie gras : c'est une émulsion à base de foies gras mixés et d'eau (10 % maximum), reconstitués ensuite dans un moule. Un bloc « avec morceaux » doit comprendre au minimum 30 % de lobes de foie gras entiers.

• **Du cru à la conserve.**

– Le foie gras cru, souvent conditionné sous vide, peut s'acheter frais ou surgelé. Il en existe trois catégories commerciales : le foie gras « extra », sans taches ni hématomes, à la texture souple et résistante, est parfait pour une cuisson en terrine ou au torchon dans un bouillon ; le « premier choix », plus granuleux et parfois taché, convient pour les foies à poêler ; le « tout-venant » est plutôt à réserver aux blocs et pâtés de foie.

– Le foie gras frais a subi une cuisson légère en terrine ou au torchon. On le trouve chez les artisans charcutiers ou au rayon traiteur des grandes surfaces. Il se conserve au réfrigérateur de 1 à 3 semaines selon le produit.

– Le foie gras mi-cuit ou en semi-conserve peut être vendu en bocal de verre, en boîte, en terrine ou sous vide. Il se conserve au réfrigérateur de quelques semaines à 6 mois selon le produit.

– Le foie gras en conserve, en bocal ou en boîte métallique, se conserve plusieurs années dans un endroit frais et sec.

Caractéristiques nutritionnelles

• **Gras et calorique.** Le foie gras affiche plus de 50 % de lipides, d'où un apport calorique conséquent : autour de 500 kcal pour 100 g (une tranche pèse environ 50 g). Les graisses sont à plus de 50 % des acides gras mono-insaturés : comparables à celles de l'huile d'olive, elles sont considérées comme protectrices ou, au moins, neutres pour la santé cardio-vasculaire.

La teneur en cholestérol est très élevée : 1 040 mg pour 100 g.

• **Une bonne source de fer.** S'il n'atteint pas la teneur du boudin noir (22,8 mg pour 100 g), le foie gras contient quand même deux fois plus de fer que la viande de bœuf, avec 6,4 mg pour 100 g.

• **Une grande concentration en vitamine A.** C'est l'un des aliments les plus concentrés en vitamine A : 5 400 µg pour 100 g (708 µg pour le beurre, qui est une de nos principales sources quotidiennes). Une tranche de 50 g représente près du double de la limite de sécurité admise. L'excès de vitamine A étant toxique pour le fœtus, on recommande aux femmes enceintes d'en consommer très modérément.

• **Des vitamines du groupe B.** Le foie gras renferme aussi des vitamines du groupe B (B6, B12 et B9 ou acide folique surtout).

Composition pour 100 g de foie gras de canard entier en conserve

Calories	512 kcal	Lipides	52,9 g
Protéines	7,4 g	Vitamine A	5 400 µg
Glucides	1,6 g	Fer	6,4 mg

***Repère** 1 tranche = 50 g = 256 kcal.*

CIQUAL 2008

En pratique

Sortez le foie gras du réfrigérateur 20 minutes avant de le déguster.

Pour le trancher, utilisez un couteau sans dents que vous aurez plongé au préalable dans de l'eau chaude. À chaque découpe, il faut tremper à nouveau le couteau, puis l'essuyer afin d'obtenir des tranches bien nettes.

Fraise

- Particulièrement riche en vitamine C.
- Légère en calories.
- ▲ Peut être à l'origine d'allergie ou d'intolérance.

Digestes et rafraîchissantes, les fraises ont deux grandes qualités nutritionnelles : leur teneur en vitamine C et leur légèreté pour peu qu'on les consomme nature ou juste agrémentées de jus de citron. Évitez les grosses fraises trop fermes, gorgées d'eau et sans saveur, que l'on trouve surtout hors saison : elles n'ont pas grand intérêt et poussent à l'ajout de beaucoup de sucre, voire de crème fraîche.

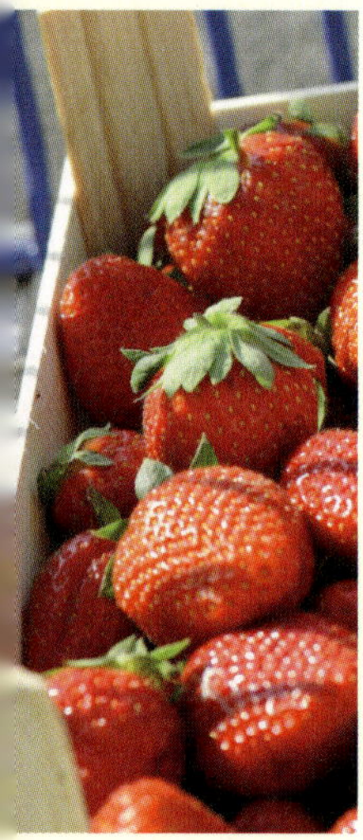

Caractéristiques nutritionnelles

• **Très riche en vitamine C.** La fraise en renferme un peu plus que l'orange, pourtant réputée à cet égard (53 mg pour 100 g). Elle prend donc le relais des agrumes au printemps, et permet de couvrir une bonne partie de nos besoins : une portion de 150 g (une dizaine de fraises) assure plus de 75 % de l'apport journalier conseillé.

• **Des antioxydants protecteurs.** Outre de la vitamine C, la fraise contient des caroténoïdes et des polyphénols (en particulier de l'acide ellagique) qui lui confèrent un pouvoir antioxydant particulièrement élevé. Ces substances auraient un effet protecteur vis-à-vis des cancers et des maladies cardio-vasculaires.

• **Légère en calories.** Avec seulement 45 kcal pour une portion de 150 g, la fraise se classe avec les autres fruits rouges dans la catégorie des fruits les moins sucrés et les moins caloriques.

• **Intolérances.** La fraise est un allergène relativement rare, mais elle peut être à l'origine d'intolérances ou fausses allergies se traduisant par des démangeaisons ou des poussées d'urticaire, car son absorption entraîne la libération d'histamine par l'organisme.

Composition pour 100 g de fraises

Calories	29,8 kcal	Lipides	0,3 g
Protéines	0,7 g	Fibres	2 g
Glucides	5,3 g	Vitamine C	57 mg

Repère *– 150 g de fraises (une dizaine de fraises) = 45 kcal.*
– 1 cuil. à soupe de sucre = 40 à 60 kcal.
– 1 cuil. à soupe de crème fraîche = 47 à 60 kcal.

CIQUAL 2008

En pratique

• **Bien acheter.** La saison débute en avril et s'étale tout l'été, avec des variétés particulièrement savoureuses comme la gariguette, la mara des bois (au goût de fraise des bois) ou la selva. À l'achat, la fraise doit être intacte, très fraîche, brillante et parfumée, avec un pédoncule (la queue) bien attaché au fruit et d'un beau vert vif. Selon les variétés, la couleur peut varier du rouge orangé au rouge foncé sans que cela influe sur la saveur. Évitez les fraises comportant une partie verte ou blanche, signe qu'elles ne sont probablement pas mûres.

• **Bien conserver.** Très fragiles, les fraises ne se gardent que 2 ou 3 jours dans une boîte hermétique en bas du réfrigérateur. Soyez vigilant pendant les grandes chaleurs ou si le temps est orageux : elles s'abîment alors en quelques heures et deviennent impropres à la consommation.
Les fraises se congèlent mal, elles deviennent molles et perdent leur saveur. En revanche, vous pourrez réaliser des confitures avec les fraises de plein été, parfaitement mûres et sucrées.

Framboise

- Offre un apport en fibres élevé.
- Bien pourvue en vitamine C et en antioxydants.
- ▲ Ses petits grains peuvent être irritants au niveau digestif.

Légère en calories et bien pourvue en vitamines, la framboise est également un bon régulateur du transit intestinal grâce à sa richesse exceptionnelle en fibres.

Caractéristiques nutritionnelles

• **Une source intéressante de fibres.** La framboise se classe parmi les fruits les plus riches en cellulose et en pectine. Elle en apporte deux fois plus que la pomme ou la poire. Un ramequin d'une vingtaine de framboises (120 g) couvre presque le tiers de nos besoins quotidiens en fibres.

• **Des antioxydants protecteurs.** Elle est bien pourvue en vitamine C et renferme des carotènes et des anthocyanes qui protègent nos cellules du vieillissement prématuré.

• **Peu sucrée, peu calorique.** La framboise ne contient que 5,5 g de glucides pour 100 g : elle est donc particulièrement légère, avec 43 kcal pour 100 g. C'est le fruit idéal pour réaliser des desserts savoureux et légers.

Composition pour 100 g de framboises

Calories	42,6 kcal	Lipides	1 g
Protéines	1,3 g	Fibres	6,1 g
Glucides	5,5 g	Vitamine C	25 mg

Repère *20 framboises = env. 120 g.*

En pratique

• **Bien acheter.** La framboise est présente sur les marchés de juin à octobre. Vérifiez surtout l'absence de traces de moisissure (traces blanches ou bleutées), car ces baies y sont particulièrement sensibles. Et n'hésitez pas à les cueillir vous-même chez un producteur, en plein été, c'est un réel gage de fraîcheur à un prix plus abordable.

• **Bien consommer.** Parfumée et fondante, la framboise est délicieuse nature, seule ou avec d'autres fruits (melon, pêche, abricot, poire, fruits rouges...). Cuite, elle perd sa richesse en vitamine C mais pas en fibres : elle est délicieuse en coulis, en confiture, dans les clafoutis et les gratins de fruits.

• **Bien conserver.** La framboise ne se conserve que 1 ou 2 jours après l'achat, au réfrigérateur, dans sa barquette ou une boîte hermétique pour lui éviter de se déshydrater et de perdre son parfum délicat. Elle se congèle très facilement, à plat dans un sachet hermétique.

Fromage

- ✚ **Une grande diversité, des saveurs uniques.**
- ✚ **Particulièrement riche en calcium.**
- ✚ **Des protéines de bonne qualité nutritionnelle.**
- ▲ **Riche en graisses saturées.**
- ▲ **Contient trop de sel.**

Le fromage est un des aliments les plus emblématiques de l'alimentation française : il en existe plus de 400 types (1 000 si on compte toutes les variétés !). Fabriqués à partir de lait, tous les fromages sont de bonnes sources de calcium et de protéines. Leur composition peut varier selon leur mode de préparation : affinage court (quelques semaines) ou plus long (plusieurs mois), origine du lait (vache, chèvre, brebis) et procédés spécifiques de fabrication. À noter : la plupart des fromages sont élaborés à partir de lait pasteurisé, mais ils peuvent aussi être à base de lait cru. Il existe ainsi des camemberts au lait pasteurisé et des camemberts au lait cru.

La fabrication du fromage

Dans les grandes lignes, tous les fromages suivent un processus de fabrication similaire. Ce sont l'origine du lait, les ferments lactiques utilisés, la durée de chaque étape et le savoir-faire des producteurs qui donnent son caractère à chaque variété de fromage.

Le lait est tout d'abord caillé : additionné de présure et/ou de ferments lactiques, il se transforme en une partie solide, le caillé, duquel s'égoutte un liquide transparent, le petit-lait. Le caillé est ensuite égoutté, puis moulé : le fromage prend alors sa forme définitive. Ce fromage frais est salé, une étape indispensable pour lui donner du goût et éviter le développement de bactéries indésirables. Enfin, dernière étape qui dure de quelques jours à plusieurs mois : l'affinage. Cette période de maturation va permettre au fromage de développer tous ses arômes et sa texture spécifique.

Les différents types de fromages

• **Les fromages à pâte pressée cuite** (comté, emmental, parmesan...). Ce sont les plus riches en protéines (28 g pour 100 g) et en calcium (900-1 000 mg pour 100 g), car leur mode de fabrication concentre les nutriments : égouttage par pressage mécanique (qui élimine l'eau) et maturation de plusieurs mois. La teneur en sel est raisonnable dans le comté et l'emmental, un peu plus élevée dans le parmesan et le cantal. Ce sont des fromages très digestes, souvent appréciés des enfants et des adolescents pour leur saveur douce et fruitée. Comme la plupart des fromages, ils sont riches en lipides (autour de 30 %).

• **Les fromages à pâte pressée non cuite** (tomme de Savoie, saint-nectaire, morbier, raclette...). Ils sont en moyenne un peu moins caloriques que les précédents, car ils contiennent davantage d'eau. Leur teneur en calcium (550 mg pour 100 g en moyenne) reste bonne, ils sont très digestes et leur saveur est marquée mais douce.

• **Les fromages à croûte fleurie** (camembert, brie, saint-marcellin, carré de l'Est, chaource...). Leur croûte blanche, appelée « fleur », est développée par certaines souches de ferments lactiques. Leur saveur est assez prononcée, et ils peuvent être difficiles à digérer lorsqu'ils sont trop faits. Moins riches en calcium que les pâtes pressées (300 à 400 mg en moyenne pour 100 g), ils restent de bonnes sources de protéines.

• **Les fromages à croûte lavée** (munster, maroilles, reblochon, livarot, vacherin, époisses...). Ils subissent des « lavages » à l'eau salée qui permettent de sélectionner la flore bactérienne. C'est elle qui est responsable de la couleur particulière et de l'odeur de ces fromages. Leur valeur nutritionnelle est similaire à celle des fromages à croûte fleurie.

• **Les fromages à pâte persillée ou « bleus »** (roquefort, bleu des Causses, bleu d'Auvergne, gorgonzola...). Leur fabrication présente une étape spécifique, qui consiste à les ensemencer à l'aide d'aiguilles d'une flore spécifique produisant des moisissures bleues. Certains sont fabriqués au lait de vache (fourme d'Ambert, gorgonzola...), mais le roquefort est 100 % lait de brebis. Ces fromages se distinguent par leur teneur importante en sel et leur richesse en lipides (30 % en moyenne).

• **Les fromages de chèvre** (crottin de Chavignol, cabécou, selles-sur-cher...). Ils sont fabriqués uniquement au lait de chèvre ou à partir d'un mélange avec du lait de vache. Ce sont les moins riches en calcium (110 mg pour 100 g), mais ils ont l'avantage d'apporter un peu plus de lipides insaturés que les fromages au lait de vache. Goûteux et digestes, ce sont de bons produits de diversification. Les fromages de chèvre frais sont moins caloriques et salés que les secs et les demi-secs. Les vrais amateurs les trouvent un peu fades, mais les enfants les apprécient précisément pour leur saveur discrète : très malléables car plus humides que les fromages affinés, ils constituent une bonne alternative aux fromages fondus et autres spécialités à tartiner.

• **Les fromages de brebis** (tomme des Pyrénées, fromage corse ou basque...). Le plus souvent artisanaux, ces fromages de caractère sont concentrés en calcium et en protéines. Leurs lipides, comme ceux des fromages de chèvre, sont intéressants car plus riches en acides gras insaturés.

• **Les fromages fondus** (fromages aromatisés, crème de gruyère ou de roquefort, cubes pour apéritif, spécialités pour enfants...). Ces fromages de fabrication industrielle sont obtenus par cuisson d'un mélange de fromages, de crème et d'additifs permettant d'obtenir une pâte souple, facile à tartiner. Leur composition est très variable, et il faut lire l'étiquetage pour vérifier l'apport en calcium et la teneur en lipides (qui ne devrait pas dépasser 25 g pour 100 g).

Les fromages frais aromatisés (à l'ail, aux fines herbes, à l'oignon...) sont proches des fromages fondus par leur usage et leurs caractéristiques nutritionnelles : riches en matières grasses, moins fournis en calcium et en protéines.

• **Les fromages allégés** (camembert, emmental...). Destinés à ceux qui surveillent leur ligne, ces fromages allégés en matières grasses ont pour la plupart une teneur en protéines et en calcium aussi élevée que celle des fromages traditionnels.

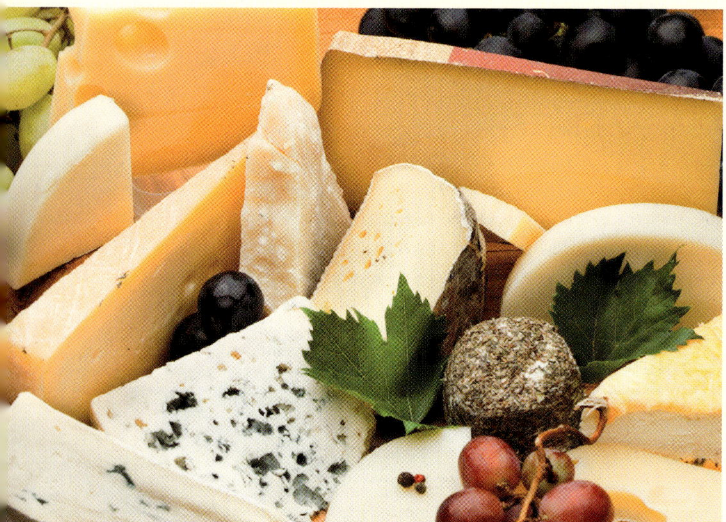

Le fromage est un univers gastronomique à lui seul, avec 1 000 variétés aux saveurs, textures et formes différentes.

Comprendre l'étiquetage du taux de matières grasses

Le taux affiché sur l'emballage des fromages n'est pas toujours simple à décrypter. Le pourcentage indiqué est souvent exprimé par rapport à l'extrait sec du fromage, c'est-à-dire à sa partie déshydratée, et non à la totalité du produit. Sachant que le camembert contient environ 50 % d'eau (et donc 50 % de matière sèche), un camembert qui affiche « 45 % de MG sur extrait sec » contient 22,5 g de lipides pour 100 g de produit total et non 45 g. Heureusement, les fabricants pratiquent aujourd'hui le double affichage (taux de MG sur matière sèche et dans le produit fini), ce qui est beaucoup plus commode pour comparer les produits.

Composition pour 100 g de fromage

	Calories (kcal)	Protéines (g)	Lipides (g)	Calcium (mg)	Sodium (mg)
Fromages à pâte pressée cuite					
Comté	405	28,4	32,6	909	412
Emmental	381	28,4	29,6	1 055	244
Fromages à pâte pressée non cuite					
Saint-nectaire	331	20,9	27,6	539	477
Raclette	365	25,1	29,6	664	650
Fromages à croûte fleurie					
Camembert	275	22,5	20,7	456	595
Brie	328	18,4	28,4	313	647
Fromages à croûte lavée					
Munster	328	19,8	27,8	370	682
Reblochon	325	20,8	27	514	555
Fromages à pâte persillée					
Roquefort	363	18,7	32	608	1 600
Bleu d'Auvergne	345	19,9	29,7	563	1 136
Fromages de chèvre					
Crottin	351	20,8	28,8	144	536
Fromage frais à tartiner	162	10,8	12,3	80,5	370
Fromages de brebis					
Fromage des Pyrénées	393	24,5	33	721	740
Fromages fondus et fromages frais à tartiner					
Fromage fondu en portions ou en cubes à 45-50 % de MG/MS	284	12,4	22,4	303	650
Spécialité fromagère à tartiner à 60 % de MG/MS aromatisée	368	8,3	35,8	102	562
Fromages allégés					
Fromage type camembert à 20-30 % de MG/MS	206	24,6	12,1	484	675
Emmental allégé	272	30,6	16	1 073	255

CIQUAL 2008

Caractéristiques nutritionnelles

• **Une excellente source de calcium.** Le fromage apporte en moyenne 200 mg de calcium par portion (30 g), ce qui représente un peu plus de 20 % de l'ANC (apport nutritionnel conseillé). Ce calcium est parfaitement assimilé et stocké par l'organisme grâce à la présence de vitamine D, que l'on trouve aussi dans les fromages en quantité intéressante.

Le fromage est également une très bonne source de vitamines A et B.

• **Des protéines de qualité.** Une portion de 30 g contient environ 7 g de protéines, soit 10 à 15 % des besoins quotidiens. Les protéines du fromage sont très digestes, car elles ont été « prédigérées » pendant la maturation. Leurs acides aminés sont donc facilement assimilables.

• **Des graisses saturées.** En moyenne, les fromages renferment 27 % de lipides, soit 8 g pour une portion de 30 g : c'est pour cette raison qu'il est recommandé de limiter sa consommation, surtout en cas de surpoids ou de risque cardiovasculaire, car ces matières grasses sont en majorité saturées. L'apport en cholestérol est assez élevé aussi. En moyenne, 100 g de fromage représentent 335 kcal (100 kcal pour une portion de 30 g).

• **Du sel ajouté.** Tous les fromages sont additionnés de sel. La teneur moyenne en sodium est de 541 mg pour 100 g, soit 1,4 g de sel, avec des écarts importants (0,6 g pour l'emmental et 4 g pour le roquefort). Les personnes qui suivent un régime pauvre en sel doivent restreindre leur consommation de fromages, et choisir ceux qui sont les moins salés. Cette surveillance s'applique aussi à la population générale, car le plafond qu'il ne faudrait pas dépasser (5-6 g de sel par jour) est vite atteint. Pour connaître la teneur en sel d'un aliment, multipliez la teneur en sodium par 2,54.

En pratique

• **Bien acheter.** Le fromage est un produit vivant, il continue d'évoluer après sa mise en vente. Laissez-vous guider par l'aspect et l'odeur. Chaque type de fromage présente une odeur spécifique, qui doit être franche et agréable. Une odeur d'ammoniaque, une couleur non uniforme, une texture trop coulante ou l'apparition de moisissures inhabituelles sont signe d'une mauvaise conservation ou que le produit est trop avancé.
• **Bien consommer.** Une portion de 30 à 40 g de fromage par jour permet de profiter de sa richesse en protéines et en calcium sans risque de surcharge en lipides saturés. Évitez de cumuler dans le même repas une portion de fromage et un autre plat qui en contient déjà (gratin, tomates-mozzarella...). Si vous appréciez la diversité, adaptez la taille des portions consommées (20 g de chèvre et 20 g de comté, par exemple).
• **Bien conserver.** Conservez les fromages au frais, chacun dans un emballage séparé (film étirable) pour limiter leur déshydratation, et l'ensemble dans une boîte hermétique pour éviter que leur odeur n'imprègne les autres aliments. Vous pouvez les garder environ 1 semaine après l'achat. Sortez-les 1 heure avant leur consommation, car le froid affadit les arômes et durcit les pâtes. Nettoyez votre plateau ou votre boîte à fromage une ou deux fois par semaine pour prévenir la prolifération de bactéries indésirables. Pour les mêmes raisons, pensez à lessiver très régulièrement les clayettes de votre réfrigérateur sur lesquelles vous entreposez les fromages emballés.

VOIR Fromage blanc et petit-suisse, ci-contre

Fromages au lait cru et listériose

Les fromages au lait cru, fabriqués de façon artisanale avec du lait non pasteurisé, peuvent être vecteurs de bactéries pathogènes comme la listeria, malgré le soin des producteurs et les nombreux contrôles effectués sur les fromages. Cette bactérie peut être dangereuse pour les femmes enceintes et les personnes dont les défenses immunitaires sont affaiblies. Par sécurité, ces fromages (la mention « au lait cru » est précisée sur l'étiquetage) doivent être évités dans ces circonstances, mais ils restent habituellement sans danger pour la majorité des consommateurs.

Fromage blanc et petit-suisse

- **Apportent des protéines et du calcium.**
- **Généralement peu caloriques.**
- **Trop de sucre et de matières grasses dans certains produits fruités, aromatisés ou enrichis en crème.**

Le fromage blanc et les petits-suisses appartiennent à la famille des fromages frais. Ils sont fabriqués à partir de lait caillé, comme les fromages affinés, puis ils sont égouttés et battus ou présentés en faisselle. Leur valeur nutritionnelle est proche de celle des yaourts, avec un apport calorique modéré lorsqu'on les choisit nature et sans ajout de crème fraîche. Comme tous les laitages, ils fournissent des protéines et du calcium, nutriments indispensables tout au long de la vie.

Caractéristiques nutritionnelles

• **Modérément caloriques.** Très riche en eau (80 % en moyenne), le fromage blanc est généralement peu calorique (autour de 80 kcal pour 100 g de produit à 20 % de MG), mais il existe des variations importantes en fonction de la teneur en lipides et de l'ajout de sucre. Le taux de matières grasses peut être exprimé de deux façons sur l'emballage : en pourcentage par rapport à

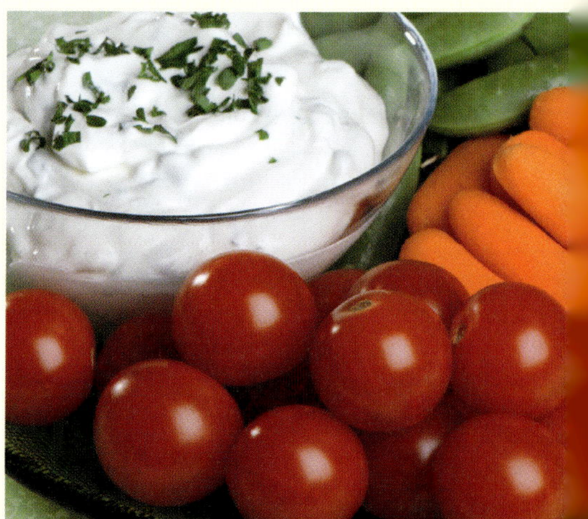

Aromatisé d'herbes fraîches et d'un peu de piment, le fromage blanc accompagne parfaitement les crudités à l'apéritif.

la matière sèche (c'était obligatoire avant 2007) ou en pourcentage par rapport au poids total comme pour tous les autres produits alimentaires. Un fromage blanc étiqueté à 20 % de MG de l'extrait sec contient en réalité 3,3 % de lipides sur le produit total.

• **Source de calcium.** La teneur en calcium (90 à 120 mg pour 100 g) est comparable à celle du lait. Le fromage blanc et les petits-suisses fournissent aussi des vitamines A et D (sauf dans les produits à 0 % de MG) et des vitamines du groupe B (B2 et B12 en particulier).

• **Une bonne quantité de protéines.** Le fromage blanc et les petits-suisses renferment plus de protéines que le lait ou les yaourts : environ 7 g pour 100 g, contre 3 à 4 g pour ces derniers. L'apport en glucides est faible dans les produits nature (4 g pour 100 g), plus élevé dans les produits aromatisés (15 % dans les petits-suisses fruités).

En pratique

• **Bien acheter.** Si vous achetez du fromage blanc au poids, chez un fromager ou directement chez un producteur, vérifiez que son odeur est douce et assurez-vous (si possible !) de l'absence d'acidité ou de goût trop marqué. Souvenez-vous que la durée de conservation de ces produits artisanaux est de 2 ou 3 jours.

Pour les fromages frais industriels, regardez la DLC (date limite de consommation).

• **Bien consommer.** Préférez le fromage blanc ou les petits-suisses nature, sans ajout de crème, de sucre ou d'arôme. Mangez-les avec un peu de sucre, de la confiture, du miel ou des fruits frais.

Des fromages frais comme ingrédients

La ricotta, la feta, la mozzarella et les autres fromages frais de ce type sont consommés en salade avec des crudités, ou bien ajoutés à des plats salés (gratins, pizzas, farces) ou sucrés (tartes, gâteaux). Ils sont plus caloriques que le fromage blanc, auquel ils s'apparentent : 155 kcal pour 100 g pour la ricotta, 273 pour la feta et 240 pour la mozzarella, le cottage cheese anglais étant plus modéré (90 à 108 kcal). En revanche, leur teneur en calcium est plus élevée (300 mg pour la ricotta, plus de 400 mg pour la feta et la mozzarella). Attention, le cottage cheese et surtout la feta sont très salés (2,8 g de sel pour 100 g pour la feta).

Le mascarpone, ingrédient de base du tiramisu, est fabriqué à partir de crème fraîche fermentée : il est très gras (412 kcal pour 100 g) et moins riche en calcium que les fromages frais fabriqués à partir de lait.

Composition pour 100 g de produit

	Calories (kcal)	Protéines (g)	Glucides (g)	Lipides (g)	Calcium (mg)
Fromage blanc battu à 0 % de MG	46	7,4	4	0,2	118
Fromage blanc battu à 20 % de MG	77,9	7,9	3,3	3,2	123
Fromage blanc battu à 40 % de MG	110	7,3	3,6	7,7	112
Petit-suisse à 20 % de MG	96,1	9,6	3,5	5,1	117
Petit-suisse à 40 % de MG	135	9,6	3,3	9,4	112
Petit-suisse à 30-40 % de MG fruité, sucré	142	6,4	15	6,4	92,1
Fromage blanc enrichi de crème, nature	129	6,3	3,9	10,2	101

***Repère** 100 g = 3 cuil. à soupe bien pleines de fromage blanc. 1 petit-suisse = 30 g.*

CIQUAL 2008

Le fromage blanc se consomme aussi parfumé de fines herbes, seul ou pour accompagner des crudités. Il permet aussi de préparer des sauces légères en remplaçant la crème fraîche.

Fruits

- **Source indispensable d'antioxydants protecteurs.**
- **Renferment des glucides à index glycémique bas.**
- **Régulateurs du transit et de l'appétit par leur apport en fibres.**
- ▲ **Certains sont allergisants (kiwi, cerise, banane...).**

Indispensables à notre santé, les fruits frais sont à la fois modérément caloriques et très concentrés en vitamines et substances végétales antioxydantes. Il est souhaitable d'en consommer deux ou trois portions chaque jour.

Les familles de fruits

• **Les agrumes** (orange, clémentine, pamplemousse...). Ils se distinguent par leur richesse en vitamine C (40 à 50 mg pour 100 g), fragile mais bien protégée par l'écorce du fruit, ce qui garantit un apport élevé même si le stockage est long. Ils renferment aussi des flavonoïdes aux effets antioxydants. Peu caloriques, ce sont des fruits à consommer chaque jour ou presque pendant l'hiver pour garantir les apports de sécurité en vitamine C.

Les fruits surgelés

Les fruits surgelés sont bruts (framboises) ou simplement pelés et découpés (mangue, ananas, melon...). Ils ne contiennent pas d'additifs, hormis parfois un ajout de vitamine C qui permet d'éviter le brunissement lié au contact avec l'air. Surgelés dès leur récolte, ils présentent une valeur nutritionnelle très proche de celle des fruits frais, avec une perte minime en vitamines. Ils sont pratiques pour réaliser des tartes et clafoutis ou pour enrichir une salade de fruits de produits hors saison, comme le melon en hiver.

• **Les fruits à pépins.** La pomme et la poire sont des fruits basiques, que nous consommons tout au long de l'année. Ils sont peu caloriques (45 kcal pour 100 g), et leur éventail de vitamines et de minéraux est large, sans teneur très élevée des unes ou des autres. La pomme renferme un antioxydant particulier, la quercétine. Plus calorique, avec 65 à 70 kcal pour 100 g, le raisin est réputé pour sa richesse en antioxydants.

• **Les fruits rouges** (groseille, fraise, framboise, cassis ou myrtille). Légers en calories (30 kcal pour 100 g dans la fraise, 43 dans la framboise), ils sont très concentrés en micronutriments protecteurs : vitamine C et polyphénols.

• **Les fruits à noyau** (pêche, abricot, prune, cerise...). Ces fruits d'été se distinguent par leur richesse en bêtacarotène lorsque leur chair est jaune orangé. Deux ou trois abricots suffisent par exemple à couvrir une grande partie de nos besoins. Bien que sucrés au palais, la plupart de ces fruits ne sont pas très caloriques (autour de 45 kcal pour 100 g). Seule la cerise est un peu plus riche (67 kcal pour 100 g), mais reste raisonnable.

• **Les fruits exotiques.** La mangue, le fruit de la Passion et la papaye sont très concentrés en micronutriments protecteurs (vitamine C et carotènes surtout). Le kiwi est connu pour sa teneur record en vitamine C (83 mg pour 100 g) : deux petits kiwis couvrent la totalité des besoins quotidiens (110 mg pour l'adulte). Certains fruits exotiques sont un peu plus énergétiques que la moyenne : 56 kcal pour 100 g de mangue, 68 pour le litchi et 88 dans la banane, le fruit le plus calorique mais qui constitue une excellente source de minéraux et a l'avantage de bien rassasier.

• **Les fruits aqueux** (melon et pastèque). Ce sont les plus légers en calories (30 à 40 kcal pour 100 g), et leur apport en eau et en minéraux est particulièrement intéressant en été pour prévenir la déshydratation. Bien pourvus en vitamine C et en bêtacarotène, ce sont des fruits à l'excellente qualité nutritionnelle.

Composition pour 100 g de fruits (poids net)

	Calories (kcal)	Glucides (g)	Fibres (g)	Eau (g)	Vitamine C (mg)	Bêtacarotène (µg)
Melon	34,1	7,3	0,9	90,1	23,1	418
Orange	43,6	8,7	1,6	87,1	53	60
Pomme	44,6	10	2,4	86,5	3,3	33
Abricot	45,9	9,2	2	86,6	5,3	1 330
Ananas	47,3	10,2	1,6	85,9	21,3	47
Raisin noir	65,6	15	1,3	81,6	8,4	28,5
Cerise	66,5	14,1	1,7	81,1	9	54
Banane	88,1	20,2	1	75,2	11,7	40

CIQUAL 2008

Qu'est-ce qu'une « portion » de fruit ?

Il est actuellement recommandé de consommer deux ou trois portions de fruits chaque jour. Cela correspond, par exemple, à une orange pressée au petit déjeuner, deux clémentines au goûter et un fruit cuit (compote, pomme au four...) à midi ou au dîner.

Une « portion » est tout simplement une quantité usuelle consommée :

– un fruit de taille moyenne (une pomme, une orange, une banane) ;

– plusieurs fruits de petit calibre (deux abricots, trois prunes, une grosse poignée de cerises, deux clémentines...) ;

– une tranche pour les gros fruits (ananas, melon, pastèque...) ;

– un ramequin pour les fruits rouges ;

– une petite grappe pour le raisin.

Caractéristiques nutritionnelles

• **Hydratants et peu caloriques.** Le premier composant des fruits est l'eau (autour de 80 % du poids). Les fruits sont donc naturellement peu caloriques, de 30 kcal pour 100 g pour les plus légers (la fraise ou la pastèque) à 88 kcal pour 100 g pour le plus riche, la banane. Cet apport est donc toujours modéré et ne doit pas orienter vos choix : l'important est de varier !

• **Des glucides à index glycémique bas.** L'énergie des fruits provient de leurs glucides (de 7 à 20 g pour 100 g), composés majoritairement de fructose. Leur index glycémique (voir p. 135) est généralement bas : ils n'entraînent pas une élévation brutale de la glycémie (taux de sucre dans le sang).

• **Des micronutriments protecteurs.** Comme les légumes, les fruits sont une source essentielle de micronutriments indispensables au bon fonctionnement de l'organisme.

La vitamine C est le plus connu, mais les fruits se distinguent aussi par leur richesse en polyphénols (dont le groupe des flavonoïdes) et en caroténoïdes (dont le bêtacarotène), des substances au pouvoir antioxydant qui contribueraient à la prévention des maladies, notamment cardio-vasculaires et tumorales.

• **Des fibres douces.** L'apport en fibres est loin d'être négligeable : 2 à 3 g pour 100 g en moyenne.

Ces fibres douces (des pectines en majorité) équilibrent le transit en douceur et ont un effet régulateur sur le taux de cholestérol sanguin.

• **Des minéraux.** Les fruits ont également un effet reminéralisant : leurs apports en potassium, calcium, magnésium, fer, cuivre, etc., contribuent à la couverture de nos besoins.

En pratique

• **Bien acheter.** Achetez plutôt des fruits de saison : ils seront plus parfumés, plus riches en vitamines et moins chers. Vérifiez leur maturité (chair tendre, parfum) et éliminez ceux dont la peau est abîmée (traces de choc, blessures) ou flétrie.

• **Bien consommer.** Lavez soigneusement les fruits que vous n'épluchez pas pour éliminer les résidus de traitements chimiques (absents si vous achetez des fruits bio).

• **Bien conserver.** La plupart des fruits continuent de mûrir après récolte. Il est donc judicieux d'en placer une partie dans la corbeille de fruits, à température ambiante, et une autre au réfrigérateur (le froid ralentit le processus) pour étaler leur mûrissement sur la semaine. Certains fruits peuvent être facilement congelés en pleine saison (framboises, prunes, abricots...), mais ne les oubliez pas car la congélation maison, moins performante que la surgélation industrielle, entraîne une oxydation (brunissement, perte de vitamine C).

Fruits au sirop

- ⊕ **Pratiques, permettent de varier les fruits consommés.**
- ⊕ **Plus digestes grâce à la cuisson.**
- ▲ **Plus sucrés que les fruits frais.**
- ▲ **Moins de minéraux et de vitamines que dans les fruits frais.**

La conservation des fruits au sirop a perdu de son intérêt depuis l'apparition de la surgélation. Cependant, les modes de fabrication ont évolué et ces conserves sont pour la plupart beaucoup moins sucrées qu'avant.

La fabrication des fruits au sirop

Les fruits frais sont immergés dans un sirop (eau + sucre) plus ou moins concentré, puis appertisés. Cette stérilisation détruit une grande partie des vitamines, mais permet une conservation de plusieurs mois à température ambiante. Ce procédé, très utile lorsque les fruits abondent en pleine saison, peut être réalisé à la maison à l'aide de bocaux en verre et d'un stérilisateur.

Caractéristiques nutritionnelles

• **Les sucres du sirop.** L'apport calorique dépend de la concentration en sucre du sirop. On trouve aujourd'hui des fruits « au sirop léger » ou même des fruits conservés dans du jus de fruit, satisfaisants sur le plan calorique (65 kcal pour 100 g). Dans un sirop très sucré, en revanche, la note calorique peut être deux fois plus importante que dans le fruit frais.

• **Une perte en micronutriments utiles.** Les traitements thermiques entraînent une destruction plus ou moins importante de la vitamine C. Par ailleurs, une partie des minéraux se perd dans le jus ou le sirop qui baigne les fruits. En revanche, les carotènes, abondants dans les pêches jaunes ou les abricots, sont mieux préservés. L'apport en fibres est parfois inférieur à celui des fruits frais, en partie à cause de l'épluchage.

Composition pour 100 g de fruits au sirop égouttés

	Calories (kcal)	Glucides (g)	Fibres (g)	Vitamine C (g)	Bêtacarotène (µg)
Ananas au sirop	70,9	16,7	1	9,5	48
Abricot au sirop léger	65,3	15,2	0,8	2,8	787
Pêche au sirop	72,3	17,4	0,8	4	213
Macédoine de fruits	75,9	16,9	0,8	1,3	60

Repère *3 cuil. à soupe de fruits égouttés = env. 100 g.*

CIQUAL 2008

En pratique

• **Bien acheter.** Lisez les étiquettes pour vérifier le taux de sucre, et privilégiez les fruits au sirop léger ou au jus de fruit.

• **Bien consommer.** Les conserves de fruits ne sont pas strictement identiques aux fruits, mais elles sont généralement de bonne qualité, commodes et d'un prix raisonnable.

Complétez une salade de fruits frais avec des pêches ou des abricots au sirop, ou utilisez-les dans des gâteaux ou des tartes.

• **Bien conserver.** Les fruits au sirop sont des produits stables qui se conservent longtemps, il est donc pratique d'en avoir quelques boîtes à la maison. Faites tourner vos stocks et vérifiez régulièrement les DLUO (dates limites d'utilisation optimale).

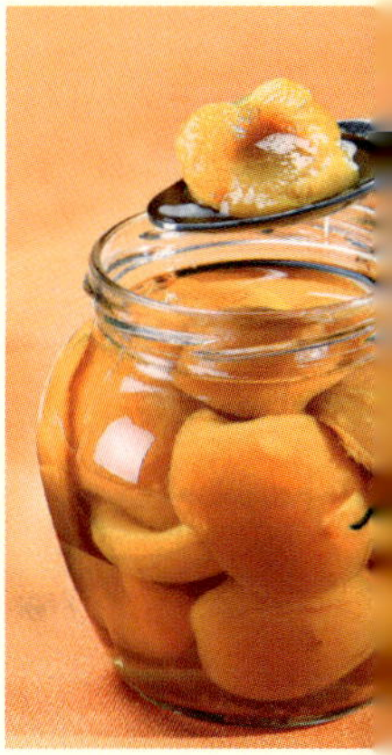

Fruits de mer

voir Coquillages, p. 88 ; Crustacés, p. 96

Fruits en compote

- ✚ Apport énergétique modéré.
- ✚ Très digestes grâce à la cuisson.
- ▲ Contiennent moins de substances protectrices et de fibres que les fruits frais.
- ▲ Des sucres ajoutés dans certains produits.

Les compotes sont devenues des produits très courants dans nos rayons. Si elles n'ont pas le même intérêt nutritionnel que les fruits eux-mêmes, elles sont pratiques et plus saines que la plupart des desserts lactés ou des goûters de type barres chocolatées ou biscuits.
L'essentiel est de bien lire l'étiquetage, car elles sont plus ou moins sucrées.

La fabrication des compotes

Les compotes industrielles sont préparées à partir de fruits cuits réduits en purée. Elles peuvent contenir en plus du sucre ou du sirop de glucose, du jus de fruit concentré, des arômes et des antioxydants. Rapidement cuites et mixées, elles sont ensuite pasteurisées ou stérilisées, ce qui assure leur conservation.

Caractéristiques nutritionnelles

• **Un apport énergétique modéré.** La plupart des compotes fournissent moins de 100 kcal pour 100 g, ce qui est modeste mais supérieur à l'apport des fruits frais (45 kcal pour 100 g de pomme). Elles sont dépourvues de lipides, et l'apport énergétique est essentiellement glucidique (autour de 20 g de glucides pour 100 g). Ces glucides sont à la fois les sucres naturels des fruits (fructose, surtout) et les sucres ajoutés en quantité variable selon les marques.

• **Un ajout de vitamine C.** La cuisson détruit la vitamine C, extrêmement fragile. Les industriels sont donc amenés à en ajouter pour restaurer cette perte et améliorer l'aspect des produits (l'acide ascorbique évite le brunissement des fruits cuits). D'autres pertes ne sont pas comblées, comme celle des polyphénols.

• **Des fibres douces.** Les compotes sont adaptées aux personnes qui ont les intestins sensibles, car la cuisson des fruits et leur réduction en purée améliorent la tolérance digestive.
En revanche, la teneur en fibres est généralement inférieure à celle des fruits, notamment pour la compote de pommes.

Avaler, croquer

La compote s'avale, la pomme se croque. Cette différence avec le fruit brut n'est pas neutre. La diminution de la mastication liée au succès des « aliments mous » (steak haché, pain de mie, purées...) a certainement une incidence sur l'état et le développement des dents chez l'enfant. Elle modifie aussi le travail de digestion et pourrait favoriser une prise de poids : les aliments qu'on ne mâche pas ne sont pas assimilés comme les autres et ne procurent pas la même satiété. Faites le test : avec une pomme et avec une compote, la sensation de rassasiement n'est pas du tout la même...

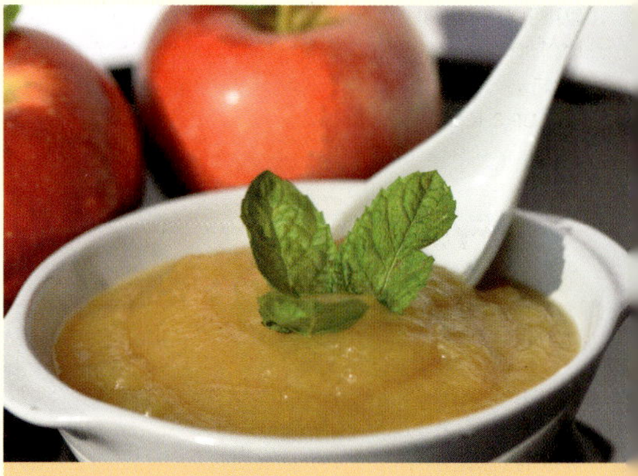

Faite maison, sans sucre ajouté, la compote est un dessert sain, à proposer régulièrement à la place des crèmes et autres desserts lactés.

Composition pour 100 g de compote de pommes

Calories	91,3 kcal	Fibres	1,1 g
Protéines	0,3 g	Eau	75 g
Glucides	22 g	Vitamine C	12,7 mg
Lipides	0,1 g		

***Repère** – 1 pot de compote ou 3 cuil. à soupe = env. 100 g.*
– 1 pomme moyenne = 150 g.

CIQUAL 2008

En pratique

Lisez la liste des ingrédients qui figure sur l'emballage : la présence de sucre, de sirop de glucose ou de jus de fruit concentré augmente l'apport en calories sans présenter d'intérêt nutritionnel. Préférez les compotes les plus proches du fruit brut (« 100 % fruits »), sans sucre ajouté ou au moins allégées en sucre.

Fruits oléagineux

- Concentrés en minéraux variés et en vitamine E.
- Bien pourvus en fibres et en protéines.
- ▲ Très riches en lipides, apport énergétique très élevé.
- ▲ Trop de sel dans les mélanges pour apéritif.
- ▲ Source d'allergie.

Le groupe des fruits oléagineux comprend les noix, noisettes, amandes, noix de pécan, noix de macadamia, pignons, noix de cajou et pistaches. Tous se caractérisent par un profil nutritionnel original : un taux de lipides important (50 à 60 %), mais aussi de bonnes teneurs en minéraux, en fibres et en vitamine E. Ce sont donc des aliments très caloriques, mais ces calories sont accompagnées d'une concentration remarquable en substances indispensables à la santé.

Caractéristiques nutritionnelles

• **Beaucoup de lipides.** Les matières grasses sont le composant majeur des oléagineux : c'est ce qui les différencie des fruits, qui en sont pratiquement dépourvus. Ces lipides, en majorité insaturés (mono- ou polyinsaturés), sont considérés comme neutres ou bénéfiques pour la santé cardio-vasculaire, contrairement aux matières grasses saturées (présentes dans le beurre, la viande, le fromage et beaucoup de produits industriels), qu'il convient de limiter. La noix, l'une des graines les plus riches (65 % de lipides), se distingue par sa teneur record en oméga-3 (7 g pour 100 g) : trois belles noix suffisent à couvrir les besoins en cet acide gras pour la journée.

• **Un apport calorique élevé.** La richesse en matières grasses explique l'apport énergétique élevé des fruits oléagineux : 600 à 650 kcal pour 100 g. Il est donc recommandé d'en consommer très raisonnablement.

• **Des minéraux variés.** Les fruits oléagineux concentrent une quantité importante de minéraux et d'oligoéléments, puisque ces derniers représentent à peu près 2 % de leur poids. On retrouve, à des taux différents selon les fruits, du magnésium, bénéfique pour le cœur et les vaisseaux, du potassium, du fer, du zinc et même du calcium, notamment dans les amandes.

• **Une abondance de vitamine E.** À la différence des fruits, les oléagineux apportent peu de vitamine C. En revanche, ce sont de bonnes sources de vitamine E aux vertus antioxydantes, surtout l'amande et la noisette : 25 g de noisettes couvrent 50 % de l'ANC (apport nutritionnel conseillé). Les vitamines du groupe B sont aussi présentes, à des taux plus élevés que dans les fruits frais.

• **Des fibres.** La richesse en fibres, surtout solubles, contribue aux bienfaits des fruits oléagineux. Une portion de 25 g en apporte 3,3 g pour les noisettes et 1,5 g pour les noix.

• **Un apport de protéines végétales.** Les fruits oléagineux en sont bien pourvus et, même si elles ne sont pas aussi complètes que les protéines animales, elles peuvent contribuer à l'équilibre protéique de la journée.

• **Des allergènes.** Les fruits oléagineux entrent dans la composition de nombreuses préparations (chocolats, pâtisseries...). Comme pour l'arachide, leur éviction n'est pas simple en cas d'allergie, même si leur présence est indiquée sur l'étiquetage des produits. Les noix et les noisettes, qui renferment de l'histamine, peuvent aussi provoquer des fausses ou pseudo-allergies, moins sévères que les vraies allergies. Les noix, enfin, sont à éviter chez les personnes sujettes aux aphtes.

À savoir

Les arachides, ou cacahuètes, ne sont pas des fruits oléagineux. Elles appartiennent au groupe des légumineuses, mais leur valeur nutritionnelle est proche de celle des fruits à coque.

Composition pour 100 g de fruits oléagineux

	Calories (kcal)	Protéines (g)	Glucides (g)	Lipides (g)	Dont lipides insaturés (g)	Fibres (g)	Vitamine E (mg)	Calcium (mg)	Magnésium (mg)
Noix	650	12,8	3,5	65	58,6	6,2	3,7	62,6	124
Noisette	604	11	5,7	59,7	52,5	13,2	24,1	136	122
Amande	593	23,6	5,6	52,9	45,8	7,6	25	248	232
Noix de cajou	598	18,9	20,5	48,9	38	3,3	1,1	46	267

Repère *1 portion = 25 à 30 g (une poignée) = env. 150 kcal.*

CIQUAL 2008

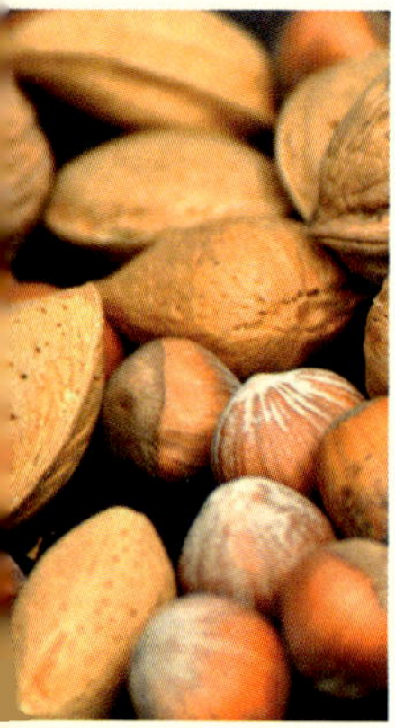

En pratique

• **Bien acheter.** Les fruits oléagineux vendus dans leur coque (noix, noisette...) conservent mieux leur saveur et leurs qualités nutritionnelles que ceux qui sont déjà décortiqués (cerneaux de noix, pignons...). Dans ce dernier cas, achetez des petits conditionnements (sachets de 75 à 150 g).

• **Bien consommer.** Les fruits oléagineux sont intéressants pour la santé à condition d'être consommés régulièrement et en quantité modérée. Vous pouvez en ajouter dans les céréales du petit déjeuner, les salades (pignons, noix...) ou les plats mijotés (poulet aux amandes...). Pour l'apéritif, préférez des graines non salées, et associez-les à des crudités plutôt qu'à des biscuits.

• **Bien conserver.** Les fruits oléagineux se conservent plusieurs semaines à plusieurs mois dans un endroit frais et sec, dans une boîte hermétique s'ils sont écalés. Toutefois, à cause de leur teneur en lipides, ils sont sujets au rancissement, qui leur donne très mauvais goût et les rend impropres à la consommation. Des moisissures peuvent également s'y développer, celles des noix pouvant rendre le fruit toxique. Jetez les fruits qui vous semblent rances quand vous les ouvrez ou qui présentent des traces de moisissure.

• **Noix et noisettes fraîches.** Les fruits oléagineux que nous consommons sont pratiquement toujours séchés (déshydratés) après récolte. Mais, à l'automne, on trouve sur les marchés des noix et noisettes fraîches : elles viennent d'être récoltées et contiennent davantage d'eau. Leur profil nutritionnel est similaire à celui des fruits séchés, avec un apport calorique très légèrement inférieur. Leur saveur en revanche est différente, particulièrement délicate et fruitée. La durée de conservation de ces fruits oléagineux frais est courte : quelques jours dans la corbeille de fruits ou le bas du réfrigérateur.

VOIR Arachide, p. 37 ; Olive, p. 184

Les sachets pour l'apéritif

Les graines oléagineuses sont vendues grillées et salées, seules ou en mélange, parfois associées à des fruits séchés (raisins secs, par exemple). La différence avec les graines brutes réside surtout dans la teneur en sodium.

À l'état brut, les graines contiennent en moyenne 5 mg de sodium pour 100 g, mais leur teneur atteint 300 à 600 mg (0,7 à 1,5 g de sel) dans les produits apéritifs. Il est donc préférable de les acheter avec la mention « non salé ».

Fruits séchés

- **Excellente source de glucides.**
- **Concentrés en minéraux.**
- **Riches en fibres.**
- **Moins de vitamine C que dans les fruits frais.**
- **Beaucoup plus caloriques que les fruits frais.**

Les fruits séchés (abricot, raisin, pruneau, datte, figue...) sont une gourmandise d'excellente qualité nutritionnelle : concentrés en minéraux, en fibres et en glucides, ils apportent des calories utiles à l'organisme et sont particulièrement adaptés à l'effort physique.

Caractéristiques nutritionnelles

• **Des concentrés de glucides.** Raisin, pruneaux, figues ou abricots séchés contiennent environ cinq fois plus de glucides que les fruits frais.
Cet apport de glucides aisément utilisables par l'organisme est précieux avant et pendant un effort physique.

• **Un apport énergétique assez élevé.** Les fruits séchés sont relativement caloriques, mais ces calories sont accompagnées de micronutriments, en particulier de minéraux (potassium, magnésium, calcium, fer...) à haute concentration.

• **Des fibres abondantes.** Tous les fruits séchés contiennent une quantité élevée de fibres qui stimulent le fonctionnement des intestins.

• **Pas de vitamine C, mais du bêtacarotène.** La vitamine C est en grande partie détruite lors de la déshydratation des fruits. En revanche, on retrouve du bêtacarotène en quantité élevée, notamment dans les abricots et les pruneaux, ainsi que des vitamines du groupe B.

Composition pour 100 g de fruits séchés

Calories	185 à 285 kcal	Lipides	0,2 à 1,4 g
Protéines	1,5 à 3 g	Fibres	2,8 à 13 g
Glucides	45 à 65 g		

Repère *3 abricots séchés, 3 pruneaux, 3 dattes ou 2 cuil. à soupe de raisins secs = env. 30 g.*

En pratique

• **Bien acheter.** Les fruits séchés sont vendus emballés en sachet ou en vrac, au poids. Dans les deux cas, vérifiez si possible qu'ils ont une couleur

Attention

Les fruits séchés (abricots et raisins notamment) sont parfois traités avec un conservateur, l'anhydride sulfureux (E220 sur l'étiquette), qui leur permet de conserver leur couleur mais peut entraîner des réactions d'allergie chez des sujets sensibilisés. Si nécessaire, vérifiez qu'il est absent de la liste des ingrédients.

franche, ne présentent pas de trace de moisissure, et que leur chair reste souple.

• **Bien consommer.** Excellents pour la santé, mais très caloriques, les fruits séchés doivent être consommés avec modération (30 à 50 g par jour). Ils peuvent servir de collation après un effort physique ou un déjeuner léger. On peut en ajouter dans les céréales du petit déjeuner ou les intégrer à des plats (porc aux pruneaux, boulghour aux raisins...) et à des desserts (salade de fruits, flan, gâteau de semoule ou de fromage blanc...).

• **Bien conserver.** Les fruits séchés contiennent des conservateurs qui limitent le développement des moisissures, mais il est important de les stocker dans une boîte hermétique, dans un lieu sec et aéré. Quand ils sont ouverts (ou achetés en vrac), consommez-les dans les 2 à 3 semaines maximum car ils perdent une partie de leur saveur et de leur moelleux.

VOIR **Datte, p. 98 ; Pruneau, p. 226 ; Raisin sec, p. 231.**

Gâteaux

voir Biscuits, p. 50 ; Pâtisseries, p. 198

Gélatine

- **Permet d'obtenir certaines textures en cuisine.**
- **Donne de la consistance aux recettes allégées.**
- **Sa composition n'est pas appétissante.**
- **Pas d'intérêt nutritionnel.**

La gélatine est un ingrédient très utile pour réaliser des entremets ou des terrines. Son intérêt est d'ailleurs purement culinaire : elle n'apporte rien, ni calories ni nutriments.

Qu'est-ce que la gélatine ?

La gélatine est un constituant naturel des os et des cartilages : on l'extrait des tissus conjonctifs (collagène) du porc ou, plus rarement, du bœuf. Purifiée, puis déshydratée, elle est commercialisée sous forme de poudre ou de feuilles, et utilisée pour préparer des gelées et des entremets. Elle est aussi employée en charcuterie et intégrée comme gélifiant ou liant dans de nombreux produits industriels : confiseries (bonbons gélifiés, guimauves), desserts lactés type flans, glaces, pâtisseries, plats cuisinés, produits allégés (type yaourt à 0 % de matières grasses)... Certains gélifiants végétaux jouent le même rôle : alginate, agar-agar, pectine ou dérivés de l'amidon, par exemple.
À noter : la gélatine alimentaire ne présente pas de risque de transmission de l'encéphalopathie spongiforme bovine (ESB).

Caractéristiques nutritionnelles

• **Uniquement des protéines.** La gélatine animale ne contient que du collagène (une protéine spécifique aux tissus cartilagineux) et une faible quantité d'eau. On l'utilise comme ingrédient secondaire en très faible quantité (1 g environ par portion d'entremets), d'où un apport nutritionnel négligeable.
Purifiée, plongée dans un bain acide ou dans un bain de chaux, la gélatine ne contient plus de minéraux ni de vitamines, et n'a aucune saveur.

Composition pour 100 g de gélatine en feuilles

Calories	348 kcal	Protéines	86,9 g

Repère *1 feuille = env. 2 g = 7 kcal et 1,7 g de protéines.*

CIQUAL 2008

En pratique

• **Bien acheter.** En feuilles ou en poudre, la gélatine présente les mêmes utilisations. Elle doit toujours être ajoutée à un mélange liquide (eau, lait...). On trouve des poudres aromatisées au porto ou au madère pour les préparations salées.

• **Bien consommer.** Très peu calorique, la gélatine est idéale pour réaliser des terrines de légumes, volaille ou poisson, auxquelles elle donne du volume et de la consistance sans ajouter de calories. Elle permet aussi de préparer des entremets légers (crèmes, flans) en remplaçant la farine, et elle donne de la tenue aux bavarois et charlottes.

• **Bien conserver.** Elle se conserve facilement, mais craint l'humidité. Il faut donc la stocker dans une boîte hermétique.

Germes

voir Blé, p. 52 ; Graines germées, p.131

Gibier

- ✪ Source de protéines, de vitamines du groupe B et de sels minéraux.
- ✪ Pauvre en lipides.
- ▲ Riche en purines, à éviter en cas de goutte.

De plus en plus souvent issu d'élevages, le gibier est disponible toute l'année mais reste rare sur nos tables. À tort, car il a les mêmes qualités nutritionnelles que les autres viandes et un atout supplémentaire : une teneur globalement plus modeste en lipides.

Précaution

La trichinose est une maladie parasitaire qui touche surtout les sangliers. Le risque, marginal en France, vient d'animaux tués à la chasse et consommés sans avoir été contrôlés. Les parasites sont détruits par une longue cuisson ou une congélation de 10 jours à – 15 °C.

Les principaux gibiers

• **Le gibier à plume.** Les canards, faisans et poules faisanes, perdreaux et perdrix, palombes, etc., sont encore chassés à l'état sauvage, mais la plupart sont aujourd'hui issus d'élevages, les oiseaux étant relâchés avant l'ouverture de la chasse.

• **Le gibier à poil.** Les cerfs, chevreuils, sangliers (marcassins pour les jeunes), lapins de garenne et lièvres sont chassés, mais font aussi l'objet d'élevages destinés à la chasse (petit gibier, sangliers) ou à l'abattoir (cerfs).

Caractéristiques nutritionnelles

• **Une bonne source de protéines.** Le gibier apporte autant, voire plus de protéines que les viandes classiques, avec une teneur moyenne de 30 g pour 100 g. Ces protéines complètes (tous les acides aminés sont représentés) sont associées à des vitamines du groupe B et à des sels minéraux, dont le phosphore, le magnésium et le fer.

• **Une viande maigre.** Le gibier est une viande très intéressante par sa faible teneur en matières grasses, notamment le chevreuil, la biche ou le lièvre. Ses lipides sont composés pour moitié seulement d'acides gras saturés, à limiter dans notre alimentation, le reste étant constitué d'acides gras insaturés considérés comme neutres ou bénéfiques pour la santé cardio-vasculaire.

• **Riche en purines.** Le gibier est déconseillé en cas de goutte ou de calculs urinaires composés d'acide urique à cause de sa richesse en purines, des substances qui se transforment en acide urique dans l'organisme.

Composition pour 100 g de gibier rôti

	Calories (kcal)	Protéines (g)	Lipides (g)	Fer (mg)
Chevreuil	174	32,6	4,8	5,4
Sanglier	153	28,3	4,4	1,1
Faisan	215	32,5	9,4	8,5

Repère *1 portion = 100 à 120 g.*

CIQUAL 2008

En pratique

• **Bien acheter.** Le gibier sauvage, plus maigre et plus parfumé que celui d'élevage, est plus réputé, mais il est moins courant car lié à la saison de la chasse. Sachez que les pièces directement données par les chasseurs (ou consommées lors de repas de chasse) ne sont pas contrôlées par les services vétérinaires (ou rarement). En revanche, tous les gibiers commercialisés, qu'ils soient sauvages ou d'élevage, français ou importés, le sont et portent une estampille sanitaire.

• **Bien consommer.** Le faisandage, qui consiste à laisser l'animal se décomposer pendant quelques jours afin que sa chair s'attendrisse et prenne de l'arôme, n'est pas conseillé : la viande peut devenir indigeste et, surtout, toxique. Pour attendrir les chairs coriaces (cerf, sanglier), il est préférable de les faire mariner dans du vin (ou un autre alcool), des épices et des aromates. Le gibier se cuit comme une viande classique, en ragoût, à la poêle ou au four, le rôtissage étant la meilleure façon de conserver la légèreté initiale.

• **Bien conserver.** Le gibier se garde quelques jours dans la partie la plus froide du réfrigérateur. Il se congèle très bien, et peut même s'attendrir un peu plus par ce biais.

➲ VOIR **Lapin, p. 156**

Gingembre

- ✪ Stimule la digestion.
- ✪ Aide à calmer les nausées.
- ✪ Renferme des antioxydants bénéfiques.
- ▲ Peut irriter la bouche et les muqueuses de l'estomac.

Le gingembre est une racine très utilisée comme condiment dans la cuisine asiatique. Stimulant et facilitant la digestion, il parfume agréablement les plats salés et même sucrés pour un apport énergétique négligeable, sauf s'il est consommé confit, comme friandise.

Caractéristiques nutritionnelles

• **Un aliment santé.** Le gingembre renferme de nombreuses molécules aux propriétés antioxydantes (terpènes et polyphénols notamment), qui contribuent à protéger nos cellules des dommages liés aux radicaux libres.
Il a aussi des vertus digestives (il stimule les sécrétions gastriques) et antinauséeuses : manger un peu de gingembre confit ou boire un soda au gingembre pourrait aider à prévenir le mal des transports ou calmer les nausées en général.
• **Un apport énergétique négligeable.** Utilisé comme aromate en très faible quantité, il n'apporte pas de calories (moins de 2 pour une portion de 3 g). Très parfumé, il permet de cuisiner léger tout en donnant de la saveur aux plats sans ajouter trop de sel.
Doux et piquant à la fois, le gingembre confit conserve en partie les vertus de la racine fraîche, mais il apporte 340 kcal pour 100 g (85 kcal pour quatre ou cinq morceaux de 5-6 g).

Composition pour 100 g de gingembre frais

Calories	60 kcal	Lipides	1,5 g
Protéines	1,8 g	Fibres	1 g
Glucides	9,8 g		

***Repère** 1 portion = 2 ou 3 g.*

En pratique

• **Bien acheter.** Les rhizomes de gingembre frais (à préférer à la poudre, qui a perdu une partie des composés protecteurs) ressemblent à des racines biscornues. On les trouve aujourd'hui dans la plupart des rayons de fruits et légumes. La peau doit être bien lisse, assez claire, et la racine doit dégager un parfum bien marqué. Achetez-le en petite quantité pour qu'il soit bien parfumé. Pour la même raison, optez pour les petits conditionnements de gingembre en poudre.
Le gingembre confit s'achète surtout dans les épiceries asiatiques.
• **Bien consommer.** Pour profiter de ses bienfaits, prenez l'habitude d'en ajouter à vos plats de viande, de poisson ou de légumes, ainsi qu'aux vinaigrettes ou aux soupes, comme vous le faites pour l'ail ou les herbes aromatiques. Une petite quantité suffit à parfumer un plat : comptez 1 cm de racine râpée ou hachée ou une pincée de poudre pour quatre personnes. Ne surdosez pas, car cet aromate piquant peut être irritant.
• **Bien conserver.** Gardez le gingembre au frais et au sec, si nécessaire au réfrigérateur, et consommez-le dans les 8 jours qui suivent l'achat. Vous pouvez aussi le congeler tel quel, épluché et coupé en lamelles ou râpé. Le gingembre en poudre se conserve plusieurs mois à condition de se trouver dans un récipient hermétique. Il risque néanmoins de perdre peu à peu sa saveur.

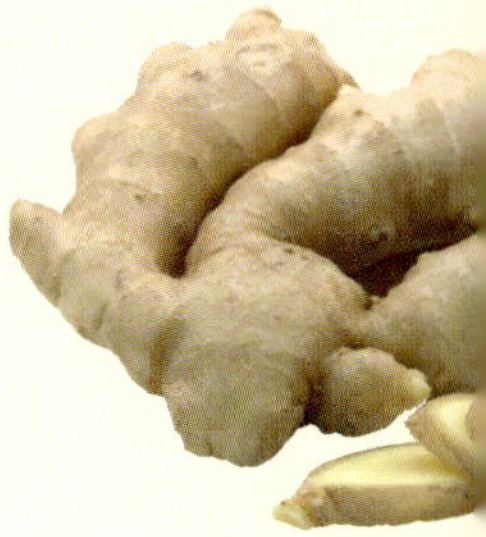

Glace et sorbet

- ⊕ **Les sorbets sont peu caloriques.**
- ⊕ **Les glaces et crèmes glacées sont source de calcium.**
- ▲ **Sorbets et glaces sont riches en sucre.**
- ▲ **Certaines glaces sont très grasses et caloriques.**
- ▲ **Ils contiennent souvent beaucoup d'additifs.**

À base de fruits, d'eau et de sucre, les sorbets sont plutôt légers en calories. Les glaces, qui comprennent des matières grasses, présentent un apport lipidique et énergétique plus élevé. C'est surtout le cas des glaces individuelles, souvent enrichies de chocolat, de caramel ou de fruits oléagineux.

La fabrication des glaces

Toutes les glaces sont constituées d'un mélange liquide sucré qui se solidifie au contact du froid. Pendant le refroidissement, le mélange est constamment battu à faible vitesse : c'est ce qui lui donne sa texture aérée et souple.
• **Les sorbets.** Ils sont composés de jus ou de purée de fruits, d'eau et de sucre. La proportion minimale de fruits doit être de 25 %, sauf pour les fruits acides ou à saveur forte (15 %) et les fruits à coque (5 %). Un sorbet « plein fruits » comprend au moins 45 % de fruits (20 % pour les fruits acides). Il ne faut pas confondre sorbets et glaces à l'eau : ces dernières ne sont composées que d'eau et de sucre (ou de sirop) et de colorants. Elles ont donc moins d'intérêt nutritionnel que les sorbets.
• **Les glaces.** Les ingrédients de base sont l'eau, le lait et/ou la crème, le sucre, les matières grasses végétales dans les glaces classiques (les crèmes glacées et les glaces au lait ne comprennent

en principe que des matières grasses laitières). Selon les recettes et les parfums, les fabricants ajoutent des œufs, des arômes (vanille, chocolat...), des fruits, de la gélatine, etc. Certaines glaces sont enrobées de chocolat et agrémentées de fruits oléagineux (amandes, noisettes, noix de pécan...), de biscuits, de sauce au caramel ou autre, des ajouts qui majorent fortement l'apport énergétique.

Caractéristiques nutritionnelles

• **Un apport en sucre élevé.** Les sorbets sont souvent aussi riches en sucre que les glaces, voire plus. En moyenne, glaces et sorbets contiennent 25 % de sucre, avec des écarts importants d'une marque à une autre. Deux petites boules de glace ou de sorbet (60 g) apportent l'équivalent de près de trois morceaux de sucre, et un cône de 75 g peut facilement représenter quatre ou cinq morceaux. La consommation de glaces et de sorbets doit donc être occasionnelle.

• **Des lipides dans les glaces.** Les glaces contiennent des matières grasses saturées provenant du lait ou de la crème et, souvent, des graisses végétales hydrogénées, dont il faut limiter la consommation. Les sorbets sont dépourvus de lipides.

• **Un apport calorique variable.** Les sorbets sont assez légers (120 kcal pour 100 g). Les glaces et crèmes glacées simples apportent pour la plupart 180 à 200 kcal, mais la teneur s'élève vite avec l'ajout d'ingrédients aussi caloriques que le chocolat, les fruits oléagineux, la sauce caramel ou la crème Chantilly : 280 à 370 kcal pour 100 g dans les glaces dites « à l'américaine » ou les barres chocolatées glacées.

• **Du calcium dans les glaces.** Les glaces peuvent fournir une bonne quantité de calcium : de 80 à plus de 200 mg pour 100 g contre 120 mg pour 100 g de lait. Elles peuvent occasionnellement remplacer une portion de produit laitier, mais la teneur en sucre et en matières grasses relativise grandement cet intérêt nutritionnel ! Les sorbets sont dépourvus de calcium.

• **Peu de micronutriments.** Les sorbets apportent une petite quantité de vitamines et des composés antioxydants (vitamine C, polyphénols des fruits rouges, caroténoïdes du melon...), la teneur variant selon le type de fruits et leur pourcentage dans le poids total du produit.

• **Beaucoup d'additifs.** Glaces et sorbets contiennent généralement un grand nombre d'arômes et d'additifs (colorants, émulsifiants ou épaississants pour améliorer leur texture). À noter : les mentions « fabrication artisanale » ou « glaces maison » ne garantissent pas toujours que les ingrédients mis en œuvre sont de meilleure qualité.

Les glaces allégées

Fabriquées à partir de lait écrémé, de yaourt ou de fromage blanc, elles présentent un apport calorique assez faible (70 à 80 kcal pour 100 g). L'absence de matières grasses leur confère une texture moins agréable et une saveur souvent assez fade. Peut-être vaut-il mieux consommer une vraie glace occasionnellement en se faisant réellement plaisir...

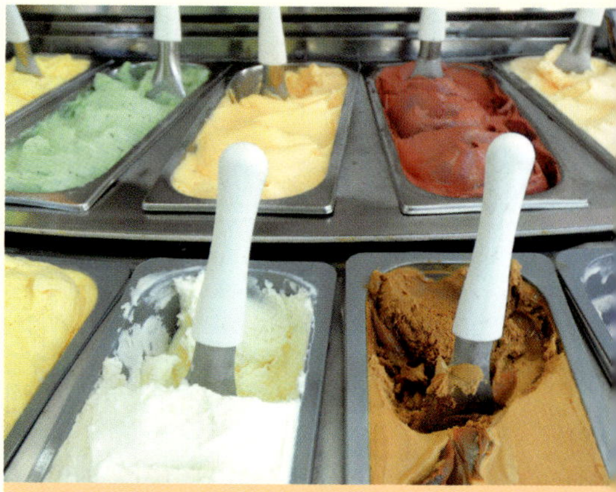

Les boules de sorbet ou de glace ne sont pas démesurément caloriques, à la différence des barres glacées, cônes ou coupes avec chocolat, noisettes...

Composition pour 100 g de glace ou de sorbet industriels

	Calories (kcal)	Glucides (g)	Dont sucre (g)	Lipides (g)	Calcium (mg)
Sorbet	120	27,9	27,9	0,7	15,3
Crème glacée	202	25	24,7	10	93
Cornet + glace	271	31,3	23,4	14,9	86
Bâtonnet enrobé de chocolat	283	26,8	25,6	18	216
Barre chocolatée glacée	367	36,4	32,8	21,8	143

Repère *– 2 boules de sorbet (60 à 90 g) = 70 à 110 kcal.*
– 2 boules de crème glacée (60 à 90 g) = 120 à 180 kcal.

CIQUAL 2008

En pratique

• **Bien acheter.** Les glaces et sorbets sont des produits plutôt accessibles, mais la qualité n'est pas toujours au rendez-vous. Lisez les étiquettes et sélectionnez les glaces à base de produits nobles (lait et fruits), même si leur prix est légèrement plus élevé. La liste des ingrédients doit guider votre choix : une glace contenant surtout de l'eau, du sucre et des additifs ne sera pas satisfaisante au goût ni sur le plan nutritionnel.

Vous pouvez aussi réaliser des glaces et sorbets maison avec une sorbetière : ils seront d'excellente qualité si vous choisissez bien vos ingrédients (fruits, lait ou yaourt, arômes naturels) et si vous dosez modérément le sucre.

• **Bien conserver.** Les glaces et les sorbets sont des produits très fragiles : ne rompez pas la chaîne du froid entre l'achat et la consommation. Transportez-les impérativement dans un sac isotherme et placez-les rapidement au congélateur. Les bacs entamés s'oxydent très vite, même au froid, et la saveur des glaces s'altère, surtout si elles sont riches en lipides (rancissement). Évitez de les garder plus de 1 mois après ouverture et, comme pour tout produit surgelé, ne recongelez pas une glace un peu fondue.

Graines germées

⊕ **Bien pourvues en vitamines et en antioxydants.**
▲ **Très altérables.**

Les graines germées sont désormais très faciles à trouver dans le commerce : vendues en barquettes, elles s'intègrent facilement aux salades et aux sandwichs. Les plus courantes restent les pousses de soja (graines de haricot mungo), consommées comme un légume à part entière.

Qu'est-ce que c'est ?

Ce sont des graines que l'on fait germer (passer du stade de graine à celui de jeune pousse) en les arrosant régulièrement. De nombreux végétaux s'y prêtent : des céréales (blé, avoine...), des légumineuses (luzerne, haricot mungo...) et divers légumes (brocoli, navet, courge...).
On peut acheter des graines déjà germées prêtes à l'emploi ou les faire pousser chez soi. Il suffit d'acheter un germoir (en vente dans les boutiques diététiques) et quelques sachets de graines variées, de préférence bio pour limiter les pesticides. Les graines poussent en 3 à 7 jours, et vous pouvez les récolter au fur et à mesure de vos besoins. À tester pour leur saveur délicate : roquette, fenouil, radis, betterave et poireau.

Caractéristiques nutritionnelles

• **Peu calorique.** L'apport énergétique est un peu supérieur à celui des légumes (30 à 50 kcal pour 100 g contre 20 kcal en moyenne pour les légumes), mais reste raisonnable.
• **Bien pourvues en vitamines.** La germination entraîne un « réveil » du métabolisme de la graine : cette dernière se gorge d'eau et synthétise des vitamines qui n'étaient pas présentes dans la graine sèche. Ajouter des graines germées de radis, de chou ou de luzerne (alfalfa) dans un sandwich, par exemple, permet d'augmenter sa teneur en vitamines B9 et C et en caroténoïdes.
• **Un apport en fibres intéressant.** Comme les crudités, les graines germées contiennent des fibres bénéfiques pour le transit intestinal (2 g pour 100 g en moyenne).

Composition pour 100 g de pousses de soja

Calories	30 à 53 kcal	Fibres	1,8 à 2,4 g
Protéines	3 à 6 g	Vitamine B9	89 µg
Glucides	4 à 5 g	Vitamine C	13 à 20 mg
Lipides	0,2 à 1 g	Potassium	150 à 230 mg

***Repère** 3 cuil. à soupe de pousses de soja = env. 120 g.*

Composition pour 100 g de lentilles germées

Calories	29 kcal	Fibres	2,1 g
Protéines	4,7 g	Vitamine B9	84 µg
Glucides	1,7 g	Vitamine C	35 mg
Lipides	0,4 g	Potassium	114 mg

***Repère** 3 cuil. à soupe de lentilles germées = env. 80 g.*

En pratique

• **Bien acheter.** Les bactéries peuvent se développer rapidement sur les jeunes pousses, ce qui favorise leur pourrissement et peut entraîner une infection alimentaire. Veillez donc à les acheter très fraîches : bien croquantes, avec une franche odeur végétale qui peut parfois rappeler la plante d'origine (betterave, chou, fenouil...), jamais flétries ni de couleur brune. Si les graines sont emballées, vérifiez la DLC (date limite de consommation).
• **Bien consommer.** Les graines germées s'intègrent aux salades et aux sandwichs, elles décorent les grillades de poisson ou de viande, ainsi que les verrines... Certaines graines gagneront en digestibilité si vous les ébouillantez 2 minutes : c'est le cas des pousses de soja et des autres légumineuses (pois, lentilles).
• **Bien conserver.** Placez les graines germées au réfrigérateur et consommez-les dans les 2 ou 3 jours, car elles se dégradent très rapidement.

À noter

Les germes de luzerne sont contre-indiqués pour les personnes souffrant de lupus érythémateux, une maladie auto-immune dont ils pourraient aggraver les symptômes.

Faux ami

Les pousses de soja n'ont rien à voir avec le soja : ce sont les graines germées de petits haricots exotiques appelés haricots mungo. Les graines du vrai soja sont impropres à la consommation, comme celles de la tomate ou de l'aubergine.

Glucides

La principale fonction des glucides, ou hydrates de carbone, est de fournir de l'énergie au corps : c'est le carburant des muscles comme de tous les organes, notamment le cerveau.

Les différents types de glucides

L'élément de base des glucides est toujours un sucre, même si les glucides complexes n'ont pas de goût sucré.

Les sucres simples ou monosaccharides

Ils comportent une seule molécule élémentaire. Les sucres simples sont le glucose, rare à l'état pur dans les aliments, le fructose des fruits ou du miel, et le galactose.

Les sucres composés ou disaccharides

Ils sont composés de deux sucres simples que l'on retrouve au moment de la digestion. Ce sont :
– le saccharose (glucose + fructose), c'est-à-dire le sucre de table ;
– le lactose (glucose + galactose), qui est le sucre du lait ;
– le maltose (glucose + glucose), ou sucre de malt.

Teneur en glucides pour 100 g

	Amidon (g)	Sucres (g)
Légumes (moyenne)	2	2,8
Petits pois	5,9	5,9
Carotte	0,4	6,2
Légumes secs (moyenne)	15,2	1,1
Lentilles	16,2	1,3
Pomme de terre	17,6	0,7
Pâtes	17,5	0,4
Riz	26,9	0,03
Pain complet	46,9	2,5
Fruits (moyenne)	0,6	10,2
Banane	3,8	16,4
Dattes séchées	0	58,1
Fruits séchés et fruits oléagineux (moyenne)	3,9	21,9

Les glucides complexes

Ils sont composés de quelques unités à plusieurs milliers d'unités de sucres simples. Ce sont :
– le glycogène, forme de stockage du glucose dans le foie et les muscles ;
– les amidons, forme de stockage du glucose dans les féculents (céréales, légumineuses, pomme de terre...) ;
– l'inuline, forme de stockage du glucose dans certains végétaux (artichaut, poireau...) ;
– les pectines et celluloses végétales (fibres), qui ont un statut à part car elles ne sont pour la plupart pas digérées (voir p. 113).

Le métabolisme des glucides

Le glucose est la principale source énergétique du corps, notamment du cerveau, qui ne peut consommer que du glucose (les muscles peuvent aussi utiliser des lipides en cas d'effort modéré). Un gramme de glucides (sauf les fibres) fournit 4 kcal.

La digestion des glucides

– Le glucose est absorbé tel quel. Le galactose est transformé en glucose avant d'être absorbé. Une petite partie du fructose est transformée en glucose, mais l'essentiel est métabolisé directement par le foie.
– Les sucres composés sont décomposés en sucres simples avant d'être absorbés.
– Les amidons, le glycogène et les celluloses digestibles sont transformés en glucose par la digestion, qui commence dès la mastication grâce à une enzyme, l'amylase salivaire. Un morceau de pain longuement mâché finit d'ailleurs par procurer une saveur sucrée.

L'index glycémique d'un aliment (voir ci-contre) est sa capacité à élever la glycémie. Il ne dépend pas de la structure simple, composée ou complexe des glucides de l'aliment : il est lié à leur faculté à libérer plus ou moins rapidement du glucose pendant la digestion.

L'utilisation des glucides

Le glucose qui traverse la muqueuse intestinale pénètre dans les cellules grâce à la sécrétion d'insuline par le pancréas. Il est transformé en glycogène (forme de réserve du glucose), qui libérera du glucose à mesure des besoins du corps. Lorsque les stocks de glycogène sont pleins, le glucose disponible est transformé en acides gras et stocké dans les cellules adipeuses. Ces acides gras sont ensuite libérés pour fournir de l'énergie aux muscles.

Combien de glucides chaque jour ?

Les glucides devraient représenter 50 à 55 % de la ration calorique, soit 1 000 à 1 100 kcal si l'apport total est de 2 000 kcal. Cela correspond à 250 à 275 g de glucides (1 g de glucides = 4 kcal), ce qui est cohérent avec le besoin évalué en grammes par kilo de poids corporel : 4 g par kilo, soit 260 g (1 040 kcal) pour un adulte pesant 65 kg.
Les enquêtes montrent que ce pourcentage est plutôt inférieur dans notre alimentation (autour de 45 %), généralement au bénéfice des lipides. Le rééquilibrage doit se faire en privilégiant les sucres complexes (féculents), surtout s'ils ont un index glycémique bas, et non avec des aliments et boissons sucrés, qui ne doivent quant à eux pas dépasser 10 % de l'apport calorique total (50 g par jour maximum).

Index glycémique

La distinction entre sucres simples ou composés d'un côté et glucides complexes (amidons) de l'autre se fonde sur la composition chimique des glucides.
L'index glycémique intègre quant à lui une autre dimension : l'effet de l'aliment sur la glycémie, c'est-à-dire la quantité de glucose dans le sang.

L'ingestion d'aliments riches en glucides (féculents et produits sucrés) a pour effet d'élever la glycémie et d'entraîner la libération d'insuline par le pancréas pour faire pénétrer le glucose dans les cellules et abaisser la glycémie.
Le maintien d'une glycémie assez stable est important chez le diabétique. Il l'est aussi chez le sportif et, plus généralement, chez les personnes qui veulent perdre du poids car les pics glycémiques favorisent le stockage du glucose sanguin sous forme de graisse.

Qu'est-ce que l'index glycémique ?

L'index glycémique (IG) mesure la capacité d'un aliment à augmenter la glycémie comparée à celle du glucose pur, pris comme base avec un indice de 100. Un aliment qui présente un index glycémique de 60 a, sur la glycémie, 60 % de l'effet du glucose. Plus l'IG est faible (moins de 55), plus l'effet est étalé dans le temps : la glycémie s'élève moins et moins vite, mais plus longtemps. Plus l'index glycémique est élevé (plus de 70), plus la glycémie s'élève brutalement après un repas. Les aliments situés entre 55 et 70 ont un index glycémique moyen.

Une donnée variable

L'index glycémique d'un aliment (voir tableau p. 135) est une donnée très relative, car l'effet sur la glycémie peut varier considérablement en fonction d'un grand nombre de paramètres.

La cuisson

L'IG des pâtes « al dente » est de 32 à 38, mais il peut dépasser 50 si les pâtes sont trop cuites. La cuisson modifie l'amidon des végétaux : elle améliore sa digestibilité, mais elle élève l'index glycémique.

Le traitement des aliments

Plus un aliment est transformé ou fragmenté, plus son index s'élève. La purée a un IG plus élevé que la pomme de terre entière. Il en est de même pour les céréales raffinées (riz blanc, pain blanc) comparées aux céréales complètes et pour la majorité des céréales du petit déjeuner.

Les mélanges

L'index glycémique du pain blanc augmente si l'on boit de l'eau en le mangeant, mais il diminue si on applique une couche de beurre.
Plus généralement, la présence conjointe de protéines et, surtout, de corps gras ou de fibres végétales diminue l'index glycémique d'un aliment car elle ralentit l'absorption du glucose.
Une pâtisserie consommée à jeun a un index supérieur à celui du même gâteau absorbé à la fin d'un repas, en dessert.

La composition

Pour un même aliment, l'index glycémique peut également être modifié par le degré de maturité du végétal (une banane très mûre a un index plus élevé que celui d'une banane un peu verte) ou par la variété du fruit ou du légume. Ces différences sont dues aux teneurs en glucides et à la composition de ces glucides.

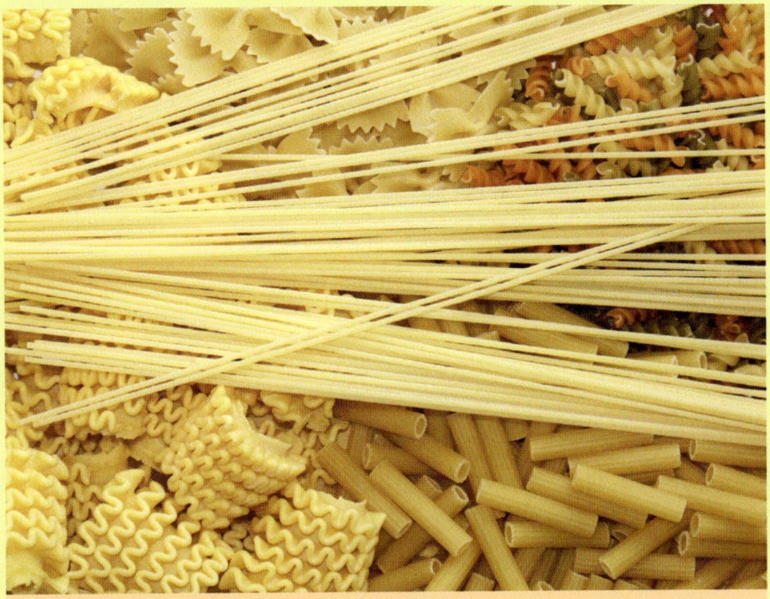

Les pâtes, surtout si elles sont cuites « al dente », fournissent une énergie lentement assimilée, bien adaptée aux efforts physiques prolongés.

Des résultats surprenants

– Un sucre supposé rapide comme le fructose (sucre des fruits) a un index très bas (20). Ce résultat est lié au métabolisme particulier du fructose, dont une petite partie seulement se transforme en glucose.
– Certains aliments renfermant des glucides supposés lents ont un IG élevé : le pain blanc ordinaire (70), la pomme de terre (70 à 90) ou le riz (86 pour le riz à cuisson rapide), par exemple. En revanche, les pâtes cuites « al dente » et les légumes secs (sauf les fèves) méritent leur réputation de glucides lents.
– Comme la présence de lipides abaisse l'index glycémique, des aliments gras et sucrés peuvent avoir un index bas ou moyen (30 à 60 pour la pâte à tartiner au chocolat, les barres glacées, les biscuits, les cacahuètes enrobées de chocolat dragéifié...) tout en étant peu recommandés.

La charge glycémique

L'index glycémique compare l'effet des aliments sur la glycémie pour une quantité identique de glucides ingérés. Or cet effet dépend bien sûr de la quantité de glucides réellement consommés, autrement dit du poids de la portion et de sa teneur en glucides.
Pour tenir compte de ce paramètre, les nutritionnistes calculent une grandeur appelée charge glycémique. On l'obtient en multipliant l'index glycémique d'un aliment par la quantité de glucides qu'une portion moyenne de cet aliment apporte, puis en divisant le résultat par 100.
Par exemple, les corn flakes ont un IG de 77, et une portion de 40 g fournit 33 g de glucides : la charge glycémique est donc de 25,4 (77 x 33 / 100). Une charge de plus de 20 est considérée comme élevée, elle est moyenne entre 11 et 19 et faible au-dessous de 10.

Quelques exemples de charge glycémique

– 100 g de riz cuit : 23 pour le riz blanc, 16 pour le riz complet.
– 50 g de pain : 21 pour le pain blanc, 19 pour le pain bis, 12 pour le pain complet.
– 200 g de pâtes cuites « al dente » : 16,5.
– 200 g de pommes de terre cuites à la vapeur : 25.
– 180 g de lentilles : 9.
– Une tranche de 150 g de pastèque : 7,2.
– Une banane (100 g) : 12.
– Cinq ou six dattes (50 g) : 30.

Les applications pratiques

L'alimentation du diabétique

L'application majeure de l'index glycémique concerne les diabétiques, qui doivent éviter les hausses brutales de leur glycémie.
La connaissance de l'index des aliments leur permet de privilégier ceux qui n'entraînent pas d'hyperglycémie (pâtes « al dente », légumes secs, pain complet...) ou d'associer aliments à index élevé et aliments à index faible au cours d'un même repas (des pommes de terre et des légumes secs, par exemple).
Les fruits ont toute leur place dans les menus du diabétique, et les desserts légèrement sucrés sont autorisés en fin de repas.

La prévention de l'hypoglycémie

L'index glycémique est un outil dans la prévention des malaises hypoglycémiques. Prendre des repas d'index bas diminue la sécrétion d'insuline par le pancréas et le risque d'hypoglycémie réactionnelle. Les sportifs de haut niveau appliquent ce principe les jours de compétition : toutes les personnes sujettes à l'hypoglycémie devraient les imiter.

La maîtrise du poids

Plus l'index glycémique d'un repas est bas, plus le retour de la faim est retardé, ce qui évite les grignotages. De plus, lorsque la hausse de la glycémie est étalée dans le temps, l'organisme utilise le glucose disponible au fur et à mesure de ses besoins, alors qu'un afflux massif de glucose est stocké sous forme d'acides gras (graisses).

Index glycémique et prévention des maladies

Les études épidémiologiques semblent montrer qu'une alimentation à IG élevé augmente le risque de maladies cardio-vasculaires et de diabète de type 2.
La sécrétion importante d'insuline par le pancréas en réaction à l'élévation rapide de la glycémie pourrait aussi favoriser la croissance des cellules cancéreuses. Ce lien entre hyperinsulinisme et cancers (pancréas, rein, foie, utérus) est encore à confirmer : l'excès de consommation de glucides d'absorption rapide favorise aussi la prise de poids, et on ignore encore si le vrai facteur de risque de cancer est le surpoids ou l'effet de l'insuline.

En résumé

L'effet d'un repas sur la glycémie dépend de trois facteurs :
– l'index glycémique des aliments ;
– la charge glycémique, qui est fonction de la teneur en glucides des aliments et du poids des portions ;
– la composition du menu, car l'index glycémique varie selon l'ensemble des aliments consommés au cours d'un repas.

L'index glycémique des aliments

Ces chiffres sont des ordres de grandeur susceptibles de varier d'une étude à une autre. La carotte cuite est l'illustration type des divergences d'index glycémique : selon les sources, on lui attribue des valeurs aussi bien très élevées (plus de 90) que moyennes, voire basses (47 à 59), ces derniers calculs étant les plus récents. Autre exemple frappant : la baguette et le pain blancs affichent un index glycémique élevé (70 à 78), mais une étude de 2004 indique que la baguette dite « de tradition française » (voir p. 188), également élaborée à partir de farine raffinée, aurait un IG moyen (57), ce dernier résultat restant toutefois à confirmer. À noter : la viande, le poisson, les œufs ou les fruits de mer ne figurent pas dans ce tableau car ils contiennent très peu de glucides, voire pas du tout.

Céréales et dérivés

Index glycémique élevé	
Riz blanc, riz gluant, riz à cuisson rapide	85 à 90
Corn flakes, riz soufflé	77
Baguette ou pain blanc ordinaires, pain de mie	70 à 78

Index glycémique moyen	
Pain bis	65
Croissant	65
Semoule	55 à 65
Riz brun ou complet, riz basmati	50 à 60
Biscuits	50 à 60
Flocons d'avoine traditionnels	58
Baguette de tradition française	57
Maïs doux	54

Index glycémique bas	
Pain complet, pain aux céréales	45 à 50
Pâtes « al dente »	32 à 38

Fruits

Index glycémique élevé	
Dattes	103
Pastèque	72

Index glycémique moyen	
Ananas	66
Raisins secs	64
Banane	52 à 65

Index glycémique bas	
Kiwi	46
Raisin	43
Orange	42
Prune	39
Pomme, poire	35
Pêche, abricot	30
Cerises	22

Pommes de terre et légumes

Index glycémique élevé	
Frites, purée de pommes de terre, pomme de terre au four	80-90
Pomme de terre vapeur avec la peau, pomme de terre nouvelle	70
Fèves cuites	80

Index glycémique moyen	
Betterave	62
Patate douce	50 à 60
Carotte cuite	47 à 59

Index glycémique bas	
Carotte crue	16 à 49
Petits pois	40 à 48
Haricots blancs	38 à 48
Lentilles	29
Pois chiches, haricots rouges	28
Autres légumes (haricots verts, épinards, courgette, chou...)	< 15

Divers

Index glycémique	
Bonbons gélifiés	80
Saccharose (sucre de table)	68
Sodas	60 à 70
Lait concentré sucré	61
Crème glacée	61
Miel	55 à 62
Chocolat noir	49
Lait et yaourt	27 à 33

Groseille

- ✚ Très légère en calories car peu sucrée.
- ✚ Riche en vitamine C et en antioxydants.
- ✚ Fournit des fibres.
- ▲ Peut être irritante pour la muqueuse digestive.

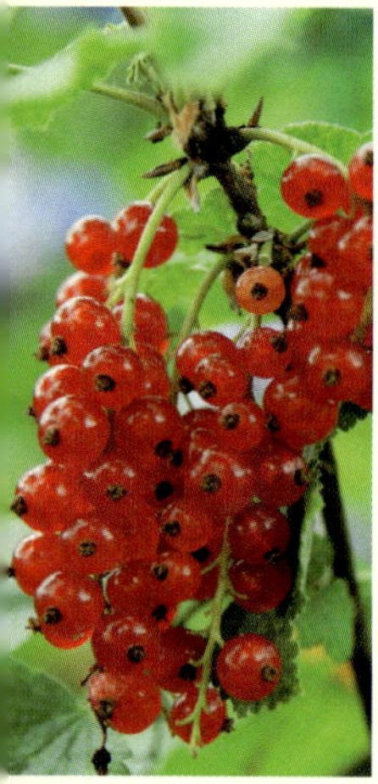

Comme les autres fruits rouges, la groseille a beaucoup d'atouts nutritionnels : elle est légère, apporte beaucoup de vitamine C ainsi que des polyphénols protecteurs. Acidulée et riche en fibres, elle peut néanmoins être mal tolérée par les personnes qui ont les intestins sensibles.

Caractéristiques nutritionnelles

• **Peu de calories.** La groseille n'apporte que 5 g de sucre pour 100 g, alors que la plupart des fruits en contiennent au moins deux fois plus. Son apport énergétique est donc très modéré.

• **Très concentrée en micronutriments protecteurs.** La groseille est riche en vitamine C (43 mg pour 100 g, soit un peu moins que l'orange : 53 mg) et en flavonoïdes (quercétine notamment), qui améliorent l'utilisation de la vitamine C et protègent les petits vaisseaux sanguins (capillaires). Elle contribue aussi à la couverture des besoins en minéraux : potassium surtout, mais aussi calcium, magnésium ou fer, que l'on retrouve dans le fruit frais comme dans ses dérivés (gelée, coulis).

• **Excellente source de fibres.** La groseille fait partie des fruits les plus riches en fibres. La pulpe contient des pectines, qui sont des fibres solubles douces, alors que la peau et les pépins sont constitués de cellulose et de lignine, qui peuvent être irritantes. En gelée ou en coulis, la groseille est en revanche parfaitement digeste car la cuisson ramollit et adoucit ces fibres. Seul bémol : la cuisson diminue la teneur en vitamine C.

La couleur des groseilles

Si la groseille commune est rouge, il existe des variétés blanches et des groseilles de plus gros calibre appelées groseilles à maquereau. Elles présentent toutes les mêmes caractéristiques nutritionnelles.

Composition pour 100 g de groseilles

Calories	38 kcal	Fibres	5,3 g
Protéines	1,3 g	Vitamine C	43 mg
Glucides	5 g	Potassium	272 mg
Lipides	0,6 g		

CIQUAL 2008

En pratique

• **Bien acheter.** Les grains, d'un beau rouge (ou blanc, selon les variétés), doivent être bien attachés à la tige, lisses, sans taches ni blessures.

• **Bien consommer.** À cause de son acidité, la groseille se consomme souvent mélangée à d'autres fruits rouges ou ajoutée à des salades de fruits, des coupes glacées ou du fromage blanc (elle est très décorative). Pensez aussi à l'associer à des aliments salés : salades composées, plateau de fromages, terrines, viande froide, foie de veau ou gibier, pour apporter une note acidulée et un plus en vitamine C.

• **Bien conserver.** C'est un fruit fragile, à conserver 2 ou 3 jours au frais, pas davantage car il craint la déshydratation et moisit facilement. Congelé, il perd son parfum et se ramollit. Mieux vaut réaliser des gelées en pleine saison, qui se garderont facilement tout l'hiver.

Hamburger

- ✚ Un aliment plaisir pour beaucoup.
- ✚ Apporte une portion de viande.
- ▲ Trop de calories pour des ingrédients de faible valeur nutritionnelle.
- ▲ Des garnitures grasses et très salées.

Les hamburgers sont associés à la restauration rapide, symbole par excellence de notre mauvaise alimentation et de son corollaire, l'obésité. La taille des portions, les garnitures très grasses, l'accompagnement de frites et de soda composent effectivement des repas franchement déséquilibrés. Cependant, comme souvent, c'est la fréquence de consommation qui pose un réel problème, plus que l'aliment lui-même.

Caractéristiques nutritionnelles

• **Les calories et la taille des portions.** Le poids des hamburgers varie de 100 à 300 g, ce qui explique les écarts caloriques très importants : de 230 kcal à 750 kcal pour une portion ! À cela s'ajoutent les accompagnements : 360 kcal pour une portion de frites moyenne et 220 kcal pour un soda de format moyen.

• **Des protéines, mais beaucoup de graisses.** Les hamburgers fournissent pour la plupart une quantité satisfaisante de protéines (10 à 15 g pour 100 g) issues de la viande de bœuf, de la volaille, du bacon ou du fromage. Leur principal défaut est l'apport excessif en lipides provenant de tous les ingrédients, ou presque : la viande (un steak haché comprend jusqu'à 20 % de matières grasses)

et ses graisses de cuisson, le fromage fondu, les assaisonnements de type mayonnaise et même le pain. Les teneurs en lipides sont cependant très variables selon les ingrédients ajoutés : 8 g dans un hamburger simple de 100 g, 44 g dans un hamburger de 220 g (l'équivalent de plus de quatre cuillerées à soupe d'huile). Pour faire le meilleur choix (à condition que vous disposiez des valeurs nutritionnelles), faites le rapport protéines/lipides : au-dessus de 1 (par exemple, 12 g/8 g), la proportion est plutôt bonne. Au-dessous (15 g/22 g), la part des lipides est excessive par rapport à la matière « noble », les protéines.
Côté végétaux, les quelques lamelles d'oignon, feuilles de salade, rondelles de tomate ou de cornichon sont naturellement bien insuffisantes pour rééquilibrer le menu !

• **Des ingrédients médiocres.** Le pain rond pour hamburgers, assez proche du pain de mie, comprend du sucre, des graisses (6 %, contre moins de 3 % pour des pains classiques) et un grand nombre d'additifs. Les sauces, à base d'huile végétale et d'œufs surgelés, sont également très chargées en additifs, comme les fromages fondus, qui sont par nature très gras. Les viandes et les volailles des hamburgers du commerce (restauration rapide ou surgelés) sont certainement de moins bonne qualité que celles que l'on peut choisir pour une préparation maison.

• **Beaucoup de sel, et même du sucre.** Chaque ingrédient qui compose le hamburger renferme du sel, et le cumul aboutit à des chiffres impressionnants : 500 à 700 mg de sodium (1,4 à 1,8 g de sel) pour 100 g de hamburger. Un gros hamburger peut donc contenir 3 g de sel et plus, alors qu'il est recommandé de ne pas dépasser 5 à 6 g de sel par jour. Plus étonnant, les hamburgers contiennent aussi du sucre, issu du pain ou des sauces, dont le ketchup : 6 à 9 g par hamburger, soit l'équivalent de un à deux morceaux de sucre.

Composition pour 100 g de hamburger

Calories	230 à 250 kcal	Lipides	8 à 22 g
Protéines	10 à 15 g	Fibres	1 à 2 g
Glucides	15 à 30 g	Sodium	500 à 700 mg

***Repère** Poids d'un hamburger : 100 à 300 g.*

En pratique

• **Les fast-foods : le bon usage.** On y va soit pour faire un repas rapide et bon marché, soit pour le plaisir des enfants. Vous pouvez vous limiter à un hamburger simple de taille normale, des crudités, un fruit ou un laitage et de l'eau. Mais si vous appréciez ce type de nourriture, ne vous privez pas de temps à autre (une fois par mois, par exemple) du trio hamburger-frites-soda, et faites un repas très léger le soir, à base de légumes et de fruits.
Les salades proposées dans ces restaurants ne sont généralement pas des alternatives satisfaisantes : peu rassasiantes, elles sont finalement aussi caloriques qu'un hamburger si on ajoute un assaisonnement généreux (130 kcal pour un sachet individuel de vinaigrette au sésame) et si on tient compte du grignotage dans les heures qui suivent.

Les chiffres du fast-food

Certaines marques tentent d'améliorer la qualité nutritionnelle de leurs produits en diminuant le sel ajouté et les graisses saturées ou hydrogénées, tout en proposant un plus large choix de salades, de fruits frais et de produits laitiers. Cependant, les apports caloriques et la composition nutritionnelle des repas pris dans ces chaînes de restauration restent très éloignés des modèles d'alimentation saine définis par les nutritionnistes.

Apport calorique de quelques préparations de fast-food

Hamburger simple (100 g)	250 kcal
Hamburger fromage (290 g)	678 kcal
Hamburger bacon-fromage (300 g)	740 kcal
Hot-dog (110 g)	299 kcal
Croquettes de poulet (6, soit 115 g)	310 kcal
Croquettes de poisson (3, soit 65 g)	165 kcal
Frites (petit format, 70 à 80 g)	210 à 240 kcal
Frites (moyen format, 110 à 120 g)	330 à 360 kcal
Frites (grand format, 160 à 180 g)	440 à 560 kcal
Salade César (180 g)	230 kcal
Petite salade de crudités (115 g)	45 kcal
Vinaigrette au sésame (45 g)	130 kcal
Sauce barbecue (30 g)	45 kcal
Mayonnaise (20 g)	145 kcal
Ketchup (20 g)	20 kcal
Beignet au chocolat (55 g)	220 kcal
Glace au caramel fondant (180 g)	350 kcal
Muffin aux fruits (120 g)	380 kcal
Milk-shake vanille (200 g)	250 kcal
Soda au cola (moyen format, 500 ml)	220 kcal

• **Les hamburgers maison.** Vous pouvez confectionner des hamburgers maison en mettant un steak haché grillé, des crudités, de la sauce et une part de fromage type gouda entre deux tranches de pain pour hamburgers. Le résultat peut être de meilleure qualité et moins gras (viande moins grasse, plus de crudités, ketchup ou moutarde à la place des sauces type mayonnaise...), avec des portions plus raisonnables. À une nuance près : on recherche souvent les mêmes goûts, textures et sensations que dans les hamburgers du commerce, en utilisant des ingrédients (pain, fromage fondu, sauces) tout à fait équivalents à ceux des chaînes de fast-foods.

Hareng

- ✚ **Riche en oméga-3.**
- ✚ **Concentré en vitamines, en minéraux et en oligoéléments.**
- ▲ **Les préparations de hareng sont souvent très salées.**
- ▲ **Chargé en purines, à éviter en cas de goutte.**

Poisson de mer au goût assez prononcé, le hareng est riche en oméga-3 comme tous les poissons gras : un atout pour la santé cardio-vasculaire sous réserve de limiter les préparations fumées ou marinées, qui sont très salées.

Caractéristiques nutritionnelles

• **De bons acides gras.** Le hareng est riche en lipides, ce qui le rend relativement calorique, mais ses graisses sont d'excellente qualité. Comme les autres poissons à chair grasse, il renferme une bonne quantité d'oméga-3 : une portion de 100 g couvre les besoins quotidiens.

• **Une source de protéines.** Le hareng est bien pourvu en protéines renfermant les acides aminés essentiels.

• **Une large palette de micronutriments.** Très riche en vitamines, le hareng se distingue par sa teneur en vitamines B12, antianémique, et D, essentielle à la santé des os. Une portion de 100 g (deux ou trois filets) couvre très largement les besoins quotidiens en ces deux vitamines. L'apport en minéraux (sélénium et calcium notamment) est également très intéressant.

• **Des préparations très salées.** Les harengs fumés ou marinés sont extrêmement salés : plus de 1 000 mg de sodium (2,5 g de sel) pour 100 g de hareng mariné et plus de 1 500 mg pour la même quantité de hareng fumé (presque 4 g). C'est beaucoup, comparé aux 5 à 6 g recommandés par jour ! Même si ces modes de conservation n'altèrent pas les qualités nutritionnelles du poisson, mieux vaut privilégier le hareng frais qui, lui, contient très peu de sodium (52 mg pour 100 g).

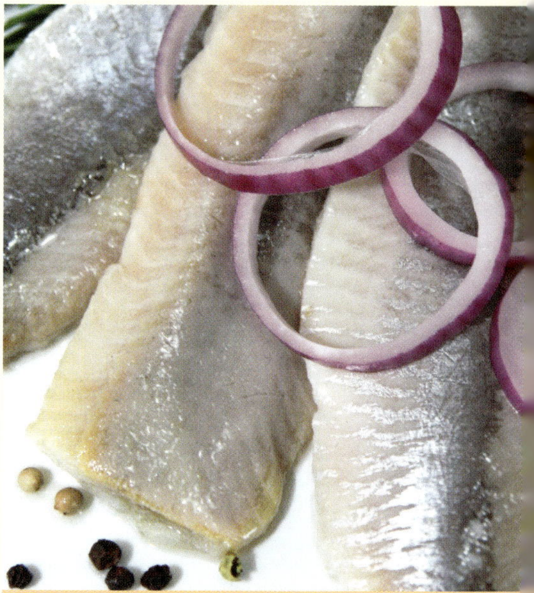

Le hareng frais se prépare très simplement au four, ici avec des rondelles d'oignon rouge et des grains de poivre noir et blanc.

• **Un aliment riche en purines.** Du fait de sa forte teneur en purines, qui se transforment en acide urique dans l'organisme, le hareng, comme la plupart des autres poissons gras, est à limiter en cas de goutte.

Composition pour 100 g de hareng grillé

Calories	181 kcal	Glucides	Traces
Protéines	20,1 g	Lipides	11,2 g

***Repère** 100 g = 1 hareng (partie comestible) = 2 ou 3 filets.*

CIQUAL 2008

En pratique

• **Bien consommer.** Le hareng frais est facile à cuisiner : mariné, cuit au four ou poché au court-bouillon plutôt que grillé ou frit pour ne pas altérer la qualité des acides gras et alourdir l'apport calorique. De goût assez prononcé, le hareng fumé s'accorde bien en salade tiède avec des pommes de terre.

• **Bien conserver.** Le hareng frais est un produit très fragile : il se conserve au maximum 48 heures au réfrigérateur. Congelé, on peut le garder quelques mois, mais pas trop longtemps car la qualité des graisses s'altère.

Haricot en grains

- Source intéressante de glucides complexes et de protéines végétales.
- Apport en fibres, en minéraux et en vitamines du groupe B.
- ▲ Peu digeste.

Issus de haricots à écosser, ces grains très répandus dans le monde se déclinent en dizaines de variétés, dont les plus courantes chez nous sont le haricot blanc (coco et lingot notamment), le flageolet et le haricot rouge.

Toutes ces légumineuses offrent des qualités nutritionnelles similaires, et sont considérées comme des féculents pour leur richesse en glucides lentement assimilés par l'organisme. Elles apportent également des fibres, des protéines végétales et des minéraux variés : autant de raisons de déplorer leur rareté dans nos assiettes.

Caractéristiques nutritionnelles

• **Des glucides lentement assimilés.** Les haricots en grains cuits contiennent un peu moins de glucides que les autres féculents : 9 à 16 % selon la variété, les degrés d'hydratation et de cuisson, contre 18 % pour la pomme de terre et 20 à 30 % pour les pâtes ou le riz. Mais ces glucides ont l'avantage de présenter un index glycémique bas (30 à 40), ce qui signifie qu'ils sont très progressivement assimilés par l'organisme.

• **Des protéines végétales.** L'apport est élevé, avec 6 g en moyenne pour 100 g de haricots cuits. Ces protéines, comme celles des légumineuses en général, ne sont pas d'excellente valeur nutritionnelle et gagnent à être complétées par une portion de viande, de poisson ou de céréales.

• **Des minéraux et des vitamines.** Les haricots sont surtout riches en fer, en magnésium et en calcium. Et même si l'assimilation de ces minéraux n'est pas complète, ces apports contribuent à la couverture de nos besoins. Les vitamines du groupe B sont également bien représentées, notamment la B1, indispensable à l'utilisation des glucides par les cellules.

• **Des fibres abondantes, parfois irritantes.** Une portion de haricots cuits (150 g) couvre 30 à 40 % des besoins quotidiens. Composées surtout de cellulose, ces fibres aident à lutter contre la constipation, mais peuvent être irritantes à forte dose. Le petit flageolet vert est moins fibreux et mieux toléré que le haricot rouge, qui présente une enveloppe cellulosique épaisse.

• **Ballonnements et flatulences.** Les haricots secs contiennent des glucides spécifiques qui fermentent dans le côlon et peuvent provoquer des flatulences. La préparation (trempage) permet de limiter ce désagrément.

En pratique

• **Bien acheter.** Les haricots en grains sont vendus frais l'été après la récolte. Les gousses doivent être bien fermées et lisses, non flétries. Le reste de l'année, achetez des haricots secs en boîte ou sachet.

• **Bien consommer.** Économiques et d'excellente qualité nutritionnelle, les haricots comme les autres légumineuses gagneraient à être plus présents dans nos menus. Pensez à varier les recettes pour changer du traditionnel gigot-flageolets ou du cassoulet : purées, poêlées de légumes, potages, salades composées, etc. Pour améliorer la digestibilité, faites tremper les grains 12 à 24 heures en changeant l'eau plusieurs fois (c'est inutile pour les grains frais). Ne salez pas l'eau de cuisson, car cela peut durcir les haricots : assaisonnez à la fin. Si vous les digérez mal, prévoyez des petites quantités et associez-les à du riz ou à des carottes, aux fibres moins agressives.

• **Bien conserver.** Frais, les haricots se gardent 2 ou 3 jours au réfrigérateur.

Vérifiez toujours la DLUO (date limite d'utilisation optimale) des haricots secs et privilégiez les haricots cueillis de l'année (cette mention parfois précisée n'est pas obligatoire), car plus les haricots sont vieux, moins ils sont digestes.

Composition pour 100 g de haricots en grains cuits

	Calories (kcal)	Protéines (g)	Glucides (g)	Lipides (g)	Fibres (g)	Magnésium (mg)	Calcium (mg)	Fer (mg)
Haricot blanc	102	8,4	16,5	0,3	6,3	25,5	39,3	2,7
Haricot rouge	92,4	8,4	13,8	0,4	7,8	33,4	44	2,6
Flageolet (conserve)	58,5	4,1	9,4	0,5	7,2	32,6	45,7	1,9

Repère *1 portion = 150 à 180 g de haricots cuits (50 à 60 g de haricots secs).*

CIQUAL 2008

Haricot vert

- ✪ Léger en calories.
- ✪ Bien pourvu en fibres.
- ✪ Apport en minéraux intéressant.
- ▲ Moins digeste s'il est cueilli trop mûr.

C'est sans doute l'un des légumes verts les plus consommés, et il mérite parfaitement sa place dans nos menus car il est à la fois facile à cuisiner, peu calorique et concentré en minéraux.

Caractéristiques nutritionnelles

• **Léger en calories.** Avec moins de 40 kcal pour une portion de 150 g, le haricot vert est un « basique » des régimes minceur.
Attention toutefois à l'accompagnement : une noisette de beurre, une cuillerée à soupe de crème fraîche ou un filet d'huile d'olive ajoutent 40 à 90 kcal par personne.

• **Très bien pourvu en fibres.** Une portion de 150 g fournit 6 g de fibres (environ 25 % des besoins quotidiens). Essentiellement composées de pectines, ces fibres sont douces et parfaitement tolérées.
Les haricots verts arrivés à maturité sont cependant un peu moins digestes, car la chair devient fibreuse et les graines sont alors formées.

• **Un bon apport en minéraux.** Les haricots verts sont plus concentrés en calcium, en fer et en magnésium que la plupart des autres légumes frais. Ils renferment aussi du potassium, divers oligoéléments (manganèse, zinc, sélénium...), du bêtacarotène et un peu de vitamines (vitamine C, vitamines B, dont l'acide folique).

Composition pour 100 g de haricots verts cuits

Calories	25,5 kcal	Fibres	4,1 g
Protéines	1,3 g	Bêtacarotène	420 µg
Glucides	4,4 g	Vitamine B9	39 µg
Lipides	0,3 g	Calcium	47,6 mg

CIQUAL 2008

En pratique

• **Bien acheter.** Récoltés en France de juin à octobre, les haricots verts frais sont en réalité présents toute l'année sur les étals par le biais des importations. Les gousses doivent être d'un beau vert vif, sans taches, fermes et cassantes, et ne doivent jamais être flétries. Les surgelés ont une valeur nutritionnelle comparable à celle des haricots frais. En revanche, les conserves sont moins intéressantes car les minéraux se dissolvent en partie dans l'eau d'immersion.

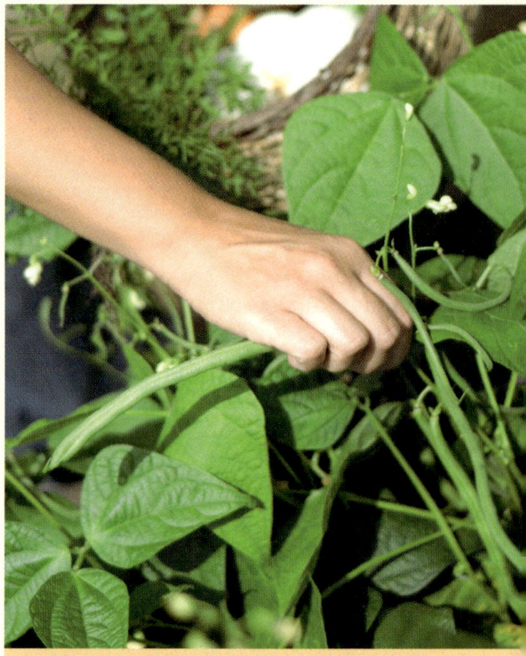

Les haricots verts frais ont un goût et une texture incomparables.

• **Bien consommer.** Pour préserver leur richesse en minéraux et en vitamines, préférez la cuisson vapeur (qu'ils soient frais ou surgelés) ou dans un peu d'eau et ne les faites pas cuire trop longtemps (haricots verts légèrement croquants). Pour la même raison, ne plongez pas les haricots en boîte dans l'eau : faites-les simplement réchauffer à feu très doux avec un peu de matière grasse. Diversifiez les modes de préparation : en salade, à la provençale avec des tomates cuites, à la poêle ou au wok avec d'autres légumes...

• **Bien conserver.** Les haricots verts frais se déshydratent assez vite : dans l'idéal, gardez-les 2 à 3 jours dans le réfrigérateur, emballés dans un sachet.

Les variétés

Les deux variétés les plus communes sont les haricots filets (d'extra-fins à moyens selon la largeur de la gousse) et les mange-tout, qui peuvent être verts ou jaunes (haricots beurre).
L'été, on trouve aussi des cocos plats, à gousse plate comme leur nom l'indique.

Herbes aromatiques

- **Parfument les aliments sans dénaturer leur goût.**
- **Aident à limiter l'ajout de sel.**
- **Concentrées en antioxydants protecteurs.**
- **Certaines sont réputées faciliter la digestion.**
- ▲ **Les quantités consommées sont souvent trop modestes pour qu'on profite de leurs bienfaits.**

Les herbes fraîches et sèches font partie intégrante de notre cuisine : ingrédients d'apparence secondaire, elles personnalisent les plats sans apporter de calories et fournissent de nombreux micronutriments très utiles à la santé si on en consomme régulièrement.

Les principales herbes aromatiques

Les herbes peuvent être consommées fraîches, surgelées ou sèches (en poudre ou entières).

• **L'aneth.** Cette herbe aromatique d'hiver à la saveur très marquée se marie traditionnellement avec les poissons et le concombre. Évitez de la cuire, car elle risque de devenir amère.

• **Le basilic.** Son parfum très fragile ne résiste pas à la cuisson : on l'utilise surtout cru, ajouté au dernier moment à des salades ou dans des sauces (pistou).

• **Le cerfeuil.** De saveur délicate, il est surtout utilisé cru, ciselé au dernier moment pour que son parfum ne se détériore pas. Il facilite la digestion.

• **La ciboulette.** Cette herbe de la famille des alliacées (comme l'ail et l'oignon) possède une saveur soufrée typique, mais reste douce. Mieux vaut l'utiliser crue pour profiter de sa richesse en vitamine C et en bêtacarotène.

• **La coriandre.** Très parfumée, cette plante herbacée est utilisée fraîche ou sous forme de graines séchées, notamment dans la cuisine méditerranéenne et orientale. Elle est réputée faciliter la digestion. Attention : elle peut être à l'origine de réactions d'allergie.

• **L'estragon.** Herbe traditionnelle de la cuisine française (poulet à l'estragon, lapin à la crème, sauce béarnaise...), elle est un peu délaissée aujourd'hui mais peut s'intégrer facilement dans des recettes plus actuelles (wok, brochettes, carpaccio, tartare...).

• **La menthe.** Présente sur les marchés tout au long de l'été, elle s'associe aux salades estivales (concombre, taboulé...) et permet de réaliser de délicieuses infusions. Elle est bien pourvue en calcium, en fer et en bêtacarotène.

• **L'origan ou marjolaine.** Cette plante méditerranéenne parfume les pizzas et les viandes dans la cuisine italienne. Sa saveur rappelle celle du thym et de la sarriette. Elle aurait des vertus antispasmodiques et faciliterait la digestion.

• **Le persil.** Frisé ou plat, c'est l'herbe la plus consommée en France. Particulièrement bien pourvu en vitamine C, il contribue à la couverture de nos besoins nutritionnels à condition qu'on en consomme suffisamment.

• **Le romarin.** Son goût marqué parfume les marinades et les viandes rôties au four. On le retire du plat avant de servir.

• **La sarriette.** Sa saveur rappelle celle du thym. On l'utilise également séchée pour relever des viandes, des poissons ou des plats de légumes comme la ratatouille. La tisane de sarriette aurait des vertus antispasmodiques et apaisantes.

• **Le thym et le laurier.** On les emploie secs dans des bouquets garnis que l'on retire du plat avant de servir. Pour profiter de la richesse en fer et en calcium du thym séché, émiettez-le sur une viande grillée, une omelette ou des légumes !

Composition pour 100 g d'herbes

	Calories (kcal)	Protéines (g)	Glucides (g)	Bêtacarotène (µg)	Vitamine C (mg)	Calcium (mg)	Fer (mg)
Basilic frais	38	2,8	5,1	3 546	22	202	4,3
Cerfeuil frais	17,8	2,2	0,9	2 990	37	400	1,6
Ciboulette fraîche	24,5	2,8	1,8	1 996	48	78	1,5
Menthe fraîche	42,5	3,5	5,3	740	25,4	217	8,8
Persil frais	26,7	3,3	1,2	5 372	210	186	3,8
Thym séché	211	9,1	26,9	2 264	50	1 890	124

Repère *1 cuil. à soupe de ciboulette ou de persil frais hachés = 15 g = 3 à 4 kcal.*

CIQUAL 2008

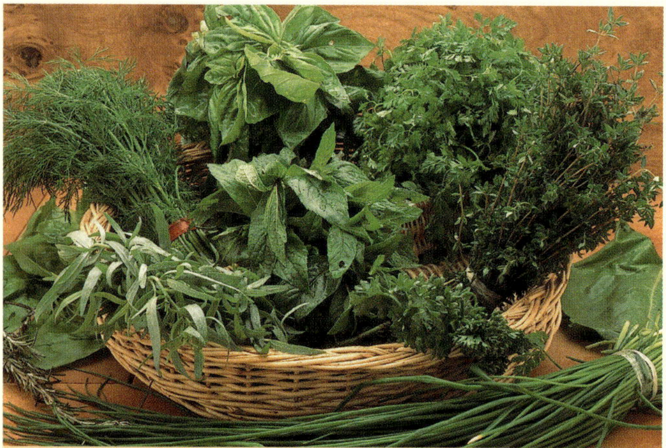

Variez les herbes au fil des saisons, utilisez-les chaque jour dans des salades ou pour parfumer des poissons, de la viande, des légumes, du riz...

Caractéristiques nutritionnelles

• **Des substances qui donnent du goût.** Ce sont les huiles essentielles concentrées dans les feuilles qui donnent aux herbes leur saveur et leur arôme particuliers. En plus de son intérêt purement gustatif, ce pouvoir aromatique a deux atouts nutritionnels : il permet de limiter l'ajout de sel et il améliore les recettes minceur en donnant du goût malgré l'absence ou la réduction des matières grasses. Enfin, ces huiles sont réputées pour leurs effets bénéfiques sur la digestion (cerfeuil, coriandre...).

• **Une source de micronutriments.** Comme tous les végétaux, les herbes aromatiques apportent des vitamines et des antioxydants (vitamine C, bêtacarotène ou provitamine A, vitamine K, flavonoïdes), ainsi que des minéraux (calcium et fer surtout) et des oligoéléments. Deux plantes se distinguent à cet égard :

– le persil frais, remarquable par sa teneur en vitamine C (210 mg pour 100 g, contre 53 mg pour l'orange) et en bêtacarotène (5 372 µg pour 100 g, 7 000 µg dans la carotte) ;

– le thym séché, particulièrement riche en fer (124 mg pour 100 g) et en calcium (près de 1 890 mg pour 100 g, à comparer aux 120 mg du lait, même si la consommation est très différente).

Pour bénéficier de ces apports, il faut naturellement consommer ces herbes régulièrement et en quantité suffisante.

La teneur en huiles essentielles

Elle est très variable d'une plante à une autre et selon le stade de maturité à la coupe, mais elle dépend aussi des manipulations ultérieures (manutention, séchage) car les molécules qui composent les huiles essentielles sont très volatiles. Pour en faire l'expérience, il suffit de frotter des feuilles de plante aromatique entre ses doigts pour briser les glandes sécrétrices et libérer ainsi les senteurs.

Les herbes sèches contiennent logiquement moins d'huiles essentielles que les herbes fraîches, mais la déperdition est variable : plus la teneur en eau de la plante à l'état naturel est élevée, plus elle perdra ses arômes au cours du séchage. Les résultats sont donc beaucoup moins satisfaisants avec le basilic ou le persil qu'avec le thym ou le romarin, qui comportent très peu d'humidité à l'origine.

En pratique

• **Bien acheter.** Les herbes fraîches sont fragiles et perdent rapidement leurs vitamines. Vérifiez que les feuilles sont bien vertes, avec des tiges rigides, et qu'elles dégagent le parfum typique de la plante. Pour les herbes séchées vendues en flacon, assurez-vous que la DLUO (date limite d'utilisation optimale) se situe au moins 4 à 5 mois après l'achat. Les feuilles de thym proposées entières doivent être bien attachées à leur tige, celles de laurier doivent être intactes, non émiettées dans le sachet. Même déshydratées, les herbes aromatiques doivent dégager un parfum bien marqué.

• **Bien consommer.** Utilisez-les le plus souvent possible pour profiter de leurs bienfaits.

Rincez rapidement les herbes fraîches sous un filet d'eau, séchez-les délicatement et émincez-les au dernier moment pour éviter une altération des vitamines. Variez les herbes au fil des saisons : basilic, ciboulette, menthe en été ; persil, aneth, cerfeuil en hiver.

• **Bien conserver.** Gardez les herbes fraîches 3 à 4 jours au réfrigérateur, emballées dans un torchon humide. Vous pouvez également les émincer et les congeler, mais elles perdront une partie de leur arôme et de leurs vitamines : mieux vaut les acheter directement surgelées, leurs qualités nutritives et gustatives seront mieux préservées. Placez les herbes sèches en vrac dans un sachet en papier bien fermé ou dans une boîte hermétique. Plus vous les gardez longtemps, plus elles risquent de perdre leur goût.

VOIR Épices et aromates, p. 104 ; Menthe, p. 172 ; Persil, p. 200

Homard

voir Crustacés, p. 96

Huiles

- ✪ Des lipides en majorité insaturés, à préférer aux graisses saturées du beurre et de la crème.
- ✪ Certaines sont riches en oméga-3.
- ✪ Une des principales sources de vitamine E.
- ▲ Un corps gras concentré en calories.
- ▲ Les huiles riches en oméga-6 (tournesol, maïs) doivent être limitées.

Les huiles sont obtenues par pression de graines ou de fruits riches en matières grasses. Elles contiennent 99,9 % de lipides et présentent donc un apport calorique élevé : 900 kcal pour 100 g. Elles participent néanmoins à notre équilibre alimentaire par leurs apports en acides gras et en vitamine E indispensables à la santé.

La fabrication des huiles

L'huile est un « jus » de graines (arachide, colza...) ou de fruits (olive, noix...). L'aliment est pressé mécaniquement, puis le liquide obtenu est directement mis en bouteille (huile vierge) ou bien traité (huile raffinée) à l'aide de procédés mécaniques ou chimiques (ajout de solvants) afin d'éliminer les impuretés, de neutraliser le goût et d'améliorer la conservation.

– Les huiles vierges, qui n'ont donc subi aucun traitement en dehors du pressage mécanique, contiennent de nombreux résidus (pigments végétaux, fibres...) qui peuvent les rendre instables et un peu moins résistantes à la cuisson ; mais l'huile d'olive, la plus courante des huiles vierges, supporte bien la cuisson.

– Les huiles raffinées sont réputées plus stables et se conservent plus longtemps, mais leur teneur en substances végétales bénéfiques (stérols, polyphénols...) est moins importante.

• **Dénominations, mentions.**

– Une huile « vierge extra » doit présenter certaines caractéristiques physico-chimiques et gustatives. En pratique, la quasi-totalité des huiles d'olive vendues en France porte cette dénomination, qui n'est donc pas vraiment un critère distinctif de qualité.

– La mention « première pression à froid » pour une huile vierge signifie que l'huile est obtenue directement d'un seul pressage à froid. Cette précision sur l'étiquetage est un peu superflue aujourd'hui puisque, grâce aux outils modernes d'extraction, il n'est plus nécessaire d'effectuer une deuxième pression à chaud pour extraire l'huile.

Caractéristiques nutritionnelles

• **Un apport élevé en vitamine E.** Les huiles végétales sont notre principale source de vitamine E avec les fruits oléagineux (amandes, noisettes...). Cette vitamine liposoluble aux propriétés antioxydantes est essentielle à la santé cardio-vasculaire et pourrait jouer un rôle protecteur contre certains cancers. Les huiles de tournesol et surtout de germe de blé en sont les mieux pourvues. Hormis la vitamine E, les huiles peuvent renfermer des stérols (substances végétales qui favorisent la baisse du cholestérol sanguin) et des polyphénols (huile d'olive vierge) à l'action antioxydante.

• **Des acides gras insaturés.** Les huiles contiennent majoritairement des graisses insaturées (mono-insaturées ou polyinsaturées), réputées neutres ou bénéfiques pour la santé cardio-vasculaire, à privilégier par rapport aux graisses saturées (crème, beurre, mais aussi huiles végétales de coprah et de palme).

Cette distinction entre bonnes et mauvaises graisses est toutefois à nuancer : toutes les graisses insaturées ne se valent pas, en fonction de leur teneur en oméga-3 et en oméga-6.

• **Oméga-3 et oméga-6.** Ces deux types d'acides gras polyinsaturés sont présents dans les huiles à des degrés divers. Ils sont qualifiés d'essentiels car l'organisme ne sait pas les fabriquer. Cependant, les experts estiment que nous consommons trop d'oméga-6 (huiles de tournesol et de maïs, viande, aliments industriels...) et pas assez d'oméga-3 (huile de colza, noix, poissons gras...). Ce mauvais rapport entre oméga-3 et oméga-6 est un facteur de risque cardio-vasculaire au même titre que l'excès de graisses saturées ou hydrogénées (voir Oméga-3 et oméga-6, p. 185).

À noter : les huiles sont totalement dépourvues de cholestérol.

L'huile de lin

Cette huile très riche en oméga-3 a été interdite à la vente en France jusqu'en 2008 car elle s'oxyde très rapidement, ce qui altère ses qualités nutritionnelles et gustatives. Réservée à l'assaisonnement, elle doit être conservée au réfrigérateur après ouverture, puis consommée dans les 3 mois qui suivent.

En l'absence de connaissances sur son innocuité chez le jeune enfant, elle est déconseillée chez les moins de 3 ans.

• **Des calories, forcément.** Les huiles sont les aliments les plus caloriques de notre alimentation puisqu'elles contiennent presque 100 % de lipides (elles sont dépourvues d'eau). Mais l'huile végétale est indispensable à notre équilibre alimentaire : c'est une erreur de l'éliminer, l'essentiel est de ne pas faire d'excès (deux à trois cuillerées à soupe par jour, en comptant assaisonnements et cuissons) et de bien choisir ses huiles.

Composition pour 100 g d'huile végétale

Calories	899 kcal	Eau	0,1 g
Lipides	99,9 g	Vitamine E	30,1 mg*

** 30 mg est une moyenne (12 mg dans l'huile d'olive, 63 mg dans l'huile de tournesol).*

Repère *– 10 g d'huile (1 cuil. à soupe) = 90 kcal.*
– 10 g de beurre (1 portion individuelle) = 75 kcal.
– 1 cuil. à soupe de crème fraîche = 47 à 60 kcal.

CIQUAL 2008

Quelles huiles choisir ?

• **Olive et colza en tête.** Ce sont les deux huiles les plus réputées en matière de prévention cardiovasculaire : à associer si possible, car elles n'ont pas les mêmes qualités.

– L'huile d'olive, surtout composée de graisses mono-insaturées (acide oléique), ne contient pas beaucoup d'oméga-3, mais elle est pauvre en oméga-6 (ce qui est un atout) et riche en polyphénols antioxydants.

– L'huile de colza se distingue par sa richesse en oméga-3 et par une bonne proportion entre oméga-6 et oméga-3, comme l'huile de noix : selon les experts, le rapport entre ces deux types d'acides gras devrait être inférieur à 5 pour 1, alors qu'il est plutôt de 10 pour 1 dans notre alimentation. L'huile de soja est assez riche en oméga-3, mais elle renferme beaucoup d'oméga-6.

Teneur en oméga-3 et en oméga-6 pour 100 g d'huile

	Oméga-6 (g)	Oméga-3 (g)	Rapport
Huile de colza	20,3	9,4	2,2 pour 1
Huile de noix	52,4	12,2	4,3 pour 1
Huile de soja	52,9	7,7	6,8 pour 1

• **Variez les huiles.** Privilégiez les huiles d'olive et de colza, mais variez les apports nutritionnels en utilisant également d'autres huiles ou des mélanges : huile de tournesol ou huiles moins courantes (noix, macadamia, pistache, sésame, avocat, pavot, citrouille...), qui sont souvent des huiles vierges très parfumées.

• **Cuisson ou assaisonnement.** Certains étiquetages portent la mention « pour assaisonnement » ou « pour friture et assaisonnement ». Dans le premier cas, les huiles (colza ou noix, par exemple) sont fragiles à la cuisson, même si certaines supportent une cuisson douce : elles sont plutôt recommandées pour les vinaigrettes ou le filet d'huile ajouté en fin de cuisson. Les huiles d'olive, de tournesol, d'arachide, de pépins de raisin ou de maïs sont en revanche adaptées aux températures hautes.

• **Les mauvaises huiles.** Solides à température ambiante, les huiles de coprah (ou noix de coco) et de palme ressemblent plus à des « pains de graisse » qu'à des huiles. Elles sont surtout introduites dans des produits industriels (biscuits, pâtes à tarte, plats cuisinés...), mais on les trouve aussi sous forme de margarine ou de bains de friture. Elles sont très riches en acides gras saturés, donc à limiter, et sans intérêt nutritionnel.

Qu'est-ce qu'une huile hydrogénée ?

L'hydrogénation de l'huile est un procédé industriel qui consiste à solidifier une matière grasse liquide en ajoutant de l'hydrogène, l'objectif étant d'obtenir des textures ou des consistances particulières et d'allonger la durée de conservation des produits (biscuits, viennoiseries, pâtes à tarte...). Cette transformation modifie la nature chimique des graisses : elle génère des acides gras trans nocifs pour la santé cardio-vasculaire. Regardez la composition des produits industriels et limitez ou écartez ceux qui portent la mention « matières grasses hydrogénées ».

En pratique

• **Bien consommer.** Prenez l'habitude de cuisiner à l'huile plutôt qu'au beurre. Évitez de surchauffer l'huile, qui ne doit pas fumer, et jetez l'excédent de gras cuit. Limitez les fritures (frites, beignets...).

• **Bien conserver.** Vérifiez la DLUO (date limite d'utilisation optimale), qui doit se situer au moins 6 mois après l'achat. Soyez attentif surtout lorsqu'il s'agit d'huiles vierges peu courantes, dont les stocks ne tournent pas toujours assez vite dans les magasins. Rangez les bouteilles dans un endroit sec, frais et obscur pour éviter l'oxydation. Pour la même raison, choisissez des conditionnements qui ne laissent pas passer la lumière.

Une fois l'huile entamée, consommez-la si possible dans le mois (même si la durée de conservation est plus longue) et rebouchez bien la bouteille à chaque emploi.

Certaines huiles (noix, noisette, par exemple) se conservent plutôt au réfrigérateur après ouverture car elles rancissent facilement : elles peuvent alors se figer un peu, ce qui n'altère en rien leurs qualités. Pour des huiles que vous ne consommez pas chaque jour, achetez des petits conditionnements (20 à 30 cl).

Huître

- ✚ Légère en calories.
- ✚ Concentrée en minéraux et en oligoéléments (zinc, sélénium, fer...).
- ▲ Riche en sodium.
- ▲ À l'origine d'allergie.

L'huître est un coquillage particulièrement léger en calories et concentré en oligoéléments. Sa richesse en sodium impose cependant de ne pas en abuser.

Caractéristiques nutritionnelles

• **Assez peu calorique.** La valeur calorique de l'huître n'est pas fixe : elle augmente au printemps et en été car la chair se charge alors de glycogène, une substance glucidique qui lui donne un aspect « laiteux ». Les écarts caloriques sont donc importants, de 22 à 85 kcal pour 100 g, mais l'apport moyen est très raisonnable : 54 kcal pour 100 g. Les huîtres sont pauvres en matières grasses (1,6 g de lipides pour 100 g, en moyenne), ce qui en fait un aliment adapté aux menus minceur. La teneur en cholestérol est variable (15 à 50 mg pour 100 g) tout en restant modeste.

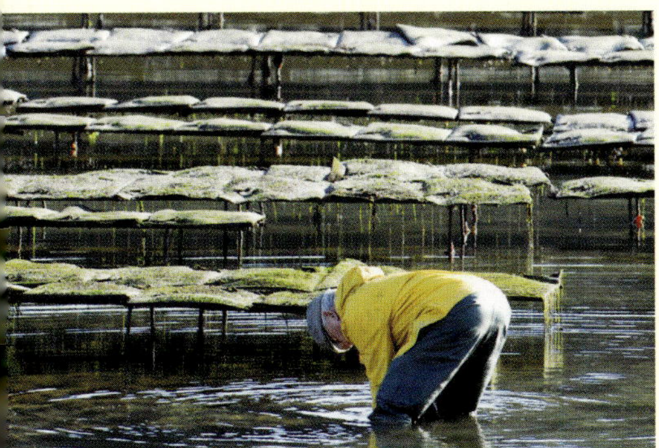

Le cycle de culture est d'environ 3 ans, de la larve à l'huître en bourriche.

• **Concentrée en oligoéléments.** L'huître se distingue par sa richesse exceptionnelle en minéraux et en oligoéléments : phosphore, sélénium, cuivre, iode, fer et surtout zinc. Il suffit de consommer quatre ou cinq huîtres pour couvrir les besoins journaliers en zinc. La teneur en fer est proche de celle de la viande rouge (environ 2,5 mg pour 100 g).

• **Source de vitamines.** L'huître est particulièrement concentrée en vitamine B12 (six huîtres moyennes couvrent les besoins quotidiens), indispensable à la synthèse des globules rouges. Elle contient aussi un peu de vitamine A.

• **Naturellement salée.** 100 g d'huîtres représentent l'équivalent de 1,2 à 1,6 g de sel, ce qui est beaucoup comparé au plafond de 5 à 6 g par jour qu'il ne faudrait pas dépasser.

• **Un allergène.** Tous les fruits de mer sont des allergènes potentiels : les coquillages (dont les huîtres et les moules) sont cependant moins souvent en cause que les crustacés (crevette, crabe, langouste...).

Composition pour 100 g d'huîtres crues

Calories	22 à 85 kcal	Lipides	0,5 à 2,7 g
Protéines	3,5 à 9,4 g	Eau	80 à 93 g
Glucides	0,8 à 5,7 g	Sodium	470 à 635 mg*

**1,2 à 1,6 g de sel.*
***Repère** 100 g = 5 à 8 huîtres (poids sans la coquille).*

En pratique

• **Bien acheter.** Le moment idéal pour déguster des huîtres se situe de septembre à avril (les mois en « r »). On en trouve cependant toute l'année, mais elles sont laiteuses pendant la saison de reproduction (de mai à août). Comme les autres coquillages, les huîtres peuvent être contaminées par des microbes, des polluants ou des toxines produites par des algues microscopiques. Les contrôles sanitaires sont rigoureux, et les coquillages vendus dans le commerce offrent en principe le maximum de garanties.

• **Bien consommer.** Les huîtres se dégustent généralement crues, même si on peut les cuire (farcies, au four, en consommé...). Elles doivent résister à l'ouverture et contenir une bonne quantité d'eau de mer. Leur parfum iodé caractéristique doit être bien présent. Vérifiez la vivacité d'une huître en l'arrosant de jus de citron : elle doit se rétracter légèrement. Jetez sans hésiter tout coquillage qui a une odeur ou une apparence douteuses.

À savoir
– Deux espèces d'huîtres sont élevées en France : les creuses, qui sont les plus nombreuses, et les plates, plus fines mais plus rares.
– Plus le numéro du calibre est petit, plus l'huître est grosse. Les amateurs préfèrent les huîtres de taille moyenne, bien charnues mais sans excès.
– Les dénominations « fines », « spéciales », « fines de claire », « spéciales de claire » ou « pousse en claire » correspondent à des méthodes d'élevage (temps d'affinage et nombre d'huîtres par claire) et à un taux de chair. Les « spéciales de claire » et les « pousse en claire » sont les plus réputées.
– Les huîtres « fines de claires vertes » et « pousses en claire » de Marennes-Oléron bénéficient d'un Label rouge.

• **Bien conserver.** Les huîtres se consomment de préférence le jour de l'achat, mais elles peuvent se garder 4 ou 5 jours (ou selon la DLC).
Conservez-les bien à plat, coquille creuse au-dessous, à l'abri de la lumière, dans un lieu frais (entre 5 et 15 °C) mais non glacé, car elles craignent le grand froid (attention aux rebords de fenêtre en plein hiver). Une fois qu'elles sont ouvertes, dégustez-les dans l'heure.

Igname

- ⊕ Bonne source de glucides complexes.
- ⊕ Bien pourvue en minéraux, surtout en potassium.
- ▲ Pauvre en vitamines.

L'igname est un tubercule basique dans de nombreux pays tropicaux. En France, sa consommation est marginale, comme celle de la patate douce à laquelle on la compare souvent. Source de glucides, de fibres et de minéraux, elle a une composition proche de celle de la pomme de terre.

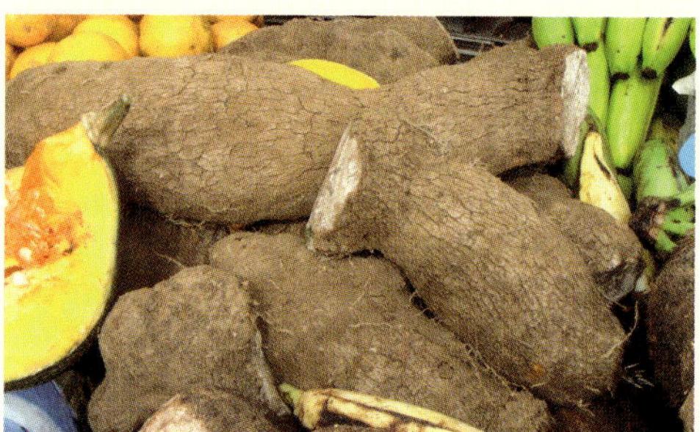

L'igname est cultivée dans la plupart des régions tropicales. Elle se cuisine comme la pomme de terre.

Caractéristiques nutritionnelles

• **Nourrissante et digeste.** Avec 22 g de glucides pour 100 g, l'igname représente une excellente source de glucides complexes (amidon), comme les autres féculents. Son index glycémique est faible, ce qui signifie qu'elle est lentement assimilée par l'organisme. Grâce à sa richesse en fibres très digestes, elle stimule en douceur le transit.
• **Des minéraux.** Comme tous les légumes-racines, elle est riche en minéraux, notamment en potassium, qui favorise l'élimination de l'eau par les reins (effet diurétique). Même si elle apporte un peu de vitamine C, elle est globalement pauvre en vitamines et en antioxydants.

Composition pour 100 g d'igname cuite

Calories	98,5 kcal	Lipides	0,1 g
Protéines	2 g	Fibres	5,6 g
Glucides	22,4 g		

En pratique

• **Bien acheter.** Sa surface noire doit être mate, sans traces d'écorchure et non flétrie. Soupesez-la : elle doit être lourde et dense, c'est un signe de fraîcheur.
• **Bien consommer.** L'igname se consomme uniquement cuite, comme la pomme de terre : à l'eau, à la vapeur ou au four après avoir été pelée et coupée en dés ou en tranches. Elle est souvent associée à des plats en sauces épicés, et peut également épaissir un potage en donnant du velouté.
• **Bien conserver.** L'igname craint la déshydratation. Conservez-la plutôt au frais, emballée dans un sac en papier, pendant 5 ou 6 jours.

Jambon

- ⊕ Très bonne source de protéines.
- ⊕ Apporte des vitamines B (en particulier B1) et des minéraux.
- ⊕ Peu chargé en graisse (ou graisse facile à retirer) et en calories.
- ▲ Salé, voire très salé (jambon sec).
- ▲ Renferme des additifs (nitrates, nitrites, polyphosphates...).

Le jambon fait partie de notre quotidien, en particulier le jambon cuit (parfois appelé « jambon blanc »), qui est la charcuterie la plus consommée chez nous, et cela dès le plus jeune âge. Qu'il soit cru ou cuit, le jambon constitue un aliment protéique de choix, dont le principal défaut reste cependant la teneur en sel.

Les types de jambons

• **Le jambon cuit.** Il est préparé avec la viande de la cuisse de porc parée, salée par trempage dans une saumure (eau additionnée de sel et de nitrates ou de nitrites pour la conservation), puis cuite à la vapeur ou au bouillon. Ces jambons sont classés en trois catégories.

– Le jambon cuit « supérieur » ne renferme ni polyphosphates (qui ont la propriété de retenir l'eau dans les tissus) ni gélifiants. C'est le plus vendu (80 % des ventes). Un Label rouge est accordé aux jambons répondant à des critères de qualité plus stricts.

– Le jambon cuit « choix » est sans gélifiants, mais peut renfermer des polyphosphates.

– Le jambon cuit « standard » (jambon cuit sans autre appellation) peut être préparé avec des gélifiants et des polyphosphates.

• **Le jambon cru ou « sec ».** Il est obtenu à partir du même morceau de porc, paré puis frotté au sel nitrité ou additionné de salpêtre pour la conservation. Il est ensuite étuvé, parfois fumé, puis séché avant de subir une maturation dont la durée est variable : au moins 4 mois et demi pour le jambon cru dit « sec » et 7 mois pour le jambon cru supérieur. Les jambons crus sans autre précision n'ont pas de durée minimale de séchage. Certains jambons crus affichent un label de qualité : STG (spécialité traditionnelle garantie) pour le serrano, IGP (indication géographique protégée) pour le jambon de Bayonne et, surtout, AOP (appellation d'origine protégée) pour le jambon de Parme, le San Daniele et l'Iberico (le plus réputé).

• **Le « jambon de volaille » (dinde, poulet...).** Il est préparé avec du filet ou du blanc de volaille traité en saumure comme la viande de porc, sans addition de polyphosphates. Il est en général très maigre (moins de 3 % de lipides) et peu calorique (environ 110 kcal pour 100 g).

Caractéristiques nutritionnelles

• **Autant de protéines que dans la viande, peu de graisse.** Le jambon renferme autant ou un peu plus de protéines que la viande. En pratique, cependant, on en consomme habituellement des portions plus modestes : il faut au moins deux tranches de jambon pour obtenir autant de protéines que dans un steak ou une escalope de 100 g. La teneur en graisse reste modeste dans le jambon cuit : en général, elle ne dépasse pas 4 %. Le jambon cru (« sec ») est plus gras, mais facile à dégraisser si on le souhaite.

L'apport calorique est modéré : de l'ordre de 55 kcal pour une tranche de 45 g de jambon cuit, et 85 kcal pour une tranche de 30 g de jambon sec.

• **Des vitamines B et des minéraux.** Comme la viande de porc, le jambon fournit toutes les vitamines du groupe B, notamment la vitamine B1, dont il est une excellente source.

Il apporte aussi de nombreux minéraux (potassium, magnésium, fer, zinc, cuivre...).

• **Du sel, obligatoirement...** Du fait de son mode de fabrication (saumurage ou salage), le jambon est nécessairement additionné de sel : une tranche de jambon cuit (50 g) représente presque 1 g de sel, et une tranche de jambon sec (35 g) en contient environ 1,8 g, alors que nous ne devrions pas dépasser 5 à 6 g de sel dans la journée.

À noter : on trouve désormais du jambon à teneur réduite en sel, comportant 25 % de sel en moins que son équivalent standard et cependant très savoureux.

• **Des additifs.** Les fabricants utilisent du sel additionné de nitrate ou de nitrites (E249 à E252), à la fois pour prévenir l'apparition de la toxine botulique et pour préserver la couleur rosée et l'arôme caractéristiques du jambon. Les dérivés de ces composés étant potentiellement cancérigènes, la réglementation limite les teneurs résiduelles en nitrites et en nitrates dans le produit final.

Parmi les autres additifs surtout présents dans les jambons cuits, on trouve des polyphosphates (jambon cuit « choix » ou « standard »), qui réduisent les pertes d'eau à la cuisson, et des gélifiants (jambon cuit « standard »).

Attention

Le jambon cru peut renfermer des quantités assez importantes de tyramine, un dérivé d'acide aminé susceptible de provoquer des migraines chez les personnes prédisposées et d'entraîner des réactions sévères en cas de traitement par IMAO (inhibiteur de la monoamine oxydase), un antidépresseur rarement prescrit.

Composition pour 100 g de jambon cuit supérieur

Calories	120 kcal	Lipides	3,6 g)
Protéines	21,4 g	Sodium	780 mg*
Glucides	0,5 g		

** L'équivalent de presque 2 g de sel.*

***Repère** 1 tranche de jambon cuit préemballé = 40 à 50 g.*

Composition pour 100 g de jambon cru supérieur

Calories	287 kcal	Lipides	19 g
Protéines	28,4 g	Sodium	2 090 mg*
Glucides	0,5 g		

** L'équivalent de 5,3 g de sel.*

***Repère** 1 tranche de jambon sec préemballé = 25 à 35 g.*

CIQUAL 2008

En pratique

• **Bien acheter.** Pour le jambon préemballé, vérifiez la DLC (date limite de consommation) sur l'emballage et n'achetez le produit que si vous disposez encore d'un délai de plusieurs jours. Privilégiez le jambon cuit à teneur réduite en sel. Faites couper le jambon cru en tranches très fines (vous apprécierez mieux sa saveur, et vous limiterez le poids consommé !).

• **Bien conserver.** Le jambon doit être maintenu à une température comprise entre 0 et 4 °C : vérifiez celle de votre réfrigérateur ! Consommez dans les 24 à 48 heures les tranches de jambon achetées à la coupe et le jambon préemballé après ouverture de son conditionnement.

Jus de fruits et nectars

⊕ Des boissons naturelles.
⊕ Renferment une partie des vitamines, des minéraux et des antioxydants des fruits.
▲ Sucrés et caloriques, sans les fibres des fruits.

Les jus de fruits ont une image de produits sains : boire un verre de jus d'orange le matin, c'est, pour beaucoup d'entre nous, faire le plein de vitamines et bien commencer la journée avec une des cinq portions de fruits et légumes recommandées ! La réalité est plus nuancée : au cours de leur fabrication, les jus perdent une partie des atouts des fruits « solides ».

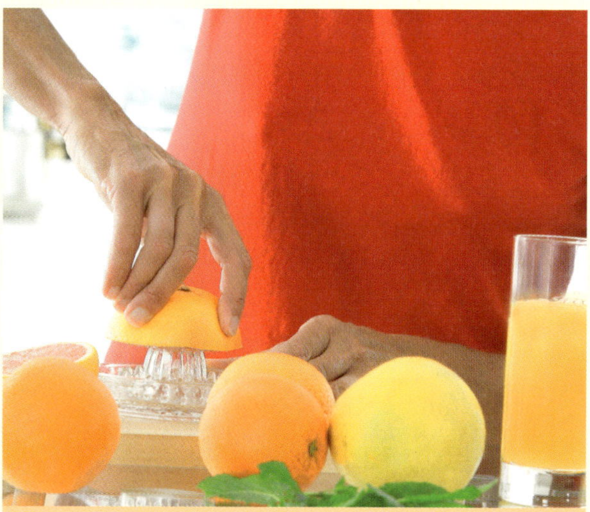

Préparez vos jus de fruits maison juste avant de les consommer pour limiter les pertes de vitamines.

Les différents types de jus

• **Les purs jus.** Ils sont obtenus par pression mécanique des fruits, et ne contiennent ni sucre ajouté ni additifs. Leur valeur énergétique est donc assez proche de celle des fruits.

• **Les jus à base de concentré (jus ABC).** Ce sont des jus de fruits déshydratés sur le lieu de production, que l'on dilue sur le lieu d'embouteillage en ajoutant de l'eau dans les mêmes proportions que l'eau naturelle des fruits. La réglementation autorise un ajout de sucre (1,5 % maximum), précisé sur l'emballage, pour corriger l'acidité des fruits. Les différentes transformations détruisent une partie des vitamines et des autres micronutriments protecteurs des fruits.

• **Les nectars.** L'adjonction de sucre (dans la limite de 20 % du poids du produit) et d'eau est autorisée car, à l'origine, les nectars étaient essentiellement composés de fruits trop acides (cassis, prune) ou trop épais (banane, abricot, poire) pour être proposés tels quels. La teneur minimale en fruits est de 25 à 50 % selon les fruits. Leur intérêt nutritionnel est donc moindre, et ils se rapprochent davantage des boissons sucrées.

• **Réfrigérés ou à température ambiante.** Les jus peuvent être rapidement pasteurisés (« flash pasteurisation ») et stockés au froid : ils sont alors vendus au rayon frais et leur DLC (date limite de consommation) est de 4 à 6 semaines. Les jus ambiants subissent un traitement thermique plus poussé, ce qui permet de les stocker à température ambiante, avec une DLUO (date limite d'utilisation optimale) de 1 an environ. Plus la

Les smoothies

Récents sur le marché des boissons, ces jus épais sont composés de fruits mixés auxquels on ajoute, selon la recette, du sucre, du sirop, du miel, du lait, du yaourt… L'apport énergétique est donc très variable (100 à 250 kcal la portion de 200 ml). Les smoothies sans sucre ajouté et préparés à la demande sont intéressants, car les vitamines comme les fibres (les fruits sont mixés entier) sont assez bien préservées.
Ceux qui intègrent du lait ou du yaourt apportent du calcium, mais attention au sucre ou aux produits sucrants, qui en font plutôt des desserts que des boissons ou des substituts de fruits.

pasteurisation est intense, plus le jus risque de perdre ses micronutriments protecteurs. Un jus de fruits frais (préparé chez soi, consommé au café ou acheté) n'est pas un jus réfrigéré. Il n'a subi aucune pasteurisation et sa durée de conservation n'est que de quelques jours.

Caractéristiques nutritionnelles

• **Une boisson naturelle.** Les jus de fruits et nectars ne renferment ni colorants ni conservateurs. Les purs jus sont obtenus par simple pression des fruits et sont mis en bouteille immédiatement après la pasteurisation.

• **Une partie des micronutriments des fruits.** On retrouve dans les jus les minéraux, les vitamines et les micronutriments des fruits : vitamine C (orange, pamplemousse), polyphénols (raisin, fruits rouges, pomme), bêtacarotène (abricot), lycopène (tomate), potassium et magnésium (la plupart des fruits)... Mais les teneurs sont inférieures à celles du fruit d'origine, car de nombreuses substances sont altérées ou partiellement détruites par les procédés industriels (pasteurisation, mais aussi pressage et tamisage des fruits). Pour compenser, l'ajout de vitamine C synthétique est autorisé dans les jus de fruits affichant la mention « à teneur garantie en vitamine C ». Cependant, selon certains experts, les vitamines de synthèse seraient moins bien assimilées par l'organisme et n'auraient pas les mêmes propriétés que les vitamines naturelles.

• **Le sucre des fruits.** Les jus apportent plus ou moins la même quantité de calories et de sucre que les fruits : 48 kcal et 10 g de sucre pour 100 ml (ou 100 g) de jus d'orange, 67 kcal et 15 g pour le jus de raisin, plus sucré. Mais un verre de jus d'orange représente le double (200 ml), soit près de 100 kcal et 20 g de sucre (l'équivalent de 3,6 morceaux de sucre) : des apports comparables à ceux des sodas ! Les jus sont plus intéressants d'un point de vue nutritionnel, mais ils ont les mêmes conséquences sur le poids si on en boit trop.

Des interactions avec des médicaments

Le jus de pamplemousse peut accroître l'effet de certains médicaments (dont les statines prescrites contre l'excès de cholestérol) ou, au contraire, diminuer leur efficacité (antihypertenseurs, antihistaminiques...). On sait depuis peu que les jus d'orange et de pomme peuvent également gêner l'absorption de nombreux médicaments et donc diminuer leur activité. Ces interactions ne sont pas toujours précisées sur les notices : renseignez-vous si nécessaire auprès de votre médecin.

Composition pour 100 g de jus de fruits

	Calories (kcal)	Glucides (sucres) (g)	Vitamine C (mg)
Jus d'orange (pressé maison)	40,7	8,5	48
Jus d'orange (pur jus)	47,8	10,2	36,8
Jus d'orange (à base de concentré)	42,4	9	34,1
Jus d'ananas (à base de concentré)	51,6	11,4	8,1
Jus multifruits multivitaminé (pur jus)	48,3	11,4	34,1
Jus de pamplemousse (pur jus)	36,8	7,6	33
Jus de pomme (pur jus)	46,8	10	0,6
Jus de raisin (pur jus)	67,5	15,1	0,4
Nectar de poire	65,4	15,4	9,1
Nectar d'abricot	58,5	13,4	44,7

Repère *1 verre = 200 à 250 ml (proche de 200 à 250 g).*

CIQUAL 2008

• **Du sel dans les jus de légumes.** Outre le classique jus de tomate, on trouve aujourd'hui des jus de légumes variés, associés ou non à des fruits. Leur apport calorique est faible (15 à 25 kcal pour 100 ml), mais la quantité de sodium ajouté doit être contrôlée sur l'étiquetage car elle est parfois importante : de 190 à 500 mg pour 100 ml selon les marques (1 à 2,5 g de sel dans un verre de 200 ml).

• **Pas de fibres.** Une grande partie de la pulpe étant éliminée lors du pressage, les jus n'apportent presque pas de fibres (0,4 g dans 100 g de jus d'orange, contre 1,6 g dans le fruit) : ils rassasient donc beaucoup moins que les fruits entiers.

En pratique

• **Bien acheter.** Les purs jus du rayon frais ont la saveur la plus proche des jus pressés à la maison, mais ils sont plus chers que les jus conservés à température ambiante.

• **Bien consommer.** Contentez-vous d'un verre par jour : l'eau doit rester la boisson principale, et les jus de fruits ne se substituent pas aux fruits. Buvez-le au petit déjeuner ou dans l'après-midi, évitez la consommation « sauvage » tout au long de la journée.

• **Bien conserver.** Les jus réfrigérés sont fragiles : placez-les au frais dès votre retour. Les jus ambiants se gardent à l'abri de la lumière si la bouteille est en verre, puis au réfrigérateur après ouverture. Les jus de fruits fermentent très facilement : consommez-les dans les 5 jours qui suivent leur ouverture.

Ketchup

- ✚ Pauvre en graisse.
- ✚ Source de lycopène (un antioxydant).
- ▲ Riche en sucre et en sel.
- ▲ Masque le goût des aliments.

Le ketchup est un condiment aigre-doux très populaire auprès des enfants et des adolescents. Il est fabriqué à partir de purée de tomates assaisonnée de vinaigre, de sirop de glucose-fructose, de sucre, de sel, d'aromates et d'épices.

Caractéristiques nutritionnelles

• **Surtout du sucre...** Comparé aux autres sauces, le ketchup est relativement peu calorique : 107 à 115 kcal pour 100 g, soit environ 20 kcal pour un sachet de 20 g. Les glucides sont le composant principal (il n'y a quasiment pas de graisses ni de protéines) : 24 g pour 100 g, provenant en partie des tomates, mais surtout du sucre ajouté.

• **... et du sel.** La teneur est variable, de 470 à 1 120 mg de sodium pour 100 g (soit 1,2 à 2,8 g de sel). Lisez le tableau des valeurs nutritionnelles pour éviter les ketchups trop salés.

• **Du lycopène.** Le ketchup est relativement riche en lycopène, un antioxydant puissant du groupe des caroténoïdes, qui aurait un effet protecteur contre certains cancers (les études montrent qu'il diminue probablement le risque de cancer de la prostate). Le lycopène de la tomate est mieux assimilé s'il est cuit, ce qui est le cas dans le ketchup, mais aussi dans le jus de tomate, les sauces ou les soupes à la tomate, que l'on consomme généralement en plus grande quantité.

Composition pour 100 g de ketchup

Calories	107 kcal	Glucides	24,4 g*
Protéines	1,7 g	Lipides	0,3 g

** Dont 18,3 g pour les sucres.*

CIQUAL 2008

En pratique

Mettre un peu de ketchup dans l'assiette ou le laisser à disposition sur la table familiale encourage certains enfants à manger des légumes, car ce condiment à la saveur très prononcée masque le goût des aliments.

S'il n'est pas question de l'interdire, il est préférable d'habituer l'enfant au goût naturel des légumes et de ne le proposer qu'occasionnellement.

Kiwi

- ✚ Un taux de vitamine C très élevé.
- ✚ Un apport calorique modéré.
- ▲ Peut provoquer des allergies.

Plus riche en vitamine C que l'orange, le kiwi se distingue également par ses apports en minéraux (potassium) et en vitamines antioxydantes (vitamine E, provitamine A ou bêtacarotène).

Caractéristiques nutritionnelles

• **Une teneur exceptionnelle en vitamine C.** Un kiwi (environ 80 g) couvre 60 % des besoins quotidiens. Cette vitamine, fragile mais parfaitement protégée par la peau épaisse du fruit, reste stable après la cueillette. La présence de vitamine E et de bêtacarotène renforce l'action de la vitamine C et confère au kiwi un excellent pouvoir antioxydant.

• **Un taux de glucides modéré.** C'est un fruit peu sucré (moins de 9 g de glucides pour 100 g), ce qui explique son faible apport en calories : autour de 40 kcal pour un fruit moyen.

• **Des fibres abondantes.** Un kiwi contient environ 2 g de fibres, dont de la lignine (présente dans les grains), une substance particulièrement efficace pour stimuler le transit intestinal.

• **Un allergène.** Le kiwi est un allergène assez fréquent (2,5 % des allergies de l'adulte), souvent associé à une allergie au latex. Chez certains allergiques, il peut cependant être toléré cuit (confiture, compote) : à tester sous le contrôle d'un allergologue.

Composition pour 100 g de kiwi

Calories	49,7 kcal	Fibres	2,4 g
Protéines	1,1 g	Vitamine C	83,2 mg
Glucides	8,8 g		

Repère *1 kiwi moyen = env. 80 g.*

CIQUAL 2008

En pratique

Le kiwi est présent sur les marchés tout au long de l'année. En hiver, on trouve des kiwis de production française (Sud-Ouest, Bretagne et Corse), alors que l'été est la saison du kiwi de Nouvelle-Zélande. Le kiwi continue à mûrir à température ambiante : il est donc possible de l'acheter encore ferme pour étaler sa consommation sur la semaine. Vérifiez que la peau est duveteuse, non flétrie. Le kiwi ne se congèle pas.

Labels

Les labels, certificats ou mentions distinguent une origine géographique, un mode de production ou d'élevage particulier, un savoir-faire ou une meilleure qualité gustative. Ce sont des critères de choix pour les consommateurs, mais ils relèvent de cahiers des charges plus ou moins exigeants.

Les signes d'identification de la qualité et de l'origine (SIQO)

Les AOC et AOP

L'appellation d'origine contrôlée (AOC) et son équivalent européen, l'appellation d'origine protégée (AOP), désignent un produit originaire d'un lieu précis, dont les caractéristiques, non reproductibles ailleurs, sont essentiellement dues à ce terroir et à un savoir-faire local. L'AOC est née dans le secteur viticole, puis s'est élargie à de nombreuses denrées : beurre des Charentes, volaille de Bresse, pomme de terre de l'île de Ré, roquefort, miel de sapin des Vosges...

L'IGP

L'indication géographique protégée (IGP) est un signe de qualité européen qui garantit un lien entre un produit et son terroir d'origine. Elle est cependant moins contraignante que les AOC et AOP : une ou plusieurs étapes de la production peuvent se faire en dehors de la région d'origine (pour une charcuterie, par exemple, la viande peut provenir d'ailleurs). Le jambon de Bayonne, la tomme de Savoie, la viande des Grisons, la mortadelle, le haricot tarbais ou les ravioles du Dauphiné ont une IGP.
À noter : certains produits ont à la fois une IGP et un Label rouge.

La STG

La spécialité traditionnelle garantie (STG) protège les dénominations de produits typiques et à caractère traditionnel, mais qui ne présentent pas (ou plus) de lien avec leur origine géographique. Tout producteur qui respecte le cahier des charges a ainsi la possibilité d'utiliser le nom du produit. La mozzarella, le jambon serrano, plusieurs bières belges et les panellets (gâteaux) espagnols bénéficient de cette distinction, qui reste encore assez marginale (15 produits à ce jour en Europe).

Le Label rouge

Il garantit normalement une qualité supérieure à celle des produits courants similaires (des tests sensoriels sont obligatoires). Les cahiers des charges s'appliquent à toutes les étapes de la production. Pour l'élevage, par exemple, les exigences portent notamment sur l'alimentation des animaux, leurs conditions de vie (espace, accès à des parcours extérieurs, bâtiments couverts, éclairage, litière...) et les modalités d'abattage (âge, transport...). Environ 500 produits commercialisés en France portent ce label dans tous les secteurs.

Le Label bio

Ce label (voir p. 48) est accordé à des produits d'agriculture ou d'élevage respectant le cahier des charges bio et à des denrées dont au moins 95 % des ingrédients sont issus de l'agriculture biologique.

La certification de conformité

Le logo « produit certifié » atteste qu'un aliment est conforme à certaines caractéristiques de production, de transformation ou de conditionnement, qui le distinguent des produits courants. La certification ne porte que sur quelques aspects qui apportent un plus par rapport aux équivalents standards et non sur la qualité globale du produit, à la différence du Label rouge. Environ 300 produits commercialisés en France portent ce certificat, dans tous les secteurs : viande, volaille, œufs, produits de la mer, charcuterie, fruits et légumes, produits céréaliers, épicerie (café, moutarde...). Quelques exemples de produits certifiés :
– œufs de poules élevées en plein air, avec indication de la date de ponte et de la date de consommation recommandée sur l'œuf ;
– asperges mises au froid dans un délai de 4 heures après récolte ;
– ail sans traitement contre la germination.

Les mentions valorisantes

Elles mettent en avant une caractéristique liée au mode de production. Les mentions « montagne », « produits pays » (pour les départements d'outre-mer) et « fermier » sont reconnues par le Code rural, et leur utilisation est validée par les pouvoirs publics sans faire l'objet d'une certification par un organisme tiers.
Des appellations sectorielles, comme « maison » et « tradition » en boulangerie, « pur porc », « supérieur », « traditionnel » ou « authentique » en charcuterie, mettent généralement en avant un atout pour le consommateur (usage d'ingrédients nobles, fabrication sur le lieu de vente, limitation des additifs...). Mais quantité d'autres mentions du type « campagne », « forme » ou « saveur de l'année » relèvent de démarches purement marketing.
À noter : il existe aussi des écolabels (de type MSC pour les ressources marines) et des labels de commerce équitable.

Lait

- Principale source de calcium.
- Des protéines de qualité.
- Source de vitamines A et D.
- ▲ Ses matières grasses sont en majorité saturées.
- ▲ À limiter ou à supprimer en cas d'intolérance au lactose.
- ▲ À supprimer en cas d'allergie aux protéines du lait.

Aliment basique, bon marché et d'excellente valeur nutritionnelle, le lait n'est pas réservé aux enfants. Ses apports en protéines animales, en calcium et en vitamines A et D sont utiles tout au long de la vie.

La définition du lait

La dénomination lait est réservée au produit de la traite des mammifères : les boissons végétales au soja, au riz ou aux amandes n'y ont pas droit. L'origine du lait doit être précisée sur l'emballage s'il ne s'agit pas de vache : lait de chèvre ou de brebis, notamment.

Les catégories de laits

Le lait ne contient pas d'additifs, et donc pas de conservateurs.
Ses traitements sont uniquement mécaniques et thermiques : ils visent d'une part à standardiser la teneur en matière grasse et d'autre part à allonger la durée de conservation en détruisant les micro-organismes qui le rendraient impropre à la consommation en quelques jours.
• **Le lait cru, à part.** Il est directement embouteillé sans subir de traitement : très fragile, il doit être bouilli avant consommation et ne se garde que 3 jours. Sa teneur en lipides est naturelle (autour de 40 g par litre).
• **La teneur en matière grasse.** Le lait est séparé de la crème par centrifugation. Les deux éléments sont ensuite remélangés, mais dans des proportions qui correspondent à des standards repérables par un code couleur.
– Lait entier (dominante rouge) : 36 g de matière grasse par litre (avec de légères variations).
– Lait demi-écrémé (dominante bleue) : 16 g de matière grasse par litre.
– Lait écrémé (dominante verte) : presque pas de matière grasse (moins de 3 g par litre).
À noter : l'écrémage diminue la teneur en vitamines A et D (liposolubles), mais ne modifie pas la teneur en calcium.
• **La conservation.**
– Le lait frais pasteurisé : il est chauffé pendant une vingtaine de secondes à 85 °C, une température qui préserve le goût mais impose de stocker le lait au frais. La date limite de conservation (DLC) est d'environ 10 jours après la pasteurisation.
– Le lait stérilisé : il est chauffé à une température plus intense (115 °C) pendant 15 à 20 minutes, ce qui permet de le conserver environ 5 mois à température ambiante.
– Le lait stérilisé UHT (ultra-haute température) : il est chauffé pendant quelques secondes à 140 °C. Les qualités nutritionnelles et gustatives sont mieux préservées que dans la stérilisation simple. La durée de conservation est de 3 mois.
La déshydratation est un autre mode de conservation. Elle donne le lait en poudre, à diluer avant consommation, et le lait concentré (nature ou sucré), partiellement déshydraté et encore liquide, que l'on utilise tel quel (glaces, sauces...) ou dilué.

Caractéristiques nutritionnelles

• **La principale source de calcium.** Un bol (250 ml) couvre un tiers des besoins quotidiens en calcium (900 mg). Ce calcium est très bien

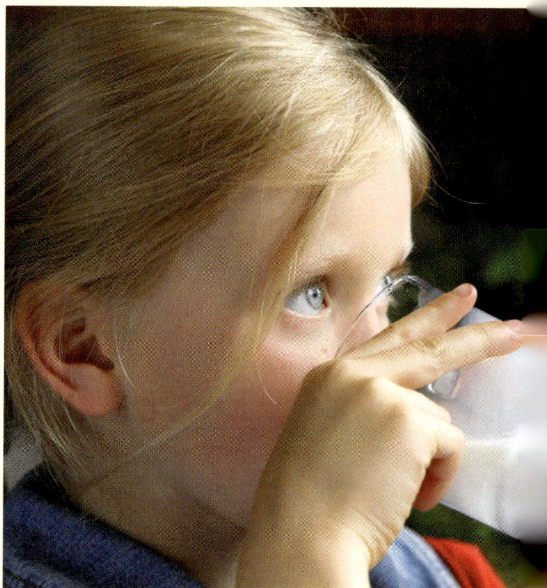

Un bol ou un verre de lait chaque jour contribue à la couverture des besoins en calcium.

assimilé grâce à la présence de lactose, de protéines et de phosphore, ainsi que de vitamine D (laits entier et demi-écrémé), qui améliore la fixation du calcium par les os.

• **Des protéines de qualité.** Comme celles de la viande, des œufs ou du poisson, les protéines du lait ont une excellente valeur biologique : elles renferment dans des proportions équilibrées tous les acides aminés indispensables à l'organisme, ce qui n'est pas le cas des protéines végétales.

• **Le lactose, « sucre » du lait.** Le lait renferme en moyenne 48 g de glucides par litre, principalement sous la forme de lactose, qui lui donne un goût très légèrement sucré.

Source d'énergie pour l'organisme comme tous les glucides, le lactose améliore l'assimilation intestinale du calcium et favorise le bon équilibre de la flore intestinale.

• **Calories et lipides : des écarts.** L'apport calorique dépend du taux de matière grasse. Un bol (250 ml) représente environ 75 kcal pour le lait écrémé, 115 kcal pour le lait demi-écrémé et 160 kcal pour le lait entier. Les graisses du lait sont en majeure partie des acides gras saturés (plus de 60 % des lipides), considérés comme néfastes pour la santé cardio-vasculaire : mieux vaut donc consommer du lait demi-écrémé.

• **Un apport en vitamines.** Avec le beurre et les œufs, le lait est notre principale source quotidienne de vitamine A. Il apporte aussi de la vitamine D, précieuse notamment pour l'assimilation du calcium. Ces deux vitamines sont liposolubles (solubles dans la matière grasse) et donc éliminées dans le lait écrémé.

Le lait est aussi une source de vitamines B, notamment la B2 (riboflavine), indispensable au métabolisme énergétique (transformation en énergie des protéines, des lipides et des glucides) et à de nombreuses autres fonctions.

Laits à teneur garantie et laits enrichis

– Dans les laits « à teneur garantie en vitamines », l'apport en vitamines vise à compenser ce qui a été perdu au cours des traitements thermiques. Les ajouts portent notamment sur certaines vitamines B, la vitamine C (rare de toute façon dans le lait) et la vitamine D.

– Les laits enrichis sont additionnés de composants que le lait ne contient pas à l'état naturel : fibres, oméga-3, fer... Sans grand intérêt et plus chers que les laits basiques, ils ne remplacent en aucun cas une alimentation variée et diversifiée.

• **Intolérance et allergie.** L'intolérance est due à un déficit en lactase, une enzyme digestive qui permet d'assimiler le lactose du lait. Elle est plus ou moins sévère selon les personnes : la suppression du lait est souvent nécessaire (sauf laits délactosés), mais les yaourts et les fromages affinés (qui ne contiennent pas ou contiennent peu de lactose) peuvent être supportés.

L'allergie relève d'un mécanisme différent et concerne les protéines spécifiques du lait. Elle apparaît chez le jeune enfant, impliquant l'éviction de tous les laitages et aliments contenant du lait (un produit de substitution est prescrit par le médecin). Dans la majorité des cas, cette allergie disparaît chez le grand enfant et l'adulte.

En pratique

• **Bien acheter.** Vérifiez la DLC (date limite de consommation) du lait pasteurisé et la DLUO (date limite d'utilisation optimale) du lait stérilisé.

• **Bien consommer.** Le lait demi-écrémé est le plus recommandé pour sa teneur modérée en lipides et son apport en vitamines. Le lait entier est bien adapté aux enfants et aux adolescents sans surpoids. Le lait écrémé, fade et dénué de vitamines A et D, est plutôt destiné aux sujets à

Composition pour 100 g de lait (ou 100 ml de lait)*

	Calories (kcal)	Protéines (g)	Glucides (g)	Lipides (g)	Calcium (mg)	Vitamine A (µg)
Lait entier pasteurisé	65,6	3,2	4,6	3,9	118	38
Lait demi-écrémé pasteurisé	46	3,2	4,6	1,6	118	19
Lait écrémé stérilisé UHT	30,9	3,3	4,3	0,1	113	0,5
Lait de chèvre entier stérilisé UHT	65,5	3,3	4,4	3,9	120	47
Lait de brebis entier	105	5,3	5,2	7,1	188	48

** Pour simplifier, on considère que 100 g de lait équivalent à 100 ml de lait, comme pour l'eau. En réalité, le lait et l'eau n'ont pas exactement la même densité.*

***Repère** 1 bol de lait = 250 ml.*

CIQUAL 2008

risque cardio-vasculaire, qui doivent réduire au maximum leurs apports en lipides saturés.

• **Bien conserver.** Les laits stérilisés ouverts se conservent au réfrigérateur, comme les laits frais (pasteurisés). Une bouteille entamée doit être consommée dans les 48 heures.

Le lait en poudre peut rancir une fois ouvert : refermez bien l'emballage et consommez-le dans les 2 semaines. Le lait concentré non sucré se conserve au frais 48 heures après ouverture (1 semaine environ s'il est sucré).

Les jus végétaux

Ces jus d'aspect laiteux sont composés de légumineuses, de céréales ou de fruits oléagineux (soja, riz, amande...) broyés et dilués dans de l'eau. Ils peuvent remplacer le lait dans certains usages (avec des céréales ou dans certaines recettes) pour ceux qui ne le supportent pas (intolérance ou allergie), mais ils n'ont pas les mêmes caractéristiques nutritionnelles. Ils sont dépourvus de vitamine A et de calcium, leurs protéines sont moins complètes (sauf celles du soja) et – mais c'est un avantage par rapport au lait – leurs lipides sont en majorité insaturés. Certains sont enrichis en calcium, mais celui-ci serait moins bien assimilé que le calcium laitier.

Attention : les préparations à base de soja parfois données aux nourrissons allergiques au lait sont fortement déconseillées. Le soja est très riche en isoflavones, des composés qui agissent comme des hormones et pourraient avoir des effets sur le développement et la santé de l'enfant. Dans le doute, le principe de précaution s'impose...

Laitiers *(produits)*

- ✚ Principale source de calcium.
- ✚ Apportent des protéines complètes.
- ✚ Source de vitamines A et D.
- ▲ Gras et salés pour les fromages.
- ▲ Très sucrés pour les desserts aromatisés ou fruités.

Les produits laitiers et le lait forment une famille d'aliments à eux seuls, au même titre que les légumes et les fruits. C'est dire à la fois leur hétérogénéité (du bleu d'Auvergne à la crème dessert) et leur caractère presque incontournable. Tous n'ont pas le même intérêt nutritionnel et, à la différence des fruits et légumes, la quantité consommée doit rester raisonnable : trois portions par jour, en favorisant la variété.

Les différents produits laitiers

• **Le lait.** C'est la matière première des produits laitiers. Il peut servir de repère pour apprécier la valeur nutritionnelle de ses dérivés, surtout leur teneur en calcium (120 mg pour 100 g dans le lait, soit presque 300 mg dans un bol de 250 ml).

• **Les yaourts et laits fermentés.** Leur composition est proche de celle du lait, avec un bénéfice santé en plus : la présence de bactéries lactiques utiles à l'équilibre de la flore intestinale.

• **Le fromage blanc, les petits-suisses et autres fromages frais.** Ils sont un peu plus caloriques que le lait et les yaourts, mais contiennent davantage de protéines. Choisissez-les au lait demi-écrémé, c'est-à-dire à 20 % de MG/MS (taux de matière grasse sur matière sèche).

• **Les fromages affinés.** Moins riches en eau, ils sont concentrés en protéines et en calcium, mais aussi en lipides : 27 % en moyenne, contre 3,6 % dans le lait entier. Cet écart est relatif, car nous consommons moins de fromage que de lait : une portion de fromage (30 g) représente en moyenne 8 g de lipides, un bol de lait entier (250 ml) en contient 9 g (4 g pour le lait demi-écrémé). Les fromages affinés ont un autre inconvénient : ils sont très salés.

• **Les desserts lactés.** Ce sont les flans, crèmes, riz au lait, etc., surtout vendus au rayon frais. Ils renferment plus de 50 % de lait, mais ce sont avant tout des produits gourmands, qui n'ont pas autant d'intérêt que les laitages classiques. Vérifiez l'apport en calcium sur l'étiquetage : choisissez ceux qui affichent plus de 100 mg pour 100 g.

• **Des matières grasses : le beurre et la crème fraîche.** Ce sont certes des dérivés du lait, mais, par leur composition (essentiellement des matières grasses), ils sont considérés avant tout comme des corps gras. Ils n'apportent ni calcium ni protéines, mais sont riches en vitamine A (et en vitamine D pour le beurre).

Les laits aromatisés

Ce sont les laits au chocolat ou aux fruits (lait-fraise) que l'on trouve dans le commerce. Ils sont souvent préparés avec de la poudre de lait et peuvent renfermer des additifs (colorants, stabilisants). Leur teneur en calcium est plutôt inférieure à celle d'un simple mélange de lait demi-écrémé avec de la poudre de cacao ou du sirop de fruit. Mieux vaut donc les préparer soi-même.

Les boissons lactées aux fruits (eau, sucre, jus de fruits, lait) sont agréables à boire car l'acidité des fruits est adoucie par le lait, mais elles n'offrent ni les atouts des fruits entiers ni ceux d'une vraie portion de lait ou de produit laitier classique (yaourt, fromage blanc).

Caractéristiques nutritionnelles

• **Incontournables pour leur calcium.** Les produits laitiers ne sont pas notre seule source de calcium : on en trouve aussi dans des fruits oléagineux (amande, noix...), des légumes (chou, cresson...) ou des poissons (sardine, anchois...). Mais ils en renferment assez pour couvrir une bonne part de nos besoins et nous pouvons facilement en consommer chaque jour.

Le lait contient 120 mg de calcium pour 100 g. Les fromages affinés sont plus concentrés, mais on en mange de plus petites quantités. Une portion de 30 g apporte en moyenne 200 mg de calcium, avec des écarts importants d'un fromage à un autre (plus de 300 mg pour 30 g d'emmental !). Les yaourts et les fromages blancs ont une teneur proche de celle du lait.

• **Une bonne source de protéines.** Tous les produits laitiers apportent entre 4 et 10 g de protéines pour une portion (un bol de lait, un yaourt, 30 g de fromage). Ces protéines, de bonne valeur biologique, répondent parfaitement aux besoins de croissance et de renouvellement des tissus.

• **Des vitamines A et D.** Ces deux vitamines liposolubles (solubles dans les lipides et donc transportées par les matières grasses) sont indispensables à la croissance, la vitamine D favorisant aussi l'assimilation et la fixation du calcium. Les produits écrémés ou allégés en matières grasses en sont pratiquement dépourvus, sauf s'ils ont été enrichis. Le lait et ses dérivés renferment aussi des vitamines B qui, elles, sont solubles dans l'eau.

• **Des graisses saturées.** Les matières grasses du lait et de ses dérivés (fromages surtout) sont en majorité saturées, donc à limiter car l'excès de graisses saturées est un facteur de risque cardiovasculaire.

• **Trop de sel ou trop de sucre.** Les fromages affinés sont tous additionnés de sel : en moyenne 1,4 g pour 100 g, avec des écarts importants : 0,6 g pour l'emmental, mais 4 g pour le roquefort.

Les desserts lactés et même les yaourts aromatisés ou aux fruits sont quant à eux toujours très sucrés.

Trois portions par jour

On recommande aujourd'hui de consommer trois portions de produits laitiers par jour, en variant les sources. C'est un repère pratique (pas une obligation !) qui doit nous permettre de couvrir nos besoins en calcium, mais sans excès car il n'est pas utile d'en consommer beaucoup plus.

• **Quels sont nos besoins en calcium ?** Les apports nutritionnels conseillés (ANC) par jour en calcium sont de :

– 800 mg chez l'enfant ;

– 1 200 mg chez l'adolescent ;

– 900 mg chez l'adulte (1 000 mg chez la femme enceinte ou allaitante) ;

– 1 200 mg après 55 ans chez la femme et 65 ans chez l'homme.

Ce besoin peut être couvert aux deux tiers par les produits laitiers (600 mg pour un adulte), le reste étant apporté par les légumes frais ou secs, le poisson et les fruits de mer, les fruits secs, les eaux minérales calciques...

Les adolescents, les femmes enceintes et les seniors, dont les besoins en calcium sont accrus, peuvent ajouter une portion de plus (dans l'après-midi, par exemple).

• **Qu'est-ce qu'une portion de produit laitier ?** Une portion correspond environ à un bol de lait, un yaourt, un pot individuel de fromage blanc (125 g) ou 30 g de fromage affiné.

Composition de quelques produits laitiers par portion

	Calories (kcal)	Protéines (g)	Glucides (g)	Lipides (g)	Calcium (mg)
250 ml de lait demi-écrémé (1 bol)	115	8	11,5	4	295
125 g de yaourt nature partiellement écrémé (1 pot)	59	5	6	1,3	179
125 g de yaourt entier aux fruits, sucré (1 pot)	130	4,6	18,7	3,6	132
125 g de lait fermenté à boire au lait demi-écrémé	98	3,4	17,7	1,5	122
125 g de fromage blanc à 20 % de MG/MS	97	9,9	4,7	4	154
90 g de petits-suisses nature à 40 % de MG/MS (3 pots)	121	8,6	3	8,5	101
125 g de crème dessert à la vanille (1 pot)	185	4,5	24,7	7,5	126
30 g d'emmental	114	8,5	Traces	8,9	316
30 g de fromage de chèvre affiné (crottin)	100	6,5	0,4	8	37
30 g de bleu d'Auvergne	103	6	Traces	8,9	169

– Évitez de cumuler plusieurs laitages au cours du même repas. Cherchez à les répartir sur la journée. Cela permet une meilleure utilisation du calcium et des protéines par l'organisme. Par exemple : du lait le matin, du fromage au déjeuner (tel quel ou intégré à des plats), du fromage blanc ou un yaourt le soir.
– Variez les laitages pour équilibrer vos apports nutritionnels. N'abusez pas des fromages gras, limitez les desserts lactés et même les yaourts déjà sucrés, aromatisés ou aux fruits.

VOIR **Desserts lactés, p. 99 ; Fromage, p. 117 ; Fromage blanc et petit-suisse, p. 120 ; Yaourt et laits fermentés, p. 283**

Laits fermentés

voir Yaourt et laits fermentés, p. 283

Laitue

voir Salade verte, p. 236

Langouste et langoustine

voir Crustacés, p. 96

Langue

voir Abats, p. 26

Lapin

- Riche en protéines.
- Contient des graisses bénéfiques.
- Source de sélénium et de vitamines B.

Viande blanche au goût délicat, le lapin présente de grandes qualités nutritionnelles : riche en protéines, il renferme des graisses bénéfiques et offre des apports intéressants en vitamines et en minéraux. Sans doute par manque d'habitude et parce que sa préparation exige un peu de temps, on le consomme assez rarement alors qu'il permet de varier les menus et d'oublier un peu l'éternel poulet, auquel on le compare souvent.

Caractéristiques nutritionnelles

• **Un bon apport en protéines.** Comme les autres viandes, le lapin renferme des protéines de bonne qualité (20 à 21 g pour 100 g), offrant tous les acides aminés indispensables à l'homme.

• **Une viande maigre.** La teneur en matières grasses varie selon les morceaux : le râble est la partie la plus grasse, alors que les cuisses sont bien sèches. Le lapin contient 5 à 9 g de lipides pour 100 g, ce qui le classe parmi les viandes plutôt maigres. Avec un apport calorique raisonnable (environ 150 kcal pour une portion de 100 g), le lapin est une source de protéines adaptée aux menus minceur.

• **Des bonnes graisses.** Son principal intérêt est sa forte proportion de graisses insaturées par rapport aux graisses saturées, avec une part importante de graisses polyinsaturées (dont les oméga-3) bénéfiques pour la santé cardio-vasculaire. Le rapport entre oméga-6 et oméga-3 est de 5 à 6, ce qui est conforme aux recommandations (5).

• **Des vitamines et des minéraux.** La viande de lapin est une source de zinc, de phosphore et de sélénium. Elle est également riche en vitamines du groupe B, surtout B12, indispensable à la production des globules rouges.

Composition pour 100 g de lapin

Calories	130 à 170 kcal	Lipides	5 à 9 g
Protéines	20 à 21 g	Vitamine B12	2,2 µg
Glucides	0,5 g		

Repère *1 portion de 100 g = 1 filet, 1 épaule ou un tiers de râble.*

En pratique

• **Bien acheter.** Entier, le lapin doit présenter des cuisses et un râble bien charnus. La chair doit être tendre et rosée. Vous pouvez également acheter un lapin prédécoupé, qui sera plus facile à préparer. Le lapin d'élevage est le plus commun ; le lapin de garenne (sauvage) possède une chair plus forte en goût.

• **Bien consommer.** Faites-le cuire à température modérée pour ne pas le dessécher, en l'arrosant régulièrement de son jus si vous le préparez au four ou dans une cocotte. Vous pouvez également

Le lièvre
Ce cousin sauvage du lapin est devenu rare, et la majorité des animaux que l'on trouve aujourd'hui sont issus d'élevages destinés au repeuplement et à la chasse. C'est une viande à la chair foncée quasiment dépourvue de graisses (moins de 1 g de lipides pour 100 g) et légèrement plus riche en protéines que le lapin (22,5 g pour 100 g). On peut le faire rôtir ou le préparer en civet après l'avoir fait mariner pour l'attendrir (de quelques heures à une journée). Comme tous les gibiers, le lièvre renferme de l'acide urique, à limiter si l'on est sujet à la goutte, mais on en consomme très rarement !

le cuire en papillote après l'avoir badigeonné de moutarde et d'herbes séchées, ou au wok, qui permet de cuire rapidement des filets sans ajouter trop de graisse.

• **Bien conserver.** Placez la viande dans la partie la plus froide du réfrigérateur, entre 0 et 4 °C, et consommez-la dans les 2 à 3 jours qui suivent.

Légumes

- ✚ Peu de calories.
- ✚ Une grande concentration de substances protectrices.
- ✚ Un bon apport de fibres.
- ✚ Pas de matières grasses.
- ▲ L'excès de crudités peut irriter le côlon.

Par leur variété et leur profil nutritionnel, les légumes représentent une base importante de notre alimentation. Légers en calories et concentrés en substances bénéfiques, ils favorisent un bon état de santé général, aident à maintenir un poids stable et protègent probablement contre les cancers et les maladies cardio-vasculaires.

Les familles de légumes

Les légumes que nous consommons sont très variés, et leur valeur nutritionnelle diffère selon la partie comestible de la plante. Car sous le terme générique de légumes se cachent des fruits, des fleurs, des feuilles, des tiges et des bulbes.

• **Les légumes à feuilles et les tiges (salade, épinard, poireau, céleri-branche, chou...).** Ils sont tous très riches en eau et se classent parmi les légumes les moins caloriques (moins de 20 kcal pour 100 g). Plus leur couleur est vive, plus ils sont riches en caroténoïdes, dont le rouge orangé est masqué par la chlorophylle verte. Ce sont des légumes fragiles, sujets à la déshydratation et à l'oxydation au contact de l'air : ils perdent donc rapidement leur vitamine C une fois récoltés.

• **Les légumes « fruits » (courgette, tomate, poivron, concombre, aubergine, potiron...).** Bien pourvus en vitamine C et en caroténoïdes (s'ils sont colorés), ils sont peu caloriques (moins de 20 kcal pour 100 g) car chargés d'eau et pauvres en glucides. Pour les digérer plus facilement, on peut éliminer les graines qui se trouvent à l'intérieur du fruit, surtout si elles sont nombreuses ou de calibre important.
Évitez de les éplucher (quand c'est possible !) car la peau, tendre, est riche en substances protectrices. Dans ce cas, préférez les légumes bio.

• **Les racines et les bulbes (carotte, radis, navet, topinambour, céleri-rave, oignon...).** Ils se développent sous la terre et constituent l'organe de réserve de la plante, d'où leur grande concentration en glucides et en minéraux (potassium, calcium, fer...). Ils restent cependant légers (moins de 30 kcal pour 100 g). Leur teneur en fibres peut être élevée, surtout s'ils sont récoltés en fin de saison.

• **Les légumes « fleurs » (brocoli, chou-fleur et artichaut).** Ce sont des inflorescences. Leur valeur nutritionnelle est proche de celle des légumes « fruits » : peu de calories et beaucoup de pigments protecteurs pour les variétés colorées. Certaines fleurs (souci, violette, capucine, fleur de courgette...) sont comestibles : elles décorent les salades ou se préparent en beignets. Peu caloriques, elles sont concentrées en antioxydants.

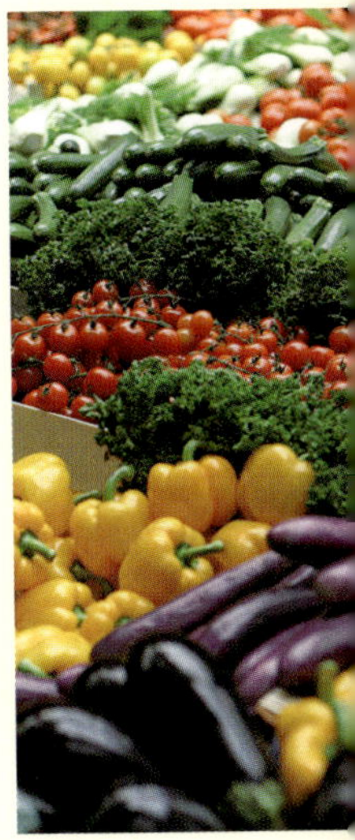

• **Les graines et les gousses fraîches.** Les haricots verts ou mange-tout et les pois gourmands sont des gousses contenant des graines récoltées avant maturité. Légèrement plus caloriques que les légumes à feuilles, ils restent cependant légers (30 kcal pour 100 g) et sont bien pourvus en minéraux (calcium notamment). Les petits pois que l'on écosse (la gousse n'est pas consommée) sont plus concentrés en glucides et donc plus caloriques.

Caractéristiques nutritionnelles

• **Un apport calorique négligeable.** Les légumes apportent en moyenne 20 kcal pour 100 g. Cette légèreté est due à leur forte hydratation : l'eau représente 90 à 95 % de leur poids. Quasiment dépourvus de lipides, ils contiennent peu de protéines (1,5 g pour 100 g, en moyenne) et relativement peu de glucides (7 g pour 100 g, en moyenne).

• **Des micronutriments protecteurs.** Comme les fruits, les légumes renferment de nombreux antioxydants qui limitent l'excès de radicaux libres impliqué dans beaucoup de pathologies, dont les cancers et les maladies cardio-vasculaires. Ces composés antioxydants sont des vitamines (C et E) et des substances végétales appartenant à la famille des caroténoïdes (bêtacarotène des légumes orange et vert foncé, lycopène de la tomate...) ou des polyphénols (quercétine de l'oignon rouge, flavonoïdes du brocoli...).
Les substances soufrées des crucifères (chou, cresson, brocoli...) auraient une action anti-cancer. Enfin, certains légumes apportent des oméga-3 (mâche), acides gras indispensables à la santé cardio-vasculaire.

• **Un apport minéral intéressant.** Riches en potassium, assez bien pourvus en calcium, en magnésium et en fer, les légumes représentent une source utile de sels minéraux et d'oligoéléments. Pour préserver ce capital, faites-les cuire à la vapeur ou à l'étouffée plutôt qu'à grande eau, afin d'éviter la perte de minéraux dans le liquide de cuisson.

• **Des fibres pour le transit.** Les fibres des légumes (pectines et hémicellulose surtout) complètent parfaitement celles des céréales, majoritairement constituées de cellulose.
Elles s'attendrissent au cours de la cuisson et sont donc très bien tolérées.

• **Crus ou cuits ?** Même si les légumes crus contiennent davantage de vitamine C, il n'est pas conseillé d'abuser des crudités. Leurs fibres peuvent être irritantes pour le côlon, et provoquer des douleurs et des ballonnements. Il est donc préférérable d'alterner le cru (plus vitaminé) et le cuit (plus digeste) pour profiter des avantages des légumes sans risque de désagréments digestifs.

Comment intégrer deux ou trois portions de légumes chaque jour ?

Il est recommandé de consommer deux ou trois portions de légumes par jour, une portion représentant au minimum 80 g.
– Pensez à consommer régulièrement de la salade verte (avec une quiche, une pizza, un gratin, le fromage...).
– Associez légumes et féculents : pâtes et courgettes, riz et champignons, lentilles et carottes...
– Variez les recettes en préparant des légumes farcis ou des gratins légers (pas trop de crème ou de sauce béchamel).
– Servez des crudités à l'apéritif.
– Les potages comptent, bien sûr, comme une portion de légumes, très facile à consommer tout au long de l'hiver. L'été, pensez aux soupes froides.

En pratique

• **Bien acheter.** En choisissant des produits de pleine saison, vous profiterez de légumes concentrés en micronutriments (vitamine C, caroténoïdes) et de prix plus avantageux. Privilégiez également les productions locales, moins gourmandes en énergie pour le transport et le stockage.
Les légumes doivent être sains, leur peau doit être lisse et sans taches. Ils doivent dégager une odeur caractéristique mais légère.

• **Bien consommer.** Diversifiez les végétaux, car chaque type de légumes présente des caractéristiques nutritionnelles spécifiques : certains sont plus riches en vitamine C, d'autres en substances soufrées, d'autres encore en fibres... Seule leur association (ou leur alternance) garantit une bonne protection cellulaire. Les effets santé des légumes se jouent sur le long terme : consommez-en aux deux repas, même en petite quantité, en alternant crudités et légumes cuits. Veillez à ne pas ajouter trop de sel : les légumes contiennent

Composition pour 100 g de légumes

	Calories (kcal)	Protéines (g)	Glucides (g)	Lipides (g)	Fibres (g)	Eau (g)	Bêtacarotène (µg)	Vitamine C (mg)
Carotte crue	31,8	0,8	6,6	0,3	2	89,7	7 000	5,4
Concombre cru	9,8	0,6	1,5	0,2	0,7	96,9	31	3,2
Laitue crue	16,6	1,4	2,2	0,2	0,8	95,8	2 319	9,2
Tomate crue	20,1	0,9	3,1	0,3	1,5	94,3	792	16,7
Brocoli cuit	23,6	3,1	1,4	0,6	3,3	90,3	702	54,4
Courgette cuite	10,2	0,6	1,8	0,1	1,4	96,6	670	7,8
Haricot vert cuit	25,5	1,3	4,4	0,3	4,1	89,3	420	8,6
Petit pois cuit	70,7	5,2	11,8	0,3	5,5	77,8	470	15,5

CIQUAL 2008

Frais, surgelés ou en boîte ?

Si les légumes frais sont plus appréciés pour leur saveur, les légumes surgelés ou en conserve sont disponibles toute l'année, pratiques à utiliser (pas d'épluchage) et parfois meilleur marché. Du point de vue nutritionnel, les frais et les surgelés sont aujourd'hui comparables : les procédés modernes de surgélation, mis en œuvre juste après la récolte, respectent en grande partie les micronutriments des végétaux frais. Les légumes en conserve ont en revanche perdu une partie de leurs vitamines et de leurs minéraux (du fait du contact avec le liquide dans lequel ils baignent), et ils contiennent toujours du sel ajouté.
Le bon sens doit vous guider : alternez le frais, le surgelé et les conserves, en suivant les saisons et en surveillant les prix et la qualité des produits.

naturellement très peu de sodium, et il est facile de saler exagérément pour compenser.

• **Bien conserver.** Les légumes frais sont fragiles : leur teneur en eau favorise le pourrissement en quelques jours. Ôtez éventuellement les parties abîmées (feuilles flétries) ou inutiles (partie supérieure des poireaux) avant de les emballer dans un sachet et de les stocker au réfrigérateur. Dans l'idéal, consommez les légumes à feuilles dans les 2 à 3 jours et les racines et bulbes dans les 5 à 6 jours qui suivent l'achat. À noter : la tomate se garde plutôt à température ambiante.

Légumineuses

- ✚ Source de glucides complexes.
- ✚ Bien pourvues en protéines, en fibres et en minéraux.
- ▲ Difficiles à digérer.

Les légumineuses, ou légumes secs, sont particulièrement intéressantes d'un point de vue nutritionnel : dépourvues de lipides, riches en glucides complexes comme les autres féculents, ainsi qu'en protéines et en fibres, elles contribuent efficacement à rééquilibrer nos assiettes. Leur concentration en minéraux (calcium, magnésium, fer...) est un argument supplémentaire pour augmenter leur consommation.

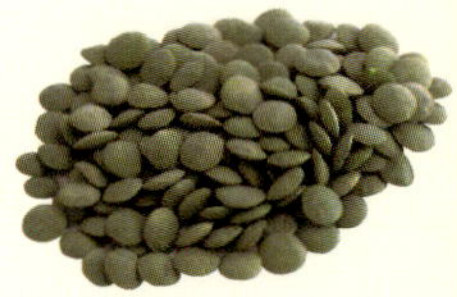

Lentilles vertes

Les différentes légumineuses

• **La lentille.** C'est la mieux tolérée des légumineuses, car elle contient peu de glucides indigestes. Très bien pourvue en fer et en protéines, elle est facile à intégrer dans les menus familiaux, en soupe, en salade ou mijotée avec du porc maigre (palette, jarret), par exemple.

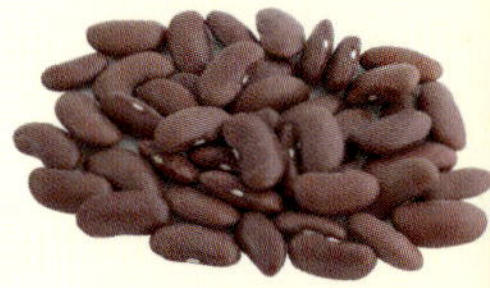

Haricots rouges

• **Les haricots secs (haricots rouge et blanc, flageolet).** Leur profil nutritionnel est proche de celui de la lentille (calories, protéines, minéraux), mais leur digestibilité est moins bonne.

• **Le pois chiche.** Délicieux dans les salades épicées ou associé à d'autres féculents (semoule, boulghour, quinoa...), il est plus calorique que les autres légumineuses, mais riche en protéines végétales.

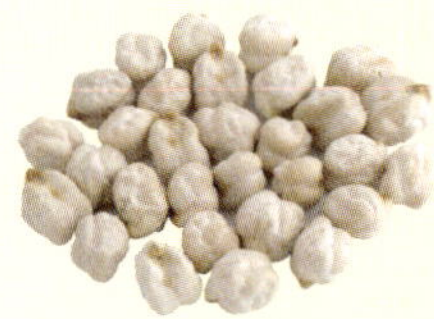

Pois chiches

• **Le pois cassé.** Il est digeste car on le consomme sans l'enveloppe du grain, constituée de fibres irritantes. Sa cuisson est plus rapide que celle des autres légumineuses, et il est inutile de le faire tremper.

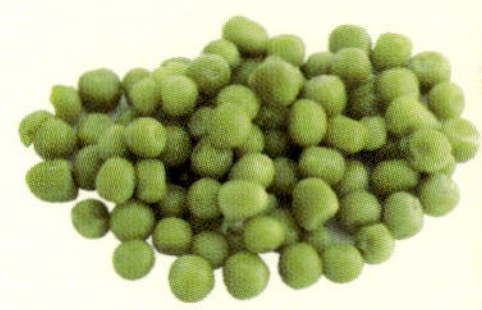

Pois cassés

• **La fève.** Mieux vaut l'acheter déjà décortiquée (sans la membrane qui l'entoure) : elle sera plus digeste et plus rapide à préparer. On peut aussi la consommer fraîche en été.

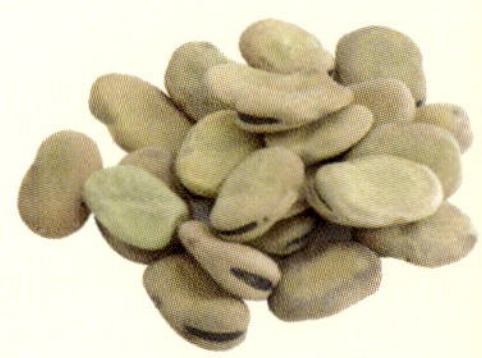

Fèves

Caractéristiques nutritionnelles

• **Des glucides complexes.** Les nutritionnistes recommandent aujourd'hui d'augmenter la part glucidique dans notre alimentation au détriment des matières grasses. Lentilles, pois et haricots secs pourraient donc être plus largement consommés, d'autant que leurs glucides ont un index glycémique faible. Ils élèvent la glycémie (taux de sucre dans le sang) en douceur et sont assez rassasiants

Composition pour 100 g de légumineuses cuites

	Calories (kcal)	Protéines (g)	Glucides (g)	Lipides (g)	Fibres (g)	Magnésium (mg)	Calcium (mg)	Fer (mg)
Fève	62,4	5,8	8,5	0,6	4,5	31	24	1,3
Haricot blanc	102	8,4	16,5	0,3	6,3	25,5	39,3	2,7
Lentille	107	8,2	17,5	0,5	5	25,4	27,2	3,1
Pois chiche	135	8,9	19	2,6	4,8	34,3	43,8	2,9
Pois cassé	118	8,3	20,5	0,4	7,5	27	18,6	1,5

Repère *1 portion = 150 à 180 g de légumineuses cuites (50 à 60 g avant cuisson).*

CIQUAL 2008

(grâce également à leurs fibres abondantes) pour nous permettre de « tenir » jusqu'au repas suivant sans avoir envie de grignoter.

• **Des protéines abondantes.** Les légumineuses, dont les protéines manquent d'un acide aminé essentiel (la méthionine), gagnent à être complétées par des céréales, qui, elles, sont déficitaires en lysine. De nombreux plats traditionnels associent d'ailleurs ces deux familles végétales : semoule et pois chiches du couscous, riz et lentilles des plats indiens, haricots et pâtes du minestrone... On obtient ainsi des protéines d'excellente qualité biologique.

• **Une concentration minérale.** Les légumineuses sont plutôt mieux pourvues en minéraux que les autres féculents : potassium, calcium, magnésium et fer principalement.

• **Des désagréments digestifs.** Leurs fibres, dures, sont souvent difficiles à digérer. De plus, les légumineuses sont composées de glucides spécifiques (verbascose ou stachyose notamment) qui renforcent cet « effet fibres » et sont à l'origine de ballonnements et de flatulences. Le choix de variétés plus digestes (lentilles, pois cassés) ou le trempage avant cuisson permettent d'éviter ou de limiter ces désagréments.

En pratique

• **Bien acheter.** Vérifiez l'état de l'emballage et la DLUO (date limite d'utilisation optimale) qui y figure. Si vous le pouvez, achetez des légumes secs récoltés dans l'année, ils seront plus tendres et plus savoureux. Pour les légumineuses en conserve, optez pour des préparations au naturel, sans matière grasse ajoutée.

• **Bien consommer.** N'oubliez pas de faire tremper les haricots secs ou les pois chiches la veille pour améliorer leur digestibilité. Peu onéreuses et d'excellente qualité nutritionnelle, les légumineuses sont aussi plus faciles et plus rapides à cuisiner qu'on ne le pense. Ajoutez-les dans des salades composées, associez-les à d'autres légumes (carottes, navets, courgettes...) ou préparez à l'avance des plats mijotés à réchauffer (chili, curry de lentilles, fèves au jambon...).

• **Bien conserver.** Les légumes secs se conservent longtemps à l'abri de l'humidité. Mais ils peuvent se dessécher et devenir coriaces ou rancir. Pensez à terminer vos paquets entamés...

VOIR Fève, p. 111 ; Haricot en grains, p. 139 ; Lentille, ci-contre ; Pois chiche et pois cassé, p. 209

Lentille

- **Bon apport en glucides complexes et en protéines.**
- **Des fibres abondantes.**
- **Une concentration intéressante en minéraux.**
- **▲ Plus digeste que les autres légumineuses, mais parfois mal tolérée.**

La lentille a toutes les qualités. Elle est modérément calorique, mais rassasie bien grâce à sa richesse en glucides complexes. Sa composition est équilibrée : dépourvue de lipides, elle apporte des protéines, des fibres et une bonne quantité de sels minéraux. Enfin, elle est économique, se cuisine facilement et s'intègre bien aux menus familiaux.

Caractéristiques nutritionnelles

• **Des glucides complexes à index glycémique faible.** Les lentilles cuites contiennent environ 17 g de glucides pour 100 g : une teneur comparable à celle de la pomme de terre.
Leur index glycémique est faible, ce qui signifie qu'elles délivrent de l'énergie très progressivement après leur ingestion. La présence de fibres contribue aussi à l'effet rassasiant des lentilles, tout en stimulant le transit intestinal.

• **Un apport en protéines intéressant.** Les lentilles contiennent des protéines végétales, qu'il est utile de compléter avec une portion de viande ou de poisson mais aussi de céréales (pain, pâtes), dont le profil nutritionnel (proportion d'acides aminés essentiels) est complémentaire.

• **Des minéraux abondants.** La réputation qu'ont les lentilles d'être riches en fer n'est pas usurpée (3 mg pour 100 g), même si le fer d'origine végétale (non héminique) est moins bien assimilé que celui de la viande.
Les lentilles se distinguent aussi par leur bon apport en calcium, en magnésium et en zinc.

• **Un aliment plutôt digeste.** Les lentilles sont plutôt mieux tolérées que les autres légumineuses (haricots blancs, flageolets, pois chiches...). Cependant, chez certaines personnes sensibles ou si on en consomme beaucoup, elles peuvent causer un inconfort digestif (ballonnements, flatulences) lié à la présence de fibres et de glucides spécifiques difficiles à assimiler.

Composition pour 100 g de lentilles cuites			
Calories	107 kcal	Fibres	5 g
Protéines	8,2 g	Calcium	27,2 mg
Glucides	17,5 g	Fer	3,1 mg
Lipides	0,5 g	Magnésium	25,4 mg

***Repère** 1 portion = 150 à 180 g de lentilles cuites (50 à 60 g avant cuisson).*

CIQUAL 2008

En pratique

• **Bien acheter.** Goûtez aux différentes variétés : lentilles vertes, blondes (plus farineuses, idéales pour les potages et les purées) ou corail (sans pellicule fibreuse autour de la graine et donc très digestes). À noter : certaines lentilles bénéficient d'une AOC (appellation d'origine contrôlée), comme la lentille verte de la région du Puy-en-Velay. Si vous achetez des lentilles précuites en conserve, choisissez-les au naturel (les lentilles cuisinées sont souvent grasses et très salées).

• **Bien consommer.** Les lentilles ne nécessitent pas de trempage préalable, et il ne faut pas trop les cuire pour qu'elles restent présentables et digestes. En général, 15 à 20 minutes de cuisson à l'eau permettent d'obtenir des graines tendres mais encore fermes. Salez (modérément), en fin de cuisson seulement pour éviter que les lentilles ne durcissent. Pensez à les mettre au menu régulièrement, en accompagnement ou en entrée (potage, salade). Si vous les digérez mal en grande quantité, associez-les à des carottes ou à des pommes de terre et assaisonnez-les de cumin, de coriandre ou de thym, réputés faciliter la digestion.

Lieu

- Bonne source de protéines.
- Apport calorique modéré.
- Bien pourvu en sélénium et en vitamine B12.

Également appelé colin ou colin-lieu, ce poisson délicieux est riche en protéines et pratiquement dépourvu de lipides. Il est aussi intéressant pour sa richesse en oligoéléments et en vitamine B12.

Caractéristiques nutritionnelles

• **Excellente source de protéines très digestes.** Une portion de 120 g fournit environ 28 g de protéines, soit 40 à 50 % des besoins de la journée. Comme dans tous les poissons, ces protéines sont particulièrement digestes et bien adaptées aux besoins des enfants.

• **Léger en calories.** Un filet de lieu (120 g) représente 120 kcal s'il est cuit à la vapeur ou au court-bouillon. Mais une cuillerée à soupe de sauce à la crème ou au beurre ajoute 80 à 100 kcal.

• **Des micronutriments utiles.** Une portion de lieu couvre 100 % des besoins en vitamine B12, indispensable à la croissance et à la synthèse des globules rouges (elle est antianémique). L'apport en sélénium, substance antioxydante, est également remarquable : une portion représente plus de 35 % des besoins quotidiens.

Composition pour 100 g de lieu noir cuit			
Calories	102 kcal	Lipides	1 g
Protéines	23,1 g	Vitamine B12	2,1 µg
Glucides	< 0,2 g	Sélénium	22,1 µg

***Repère** 1 portion = 120 g.*

CIQUAL 2008

En pratique

• **Bien acheter.** Le lieu noir et le lieu jaune sont vendus en filets, frais ou surgelés. Sur l'étal du poissonnier, vérifiez que le poisson est ferme et qu'il dégage une odeur très légère.

• **Bien consommer.** La chair du lieu est délicate : faites-le cuire modérément pour qu'il ne se défasse pas. Il est délicieux à la vapeur, en papillote ou légèrement fariné et cuit à la poêle.

• **Bien conserver.** Rincez et épongez les filets frais, placez-les dans une boîte en plastique fermée et consommez-les dans les 48 heures qui suivent l'achat. Les filets surgelés craignent surtout une rupture de la chaîne du froid : rangez-les au congélateur dès votre retour à la maison.

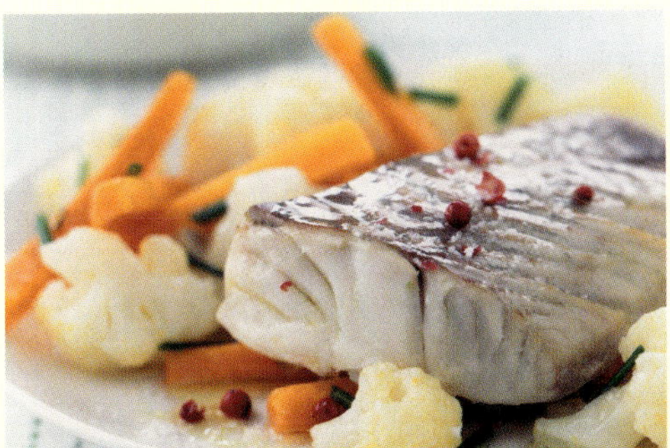

Une assiette minceur : un poisson maigre, le lieu, accompagné de légumes.

Lipides

Les lipides, ou graisses, sont à la fois un constituant, un carburant et une forme de réserve énergétique de nos cellules. La majorité sont des acides gras, mais il existe d'autres types de lipides, dont le cholestérol.

Les familles de lipides

– Les acides gras sont les lipides les plus abondants dans l'organisme et dans l'alimentation (99 %).
– Les autres constituants lipidiques (1 %) sont essentiellement le cholestérol (voir p. 309), les phytostérols (matières grasses végétales) et les lécithines (présentes notamment dans le jaune d'œuf et utilisées comme émulsifiants dans l'industrie agroalimentaire).

Les acides gras

La structure chimique

Les acides gras sont des chaînes de carbone plus ou moins longues (4 à 24 atomes de carbone) portant de l'hydrogène. Lorsque tous les atomes de carbone sont saturés en hydrogène, on parle d'acide gras saturé. Si 2 atomes d'hydrogène ont laissé place à une double liaison entre 2 atomes de carbone, on parle d'acide gras mono-insaturé. Si 4 à 10 atomes d'hydrogène sont remplacés par plusieurs doubles liaisons entre atomes de carbone, on parle d'acide gras polyinsaturé. Les graisses animales ou végétales sont formées d'un mélange des trois familles d'acides gras dans des proportions variables : le beurre est majoritairement constitué d'acides gras saturés, mais il comprend aussi des acides gras mono- et polyinsaturés.

Les acides gras saturés

Les deux principaux types d'acides gras saturés sont l'acide stéarique et l'acide palmitique. Solides à température ambiante, ces lipides sont surtout présents dans la graisse animale (beurre, crème, fromage, charcuterie, viande...), mais on les trouve aussi dans certaines huiles végétales (huiles de coco et de palme).

Les acides gras mono-insaturés

Le plus répandu est l'acide oléique, constituant majoritaire de l'huile d'olive. En dehors des huiles végétales (olive, colza, arachide, noisette...), les aliments les plus riches en graisses mono-insaturées (ou acides gras oméga-9) sont les fruits oléagineux et l'avocat.

La structure des acides gras

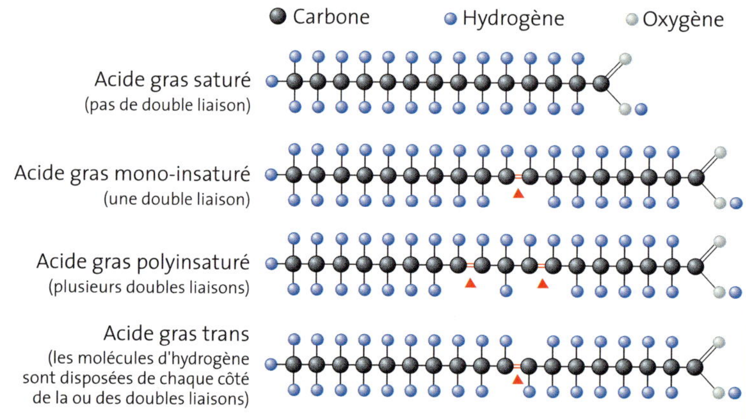

Les acides gras polyinsaturés

Ils comprennent deux sous-groupes : les oméga-3 et les oméga-6. On les appelle acides gras essentiels, car leurs chefs de file respectifs (acide alphalinolénique pour les premiers et acide linoléique pour les seconds) ne peuvent pas être synthétisés par le corps humain et doivent être fournis par l'alimentation (voir Oméga-3 et oméga-6, p. 185).

Les acides gras trans

La structure des acides gras insaturés (mono- ou polyinsaturés) peut être modifiée par un procédé chimique appelé hydrogénation, qui permet de solidifier les huiles végétales et de les rendre plus stables dans le temps (conservation plus longue).
Ce traitement donne naissance à des acides gras dits « trans », qui sont jugés particulièrement nocifs pour la santé cardio-vasculaire.
À noter : les trans naturels que l'on trouve dans les produits laitiers et la viande des ruminants n'auraient pas les mêmes effets délétères sur la santé.

Le rôle des lipides

Une source et une réserve d'énergie

Qu'ils proviennent des graisses alimentaires ou des glucides transformés en acides gras (voir Glucides, p. 132), les acides gras sont la forme de stockage de l'énergie. Ils jouent un rôle énergétique majeur en fournissant 9 kcal par gramme (4 kcal pour les glucides et les protéines).

Un rôle structural

Les lipides jouent un rôle plastique important : ils entrent dans la composition des membranes cellulaires et des fibres nerveuses. Les acides gras essentiels (oméga-3 et 6) sont indispensables au développement du cerveau chez le nourrisson et l'enfant, et à son entretien chez l'adulte.

Le transport de vitamines

Les lipides alimentaires sont le vecteur exclusif des quatre vitamines liposolubles (solubles dans les lipides) : A, D, E et K.

La synthèse de substances indispensables

Les acides gras insaturés, notamment de la série oméga-3, permettent au corps de fabriquer des molécules protectrices contre les maladies inflammatoires et cardio-vasculaires. Le cholestérol contribue à la synthèse de nombreuses hormones (œstrogènes, progestérone, testostérone, cortisol, aldostérone) et d'autres molécules (vitamine D, acides biliaires).
Le tissu adipeux fabrique la leptine, une hormone essentielle à la régulation du poids et de l'appétit.

Teneurs en lipides pour 100 g et répartition entre les différents acides gras

	Lipides totaux (g)	Acides gras saturés (g)	Acides gras mono-insaturés (g)	Acides gras polyinsaturés (g)
Les matières grasses				
Huile d'arachide	99,9	19,8	45,2	30,1
Huile de tournesol	100	11,5	20	64,4
Huile de colza	100	7,6	58,9	29,7
Huile d'olive	99,8	15,1	77,2	7
Beurre doux	82,6	57	21,7	3,1
Crème	32,4	20,2	9,4	1,2
Quelques aliments				
Mayonnaise	78,8	17,9	19,4	41,5
Camembert 45 % MG/MS	20,7	13,8	5,3	0,5
Saucisson sec pur porc	31	11,8	13,9	3,8
Foie gras de canard entier	52,9	21,2	28,4	0,9
Bœuf (entrecôte)	11,8	5	5,6	0,5
Saumon	11,8	1,8	4,7	3,3
Jaune d'œuf	30,9	11,1	13,6	4,9
Chips	34,4	7,9	21,6	3,6
Cacahuètes	49,5	6,9	24,6	15,6
Croissant au beurre	26,9	16,9	5,9	1,1
Cookie	25,9	10,8	11,7	2,1
Pâte à tartiner chocolat-noisettes	28,9	7	15,7	4,7
Lait entier	3,9	2,1	1,1	0,1

À noter : la somme des acides gras saturés, mono-insaturés et polyinsaturés n'est pas égale aux lipides totaux ; le solde correspond aux autres types de lipides (cholestérol, par exemple).

CIQUAL 2008

Les lipides dans le corps

Une très faible partie des lipides (15 à 20 g) circule dans le sang. Le reste est réparti dans tous les tissus, surtout le tissu adipeux. Le corps d'un adulte contient en moyenne 25 milliards de cellules adipeuses qui renferment une dizaine de kilos de lipides, beaucoup plus en cas de surpoids ou d'obésité.

Les besoins en lipides et les recommandations

Pour limiter l'excès de poids et les risques cardio-vasculaires, les lipides ne devraient pas représenter plus de 30 à 35 % de la ration calorique totale (contre 40 à 42 % dans les faits). Cela correspond à environ 65 à 90 g de lipides par jour, soit à peu près 1 g par kilo de poids corporel. Cette quantité optimale intègre à la fois les graisses visibles (beurre, graisses de cuisson ou d'assaisonnement) et les graisses cachées, qu'elles soient présentes naturellement dans les aliments (viande, charcuterie, laitages, cacahuètes...) ou ajoutées aux produits industriels (biscuits, plats préparés...).

Les recommandations

Il est conseillé de réduire les « mauvaises » graisses tout en maintenant un niveau satisfaisant de « bonnes » graisses.
– L'excès de graisses saturées est associé à un risque plus élevé de maladies cardio-vasculaires. Selon les scientifiques, les huiles végétales de palme ou de coco et les graisses trans, présentes dans les produits industriels gras (biscuits sucrés et salés, barres chocolatées, pâtes à tarte, viennoiseries, chips, certaines margarines...), sont encore plus néfastes que les graisses saturées d'origine animale (crème, beurre, fromage, charcuterie, viande...).
– Les graisses polyinsaturées, réputées bénéfiques pour la santé, n'ont pas toutes le même intérêt. Le rôle protecteur des oméga-3 est aujourd'hui avéré, mais l'excès d'oméga-6 dans notre alimentation pourrait neutraliser leurs bienfaits.
– Les graisses mono-insaturées sont considérées comme neutres ou bénéfiques pour la santé cardio-vasculaire.

Litchi

- Très bonne source de vitamine C.
- Apport calorique modéré.
- ▲ Très sucré et moins vitaminé en conserve.

Le litchi est un fruit exotique présent sur nos marchés en hiver. Délicat et parfumé, il est bien pourvu en vitamine C et un peu plus sucré que la plupart des fruits métropolitains.

Caractéristiques nutritionnelles

• **Une teneur remarquable en vitamine C.** Une portion de litchis (six fruits environ) couvre plus de 50 % de nos besoins quotidiens en cette vitamine. Protégée sous l'épaisseur de la peau, la vitamine C est bien présente au moment de la consommation du fruit.

• **Un apport énergétique modéré.** Bien que légèrement plus sucré que les autres fruits (15 g de glucides pour 100 g, contre 12 g en moyenne), le litchi n'est pas très calorique. Une portion de litchis frais n'excède pas 60 kcal.

• **Très sucrés en conserve.** Les fruits qui baignent dans le sirop se chargent de sucre et doublent presque l'apport calorique : 125 kcal pour 100 g (un ramequin). De plus, la cuisson a détruit la quasi-totalité de la vitamine C : 8 mg pour 100 g, soit neuf fois moins que dans le fruit frais !

Composition pour 100 g de litchis

	Litchis frais	Litchis en conserve
Calories (kcal)	68,5	126
Protéines (g)	0,8	1,5
Glucides (g)	15,3	27,4
Lipides (g)	0,4	1,1
Fibres (g)	0,8	0,4
Vitamine C (mg)	71,5	8

Repère *– 6 beaux litchis = 80 g (poids net).*
– 1 ramequin de litchis en conserve = env. 100 g.

CIQUAL 2008

En pratique

• **Bien acheter.** Choisissez des litchis fermes et assez lourds : trop légers, ils sont déshydratés et donc moins juteux.

Leur couleur n'est pas un signe de maturité : ils peuvent être verts ou rouges selon la variété.

• **Bien consommer.** Les litchis frais sont bien meilleurs, plus légers en calories et riches en vitamine C. Mais les litchis au sirop sont très pratiques et peuvent être utiles pour égayer une salade de fruits d'hiver (pomme, orange, banane), qu'il ne sera pas nécessaire de sucrer.

• **Bien conserver.** Les litchis craignent la déshydratation et le développement des moisissures. Conservez-les 3 ou 4 jours à température ambiante.

Mâche

- Légère en calories.
- Très riche en bêtacarotène.
- Apport intéressant en vitamine B9 (acide folique).
- Beaucoup de calcium.
- Contient des oméga-3.

Une petite salade digeste, légère et très concentrée en micronutriments protecteurs : difficile de lui trouver des défauts, hormis peut-être le temps nécessaire pour la laver !

À consommer régulièrement pour faire le plein de substances essentielles à notre santé.

Caractéristiques nutritionnelles

• **Une teneur exceptionnelle en bêtacarotène.** Un bol de mâche couvre 50 % de nos besoins en cette substance, classée à la fois parmi les vitamines (c'est un précurseur de la vitamine A) et parmi les antioxydants végétaux (c'est un caroténoïde).

• **Beaucoup de vitamines.** L'action antioxydante du bêtacarotène est renforcée par la présence de vitamines C et E, qui contribuent également à lutter contre le vieillissement cellulaire.

La mâche apporte aussi de la vitamine B9 (acide folique), nécessaire au renouvellement des cellules et particulièrement recommandée aux femmes enceintes. Une portion de mâche couvre environ 14 % des besoins quotidiens de l'adulte.

• **Très peu de calories.** Une portion de mâche nature apporte moins de 10 kcal, mais il faut compter la vinaigrette (90 kcal pour une cuillerée à soupe d'huile...).

• **Une teneur intéressante en oméga-3.** Ces acides gras sont présents dans le poisson et dans certaines huiles végétales, mais la mâche en contient aussi un peu. Indispensables à la santé cardiovasculaire, les oméga-3 entrent dans la constitution de toutes nos membranes cellulaires.

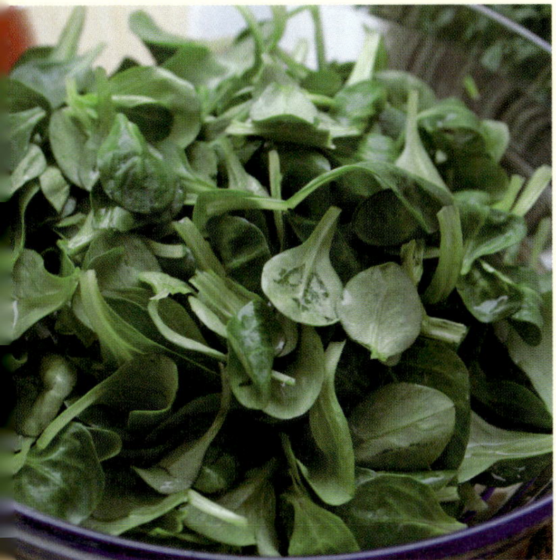

Légère, la mâche est étonnamment riche en micronutriments bénéfiques.

• **Une source de calcium.** La mâche fournit une grande variété de sels minéraux et d'oligoéléments (potassium, magnésium, fer...), mais elle est surtout remarquable par sa teneur en calcium : 97 mg pour 100 g (48 mg dans la laitue, 120 mg dans le lait demi-écrémé).

Composition pour 100 g de mâche

Calories	13,1 kcal	Bêtacarotène	2 665 µg
Protéines	2 g	Vitamine B9	107 µg
Glucides	0,4 g	Vitamine C	28,4 mg
Lipides	0,4 g	Fer	2 mg
Fibres	2,2 g	Calcium	96,6 mg

Repère *1 bol de mâche = env. 40 g.*

CIQUAL 2008

En pratique

• **Bien acheter.** Vendue en vrac ou en sachet réfrigéré, la mâche doit être d'un beau vert vif et brillant, sans taches.

Ses feuilles fragiles se flétrissent vite : vérifiez qu'elles ne sont pas déshydratées (jaunâtres), voire pourries (brunes) ! La radicelle, la petite racine, doit également être fraîche (blanc crème).

• **Bien consommer.** La mâche étant très concentrée en micronutriments utiles, il suffit d'en consommer une belle poignée (40 g) pour profiter de ses vertus. Rincez-la rapidement sans la faire tremper, dans deux ou trois eaux afin d'éliminer le sable, puis égouttez-la. Les salades en barquette ou sachet réfrigéré peuvent être rincées une seule fois.

• **Bien conserver.** La mâche craint surtout la déshydratation : stockez-la dans le bac à légumes du réfrigérateur, enveloppée dans un sac (ou dans son conditionnement d'origine), et consommez-la dans les 2 à 3 jours.

Maïs doux

- **Riche en glucides complexes.**
- **Concentré en caroténoïdes.**
- ▲ **Un bon apport en fibres, mais qui sont parfois mal digérées.**

▲ **Plus calorique que les légumes frais.**

Le maïs doux est une variété spéciale de maïs – le « maïs céréale » ne se consomme pas tel quel (voir encadré page suivante).

On le mange en salade ou chaud, plus comme un légume que comme une céréale. Riche en glucides complexes et en fibres, il se distingue par sa forte teneur en caroténoïdes antioxydants.

Caractéristiques nutritionnelles

• **Une teneur élevée en glucides.** Le maïs contient 21 g de glucides pour 100 g : un apport comparable à celui des pâtes ou des pommes de terre. Les glucides complexes sont majoritaires, et l'index glycémique est moyen : le maïs délivre une énergie assez lentement utilisée par l'organisme.

• **Des fibres parfois indigestes.** La teneur en fibres est assez élevée (3 g pour 100 g de maïs), mais les fibres qui forment l'enveloppe du grain sont assez indigestes, surtout si le maïs est très mûr. Choisissez du maïs « tendre » (mention spécifiée sur les boîtes).

• **Un bon apport en caroténoïdes.** Le maïs contient du bêtacarotène (ou provitamine A) mais également de la zéaxanthine, une autre molécule de la famille des caroténoïdes, aux vertus antioxydantes marquées.

Composition pour 100 g de maïs doux en conserve

Calories	104 kcal	Fibres	3 g
Protéines	2,8 g	Bêtacarotène	117 µg
Glucides	21 g	Sodium	247 mg
Lipides	1 g		

Repère *1 petite boîte de maïs égoutté = env. 110 g.*

CIQUAL 2008

En pratique

• **Bien acheter.** Vous trouverez des épis de maïs frais sur les marchés en été et en automne. Les grains doivent adhérer fortement et ne pas être déshydratés. Leur couleur varie du jaune clair au jaune orangé selon les variétés, les grains les plus colorés étant plus riches en caroténoïdes.
• **Bien consommer.** Rincez le maïs en boîte et consommez-le en salade ou chaud avec des légumes (tomates, poivrons...) ou des féculents (riz, haricots rouges...) : comptez 50 g de maïs par personne. N'ajoutez pas trop de sel, car les conserves sont déjà salées (0,6 g de sel pour 100 g). Les épis se consomment cuits à l'eau ou grillés.
• **Bien conserver.** Le maïs frais en épi se conserve 3 à 4 jours au réfrigérateur, emballé dans une feuille de film étirable.

Le maïs céréale

En France, le maïs brut n'est pas consommé directement. Son amidon (glucide complexe) est utilisé comme liant dans l'industrie agroalimentaire (charcuteries, sauces, crèmes dessert, biscuits). On le trouve aussi à travers des produits dérivés : fécule (amidon de maïs) ou farine (une partie de l'enveloppe du grain et l'amidon), semoule (polenta), pétales pour le petit déjeuner et pop-corn. Tous ces ingrédients et aliments ont l'avantage d'être dépourvus de gluten et sont donc adaptés aux personnes souffrant d'une intolérance au gluten (maladie cœliaque).
– La farine de maïs permet de confectionner des galettes, des gâteaux ou du pain de mie. La fécule de maïs est un liant très efficace, même à faible dose : elle est utilisée dans des sauces et des pâtisseries fines et légères.
– La polenta, riche en caroténoïdes qui lui donnent sa couleur jaune, est une bonne alternative aux pâtes et au riz. Servez-la accompagnée d'un coulis de tomates ou gratinée au four avec du fromage râpé. Mais attention, elle est plus calorique que les autres produits céréaliers : 193 kcal pour 100 g de polenta cuite, contre 115 à 130 kcal pour le riz et les pâtes.
– Les pétales de maïs sont parmi les céréales les moins sucrées des gammes de petit déjeuner : 8 g de sucres simples pour 100 g. En revanche, leur index glycémique est élevé (ils sont très vite assimilés par l'organisme) et leur teneur en sel peut être importante : 2 g de sel pour 100 g dans certaines marques !
– Les pop-corn sont des snacks gras, trop sucrés ou trop salés, dont la consommation doit rester occasionnelle. Attention notamment aux seaux vendus dans les cinémas : 100 g de pop-corn représentent 350 à 450 kcal !

Mandarine et clémentine

- ⊕ Bon apport en vitamine C.
- ⊕ Renferment du bêtacarotène et des polyphénols.
- ⊕ Peu caloriques.
- ▲ Un goût parfois décevant.

La mandarine et sa cousine la clémentine, beaucoup plus consommée, sont des fruits peu caloriques et très bien pourvus en vitamine C. Faciles à emporter et à manger, ce sont d'excellentes alternatives à l'orange, en particulier pour les enfants.

Caractéristiques nutritionnelles

• **Un apport intéressant en vitamine C.** Bien protégée sous l'épaisse peau des agrumes, la vitamine C reste stable. Deux clémentines peuvent couvrir plus de la moitié des besoins quotidiens.
• **Des antioxydants.** Le bêtacarotène, pigment orangé, est bien présent dans ces fruits, et ses effets antioxydants sont renforcés par la présence de polyphénols spécifiques aux agrumes (les citroflavonoïdes).
• **Des minéraux abondants.** La clémentine et la mandarine sont bien pourvues en calcium, dont l'assimilation est favorisée par la présence d'acides organiques (acide citrique notamment).
• **Peu caloriques.** Bien que douces et de saveur sucrée (quand elles sont bonnes !), elles présentent des apports caloriques modérés : 65 kcal pour deux belles clémentines.

Composition pour 100 g de clémentines ou de mandarines

Calories	44,6 kcal	Fibres	1,4 g
Protéines	0,7 g	Bêtacarotène	334 µg
Glucides	10 g	Vitamine C	41 mg
Lipides	0,2 g	Calcium	18,7 mg

Repère *2 clémentines = env. 150 g.*

CIQUAL 2008

En pratique

• **Bien acheter.** Elles doivent être brillantes, assez lourdes, bien pleines et fermes (jamais molles). Elles peuvent être de couleur unie orange vif ou comporter des facettes vertes (clémentines de Corse). Si elles portent des feuilles, celles-ci doivent être fraîches (non flétries) et bien brillantes.

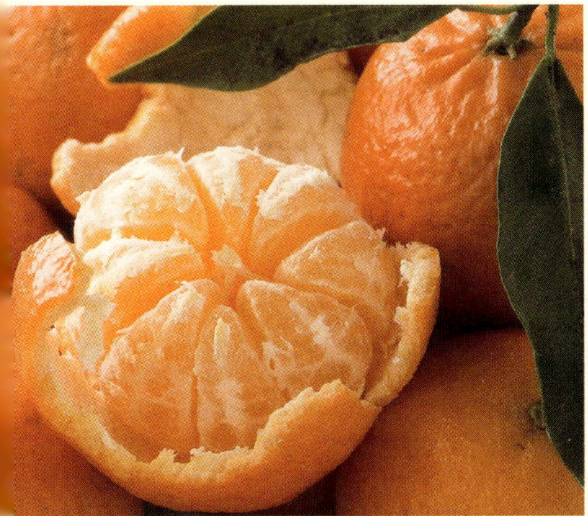

Les mandarines et clémentines sont faciles à consommer et rafraîchissantes pour l'haleine.

• **Bien conserver.** Elles craignent surtout la déshydratation et supportent moins bien le stockage que les oranges. Ne les gardez pas plus de 5 jours au frais.

Les hybrides de l'orange

La clémentine est un croisement de mandarine et d'orange créé au début du XXe siècle. Aujourd'hui, elle a supplanté la mandarine, qui contient des pépins. Nous consommons régulièrement d'autres hybrides de la famille des agrumes : clémenvillas ou minéolas, par exemple.

Mangue

- Concentrée en bêtacarotène.
- Riche en vitamine C.
- Apport énergétique modéré.
- ▲ Mûrit difficilement après récolte.

La mangue se distingue par sa richesse en bêtacarotène et en vitamine C, qui lui confère des vertus protectrices très intéressantes.
Moins calorique qu'on ne le pense, elle mérite d'être consommée régulièrement.

Caractéristiques nutritionnelles

• **Concentrée en bêtacarotène.** Ce pigment orangé est un précurseur de la vitamine A aux propriétés antioxydantes. Plus la pulpe est colorée, plus elle en contient. Une demi-mangue couvre en moyenne le quart de nos besoins quotidiens.

• **Beaucoup de vitamine C.** La mangue est bien pourvue en vitamine C, un autre antioxydant qui agit en synergie avec le bêtacarotène et la vitamine E, également présente dans ce fruit. Une demi-mangue couvre environ le tiers des besoins quotidiens.

• **Peu de glucides.** La saveur douce de la mangue peut faire croire qu'elle est particulièrement sucrée, mais ce n'est pas le cas : son taux de glucides est comparable à celui de la pomme. Sa saveur douce est en fait liée à la faible présence d'acides organiques.

• **Des fibres douces.** Elles sont parfaitement tolérées quand la mangue est dégustée à maturité et que sa chair est fondante et non fibreuse.

Composition pour 100 g de mangue

Calories	56,3 kcal	Fibres	2,1 g
Protéines	0,6 g	Bêtacarotène	499 µg
Glucides	12,5 g	Vitamine C	32,4 mg
Lipides	0,3 g		

Repère *1/2 mangue = env. 100 g.*

CIQUAL 2008

En pratique

• **Bien acheter.** La mangue arrive souvent sur nos rayons alors qu'elle n'est pas mûre. Or, cueillie trop tôt, elle mûrit difficilement. Au moment de l'achat, vérifiez donc que la chair est déjà tendre sans être molle. La couleur n'a pas de lien avec le degré de maturité : selon les variétés, la mangue peut être verte, jaune ou avec des facettes rouges.

• **Bien consommer.** Les mangues agrémentent aussi les plats salés. Croquantes et très peu sucrées, les variétés vertes, que l'on trouve surtout dans les boutiques asiatiques, ajoutent une note acidulée aux salades ou aux sautés de légumes.

• **Bien conserver.** Achetée mûre, la mangue se conserve environ 2 jours à température ambiante. Puis elle se dégrade vite et prend une saveur de fruit avarié.

La mangue avion

Cueillies à maturité et rapidement acheminées par avion, ces mangues d'Afrique, d'Asie ou d'Amérique du Sud sont en général savoureuses, mais leur prix est souvent élevé.
En automne, on trouve des mangues d'Espagne : bon marché, elles sont aussi moins coûteuses en énergie polluante.

Manioc

voir Tapioca, p. 263

Maquereau

- Riche en oméga-3.
- Concentré en protéines.
- Excellente source de vitamines D et B12.
- ▲ Apport calorique assez élevé.
- ▲ Peu digeste.
- ▲ Les conserves sont assez salées.

Le maquereau fait partie des poissons gras, ceux dont la chair renferme des lipides insaturés de la série oméga-3. C'est également un poisson riche en protéines et particulièrement concentré en vitamines D et B12.

Caractéristiques nutritionnelles

• **Un excellent apport en oméga-3.** Une portion de maquereau (environ 120 g) permet de couvrir les besoins quotidiens en oméga-3. Ces acides gras que nous consommons en trop faible quantité sont indispensables au bon fonctionnement cardio-vasculaire, mais également au renouvellement cellulaire. Le maquereau en boîte (au vin blanc, à la moutarde) est également une bonne source d'oméga-3, des acides gras qui ne sont pas détruits par ce procédé de conservation.

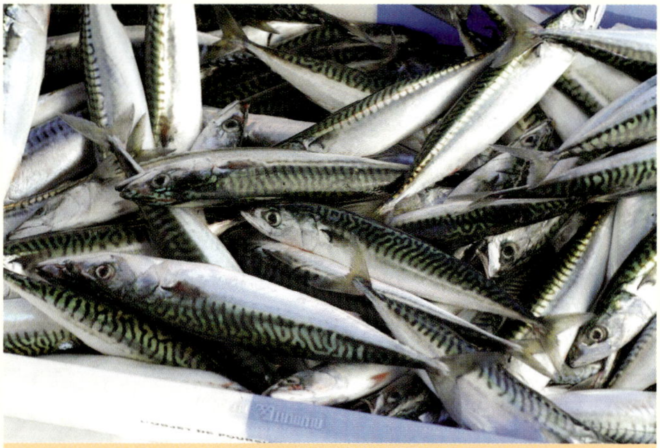

Les maquereaux se consomment en filets ou entiers après avoir été vidés et nettoyés.

• **Des protéines abondantes.** Avec près de 24 g pour 100 g, le maquereau est un poisson riche en protéines d'excellente qualité biologique.

• **Un concentré de vitamines D et B12.** 100 g de maquereau suffisent à couvrir une bonne partie voire la totalité des ANC (apports nutritionnels conseillés) en vitamine D. Et la teneur en vitamine B12 antianémique est tout à fait remarquable, puisqu'il suffit de consommer un peu plus de 10 g de maquereau pour couvrir nos besoins quotidiens. Le maquereau renferme également de la vitamine A, ainsi que des minéraux et des oligo-éléments, dont l'iode, le fer et le sélénium.

• **Un poisson calorique.** Une portion représente presque 300 kcal : évitez les cuissons avec matière grasse et sauce, qui ajoutent des calories et alourdissent la digestion de ce poisson déjà riche en lipides.

• **Attention au sel.** Le maquereau est naturellement assez peu salé (83 mg de sodium pour 100 g, soit 0,2 g de sel). En revanche, les conserves renferment du sel ajouté : 0,9 à 1 g de sel dans 100 g de maquereau égoutté.

Composition pour 100 g de maquereau cuit au four

Calories	249 kcal	Lipides	17 g
Protéines	23,9 g	Vitamine D	7,5 µg
Glucides	0 g	Vitamine B12	19 µg

Repère *1 filet de maquereau = env. 120 g.*

CIQUAL 2008

En pratique

• **Bien acheter.** Le maquereau est un poisson d'été que l'on trouve à un prix très avantageux de mai à septembre. Il est habituellement vendu entier, mais vous pouvez faire lever les filets par le poissonnier. Vérifiez sa fraîcheur, car sa chair prend une saveur très forte en quelques jours. Entier, il doit être brillant, rigide, avec une peau lisse et bien colorée (rayée). La chair doit dégager une très légère odeur. À noter : la lisette est un petit maquereau à chair très fine.

Les conserves de maquereau

Les boîtes de maquereau au vin blanc, à la moutarde ou à la tomate présentent des caractéristiques nutritionnelles tout à fait comparables à celles du poisson frais (hormis l'apport en sodium). Les teneurs en oméga-3 et en vitamines restent très intéressantes. Faciles à consommer tout au long de l'année, les conserves sont donc une alternative très pratique au produit frais.

• **Bien consommer.** Le maquereau se prépare au four, au barbecue, mijoté avec des aromates (vin blanc, tomates...) ou mariné (au vin, au citron...).
• **Bien conserver.** Le maquereau est fragile du fait de sa teneur en lipides insaturés. Consommez-le le jour de l'achat, au plus tard le lendemain. Une fois cuit, il se conserve 24 heures au frais.

Margarine

+ Facile à tartiner.
+ Moins de graisses saturées que dans le beurre.
+ Bon équilibre en oméga-3 et en oméga-6 pour certaines.
+ Apport en vitamine E.
▲ Aussi calorique que le beurre sans la saveur du beurre.
▲ Des lipides de qualité inégale : la lecture des étiquettes est indispensable.
▲ Comprend des additifs.

La margarine est une matière grasse végétale. Contrairement à une idée répandue, elle est aussi grasse et calorique que le beurre (sauf la margarine allégée). Son profil nutritionnel est cependant différent, et surtout plus hétérogène, car toutes les margarines ne se valent pas selon les proportions de lipides qu'elles renferment.

Les types de margarines

Les margarines sont composées d'huiles végétales (colza, olive, tournesol, huiles combinées) auxquelles on ajoute de l'eau et/ou du lait, des additifs (émulsifiants pour stabiliser le mélange, conservateurs), des arômes, du sel et parfois du sucre pour dorer les aliments à la cuisson.
• **Margarines et matières grasses à tartiner.** Une margarine classique renferme 80 à 90 % de lipides. Mais la majorité des matières grasses végétales (ou matières grasses « composées » lorsqu'elles contiennent aussi des graisses laitières) proposées aujourd'hui ont des taux inférieurs, autour de 50 à 60 % pour la plupart et 15 % pour les plus légères. À noter : le mot margarine est de moins en moins employé par les fabricants.
• **Les margarines santé (alicaments).** Ce sont, d'une part, les margarines aux phytostérols ou phytostanols (des composés végétaux) et, d'autre part, les margarines enrichies en oméga-3, toutes deux présentées comme protectrices pour le système cardio-vasculaire.
– Les premières font baisser le taux de cholestérol sanguin, mais n'ont pas fait la preuve de leur efficacité sur la diminution de fréquence des maladies cardio-vasculaires, les deux n'étant pas nécessairement associés. De plus, les conséquences à long terme d'une consommation importante de phytostérols ou de phytostanols ne sont pas encore évaluées. Ces produits, qui sont déconseillés aux enfants et aux femmes enceintes ou allaitantes, n'ont pas d'intérêt prouvé en matière de prévention cardio-vasculaire.
– Les margarines enrichies en oméga-3 offrent en général un bon équilibre d'acides gras (entre oméga-3 et oméga-6) et contribuent par ce biais à la prévention cardio-vasculaire. Cependant, ces produits ne dispensent en aucun cas des autres mesures protectrices : alimentation équilibrée et riche en fruits et légumes, réduction du sel, exercice physique, arrêt du tabac.

Caractéristiques nutritionnelles

• **Un corps gras.** La margarine standard apporte autant de calories que le beurre, environ 750 kcal pour 100 g (75 kcal pour une noix de 10 g).
Les versions allégées sont naturellement plus modérées : 521 kcal pour une margarine à 60 % de MG et 350 kcal pour une matière grasse à tartiner à 35 % de MG.
• **L'équilibre des lipides : un critère de choix.** Deux éléments sont à prendre en compte dans le choix d'une margarine de qualité : la répartition graisses saturées/graisses insaturées (mono- ou polyinsaturées) et, au sein des graisses polyinsaturées, le rapport quantitatif entre acides gras oméga-3 et acides gras oméga-6.
– La plupart des margarines contiennent majoritairement des lipides insaturés (mono- et polyinsaturés), recommandés, alors que les graisses saturées sont à limiter. Leur teneur est cependant variable d'un produit à un autre. Plus une margarine présente une texture molle, plus elle est riche en acides gras insaturés. C'est pourquoi il est préférable de consommer les produits en barquette plutôt qu'en pain (emballage papier), car c'est dans cette catégorie que l'on trouve les plus riches en acides gras saturés.
– La proportion idéale entre oméga-6 et oméga-3 est de 5 pour 1. Dans notre alimentation générale, elle est plutôt de 10 pour 1. Les oméga-6

sont nécessaires au bon fonctionnement de l'organisme, mais nous en consommons trop par le biais des huiles de tournesol ou de maïs, de la viande, des œufs, des produits laitiers et surtout des aliments industriels. Ainsi, les margarines au tournesol, qui contiennent beaucoup d'oméga-6, sont moins recommandées que les margarines au colza, riches en oméga-3.

• **Une source de vitamine E.** La teneur en cette vitamine antioxydante est variable d'une margarine à une autre, selon les huiles utilisées et les enrichissements éventuels. Une noix de margarine (10 g) couvre en moyenne 15 à 20 % des ANC (apports nutritionnels conseillés). Les margarines sont parfois enrichies en vitamine A et en caroténoïdes qui leur donnent une teinte jaunâtre, des ajouts sans intérêt nutritionnel.

Quelle margarine choisir ?

Bien choisies, les margarines ont un intérêt comme substituts ou compléments du beurre pour ceux qui ne parviennent pas à se limiter à une petite plaquette de 10 à 15 g par jour.

Mieux vaut réserver la margarine à des usages froids (en tartine ou fondue sur des féculents ou des légumes) et employer des huiles de colza et d'olive pour les cuissons.

– Pour concilier modération calorique et prévention cardio-vasculaire, privilégiez les margarines allégées (50 à 60 % de MG).

– Lisez l'étiquetage, souvent très détaillé sur ce type de produit, pour vous faire une idée de la répartition des lipides. Les graisses saturées doivent représenter une part mineure des lipides totaux (14,8 g sur 54,9 g dans l'exemple présenté dans le tableau ci-dessous). Au sein des graisses polyinsaturées, le rapport oméga-6/oméga-3 doit être égal ou inférieur à 5 (3,5 ci-dessous). Enfin, si l'étiquette le précise, il faut privilégier les produits qui portent la mention « AG trans < 1/100 g » (teneur très faible ou nulle en acides gras trans) ou « margarine non hydrogénée », et écarter ceux qui indiquent « matières grasses végétales partiellement hydrogénées ».

Composition pour 100 g de margarine à 55 % de MG

Calories	498 kcal	Lipides	54,9 g
Protéines	0,1 g	– graisses saturées	14,8 g
Glucides	0,5 g	– graisses mono-insaturées	25,1 g
Vitamine E	28 mg	– graisses polyinsaturées	14,7 g*

** Oméga-6 = 11,4 g ; oméga-3 = 3,2 g ; rapport oméga-6/oméga-3 = 3,5.*

Marron, marron glacé

voir Châtaigne, p. 74

Mayonnaise

- ✚ **Apporte de l'onctuosité aux aliments secs.**
- ▲ **Très grasse, très calorique.**
- ▲ **S'altère facilement.**

Les amateurs ne conçoivent pas de manger un œuf dur, une viande ou un poisson froids sans elle. Les autres la trouvent très grasse et sans grande finesse. Ces points de vue opposés sont affaire de goût et surtout de tradition familiale. La mayonnaise est les deux à la fois : un basique de notre répertoire culinaire et un concentré de graisse à savourer en petite quantité !

Qu'est-ce que la mayonnaise ?

La sauce mayonnaise est une émulsion, c'est-à-dire un mélange d'huile et d'eau (issue du vinaigre ou du jaune d'œuf) rendu homogène par la présence de lécithine, un composant du jaune d'œuf aux propriétés tensioactives (il permet aux graisses de se dissoudre dans l'eau). Une mayonnaise maison est donc typiquement composée d'huile, de jaune d'œuf et de vinaigre, auxquels on ajoute de la moutarde et du sel. Dans les mayonnaises du commerce, la liste des ingrédients comprend

La mayonnaise maison

Mélangez un jaune d'œuf, une cuillerée à café de moutarde, une cuillerée à café de vinaigre, salez et poivrez, puis fouettez en versant progressivement 25 cl d'huile jusqu'à ce que la sauce épaississe.

– Tous les ingrédients doivent être à température ambiante.

– L'huile utilisée modifie la saveur de la mayonnaise. L'huile de tournesol, au goût neutre, ne se remarque pas, tandis que l'huile d'olive ou l'huile de noix apportent des parfums plus marqués. Pour une sauce riche en oméga-3, prenez de l'huile de colza.

– Pour alléger une mayonnaise, doublez la quantité de moutarde, diminuez la quantité d'huile, ajoutez un peu de fromage blanc et de jus de citron. Vous pouvez aussi incorporer un blanc d'œuf battu pour obtenir un effet de volume.

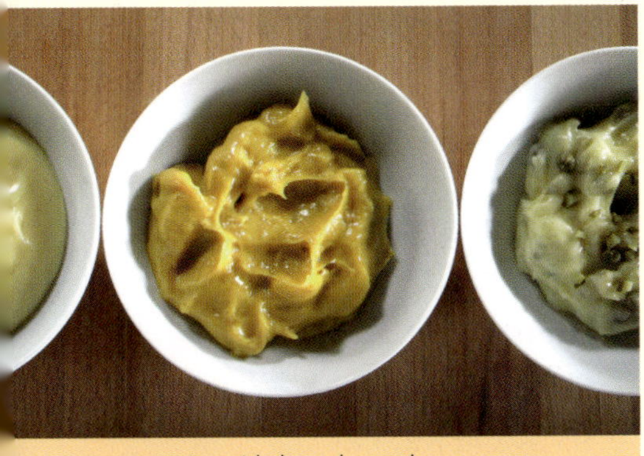

La mayonnaise est la base de nombreuses sauces, toutes très grasses.

aussi du sucre pour améliorer le goût et divers additifs pour stabiliser la consistance, colorer la sauce, assurer la conservation, etc.
La mayonnaise est la base de nombreuses sauces : aïoli, sauce rémoulade, sauce tartare...

Caractéristiques nutritionnelles

• **Presque un corps gras !** La mayonnaise et ses dérivés comportent presque 80 % de graisse, soit quasiment autant que le beurre. Composée essentiellement d'huiles végétales (tournesol ou colza, par exemple), elle contient relativement peu d'acides gras saturés (21 % des lipides). Un bénéfice tout relatif compte tenu des quantités que l'on peut consommer : la mayonnaise est proche d'une matière grasse par sa composition, mais on la mange comme une sauce. L'apport calorique est logiquement très élevé : environ 110 kcal pour une cuillerée à soupe de mayonnaise (15 g).
• **L'intérêt des mayonnaises allégées.** Il est bien réel « sur le papier » : moitié moins de calories dans une mayonnaise du commerce à 38 % de MG, donc 55 kcal pour une cuillerée à soupe.
Le problème, commun à beaucoup de produits allégés, réside dans la dose consommée : les portions ajoutées à chaque bouchée d'aliment sont habituellement plus importantes, à la fois pour retrouver la texture et le goût d'une mayonnaise standard et parce qu'on se sent moins tenu de faire attention.
• **L'ajout de sel.** Comme toutes les sauces, les mayonnaises sont souvent riches en sel (0,9 g de sel pour 100 g). Les allégées le sont tout autant, et souvent plus pour compenser l'affaiblissement du goût (plus de 2 g pour 100 g dans l'exemple du tableau).

Composition pour 100 g de mayonnaise

	Calories (kcal)	Protéines (g)	Glucides (g)	Lipides (g)	Sodium (mg)
Mayonnaise à l'huile de tournesol	726	1,5	1,5	79,3	368
Mayonnaise allégée en matière grasse	376	0,7	7,1	38,3	870

Repère *1 cuil. à soupe rase = env. 15 g = 110 kcal (mayonnaise classique) = 55 kcal (mayonnaise allégée).*

CIQUAL 2008

En pratique

• **Bien consommer.** La mayonnaise industrielle allégée est souvent insipide : quitte à consommer de la mayonnaise, préparez-en de la vraie très occasionnellement, quand vous pouvez difficilement vous en passer (avec du blanc de poulet, des crustacés...).
• **Bien conserver.** Les mayonnaises sont particulièrement fragiles, notamment parce qu'elles sont préparées avec des œufs crus (risque de salmonellose). Elles se conservent au réfrigérateur, après ouverture pour les produits industriels. La mayonnaise faite maison, encore plus fragile, est à consommer dans les 24 heures : préparez-la peu de temps avant le repas et ne la laissez pas à température ambiante dans l'intervalle.
Les mêmes précautions s'imposent avec les plats contenant de la sauce mayonnaise, céleri rémoulade et sandwichs, par exemple.

Melon

- **Beaucoup de bêtacarotène.**
- **Bonne présence de vitamine C.**
- **Peu de calories.**
- ▲ **Parfois peu digeste.**

Le melon est un fruit à consommer tout au long de l'été pour ses multiples atouts nutritionnels : légèreté calorique, richesse en bêtacarotène (variétés à chair orangée, que nous consommons le plus), apport intéressant en vitamine C.

Caractéristiques nutritionnelles

• **Du bêtacarotène et de la vitamine C.** Une tranche de melon (150 g) couvre le tiers de nos besoins quotidiens en bêtacarotène et en vitamine C. Précurseur de la vitamine A, le bêtacarotène est un antioxydant puissant qui contribue à protéger les cellules du vieillissement prématuré.

La vitamine C, qui a également des propriétés antioxydantes, est indispensable au bon fonctionnement du système immunitaire.

• **Riche en potassium, léger en calories.** Avec 90 % d'eau et un bon apport en potassium, le melon stimule l'activité rénale et favorise l'élimination de l'eau. Cette richesse en eau et la faible teneur en glucides en font un fruit peu calorique.

• **Peu digeste.** Le melon appartient à la famille des cucurbitacées, de même que le concombre et la pastèque. Comme ces derniers, il contient des substances végétales aromatiques qui le rendent parfois difficile à digérer. Pour mieux le tolérer, mangez-en en quantité raisonnable (une tranche), évitez de le consommer trop froid et prenez le temps de bien le mastiquer.

Composition pour 100 g de melon

Calories	34,1 kcal	Fibres	0,9 g
Protéines	0,8 g	Bêtacarotène	418 µg
Glucides	7,3 g	Vitamine C	23,1 mg
Lipides	0,1 g	Potassium	237 mg

CIQUAL 2008

En pratique

• **Bien acheter.** Les melons sont moins difficiles à choisir qu'autrefois, car les producteurs ont sélectionné des variétés sucrées et aromatiques. Ils doivent être denses, sans taches brunes, et leur parfum doit être franc et sucré. Les melons charentais sont les meilleurs.

• **Bien consommer.** Le melon se consomme aussi bien en entrée qu'au dessert, en association salée ou sucrée.

• **Bien conserver.** Stockez-le au frais, en prenant soin de l'emballer dans un sachet pour éviter que son parfum ne se transmette aux autres aliments. Vous pourrez le garder 3 à 5 jours en fonction de son degré de maturité. Une fois qu'il est entamé, couvrez la pulpe de film étirable et consommez-le dans les 24 heures.

Les variétés de melons

On trouve sur nos marchés des melons charentais (ronds, à chair orange), des melons galia (ronds, à chair verte) et des melons d'Espagne (allongés, à chair verte ou jaune).
Si leur apport calorique et leur richesse en eau sont comparables, leur teneur en bêtacarotène n'est pas la même. Le melon charentais en contient beaucoup plus ; ce pigment est d'ailleurs facilement repérable à sa couleur orangée.

Menthe

- **Excellente source de micronutriments protecteurs.**
- **Riche en minéraux.**
- ▲ **Ses huiles essentielles sont parfois mal tolérées.**

La menthe fraîche est idéale pour relever la saveur des plats salés et des desserts en toute légèreté. Concentrée en micronutriments protecteurs, elle est intéressante pour ses vertus santé.

Caractéristiques nutritionnelles

• **Concentrée en bêtacarotène et en vitamine C.** La menthe se distingue par sa richesse en pigments caroténoïdes, qui protègent les cellules du vieillissement prématuré. Cet effet est amélioré par la présence de vitamine C, assez abondante.

• **Un apport calorique négligeable.** La menthe est consommée en petite quantité, comme toutes les herbes aromatiques. Son apport calorique (moins de 5 kcal pour une cuillerée à soupe) est donc négligeable.

• **Du fer en quantité élevée.** La menthe est un des végétaux les mieux pourvus en fer, même si cet apport doit être relativisé du fait des quantités consommées et de la faible assimilation du fer végétal.

• **Des huiles essentielles stimulantes.** La menthe est réputée pour ses effets stimulants doux (au contraire de la caféine), et ses huiles essentielles favoriseraient la digestion. Ces huiles peuvent cependant être mal tolérées, car elles sont légèrement agressives pour la muqueuse digestive. Le cas échéant, utilisez les feuilles entières pour parfumer les plats, mais ne les consommez pas.

Composition pour 100 g de menthe fraîche

Calories	42,5 kcal	Fibres	6,8 g
Protéines	3,5 g	Bêtacarotène	740 µg
Glucides	5,3 g	Vitamine C	25,4 mg
Lipides	0,8 g	Fer	8,8 mg

Repère *1 cuil. à soupe de menthe ciselée = env. 10 g.*

CIQUAL 2008

En pratique

• **Bien acheter.** On trouve de la menthe fraîche tout au long de l'année. Vérifiez que les feuilles sont bien vertes, sans taches ni flétrissures. Les tiges doivent être rigides, non ramollies.

La menthe est également vendue surgelée, sous forme ciselée : elle conserve une grande partie de ses substances protectrices.

• **Bien consommer.** Comptez 3 ou 4 feuilles par personne, pas davantage car son goût prononcé risque de couvrir celui des autres ingrédients.

• **Bien conserver.** Emballez la menthe dans un torchon propre humide et placez le tout au réfrigérateur pendant 2 à 3 jours maximum.

La menthe séchée
La menthe séchée que l'on utilise dans les infusions a perdu ses vitamines et une partie de ses essences naturelles, mais elle permet de préparer d'agréables boissons chaudes en hiver.

Merlan

- ✚ Riche en protéines.
- ✚ Léger en calories.
- ✚ Bien pourvu en sélénium.
- ▲ La cuisson est difficile à maîtriser car sa chair s'effrite.

Le merlan est un poisson des eaux froides de l'Atlantique, de la Manche et de la mer du Nord. Riche en protéines, sa chair délicate est maigre et bien pourvue en oligoéléments (iode et sélénium).

Caractéristiques nutritionnelles

• **Des protéines abondantes.** Le merlan est un poisson riche en protéines particulièrement digestes (un filet de 120 g en contient environ 25 g), bien adaptées aux enfants et aux seniors.

• **Des oligoéléments.** Une portion de merlan couvre plus de 50 % des ANC (apports nutritionnels conseillés) en sélénium, aux propriétés antioxydantes, et en iode, indispensable au fonctionnement de la glande thyroïde.

• **Peu de lipides.** Le merlan est un poisson maigre (moins de 1 % de lipides). Son apport énergétique est donc particulièrement modéré (110 kcal pour un filet de 120 g).

Composition pour 100 g de merlan cuit

Calories	91,7 kcal	Lipides	0,9 g
Protéines	20,9 g	Iode	70 µg
Glucides	0 g	Sélénium	25 µg

Repère *1 filet de merlan = 120 g.*

CIQUAL 2008

En pratique

• **Bien acheter.** Le merlan est disponible toute l'année, avec un pic de production de janvier à mars. Entier ou en filet, il doit dégager une légère odeur iodée et sa texture ne doit pas être molle.

• **Bien consommer.** Le merlan est souvent cuisiné en friture car, de cette façon, sa chair ne se défait pas. Pour éviter une surcharge en graisse cuite, il est préférable de le cuire à la vapeur ou au four (en papillote).

• **Bien conserver.** Placez les filets ou le poisson entier vidé au frais dans une boîte hermétique. Consommez le merlan dans les 24 heures qui suivent l'achat.

Miel

- ✚ Pouvoir sucrant élevé.
- ✚ Présence d'enzymes et de substances végétales aux nombreuses vertus.
- ▲ Apport calorique proche de celui du sucre.

Le miel est un « sucre » naturel élaboré par les abeilles. Il renferme des enzymes et des substances aromatiques végétales issues des plantes butinées qui lui confèrent certaines vertus santé.

Caractéristiques nutritionnelles

• **Du sucre.** Le miel contient surtout du sucre (78 %), réparti entre fructose, glucose et saccharose essentiellement. Au cours du stockage, la proportion de ces différents sucres évolue du

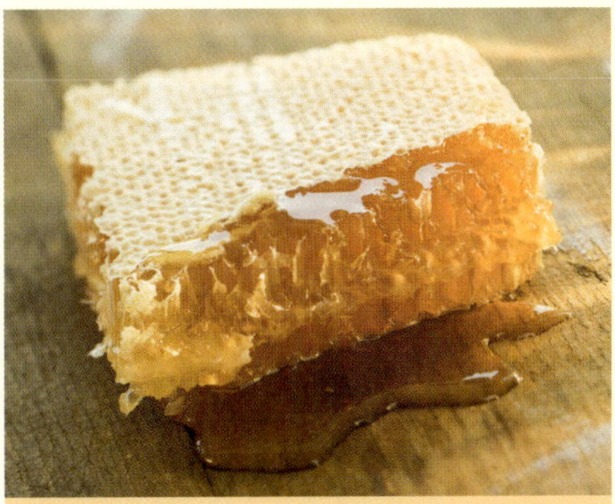

Le miel vendu dans ses alvéoles de cire naturelles est réputé, mais difficile à trouver.

fait de la présence d'enzymes qui scindent le saccharose en molécules de glucose et de fructose. Le miel présente un index glycémique variable, selon la part des différents sucres qui le composent. En moyenne, cependant, cet index est supérieur à celui du saccharose (sucre de table) : le miel entraîne une élévation rapide de la glycémie (taux de sucre dans le sang), utile pour le sportif qui recherche une énergie disponible au plus vite, mais déconseillée chez le diabétique. Du fait de la présence de fructose, son pouvoir sucrant est toutefois supérieur à celui du sucre : on en ajoute moins pour une saveur sucrée aussi intense.

• **L'apport énergétique.** Il est moins élevé que celui du sucre (316 kcal pour 100 g, contre 400 kcal pour le sucre) du fait de la teneur en eau du miel : autour de 17 à 20 g pour 100 g, contre 0,5 g pour le sucre de table.

• **Peu de micronutriments, mais des substances bénéfiques.** Le miel contient certes davantage de micronutriments (vitamines, minéraux) que le sucre raffiné, mais cet apport est bien trop faible pour contribuer utilement à la couverture de nos besoins. En revanche, il renferme des enzymes et des substances végétales aromatiques qui lui confèrent des vertus thérapeutiques. Il adoucit les maux de gorge et apaise la toux, une action qui s'explique sans doute par ses propriétés antioxydantes et antimicrobiennes. Il est également appliqué sur des plaies, des brûlures ou des ulcères veineux pour ses qualités antiseptiques, cicatrisantes et anti-inflammatoires.

Composition pour 100 g de miel

Calories	316 kcal	Glucides (sucres)	78,6 g
Protéines	0,4 g	Lipides	0 g

Repère *1 cuil. à café de miel = 7 à 10 g.*

CIQUAL 2008

En pratique

• **Bien acheter.** Vous trouverez dans le commerce du miel artisanal, dont l'origine géographique et végétale est bien précisée. Les miels sans spécification sont souvent des mélanges dont la saveur peut être décevante. Selon vos goûts, optez pour un miel liquide ou crémeux : leur profil nutritionnel est comparable. Évitez le miel qui contient des cristaux, car il continuera à évoluer et sa texture deviendra désagréable.

• **Bien consommer.** Même si le miel a l'image d'un produit sain et bon pour la santé, sa concentration en sucres rapides impose de le consommer avec modération, 20 à 30 g par jour maximum (deux à trois cuillerées à café de miel liquide), pour remplacer la confiture sur les tartines ou le sucre dans les boissons chaudes et les laitages. Vous retrouverez le bon goût du miel dans les pastilles et douceurs au miel, mais pas l'intégralité de ses vertus puisque ces produits n'en contiennent généralement qu'une petite quantité.

• **Bien conserver.** Au fil du temps, le miel évolue car il contient des enzymes : sa texture peut devenir granuleuse, et son arôme devient plus fade. Consommez-le dans les 2 à 3 mois après ouverture et stockez-le dans un placard sec car il craint l'humidité.

La gelée royale

Destinée à nourrir les larves, la gelée royale est sécrétée par les abeilles. Elle contient, comme le miel, des glucides, mais également des protéines et une concentration élevée de vitamines du groupe B. On lui prête des vertus médicinales exceptionnelles (sur l'immunité, la fatigue, l'hypertension...), qui restent à démontrer.

Attention : la gelée royale, et donc les compléments alimentaires qui en comprennent, peut être à l'origine d'allergies.

Millet

voir Céréales, p. 66

Morue

voir Cabillaud, p. 60

Moule

- ✚ Excellente source de protéines.
- ✚ Un apport calorique modéré.
- ✚ Une concentration remarquable en minéraux et en oligoéléments.
- ✚ Très riche en vitamine B12.
- ▲ Naturellement salée.
- ▲ À l'origine de réactions allergiques.
- ▲ Très fragile, difficile à conserver.

La moule est un coquillage léger en calories et très bien pourvu en protéines, qui offre aussi une très bonne densité minérale. Autant de raisons pour en consommer régulièrement pendant la saison.

Caractéristiques nutritionnelles

• **Légère en calories.** Ce coquillage présente un apport énergétique similaire à celui du poisson ou de la viande maigre (115 kcal pour 100 g), car il ne contient que 3 g de lipides pour 100 g. Cuites sans matière grasse (à la marinière), les moules sont légères et digestes. Attention aux sauces à la crème, qui peuvent les alourdir.

• **Des protéines de bonne valeur biologique.** La moule est riche en protéines (une portion de 120 g en apporte près de 24 g), donc utile en période de croissance et pour tous ceux qui surveillent leur ligne du fait de sa faible teneur en lipides. Ces protéines, d'origine animale, répondent parfaitement aux besoins de notre organisme.

• **Des minéraux en abondance.** Les sels minéraux et les oligoéléments sont ici particulièrement concentrés. Une portion de moules (120 g) couvre largement les besoins en fer (à 75 % chez la femme avant la ménopause car ses besoins sont plus élevés). La même portion fournit 50 % du sélénium dont nous avons besoin, et près de 20 % pour le zinc et le magnésium.

Seul bémol, les moules sont des aliments naturellement riches en sodium. Une portion de 120 g représente 490 mg de sodium, soit l'équivalent de plus de 1,2 g de sel. Un apport à comparer aux recommandations des experts : il ne faudrait pas dépasser 5 à 6 g de sel par jour.

• **Concentrée en vitamine B12.** Une portion de 120 g de moules représente 12 µg, soit cinq fois la dose quotidienne recommandée pour cette vitamine antianémique essentielle au renouvellement cellulaire.

• **Un allergène potentiel.** Comme tous les fruits de mer, la moule peut être à l'origine d'allergies.

Composition pour 100 g de moules cuites

Calories	115 kcal	Vitamine B12	10,2 µg
Protéines	19 g	Fer	10,2 mg
Glucides	3,1 g	Magnésium	64 mg
Lipides	3 g	Sodium	409 mg

CIQUAL 2008

En pratique

• **Bien acheter.** La saison des moules s'étend de septembre à avril. Il est déconseillé d'en consommer pendant les mois d'été, sauf si la température est fraîche. Éliminez les moules dont la coquille est cassée, celles qui sont ouvertes et ne se referment pas sous la pression des doigts et, naturellement, celles qui dégagent une odeur forte. Écartez également les moules qui restent fermées après cuisson.

• **Bien consommer.** Lavez-les soigneusement avant de les cuire, car elles contiennent souvent du sable. Brassez-les dans plusieurs eaux, puis éliminez l'attache fibreuse.

Préparez les moules à la marinière, cuites dans leur jus et relevées d'aromates ou d'un peu de vin blanc. Elles sont ainsi légères et digestes.

• **Bien conserver.** Consommez-les le plus rapidement possible. Si vous les achetez d'avance, placez-les au frais (5 à 6 °C) et gardez-les 2 à 3 jours maximum.

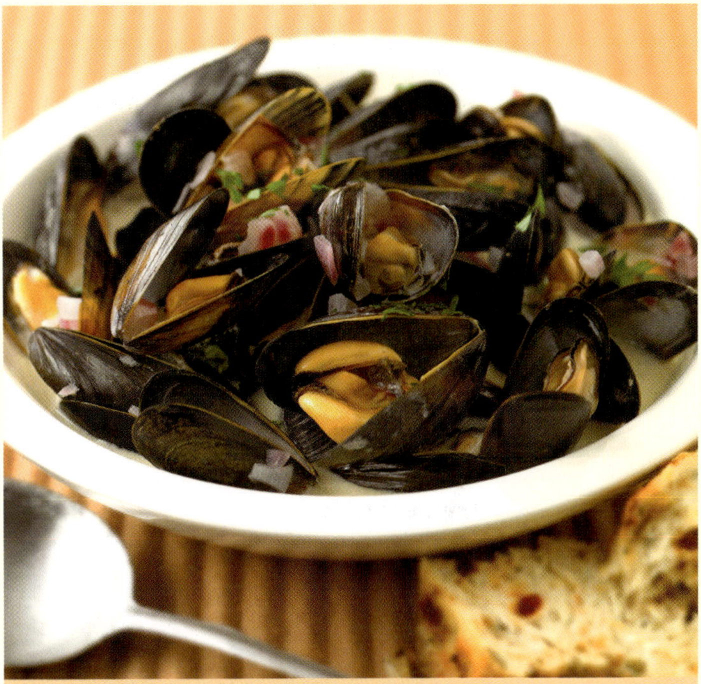

Comptez au minimum 1 litre de moules par personne pour un plat principal.

Les moules sauvages

Les coquillages que l'on ramasse sur les rochers peuvent être pollués, ils peuvent renfermer des microbes ou des substances toxiques (toxines) produites par des algues microscopiques. Ceux du commerce ont l'avantage d'être soumis à des contrôles sanitaires réguliers et offrent en principe le maximum de garanties.

Si vous tenez à récolter vos coquillages, renseignez-vous auprès de la préfecture (ou éventuellement de l'office du tourisme) pour savoir si le ramassage est autorisé.

Moutarde

- Relève la saveur des mets.
- Stimule les sécrétions digestives.
- Peu calorique en général.
- ▲ Riche en sel.
- ▲ Renferme souvent des sulfites, pouvant provoquer une allergie.

La moutarde est traditionnellement utilisée en France pour relever la saveur des plats et de divers assaisonnements.
À côté de la classique moutarde de Dijon figurent des déclinaisons variées et attrayantes : lisez bien l'étiquette pour faire le bon choix !

Les principales moutardes

La moutarde classique est confectionnée à partir de graines de moutarde, de vinaigre, de sel et d'épices. Sa saveur piquante, voire brûlante, est due à l'huile essentielle (riche en allylsénévol) qui se forme lors du processus de fabrication, quand les graines de moutarde sont écrasées et mélangées à un liquide. Dans certaines moutardes, le vinaigre est remplacé par du vin blanc.
• **La moutarde de Dijon.** Cette appellation correspond à un mode de fabrication et non à une origine géographique.
C'est une moutarde lisse et homogène, fabriquée avec des graines de moutarde noire tamisées. Elle peut être forte, mi-forte ou douce.
• **La moutarde à l'ancienne.** Elle est préparée à partir d'un mélange de graines de moutarde, de verjus (jus acide de raisins immatures), d'épices et d'aromates, le tout broyé grossièrement. Elle présente un aspect granuleux.
• **La moutarde d'Alsace**. Elle est fabriquée avec des graines de moutarde blanche, à la saveur moins forte.
• **Les moutardes aromatisées.** Il peut s'agir de moutardes fortes ou douces, et leur gamme est de plus en plus large. Il en existe ainsi au basilic, au cassis, au miel, à l'estragon, au cresson, au piment, à l'ail et au persil, aux noix, etc.

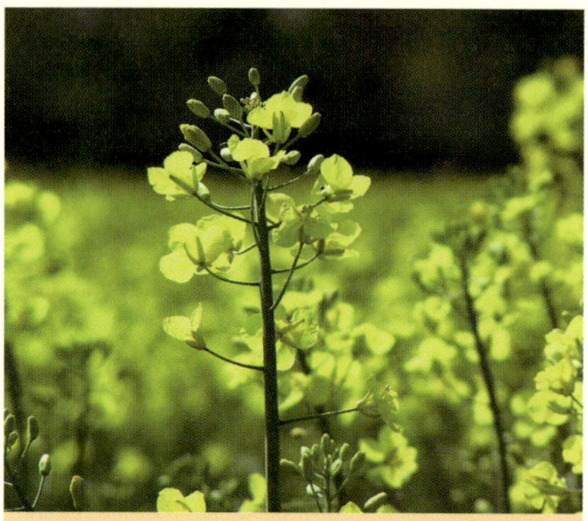

C'est la graine de cette plante, de la même famille que le chou, qui donne la moutarde.

Caractéristiques nutritionnelles

• **Stimule l'appétit et la digestion.** L'acidité du vinaigre associée au « piquant » des graines de moutarde rend ce condiment particulièrement efficace pour déclencher les sécrétions gastriques et favoriser la digestion.
• **Un apport calorique en général modéré.** La moutarde classique apporte environ 150 kcal pour 100 g, ce qui reste très raisonnable compte tenu des quantités consommées : rarement plus de 7 à 10 g pour un repas, soit 10 à 15 kcal maximum. Attention cependant car, dans certaines moutardes (portant l'appellation« veloutée » notamment), de l'huile est ajoutée aux ingrédients. La teneur en lipides peut alors dépasser 30 %, voire 40 %, au lieu de 11 % en moyenne, et le total calorique est de l'ordre de 340 à 430 kcal pour 100 g !
• **Du sel et souvent des sulfites.** Le sel fait partie des ingrédients classiques de la moutarde : dans un régime pauvre en sel, il faut choisir une moutarde spéciale « sans sel ajouté ». On utilise aussi couramment des sulfites (E220 à E228) en tant que conservateurs : les personnes qui y sont allergiques doivent lire attentivement les étiquettes. À savoir : la moutarde bio ne renferme pas de conservateur, donc pas de sulfites.

Composition pour 100 g de moutarde de Dijon

Calories	151 kcal	Lipides	11 g
Protéines	7 g	Sodium	2 300 mg*
Glucides	6 g		

** L'équivalent de 5,7 g de sel.*
***Repère** 1 cuil. à café de moutarde = 3 à 5 g.*

En pratique

• **Bien acheter.** La moutarde perd de sa « force » avec le temps : tenez compte de la date indiquée sur le conditionnement (c'est une date limite d'utilisation optimale ou DLUO, et non une date limite de consommation). Préférez la moutarde la plus « simple », comprenant le moins d'additifs possible (épaississants, conservateurs, acidifiants, colorants...).

• **Bien conserver.** Une fois le conditionnement ouvert, gardez la moutarde au réfrigérateur. Consommez-la de préférence dans les 2 à 3 mois.

Mouton

voir Agneau et mouton, p. 28

Mûre

⊕ Un apport calorique modéré.
⊕ Une bonne source de vitamines et de pigments protecteurs.
▲ Des graines et des fibres parfois irritantes dans les mûres sauvages.
▲ Les mûres sauvages peuvent être contaminées par des parasites.

La mûre sauvage, que l'on cueille à la fin de l'été, est le fruit du roncier. Elle est moins sucrée et moins charnue que sa cousine cultivée (fruit du mûrier), mais plus concentrée en substances protectrices. Leur saison étant courte, il faut en profiter pendant les beaux jours.

Caractéristiques nutritionnelles

• **Des pigments aux vertus protectrices.** Particulièrement concentrés dans la mûre sauvage, ces pigments violets et rouges sont également présents, dans une moindre mesure cependant, dans la mûre cultivée. Il s'agit de polyphénols (anthocyanines, resvératrol) et de caroténoïdes, qui pourraient contribuer à la prévention des maladies dégénératives (cancers, affections cardio-vasculaires et neurologiques).

• **Un apport calorique faible.** La mûre sauvage est très peu sucrée : 5,5 g de glucides pour 100 g, soit moitié moins que la plupart des fruits. Sa cousine cultivée, bien qu'un peu plus riche, reste un fruit très léger (42 kcal pour 100 g).

• **De la vitamine C dans la mûre cultivée.** Un ramequin de mûres couvre environ le tiers de nos besoins en cette vitamine. La mûre sauvage en contient moins.

• **Des fibres parfois irritantes dans la mûre sauvage.** Les mûres sauvages renferment de nombreuses petites graines et parois cellulosiques qui peuvent être irritantes pour les personnes aux intestins sensibles ou si on en mange trop.

La mûre cultivée se révèle moins agressive car elle contient plus de pulpe, riche en fibres douces (pectines et hémicellulose).

Composition pour 100 g de mûres

	Mûre de ronce	Mûre du mûrier
Calories (kcal)	35,3	41,7
Protéines (g)	1,4	1,4
Glucides (g)	5,5	8,1
Lipides (g)	0,6	0,4
Fibres (g)	5,4	1,7
Vitamine C (mg)	15	36,4

CIQUAL 2008

En pratique

• **Bien acheter.** Les mûres cultivées sont vendues en barquette : vérifiez qu'elles sont bien fraîches (non déshydratées), sans traces blanches (moisissures), et que les baies du fond ne sont pas écrasées (le dessous de la barquette ne doit pas être taché de jus).

• **Bien consommer.** Les mûres sont délicieuses crues, avec du fromage blanc ou dans une salade de fruits. Une fois cuites, elles perdent leur vitamine C, mais leurs pigments protecteurs sont encore en grande partie préservés. N'hésitez donc pas à réaliser des confitures et gelées avec les mûres sauvages.

• **Bien conserver.** Comme toutes les baies rouges, les mûres ne se conservent que 2 ou 3 jours au frais. Les mûres sauvages, souvent endommagées par la cueillette, doivent de préférence être consommées le jour même.

Les mûres et myrtilles sauvages

Dans la forêt, ces baies sauvages peuvent être souillées par des déjections animales infestées de parasites. Celles du renard, en particulier, peuvent transmettre une parasitose dangereuse pour l'homme : l'échinococcose. Vérifiez l'aspect des baies (mais ce n'est pas une garantie) et cueillez surtout celles du haut de la plante ou des buissons, moins susceptibles d'être contaminées. Lavez-vous les mains au retour de la cueillette. Lavez les fruits. Les œufs d'échinocoque sont détruits par la chaleur : vous pouvez donc sans risque réaliser des gelées et des confitures.

Myrtille

- Concentrée en antioxydants.
- Légère en calories.
- Bien pourvue en fibres.
- ▲ La myrtille sauvage peut contenir des parasites.

Cette baie légère en calories est particulièrement concentrée en micronutriments et en antioxydants bénéfiques.

Caractéristiques nutritionnelles

• **Des composants protecteurs.** La myrtille doit sa jolie couleur à sa richesse en pigments violets, les anthocyanes, qui appartiennent à la famille des polyphénols. De nombreuses études suggèrent que ces composés (et plus largement l'ensemble des antioxydants des fruits rouges) auraient un effet protecteur contre les maladies cardio-vasculaires, les cancers et les troubles neurologiques. La présence simultanée de vitamine C, de carotène et de vitamine E améliore encore les effets bénéfiques des polyphénols.

• **Peu calorique.** Avec 10 g de glucides (sucres) et 50 kcal pour 100 g, la myrtille se situe dans la moyenne calorique des fruits.

L'apport de fibres favorise par ailleurs l'équilibre du transit intestinal.

Composition pour 100 g de myrtilles

Calories	50 kcal	Lipides	0,3 g
Protéines	0,7 g	Fibres	2,4 g
Glucides	10 g	Vitamine C	9,7 mg

CIQUAL 2008

En pratique

• **Bien acheter.** On trouve des myrtilles cultivées du printemps à l'automne. Beaucoup plus charnues que leurs cousines sauvages, elles ont aussi une saveur moins marquée. Vérifiez que les baies sont fermes, bien lisses et couvertes d'une pellicule blanchâtre et mate, cette dernière étant un signe de fraîcheur. Attention au risque d'échinococcose avec les myrtilles sauvages (voir p. 177).

• **Bien consommer.** Ajoutez des myrtilles à vos yaourts, fromages blancs ou céréales du petit déjeuner pour profiter de tous leurs bienfaits.

La cuisson (confiture, compote, tarte) détruit une grande partie de la vitamine C, mais préserve les polyphénols.

• **Bien conserver.** Les myrtilles du commerce se conservent 2 ou 3 jours au réfrigérateur.

Si vous les cueillez vous-même, consommez-les dans la journée car elles sont souvent endommagées lors du ramassage.

Navet

- Léger en calories.
- Bien minéralisé.
- Contient des substances soufrées protectrices.
- ▲ Peut être difficile à digérer.

Légume léger, le navet est un basique de l'hiver, bon marché et délicieux en association avec d'autres légumes.

Il appartient à la famille des crucifères, comme le chou, et renferme des composés soufrés susceptibles de combattre certains cancers.

Caractéristiques nutritionnelles

• **Un apport calorique faible.** Avec seulement 16 kcal pour 100 g, le navet est un légume idéal pour les menus minceur et les plats mijotés d'hiver (pot-au-feu, potée...), auxquels il donne de la saveur sans calories superflues.

Il apporte aussi des fibres qui stimulent le transit intestinal en douceur.

• **Des substances hautement protectrices.** Le navet contient des substances soufrées (glucosinolates et indoles) qui auraient des effets protecteurs vis-à-vis de certains cancers. Ces molécules, qui donnent une saveur spécifique au navet, sont présentes dans toutes les crucifères : chou, chou-fleur, cresson, brocoli, rutabaga, etc.

• **Un apport en minéraux diversifié.** Comme tous les légumes-racines, le navet est bien pourvu en minéraux et en oligoéléments (potassium, fer, zinc, cuivre...). À noter, en particulier, sa richesse en calcium : 48 mg dans une portion de 100 g. Le navet fournit aussi un peu de vitamine C.

• **Parfois peu digeste.** Les composés soufrés peuvent provoquer une gêne intestinale et des flatulences chez certaines personnes. Pour bien digérer les navets, choisissez-les jeunes, de calibre moyen, et ne les faites pas trop cuire (ils doivent être juste tendres), car les substances soufrées se transforment à la chaleur et deviennent très indigestes lorsque la cuisson est excessive.

Composition pour 100 g de navet cuit			
Calories	16,4 kcal	Fibres	2 g
Protéines	0,7 g	Vitamine C	10,8 mg*
Glucides	3,2 g	Calcium	47,9 mg
Lipides	0,1 g		

** 21,7 mg pour le navet cru.*
***Repère** 1 navet moyen = env. 100 g.*

CIQUAL 2008

En pratique

• **Bien acheter.** Le navet est un légume d'hiver, mais on trouve également des petits navets primeurs, vendus en botte, au printemps. Choisissez des calibres moyens (les gros navets ont parfois une saveur forte) et soupesez-les : ils doivent être assez lourds, car les navets légers sont déshydratés et ont une chair spongieuse qui n'a plus de goût. Il existe de délicieuses variétés anciennes comme le navet « boule d'or », à chair jaune et sucrée, le navet long, également très doux, et le rutabaga, qui est une variété de navet à chair jaune à la saveur assez marquée.

• **Bien consommer.** Les navets primeurs peuvent être consommés crus, finement émincés, mélangés à des carottes râpées : ils contiennent alors davantage de vitamine C (deux fois plus que les navets cuits). Les navets sont délicieux cuits à l'étouffée avec des carottes, des pommes de terre, des petits pois, qui adoucissent leur saveur très marquée. Ce sont aussi des légumes classiques du bouillon, avec les poireaux, le céleri-branche et les carottes.

• **Bien conserver.** Gardez-les 5 à 6 jours dans le bas du réfrigérateur, emballés dans un sachet en papier. Leur saveur devient plus marquée si le stockage est trop long.

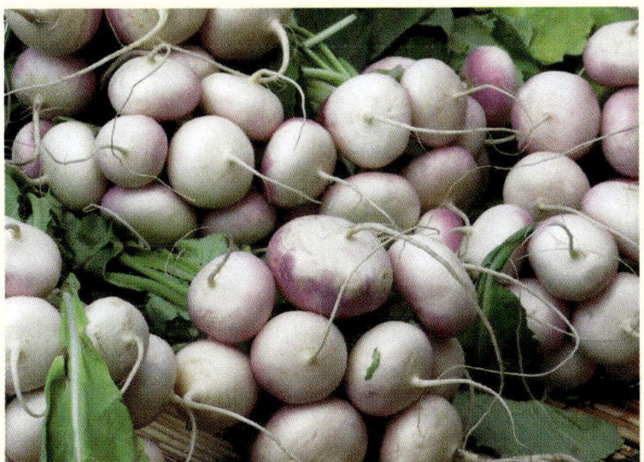

On consomme la racine, mais les fanes de navet peuvent être utilisées dans une soupe.

Nectarine et brugnon

- ✚ Beaucoup de bêtacarotène dans les variétés à chair jaune.
- ✚ Peu caloriques.
- ✚ Apport intéressant en vitamine C.
- ▲ Moisissent facilement.

Cousins de la pêche, la nectarine et le brugnon sont les fruits d'été par excellence. Faciles à consommer car on ne les épluche pas, ils succèdent agréablement aux pommes, poires et oranges de l'hiver, avec la même légèreté calorique et un apport intéressant en antioxydants, dont la vitamine C et le bêtacarotène.

Caractéristiques nutritionnelles

• **Des vitamines et des composés antioxydants.** Les variétés à chair jaune sont riches en bêtacarotène et celles à chair blanche se distinguent par les anthocyanes (pigments rouges ou violets) présents dans la peau, très fine, et la chair du fruit. La nectarine et le brugnon renferment aussi des vitamines C et E, également antioxydantes, qui agissent en synergie avec le bêtacarotène.

• **Peu de calories.** Une belle nectarine n'apporte en moyenne que 10 g de glucides et moins de 50 kcal. C'est un fruit idéal pour terminer un repas en toute légèreté ou prendre une collation, même s'il est moins rassasiant que la pomme.

• **Une excellente digestibilité.** Ses fibres, qui lui donnent sa texture moelleuse et tendre, ne sont pas irritantes pour les intestins.

Nectarine ou brugnon ?

Tous deux sont des mutants naturels de la pêche, apparus il y a plusieurs milliers d'années.
La nectarine, moins fragile que le brugnon, est majoritaire sur nos étals.

Composition pour 100 g de nectarine			
Calories	39,5 kcal	Fibres	1,6 g
Protéines	1,1 g	Bêtacarotène	297 µg
Glucides	8,1 g	Vitamine C	15,3 mg
Lipides	0,3 g	Vitamine E	1,1 mg

***Repère** 1 nectarine = env. 120 g de chair.*

CIQUAL 2008

En pratique

• **Bien acheter.** Ces fruits continuent de mûrir après la récolte, à condition de ne pas avoir été cueillis trop précocement. Il faut donc les choisir bien colorés, déjà un peu tendres et parfumés. Achetés trop durs, ils n'atteindront jamais la maturité. Certains producteurs vendent les nectarines avec le sticker « fruit à maturité », qui est une réelle garantie de saveur.

• **Bien conserver.** Une fois mûres, les nectarines évoluent rapidement : elles risquent de moisir ou de pourrir en quelques jours, mais vous pouvez ralentir le processus en les plaçant au frais.
À température ambiante, elles se conservent 2 ou 3 jours. Évitez d'en acheter en trop grande quantité à l'avance.

Noisette et noix

voir Fruits oléagineux, p. 125

Noix de coco

- Riche en minéraux.
- Source de fibres.
- Très calorique.
- Riche en lipides saturés.

La noix de coco est un fruit traître. Elle est relativement peu sucrée et ne donne pas une sensation d'aliment gras, alors qu'elle se distingue précisément par sa richesse en matières grasses ; ces dernières sont en outre surtout saturées, c'est-à-dire peu recommandées.
Autant de raisons pour savourer avec parcimonie son délicieux goût de noisette.

Comment la consomme-t-on ?

• **La noix de coco fraîche ou mûre.** Lorsque la noix n'est pas totalement mûre, la pulpe blanche est encore tendre (on peut la gratter à la cuillère) et le fruit renferme une grande quantité d'eau de coco douce et désaltérante.
Dans le fruit mature (tel qu'on peut le trouver sur nos étals), la chair est plus épaisse, plus dure, et il ne reste plus qu'un peu de liquide.
• **La noix de coco séchée.** La pulpe peut être séchée et vendue en morceaux (pour l'apéritif) ou en poudre (pour réaliser des gâteaux). Déshydratée, elle conserve le même profil nutritionnel (matières grasses, sels minéraux...), mais son apport énergétique s'élève beaucoup : plus de 600 kcal pour 100 g.
• **Le jus de coco.** C'est le liquide (l'eau de coco) présent au cœur du fruit. Consommé frais, lorsqu'on casse la noix, il ne contient qu'environ 4 à 5 % de glucides. Mais, dans le commerce (épiceries asiatiques surtout), les canettes de jus de coco sont aussi sucrées que les sodas.
• **Le « lait » de coco.** Obtenu par pression de la pulpe, il est très riche en lipides, de 20 à 35 %, soit parfois autant que la crème fraîche. Il a d'ailleurs les mêmes usages culinaires (sauces, gâteaux...).
À noter : l'appellation « lait » est normalement interdite pour les jus végétaux, mais on la trouve encore souvent sur les emballages.
• **Des matières grasses.** L'huile de coprah est extraite de la pulpe de noix de coco. Solide à température ambiante, elle est utilisée pour les fritures et entre dans la composition de certaines margarines. Elle est aussi très employée dans l'industrie agroalimentaire, comme l'huile de palme. C'est une huile à éviter car très riche en acides gras saturés, néfastes pour le système cardiovasculaire.

Caractéristiques nutritionnelles

• **Riche en matières grasses.** La noix de coco renferme 35 g de lipides pour 100 g, dont 31 g sont des acides gras saturés, à modérer au profit des acides gras insaturés. Néanmoins, consommer de la noix de coco occasionnellement – ce qui est en général le cas – ne pose aucun problème.
• **Un apport calorique élevé.** La noix de coco n'est pas sucrée à l'état naturel (seulement 5 % de glucides), mais elle est grasse, d'où son apport calorique important. Une petite portion (3 cm sur 2) représente environ 50 kcal.
• **Une bonne source de fibres et de minéraux.** La noix de coco contient beaucoup de fibres, parfois irritantes pour les intestins si on en consomme trop. Elle est bien pourvue en minéraux, notamment en magnésium et en fer (2 mg pour 100 g de noix de coco mûre).

Composition pour 100 g de noix et « lait » de coco

	Calories (kcal)	Protéines (g)	Glucides (g)	Lipides (g)	Dont acides gras saturés (g)	Fibres (g)
Noix de coco mûre (pulpe)	353	3,9	5	35	30,8	9,5
Noix de coco sèche	645	6,6	6,9	65,1	57,1	14,4
« Lait » de coco	211	2	2,8	21,3	18,3	Traces

CIQUAL 2008

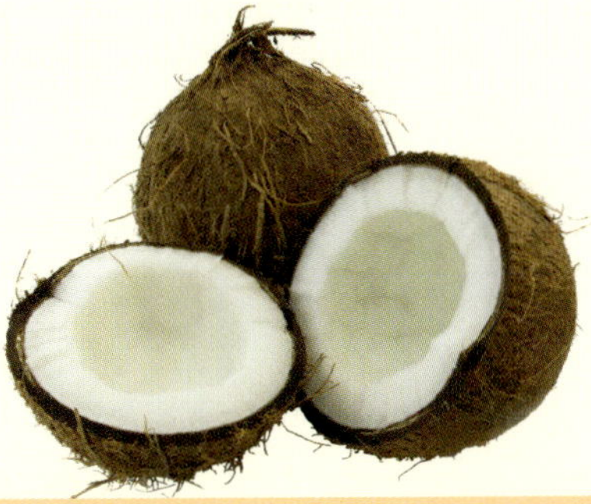

La noix de coco mûre, telle qu'on la trouve le plus souvent en Europe.

En pratique

• **Bien acheter.** Ce fruit est présent toute l'année sur les étals. Choisissez une noix lourde et contenant du liquide (secouez-la), car c'est un signe de fraîcheur.

• **Bien conserver.** La noix de coco se conserve théoriquement plusieurs semaines à température ambiante. Mais, du fait de l'absence d'indication concernant sa date de récolte, il est conseillé de la consommer dans les jours qui suivent son achat en métropole.

Œuf

- ✚ **Riche en protéines.**
- ✚ **Bonne source de vitamines A, D et B.**
- ✚ **Contient des lipides utiles à la santé.**
- ▲ **Un taux de cholestérol élevé dans le jaune.**
- ▲ **Source d'allergie.**

L'œuf est un aliment de base d'une excellente qualité nutritionnelle.
Bon marché et facile à cuisiner, il est riche en protéines et en vitamines, et peut figurer plusieurs fois par semaine dans nos menus.

Les mentions de l'étiquetage

• **Les catégories.** Tous les œufs que l'on trouve dans le commerce sont étiquetés catégorie A, ce qui signifie qu'ils sont exempts de défauts majeurs (fêlures). Les œufs de catégorie B sont destinés à l'industrie agroalimentaire.

• **Le calibre.** Avant d'être conditionnés, les œufs sont classés selon leur calibre : XL (plus de 73 g), L (63 à 73 g), M (53 à 63 g), S (moins de 53 g). La taille n'est pas un critère de qualité, car plus l'œuf est gros, plus le blanc est important en proportion.

• **Traçabilité et mode d'élevage.** Les œufs sont marqués d'un code comportant le numéro distinctif du producteur et indiquant le mode d'élevage : 0 = poule d'élevage biologique ; 1 = poule élevée en plein air ; 2 = poule élevée au sol dans un bâtiment ; 3 = poule élevée en cage (plus de 80 % des œufs vendus en France). Exemple : dans le code 3 FR WFB02, le 3 signifie que la poule qui a pondu est élevée en cage, FR précise que cet élevage se trouve en France, WFB02 désigne le producteur et le bâtiment de ponte.

• **Les œufs Label rouge.** Les exigences des cahiers des charges des œufs labellisés varient selon les marques, mais ils doivent tous garantir une alimentation des poules à 100 % végétale, avec 60 % minimum de céréales, et l'accès à un parcours herbeux de 5 m² par poule.

• **La vente en vrac.** Un présentoir doit indiquer la catégorie de qualité et de poids, le mode d'élevage, la signification du code du producteur et la date de durabilité minimale.

• **La fraîcheur.** La date de consommation recommandée (DCR ou « à consommer de préférence avant ... ») est inscrite sur l'emballage et sur les œufs, mais elle n'est pas toujours très lisible. Elle correspond au 28ᵉ jour suivant celui de la ponte. La mention « extra » ou « extra-frais » s'applique jusqu'au 9ᵉ jour après la ponte.

Caractéristiques nutritionnelles

• **Des protéines d'excellente qualité.** Très bien pourvues en acides aminés indispensables, les protéines des œufs, réparties entre le blanc et le jaune, sont parfaitement équilibrées et répondent aux besoins de croissance et de renouvellement des tissus. L'œuf sert d'ailleurs d'« étalon » pour apprécier la valeur biologique des protéines des aliments : il a une valeur de 100, la viande est à 80 et le poisson à 70.

• **Riche en micronutriments.** L'œuf renferme de la vitamine A, indispensable à la vision, à la croissance osseuse et à la régulation hormonale, de la vitamine D, qui permet l'assimilation du calcium et du phosphore, et de la vitamine E, qui a des propriétés antioxydantes et joue un rôle dans l'immunité et la fertilité. Ces trois vitamines liposolubles (solubles dans les lipides) sont concentrées dans le jaune. L'œuf est une bonne source de vitamines B, en particulier la B12, nécessaire à la formation des

Composition pour 100 g d'œuf

	Œuf à la coque	Jaune d'œuf cuit	Blanc d'œuf cuit
Calories (kcal)	148	346	45,5
Protéines (g)	12,3	16,5	10,3
Glucides (g)	0,8	0,6	0,7
Lipides (g)	10,6	30,9	0,2
Cholestérol (mg)	363	1 200	0
Vitamine A (µg)	168	514	0
Vitamine D (µg)	1,7	4	0
Vitamine B12 (µg)	1,1	2	0,06

Repère *– 1 œuf moyen = 60 g = 88 kcal.*
– 2 œufs remplacent une portion de viande ou de poisson dans un repas.

CIQUAL 2008

globules rouges : ces vitamines, bien qu'hydrosolubles, sont beaucoup mieux représentées dans le jaune que dans le blanc (hormis la vitamine B2 ou riboflavine). Le jaune contient aussi des pigments caroténoïdes (lutéine, zéaxanthine) bénéfiques pour la santé des yeux. À noter également : ses apports en minéraux et en oligoéléments (phosphore, fer, zinc, cuivre, sélénium...), qui contribuent efficacement à la couverture de nos besoins (le jaune en contient beaucoup plus que le blanc).

• **Des lipides bénéfiques.** L'œuf (le jaune) contient une majorité de lipides insaturés, plus recommandés que les graisses saturées pour la santé cardio-vasculaire. La composition des matières grasses peut en partie être influencée par l'alimentation des poules : il existe ainsi des œufs particulièrement riches en oméga-3, issus de poules nourries avec des graines de lin. Le jaune renferme aussi des lipides spécifiques (phospholipides ou lécithines), bénéfiques pour la santé cardio-vasculaire et cérébrale (structure des neurones).

• **Et du cholestérol.** Un œuf moyen (60 g) renferme environ 200 mg de cholestérol, concentrés dans le jaune. Mais on sait que le cholestérol absorbé par les aliments a finalement peu d'incidence sur le taux de cholestérol sanguin, ce dernier étant, pour la plus grande part, produit par notre organisme.

En cas d'hypercholestérolémie (excès de cholestérol sanguin), on recommande souvent, par précaution, de se limiter à deux ou trois œufs par semaine, une limite arbitraire qui ne repose sur aucune étude précise. L'œuf est une excellente source de protéines et de vitamines qu'il est dommage de restreindre, surtout si l'on consomme peu de viande et de poisson par ailleurs.

À noter : le blanc d'œuf ne contient pas de cholestérol (et pas de lipides en général) et il peut en partie se substituer aux œufs entiers dans les préparations du type quiche, entremets ou pâtisserie (un œuf entier plus un blanc à la place de deux œufs entiers, par exemple).

• **Un allergène.** L'œuf, plus précisément les protéines du blanc, est un allergène courant chez l'enfant (environ 30 % des allergies), phénomène qui a tendance à disparaître à l'âge adulte (8 % des allergies). Comme il est présent dans de nombreuses préparations industrielles (sauces, farces, aliments panés, biscuits, glaces, gratins, pâtes...), son éviction exige une grande vigilance.

Bien digérer les œufs

L'œuf frais, cuit à point avec peu de matière grasse, est un aliment digeste. Ce sont les modes de cuisson mal adaptés qui le rendent parfois difficile à digérer : beurre cuit, ajout d'oignons ou de lardons dans les omelettes, cuisson prolongée de l'œuf dur (dont le jaune devient verdâtre). En revanche, l'œuf cru est effectivement peu digeste.

Précautions et conservation

– La principale menace sanitaire est une contamination des œufs par des salmonelles (élevage infecté par cette bactérie ou contamination de l'œuf lui-même).

Une surveillance des élevages et de la commercialisation permet normalement de limiter ce risque, mais on recommande aux personnes fragiles (jeunes enfants, personnes âgées ou immunodéprimées) ainsi qu'aux femmes enceintes d'éviter de manger des œufs crus (mayonnaise, tartare, mousse...) ou peu cuits (œufs coque), la cuisson détruisant les salmonelles.

– Respectez la date de consommation recommandée (28 jours à partir de la ponte) et prenez des œufs extra-frais (moins de 9 jours) pour les usages crus ou peu cuits décrits ci-dessus.

– Même si les œufs sont transportés et entreposés à température ambiante dans les magasins, il est conseillé de les conserver au réfrigérateur chez soi (dans les alvéoles prévues à cet effet ou, mieux, dans leur emballage d'origine) et d'éviter les variations de température (ne pas les sortir si on ne les consomme pas).

– Ne lavez pas les coquilles : elles sont enduites d'une substance naturelle qui fait barrière aux micro-organismes. Pour cette raison, jetez tout œuf cassé ou fêlé.

Œuf de poisson

voir Poisson, p. 211

Oie

voir Volaille, p. 281

Oignon et échalote

- ✪ Donnent de la saveur sans apporter de calories.
- ✪ Renferment des micronutriments bénéfiques.
- ✪ Concentrés en minéraux.
- ▲ Assez indigestes.
- ▲ Responsables de mauvaise haleine passagère.

Ils appartiennent tous deux à la famille des liliacées, comme le poireau et l'ail. Leurs usages culinaires sont assez proches, et ils présentent les mêmes atouts nutritionnels : peu de calories et un apport en substances bénéfiques pour la santé.

Caractéristiques nutritionnelles

• **Des micronutriments bénéfiques.** L'oignon et l'échalote renferment des composés soufrés et de la quercétine (un antioxydant de la famille des flavonoïdes), qui ont un effet protecteur sur le système cardio-vasculaire en fluidifiant le sang et en prévenant la formation de caillots. Différentes études suggèrent également leur intérêt dans la prévention de certains cancers. Ces bienfaits pourraient se manifester même si on en consomme à faible dose, l'important étant d'en manger régulièrement. À noter : l'oignon rouge est plus riche en antioxydants que le blanc ou le jaune.

• **Une source de minéraux.** Comme tous les bulbes et les racines, l'oignon et l'échalote offrent une large palette de minéraux et d'oligoéléments (potassium, fer, sélénium, magnésium, calcium...).

• **Peu de calories, des fibres douces.** Pour ceux qui les apprécient et les digèrent bien, l'oignon et l'échalote se consomment comme des légumes pour un apport calorique tout aussi modeste : 20 à 30 kcal pour 100 g. Ils ont une action diurétique et leurs fibres douces, constituées de mucilages et de pectines, sont légèrement laxatives sans être irritantes pour la muqueuse digestive.

• **Parfois mal digérés.** Les substances soufrées qui donnent leur saveur particulière aux oignons et aux échalotes sont responsables à la fois de l'effet lacrymal (on pleure en les épluchant), de la mauvaise haleine et de difficultés digestives.

Si vous tolérez mal ces deux légumes-aromates, évitez de les consommer crus. Vous pouvez aussi éliminer une partie du soufre en les passant 2 à 3 minutes à la vapeur après les avoir émincés. Pour éviter de pleurer, essayez de les éplucher sous l'eau. Enfin, contre le problème d'haleine, vous pouvez manger un peu de persil ou mâcher un chewing-gum mentholé pour masquer la mauvaise odeur passagère.

Composition pour 100 g d'oignons ou d'échalotes crus

	Oignon	Échalote
Calories (kcal)	30,7	21,8
Protéines (g)	1,4	1,9
Glucides (g)	5,7	3,2
Lipides (g)	0,2	0,2
Fibres (g)	1,8	1,8

CIQUAL 2008

En pratique

• **Bien acheter.** L'échalote et l'oignon « de garde », que l'on trouve tout au long de l'année, craignent surtout la déshydratation : ils doivent être denses et sans taches blanchâtres ou brunes. La pellicule extérieure doit parfaitement protéger la chair.
Au printemps et en été, vous trouverez des échalotes et des oignons nouveaux vendus en botte avec une partie de leur tige. Plus doux, ils sont mieux pourvus en vitamines, notamment en bêtacarotène, présent dans la tige.

• **Bien consommer.** Pour profiter de tous leurs bienfaits, pensez à les utiliser comme des légumes à part entière, farcis, confits, en quiche ou sautés. Et, si vous les tolérez bien crus, ajoutez-les chaque jour dans vos salades.

• **Bien conserver.** Les oignons et échalotes « de garde » sont des légumes mi-secs : ils sont moins riches en eau que les légumes frais et se conservent donc plus facilement, plusieurs semaines à plusieurs mois dans un endroit sec et frais.

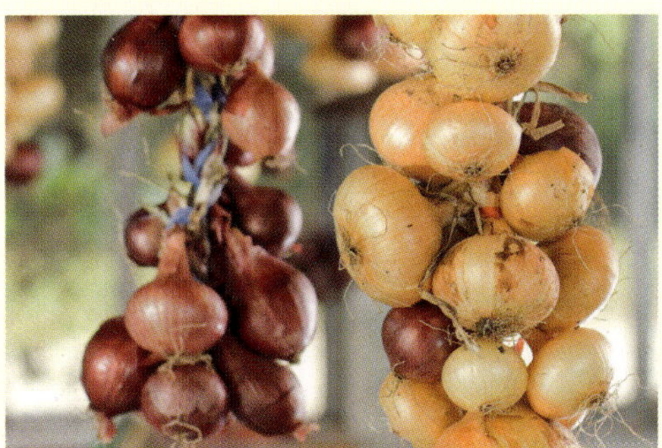

Les échalotes et les oignons, ingrédients de base de la cuisine française.

Olive

➕ **Moins calorique que les autres fruits oléagineux.**
▲ **Une teneur très élevée en sel.**

L'olive fait partie des fruits oléagineux, mais elle est beaucoup moins grasse et calorique que la noix, la noisette ou la noix de pécan. Elle renferme de la vitamine E, du fer et des antioxydants (polyphénols), mais ses qualités nutritionnelles sont à nuancer car on la consomme en saumure, c'est-à-dire avec beaucoup de sel ajouté.

Olive verte, olive noire

L'olive, d'abord de couleur verte, devient noire lorsqu'elle arrive à maturité. Tel quel, le fruit est très amer et impropre à la consommation : il doit subir un traitement dans une eau alcaline pour devenir comestible (il est « désamérisé »), puis il est plongé dans une solution à base d'eau et de sel (saumure aromatisée) qui assure une longue conservation par fermentation.

Caractéristiques nutritionnelles

• **Un apport calorique raisonnable.** Avec 125 à 130 kcal pour 100 g, l'olive est en moyenne cinq fois moins calorique que la noix et l'amande. Elle est surtout composée de lipides (la teneur en protéines et en glucides est très faible) et de fibres. Les graisses sont en majorité mono-insaturées, c'est-à-dire neutres, voire bénéfiques pour la santé cardio-vasculaire.
Attention toutefois à certaines olives noires très sèches, qui peuvent être beaucoup plus caloriques (jusqu'à 300 kcal pour 100 g) : elles contiennent moins d'eau et sont donc concentrées en matières grasses.

• **Des vitamines et des minéraux.** L'olive (plus la noire que la verte) renferme des micronutriments : sels minéraux (dont le magnésium et le fer), vitamine E et polyphénols aux propriétés antioxydantes.

• **Beaucoup de sel.** L'olive est un aliment très chargé en sel : de 890 à 1 680 mg de sodium pour 100 g, soit l'équivalent de 2,2 à 4,2 g de sel. Une dizaine d'olives vertes (30 g) représentent 1,2 g de sel, ce qui est conséquent.

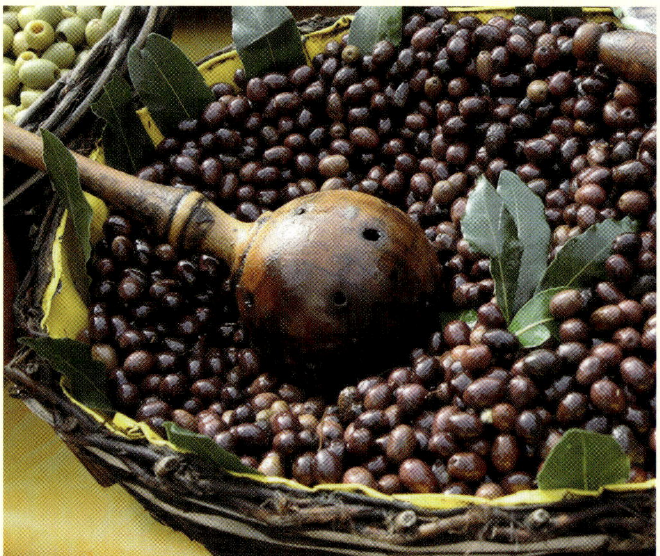

Les petites olives noires de Nice ont une AOC (appellation d'origine contrôlée).

Composition pour 100 g d'olives en saumure*

	Olives vertes	Olives noires
Calories (kcal)	125	130
Protéines (g)	1	0,9
Glucides (g)	0,5	Traces
Lipides (g)	13,2	14
Fibres (g)	5,4	12,5
Sodium (mg)	1 680	886

** Les variations sont importantes d'un produit à un autre, surtout pour les olives noires (jusqu'à 300 kcal pour 100 g).*

***Repère** Une dizaine d'olives = env. 30 g.*

CIQUAL 2008

En pratique

• **Bien acheter.** Les olives de table s'achètent en conserve ou en vrac.

• **Bien consommer.** Les amateurs apprécient surtout les noires cueillies très mûres, souvent ridées, mais ce sont les plus caloriques. Certaines variétés bénéficient d'une AOC (appellation d'origine contrôlée), comme la tanche et l'olive de Nice, toutes deux noires. Les olives se consomment à l'apéritif ou ajoutées à des salades, des pizzas, des plats de viande et de volaille.
En dépit de leur réputation d'aliments santé (surtout liée à l'huile d'olive), elles ont l'inconvénient d'être très salées : à consommer en quantité raisonnable, par conséquent.

• **Bien conserver.** Les olives en conserve se gardent de quelques mois à 1 an, dans le réfrigérateur après ouverture.

Oméga-3 et oméga-6

Les oméga-3 et les oméga-6 sont deux groupes d'acides gras polyinsaturés. Ils sont indispensables au bon fonctionnement de l'organisme, mais l'apport excessif d'oméga-6 par rapport aux oméga-3 est aujourd'hui jugé néfaste pour la santé cardio-vasculaire.

Les familles d'oméga-3 et d'oméga-6

Les oméga-3

Le chef de file des oméga-3 est l'acide alphalinolénique (ALA), qui ne peut être synthétisé par le corps humain (il est dit « essentiel »). Une fois apporté par l'alimentation, l'ALA permet de fabriquer une partie des autres acides gras de la même famille : l'acide éicosapentaénoïque (EPA) et l'acide docosahexaénoïque (DHA), deux dérivés que l'on trouve aussi directement dans l'alimentation (poissons gras).

Les oméga-6

Le chef de file des oméga-6 est l'acide linoléique, que l'homme ne peut pas synthétiser mais qui abonde dans notre alimentation (beaucoup d'huiles végétales en contiennent). Une fois assimilé, l'acide linoléique permet de fabriquer un dérivé, l'acide gammalinolénique (AGL), qui peut à son tour se transformer en acide dihomogammalinolénique (DAGL), puis en acide arachidonique (AA), ce dernier se trouvant également directement dans l'alimentation (graisse animale, lait non écrémé...).

L'équilibre entre oméga-3 et oméga-6

Ces deux familles d'acides gras sont indispensables à de nombreuses fonctions. Elles sont le point de départ de la synthèse de quantité de substances aux effets parfois antagonistes (anti-inflammatoires et inflammatoires, par exemple) mais qui, dans l'idéal, s'équilibrent pour assurer un fonctionnement optimal de nos organes.

Les besoins en oméga-3 sont de 1,5 à 2 g par jour, avec une proportion idéale de 1 g d'oméga-3 pour 5 g d'oméga-6. Les enquêtes montrent que les apports en oméga-3 sont plutôt inférieurs, alors que les oméga-6 sont trop largement consommés (huile, margarine, viande, produits laitiers...).

Le rapport oméga-6 sur oméga-3 se situe autour de 10-15 alors qu'il ne devrait pas dépasser 5. Cet excès d'oméga-6 entrave la synthèse des oméga-3, car ces deux familles d'acides gras sont en compétition dans l'organisme.

Les oméga-3 et la santé

Un apport alimentaire satisfaisant en oméga-3 a des effets positifs sur la santé cardio-vasculaire, avec une diminution des infarctus mortels et une baisse de la pression artérielle, cause majeure d'accidents vasculaires cérébraux. Il contribuerait également à la prévention du vieillissement cérébral et protégerait contre la DMLA (dégénérescence maculaire liée à l'âge), qui altère la vision de nombreux sujets âgés. Un rôle bénéfique est également évoqué dans l'arthrite, la dépression, l'hyperactivité de l'enfant, l'excès de triglycérides, les règles douloureuses et le cancer du sein.

Il est conseillé de privilégier les sources alimentaires d'oméga-3 plutôt que les compléments pour bénéficier au mieux de leurs effets protecteurs.

À noter : l'excès d'oméga-3 est susceptible de provoquer des troubles proches de l'hémophilie, ainsi qu'une baisse des réponses immunitaires et inflammatoires.

Les sources alimentaires d'oméga-3

– Les principales sources végétales d'oméga-3 (ALA) sont l'huile et les graines de lin (1,8 à 2,2 g dans une cuillerée à soupe de graines moulues), l'huile de colza (1 à 1,5 g pour une cuillerée à soupe), l'huile de noix et la noix (2 g dans six ou sept noix). L'huile de soja est assez riche en oméga-3, mais elle renferme aussi beaucoup d'oméga-6.

– Les principales sources marines d'oméga-3 (EPA, DHA) sont les poissons gras (saumon, thon, hareng, maquereau, anchois, sardine...).

– Il existe aussi de nombreux aliments enrichis en oméga-3 (margarine, produits laitiers, biscottes...), par l'ajout d'huile de colza, de graines de lin ou d'huile de poisson notamment. Tous ne sont pas intéressants : si les valeurs nutritionnelles sont détaillées, vérifiez le rapport oméga-6 sur oméga-3 (qui devrait être inférieur à 5). Ne regardez pas que la teneur en oméga-3. Le pain, par exemple, est certainement un meilleur choix pour le petit déjeuner que des biscottes enrichies en oméga-3.

– Des denrées d'origine animale (œufs, viande, produits laitiers) peuvent aussi présenter des teneurs intéressantes en oméga-3, l'enrichissement se faisant alors par le biais de l'alimentation animale.

À savoir

Les oméga-3 rancissent rapidement sous l'action de la lumière et de l'air, et sont vite dénaturés par la cuisson. C'est pourquoi les huiles de colza, de noix ou de lin sont assez fragiles et surtout destinées à l'assaisonnement.

Orange

- Excellente teneur en vitamine C.
- Renferme de nombreux antioxydants protecteurs.
- Désaltérante et légère en calories.

On connaît l'orange comme une excellente source de vitamine C, disponible tout l'hiver. Mais son intérêt nutritionnel ne s'arrête pas là : elle renferme d'autres substances protectrices ainsi que du calcium bien assimilé. Comme tous les agrumes, c'est un fruit à haute densité nutritionnelle pour un apport calorique très raisonnable.

Caractéristiques nutritionnelles

• **Un apport de sécurité en vitamine C.** Il suffit de consommer une orange par jour pour assurer 60 à 70 % de nos besoins quotidiens en vitamine C, indispensable notamment au système immunitaire. L'orange renferme également un peu de vitamine B9 (acide folique), nécessaire à la division cellulaire et au fonctionnement cérébral et nerveux.

• **Des antioxydants protecteurs.** L'orange renferme des flavonoïdes et des caroténoïdes, qui agissent en synergie avec la vitamine C pour protéger l'organisme contre les méfaits associés à l'excès de radicaux libres. Les oranges sanguines, à la pigmentation violacée, apportent aussi des anthocyanes aux propriétés équivalentes. L'orange, comme les autres agrumes, a donc probablement une action protectrice vis-à-vis des maladies dégénératives, dont les cancers et les troubles cardio-vasculaires.

• **Une bonne teneur en calcium.** Une orange fournit environ 50 mg de calcium, bien assimilé par l'organisme grâce à la présence d'acides organiques (dont l'acide citrique). Ce sont ces acides, d'ailleurs, qui sont à l'origine d'une gêne digestive chez certaines personnes.

• **Peu de calories et des fibres.** Une belle orange n'apporte que 70 kcal du fait d'une teneur relativement basse en sucres (glucides). Les fibres contenues dans la pulpe ainsi que dans la peau blanche sous l'écorce et entre les quartiers sont très bien tolérées.

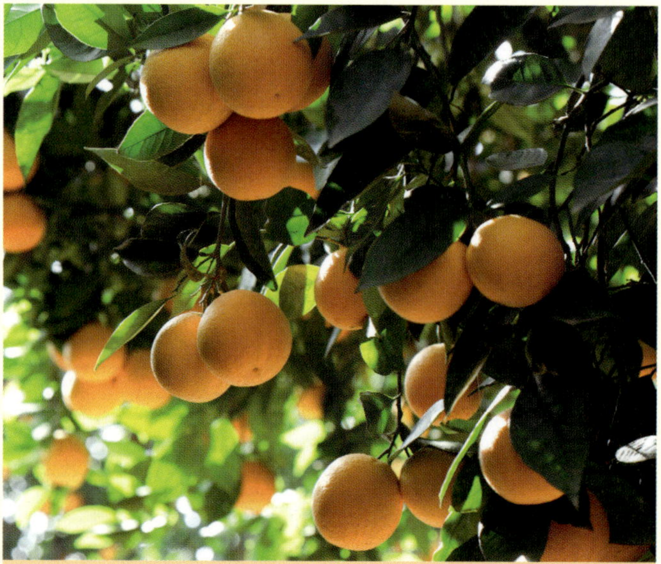

Autrefois symbole de luxe, l'orange est aujourd'hui de toutes les corbeilles de fruits.

Composition pour 100 g d'orange

Calories	43,6 kcal	Fibres	1,6 g
Protéines	1 g	Vitamine C	53 mg
Glucides	8,7 g	Calcium	33,5 mg
Lipides	0,2 g		

***Repère** 1 orange = env. 150 g.*

CIQUAL 2008

En pratique

• **Bien acheter.** Les oranges résistent bien au transport et au stockage. Vérifiez simplement que l'écorce est brillante et non desséchée. Choisissez-les selon leur destination : à jus, comme la salustiana ; ou de table, comme la navel.
Les oranges sont traitées après récolte pour éviter le développement des moisissures. Achetez des fruits « non traités après récolte » si vous souhaitez consommer le zeste.

• **Bien consommer.** L'orange pressée doit être préparée juste avant d'être bue, car la vitamine C est très rapidement détruite par l'oxygène de l'air.

• **Bien conserver.** Les oranges se conservent 1 semaine au frais ou à température ambiante s'il ne fait pas trop chaud.

Voir Jus de fruits et nectars, p. 148

Des interactions avec des médicaments

Le jus d'orange peut gêner l'absorption de nombreux médicaments et donc diminuer leur activité. Ces interactions ne sont pas toujours précisées sur les notices : renseignez-vous auprès de votre médecin si vous suivez un traitement.

Orge

- ✚ Bonne source de glucides complexes.
- ✚ Bien pourvue en minéraux et en fibres solubles.
- ▲ Contient du gluten.

L'orge est consommée depuis des milliers d'années, elle entre dans la fabrication de la bière, mais elle est rare dans nos assiettes.
Vendue en grains et en farine, cette céréale s'utilise aussi facilement que le blé, mais sa saveur est plus marquée.

Caractéristiques nutritionnelles

• **Une source de glucides complexes.** L'orge s'inscrit parfaitement dans les recommandations nutritionnelles actuelles : elle permet de renforcer la part des glucides complexes dans notre alimentation sans apporter de lipides.
Elle renferme aussi un peu de protéines, incomplètes comme celles des autres céréales.

• **Des fibres de qualité.** L'orge contient des fibres solubles spécifiques appelées bêtaglucanes, également présentes dans l'avoine, qui contribuent à stabiliser la glycémie (taux de sucre sanguin) et à prévenir les maladies cardio-vasculaires.
La présence de fibres et sa richesse en glucides complexes en font un aliment rassasiant pour un apport calorique raisonnable (122 kcal pour 100 g d'orge perlé cuit).

• **Des minéraux et d'autres micronutriments.** L'orge renferme du magnésium, du fer et du sélénium, des vitamines du groupe B ainsi que des antioxydants proches de la vitamine E, les tocotriénols.

• **Du gluten.** L'orge est déconseillée en cas d'intolérance au gluten (ou maladie cœliaque).

Composition pour 100 g d'orge perlé cuit

Calories	122 kcal	Lipides	0,5 g
Protéines	2,3 g	Fibres	2,4 g
Glucides	28 g		

Repère *Le volume des grains est multiplié par quatre environ avec la cuisson.*

En pratique

• **Bien acheter.** L'orge en grains est vendue sous deux formes : orge mondé (avec une partie de l'enveloppe cellulosique) et orge perlé (sans enveloppe cellulosique). Cette dernière forme contient moins de fibres. On trouve également de la farine (ou gruau) d'orge.

• **Bien consommer.** L'orge se prépare et s'utilise comme le blé concassé ou le riz, en accompagnement avec des légumes ou des légumineuses, ou bien en salade, aromatisée de menthe et de jus de citron, par exemple. On l'ajoute aussi à des potages, et l'orge perlé, plus doux, sert à la préparation d'entremets.

• **Bien conserver.** Stockez les boîtes de grains à l'abri de l'humidité, comme vous le faites pour le riz ou le blé. La farine d'orge a tendance à rancir : pensez à utiliser le paquet entamé dans les 2 mois qui suivent l'ouverture.

Oseille

- ✚ Concentrée en bêtacarotène.
- ✚ Teneur en minéraux particulièrement élevée.
- ✚ Faible apport calorique.
- ▲ Riche en acide oxalique.

Bien pourvue en micronutriments protecteurs, l'oseille permet d'accommoder poissons et légumes de façon légère grâce à sa saveur acidulée. Mieux vaut cependant la consommer en quantité raisonnable, comme un aromate plutôt que comme un légume, car elle est riche en acide oxalique, un composant qui favorise la survenue des calculs rénaux.

Caractéristiques nutritionnelles

• **Du bêtacarotène en abondance.** Même consommée à faible dose, comme un aromate, l'oseille apporte une quantité intéressante de bêtacarotène, un antioxydant précurseur de la vitamine A. Elle fournit aussi un peu de vitamine C.

• **Beaucoup de minéraux.** Le fer, le calcium, le magnésium et le potassium sont très concentrés dans les feuilles d'oseille.

• **De l'acide oxalique.** Comme la rhubarbe et l'épinard, l'oseille est déconseillée aux personnes prédisposées aux calculs rénaux ou urinaires ainsi qu'à la goutte en raison de sa teneur en acide oxalique. De façon générale, mieux vaut en consommer des quantités raisonnables (20 g pour une sauce, par exemple).

Composition pour 100 g d'oseille cuite

Calories	24,8 kcal	Fibres	0,7 g
Protéines	1,8 g	Bêtacarotène	2 150 µg
Glucides	2,9 g	Vitamine C	26,3 mg*
Lipides	0,6 g	Fer	2,1 mg

** 48 mg dans l'oseille crue.*
***Repère** 3 ou 4 feuilles = environ 20 g = 5 kcal.*

CIQUAL 2008

En pratique

• **Bien acheter.** L'oseille est présente du printemps à l'automne sur les étals. Choisissez une botte de feuilles bien vertes et très fraîches (non déshydratées).

• **Bien consommer.** Comptez trois ou quatre feuilles par personne pour réaliser une sauce. L'oseille peut aussi être consommée crue, mélangée à une salade verte, par exemple.

• **Bien conserver.** Placez les feuilles d'oseille dans un linge humide au réfrigérateur. Vous les garderez ainsi 2 ou 3 jours. L'oseille émincée supporte la congélation : vous pourrez l'utiliser ensuite pour les préparations cuites (potages, sauces).

Pain

+ Source de glucides complexes.
+ Apporte des protéines végétales, des minéraux et des fibres.
+ Bon pouvoir rassasiant.
▲ Beaucoup de sel ajouté.
▲ Renferme du gluten, interdit en cas de maladie cœliaque.

Le pain n'est plus la base de notre alimentation, mais il reste présent à chaque repas dans beaucoup de familles françaises. À juste titre, car c'est un aliment simple, pauvre en matières grasses, rassasiant, économique, apprécié de tous et adapté aux menus minceur.

La fabrication du pain

La recette du pain est très simple : de la farine, de l'eau, du sel et de la levure ou du levain, qu'on travaille puis qu'on laisse fermenter naturellement. Découpée en pâtons, la pâte est ensuite façonnée (baguette, boule...) et de nouveau mise à fermenter avant d'être cuite au four. La réglementation autorise l'ajout de certains additifs – très peu dans les pains dits « de tradition française ».

Outre le choix de la farine (blanche, bise ou complète, bio, de blé ou de seigle...), c'est donc surtout le savoir-faire de l'artisan boulanger qui détermine la qualité gustative du pain. La levure donne une texture plus alvéolée. L'usage de levain, mélange de farine et d'eau qu'on a laissé reposer, est une méthode ancestrale qui donne au pain une saveur plus intense, un peu acide.

Les dénominations

– Un commerce ne peut s'appeler « boulangerie » que si le pain est fabriqué (pétrissage, fermentation, cuisson) sur le lieu de vente. Les terminaux de cuisson se contentent généralement d'afficher le mot « pain » sur leur devanture.

– Le pain « maison » est pétri, façonné et cuit sur le lieu de vente.

– Le pain « de tradition française » (ou « tradition ») n'a pas été surgelé, il est préparé avec une farine qui ne contient pas d'additifs hormis, éventuellement, des farines de fève, de soja et de malt de blé, qui sont plus des adjuvants naturels facilitant la fabrication que des additifs au sens strict. En revanche, le pain courant (baguette ou pain blanc de base) et le pain de mie peuvent renfermer beaucoup plus d'additifs, dont des conservateurs dans ceux qui sont emballés.

À noter : « pain de campagne » n'est pas une dénomination, c'est plus une recette propre à chaque boulanger qui associe en général de la farine blanche et de la farine bise ou de seigle.

– Dans le pain « au levain », la fermentation est obtenue avec un mélange de levain et non par l'ajout de levure de boulanger. Cette fermentation progressive et plus longue permet d'améliorer la digestibilité de l'amidon. La plupart des pains bio sont des pains au levain.

– Le pain « bio » est fabriqué avec 95 % au moins d'ingrédients (la farine, essentiellement) issus de l'agriculture biologique.

Les différents types de pain

• **Le pain blanc, le pain bis, le pain complet.** La baguette et le pain classique sont à base de farine blanche (raffinée), le plus souvent de type 55 ou 65 (0,55 ou 0,65 g de minéraux pour 100 g). Le pain complet est fait avec de la farine complète de type 110 ou 150 : il comprend une partie du son (l'enveloppe cellulosique du grain de blé) et du germe. À mi-chemin, on trouve le pain bis ou semi-complet de type 80, plus riche en fibres et en minéraux que le pain blanc, tout en étant plus digeste et plus agréable que le pain complet. Le pain au son est généralement un pain blanc ou semi-complet enrichi en son.

• **Les mélanges de céréales.** La farine de blé tendre (froment) est la base du pain, mais la farine de seigle, également panifiable, peut être utilisée en mélange dans des proportions variables (plus de 65 % dans le pain « de » seigle et environ 10 % dans le pain « au » seigle). Les pains aux céréales sont des mélanges de farine de blé et de farine d'autres céréales (seigle, orge, maïs, avoine...) incorporant des graines variées (sésame, pavot, lin...).

• **Les pains fantaisie ou spéciaux.** Ce sont les pains aux lardons, au fromage, aux noix, aux olives, aux oignons, aux fruits secs... Certains sont riches en matières grasses et à réserver à une consommation occasionnelle.

• **Le pain de mie, le pain pour hamburger, le pain viennois.** Ils contiennent du sucre, des matières grasses (parfois hydrogénées) et des additifs, dont des conservateurs dans les pains industriels emballés.

• **Les pains « diététiques ».** Ce sont les pains sans sel ou les pains sans gluten préparés avec de la farine de riz, de sarrasin, de pois chiche, de châtaigne...

Caractéristiques nutritionnelles

• **Une excellente source de glucides complexes.** Le pain contient environ 50 % de glucides complexes. Il répond bien aux recommandations nutritionnelles actuelles, qui préconisent d'augmenter la consommation de glucides au détriment des lipides. Consommer environ 180 g de pain chaque jour (les trois quarts d'une baguette), répartis entre les trois repas (plus le goûter chez l'enfant), permet de couvrir 30 à 50 % de nos besoins en glucides, sans apport de lipides.

• **Un index glycémique très variable.** Plus l'index glycémique d'un aliment est élevé, plus la glycémie (taux de sucre dans le sang) s'élève et plus le pancréas sécrète de l'insuline. Ce mécanisme favorise à la fois les fringales quelques heures après le repas et le stockage de l'excès de glucose sous forme de graisse. L'index glycémique du pain est très variable (de 40 à 85), en fonction de sa richesse en fibres (elles réduisent l'index glycémique) mais aussi de sa durée de fermentation (plus elle est longue, plus l'index est faible). Le pain complet et le pain au levain ont théoriquement un index plus bas que celui du pain blanc. Cependant, une étude récente (qui reste à confirmer) suggère que la baguette de tradition française (à base de farine blanche) présente un index glycémique satisfaisant (57), moins élevé que celui de la baguette courante (78). À noter aussi : l'index glycémique s'abaisse lorsque les glucides sont absorbés avec des lipides ou des protéines, ce qui est presque toujours le cas avec le pain.

• **Une source d'énergie nécessaire.** La baguette fournit environ 260 kcal pour 100 g, soit 470 kcal pour une portion quotidienne de 180 g : un apport satisfaisant, notamment parce que le pain est, ou devrait être, la principale source énergétique du petit déjeuner. Compte tenu de son pouvoir rassasiant élevé, c'est aussi un aliment adapté aux menus minceur.

• **Un bon apport en protéines.** Le pain contient 8 à 9 g de protéines pour 100 g.
Ces protéines sont incomplètes car déficitaires en lysine (un des acides aminés essentiels), mais il suffit de compléter avec du lait ou des laitages pour couvrir nos besoins.

• **Une source de fibres.** Le pain blanc en contient moins que le pain complet ou au son, mais ces derniers peuvent être difficiles à digérer et ne sont pas adaptés aux enfants.
L'idéal est d'alterner ou, mieux, de choisir des pains semi-complets (bis), dont la teneur en fibres est d'environ 4 g pour 100 g.

Un pain différent : le pain azyme

Ces fines galettes croustillantes sont réalisées avec de la farine et de l'eau, mais sans sel ni levure. Elles sont utiles pour les personnes qui suivent un régime pauvre en sel, et agréables avec certains plats (crudités, houmous...).

Composition pour 100 g de pain

	Calories (kcal)	Protéines (g)	Glucides (g)	Lipides (g)	Fibres (g)
Baguette courante et baguette de tradition française	252 à 277	8,6 à 9,2	56,8 à 57,7	0,3 à 1,4	2,9 à 3,8
Pain bis (farine T80)	255	9,4	58,2	0,3	4,2
Pain complet	233 à 250	8,4 à 9,7	49,4 à 55,5	0,8 à 1,3	5,3 à 8,8
Pain ou baguette aux céréales et graines	264 à 273	9,8 à 10,9	36,5 à 52,3	3,9 à 9,3	4,9 à 5,5
Pain de mie blanc	271	7,8	48,6	4,5	2,8

Repère *Il est conseillé de consommer du pain à chaque repas : 50 à 60 g par repas pour une femme, 80 g pour un homme, plus pour ceux qui ont une activité physique soutenue.*

• **Des minéraux et des vitamines.** C'est le type de farine qui détermine la richesse du pain en sels minéraux et en oligoéléments (magnésium, potassium, calcium, fer, zinc) et en vitamines (du groupe B surtout), car ces micronutriments se trouvent surtout dans l'enveloppe et dans le germe des céréales. Un pain à base de farine semi-complète (type 80) contient ainsi deux à trois fois plus de micronutriments qu'un pain de farine blanche (type 55). L'enveloppe des grains renferme une substance à base de phosphore, l'acide phytique, qui gêne l'assimilation des minéraux lors de la digestion, mais cet acide serait en grande partie inactivé par une fermentation longue, comme c'est le cas dans le pain au levain.

• **Le sel ajouté.** Les farines sont naturellement pauvres en sodium, mais du sel est incorporé à la pâte pour améliorer la saveur du pain. Compte tenu de la fréquence de sa consommation, le pain est donc une de nos grandes sources de sel : de 500 à 700 mg de sodium pour 100 g de baguette courante, soit 1,3 à 1,8 g de sel (2,3 à 3,2 g pour une portion quotidienne de 180 g de pain). Pour mémoire : l'idéal serait de ne pas dépasser 5 à 6 g de sel par jour.

En pratique

• **Quel pain choisir ?** Le pain artisanal est en général bien meilleur que le pain industriel, sur un plan gustatif (goût, texture) comme nutritionnel.

– Le pain complet, semi-complet (plus digeste que le pain complet, mais assez rare dans les boulangeries) ou aux céréales est plus riche en fibres, en vitamines et en minéraux que le pain blanc. Mieux vaut dans ce cas choisir du pain bio pour éviter les pesticides (concentrés dans l'enveloppe du grain de blé) et opter pour un pain « au levain », dont la fermentation plus lente garantit une meilleure qualité nutritionnelle.

– Lorsqu'elle est préparée par un artisan boulanger respectant les temps de fermentation, la baguette « tradition » (qui peut s'appeler différemment selon les boulangeries) offre aussi une bonne valeur nutritionnelle. Une mie très blanche est le signe d'une fermentation rapide et de la présence d'additifs : le pain manque alors de saveur et rassit dans la journée. Un bon pain a une mie crème, des alvéoles irrégulières, une croûte assez épaisse et croustillante. Il se conserve au moins jusqu'au lendemain.

– Le pain de mie et les pains fantaisie sont à consommer de façon plus occasionnelle.

• **Bien conserver.** Le pain frais se conserve 24 à 48 heures emballé dans un sachet, un peu plus longtemps s'il s'agit de pain au levain.

Il se congèle assez bien : faites-le ensuite chauffer dans un grille-pain ou au four, mais pas au micro-ondes, qui ramollit la croûte.

Faire soi-même son pain : pourquoi pas ?

Les machines à pain permettent de réaliser assez facilement du pain en quelques heures, en choisissant le type de farine et en modérant l'ajout de sel. Néanmoins, la plupart des gens utilisent des mélanges prédosés, qui contiennent parfois des additifs, de la matière grasse, du sucre et autant de sel que dans les pains de boulangerie.

Le résultat est finalement proche de la composition du pain de mie industriel, pour une saveur et un croustillant qui n'égalent pas ceux de la baguette du boulanger.

Pain grillé

voir Biscotte, p. 47

Pamplemousse

- ✪ Léger en calories.
- ✪ Source de vitamine C.
- ✪ Contient des antioxydants protecteurs.
- ▲ Incompatible avec la prise de certains médicaments.

Le « pamplemousse » que nous consommons aujourd'hui est en réalité un « pomélo » ou « pomelo », hybride plus sucré, plus juteux et moins amer que le vrai pamplemousse.

C'est un fruit peu calorique et très bien pourvu en micronutriments bénéfiques, à consommer très régulièrement (sauf en cas de problème d'interaction médicamenteuse).

Caractéristiques nutritionnelles

• **De la vitamine C et des antioxydants.** Le pamplemousse est une bonne source de vitamine C, même si sa teneur est un peu inférieure à celle de l'orange (41 mg pour 100 g, contre 53 mg pour l'orange). Les effets bénéfiques de cette vitamine sont renforcés par la présence de nombreux composés protecteurs : flavonoïdes, limonoïdes (qui donnent la saveur amère) et caroténoïdes (bêta-carotène, lycopène dans les variétés à chair rose).

Grâce à son pouvoir antioxydant élevé, le pamplemousse contribue donc à la prévention des maladies du vieillissement.

• **Léger en sucre et en calories.** L'apport énergétique du pomélo est comparable à celui du melon, autre fruit que l'on peut consommer en entrée : il est peu sucré (moins de 6 g pour 100 g) et apporte environ 33 kcal pour 100 g (un demi-pamplemousse). Attention cependant à l'ajout de sucre, surtout pour les variétés jaunes, plus acides et parfois un peu amères.

• **Des minéraux en quantité intéressante.** Comme tous les agrumes, le pomélo est bien pourvu en potassium et, secondairement, en calcium. Cet apport minéral lui confère des vertus alcalinisantes, ce qui signifie qu'il contribue à neutraliser l'excès d'acidité sanguine. Cette qualité en fait notamment un bon allié lors de la phase de récupération chez les sportifs.

• **Attention aux interactions médicamenteuses.** Le pamplemousse (entier ou en jus) interfère avec de nombreux médicaments. Il peut augmenter l'activité du médicament (c'est le cas avec certains hypocholestérolémiants) et donc ses effets indésirables ou, au contraire, diminuer son efficacité (antihypertenseurs, antibiotiques...). Lisez la notice et posez la question à votre médecin, car toutes les interactions ne sont pas précisées.

Composition pour 100 g de pamplemousse ou pomélo

Calories	32,7 kcal	Fibres	1,2 g
Protéines	0,8 g	Bêtacarotène	284 µg
Glucides	5,9 g	Vitamine C	41 mg
Lipides	0,2 g		

Repère *1/2 pamplemousse = env. 100 g net.*

CIQUAL 2008

En pratique

• **Bien acheter.** Le pomélo est présent tout au long de l'année sur les marchés, avec un pic de production au printemps. Il provient surtout d'Israël et de Floride. Un pomélo juteux est lourd, il est donc important de le soupeser. Sa peau, jaune ou rosée, doit être lisse et brillante.

• **Bien consommer.** Une fois qu'il est coupé ou pressé, il est impératif de le déguster rapidement car la vitamine C, fragile, est rapidement détruite par l'oxygène de l'air.

• **Bien conserver.** La peau épaisse protège les micronutriments : les teneurs en vitamines sont donc assez stables après la cueillette. Conservez les pomélos au frais pour éviter qu'ils ne se déshydratent et consommez-les dans la semaine. Tous les agrumes sont traités après récolte pour éviter l'apparition de moisissures : si vous souhaitez consommer le zeste, choisissez des fruits étiquetés « sans traitement après récolte ».

Panais

- ✚ Concentré en minéraux.
- ✚ Fournit des fibres.
- ▲ Un index glycémique élevé.

Ce légume ancien à la saveur délicate revient à la mode depuis quelques années. Son profil nutritionnel est proche de celui des autres légumes-racines (carottes, navets...), avec notamment une bonne concentration en minéraux.

Caractéristiques nutritionnelles

• **Un apport calorique raisonnable.** Le panais apporte 57 à 73 kcal pour 100 g, et il est souvent associé à des légumes peu caloriques, comme la carotte, le navet ou le poireau, dans des bouillons, potages ou pot-au-feu. Son index glycémique est en revanche élevé (plus de 85), mais l'effet sur la glycémie (hausse rapide du taux de glucose sanguin) est à relativiser : le panais est souvent consommé en faible quantité et mélangé à d'autres aliments qui ralentissent son assimilation.

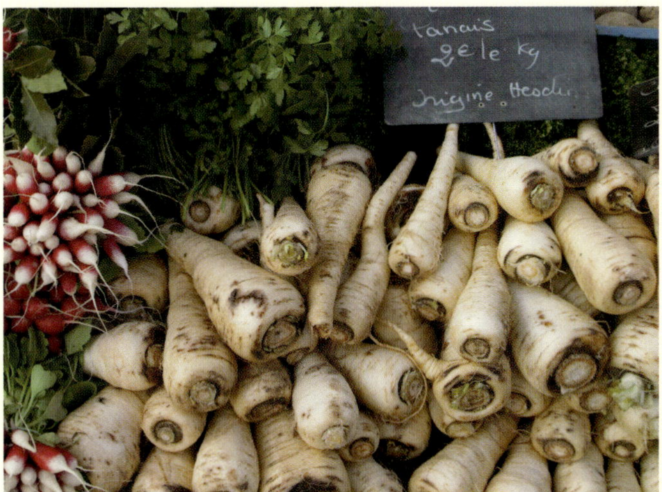

Le panais est un légume d'hiver, à essayer dans un pot-au-feu, par exemple.

• **Un bonne densité minérale.** Les racines ont tendance à concentrer les minéraux et oligo-éléments. Le panais ne fait pas exception. Il renferme un large éventail de minéraux (potassium, magnésium, manganèse, fer...) et sa richesse particulière en potassium favorise le travail d'élimination des reins (effet diurétique). C'est également une bonne source de vitamine B9 (acide folique).

• **Un apport de fibres.** Le panais fournit des fibres (plus que la pomme de terre) qui facilitent le transit intestinal et aident à lutter contre la constipation.

Composition pour 100 g de panais cru

Calories	57 à 73 kcal	Lipides	0,3 à 0,4 g
Protéines	1,3 g	Fibres	2 à 3 g
Glucides	12 à 16 g		

En pratique

• **Bien acheter.** Le panais est une racine allongée de couleur crème, disponible en automne et en hiver uniquement. Ne le choisissez pas trop gros, vérifiez qu'il est assez dense et de couleur uniforme, sans taches ni blessures.

• **Bien consommer.** Le panais se cuisine comme la carotte : cuit à la vapeur et assaisonné de beurre frais et de persil, à l'étouffée, en pot-au-feu ou en purée. Il se mange rarement cru.

• **Bien conserver.** Conservez-le dans le bas du réfrigérateur, et consommez-le dans la semaine pour éviter qu'il ne perde son parfum délicat.

Papaye

+ Légère en calories.
+ Bien pourvue en vitamine C et en caroténoïdes.
▲ Un allergène possible.

Moins consommée que d'autres fruits exotiques comme l'ananas ou la mangue, la papaye se distingue par sa richesse en vitamine C (supérieure à celle de l'orange) et en caroténoïdes aux propriétés antioxydantes.

Caractéristiques nutritionnelles

• **Un bon apport en vitamines.** La papaye est particulièrement riche en vitamine C : 62 mg pour 100 g (53 mg pour l'orange). Sa pulpe orange est bien pourvue en antioxydants de la famille des caroténoïdes (bêtacarotène ou provitamine A, lycopène). Elle renferme aussi du potassium et des vitamines du groupe B.

• **Peu de calories.** La papaye n'est pas très sucrée (moins de 7 % de glucides), elle est légère en calories et fournit des fibres bien digérées.

• **Une enzyme originale.** Les feuilles de papayer et le latex des fruits (entre l'écorce et la pulpe) renferment une enzyme, la papaïne, capable de décomposer les protéines et d'en faciliter la digestion. La pulpe en contient un peu, ce qui explique qu'on l'utilise dans les marinades de viande.

• **Des risques d'allergie.** La papaye est un allergène possible, comme tous les fruits exotiques, avec un risque d'allergie croisée au latex.

Composition pour 100 g de papaye

Calories	31,4 kcal	Fibres	2 g
Protéines	0,7 g	Bêtacarotène	256 µg
Glucides	6,7 g	Vitamine C	61,8 mg
Lipides	0,2 g		

CIQUAL 2008

En pratique

• **Bien acheter.** La papaye est cultivée en zone tropicale. On la trouve tout au long de l'année chez certains commerçants, mais c'est un fruit fragile qui voyage difficilement. Toutes les tailles sont possibles, de quelques centaines de grammes à plusieurs kilos. À maturité, la chair est tendre comme celle d'une pêche et la peau est orange. La papaye dégage un parfum particulier qui n'est pas toujours très agréable, même à bonne maturité.

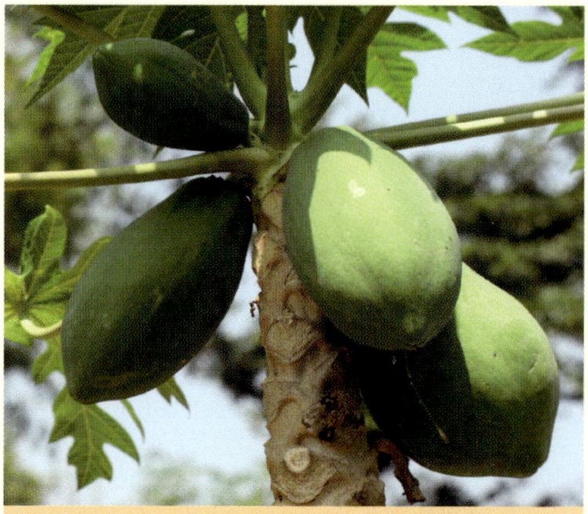

La papaye encore verte se consomme comme un légume et s'ajoute aux salades.

• **Bien consommer.** Pour la déguster, il suffit de l'ouvrir et d'ôter les graines. On peut la mixer avec d'autres fruits (mangue ou orange, par exemple) pour réaliser des smoothies. Peu acidulée, elle ne nécessite pas d'ajout de sucre. Dans une sauce ou mélangée à des légumes, elle se marie bien avec les viandes blanches et le poisson.

• **Bien conserver.** Conservez-la quelques jours au réfrigérateur si vous l'avez achetée tendre ou laissez-la mûrir à température ambiante. Une fois entamée, couvrez-la de film étirable et placez-la au réfrigérateur, 48 heures maximum.

Pastèque

- **Légère en calories et très désaltérante.**
- **Apporte un peu de vitamine C et des caroténoïdes.**

Fruit typique du plein été, la pastèque est peu calorique car très riche en eau. C'est d'ailleurs son principal atout : consommée bien fraîche, elle désaltère très agréablement.

Caractéristiques nutritionnelles

• **Légère et hydratante.** La pastèque se place parmi les fruits les moins sucrés et les moins caloriques. Son principal atout est son effet désaltérant, une qualité utile en période de forte chaleur pour ceux qui ont du mal à boire de l'eau. Mais attention : une tranche moyenne (150 g) ne représente finalement que 130 ml d'eau, soit un demi-verre, et 45 kcal, contre aucune dans l'eau.

• **Des micronutriments protecteurs.** Elle contient un peu de vitamine C et des caroténoïdes antioxydants (bêtacarotène et lycopène), mais les teneurs sont inférieures à celles du melon, qui appartient à la même famille des cucurbitacées.

Composition pour 100 g de pastèque

Calories	31,3 kcal	Fibres	0,4 g
Protéines	0,6 g	Eau	90,9 g
Glucides	6,7 g	Bêtacarotène	162 µg
Lipides	0,1 g	Vitamine C	9,7 mg

CIQUAL 2008

En pratique

• **Bien acheter.** La pastèque est présente de mai à septembre. Elle est meilleure en plein été, avec une chair bien colorée, sucrée et parfumée. Elle doit être lourde, avec une écorce vert foncé. Elle est parfois vendue en moitié ou en quart, des formats pratiques si l'on est peu nombreux. Les nouvelles variétés sans graines sont plus agréables et plus faciles à manger.

• **Bien conserver.** Entière, la pastèque se conserve sans problème 1 semaine dans un lieu frais. Une fois qu'elle est entamée, couvrez-la de film étirable et consommez-la rapidement.

Patate douce

- **Présente une bonne teneur en glucides complexes.**
- **Riche en bêtacarotène.**
- ▲ **Plus calorique que les autres légumes.**

On confond souvent igname et patate douce, et on les considère à tort comme des variétés de pomme de terre. Il s'agit là de trois tubercules (organes de réserve souterrains de la plante) distincts, qui ont en commun leur richesse en glucides complexes et des apprêts culinaires assez proches. La patate douce se distingue par son goût nettement sucré et par sa richesse exceptionnelle en bêtacarotène (surtout dans les variétés à chair orangée).

Caractéristiques nutritionnelles

• **Un apport glucidique élevé.** La teneur en glucides varie selon le type de patate douce et son degré de maturité : de 13 à 25 g, d'où des écarts

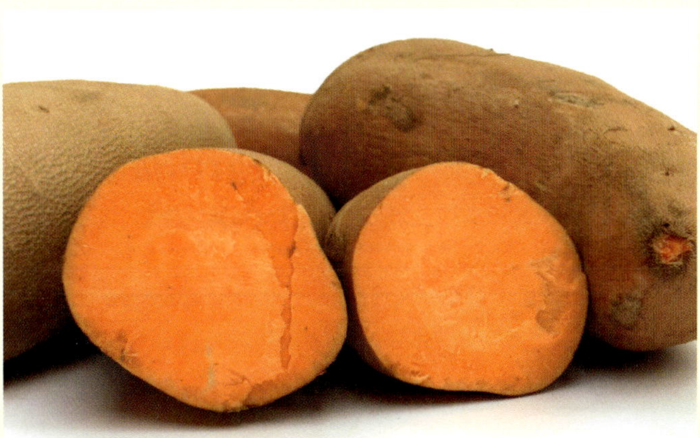

La patate douce est une merveille pour ceux qui aiment les plats sucrés-salés.

caloriques de 50 kcal pour 100 g (60 à 110 kcal, 80 kcal pour la pomme de terre). Inférieur à celui de la pomme de terre, l'index glycémique des patates douces est plutôt modéré (50 à 60), ce qui est un atout pour les diabétiques.

• **Un taux record de bêtacarotène.** La patate douce, surtout à chair orangée, est particulièrement riche en bêtacarotène, qui est à la fois un précurseur de la vitamine A et un antioxydant : 100 g fournissent plus de 10 mg de bêtacarotène (7 mg dans la carotte). Ce féculent renferme aussi un peu de vitamine C, du potassium, du magnésium et d'autres micronutriments qui diffèrent selon les variétés (anthocyanes dans les « patates betteraves » de couleur violette, par exemple).

Composition pour 100 g de patate douce cuite

Calories	60 à 110 kcal	Fibres	2,9 g
Protéines	1,7 à 2 g	Bêtacarotène	10 476 µg
Glucides	13 à 25 g	Vitamine C	16 mg
Lipides	0,1 à 0,3 g		

En pratique

• **Bien acheter.** On trouve des patates douces tout au long de l'année en provenance d'Amérique du Sud ou d'Asie. Le tubercule doit être dur et lourd, avec une peau lisse.

• **Bien consommer.** La patate douce se prépare comme une pomme de terre : cuite à la vapeur, à l'eau ou au four, en purée, en gratin ou avec un peu de beurre fondu. Sa saveur sucrée se marie bien avec les plats épicés, le boudin noir et les viandes blanches. On la cuisine aussi en dessert dans des gâteaux ou des tartes.

• **Bien conserver.** Les patates douces se conservent 1 semaine au frais et au sec.

Pâte à tartiner au chocolat

⊕ Encourage les enfants à prendre un petit déjeuner.
▲ Très calorique.
▲ Riche en graisses et en sucre.

Un aliment plaisir indéniable pour les enfants, mais aussi pour beaucoup d'adultes, qui replongent volontiers leur cuillère dans le pot.

La version la plus répandue et la plus appréciée est la pâte au chocolat et aux noisettes, bien utile pour pousser les enfants à manger des tartines au petit déjeuner. Attention cependant aux excès : pour ceux qui ne peuvent pas résister à leurs pulsions gourmandes, la seule solution est sans doute de ne pas en acheter.

Caractéristiques nutritionnelles

• **Un apport énergétique élevé.** Composée pour l'essentiel de matières grasses et de sucre, la pâte à tartiner ne contient que très peu d'eau (0,9 g pour 100 g) et est donc particulièrement concentrée en calories. Une cuillerée à soupe apporte 100 à 160 kcal. Et la note calorique peut grimper très vite si la pâte sert à tartiner ou à garnir des brioches, des crêpes ou des gaufres.

Un petit déjeuner ou un goûter formé de 70 g de pain au lait (deux petits pains au lait du commerce) et de 60 g de pâte à tartiner représente plus de 600 kcal, dont 49 % fournies par les lipides et 23 % par le sucre (les recommandations générales, pour l'ensemble de la ration quotidienne, sont de 30-35 % maximum pour les lipides et moins de 10 % pour les sucres).

• **Des lipides de mauvaise qualité.** La pâte à tartiner au chocolat est composée à 30 % environ de matières grasses, dont une partie sous forme de graisses végétales hydrogénées qui permettent au produit de garder sa consistance onctueuse. Ces graisses végétales sont particulièrement mauvaises pour la santé cardio-vasculaire.

• **Un apport en sucre important.** L'autre grand composant est le sucre (55 % du poids) : 100 g de pâte à tartiner représente l'équivalent de dix morceaux de sucre (5,5 g par morceau) et une cuillerée à soupe correspond à deux ou trois sucres.

• **Un faible apport en micronutriments utiles.** Même si l'étiquette indique la présence de lait ou de fruits oléagineux (noisettes), ces ingrédients « nobles » sont noyés dans une masse de sucre et de graisse qui nuance considérablement leur intérêt nutritionnel.

Composition pour 100 g de pâte à tartiner chocolatée aux noisettes

Calories	530 kcal	Lipides	31 g
Protéines	6,8 g	Calcium	95 mg
Glucides	56 g*		

** Plus de 55 g pour le sucre et moins de 1 g pour l'amidon.*

Repère *1 cuil. à soupe de pâte à tartiner = 20 à 30 g = 100 à 160 kcal.*

En pratique

– L'achat de pâte à tartiner doit être occasionnel : un pot par mois ou un pot lors des vacances scolaires, par exemple, en choisissant le petit format.
– Ne placez pas le pot au réfrigérateur, car le mélange durcit.

Pâtes

- ⊕ **Une source de glucides complexes.**
- ⊕ **Un index glycémique bas.**
- ⊕ **Un apport calorique raisonnable.**
- ▲ **Grasses et caloriques avec des assaisonnements trop riches.**

Composées de farine de blé et d'eau, les pâtes sont des aliments sains et simples. Riches en glucides complexes, bonne source de protéines végétales et de fibres, elles s'inscrivent parfaitement dans une alimentation équilibrée.
Leur apport énergétique est modéré, à condition de les assaisonner légèrement.

Les types de pâtes

• **Les pâtes sèches.** Elles sont composées d'un mélange de blé écrasé en fine semoule et d'eau. Ce mélange forme une pâte épaisse qui est mise en forme et découpée. Les pâtes sont ensuite séchées et emballées pour se conserver plusieurs mois. On utilise un blé « dur », qui donne une bonne tenue à la cuisson. Les fabricants peuvent ajouter des œufs ou divers légumes (tomate, épinards...).

De goût neutre, simples à préparer et nourrissantes, les pâtes font l'unanimité, quelles que soient leur forme et leur couleur.

• **Les pâtes fraîches.** Elles sont généralement préparées avec une farine de blé tendre (celle qui sert à faire le pain) à laquelle on ajoute des œufs. Elles ont subi une pasteurisation (traitement thermique), ce qui les différencie des véritables pâtes fraîches artisanales vendues dans les magasins spécialisés italiens. Leur cuisson est rapide (2 à 5 minutes) et elles se conservent environ 3 semaines au réfrigérateur.
Les raviolis frais peuvent être farcis de viande, de jambon, de légumes ou de fromage. Ils sont souvent jugés meilleurs que leurs équivalents en conserve. Cependant, comme pour les boîtes, leur intérêt nutritionnel dépend de la qualité de la farce (choix de la viande, ajout de sel, d'additifs ou d'ingrédients peu intéressants comme la chapelure ou la farine...) et de son importance par rapport aux pâtes elles-mêmes – on déplore souvent des garnitures réduites et des pâtes trop épaisses. À noter : les valeurs nutritionnelles données sur l'étiquetage des pâtes fraîches sont calculées avant cuisson. Pour avoir une idée des teneurs après cuisson (et pouvoir comparer avec des conserves, par exemple), il faut approximativement diviser les chiffres par trois.
• **Les pâtes de riz, de sarrasin, de quinoa...** Toutes les farines peuvent être utilisées pour la fabrication des pâtes. Leur saveur et leur tenue à la cuisson sont différentes de celles des pâtes traditionnelles, mais leur valeur nutritionnelle est assez comparable. À noter : les pâtes de riz, de sarrasin et de quinoa sont sans gluten.

Les nouilles asiatiques

Vermicelles de riz ou de soja, nouilles japonaises au sarrasin, etc., ces pâtes à cuisson rapide doivent être accommodées de légumes, de viande sautée et de sauce soja, car elles sont plus fades que les pâtes de blé. Digestes et dépourvues de gluten (à l'exception des nouilles de blé chinoises), elles sont une bonne alternative aux pâtes habituelles.

Caractéristiques nutritionnelles

• **Un bon apport en glucides complexes.** Les pâtes cuites contiennent en moyenne 20 g de glucides pour 100 g. Ces glucides, dont l'index glycémique est bas (lorsque les pâtes sont cuites « al dente »), sont intéressants pour réguler la glycémie (taux de sucre dans le sang) après le repas et favoriser une bonne utilisation de l'énergie par les cellules. C'est la raison pour laquelle les sportifs se nourrissent essentiellement de pâtes dans les heures qui précèdent une épreuve.
• **Un apport calorique modéré.** Quasiment dépourvues de lipides, les pâtes sont peu caloriques : une assiette de pâtes (200 g) représente 230 kcal. Mais l'assaisonnement, souvent très gras

Composition pour 100 g de pâtes cuites

	Calories (kcal)	Protéines (g)	Glucides (g)	Lipides (g)
Pâtes	116	4	23,5	0,6
Pâtes aux œufs	112	5,8	17,9	1,7
Pâtes complètes	94	5,2	15,8	0,9
Raviolis à la viande, sauce tomate	148	4,5	24,5	3,6

Repère *– 1 portion = 200 g de pâtes cuites = 70 à 80 g de pâtes crues.*
– 1 portion de raviolis servie en plat complet = 300 à 350 g.

CIQUAL 2008

(pâtes à la carbonara, à la crème, au fromage...), peut facilement doubler l'apport énergétique du plat. Les préparations du commerce (raviolis, spaghettis bolognaise, tortellinis, cannellonis...) ne sont pas plus caloriques que les pâtes assaisonnées à la maison. Dans les raviolis, la farce peut même abaisser l'apport énergétique de l'ensemble, avec des teneurs inférieures à 100 kcal pour 100 g. Vérifiez malgré tout l'étiquetage, car il existe des écarts importants : privilégiez les produits à moins de 150 kcal et 6 g de lipides pour 100 g. Assurez-vous aussi que le taux de protéines est supérieur au taux de lipides (mais c'est souvent le cas dans les plats de pâtes cuisinés).

• **Des protéines et des fibres.** Les pâtes contiennent une proportion intéressante de protéines végétales (8 à 10 g par portion) et une quantité non négligeable de fibres. Celles qui sont fabriquées à partir de farine complète, de farine de sarrasin ou de farine de châtaigne sont les mieux pourvues en fibres.

En pratique

• **La cuisson « al dente ».** Le degré de cuisson peut modifier l'index glycémique (IG) des pâtes, et donc leur capacité à augmenter la glycémie. Pour qu'elles gardent un IG bas (moins de 40), les pâtes doivent être cuites à grande eau, à feu très vif et « al dente », encore un peu fermes sous la dent. Des pâtes collantes et cuites dans très peu d'eau ont un IG plus élevé (plus de 50).

• **Des sauces et accompagnements légers.** Optez pour un coulis de tomates, des légumes sautés (champignons, courgettes, poivrons...) ou une sauce à base de viande (bœuf haché, jambon) ou de poisson (saumon, thon). Le fromage augmente fortement l'apport calorique : ne dépassez pas 10 à 20 g par personne. Les pâtes accompagnées ou farcies de viande ou de fromage constituent un plat principal à elles seules, à compléter simplement par des crudités ou une salade.

Pâtés et terrines

- ⊕ Source de protéines animales.
- ⊕ Source de minéraux (fer notamment) et de vitamines A et B.
- ▲ Chargés en graisses, très caloriques.
- ▲ Souvent très salés.
- ▲ Peuvent renfermer beaucoup d'additifs.
- ▲ Sont très altérables.

Les pâtés, terrines et galantines accompagnent aussi bien les menus festifs que les repas pris sur le pouce... Ces spécialités variées et goûteuses ont des présentations et des compositions très diverses. Mais leur richesse en graisses, en calories et en sel oblige à limiter leur consommation.

Les différentes préparations

• **Les pâtés et terrines (de campagne, de volaille, de foie...).** Ce sont des préparations à base de viande plus ou moins grossièrement hachée, renfermant parfois une farce de porc ou de foie. Selon les recettes sont ajoutés : du sel, du sucre, des aromates et des épices, du vin ou d'autres alcools, des additifs tels que nitrates ou nitrites, acides organiques, gélifiants, épaississants, colorants, exhausteurs de goût.
Le pâté en croûte est un pâté (ou une galantine) cuit dans une pâte brisée ou feuilletée.

• **Les mousses et crèmes (de volaille, de foie...).** Elles sont proches des pâtés, mais de texture très

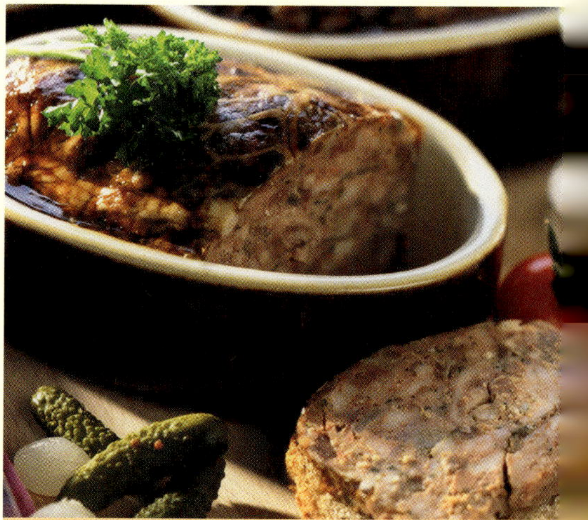

Autorisez-vous de temps en temps un bon pâté accompagné de cornichons et de pain frais.

fine (elles peuvent être tartinées), avec généralement une assez forte proportion de foie de porc ou de volaille.

• **Les galantines et ballottines.** Elles sont confectionnées avec des morceaux maigres de porc, de lapin, de volaille, de gibier..., et renferment une farce réalisée avec le foie de ces animaux. Les charcutiers les présentent enrobées de barde ou de gélatine. Divers ingrédients peuvent être ajoutés : lait, œufs, épices, épaississants...

• **Les rillettes.** Particulièrement grasses (plus de 40 % de lipides !), elles sont obtenues en faisant cuire dans leur propre graisse (ou dans de la graisse de porc) de la viande de porc, de lapin, d'oie ou de canard. On y ajoute parfois du sel nitrité, des épices et des aromates.

Caractéristiques nutritionnelles

• **Un apport de protéines, de fer et de vitamines.** Dans un repas, une portion de pâté ou de terrine (50 g) constitue un complément protéique non négligeable, de l'ordre de 6 à 8 g. Ces protéines sont accompagnées de vitamines du groupe B, ainsi que de vitamine A et de fer (surtout pour les charcuteries à base de foie).

Si vous prévoyez du pâté en entrée, réduisez éventuellement la quantité de viande ou de poisson servie en plat principal.

• **Un surplus de graisses, de calories et de sel.** L'apport calorique est essentiellement composé de graisses, et ces charcuteries sont riches en sel : deux composants que les nutritionnistes recommandent de réduire ! Une portion de pâté ou de rillettes (50 g) ajoute 10 à 20 g de lipides au repas, 170 à 215 kcal (voire plus) et l'équivalent de 1 g de sel ou plus. Il est donc préférable de ne consommer ces charcuteries qu'occasionnellement, voire très exceptionnellement en cas de surpoids, d'hypertension ou de diabète de type 2.

• **Des additifs parfois très nombreux.** Ils sont toujours précisés sur le conditionnement des charcuteries préemballées, et on s'aperçoit alors qu'ils peuvent être abondants : nitrates et nitrites, colorants, exhausteurs de goût, gélifiants...

Mais on ne peut les identifier quand on achète des pâtés « à la coupe » : faute de pouvoir s'informer, les personnes allergiques à des additifs autorisés dans les charcuteries (le rouge de cochenille, E120, par exemple) doivent s'abstenir d'en acheter sous cette forme.

• **Des risques sanitaires.** Les pâtés et autres préparations du même type sont des aliments très altérables, dont la durée de vie est limitée. Les risques sont majorés quand ils sont proposés « à la coupe », des contaminations pouvant survenir si toutes les mesures d'hygiène ne sont pas rigoureusement suivies.

Il est donc essentiel de prendre un maximum de précautions, au moment de l'achat et chez soi, pour assurer une qualité sanitaire satisfaisante et limiter le risque de toxi-infection alimentaire. On conseille d'ailleurs aux personnes fragiles (femmes enceintes, personnes immunodéficientes ou atteintes par le VIH...) de ne pas consommer de charcuteries à la coupe.

En pratique

• **Bien acheter.** Lisez bien l'étiquette des charcuteries préemballées et optez pour des produits contenant le moins d'additifs possible.

Si vous achetez à la coupe, assurez-vous que les règles d'hygiène sont respectées dans le magasin (produits maintenus dans un rayon réfrigéré, manipulations avec des instruments ne servant qu'à un type de charcuterie, etc.).

Veillez à ne pas rompre la chaîne du froid après l'achat : la durée de transport doit être courte ; sinon, utilisez un sac isotherme.

Composition pour 100 g de quelques produits de charcuterie

	Calories (kcal)	Protéines (g)	Glucides (g)	Lipides (g)	Fer (mg)	Sodium (mg)	Équivalent en sel (g)
Mousse de foie	323	11,8	3,6	29	4,4	810	2
Pâté de campagne	336	15,8	1,6	29,6	5,5	670	1,7
Pâté de foie de volaille	278	11,9	6	22,9	9,2	386	1
Pâté en croûte	249	11,7	11	17,6	1,1	646	1,6
Rillettes pur porc	429	15,3	0,1	40,8	0,9	465	1,2
Terrine de canard	338	14,8	4,5	29	6	865	2,2

Repère *– 1 portion de pâté ou de rillettes = 40 à 50 g.*
– 1 tranche de galantine ou de pâté en croûte = 80 à 120 g.

CIQUAL 2008

• **Bien conserver.** Placez les pâtés, terrines et autres charcuteries de ce type dans la zone la plus froide du réfrigérateur, entre 0 et 4 °C. Respectez impérativement la DLC (date limite de consommation) indiquée sur les produits préemballés. La charcuterie détaillée à la coupe doit être consommée dans les 24 à 48 heures, de même que les produits préemballés (y compris les rillettes) dont le conditionnement a été ouvert.

Pâtisseries

- ⊕ **Des aliments plaisir savoureux.**
- ⊕ **Source de fibres et de minéraux si elles sont bien garnies de fruits.**
- ▲ **Riches en sucre et en graisses saturées.**
- ▲ **En général très caloriques.**

La pâtisserie a perdu son statut de « dessert du dimanche » ou de mets d'exception pour les repas de fête. Proposée chez les pâtissiers et les boulangers, mais aussi dans les grandes surfaces, elle s'est banalisée et on en mange beaucoup plus souvent qu'autrefois. C'est pourtant un aliment très calorique, sucré et gras, dont la consommation devrait rester occasionnelle.

Une grande diversité

La pâtisserie est traditionnellement réalisée à partir de farine, de sucre, d'œufs et de beurre, additionnés, selon le cas, de levure, de chocolat, de fruits frais ou secs. Les recettes sont devenues beaucoup plus complexes aujourd'hui : on la confectionne de moins en moins chez soi, et les pâtissiers artisanaux ou les industriels utilisent souvent d'autres ingrédients, notamment des additifs tels que gélifiants, émulsifiants, arômes divers, correcteurs d'acidité, etc. Si les pâtisseries vendues conditionnées (au rayon frais ou surgelés) doivent afficher la liste de leurs constituants, il n'en est pas de même des fabrications artisanales, pour lesquelles on peut tout juste savoir s'il s'agit de produits « pur beurre » (dans lesquels seul ce corps gras est employé).

La gamme des pâtisseries est très vaste. On distingue ainsi :

– les gâteaux à pâte levée, type quatre-quarts, cake, génoise, biscuit de Savoie, plus ou moins riches en matières grasses et assez rassasiants car bien pourvus en amidon ;

– les tartes et tartelettes, d'autant moins caloriques qu'elles sont bien garnies en fruits, peu sucrées et dépourvues de crème ;

– les pâtisseries à la crème, qui peuvent être à la crème pâtissière (chou, éclair, millefeuille...), à la crème Chantilly (baba, forêt-noire, saint-honoré...) ou à la crème au beurre, la plus grasse et la plus calorique (bûche, opéra, moka...) ;

– les spécialités aux fruits (crumble, mousse, bavarois et autres « miroirs »), qu'on imagine parfois plus légères alors que ce n'est pas toujours le cas.

Caractéristiques nutritionnelles

• **Des glucides en quantité.** Ils représentent entre le tiers et la moitié des constituants nutritionnels des pâtisseries.

Ils se répartissent entre sucres et glucides complexes (amidon) apportés par la farine. Ces derniers sont bien sûr plus abondants dans les gâteaux traditionnels à pâte levée (type gâteau de Savoie ou quatre-quarts) et dans les tartes.

• **Des graisses saturées.** Les lipides sont majoritairement saturés (néfastes pour le cœur et les vaisseaux), qu'on ait utilisé du beurre ou des graisses végétales de type huile de palme ou de coprah. De plus, les pâtisseries industrielles peuvent contenir une quantité non négligeable d'acides gras « trans » (issus d'huiles hydrogénées), qui présentent autant, voire davantage d'inconvénients que les graisses saturées.

La teneur en lipides est généralement élevée (10 à 15 g par portion), avec des écarts notables : 6,5 g dans une part de gâteau de Savoie ou de charlotte aux fruits, mais plus de 20 g dans une part de gâteau ou de moelleux au chocolat !

• **Beaucoup de calories.** L'apport énergétique est directement lié à la teneur de la pâtisserie en glucides (sucre et amidon) et, surtout, en lipides (graisses) : dans des pâtisseries comme le macaron, le moelleux au chocolat, le chou à la crème ou le moka, les lipides représentent plus de la moitié de l'apport énergétique total, ce qui est considérable. Même s'il est difficile de déterminer une valeur moyenne, on peut considérer qu'une pâtisserie fournit en général 200 à 300 kcal, mais jusqu'à 500 kcal pour les recettes les plus riches et les portions les plus généreuses ! Cependant, pour une même pâtisserie, les apports caloriques et nutritionnels peuvent varier considérablement.

– Selon la recette suivie : pour une tarte aux pommes, par exemple, on peut utiliser une pâte brisée ou feuilletée (plus grasse), mettre une couche

Composition de quelques pâtisseries

	Calories (kcal) pour 100 g	Calories (kcal) par unité*	Protéines (g) pour 100 g	Glucides (g) pour 100 g	Lipides (g) pour 100 g
Baba au rhum	250	200 à 250 (80 à 100 g)	3,2	29	13,5
Cake aux fruits	407	160 à 245 (40 à 60 g)	6,	61	22
Charlotte aux fruits	191	155 à 190 (80 à 100 g)	5,2	28	6,5
Chou à la crème	287	145 à 230 (50 à 80 g)	4,5	29	17
Crumble aux pommes	224	224 à 290 (100 à 130 g)	2,7	33	9
Éclair	255	130 à 205 (50 à 80 g)	5,8	31	12
Flan pâtissier	201	200 à 260 (100 à 130 g)	4,2	28	8
Gâteau au chocolat	415	330 à 500 (80 à 120 g)	6,1	47	22,5
Gâteau de Savoie	304	245 à 300 (80 à 100 g)	10,5	51	6,5
Macaron	459	70 à 160 (15 à 35 g)	8,1	55	23
Moelleux au chocolat	478	285 à 525 (60 à 110 g)	5,6	42	32
Mousse de fruits sur génoise	274	220 à 300 (80 à 110 g)	3,9	33	14
Millefeuille	295	205 à 440 (70 à 150 g)	3,9	44	11,5
Opéra	393	235 à 315 (60 à 80 g)	5,3	40	23,5
Quatre-quarts	438	220 à 300 (50 à 70 g)	5	55	22
Tarte ou tartelette aux fruits	275	275 à 360 (100 à 130 g)	3,8	38	12

** Chiffres arrondis.*

de fruits plus ou moins généreuse, ajouter de la compote ou de la crème pâtissière, saupoudrer du sucre sur les fruits...

– Selon la taille de la portion : les pâtisseries surgelées et celles qui sont vendues en pâtisserie sont en général plus petites que les gâteaux du boulanger ou du rayon frais des grandes surfaces. Ainsi, un éclair surgelé pèse environ 50 g, contre 80 g, voire 100 g pour un éclair acheté en boulangerie.

• **Peu de nutriments « nobles ».** À l'exception des gâteaux qui renferment une quantité significative de fruits, les pâtisseries procurent peu de fibres, de vitamines et de minéraux (hormis le sodium, mais ce n'est pas un atout !). De ce point de vue, elles s'apparentent à des aliments fournisseurs de « calories vides ».

• **Des allergènes cachés.** Des allergènes courants, tels que l'arachide, le sésame, la noix, le lupin ou l'œuf, peuvent entrer dans la composition des pâtisseries, même s'ils ne figurent pas dans les constituants attendus pour un produit donné (l'arachide dans un moelleux au chocolat, le lupin dans une tarte aux pommes...). En cas d'allergie à ce type d'ingrédients à la fois fréquents et non visibles (« masqués »), il est fortement conseillé de confectionner soi-même ses pâtisseries ou de choisir des produits élaborés pour les allergiques.

En pratique

– Les pâtisseries, en particulier à la crème, sont très altérables. Chez le pâtissier ou le boulanger, achetez-les du jour, mettez-les au réfrigérateur dès le retour chez vous et consommez-les dans les 24 heures. Ne dépassez jamais la date limite de consommation pour les pâtisseries préemballées, qui doivent impérativement être placées dans la partie la plus froide du réfrigérateur.

– Comme pour tout produit d'exception, privilégiez la qualité plutôt que la quantité : une petite mais excellente pâtisserie faite maison ou achetée chez un pâtissier ou un boulanger réputé vaut mieux qu'une grosse part d'un gâteau quelconque.

Les pâtisseries maison

Confectionnez vous-même tartes et gâteaux « classiques » (gâteau de Savoie, gâteau au chocolat, cake, quatre-quarts...) : ils sont faciles à faire, reviennent souvent moins cher, et vous pouvez contrôler les matières premières utilisées, en qualité comme en quantité. Vous pourrez même adapter les recettes afin de les alléger ou de les améliorer sur le plan nutritionnel. Par exemple :

– diminuez de 10 ou 15 % la quantité de corps gras dans les gâteaux (dans certaines recettes, on peut aussi baisser la quantité de sucre prévue sans conséquences sur la qualité gustative) ;

– ajoutez plus de fruits dans les tartes, ne les resucrez pas systématiquement, remplacez la crème par de la compote ;

– fourrez ou garnissez les gâteaux avec des fruits frais ou au sirop.

– Rappelez-vous qu'une pâtisserie ne remplace pas un goûter pour les enfants, ni un déjeuner pour les adultes... même si l'appétit peut être momentanément satisfait avec une bonne part de flan ou de tarte !

– N'oubliez pas que la pâtisserie est un aliment que l'on ne consommait pas plus d'une fois par semaine autrefois : une fréquence qu'il est sans doute préférable de ne pas dépasser.

VOIR **Biscuits, p. 50 ; Viennoiseries, p. 274**

Pêche

+ Légère en calories.
+ Digeste.
▲ Appartient à une famille de fruits allergènes, les drupacées.

Peu calorique et délicieuse, la pêche est un fruit dont il faut profiter pendant l'été car sa saison est très courte. Les variétés à chair jaune sont une bonne source de bêtacarotène.

Caractéristiques nutritionnelles

• **Légère en calories car peu sucrée.** Une pêche (120 g environ) ne représente que 50 kcal environ. Riche en eau (88 %), ce fruit n'est pas très sucré malgré sa saveur douce : il ne contient pas plus de glucides que l'orange (environ 9 g pour 100 g).

• **Très digeste.** Sa chair tendre composée de fibres douces et sa faible acidité rendent la pêche très digeste. Elle est particulièrement adaptée aux jeunes enfants et aux personnes âgées.

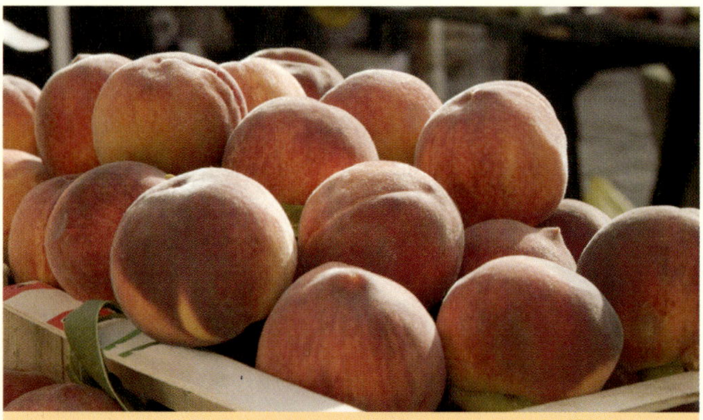

À chair blanche ou jaune, la plupart des pêches du marché sont juteuses et sucrées.

• **Un bon éventail de vitamines et de minéraux.** La pêche contient des micronutriments protecteurs, dont le bêtacarotène, abondant dans les variétés à chair jaune. Les variétés à chair blanche renferment des pigments rouges ou violets près du noyau et de la peau. Ce sont des polyphénols (anthocyanes) aux propriétés antioxydantes.

• **Un allergène possible.** La pêche est un allergène, comme les autres fruits de la famille des drupacées : pomme, cerise ou prune, par exemple.

Composition pour 100 g de pêche avec la peau

Calories	42,7 kcal	Lipides	0,3 g
Protéines	0,9 g	Fibres	1,8 g
Glucides	9,2 g	Bêtacarotène	116 µg

Repère *1 pêche moyenne = env. 120 g.*

CIQUAL 2008

En pratique

• **Bien acheter.** La pêche mûrit difficilement après récolte. Il est préférable de la choisir déjà tendre et parfumée, car elle risque sinon de ne jamais arriver à maturité.

Vérifiez l'absence de traces de choc, de blessures ou de flétrissures. Les achats en cagette sont souvent intéressants, mais regardez si les fruits sont à différents degrés de maturité pour en étaler la consommation.

• **Bien consommer.** La pêche est délicieuse crue ou cuite (compote, clafoutis, confiture...). Vous trouverez également des pêches au sirop, mais leur apport en calories est plus élevé (70 kcal pour 100 g) du fait de l'ajout de sucre.

• **Bien conserver.** Les pêches mûres doivent être placées au réfrigérateur pour éviter le développement de moisissures et ralentir leur évolution. Les pêches moins avancées seront gardées à température ambiante pour parfaire leur maturation.

Persil

+ Concentré en vitamine C.
+ Source de bêtacarotène et de vitamine E.
+ Riche en minéraux.
▲ Fragile, perd rapidement ses vitamines.

Le persil, un des aliments les plus riches en vitamine C, renferme aussi une grande quantité de bêtacarotène et un large éventail de minéraux.

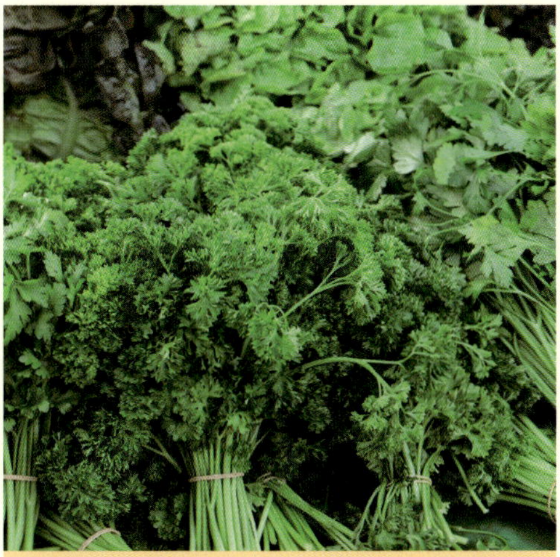

Le persil bat tous les records en matière de vitamine C.

La quantité absorbée est souvent modérée, mais c'est une herbe très concentrée en substances bénéfiques, qui s'accorde avec beaucoup de préparations et que l'on peut consommer sans se lasser plusieurs fois par semaine.

Caractéristiques nutritionnelles

• **Une teneur très élevée en vitamine C.** Une cuillerée à soupe de persil (10 g) apporte 20 mg de vitamine C, soit 18 % des ANC (apports nutritionnels conseillés), ce qui est loin d'être négligeable. Ajouté de façon régulière dans les plats (grillades de viande ou de poisson, salades, crudités, pâtes...), il complète très efficacement l'apport des fruits et légumes.

• **Des antioxydants protecteurs.** L'impact de la vitamine C est amélioré par la présence de bêtacarotène et de vitamine E, qui agissent en synergie pour lutter contre le vieillissement cellulaire.

• **Un apport en minéraux.** Le persil renferme du potassium, du calcium et du fer, qui contribuent à la couverture de nos besoins en minéraux.

Composition pour 100 g de persil cru

Calories	26,7 kcal	Vitamine C	210 mg
Protéines	3,3 g	Vitamine E	2,2 mg
Glucides	1,2 g	Calcium	186 mg
Lipides	0,9 g	Fer	3,8 mg
Fibres	3,7 g	Potassium	813 mg
Bêtacarotène	5372 µg		

Repère *– 1 cuil. à soupe de persil haché = env. 10 g.*
– 1 botte = 100 g de persil.

CIQUAL 2008

En pratique

• **Bien acheter.** Il existe deux variétés de persil : le persil frisé, dont les feuilles sont très décoratives, et le persil plat, à la saveur plus fine. Choisissez-le très frais : bien vert, sans aucune feuille jaune et de bonne tenue (les tiges et les feuilles ne doivent pas être molles). Le persil vendu haché et déshydraté a perdu une grande partie de son arôme et de ses micronutriments. Le persil surgelé est une bonne alternative au frais, mais sa saveur est légèrement modifiée.

• **Bien conserver.** Mettez-le au réfrigérateur dans un linge humide, pas plus de 2 à 3 jours et en ôtant les tiges et feuilles abîmées. Vous pouvez aussi placer le bouquet dans un verre d'eau. Le mieux est néanmoins de le consommer assez rapidement, car il perd vite ses vitamines.

Le persil en ingrédient majeur

Le taboulé libanais est une semoule (boulghour) citronnée, mélangée à des dés de tomate, des oignons hachés, de la menthe et du persil en grande quantité. Les tartes aux herbes sont aussi une bonne façon de consommer du persil presque comme un légume, mais avec un inconvénient : la cuisson diminue la teneur en vitamine C.

Petit pois

- ⊕ **Assez rassasiant.**
- ⊕ **Riche en fibres.**
- ⊕ **Apporte des minéraux et des vitamines.**
- ▲ **Plus calorique que les autres légumes.**
- ▲ **Long à écosser, rare à l'état frais sur les marchés.**

Le petit pois est une graine récoltée avant maturité complète qui appartient à la famille des légumineuses, comme la lentille ou le flageolet, mais que l'on consomme à l'état frais et non comme un légume sec. Disponible facilement grâce aux conserves et aux surgelés, c'est un légume basique à mettre régulièrement au menu.

Caractéristiques nutritionnelles

• **Des glucides rassasiants.** Comme le maïs doux et la fève fraîche, le petit pois est plus riche en glucides que les autres légumes. Son apport énergétique est donc nettement plus élevé : 71 kcal pour 100 g contre 20 kcal en moyenne pour les légumes. Son index glycémique est raisonnable : son énergie est donc lentement utilisée par l'organisme, avec un effet rassasiant également dû à la présence de protéines et de fibres.

• **Beaucoup de protéines.** Le petit pois offre une bonne quantité de protéines végétales, qu'il suffit de compléter avec des céréales pour obtenir tous les acides aminés essentiels.

• **Des fibres abondantes.** 150 g de petits pois couvrent 25 à 30 % des besoins en fibres pour une journée (l'apport est de plus de 8 g sur un total recommandé de 25 à 30 g par jour). Ces fibres sont très bien tolérées à condition de choisir des petits pois jeunes et tendres.

• **Une palette de vitamines et de minéraux.** Le petit pois apporte des vitamines du groupe B, un peu de vitamine C, du bêtacarotène (provitamine A), de la vitamine E et une grande variété de minéraux et d'oligoéléments (fer, potassium, calcium...) utiles à la couverture de nos besoins. C'est aussi un légume riche en lutéine, un antioxydant de la famille des caroténoïdes considéré comme bénéfique pour la santé des yeux.

Composition pour 100 g de petits pois frais cuits

Calories	70,7 kcal	Bêtacarotène	470 µg
Protéines	5,2 g	Vitamine C	15,5 mg
Glucides	11,8 g	Calcium	41,9 mg
Lipides	0,3 g	Fer	1,4 mg
Fibres	5,5 g		

Repère *100 g de petits pois = env. 250 g avec les cosses.*

CIQUAL 2008

En pratique

• **Les petits pois frais.** On ne les trouve qu'au printemps, pendant une courte période et chez certains commerçants seulement ! Vérifiez que les gousses sont fraîches, bien fermées, et ne sont pas desséchées. Gardez quelques gousses pour les ajouter dans une jardinière : elles sont tout à fait comestibles. Jeunes, les petits pois sont assez sucrés, puis ils deviennent un peu farineux car la proportion d'amidon augmente. Conservez-les 4 à 5 jours au réfrigérateur. Si vous en achetez (ou en cueillez) beaucoup, vous pouvez les congeler crus en les étalant sur des plateaux.

• **Les petits pois surgelés.** La valeur nutritionnelle du petit pois surgelé cru est proche de celle du petit pois frais. Elle est parfois même supérieure, car le délai entre la récolte et le conditionnement est souvent court, ce qui n'est pas toujours le cas pour les légumes frais, qui sont stockés plus ou moins longtemps avant de se retrouver dans votre assiette. Les légumes surgelés subissent malgré tout des traitements thermiques (blanchiment, congélation) qui peuvent affecter certains micronutriments comme les vitamines B et C.

• **Les petits pois en conserve.** La teneur en vitamines (B et C) est plus faible à cause du traitement par la chaleur, et une partie des minéraux et vitamines passe dans l'eau qui baigne les légumes. Toutes les conserves sont additionnées de sel et, dans le cas des petits pois, elles comprennent aussi du sucre. La teneur en sodium, négligeable dans les petits pois frais, atteint 240 mg pour 100 g dans les conserves, soit 0,6 g de sel. Ces « défauts » sont malgré tout relatifs : les conserves restent une bonne façon de consommer plus de légumes.

Petit-suisse

voir Fromage blanc et petit-suisse, p. 120

Pignon

voir Fruits oléagineux, p. 125

Piment

- ✚ **Riche en vitamine C et en micronutriments protecteurs.**
- ✚ **Renferme de la capsaïcine, qui aurait de nombreux effets bénéfiques.**
- ▲ **Difficile à consommer.**
- ▲ **Irritant pour le système digestif.**

Cousin du poivron doux, le piment a beaucoup de qualités (peu de calories, de la vitamine C et des antioxydants), mais il est difficile d'en profiter ! Sa grande originalité réside dans sa concentration en capsaïcine, substance brûlante aux nombreuses propriétés avérées ou à confirmer.

Caractéristiques nutritionnelles

• **De la vitamine C.** Le piment frais contient deux fois plus de vitamine C que l'orange (100 mg pour 100 g contre 53 mg dans le fruit), une richesse à relativiser car les quantités consommées sont extrêmement faibles. La présence de vitamine C est malgré tout intéressante pour son action antioxydante, qui protège de l'oxydation les autres micronutriments du piment.
À noter : la poudre de piment et les piments secs ne contiennent quasiment pas de vitamine C.

• **Des caroténoïdes protecteurs.** Le piment rouge est particulièrement bien pourvu en

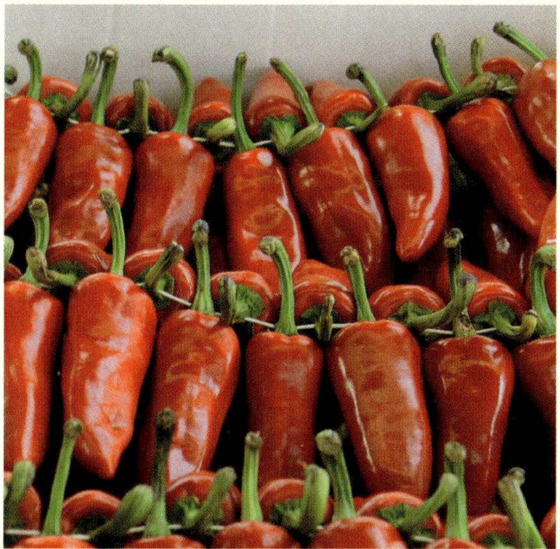

Le goût piquant du piment a une fonction dans la nature : il dissuade les animaux herbivores.

caroténoïdes. Ces pigments peuvent migrer dans les sauces (donnant une couleur rouge) et donc être absorbés même si le piment est ôté du plat avant consommation.

• **Un composé spécifique : la capsaïcine.** C'est elle qui déclenche la sensation de brûlure et de piquant appréciée par les uns, jugée insupportable par les autres. On lui attribue un grand nombre de propriétés médicinales concernant la digestion (stimulation des sécrétions digestives), le rhume (effet décongestionnant), la circulation sanguine (effet fluidifiant), les douleurs musculaires, articulaires et nerveuses (effet antalgique en application locale).

Des études suggèrent que la capsaïcine aurait un effet préventif sur le développement des tumeurs cancéreuses.

• **Irritant pour les organes digestifs.** La capsaïcine est plutôt favorable à la digestion, mais elle entraîne aussi une irritation des muqueuses digestives chez certaines personnes et peut aggraver certains troubles, comme les brûlures d'estomac, le reflux gastro-œsophagien, le syndrome du côlon irritable et les hémorroïdes.

Composition pour 100 g de piment frais

Calories	37 kcal	Fibres	3,7 g
Protéines	1,7 g	Bêtacarotène	941 µg
Glucides	6,7 g	Vitamine C	100 mg
Lipides	0,4 g		

Repère *Quantité consommée : 2 à 3 g.*

En pratique

• **Bien acheter.** Il existe de nombreuses variétés (piment de Cayenne, piment oiseau, serrano...), car cette plante s'est acclimatée sur tous les continents. Rouges ou verts, allongés ou arrondis, doux ou très forts, les piments sont présents sur nos marchés tout au long de l'année. Les frais doivent avoir une peau brillante et lisse, avec un pédoncule bien attaché. Les secs doivent être de couleur uniforme, sans taches brunes ou blanchâtres, et ils ne doivent pas s'émietter quand on les touche. Pour plus de simplicité, on peut aussi acheter des condiments à base de piment : harissa et Tabasco® sont les plus courants.

• **Bien conserver.** Achetez des piments frais en toute petite quantité, et gardez-les emballés au frais pendant 3 à 4 jours. Les piments séchés se conservent plusieurs mois dans un lieu sec.

Le piment d'Espelette, un piment AOC

Produit au Pays basque, dans la région d'Espelette, ce petit piment rouge bénéficie depuis 1999 d'une appellation d'origine contrôlée (AOC). Plus doux que la plupart des autres variétés, il est très parfumé et peut être utilisé régulièrement en cuisine sans risque d'irritation des muqueuses digestives.

Attention

– En cas de « bouche en feu », mangez de la mie de pain ou, mieux, un laitage (fromage blanc, par exemple) : la caséine du lait neutralise la capsaïcine. En revanche, boire de l'eau ou autre chose ne fait qu'aggraver la situation.

– Ne vous touchez pas les yeux après avoir manipulé des piments, car vous risquez une forte irritation. Lavez-vous soigneusement les mains.

Pintade

voir Volaille, p. 281

Pistache

voir Fruits oléagineux, p. 125

Pizza

- ⊕ Plat complet pratique.
- ⊕ Source de glucides complexes.
- ▲ Peut être trop grasse et trop calorique selon les garnitures et les portions.
- ▲ Toujours très salée.

Surgelée, conservée au rayon frais ou faite à la demande, la pizza est l'un des plats cuisinés les plus consommés et appréciés. Comme le hamburger, on l'associe à la « malbouffe ». Pourtant, avec

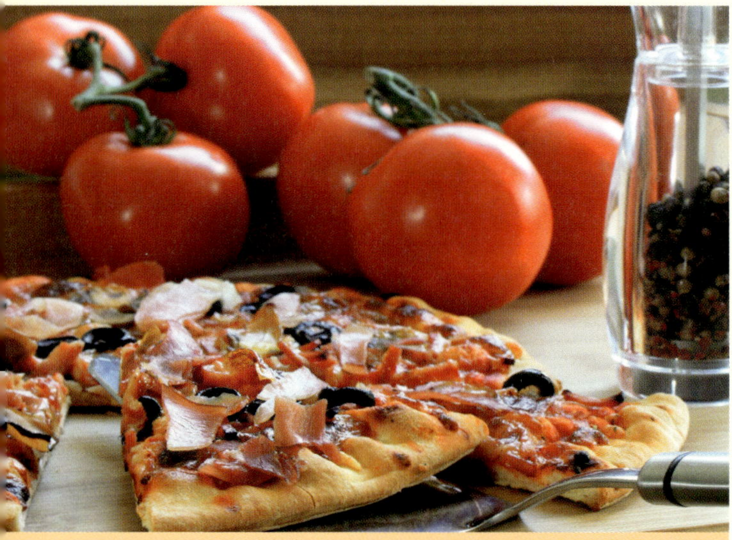

La pizza n'est pas forcément de mauvaise composition. L'essentiel est de ne pas alterner hamburger / pizza toute la semaine.

une garniture bien choisie, elle peut à l'occasion faire office de plat complet honorable (mais n'en faites pas un repas de secours trop fréquent).

Caractéristiques nutritionnelles

• **Un plat rassasiant.** La pizza est un plat presque complet. La pâte fournit une majorité de glucides complexes, au même titre que le pain ou les féculents. La garniture comprend des protéines (jambon, bœuf haché, lardons, saumon, fruits de mer...), un laitage (fromage) et des légumes (tomates, champignons, oignons, poivrons), certes en quantité insuffisante (sauf dans des pizzas végétariennes), mais que l'on peut compléter avec une salade et un fruit pour obtenir un repas correct très nourrissant. À condition d'écarter les plus caloriques, de s'en tenir à une portion raisonnable et de n'en consommer qu'occasionnellement, la pizza a donc sa place dans nos menus.

Composition pour 100 g de pizza

	Calories (kcal)	Protéines (g)	Glucides (g)	Lipides (g)
Pizza moyenne	219	10,8	24,5	8,7
Pizza jambon-fromage -champignons	203	10,4	24,8	6,9
Pizza quatre fromages	235	11,3	24,8	10,1
Pizza quatre saisons (végétarienne)	170	7,1	20,4	6,6

Repère *– 1 portion = 150 à 300 g.*
– Poids des pizzas du commerce : 400 à 600 g.

CIQUAL 2008

Pizza maison, pizza « customisée »

Vous pouvez préparer une pizza maison en utilisant pour gagner du temps une pâte prête à étaler, ou bien acheter une pizza surgelée simple (tomates et mozzarella seulement) et ajouter les ingrédients de votre choix avant la cuisson.
– Les garnitures de qualité : poivrons, champignons, tomates, courgettes, oignons, jambon blanc, fruits de mer, coulis de tomates (tomates + herbes aromatiques).
– Les garnitures caloriques : prévoyez 30 à 40 g de fromage (mozzarella, ricotta) par personne, pas plus. Évitez ou limitez le chorizo, très calorique (environ 200 kcal pour trois à cinq tranches).

• **Des lipides en quantité variable.** La pâte à pizza est moins grasse que les pâtes utilisées dans les quiches et tartes salées, car elle ne contient pas de beurre et que peu d'huile : elle offre en moyenne 7 % de matières grasses, contre plus de 20 % dans la pâte brisée ou feuilletée. La quantité de lipides dépend donc en grande partie des ingrédients ajoutés, la charcuterie (chorizo, lardons...), la crème fraîche, le fromage et l'huile pimentée étant les moins recommandables à cet égard. La majorité des pizzas affichent 6 à 10 g de lipides pour 100 g, ce qui peut servir de repère pour écarter les plus grasses.

• **Apports caloriques et portions.** Les pizzas fournissent en général 200 à 250 kcal pour 100 g. Les plus légères (pizzas light, pizzas végétariennes) tournent autour de 160 kcal et les plus caloriques peuvent frôler les 500 kcal, d'où la nécessité de lire l'étiquetage avant d'acheter. Une portion individuelle raisonnable représente 150 à 300 g selon qu'elle constitue une entrée ou un plat principal. Pour 300 g, l'apport calorique moyen est donc d'environ 700 kcal, soit 30 à 35 % de la ration quotidienne moyenne d'un adulte.

• **Beaucoup de sel.** La pâte à pizza et la garniture (lardons, fromage, olives, anchois, sauce tomate...) sont toutes deux très salées. En moyenne, 100 g de pizza apportent 500 mg de sodium, soit l'équivalent de 1,5 g de sel, donc 4,5 g dans une portion de 300 g. Avec un seul repas, on frôle le plafond recommandé de 5 à 6 g par jour !

En pratique

• **Bien acheter.** Pour ce qui est de la qualité gustative, chacun connaît les bons fournisseurs et les bonnes marques. Regardez l'étiquetage (ou les valeurs nutritionnelles données sur le site Internet de certaines marques de pizzas à commander) pour vérifier l'apport calorique et lipidique (si possible moins de 230 kcal et 10 g de lipides pour 100 g), et la liste des composants : plus elle est simple (le moins d'additifs possible), meilleur sera votre choix. Préférez les pizzas avec une base de sauce tomate (sans crème), des légumes, du jambon, du poulet ou des fruits de mer, sans trop de fromage.

• **Bien consommer.** Limitez la taille des portions (pas plus de 300 g pour un plat principal), et complétez avec une salade ou des crudités et un fruit pour leur apport en fibres et en vitamines. N'ajoutez pas d'huile pimentée.

Plats cuisinés

⊕ Pratiques et variés.
⊕ Une composition relativement équilibrée pour certains.
▲ Souvent trop gras, avec une faible proportion d'ingrédients de qualité.
▲ Beaucoup de sel et d'additifs.

Faciles à stocker, rapides à réchauffer, les plats cuisinés permettent de consommer à l'envi une grande variété de plats traditionnels ou exotiques qu'on ne prépare pas ou plus chez soi.
Si l'on met de côté l'appréciation gustative, leurs défauts diététiques les plus courants sont une faible proportion d'ingrédients nobles (viande, poisson, légumes) par rapport aux sauces souvent grasses ou aux féculents, une teneur élevée en sel et la présence de nombreux additifs.

Les plats cuisinés complets

• **Les plats traditionnels à base de viande (cassoulet, potée, bœuf aux carottes, blanquette, poulet basquaise, petit salé aux lentilles...).** Ils forment un groupe très hétérogène. L'apport calorique dépend non seulement de la recette (la choucroute et le cassoulet sont plus gras que le poulet aux légumes), mais aussi de la qualité des morceaux de viande (plus ou moins gras) et de la quantité de sauce.
Il existe également des variations pour une même recette : un petit salé agrémenté d'un morceau de palette maigre ou une choucroute composée de chou cuit et d'une tranche de filet de porc fumé sont beaucoup plus légers que les mêmes plats avec saucisses, lard et travers de porc.

• **Les plats à base de poisson et fruits de mer (saumon, brandade de morue, coquilles Saint-Jacques avec féculents et/ou légumes...).** Ils permettent de consommer plus fréquemment des produits de la mer. Cependant, contrairement à ce que l'on pourrait penser, ils ne sont pas toujours plus légers que les plats de viande car souvent accompagnés de sauces grasses. Référez-vous à l'étiquetage pour choisir si possible des plats contenant une vraie portion de poisson (80 à 120 g) et le moins de sauce possible (elle doit juste napper le poisson).

• **Les plats exotiques (couscous, paella, moussaka, chili con carne...).** Ils se sont banalisés grâce aux préparations industrielles et font désormais partie de nos habitudes alimentaires. Hormis la moussaka, très grasse, et certains plats indiens riches en crème, ces recettes sont plutôt équilibrées. La paella, le couscous, le chili con carne et les plats asiatiques (bœuf aux oignons, poulet à la citronnelle...) sont en général bien pourvus en protéines et assez maigres.
Mais attention : la part des ingrédients nobles (viande, légumes) est souvent très réduite par rapport à celle du riz, de la semoule ou des nouilles.

• **Les plats de pâtes et de riz (lasagnes, raviolis, tagliatelles, risotto, riz sauté à l'asiatique...).** Ils apportent une quantité satisfaisante de glucides complexes, mais leur taux de protéines est souvent trop bas, alors que les lipides sont, à l'inverse, surreprésentés.
Écartez les pâtes à la crème et au fromage (pâtes au saumon, à la carbonara...), riches en lipides saturés. Préférez les recettes à la tomate, aux légumes, contenant si possible de la viande (raviolis au bœuf ou au jambon, riz sauté aux crevettes...).

• **Les plats végétariens complets.** Ils offrent normalement un bon équilibre entre nutriments, sans doute parce qu'ils s'adressent à des consommateurs « éclairés ». À base de céréales, de légumes et de légumineuses, dont le soja, ils renferment moins d'additifs, surtout s'ils sont bio (le label impose une restriction des additifs). Leur principal défaut est leur prix, souvent plus élevé que celui des plats de viande ou de poisson.

• **Les plats allégés.** Beaucoup de plats traditionnels ont leur version allégée : sauce moins grasse, morceaux de viande mieux choisis. Attention cependant à la taille des portions, souvent insuffisante pour un plat complet, qui devrait peser au moins 300 à 350 g. Par ailleurs, l'allégement n'est intéressant que si l'apport en protéines est

satisfaisant : au moins 15 g par portion (la teneur est habituellement donnée sur l'étiquetage). Enfin, un plat allégé vous rassasiera moins bien et moins longtemps qu'un plat classique.
Les gammes « forme » ou « équilibre » sont plus intéressantes, car leur principe est d'équilibrer le plat en protéines et en lipides sans chercher à alléger à outrance.

Les modes de conservation

• **Les plats frais sous vide.** Le procédé de conservation (pasteurisation) préserve bien les qualités nutritionnelles et le goût, mais impose l'ajout d'additifs (conservateurs). Ces produits doivent être placés au réfrigérateur : attention à la rupture de la chaîne du froid si, par exemple, vous les apportez le matin au bureau sans possibilité de les mettre au frais.

• **Les plats surgelés.** La surgélation respecte l'aspect et le goût des ingrédients. Suivez bien les instructions de réchauffage pour éviter le dessèchement ou la surcuisson (pour les poissons surtout).

• **Les conserves.** Elles sont souvent moins appétissantes et de texture moins authentique que les préparations des rayons frais et surgelés, mais ce sont les plats cuisinés les plus abordables.

• **Les plats de traiteur.** Ils sont conservés au frais ou maintenus au chaud, au bain-marie. La qualité des recettes et des ingrédients est très inégale : vous ne disposez pas d'étiquetage pour en juger, mais l'aspect du plat peut vous guider (quantité de sauce, aspect gras, qualité des viandes...).

Caractéristiques nutritionnelles

• **Attention aux graisses.** Les lipides sont fournis par les ingrédients (viande, charcuterie, fromage...) et par les matières grasses (crème, margarine, huile) qui composent les sauces.
Une portion de 350 g peut apporter jusqu'à 35 g de lipides, soit environ 40 à 50 % de la ration quotidienne conseillée pour un adulte. Ces lipides sont souvent des graisses saturées, à limiter, voire des huiles hydrogénées, encore plus néfastes pour la santé cardio-vasculaire.
Le taux de lipides est donc le premier critère à contrôler sur l'étiquetage, l'idéal étant de choisir des plats à moins de 6 g pour 100 g.

• **Des protéines souvent insuffisantes.** Un plat cuisiné devrait dans l'idéal contenir l'équivalent d'une portion de viande ou de poisson (80 à 120 g), sauf si vous avez déjà consommé assez de protéines au repas précédent ou si vous comptez le faire au repas suivant. Plus que cet apport en

Composition de quelques plats cuisinés pour 100 g

	Calories (kcal)	Calories (kcal) pour une portion de 350 g	Protéines (g)	Glucides (g)	Lipides (g)
Bœuf aux carottes	71,4	250	7,2	2,6	3,6
Cassoulet	121	424	8,9	6	6,8
Choucroute garnie	118	413	5	3,7	9,2
Petit salé ou saucisse aux lentilles	121	424	9,3	6,3	6,5
Gratin d'endives au jambon	88,3	309	7,5	3,5	4,9
Poulet au curry avec riz ou semoule	124	434	7	19,2	2,1
Poisson à la provençale avec riz	110	385	7,1	14,9	2,4
Osso-buco à la milanaise	99	346,5	12,2	3,5	4,1
Pot-au-feu	140	490	12,9	5,6	7,3
Couscous au poulet	132	462	7,4	15,5	4,5
Moussaka	145	507	6,5	6,7	10,1
Chili con carne	89,2	312	7,5	8,5	2,8
Paella	133	466	7,1	16,2	4,4
Lasagnes à la bolognaise	132	462	6,6	11,6	6,6
Hachis parmentier	151	528	5,5	10,7	9,6
Pâtes à la carbonara	162	567	6,3	17	7,7
Raviolis à la viande, sauce tomate	148	518	4,5	24,5	3,6
Tajine de mouton	131	458,5	12,8	4,5	6,8

CIQUAL 2008

protéines, le critère essentiel qui permet de juger de la qualité nutritionnelle d'un plat industriel est le rapport protéines sur lipides : si celui-ci est inférieur à 1, c'est que la préparation est grasse et que la source de protéines est associée à une trop grande quantité de lipides.

- **Calories utiles et trompe-l'œil.** La plupart des plats industriels fournissent 400 à 500 kcal pour une portion de 350 g. Cet apport calorique est satisfaisant pour un plat principal puisqu'on estime que, sur une ration quotidienne de 2 000 kcal (valeur basse), le déjeuner devrait représenter 700 à 800 kcal.

La quantité n'est cependant pas le seul critère : si les légumes, les féculents, la viande ou le poisson sont noyés dans une sauce grasse et aqueuse, c'est que le plat est déséquilibré, pauvre en fibres et en micronutriments (vitamines, minéraux), et source de calories « vides » (inutiles).

- **Une longue liste d'additifs.** Les émulsifiants, liants, exhausteurs de goût et autres aromatisants qui s'ajoutent aux conservateurs sont souvent des cache-misère qui permettent de donner du corps à des sauces à base d'eau, de rehausser le goût d'ingrédients de mauvaise qualité, de garantir un aspect et une texture standardisés. Préférez les plats les plus simples, dont la liste d'ingrédients contient le moins d'additifs possible.
- **Trop de sel.** Les plats cuisinés contiennent en moyenne 350 mg de sodium pour 100 g, soit 1 225 mg pour une portion de 350 g. Cette quantité de sodium équivaut à 3 g de sel pour 350 g, alors qu'il est recommandé de ne pas dépasser 5 à 6 g pour une journée.

À noter également : certaines recettes renferment une grande quantité de sucre, l'objectif étant le même, donner du goût à des plats trop fades.

En pratique

- **Bien acheter.** À la dégustation ou lors de l'achat, voyez si la portion de viande ou de poisson est correcte, si le plat baigne ou non dans la sauce, le jus ou le gras, si la quantité de légumes est satisfaisante. Le prix n'est pas forcément un critère de qualité : les plats cautionnés par des chefs n'offrent pas forcément plus de garanties nutritionnelles. Fiez-vous à votre bon sens (goût, aspect...) et lisez les étiquettes.
- **Bien consommer.** Les plats cuisinés sont pratiques et offrent la possibilité de diversifier l'alimentation : il n'est pas toujours possible de prendre le temps de cuisiner des plats mijotés ou des recettes exotiques. Présentés en portions individuelles, ils permettent d'alterner avec les sandwichs, quiches ou plats faits maison que l'on emporte au travail.

Complétez le repas avec un yaourt (plutôt que du fromage, plus gras), un fruit et du pain. Une salade ou des crudités seront également bienvenues pour augmenter les apports de légumes.

Maison ou industriel

Les plats faits maison ne sont pas toujours moins gras et moins caloriques que ceux du commerce. Mais, en les préparant vous-même, vous maîtrisez le choix et la quantité des ingrédients (viande, poisson, légumes), ce qui vous permet d'équilibrer votre plat ; de plus, vous pouvez doser le sel ; enfin, le goût d'un plat frais est en principe supérieur à celui d'un produit de conserve.

Poire

- ✚ Légère en calories.
- ✚ Stimule le transit.
- ▲ Assez pauvre en vitamines.
- ▲ Fragile, à manipuler avec précaution.

La poire n'est certes pas championne sur le plan des vitamines ou autres micronutriments, mais c'est l'un des fruits les plus fins et les plus savoureux !

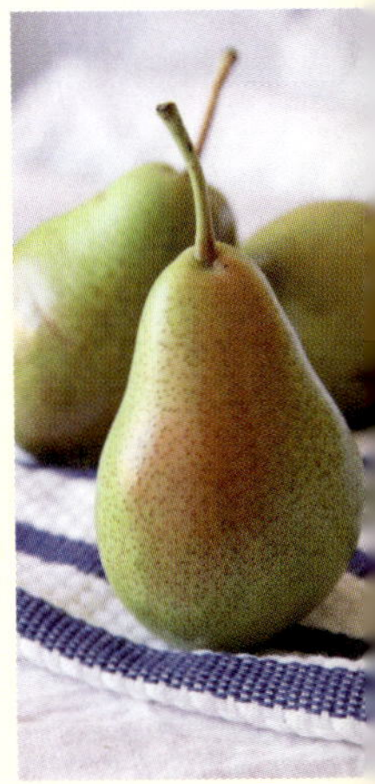

Caractéristiques nutritionnelles

- **Peu sucrée et légère en calories.** Une poire (150 g) représente environ 70 kcal. Sa teneur en sucre (10 % environ) est équivalente à celle de la pomme. Elle est certes moins pratique à consommer en dehors de chez soi, mais tout aussi idéale en collation pour apaiser une fringale et tenir jusqu'au repas suivant.
- **Un effet naturel sur le transit intestinal.** La peau et la chair contiennent des fibres et du sorbitol (un glucide aux vertus laxatives), qui confèrent à la poire une action stimulante au niveau intestinal.
- **Un peu de vitamines et de minéraux.** La poire renferme un éventail assez large de vitamines (provitamine A ou bêtacarotène, vitamines du groupe B, vitamine C...) et de sels minéraux (potassium, magnésium, calcium...), mais en petites quantités par rapport à d'autres fruits.

CIQUAL 2008

Composition pour 100 g de poire

Calories	45,8 kcal	Lipides	0,2 g
Protéines	0,4 g	Fibres	3,1 g
Glucides	10,6 g		

Repère *1 poire moyenne = env. 150 g.*

En pratique

• **Bien acheter.** Les poires sont surtout présentes d'août à mars, avec différentes variétés au gré des saisons : guyot et williams, à chair sucrée et juteuse, en été ; conférence, beurré-hardy, comice et passe-crassane, fondantes et parfumées, à l'automne et en hiver. Il faut les choisir sans traces de choc, avec le pédoncule bien attaché, et les manipuler avec précaution car elles sont fragiles. Elles sont souvent trop fermes sur les étals, mais elles continuent à mûrir après la récolte.

• **Bien consommer.** La poire se déguste nature, épluchée ou non. Lorsqu'elle est cuite, sa valeur nutritionnelle n'est pratiquement pas modifiée puisque, à l'origine, elle ne contient que très peu de vitamine C. Si vous les épluchez longtemps avant de les consommer, arrosez les morceaux de jus de citron car la chair renferme des tanins qui noircissent au contact de l'oxygène de l'air.

• **Bien conserver.** Les poires encore fermes s'attendrissent en quelques jours à température ambiante. Si vous les avez mises au réfrigérateur, pensez à les sortir quelques heures avant consommation pour qu'elles retrouvent tout leur parfum.

Poireau

- ✚ Léger en calories.
- ✚ Renferme des substances soufrées protectrices, bien pourvu en vitamines et en minéraux.
- ✚ Possède une bonne teneur en fibres.
- ▲ Les micronutriments sont surtout présents dans le vert, moins consommé.
- ▲ Peut être mal toléré au niveau digestif.

C'est un légume basique, disponible presque toute l'année... Sa banalité nous ferait presque oublier ses grandes qualités nutritionnelles : le poireau est un aliment santé et un allié précieux des menus minceur.

Caractéristiques nutritionnelles

• **Des substances soufrées bénéfiques.** Le poireau fait partie de la famille botanique des liliacées. Comme ses cousins l'ail et l'oignon, il contient des substances soufrées qui lui confèrent son goût particulier et pourraient avoir un effet protecteur sur certains cancers et sur les maladies cardio-vasculaires.

• **Une bonne teneur en vitamines.** Le poireau est une bonne source de bêtacarotène (provitamine A), surtout présent dans la partie verte. Il renferme aussi de la vitamine B9 (acide folique), un peu de vitamines C et E et des flavonoïdes aux propriétés antioxydantes.

• **Une abondance de minéraux.** Calcium, potassium et fer sont concentrés dans le poireau et contribuent à la couverture des besoins.

La présence de potassium et d'un sucre particulier, le fructosane, dans la partie blanche lui confère des propriétés diurétiques.

• **Léger mais consistant.** Une portion de 200 g n'apporte que 40 kcal pour un effet rassasiant appréciable, dû à sa consistance moelleuse et à la présence de fibres.

Les fibres du vert (insolubles) sont parfois difficiles à digérer, tandis que celles du blanc (mucilages et pectines solubles) sont mieux tolérées et favorisent en douceur le transit intestinal.

Composition pour 100 g de poireau cuit (blanc et vert)

Calories	20,2 kcal	Bêtacarotène	400 µg
Protéines	0,8 g	Vitamine B9	69 µg
Glucides	3,8 g	Calcium	40,2 mg
Lipides	0,2 g	Fer	1,1 mg
Fibres	2,4 g		

Repère *1 poireau cuit = 150 à 200 g.*

CIQUAL 2008

En pratique

• **Bien acheter.** Choisissez des poireaux de couleur franche : vert vif et blanc nacré, jamais jaunâtre. Les feuilles doivent être dures et cassantes, et ne doivent surtout pas être molles. Le parfum doit être typique sans être trop fort. On trouve des poireaux toute l'année, mais la plus forte production a lieu de novembre à février.

• **Bien consommer.** Le poireau se consomme cuit, de préférence à la vapeur pour préserver le maximum de micronutriments. Préparé en bouillon ou en potage, il perd une partie de ses vitamines, mais ses minéraux, qui migrent dans le liquide de cuisson, sont absorbés. Vous pouvez aussi le manger tiède et entier avec une vinaigrette (ne jetez pas le vert : utilisez-le dans un potage), ou bien en tronçons dans des tartes salées et en accompagnement de poissons.

• **Bien conserver.** Ne le gardez pas plus d'une semaine, car il est sujet à la déshydratation et au pourrissement. De plus, lorsqu'on le consomme trop tard, les substances soufrées qu'il contient prennent une saveur désagréable.

Pois chiche et pois cassé

- ✚ Source de glucides complexes et de protéines.
- ✚ Possèdent un index glycémique bas.
- ✚ Riches en fibres et en micronutriments.
- ▲ Peu digestes.

Il existe des centaines de variétés de pois à travers le monde, mais nous en consommons surtout deux types : les pois chiches et les pois cassés. Très bien pourvus en glucides complexes, en protéines, en fibres et en minéraux, les pois gagneraient à être plus souvent présents dans nos menus.

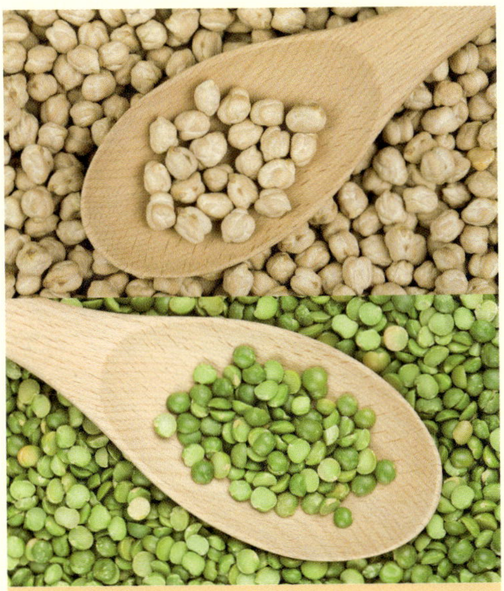

Les pois cassés (en bas) sont plus rapides à préparer que les pois chiches (en haut), et souvent plus digestes.

Caractéristiques nutritionnelles

• **Source de glucides complexes.** Ces deux pois contiennent 20 g de glucides complexes pour 100 g. Comme ceux des autres légumineuses (hormis les fèves), ces glucides sont très progressivement utilisés par l'organisme : l'index glycémique des pois est très peu élevé, notamment en raison de leur richesse en fibres. Les pois sont certes plus caloriques que les légumes en général, mais ils induisent une plus grande satiété, essentielle pour ne pas céder aux grignotages.

• **Un bon apport en protéines végétales.** Ces protéines sont déficientes en méthionine, un acide aminé essentiel, mais elles sont bien complétées par celles des céréales, qui, elles, renferment cet acide aminé.

Les associations semoule et pois chiches (couscous), riz et pois chiches, soupe ou purée de pois cassés et pain fournissent par conséquent des protéines adaptées à nos besoins.

• **Une excellente teneur en fibres.** C'est l'un des grands atouts des légumineuses en général : des fibres abondantes, qui rassasient et facilitent le transit intestinal.

Les pois chiches, avec leur enveloppe cellulosique épaisse, peuvent être irritants pour les intestins, c'est pourquoi il est conseillé de les laisser tremper plusieurs heures avant de les faire cuire. Les pois cassés, qui sont vendus déjà décortiqués (et coupés), sont quant à eux bien tolérés. Les glucides des pois favorisent les flatulences : mieux vaut ne pas en manger trop à la fois et les introduire progressivement dans nos menus.

• **Des minéraux abondants.** Comme toutes les légumineuses, les pois sont une bonne source de fer, de calcium et de magnésium, minéraux utiles dont notre alimentation n'est pas toujours suffisamment pourvue.

Composition pour 100 g de pois cuits

	Pois chiches	Pois cassés
Calories (kcal)	135	118
Protéines (g)	8,9	8,3
Glucides (g)	19	20,5
Lipides (g)	2,6	0,4
Fibres (g)	4,8	7,5
Calcium (mg)	43,8	18,6
Fer (mg)	2,9	1,5
Magnésium (mg)	34,3	27

Repère *1 portion = 150 g = env. 50 g avant cuisson.*

CIQUAL 2008

Goûtez d'autres pois

Les pois créoles et africains (pois d'Angole, pois du Cap, pois jaunes...) sont vendus dans les magasins de diététique ou dans les épiceries africaines et caribéennes. Ils se préparent comme les haricots : 12 heures de trempage, puis cuisson avec des légumes et des aromates (oignons, tomates, ail, persil...) et/ou de la viande (poulet, agneau...) jusqu'à ce qu'ils soient tendres. Ils se dégustent traditionnellement avec du riz.

En pratique

• **Bien acheter.** Les pois sont vendus séchés ou appertisés et prêts à l'emploi. Choisissez des boîtes de pois chiches de petit format pour les utiliser dans les semaines ou les mois qui suivent. Vérifiez la DLUO (date limite d'utilisation optimale) des pois secs car, même si ces produits vous semblent très stables, ils seront toujours meilleurs consommés dans l'année de la récolte. Au-delà, ils deviennent durs et difficiles à cuire.

• **Bien consommer.** Les pois cassés sont très faciles à cuisiner : ils ne nécessitent pas de trempage et leur cuisson est rapide. On peut les préparer en potage, en purée ou, comme les lentilles, mijotés avec une viande salée (palette de porc, jarret). Les pois chiches, à faire tremper 12 heures environ, ont l'inconvénient d'être longs à cuire (plus de 1 heure). Au quotidien, les conserves sont plus pratiques et permettent d'en consommer plus régulièrement. Ajoutez-les à des salades composées (avec des tomates, par exemple), dans des poêlées de légumes accompagnant ou non un couscous, ou mixez-les avec de l'ail et du persil (houmous) et servez-les comme pâte à tartiner pour l'apéritif.

Pois gourmand

- Bien pourvu en protéines et en fibres.
- Particulièrement digeste.

Le pois gourmand ou pois mange-tout (à ne pas confondre avec le haricot coco plat) est une variété de petit pois récolté avant complète maturité. Ses graines ne sont donc pas développées, et c'est sa gousse que l'on consomme, comme dans le cas du haricot vert.

Caractéristiques nutritionnelles

• **Un apport énergétique modéré.** Avec 42 kcal pour 100 g, le pois gourmand est certes un peu plus calorique que la moyenne des légumes (20 kcal pour 100 g), mais l'apport reste raisonnable. La différence tient à une teneur un peu plus importante en glucides.

• **Une bonne présence de protéines.** Le pois gourmand contient davantage de protéines que des légumes comme la courgette ou le haricot vert. Cet apport reste cependant inférieur à celui du petit pois.

• **Des fibres assez abondantes.** Récolté avant complète maturité, le pois gourmand est essentiellement composé de fibres douces (pectine, hémicellulose), bien tolérées au niveau digestif.

Composition pour 100 g de pois gourmands cuits

Calories	42 kcal	Lipides	0,2 g
Protéines	3,3 g	Fibres	2,8 g
Glucides	7 g		

En pratique

• **Bien acheter.** Le pois gourmand est importé d'Afrique en hiver, et produit dans le sud de la France à partir du printemps.

Il est souvent vendu en barquette, et parfaitement protégé de la déshydratation grâce au film étirable qui l'entoure. Vérifiez surtout sa couleur (vert vif) et l'état des gousses, qui doivent être brillantes, lisses et non flétries.

• **Bien consommer.** Le pois gourmand est un légume délicieux qui permet de diversifier les menus tout au long de l'année. Il se consomme

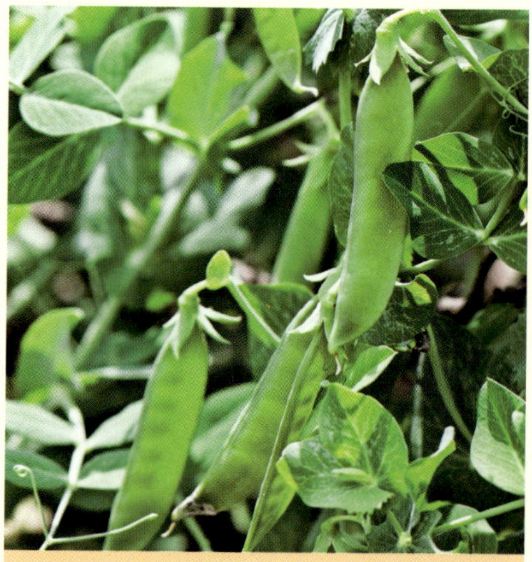

Les pois gourmands portent bien leur surnom de pois mange-tout puisqu'il est inutile de les écosser.

cuit à la vapeur, encore croquant, tiède et assaisonné d'une vinaigrette, ou bien chaud avec un peu de beurre frais.

• **Bien conserver.** Conservez les pois gourmands 3 à 4 jours au réfrigérateur dans leur emballage d'origine, qui les protège de la déshydratation.

Poisson

- ✚ Des protéines de qualité.
- ✚ Des oméga-3 et de la vitamine D dans les poissons gras.
- ✚ Peu de calories dans les poissons maigres.
- ✚ Source de vitamine B12, d'iode et de sélénium.
- ▲ Moins rassasiant que la viande.
- ▲ La chair peut renfermer des polluants.
- ▲ Un allergène assez fréquent.

Le poisson a une image d'aliment « bon pour la santé » qui n'est pas usurpée. C'est effectivement une excellente source de protéines, de lipides bénéfiques et de micronutriments indispensables (iode, sélénium, vitamine D, vitamine B12...). Mais sa consommation régulière, qui n'est pas toujours simple à mettre en pratique, se heurte à deux préoccupations écologiques : la raréfaction de certaines espèces et la contamination des poissons par des polluants éventuellement toxiques.

Poissons maigres, poissons gras

C'est un classement des poissons selon leur richesse en matières grasses.

• **Les poissons maigres.** Ce sont les plus nombreux : cabillaud, sole, merlan, dorade, merlu, lieu... Ils renferment très peu de lipides (autour de 1 g pour 100 g), une qualité qui, associée à leur richesse en protéines, fait tout leur intérêt diététique. Leur apport calorique est donc modéré (70 à 100 kcal pour 100 g) et ils sont très digestes si on ne les fait pas frire.

• **Les poissons gras (ou mi-gras et gras).** Sardine, saumon, maquereau, truite, hareng, anguille, thon, anchois appartiennent à ce groupe. Dans la majorité de ces poissons, la teneur en lipides s'échelonne de 5 à 15 g pour 100 g, mais certains sont moins gras tandis que d'autres renferment plus de 20 % de lipides. Les écarts sont également significatifs pour une même espèce (3 à 17 % de lipides pour la sardine, de 10 à 17 % pour le saumon, par exemple), car les habitudes alimentaires et le mode de vie influent fortement sur la composition de la chair.

Le principal atout des poissons gras réside dans leur apport en oméga-3 et en vitamine D.

Poissons sauvages, poissons d'élevage

Selon une estimation du WWF (Fonds mondial pour la nature), plus de 75 % des espèces marines pêchées dans le monde seraient surexploitées ou en passe de l'être. Cela signifie concrètement que le renouvellement du stock de poissons n'est plus possible, alors même que la demande est de plus en plus importante.

Le thon rouge est l'exemple le plus connu, mais beaucoup d'autres espèces sont menacées : cabillaud, saumon et flétan dans l'Atlantique Nord, anguille dans toutes les mers d'Europe...

L'aquaculture permet dans une certaine mesure d'épargner les ressources halieutiques (et de proposer des poissons plus abordables), mais elle

Composition pour 100 g de poisson frais cuit*

	Calories (kcal)	Protéines (g)	Lipides (g)	Vitamine D (µg)
Poissons maigres				
Brochet (four)	94,1	21,5	0,9	2,7
Cabillaud (vapeur)	82,4	18,8	0,8	0
Carrelet (vapeur)	94	19	2	1,5
Lieu noir	102	23,1	1	0,9
Lotte (grillée)	93,8	20,6	1,3	Traces
Merlan (vapeur)	91,7	20,9	0,9	0
Perche (four)	95,4	21,6	1	9
Raie (four)	80,1	18,9	0,5	0
Sole (four)	73	16	1	0
Turbot (four)	116	20,6	3,8	0
Poissons gras				
Anguille (four)	229	23,6	15	5
Espadon (four)	148	25,4	5,1	5,8
Hareng (grillé)	181	20,1	11,2	16,1
Maquereau (four)	249	23,9	17	7,5
Sardine (grillée)	196	24,7	10,8	7,5
Saumon (vapeur)	201	23,6	11,8	8,7
Thon (four)	163	29,4	5	5,8
Truite (four)	125	22,8	3,8	2,5

** Pour un même poisson, la composition (part de lipides notamment) peut varier de façon significative en fonction de l'alimentation et du mode de vie (de 178 à 225 kcal, par exemple, pour 100 g de saumon).*

CIQUAL 2008

n'est pas sans conséquences sur l'environnement. Le bar, le saumon et la dorade, qui font partie des principaux poissons d'élevage en Europe, sont des espèces carnivores : leur alimentation est composée en majorité de petits poissons (« poissons fourrage ») qui font à leur tour l'objet d'une pêche intensive. L'aquaculture est en elle-même une source de pollution des rivières ou des mers par le biais des déchets alimentaires, des excréments, des résidus d'antibiotiques et d'autres traitements administrés aux poissons. Un problème qui concerne aussi les poissons exotiques de type panga ou tilapia, très bon marché mais dont l'élevage est intensif.

• **Préserver les ressources marines.** Des écolabels permettent de guider nos achats vers des espèces sauvages non menacées ou vers des poissons issus d'élevages de qualité. De nombreux distributeurs ont créé leur propre label, mais le plus reconnu aujourd'hui est le label anglo-saxon MSC (Marine Stewardship Council) : il garantit à la fois que la reproduction des espèces sauvages est assurée et, pour les poissons d'élevage, que l'aquaculture est bien gérée, avec des effets restreints sur l'environnement. Cet organisme fournit aussi une liste des poissons qu'il faut soit privilégier, soit consommer avec modération, soit éviter (www.pourunepechedurable.fr).

Un label français (« Label bleu ») devrait voir le jour d'ici à 2011 à l'initiative de l'Ofimer (Office interprofessionnel des produits de la mer).

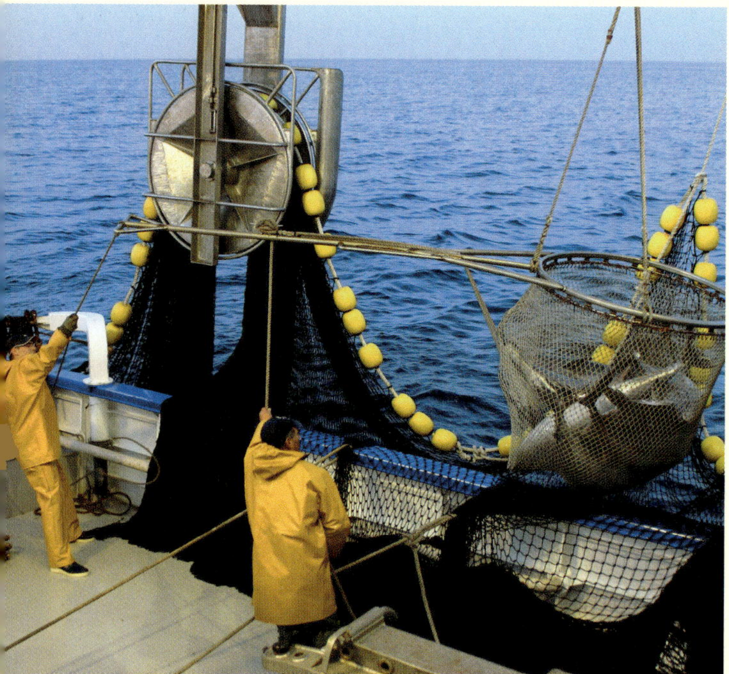

En Europe, des totaux admissibles de capture (TAC) sont imposés pour certains poissons, et font l'objet de quotas entre États membres.

Les risques toxiques

Les poissons (sauvages et d'élevage) sont victimes de la pollution des mers et des rivières par les rejets des activités domestiques, agricoles et industrielles (pesticides, PCB ou pyralènes, métaux lourds comme le mercure...).

Certains polluants ne se dégradent pas avec le temps et s'accumulent tout au long de la chaîne alimentaire en se fixant dans les muscles ou la graisse des animaux : les poissons prédateurs, les poissons gras et les poissons qui vivent longtemps sont donc les plus touchés.

• **Les recommandations.** Pour la population générale, il est conseillé de manger du poisson au moins deux fois par semaine, sans oublier les poissons gras (saumon, maquereau, sardine, anchois, hareng...) et en diversifiant les sources (espèces de poisson, zones de pêche), car les bienfaits du poisson sont jugés supérieurs à un éventuel risque toxique. En revanche, l'Afssa (Agence française de sécurité sanitaire des aliments) recommande certaines précautions pour les femmes enceintes ou allaitantes, ainsi que pour les jeunes enfants (moins de 30 mois). Les poissons concentrant le plus de mercure (lamproie, espadon...) sont à écarter, et les prédateurs sauvages (lotte, bar, flétan, raie, empereur, thon, dorade...) sont à consommer avec modération (pas plus de 150 g par semaine pour les femmes enceintes ou allaitantes, pas plus de 60 g pour les jeunes enfants).

Pour en savoir plus : www.afssa.fr et www.afssa.fr/poisson/SIA2009/F2.pdf

Poissons conservés

Le poisson est un aliment très fragile, ce qui explique le développement de méthodes pour le conserver plus longtemps : salaison, fumaison (ou fumage), appertisation (conserve) et surgélation.

• **Les poissons traités au sel et les poissons fumés.** Imprégnés de sel et de particules de fumée, cabillaud (morue), anchois, saumon, hareng, truite conservent leur valeur nutritionnelle mais ne doivent être consommés qu'occasionnellement en raison de leur teneur en sel. Faites tremper les poissons salés dans plusieurs eaux pour éliminer une partie du sel ou optez pour de la morue dessalée, vendue au rayon frais.

• **Les conserves.** Les conserves de thon, de sardine ou de maquereau peuvent être au naturel (sans ajout de matière grasse), à l'huile, donc plus grasses, ou assaisonnées (basilic, citron...).

Les oméga-3 sont préservés par l'appertisation : les conserves sont donc de bonnes alternatives aux produits frais, mais il faut prendre en compte l'ajout de sel.

• **Les poissons surgelés.** Ils présentent le même profil nutritionnel que les poissons frais, cependant leur teneur en oméga-3 pourrait s'abaisser avec le temps. En principe, ils sont traités dans les plus brefs délais après leur capture et dans de bonnes conditions d'hygiène.

Ils sont souvent meilleur marché que les frais et beaucoup plus faciles à acheter compte tenu de la raréfaction des poissonneries.

Caractéristiques nutritionnelles

• **L'apport énergétique.** Il dépend de la richesse en lipides, d'où des écarts importants entre les poissons maigres (100 kcal pour une portion de 120 g de cabillaud) et les poissons gras (plus du double pour la même quantité de saumon).

• **Une source de protéines.** Le poisson est presque aussi riche en protéines que la viande, et ses protéines répondent parfaitement à nos besoins car elles contiennent tous les acides aminés indispensables en bonne proportion. Ces protéines sont très digestes car pauvres en collagène. Elles ont aussi un gros avantage par rapport à celles de la viande : elles sont apportées sans lipides ou presque dans les poissons maigres, et sont associées à des lipides bénéfiques dans les poissons gras. Seul bémol : le poisson est souvent jugé moins rassasiant que la viande.

• **Des oméga-3.** Les poissons gras renferment une majorité de graisses insaturées, dont des polyinsaturées, qui comprennent des oméga-3. Ces acides gras essentiels (l'organisme ne peut pas les synthétiser) sont indispensables au bon fonctionnement du système nerveux et contribuent à réduire le risque de maladies cardio-vasculaires. Les oméga-3 des poissons (acide éicosapentaénoïque, ou EPA, et acide docosahexaénoïque, ou DHA) sont différents et complémentaires de ceux des végétaux (acide alphalinolénique, ou ALA). Une portion de 100 g de poisson gras couvre très largement l'ANC (apport nutritionnel conseillé) en DHA (l'ANC pour l'EPA n'est pas déterminé).

• **Un aliment riche en vitamine D.** Cette vitamine liposoluble (soluble dans les lipides) est indispensable à l'assimilation du calcium et du phosphore par l'organisme et, par conséquent, à la bonne santé du squelette. Les poissons gras sont une excellente source de vitamine D : 8,7 µg pour 100 g de saumon, 7,5 µg pour 100 g de maquereau (à titre de comparaison : 4 µg dans 100 g de jaune d'œuf, considéré comme une autre bonne source). Ces teneurs permettent de couvrir facilement les ANC (apports nutritionnels conseillés), qui sont estimés à 5 µg par jour, mais peuvent s'élever si l'exposition au soleil est insuffisante (cette vitamine est également synthétisée par la peau sous l'action des rayons du soleil).

Les poissons gras fournissent aussi de la vitamine A (liposoluble).

• **De nombreux micronutriments.** Le poisson (particulièrement le hareng, le maquereau et la sardine) apporte de la vitamine B12, essentielle à la formation des globules rouges. C'est aussi une bonne source d'iode et de sélénium (poissons de mer), dont notre alimentation est plutôt dépourvue, ainsi que d'autres minéraux et oligo-éléments, en quantités variables selon les espèces : phosphore, fer (mais moins que la viande), zinc, calcium (notamment la sole, la sardine et le hareng). À noter : la teneur en sodium est modérée et les poissons de mer ne sont pas plus salés que les poissons d'eau douce.

• **Allergie et réactions à l'histamine.** L'allergie au poisson est relativement fréquente et impose généralement l'éviction de tous les poissons.

L'intolérance à l'histamine, qui peut entraîner une urticaire, des maux de tête et parfois des troubles digestifs (diarrhée, douleurs...), relève d'un phénomène d'intoxication plus que d'allergie. L'histamine, qui résulte de la dégradation de l'histidine, un acide aminé, se développe surtout lorsque le poisson n'a pas été traité et réfrigéré assez rapidement après la pêche. La méthode de pêche est aussi déterminante car, plus le poisson est stressé, plus il produit d'histamine. Le thon est le poisson le plus souvent impliqué dans ce type d'intoxication.

En pratique

• **Bien acheter.** La plupart des poissons sont présents sur les marchés tout au long de l'année, mais certaines espèces ne sont pêchées que quelques mois par an ou sont plus courantes à certaines périodes. La sardine, le maquereau et le thon

Qui contrôle les poissons ?

– L'Ifremer (Institut français de recherche pour l'exploitation de la mer) est chargé du contrôle des poissons et autres produits de la mer vivants (qualité de l'eau de mer, présence éventuelle de toxines marines, polluants marins...).

– Les services vétérinaires s'occupent des ressources marines une fois pêchées : sur les bateaux, les criées, les lieux de traitement et de distribution.

sont capturés au printemps et en été, le merlan et le lieu abondent en plein hiver et sont alors en principe meilleur marché.
Pour vous assurer de la fraîcheur et de la qualité du poisson, choisissez une poissonnerie réputée (débit important), renseignez-vous sur les dates d'arrivage de la marchandise et regardez l'étal : il doit être réfrigéré et les poissons (non entassés) doivent être présentés sur un lit de glace important. La couche visqueuse qui recouvre la peau du poisson doit être transparente et non jaunâtre. La peau doit être irisée et brillante. Les yeux doivent remplir l'orbite et être bombés, les branchies doivent être colorées et brillantes. Le corps doit être ferme au toucher, jamais flasque. Enfin, l'odeur d'un poisson frais est discrète et iodée, jamais ammoniaquée ou trop forte.
Il est plus difficile d'évaluer la qualité des filets, mais une teinte jaunâtre et une chair molle donnent quelques indications.

• **Bien consommer.** Optez pour des cuissons légères : au court-bouillon, à la vapeur, grillé, en papillote, en cocotte ou au four. Évitez les fritures et la cuisson meunière (à la poêle dans du beurre). Les sauces peuvent être légères : coulis de tomates, crème citronnée, persillade, fondue d'oseille ou vinaigrette... Un peu de beurre fondu, un soupçon de crème ou un filet d'huile d'olive suffisent à assaisonner un poisson vapeur, et remplacent avantageusement les mayonnaises et sauces au beurre blanc.

Les œufs de poisson

Les plus courants sont les œufs de lump (petits, noirs ou rouges), les œufs de saumon, les œufs de cabillaud ou de tacaud (dans le tarama) et les œufs d'esturgeon (caviar).
À l'état naturel, leur composition est plutôt satisfaisante, avec des apports en protéines, en vitamines et en sels minéraux assez proches de ceux des poissons. Les œufs de saumon (et le caviar) renferment plus de protéines et de lipides que les œufs de lump, d'où des écarts caloriques notables : 230 à 250 kcal pour 100 g d'œufs de saumon, 80 à 90 kcal pour 100 g d'œufs de lump. Des apports tout relatifs, puisqu'on en consomme normalement assez peu. Cependant, ces œufs sont tous très chargés en sel : de 3 à 5 g pour 100 g, ce qui représente quand même 0,6 à 1 g pour une simple cuillerée à soupe (20 g).
Les œufs de lump sont beiges au naturel, c'est l'ajout de colorants qui les teinte en rouge ou en noir. Il en est de même pour le tarama, qui est une pâte beige clair avant la coloration en rose vif. À base d'œufs de poisson mixés avec de la crème, de l'huile, du citron et des aromates, cette pâte à tartiner est grasse et calorique : 463 kcal dont 47 g de lipides dans 100 g de tarama !
La poutargue est un produit artisanal de la région de Martigues (Provence) : il s'agit d'œufs de mulet salés et séchés dans leur poche naturelle, que l'on déguste en petits copeaux sur des toasts.

• **Bien conserver.** Le poisson frais étant fragile, il est conseillé de le consommer le jour de l'achat. Dès le retour à la maison, rincez-le à l'eau froide, épongez-le avec du papier absorbant, puis placez-le dans une boîte hermétique très propre. Conservez-le au réfrigérateur jusqu'au moment de le cuisiner.
Vous pouvez congeler du poisson vous-même à condition de prendre quelques précautions :
– n'utilisez que du poisson très frais (juste pêché ou acheté sur une criée) et congelez-le dans les heures qui suivent l'achat (ou la pêche) pour limiter l'apparition d'histamine ;
– videz-le et lavez-le soigneusement afin d'éviter le développement de bactéries ;
– évitez de congeler des grosses pièces (des filets ou des darnes seront plus rapidement saisis par le froid et garderont ensuite une texture agréable) ;
– ne stockez pas le poisson plus de 3 mois.
Faites cuire les portions sans les décongeler pour limiter le risque de développement bactérien.

• **Le poisson surgelé.** Achetez-le brut, non cuisiné, pour éviter une surcharge en lipides et en sel. Privilégiez les emballages transparents, qui vous permettent de voir la qualité des découpes : filets épais, portions bien calibrées.
Le poisson surgelé craint surtout une rupture de la chaîne du froid. Transportez-le dans un sac isotherme et stockez-le rapidement au congélateur. Vérifiez la DLUO (date limite d'utilisation optimale) et faites tourner vos stocks pour utiliser en priorité les sachets les plus anciens.

VOIR **Anchois, p. 35 ; Cabillaud, p. 60 ; Hareng, p. 138 ; Lieu, p. 161 ; Maquereau, p. 168 ; Merlan, p. 173 ; Sardine, p. 239 ; Saumon, p. 246 ; Thon, p. 265 ; Truite, p. 270**

Poisson cru

- Bon apport en protéines.
- Source d'oméga-3 (thon, saumon).
- ▲ Léger... sauf si on ajoute trop d'huile.
- ▲ Très altérable.

Sushis et sashimis, tartare et carpaccio sont des préparations très tendance depuis quelques années. À base de poisson cru, ces plats sont fragiles et peuvent être à l'origine d'intoxications alimentaires (anisakidose, listériose).

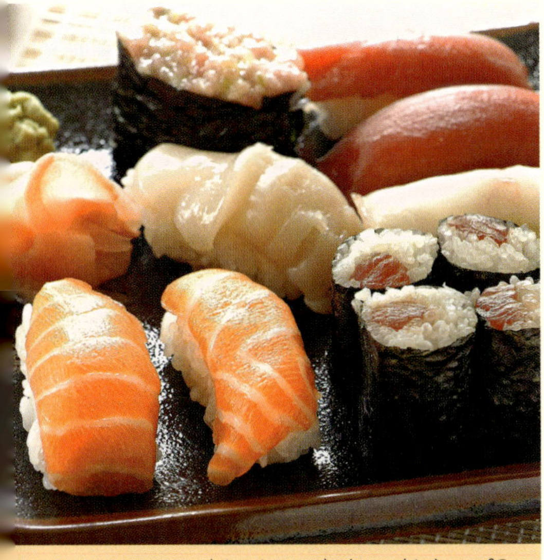

Les restaurateurs doivent congeler les sushis à – 20 °C pendant au moins 24 heures pour tuer les éventuels parasites.

Les différentes façons de consommer du poisson cru

• **Les sashimis.** Ce sont des morceaux crus de thon, de saumon, d'anguille ou d'autres produits de la mer simplement accompagnés de sauces (wasabi, sauce soja...). Ils sont plutôt légers en calories.

• **Les sushis.** Ce sont des bouchées à base de riz et de poisson cru parfois entourées d'une feuille d'algue. Le riz fournit des glucides complexes, et l'algue de nombreux oligoéléments (iode en particulier).

• **Le tartare.** C'est une préparation à base de poisson cru haché. Sa teneur en lipides peut être assez élevée du fait de l'ajout d'huile.

• **Le carpaccio et le gravlax.** Ce sont de fines tranches de poisson cru marinées. L'assaisonnement conditionne la valeur nutritionnelle : le jus de citron et les herbes aromatiques n'ajoutent quasiment aucune calorie, mais une cuillerée à soupe d'huile en apporte 90.

Caractéristiques nutritionnelles

• **Des préparations diététiques.** Riches en protéines tout en restant parfaitement digestes, source d'oméga-3 pour les poissons gras (thon, saumon), les plats de poisson cru sont à la fois nourrissants et diététiques. Les sushis peuvent même constituer un plat principal assez équilibré (à compléter par des légumes), les restaurants japonais étant d'ailleurs un bon choix lorsqu'on prend ses repas à l'extérieur. Attention cependant à l'ajout d'huile dans le tartare ou le carpaccio, car l'addition calorique grimpe alors assez vite sans améliorer franchement la qualité gustative du plat.

Composition pour 100 g de sushis

Calories	165 kcal	Glucides	27 g
Protéines	7,5 g	Lipides	3 g

Repère *1 sushi ou 1 sashimi = 15 à 20 g.*

En pratique

• **Bien acheter.** Les préparations à base de poisson cru sont particulièrement fragiles : n'en achetez pas ou n'en consommez pas si les conditions d'hygiène du magasin ou du restaurant ne vous paraissent pas parfaites.
Les produits surgelés offrent de bonnes garanties hygiéniques, à condition que la chaîne du froid ne soit pas interrompue.

• **Bien consommer.** Le poisson cru peut être consommé régulièrement si on l'apprécie. Il est cependant déconseillé aux jeunes enfants et aux femmes enceintes ou allaitantes pour éviter tout risque d'intoxication (listériose, anisakidose). Si vous souhaitez préparer un plat à base de poisson cru vous-même, prenez certaines précautions. Choisissez du poisson très frais, désinfectez soigneusement vos mains, les ustensiles de cuisine et le plan de travail. Videz le poisson dès votre retour et travaillez très rapidement pour qu'il ne reste pas à température ambiante trop longtemps. Placez immédiatement la préparation au réfrigérateur et consommez-la dans les heures qui suivent, qu'il s'agisse d'une préparation maison, de poisson acheté ou de poisson décongelé.

Poisson cru et parasites

L'anisakis est un petit ver présent dans le tube digestif d'un grand nombre de poissons (hareng, merlan, saumon...). Normalement, l'éviscération des poissons suffit à écarter tout danger, mais il arrive que le ver migre dans le muscle et soit ingéré par l'homme (dans du poisson cru).
Rare en France, cette intoxication alimentaire se manifeste dans les heures qui suivent par des douleurs abdominales, des vomissements, une diarrhée.
La cuisson élimine le parasite mais la congélation aussi (au moins 24 heures à – 20 °C), d'où l'intérêt des poissons crus surgelés.

Poisson fumé

- ⊕ Riche en protéines.
- ⊕ Source d'oméga-3 pour les poissons gras.
- ▲ Très salé.
- ▲ Une qualité gustative très inégale.

Le fumage a longtemps représenté un mode de conservation idéal pour stocker plusieurs mois le poisson, à une époque où la réfrigération n'existait pas. Aujourd'hui, on apprécie le poisson fumé pour son goût particulier, mais sa richesse en sel impose de limiter sa consommation.

Caractéristiques nutritionnelles

• **Les mêmes qualités que le poisson frais.** Le poisson fumé est une bonne source de protéines, et les espèces grasses (saumon, maquereau, hareng, truite de mer...) conservent leur atout oméga-3 une fois fumées.

• **Un apport calorique variable.** L'églefin, appelé haddock une fois fumé, est un poisson maigre qui reste léger (105 kcal pour 100 g).
Le saumon ou le maquereau fumés sont plus caloriques, avec des écarts significatifs selon l'alimentation du poisson : pour le saumon fumé, la teneur en matières grasses varie de 10 à 17 %.

• **Concentré en sel.** Le poisson fumé est toujours fortement salé : de 750 à 1 100 mg de sodium pour 100 g (deux tranches), soit 1,9 à 2,8 g de sel, l'idéal étant de ne pas dépasser 5 à 6 g de sel par jour. Évitez donc d'en consommer trop, surtout si vous souffrez d'hypertension artérielle. Par ailleurs, la fumaison génère des substances toxiques (hydrocarbures aromatiques polycycliques, dont les benzopyrènes, et nitrosamines) réputées cancérigènes. Les études montrent néanmoins que ces résidus ne se retrouvent qu'à des taux très faibles, tolérables, dans les poissons fumés de manière industrielle.

Composition pour 100 g de poisson fumé

	Calories (kcal)	Protéines (g)	Lipides (g)	Sodium (mg)
Haddock	105	25,2	0,5	763
Truite fumée	156	23,1	7	1 063
Saumon fumé	166 à 237	19 à 21	10 à 17	1 028
Maquereau fumé	227	20,9	15,9	731

Repère *– 1 tranche de saumon fumé = 40 à 50 g.*
– 1 filet de haddock = 70 g.

En pratique

• **Bien acheter.** Les écarts gustatifs sont très importants (surtout pour le saumon), et il n'est pas simple de choisir un bon poisson fumé. La dégustation (vous en achetez une petite quantité) est souvent la meilleure méthode, mais vous pouvez aussi vous fier au Label rouge. Vérifiez aussi que le poisson n'a pas été congelé auparavant et qu'il est sans conservateur. Les mentions « salé au sel sec » et « fumage au bois de... » sont préférables, car le poisson salé par injection de saumure ou fumé par pulvérisation d'arôme au goût de fumée est en général moins bon. Vérifiez l'absence de taches brunes ou de bords foncés sur les tranches de saumon. Recherchez enfin les poissons les moins salés, pour des raisons diététiques autant que gustatives : le sel comme le goût trop fumé masquent en effet la vraie saveur du poisson. Il faut rappeler que le poisson fumé est déconseillé aux femmes enceintes ou allaitantes en raison du risque de listériose. Évitez également d'en donner aux enfants de moins de 30 mois.

• **Bien conserver.** Ne dépassez pas la DLC (date limite de conservation) et conservez impérativement le poisson fumé au réfrigérateur.

VOIR Saumon, p. 246 ; Truite, p. 270

Poisson pané

- ⊕ Toujours disponible et rapide à préparer.
- ⊕ Sans arêtes.
- ⊕ ▲ Encourage les enfants à manger du poisson, mais ne leur donne pas le goût du poisson.
- ▲ Des matières grasses issues de la panure.
- ▲ Un apport énergétique plus élevé que pour le poisson.

Le poisson pané, les beignets ou les croquettes de poisson ne présentent pas réellement d'intérêt nutritionnel : plus pauvres en protéines que les poissons bruts, ils sont en outre gras et salés. À consommer occasionnellement par conséquent.

Caractéristiques nutritionnelles

• **Un apport en lipides élevé.** Tous les produits panés ou en beignets ont subi une préfriture. Les cuire ensuite dans de la matière grasse équivaut à les frire deux fois, d'autant que l'enrobage absorbe une grande quantité de la graisse de cuisson. Les poissons panés, qui sont toujours à base de poisson maigre (1 % de lipides pour la plupart), perdent complètement cette légèreté, avec des teneurs multipliées par dix, voire plus.

• **Des calories peu utiles.** Le poisson pané est en moyenne deux fois plus calorique que le poisson nature : 82 kcal pour 100 g de cabillaud vapeur, mais 194 kcal pour des filets panés du même poisson ; 92 kcal pour 100 g de merlan vapeur, mais 205 kcal pour du merlan pané.

Ces calories supplémentaires viennent des lipides et des glucides de la panure. La part de matière noble (le poisson), source de protéines sans lipides et de micronutriments, est donc diminuée au profit d'un mélange de chapelure, de graisses (huile de tournesol, graisses partiellement hydrogénées) et d'additifs inutiles à l'équilibre alimentaire.

• **Attention au sel.** Comme tous les produits industriels, le poisson pané et les beignets de poisson sont déjà salés (1,5 à 1,8 g de sel pour 100 g), une teneur encore augmentée si on les sale à la cuisson ou dans l'assiette et/ou qu'on ajoute du ketchup, lui-même riche en sel.

Composition pour 100 g de poisson pané frit

Calories	202 kcal	Glucides	15,3 g
Protéines	11,9 g	Lipides	10,3 g

Repère *1 bâtonnet = 50 à 60 g.*

CIQUAL 2008

En pratique

• **Bien acheter.** Choisissez des filets entiers panés plutôt que du poisson reconstitué ou des mélanges type croquettes, souvent pauvres en poisson et riches en amidon, liants et autres additifs. La panure doit être très fine. L'emballage précise d'ailleurs la part du poisson dans le total du produit : plus elle est élevée (proche de 80 %), mieux c'est. Les préparations panées vendues fraîches en poissonnerie ne présentent pas d'intérêt particulier par rapport à celles des rayons frais ou surgelés des magasins.

• **Bien consommer.** Mettez très peu de matière grasse (voire pas du tout) dans la poêle. Avant de servir, posez les bâtonnets ou les beignets sur du papier absorbant pour éliminer une partie du gras. Certains poissons panés peuvent être chauffés au four : privilégiez ce mode de préparation si possible. Enfin, proposez du citron à la place du ketchup et évitez de servir plusieurs préparations grasses au cours du même repas (charcuterie, pommes de terre sautées, pâtisserie...). Accompagnez plutôt vos poissons panés de légumes et terminez par un laitage et/ou un fruit.

Poivre

voir Épices et aromates, p. 104

Poivron

- ✚ **Très riche en vitamine C et en antioxydants.**
- ✚ **Peu calorique.**
- ▲ **Assez indigeste.**

Le poivron est un légume minceur excellent pour la santé. Mais il est hélas peu digeste, ce qui limite sa consommation chez de nombreuses personnes.

Caractéristiques nutritionnelles

• **Très riche en vitamine C.** Avec 176 mg pour 100 g ,le poivron rouge est trois fois plus riche en vitamine C que l'orange, et le poivron vert en renferme près du double (100 mg). Il suffit de consommer 100 g de poivron pour couvrir les besoins d'une journée. Même après cuisson, la teneur en

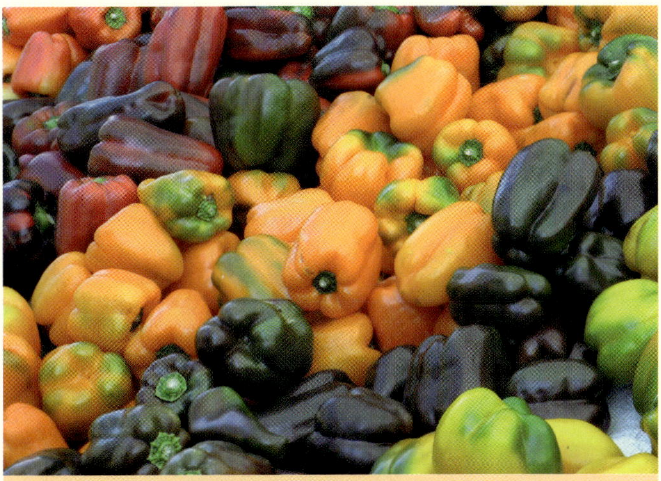

Le goût des poivrons diffère sensiblement selon la couleur. Choisissez-les brillants, fermes et bien lisses.

vitamine C reste bonne avec 70 mg pour le poivron vert et 125 mg pour le poivron rouge.

• **Des pigments protecteurs abondants.** Il est très bien pourvu en bêtacarotène (surtout le poivron rouge) et en d'autres caroténoïdes (lutéine et zéaxanthine, lycopène). Il renferme aussi des flavonoïdes (quercétine), des composés de la famille des polyphénols aux propriétés également antioxydantes.

• **Des fibres qui stimulent le transit.** La fine pellicule qui entoure le poivron contient des fibres cellulosiques, très résistantes aux sucs digestifs. Elles accélèrent le transit, mais peuvent se révéler irritantes à forte dose ou chez certaines personnes.

Composition pour 100 g de poivron cru

	Poivron rouge	Poivron vert
Calories (kcal)	23,7	14,3
Protéines (g)	1	0,9
Glucides (g)	4,1	2,1
Lipides (g)	0,4	0,3
Fibres (g)	1,8	1,7
Bêtacarotène (µg)	1 228	188
Vitamine C (mg)	176	101

Repère *100 g = env. 1/2 poivron.*

CIQUAL 2008

En pratique

• **Bien acheter.** Les poivrons sont présents pratiquement toute l'année, mais la pleine saison s'étend de mai à octobre. Ils sont verts, jaunes ou rouges selon leur stade de maturité au moment de la cueillette ou la variété. En été, vous trouverez des variétés particulières, comme le poivron long des Landes ou les petits poivrons à farcir. Les poivrons doivent avoir une couleur vive, une peau lisse et brillante et un pédoncule bien attaché. Ils doivent être bien charnus et denses.

• **Bien consommer.** Alternez poivrons crus dans des salades, et cuits sous forme de farcis ou avec des courgettes, des aubergines, des tomates, des oignons ou des féculents (riz, pâtes, pomme de terre...). Les poivrons cuits sont mieux tolérés. Pour améliorer encore leur digestion, vous pouvez ôter la pellicule qui les recouvre : passez-les au four ou au gril, puis grattez la peau devenue noire. Les poivrons en conserve sont déjà cuits et pelés, et donc plutôt digestes.

• **Bien conserver.** Les poivrons se gardent quelques jours au réfrigérateur, emballés dans un sachet car ils se déshydratent vite.

Pomme

- **Une grande diversité de saveurs.**
- **Un apport énergétique modéré.**
- **Des antioxydants bénéfiques.**
- **Une bonne source de fibres.**
- **Plutôt rassasiante.**

La pomme est le fruit le plus consommé en France. Disponible tout au long de l'année, pratique à manger en collation, elle est peu calorique, désaltérante et assez rassasiante, d'où son succès dans les menus minceur.

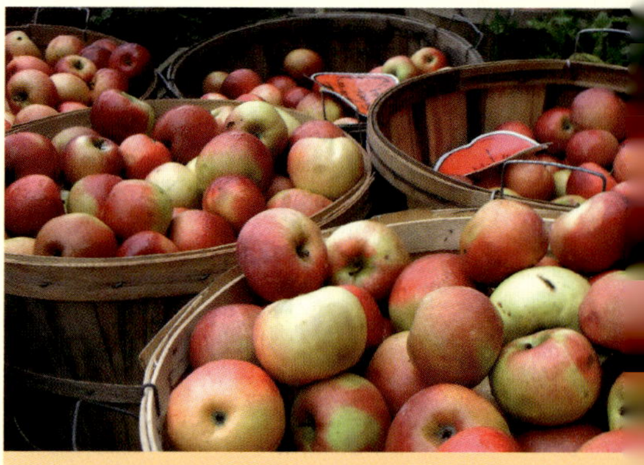

Après quelques décennies de règne de la golden, on voit de nouveau quantité de variétés de pommes sur les marchés.

Caractéristiques nutritionnelles

• **Un apport calorique modéré.** Une pomme (150 g) apporte environ 70 kcal. Toutes les variétés sont plus ou moins équivalentes. La granny-smith, dont la saveur acidulée peut faire penser qu'elle est moins sucrée, n'est pas franchement plus légère que les autres pommes.

• **Des fibres régulatrices et rassasiantes.** La pomme est bien pourvue en fibres (cellulose dans la peau, pectines dans la pulpe, lignine dans la partie centrale) qui stimulent le transit intestinal sans agresser la muqueuse digestive.

Des interactions avec des médicaments

Le jus de pomme peut gêner l'absorption de nombreux médicaments et donc diminuer leur activité. Ces interactions ne sont pas toujours précisées sur les notices : renseignez-vous auprès de votre médecin si vous devez suivre un traitement.

Cette richesse en fibres (2,1 à 3,7 g dans le fruit avec la peau) explique en partie l'effet coupe-faim de ce fruit, très utile pour assouvir une fringale en toute légèreté.

• **Un pouvoir antioxydant bien marqué.** Alors que la pomme n'est pas particulièrement riche en vitamine C, elle possède un excellent pouvoir antioxydant grâce à la présence de flavonoïdes (quercétine, proanthocyanes dans les pommes rouges), surtout abondants dans la peau.

Composition pour 100 g de pomme (pulpe et peau)

Calories	44,6 kcal	Lipides	0,2 g
Protéines	0,3 g	Fibres	2,4 g
Glucides	10 g		

Repère *1 pomme moyenne = env. 150 g.*

CIQUAL 2008

En pratique

• **Bien acheter.** Les variétés se succèdent tout au long de l'année, avec des saveurs plutôt sucrées ou acides, des textures très croquantes ou plus tendres : reine des reinettes (septembre et octobre), golden (septembre à juillet), red delicious (octobre à avril), granny-smith (novembre à mai), boskoop (novembre à avril)...

• **Bien consommer.** La peau renferme à la fois des fibres, de la vitamine C et des antioxydants. Si vous la consommez, rincez bien le fruit avant pour éliminer une partie des pesticides ou achetez des pommes issues de l'agriculture biologique. Pensez à associer la pomme à des préparations salées : salades composées (avec l'endive, le chou), accompagnement de volaille ou de rôti de porc, etc. Proposez-la au goûter aux enfants : mieux vaut une pomme entière qu'une gourde de compote.

• **Bien conserver.** La pomme continue à mûrir après la récolte et se garde bien jusqu'à plusieurs semaines. Disposée dans la corbeille de fruits, elle dégage un gaz qui favorise la maturation des autres fruits, ce qui peut être utile (pour la banane, l'avocat, la poire...).

Variétés anciennes et nouvelles créations

Il existe des centaines de variétés de pommes, mais nous n'en trouvons qu'un nombre réduit sur nos marchés. Certaines reviennent à la mode, comme la reinette clochard ou la rubinette, et de nouvelles variétés, issues de sélections et de croisements, sont créées chaque année (ariane et pink lady, par exemple).

Pomme de terre

- **Riche en glucides complexes.**
- **Modérément calorique consommée nature.**
- **Source de potassium et de vitamine C.**

La pomme de terre, à la fois légume et féculent, est une valeur sûre de nos assiettes. Sa consommation a tendance à décliner en dépit de ses atouts : économique et facile à préparer, elle représente une source énergétique peu calorique si on la cuisine sans trop de matière grasse.

Caractéristiques nutritionnelles

• **Une source d'énergie.** La pomme de terre est un légume du point de vue botanique, mais elle fait partie des féculents par sa composition nutritionnelle. Comme les pâtes, le pain ou le riz, elle est principalement constituée de glucides complexes (amidon), qui sont la meilleure source d'énergie de l'organisme.

• **Un apport calorique modéré.** Contrairement à une idée reçue, la pomme de terre n'est pas très calorique : 82 kcal pour 100 g (le poids d'une pomme de terre de taille moyenne). Ce sont l'accompagnement (beurre, sauce) et le mode de cuisson (pommes de terre sautées, frites...) qui alourdissent la valeur calorique finale.

• **Très riche en potassium.** Elle figure parmi les légumes les plus riches en potassium : 380 mg pour 100 g si on la consomme avec la peau, ce qui correspond presque aux besoins minimaux quotidiens (400 à 600 mg), que l'on peut largement dépasser pour bénéficier d'un effet préventif probable sur l'hypertension artérielle. La pomme de terre est naturellement pauvre en sodium (1,5 mg pour 100 g), mais cette teneur s'élève dans les préparations industrielles : plus de 700 mg (1,8 g de sel) dans 100 g de pommes dauphine, 700 à 1 200 mg (1,8 à 3 g de sel) dans les chips.

• **De la vitamine C.** La pomme de terre renferme de la vitamine C (13 mg pour 100 g en moyenne, plus dans les pommes de terre nouvelles), mais la teneur décroît fortement au cours du stockage et de la cuisson. Elle renferme aussi des vitamines B1, B3, B5 et B6, ainsi que des polyphénols, des molécules aux puissantes propriétés antioxydantes : ce n'est pas l'aliment qui en contient le plus, mais sa large consommation en fait une source très importante.

• **Des fibres digestes.** Essentiellement sous forme de cellulose, les fibres de la pomme de terre sont peu irritantes et conviennent bien aux personnes qui ont les intestins fragiles.

Composition pour 100 g de pomme de terre avec la peau, cuite à la vapeur

Calories	81,6 kcal	Fibres	1,8 g
Protéines	1,9 g	Vitamine C	13 mg
Glucides	18,3 g	Potassium	379 mg
Lipides	0,1 g		

Repère *– 100 g = 1 pomme de terre de taille moyenne.*
– 1 noisette de beurre = env. 40 kcal.

Composition de quelques préparations à base de pommes de terre, pour 100 g et après cuisson

	Calories (kcal)	Lipides (g)
Purée à base de flocons (avec lait demi-écrémé et eau)	67,1	0,9
Frites surgelées	226	10,8
Pommes dauphine	308	19,4
Pommes de terre rissolées surgelées	131	4,3
Chips	504	34,4
Gratin dauphinois	111	5,5

CIQUAL 2008

En pratique

• **Bien acheter.** Choisissez des pommes de terre fermes, non germées et sans parties vertes, signe de la présence d'une substance toxique à haute dose, la solanine.

Il existe une multitude de variétés adaptées à des usages différents. Les pommes de terre à chair farineuse (bintje, caesar, manon…), qui se délitent à la cuisson, sont plutôt destinées aux purées, potages et frites. Les variétés à chair ferme (ratte, roseval, belle de Fontenay, charlotte, pompadour, amandine…) ont une bonne tenue et sont recommandées pour les cuissons à la vapeur et à l'eau. Celles qui ont une chair fondante (agata, mona lisa, nicola, samba…), tendres et de bonne tenue, se prêtent bien aux cuissons rissolées ou sautées, aux gratins, aux plats mijotés et à la cuisson au four. Les pommes de terre nouvelles, récoltées au printemps, offrent un goût plus sucré et une peau très fine.

• **Bien consommer.** L'épluchage ôte une partie des vitamines et des minéraux, et favorise leur migration dans le milieu de cuisson. Pour préserver les qualités nutritionnelles de la pomme de terre, l'idéal est de les faire cuire entières, avec la peau, plutôt à la vapeur ou au four qu'à l'eau.

• **Bien conserver.** Les pommes de terre dites de conservation se gardent plusieurs semaines dans un endroit frais, sec et à l'abri de la lumière : bac à légumes du réfrigérateur, cave ou garage.

Les pommes de terre saisonnières (nouvelles et primeurs) se gardent moins longtemps, 6 jours environ au réfrigérateur.

• **Les préparations du commerce.** Elles ne sont pas forcément plus caloriques que les préparations maison, bien au contraire. Selon les marques, les frites surgelées apportent de 130 à 295 kcal pour 100 g, mais les frites faites à la maison peuvent être beaucoup plus riches (autour de 400 kcal) en fonction de la quantité de matière grasse ajoutée et du type de pomme de terre choisi (les variétés à chair farineuse telles que la bintje absorbent moins d'huile). Même chose pour les pommes de terre rissolées (ou sautées) et le gratin dauphinois : l'apport calorique et la teneur en lipides sont en réalité très variables.

VOIR Chips, p. 77

La fécule de pomme de terre

La fécule est l'amidon de la pomme de terre. Elle peut remplacer la farine, et c'est un excellent liant pour les sauces. Elle ne contient pas de gluten et convient donc parfaitement aux personnes souffrant de maladie coeliaque (intolérance au gluten). Pour la même raison, elle n'est pas panifiable : il est nécessaire de la mélanger avec de la farine de blé pour confectionner du pain ou un gâteau levé.

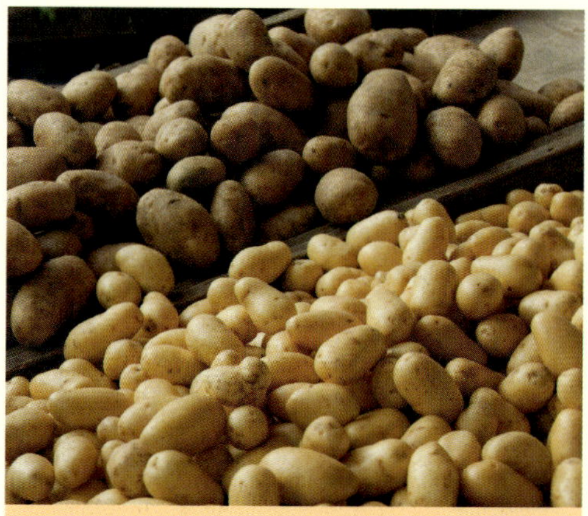

Les cultivateurs rincent les pommes de terre pour les rendre plus attrayantes, mais celles qui sont encore terreuses se conservent mieux.

Porc

✪ Excellente source de protéines.
✪ Une teneur en lipides raisonnable si l'on choisit des morceaux maigres.
✪ Apporte de la vitamine B1 et du fer.
▲ Certains morceaux sont gras.

Souvent considéré comme très gras, le porc est en réalité une viande de bonne qualité nutritionnelle. Riche en protéines, il contient du fer et de la vitamine B1. Il suffit de sélectionner les morceaux maigres : filet, escalope ou palette, par exemple.

Caractéristiques nutritionnelles

• **Une bonne source de protéines.** Une portion (120 g) de porc cuit contient 30 à 35 g de protéines d'excellente valeur biologique.

• **Du fer et du zinc.** Assez bien pourvu en fer, le porc est une bonne source de zinc. Ces deux minéraux sont indispensables à la formation des globules rouges et au bon fonctionnement du système immunitaire.

• **La meilleure source de vitamine B1.** Le porc est l'un des aliments les plus riches en vitamine B1 (ou thiamine), indispensable au métabolisme des glucides et au bon fonctionnement neuromusculaire. Une portion couvre 75 % de l'ANC (apport nutritionnel conseillé) d'un adulte. Comme toutes les viandes, le porc est également intéressant pour son apport en vitamine B12, nécessaire à la croissance et antianémique.

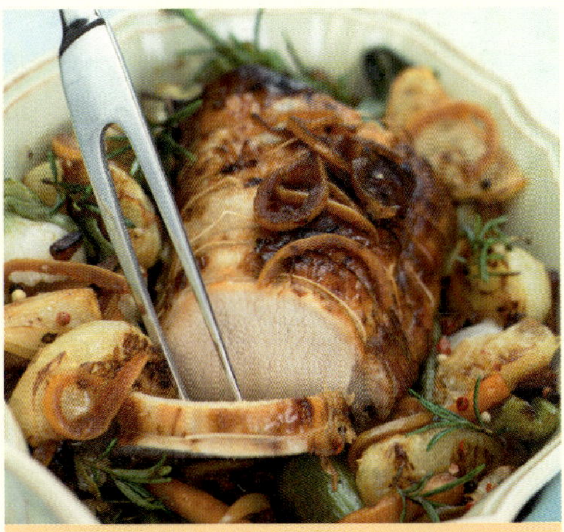

Le rôti de porc, savoureux et sain, est un grand classique de la cuisine familiale.

• **Des lipides de qualité intéressante.** Environ 50 % des lipides appartiennent au groupe des acides gras mono-insaturés, considérés comme neutres ou bénéfiques pour la santé cardio-vasculaire. Le porc contient également des acides gras polyinsaturés, notamment des oméga-3, surtout s'il a reçu une alimentation à base de graines de lin. Les éleveurs de la filière porcine ont fortement amélioré la qualité des matières grasses du porc : c'est aujourd'hui une viande plutôt maigre et mieux pourvue en lipides utiles à la santé.

Composition pour 100 g de porc cuit

	Calories (kcal)	Protéines (g)	Lipides (g)
Filet de porc rôti	158	28,8	4,8
Côte de porc grillée	250	28	15,3
Échine rôtie	243	27	15
Travers de porc braisé	389	29,1	30,3

***Repère** 1 portion = 100 à 120 g.*

CIQUAL 2008

En pratique

• **Bien acheter.** L'important est de bien choisir le morceau. Le filet (rôti), le filet mignon, l'escalope, la palette, la côte filet sont des morceaux assez maigres (5 % de matières grasses environ). Les travers et l'échine sont beaucoup plus gras. Pensez également à éliminer le gras visible (au moins en partie) avant la cuisson. Si possible, optez pour une viande portant un sigle de qualité (porc fermier Label rouge, porc avec IGP, indication géographique protégée).

• **Bien consommer.** Le porc est une viande savoureuse qui se prête à tous les modes de cuisson : en grillade (côtes), au four (rôti), sauté avec des légumes façon asiatique, mijoté en cocotte (avec des oignons, tomates, fruits secs), cuit à l'eau en potée avec du chou et des carottes... Haché, il peut remplacer avantageusement la traditionnelle farce à tomate, toujours très grasse.

La viande de porc ne se consomme jamais rosée, et encore moins crue, car le risque de contamination par la trichinelle (responsable de la trichinose ou trichinellose) existe, même s'il est très faible en France ; or ce parasite est détruit par la cuisson.

Potage

voir Soupe, p. 257

Potiron

- Léger en calories.
- Source de caroténoïdes.
- Digeste.

Le potiron, comme toutes les courges, présente un faible apport en calories associé à une excellente concentration en caroténoïdes et en micronutriments bénéfiques. Facile à intégrer dans les potages, il est également délicieux en gratin, en purée et même en dessert. La citrouille est une variété de cucurbitacée proche du potiron.

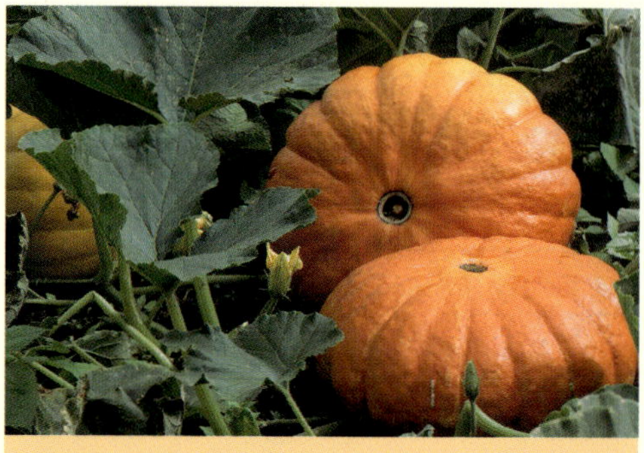

Le potiron a l'air très dense, mais sa chair renferme plus de 90 % d'eau.

Caractéristiques nutritionnelles

• **Des caroténoïdes**. Le potiron est riche en antioxydants de la famille des caroténoïdes (bêtacarotène en grande quantité, lutéine et zéaxanthine). Il renferme aussi du potassium et un peu de vitamine B9 (acide folique).

• **Un faible apport en calories.** Toutes les courges sont pauvres en glucides et très hydratées, donc peu énergétiques : 200 g de potiron ne représentent que 30 à 50 kcal.

• **Des fibres bien tolérées.** Les courges contiennent des pectines, fibres douces qui régulent le transit en douceur. Une fois cuites, ces fibres forment un gel qui donne une consistance veloutée agréable dans les potages de potiron.

Composition pour 100 g de potiron cuit

Calories	15 à 26 kcal	Lipides	0,1 à 0,2 g
Protéines	0,6 à 1,3 g	Fibres	1,6 à 2,5 g
Glucides	2,6 à 4,7 g	Bêtacarotène	2 070 µg

En pratique

Consommez les graines

Elles renferment des protéines, des lipides de qualité et des minéraux. Faites-les sécher puis griller à sec dans une poêle et dégustez-les à l'apéritif.

• **Bien acheter.** Les potirons arrivent à maturité à la fin de l'été et sont récoltés jusqu'au début de l'hiver. Ils doivent être lourds, avec une écorce intacte. Si vous êtes peu nombreux, choisissez plutôt les découpes, plus faciles à utiliser (ou préparez une grande quantité de soupe et congelez-la en portions adaptées). La chair doit être orange vif, compacte et non fibreuse.

• **Bien consommer.** Le potiron est idéal dans des potages, avec des pommes de terre et un peu d'oignon. Pour changer, préparez-le en gratin pour accompagner une volaille, par exemple.

• **Bien conserver.** Le potiron entier a l'avantage de se garder plusieurs semaines dans un lieu frais et bien aéré. Une fois qu'il est entamé, couvrez la partie exposée de film étirable et ne le conservez pas plus de 2 à 3 jours au réfrigérateur.

Poulet

- Excellente source de protéines.
- Apport énergétique modéré sans la peau.
- Des graisses insaturées.
- ▲ Qualité et goût très variables selon le mode d'élevage.

Le poulet est une des viandes les plus consommées, et sa valeur nutritionnelle le justifie. Très bien pourvu en protéines, il contient une majorité de lipides insaturés, meilleurs pour le système cardio-vasculaire que les lipides saturés.

Caractéristiques nutritionnelles

• **Très bon apport en protéines.** Une portion de poulet (100 à 120 g) apporte 20 à 30 g de protéines d'excellente valeur biologique car elles contiennent tous les acides aminés indispensables en bonne proportion.

Les fibres musculaires du poulet étant courtes et contenant peu de collagène, ces protéines sont particulièrement digestes. La chair de poulet est donc tendre et facile à mastiquer.

• **Des lipides insaturés.** Le poulet, comme toutes les volailles, contient en majorité des lipides insaturés (65 % du total lipidique), plus recommandés que les graisses saturées. C'est une viande plutôt maigre, surtout si l'on apprécie le blanc et à condition de ne pas consommer la peau.

• **Du fer et des vitamines du groupe B.** Le poulet présente un apport intéressant en micronutriments (fer, vitamines B et zinc notamment), même si les teneurs sont inférieures à celles de la viande. La couleur jaune de la peau de certains poulets est due à une accumulation de pigments provenant de leur alimentation à base de maïs : la peau est donc bien pourvue en caroténoïdes antioxydants, mais elle est très grasse !
Les parties rosées du muscle (cuisse, muscles de la carcasse) contiennent deux fois plus de fer que la poitrine (ou blanc) de poulet.

• **Un apport énergétique modéré.** Les parties maigres du poulet (blanc, pilon) contiennent moins de 5 % de lipides, leur apport énergétique est donc faible (150 kcal pour une portion de blanc, soit 120 g). Consommé avec la peau, le poulet est plus calorique (235 kcal pour 120 g), mais cet apport reste très raisonnable : consommez juste la partie de peau qui va avec votre morceau et n'ajoutez pas trop de sauce.

Composition pour 100 g de poulet cuit

	Blanc de poulet	Poulet rôti avec sa peau
Calories (kcal)	124	195
Protéines (g)	22,2	24,5
Glucides (g)	Traces	Traces
Lipides (g)	3,9	10,8

Repère *1 portion = 100 à 120 g (poids net).*

CIQUAL 2008

En pratique

• **Bien acheter.** Chacun le sait : la saveur et la texture du poulet sont très variables. Les poulets standards, élevés en batterie, sont des animaux jeunes (environ 40 jours) dont la chair est assez fade. La croissance étant rapide, la part de gras est souvent plus importante et les muscles ne sont pas suffisamment faits. Les poulets qui portent un label ou une appellation (voir encadré ci-contre) sont plus savoureux mais plus chers.
À noter : la réglementation sanitaire est la même pour toutes les volailles françaises, les bas de gamme comme les haut de gamme.

• **Bien consommer.** Limitez les préparations panées de type nuggets ou « cordon-bleu » : comme pour les poissons, vous y perdrez à la fois en légèreté calorique et en valeur nutritionnelle. L'apport calorique d'ailes de poulet panées peut frôler 350 kcal (et 28 g de lipides) pour 100 g. Attention aussi aux sachets d'ailes de poulet (non panées) : à cause de la marinade, certains de ces produits dépassent en calories et en graisses la teneur moyenne d'un poulet.

• **Bien conserver.** Le poulet est une viande fragile, qui se détériore rapidement. Faites-le cuire dans les 24 heures qui suivent l'achat. Pour les poulets ou découpes préemballées, respectez la DLC (date limite de consommation). À noter : le poulet se consomme cuit à cœur, ce qui évite tout risque en cas de contamination par des salmonelles.

Les signes de qualité

• **Les poulets Label rouge.** L'élevage répond à un cahier des charges précis concernant l'alimentation (au moins 75 % de céréales), l'habitat (accès à un parcours extérieur, densité permettant aux animaux de se déplacer…) et l'âge minimum d'abattage (81 jours).

• **Les poulets AOC ou AOP.** Ces appellations sont liées à un terroir et à un savoir-faire traditionnel. Les seules volailles (poulets, chapons, poulardes) à en bénéficier sont celles de Bresse. Les conditions d'élevage (espace extérieur, densité) et d'alimentation (céréales et produits laitiers) sont strictement définies et la durée d'élevage est de 110 jours pour les poulets. Le logo AOP (appellation d'origine protégée) est l'équivalent européen de l'AOC (appellation d'origine contrôlée).

• **Les poulets bio.** Ils reçoivent une alimentation composée d'au moins 95 % d'ingrédients issus de l'agriculture biologique, l'élevage est soumis à des règles précises (densité, accès à un parcours extérieur…) et l'âge minimum d'abattage est de 81 jours (70 jours dans certains cas).

• **Les poulets fermiers.** Cette mention est réservée aux volailles « élevées en liberté » (accès libre à un espace extérieur) ou « élevées en plein air » (accès à un espace extérieur, mais sur une surface plus confinée et avec un temps plus limité). Les volailles fermières sont Label rouge, AOC (ou AOP), bio ou issues de petites productions à vente directe ou locale.

• **Les poulets certifiés (« critère qualité certifié »).** Ils répondent à un cahier des charges (densité maximale, abattage à 56 jours…) qui les distingue des poulets standards et offrent une qualité intermédiaire entre ces derniers et les poulets plus haut de gamme (Label rouge, AOC, bio).

Poulpe

voir Calamar, p. 61

Protéines

Les protéines, ou protides, constituent la charpente de toutes les cellules du corps et sont impliquées dans d'innombrables processus chimiques. Les sources alimentaires sont à la fois animales et végétales, avec des différences de valeur nutritionnelle entre les deux.

Les acides aminés, éléments de base des protéines

Toutes les protéines du corps sont des combinaisons d'acides aminés, des petites molécules composées de carbone, d'hydrogène, d'oxygène, d'azote et de soufre pour certaines d'entre elles (cystéine et méthionine notamment).
Il n'existe dans la nature que 20 acides aminés, dont 8 ne peuvent être fabriqués par l'homme. Ces acides aminés dits essentiels doivent obligatoirement être fournis par l'alimentation. Ce sont la leucine, l'isoleucine, la lysine, la méthionine (ou la cystéine, qui peut être synthétisée à partir de méthionine), la phénylalanine, la thréonine, le tryptophane et la valine.
Les acides aminés, comme les lettres de l'alphabet, permettent de composer des « mots » plus ou moins complexes, dont l'arrangement est fixé par le code génétique de chaque espèce ou individu.

Les combinaisons d'acides aminés

Les séquences courtes, de deux à une dizaine d'acides aminés, sont appelées peptides. Les séquences longues, qui peuvent dépasser 500 acides aminés, sont appelées polypeptides, protides ou protéines. Les protéines peuvent être liées à des glucides (glycoprotéines), à des lipides (lipoprotéines), à du phosphore (phosphoprotéines) ou à du fer (hémoglobine).

La spécificité des protéines

Si les acides aminés sont communs à toute matière vivante, leur proportion dans les protéines est propre à chaque espèce. Les protéines des végétaux sont très éloignées de celles des hommes, alors que celles des mammifères sont proches, avec des différences parfois minimes : l'insuline humaine (composée de 51 acides aminés) a ainsi une structure très voisine de celle du porc (un seul acide aminé de différence), ce qui explique l'utilisation autrefois d'insuline porcine purifiée pour traiter le diabète insulinodépendant.

Le rôle des protéines

Le corps d'un adulte contient 11 à 12 kg de protéines, dont les rôles sont multiples.

Les protéines de structure

Les protéines sont les principaux composants de toutes nos cellules : elles forment leur trame interne et renforcent leur membrane. L'apport alimentaire doit donc être suffisant pour fournir les matériaux nécessaires à la croissance, à l'entretien et au renouvellement de tous les tissus vivants.

Les protéines fonctionnelles

Les protéines composent les milliers d'enzymes de l'organisme, dont le rôle est d'accélérer les réactions chimiques nécessaires à la vie (processus de catalyse) : ce sont les enzymes digestives, notamment, et celles qui permettent au sang de coaguler. Certaines hormones comme l'insuline ou l'hormone de croissance sont des protéines. Les anticorps du système immunitaire, les neuromédiateurs qui permettent la transmission de l'influx nerveux ou l'hémoglobine qui assure le transport de l'oxygène dans le sang sont aussi des protéines.

Une source d'énergie

Les protéines peuvent être transformées en acides gras ou en glucose pour fournir de l'énergie (1 g de protéines = 4 kcal), même si ce n'est pas leur fonction principale.

Le métabolisme des protéines

Les protéines alimentaires sont découpées en acides aminés par les enzymes de la digestion (pepsine, trypsine). Ces acides aminés traversent la muqueuse intestinale et sont transportés par le sang vers chaque cellule du corps, qui y puise ses besoins. Ils servent à synthétiser de nouvelles protéines dans des séquences codifiées par nos gènes. Ceux qui ne sont pas utilisés sont éliminés sous forme d'urée en quelques heures : il n'existe pas de réservoir d'acides aminés ou de protéines dans le corps. Les protéines usées suivent le même parcours : réutilisation de leurs acides aminés ou transformation en urée.

La valeur biologique des protéines

La valeur biologique d'une protéine représente le pourcentage d'acides aminés qui sera utilisé par le corps pour la synthèse de nouvelles protéines : plus la proportion en acides aminés d'une protéine alimentaire est proche de celle de l'homme, plus sa valeur biologique est élevée. C'est le cas de l'œuf (qui sert d'étalon avec une valeur de 100) et de la viande de mammifère, un peu moins complète mais d'excellente valeur malgré tout.

Teneur en protéines pour 100 g

Viande, volaille	25 à 30 g
Poisson	15 à 30 g
Abats	11 à 25 g
Charcuterie	16 à 20 g
Coquillages	10 à 20 g
Crustacés	17 à 26 g
Blanc d'œuf	12 g
Jaune d'œuf	16 g
Lait	3,2 g
Fromages affinés	20 à 25 g
Yaourt	3 à 4 g
Fromage blanc	6 à 9 g
Fruits oléagineux	11 à 23 g
Légumineuses	6 à 9 g
Pain	8 à 9 g
Pâtes	4 à 6 g
Fruits et légumes	0,3 à 3 g

À noter : les fourchettes de chiffres représentent les teneurs de la majorité des aliments du groupe concerné, mais n'indiquent pas les écarts maximaux.

Cette valeur biologique est abaissée si un acide aminé essentiel est en excédent ou, surtout, s'il est trop peu présent : on parle alors de facteur limitant. Pour illustrer ce mécanisme, on peut comparer les protéines à des colliers de perles de 20 couleurs différentes. La digestion d'une protéine alimentaire détache chaque perle une à une et constitue un panier dans lequel le corps puise pour fabriquer ses propres colliers. Si une couleur de perle est trop abondante, son surplus ne servira à rien. Si une couleur manque (facteur limitant), c'est tout le reste des perles qui devient inutilisable.

La valeur biologique des aliments

Œuf	100
Viande, volaille, poisson	70 à 90
Lait	75
Riz, blé, maïs	50 à 60
Haricots secs	45 à 50

En pratique

Les protéines d'origine animale (œufs, viande, poisson,fruits de mer, lait, fromage), très proches de celles de l'homme, sont globalement bien équilibrées.
En revanche, les protéines végétales, souvent qualifiées d'incomplètes, ont pour la plupart un facteur limitant : la lysine est déficitaire dans les céréales, la méthionine l'est dans les légumineuses (lentilles, haricots secs, pois chiches...).
Pour une utilisation métabolique optimale des protéines alimentaires, l'idéal est de varier les sources au cours d'un même repas, le facteur limitant d'un aliment étant en partie compensé par les apports de l'autre.
– L'association du lait et des céréales a une valeur biologique supérieure à celle de chacun des deux aliments pris séparément.
– Un peu de viande de bœuf, excédentaire en lysine, améliore la valeur biologique du riz ou du pain.
– Les mélanges de céréales et de légumineuses (lentilles et riz, pois chiches et semoule, pâtes et haricots secs...) rééquilibrent la composition protéique globale puisque leurs déficits respectifs se compensent.

Les besoins en protéines

L'apport en protéines représente de manière stable 14 à 15 % de la ration calorique totale dans les pays développés.
Il peut descendre à 10-12 % chez les gros mangeurs, les sportifs ou les travailleurs de force (la part des glucides et des lipides étant alors plus importante).
Quantitativement, le besoin quotidien minimal est de 0,2 à 0,4 g de protéines par kilo de poids corporel, mais le besoin de confort est de 1 g par kilo et par jour, soit 60 g de protéines pour un poids de 60 kg.

L'absence de réservoir d'acides aminés crée aussi un besoin qualitatif : la valeur biologique globale des protéines des repas devrait dans l'idéal être le plus proche possible de 100, par le choix des aliments et par leurs associations.
Cette notion de qualité des protéines est importante pour équilibrer un régime végétarien, elle est essentielle chez les insuffisants rénaux, qui sont obligés de limiter leurs apports en protéines pour réduire la quantité d'urée à éliminer.

Attention aux excès

Un excès de protéines est inutile, puisque, contrairement aux glucides et aux lipides, l'organisme ne peut pas stocker ce nutriment : le surplus est aussitôt transformé en urée et évacué avec les urines.
Un régime hyperprotéiné prolongé est mal toléré par l'organisme, et génère des troubles digestifs de type nausées et diarrhée acide.
Pour compenser un excès protéique permanent, le cerveau augmente inconsciemment son appétit pour les glucides et les lipides, ce qui aboutit à une majoration calorique globale et à une prise de poids. La surconsommation de protéines semble être un facteur de risque d'obésité précoce chez le jeune enfant.

Combien de protéines chaque jour ?

Les protéines devraient représenter 11 à 15 % de la ration calorique, soit 55 à 90 g pour une ration quotidienne de 2 000 à 2 400 kcal (1 g de protéines = 4 kcal).
Dans une journée, 75 g de protéines correspondent par exemple à 150 g de pain (12 g de protéines), deux yaourts (8 g), 30 g de fromage (7 g), 150 g de légumineuses (10 g), 120 g de viande, de volaille ou de poisson (30 g), une tranche de 50 g de jambon (10 g).

Prune

- Apport énergétique modéré.
- Bien pourvue en fibres, régule le transit.
- Renferme des antioxydants.
- ▲ Un allergène possible.

Douce et juteuse, la prune présente un apport calorique modéré et ses propriétés dépuratives sont intéressantes.

Caractéristiques nutritionnelles

• **Un taux de glucides modéré.** La prune contient à peine 10 g de glucides pour 100 g, un taux comparable à celui de la pomme. À maturité, elle contient peu d'acides organiques et paraît donc sucrée, mais son apport énergétique est modeste (43 kcal pour 100 g).

• **Des substances qui stimulent l'élimination.** La prune est bien pourvue en fibres qui stimulent le transit intestinal, mais elle renferme aussi deux substances aux propriétés laxatives : le sorbitol, qui est un sucre particulier bien présent dans ce fruit, et la diphénylisatine.

• **Des antioxydants.** Assez pauvre en vitamine C (5,4 mg pour 100 g), la prune présente néanmoins des vertus antioxydantes du fait de la présence de caroténoïdes, d'acide phénolique et de flavonoïdes (anthocyanines), en proportions différentes selon la couleur de la prune (les prunes violettes sont plus riches en anthocyanines).
Elle renferme aussi un peu de vitamines B et E, ainsi que divers minéraux et oligoéléments.

• **Un allergène.** La prune fait partie d'une famille de fruits souvent impliqués dans l'allergie, les drupacées.

Composition pour 100 g de prunes dénoyautées (reine-claude)

Calories	42,5 kcal	Lipides	0,1 g
Protéines	0,8 g	Fibres	2,3 g
Glucides	9,6 g		

Repère *5 prunes = env. 150 g de pulpe.*

CIQUAL 2008

En pratique

• **Bien acheter.** Les prunes sont présentes sur les marchés de juin à octobre. Les différentes variétés se succèdent au fil des mois : golden japan (jaune), reine-claude, mirabelle, quetsche, notamment. Lorsqu'elles sont récoltées depuis peu, les prunes sont couvertes d'un voile blanchâtre et mat : c'est la pruine, un signe de fraîcheur et de qualité. Au moment de l'achat, les prunes doivent être tendres ; trop dures, elles ne mûriront pas et risquent de rester acides ou fades.

• **Bien consommer.** La prune est délicieuse nature ou cuite et servie en compote ou dans des desserts (tartes, clafoutis, cakes).
La cuisson ne modifie pas radicalement sa valeur nutritionnelle, puisque les micronutriments intéressants (vitamine E et caroténoïdes) ne sont pas détruits par la chaleur.

• **Bien conserver.** Gardez-les 3 à 4 jours à température ambiante. Si elles sont très mûres, placez-les au réfrigérateur pour ralentir leur évolution, mais sortez-les 1 heure avant de les consommer pour qu'elles retrouvent leur parfum.
En pleine saison, n'hésitez pas à congeler les prunes après les avoir ouvertes et dénoyautées. Vous pourrez réaliser clafoutis et cakes aux fruits pendant l'hiver.

Délicieuse mirabelle

Disponible en août et septembre, la mirabelle est une prune de petit calibre, très parfumée et sucrée. Peu acide, elle est digeste et idéale pour réaliser desserts et confitures.
La mirabelle de Lorraine bénéficie d'une IGP (indication géographique protégée), ce qui garantit au consommateur le respect de critères de qualité (calibre, taux de sucre, maturité...).

Pruneau

- Concentré en minéraux.
- Effet positif sur le transit intestinal.
- ▲ Plus calorique que les fruits frais.

Obtenus en faisant sécher des prunes d'ente, les pruneaux étaient à l'origine un moyen de conserver ces fruits très abondants en plein été. Aujourd'hui, on le consomme pour le plaisir et pour ses propriétés anti-constipation.

Caractéristiques nutritionnelles

• **Concentré en micronutriments.** Le pruneau renferme de la vitamine E (1,9 mg pour 100 g) et des pigments caroténoïdes qui lui confèrent un pouvoir antioxydant élevé. Comme tous les fruits

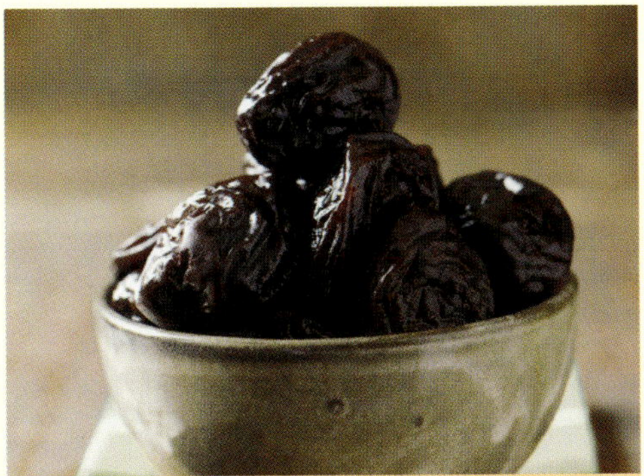

Le pruneau n'est certes pas le plus beau des fruits séchés, mais il a de nombreuses qualités nutritionnelles et gustatives.

séchés, il est riche en potassium (669 mg) mais renferme aussi une quantité intéressante de calcium (41 mg), de fer et de magnésium.

• **Des propriétés laxatives.** Les fibres solubles et insolubles exercent une action favorable sur le transit intestinal. Mais le pruneau doit aussi ses qualités anti-constipation à un sucre particulier, le sorbitol (présent dans les autres fruits mais à dose plus modérée), et à la présence d'une substance appelée diphénylisatine qui stimule les intestins.

• **Une source d'énergie.** Le pruneau est très riche en glucides (plus ou moins 50 g pour 100 g). C'est une collation appréciable, notamment pendant un effort physique. Avec une contrepartie : comme tous les fruits secs, le pruneau est nettement plus calorique que les fruits frais.

Composition pour 100 g de pruneaux

Calories	182 à 226 kcal	Bêtacarotène	454 µg
Protéines	1,5 à 3 g	Vitamine E	1,9 mg
Glucides	43 à 60 g	Calcium	41 mg
Lipides	0,3 g	Magnésium	31 mg
Fibres	5 à 13 g		

***Repère** 1 pruneau = 10 à 15 g.*

En pratique

• **Bien acheter.** Les pruneaux sont souvent vendus partiellement réhydratés (« moelleux »), ce qui donne une texture plus agréable. Choisissez des fruits de gros calibre, ils seront plus tendres. Les sachets hermétiques de petite contenance sont préférables, car les fruits ont tendance à se dessécher avec le temps.

• **Bien consommer.** Consommez-les en quantité raisonnable (deux ou trois de temps en temps), seuls si vous les appréciez ainsi ou ajoutés à des flans, cakes, céréales de petit déjeuner ou plats de viande (volaille, porc) pour augmenter les apports en fibres de la journée.

• **Bien conserver.** Placez les pruneaux dans une boîte hermétique et consommez-les dans les 2 semaines qui suivent l'ouverture.

Les pruneaux partiellement réhydratés sont plus fragiles : ils doivent être conservés au réfrigérateur, pas plus de 1 semaine.

Le pruneau d'Agen

La concentration de la production de pruneaux dans la région d'Agen a permis l'obtention d'une indication géographique protégée (IGP). Plus de 90 % des pruneaux produits en France viennent de cette région.

Quiches et tartes salées

- ✚ **Bon marché, faciles à préparer.**
- ✚ **Peuvent composer un plat principal rassasiant.**
- ▲ **Beaucoup de matières grasses.**
- ▲ **Caloriques, souvent pauvres en nutriments utiles.**

Les quiches, cakes et tartes salés sont des plats assez caloriques et gras, mais qui ont l'avantage d'être nourrissants, rapides à préparer et parfaits pour recycler les restes (légumes, fromage, poulet, saumon...). Ils ont donc leur place de temps à autre dans nos menus, comme plat principal accompagné d'une salade.

Une pâte et des garnitures ou des farces

Toutes ces préparations se caractérisent par une base de farine et de matière grasse associée à une garniture (appelée « appareil ») ou à une farce.

Mais les apports caloriques peuvent varier d'une recette à l'autre, même pour la classique quiche lorraine, qui peut être préparée avec ou sans fromage, avec du jambon ou des lardons, avec de la crème ou un mélange lait/crème...

• **Les quiches et les tartes au fromage.** Ce sont les recettes les plus grasses. Leur apport en calcium est intéressant (lait et fromage), mais elles sont pauvres en fibres et très salées (fromage, lardons, sel ajouté).

• **Les tartes aux légumes.** Elles sont habituellement un peu moins caloriques et peuvent aider les enfants à manger des légumes (sans cependant leur donner l'habitude du goût et de la texture des légumes).

• **Les cakes salés.** Ils ont une composition proche de celle des tartes. En les préparant soi-même, on peut facilement limiter la quantité de beurre dans la pâte et augmenter la part des ingrédients nobles (jambon, thon, légumes...).

• **Les feuilletés.** Ils contiennent davantage de pâte et moins de garniture que les tartes. Ils sont donc plus gras et plus caloriques.

Caractéristiques nutritionnelles

• **Des plats caloriques.** Une portion de tarte salée (environ 180 g) représente 400 à 500 kcal en moyenne, soit 20 à 25 % des besoins quotidiens en énergie. Il est donc logique de considérer ces préparations comme un plat principal et non comme une entrée.

• **Beaucoup de matières grasses.** L'apport en lipides est élevé, de 15 à 20 g pour 100 g selon les ingrédients de la garniture (crème, fromage et lardons pour les plus grasses). Les pâtes à tarte sont elles-mêmes très grasses : les pâtes feuilletées renferment environ 30 % de lipides, les pâtes brisées 20 %, alors que les pâtes à pain employées dans les pizzas ont une teneur moyenne de 7 %. Les pâtes toutes prêtes peuvent être au beurre et/ou à base de matières végétales de mauvaise qualité : huile de palme ou huiles hydrogénées, néfastes pour la santé cardio-vasculaire.

• **Un intérêt nutritionnel inégal.** Les tartes et quiches sont généralement pauvres en fibres, en vitamines et en sels minéraux. Elles sont souvent très salées et chargées d'additifs (liants, conservateurs...). À cet égard, les tartes maison peuvent être de meilleure facture si on les prépare avec des ingrédients simples. Les apports en glucides complexes (par la pâte, qui représente environ 35 % du poids des tartes) et en protéines (œufs, lait, jambon...) sont certes intéressants, mais l'importance des lipides nuance beaucoup ces atouts.

Une quiche qui affiche 7,6 g de protéines et 17,3 g de lipides a un rapport protéines/lipides de 0,4 (l'idéal est un rapport supérieur à 1). Une portion de 180 g représente en moyenne 485 kcal fournies à 31 % par les glucides, à 11 % par les protéines et à 58 % par les lipides. Ces pourcentages sont loin de refléter la répartition recommandée par les nutritionnistes : 50-55 % de glucides, 11-15 % de protéines et 30-35 % de lipides pour l'ensemble de la ration d'une journée.

En pratique

• **Bien acheter.** Lorsque vous achetez une tarte ou une quiche industrielles, lisez la liste des composants pour écarter dans la mesure du possible

Les tartes maison : de meilleurs ingrédients

Les tartes salées maison ne sont pas moins caloriques que celles que vous achetez dans le commerce. Mais vous pouvez sélectionner les ingrédients et mieux équilibrer la garniture.

– Idéalement, il est préférable de faire sa pâte soi-même, avec du beurre ou avec une margarine de qualité (riche en oméga-3). Si vous achetez une pâte prête à l'emploi, optez pour une pâte brisée et choisissez-la au beurre plutôt qu'à base de graisses végétales non identifiées. Tapissez le moule de papier sulfurisé pour éviter de rajouter de la matière grasse.

– Pour un plat principal, prévoyez environ 35 à 40 g d'aliment protéique par personne : dés de jambon ou de poulet, œufs, thon ou saumon plutôt que lardons.

– Limitez la quantité de fromage (15 g par personne) et de crème. Les tartes au fromage sont fatalement très grasses.

– Ajoutez des légumes (brocolis, champignons, blanc de poireau, tomates, courgettes, poivrons...), qui augmentent le volume de la garniture sans ajouter trop de calories.

Composition de différentes tartes salées pour 100 g

	Calories (kcal)	Calories (kcal) pour une portion (180 g)	Protéines (g)	Glucides (g)	Lipides (g)
Quiche lorraine	269	485	7,6	20,8	17,3
Tarte saumon-oseille	229	410	7,1	17,5	14,5
Tarte au fromage	261	470	10,4	19,7	15,6
Feuilleté jambon-béchamel-fromage	329	592	8,8	27,3	20,5
Cake salé (fromage, légumes, viande...)	265	477	12,7	17,8	15,9
Friand à la viande	310	558	12,7	17	21,3

Repère *– 1 part de quiche ou de tarte salée = 150 à 180 g.*
– 1 feuilleté = 120 à 180 g.

CIQUAL 2008

les produits qui renferment de l'huile de palme, des matières grasses végétales hydrogénées et un grand nombre d'additifs (épaississants, colorants, conservateurs...). Regardez également les proportions de nutriments et optez pour des produits qui affichent moins de 15 % de lipides.

• **Bien consommer.** Les tartes salées sont des produits gras. Cependant, à condition de se limiter à une portion raisonnable (150 à 180 g) associée à des crudités, on peut les faire figurer au menu de temps en temps, en alternant avec des pizzas, moins grasses car à base de pâte à pain.

Quinoa

voir Féculents, p. 109

Radis rose et noir

- Légers en calories.
- Des substances soufrées bénéfiques.
- Bien pourvus en minéraux.
- ▲ Peu digestes.
- ▲ Le radis noir donne mauvaise haleine.

Le radis rose n'est certes pas très nourrissant, mais on le grignote avec plaisir et sans façons en apéritif ou en entrée : des moments précisément destinés à ouvrir l'appétit.
Le radis noir, très piquant quand il est bien choisi, est plutôt réservé aux amateurs.

Caractéristiques nutritionnelles

• **Un apport calorique « nul ».** Le radis rose, riche en eau, est particulièrement léger (10 kcal pour une dizaine de radis), à condition de ne pas ajouter une lichette de beurre à chaque bouchée.
Le radis noir, qui est la racine plus mature d'une autre variété, contient moins d'eau et plus de glucides. Son apport énergétique reste cependant assez faible (58 kcal pour 100 g).

• **Des substances soufrées en abondance.** Le radis appartient à la famille des crucifères. Comme le chou, il renferme des substances soufrées qui lui donnent sa saveur spécifique, parfois un peu piquante (le radis noir en contient plus que le rose), et le rendent parfois difficile à digérer. Ces molécules joueraient un rôle dans la prévention des cancers (digestifs en particulier).

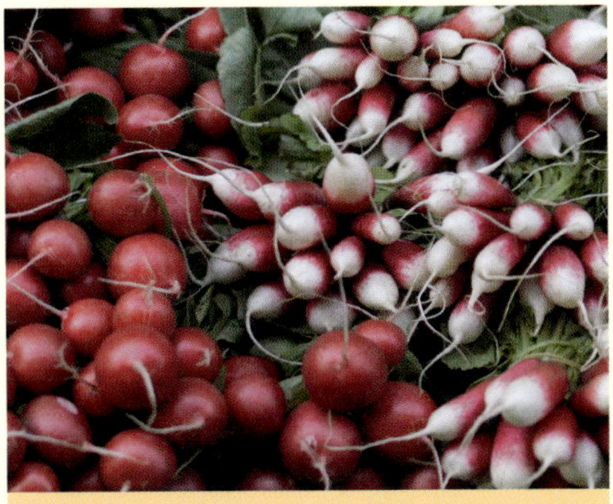

Le radis est une racine (son nom vient du latin radix, *racine) comprenant plusieurs variétés.*

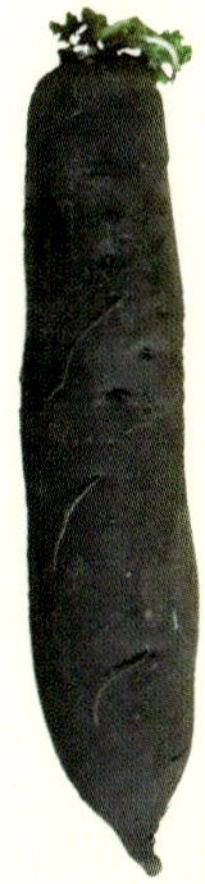

• **Des micronutriments.** Le radis contient de la vitamine C, le noir surtout, avec un taux de 114 mg pour 100 g – l'équivalent de nos besoins quotidiens. Le noir est également bien pourvu en calcium, et les deux offrent une teneur intéressante en vitamine B9 et en fer.

Composition pour 100 g de radis

	Radis roses	Radis noir
Calories (kcal)	10,8	57,9
Protéines (g)	0,7	2,8
Glucides (g)	1,7	11
Lipides (g)	0,1	0,3
Fibres (g)	1,2	1,2
Vitamine C (mg)	21,6	114
Calcium (mg)	37,8	105

CIQUAL 2008

En pratique

• **Bien acheter.** Les radis roses doivent être de couleur franche et bien fermes (croquants), avec de belles fanes vert vif. Selon les variétés, ils peuvent être de forme allongée (rose et blanc) ou ronde (rouge vif).
Le radis noir est souvent décevant (goût fade, texture creuse), et il faut savoir le choisir : peau noire et mate, sans rides, bonnes densité et fermeté.

• **Bien consommer.** Le radis noir se consomme coupé en rondelles ou râpé sur une salade (l'huile d'olive atténue le piquant). Roses ou noirs, les radis se dégustent avec du sel et, souvent, du beurre : essayez de limiter ces deux ingrédients, qui gâchent un peu leur intérêt nutritionnel. Si vous les digérez mal, consommez-les en petite quantité dans du fromage blanc avec de la ciboulette, ou en salade avec du riz ou des légumes plus doux comme la betterave. Vous pouvez aussi faire cuire les fanes de radis roses si elles sont de belle qualité, et les inclure dans une soupe.

• **Bien conserver.** Les radis roses se déshydratent rapidement et deviennent creux et piquants. Consommez-les dans les 2 jours qui suivent l'achat. Le radis noir peut être stocké 4 à 5 jours au réfrigérateur.

Raisin

- ⊕ **Très riche en substances protectrices (polyphénols).**
- ▲ **Un peu plus calorique que les autres fruits.**
- ▲ **Contient de nombreux pesticides.**

Le raisin est certes un peu plus calorique que la moyenne des fruits, mais sa richesse en substances antioxydantes en fait un aliment d'excellente qualité nutritionnelle.

Caractéristiques nutritionnelles

• **Un fruit sucré.** Le raisin est plus riche en glucides (sucres) que les autres fruits : 15 %, contre 10 % en moyenne, ce qui explique un apport énergétique supérieur tout en restant raisonnable (il est moins calorique que la banane) : une petite grappe de 120 g représente environ 80 kcal. De plus, le raisin fait partie des fruits à index glycémique bas : sa consommation n'entraîne pas de pic glycémique (élévation brusque du taux de sucre dans le sang).

• **Des substances protectrices.** Le raisin n'est pas particulièrement riche en vitamine C (4 à 8 mg pour 100 g), mais il contient de précieux antioxydants de la famille des polyphénols (surtout les variétés rouges), principalement des flavonoïdes (anthocyanines, quercétine, tanins) et du resvératrol. Cette molécule fait l'objet de nombreuses recherches car elle aurait des effets préventifs particuliers sur les maladies cardio-vasculaires, les cancers et les maladies neurodégénératives (Alzheimer, Parkinson). Elle est surtout présente dans la peau du raisin rouge, mais sa teneur diminue sous l'action des pesticides.
Le raisin renferme aussi une petite quantité de vitamine E, ainsi que du sélénium et des caroténoïdes (une autre famille d'antioxydants) qui augmentent son potentiel protecteur.

• **Un effet bénéfique sur le transit.** La peau et les pépins du raisin sont une bonne source de fibres. De plus, les levures naturelles présentes sur la peau des grains contribuent à stimuler le transit. En cas de sensibilité digestive, mieux vaut cependant enlever les pépins ou, plus pratique, opter pour les nouvelles variétés sans pépins, obtenues par hybridation.

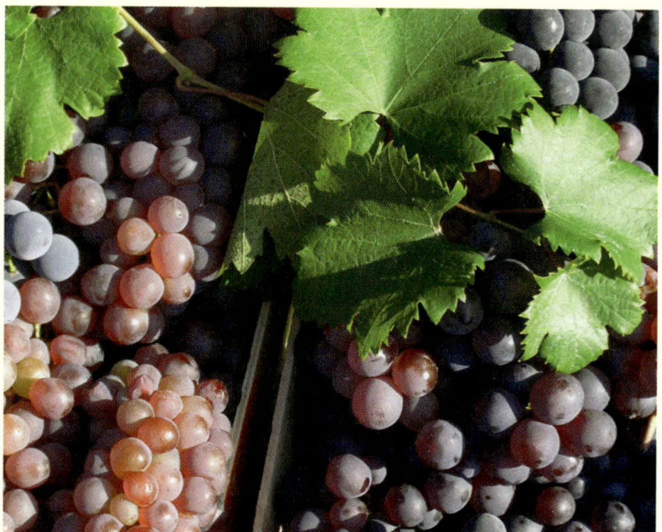

Le voile cireux qui recouvre les grains n'est pas dû aux pesticides : c'est la pruine, pellicule naturelle du fruit.

Composition pour 100 g de raisin noir

Calories	65,6 kcal	Lipides	0,4 g
Protéines	0,6 g	Fibres	1,3 g
Glucides	15 g		

CIQUAL 2008

En pratique

• **Bien acheter.** Le raisin européen est présent sur nos marchés de juillet à novembre. En hiver, on trouve du raisin provenant d'Amérique du Sud.
Les grains, ni tachés ni flétris, doivent être bien attachés à la rafle, verte et souple. La pellicule blanche visible sur les grains est la pruine, une protection naturelle synthétisée par le fruit. C'est un signe de fraîcheur, et non de pollution.

• **Bien consommer.** Découpez les grosses grappes en petites portions à l'aide de ciseaux pour éviter de picorer sans limitation, car l'apport calorique n'est pas négligeable.

Les traitements du raisin

Le raisin étant particulièrement sensible aux maladies, il subit de nombreux traitements phytosanitaires. L'inconvénient pour le consommateur est l'importance de la surface traitée, puisque chaque grain reçoit des pesticides (la peau est plus importante dans une grappe de raisin que dans un fruit comme la pomme).
Le lavage méticuleux s'impose donc avant consommation, en sachant néanmoins que seule une fraction des traitements sera éliminée. Essayez dans la mesure du possible d'acheter du raisin biologique.

• **Bien conserver.** Le raisin se conserve au réfrigérateur dans un sachet en papier pendant 3 à 4 jours. Si vous le disposez dans la corbeille de fruits, consommez-le dans les 48 heures car il craint la déshydratation et moisit facilement.

Raisin sec

➕ Source de glucides.
➕ Riche en potassium.
▲ Apport énergétique assez élevé.

Le raisin sec est une excellente source de glucides, et sa concentration minérale en fait un bon allié de l'effort physique. Comme tous les fruits secs, il est relativement calorique.

Caractéristiques nutritionnelles

• **Un apport élevé en glucides.** Une portion de raisins secs (30 g) apporte 20 g de glucides, dont l'assimilation est relativement rapide (index glycémique assez élevé).

• **Une grande concentration en minéraux.** Si leur apport calorique paraît élevé (275 kcal pour 100 g), les raisins secs restent un aliment d'excellente qualité nutritionnelle du fait de leur concentration en minéraux et en oligoéléments. Il faut souligner leur bonne teneur en potassium, en magnésium et en calcium, utiles au fonctionnement neuro-musculaire.

Composition pour 100 g de raisins secs

Calories	275 kcal	Lipides	0,6 g
Protéines	2,6 g	Fibres	3 à 6 g
Glucides	65 g	Potassium	783 mg

***Repère** 2 cuil. à soupe de raisins secs = env. 30 g.*

En pratique

• **Bien acheter.** Il existe plusieurs variétés de raisins secs, dont les raisins de Corinthe, plus petits et plus sucrés que les autres. Les raisins doivent être tendres et de couleur uniforme.
À noter : la plupart des raisins secs sont enrobés d'huile végétale et contiennent un conservateur (anhydride sulfureux, E220) auquel certaines personnes sont allergiques. Le cas échéant, regardez les mentions sur l'emballage avant d'acheter.

• **Bien consommer.** On les déguste nature, en collation (pas plus de 30 g), ou ajoutés à des salades de chou, des plats de viande et des desserts (semoule ou riz au lait). Consommés en quantité raisonnable, ils permettent d'augmenter les apports minéraux.

• **Bien conserver.** Stockez-les dans une boîte hermétique et ne les oubliez pas, car ils se déshydratent en quelques semaines.

Réglisse

➕ Très parfumée.
▲ À forte dose, augmente la pression artérielle.

Cette racine est à la fois une plante médicinale, connue pour ses vertus depuis l'Antiquité, une épice et un ingrédient qui sert à parfumer des confiseries. L'excès de réglisse (impossible avec les bonbons gélatineux des enfants) peut faire augmenter la pression artérielle.

Les principales formes commerciales

• **La racine séchée.** Le « bâton de réglisse » n'est plus très courant, mais on peut en trouver dans des pharmacies, boutiques bio, magasins d'épices ou confiseries à l'ancienne. On le mâchouille pour extraire son suc très parfumé, doux et un peu amer. Il est très utile comme « substitut » peu calorique lorsque l'on s'arrête de fumer.

• **La réglisse en poudre.** La racine broyée est une épice à la saveur sucrée que l'on peut ajouter à des fruits cuits (pommes, poires), à des entremets, à des gâteaux et même à des préparations salées (sauces, viandes grillées...).

• **Les concentrés liquides.** Ils permettent de préparer des boissons aromatiques très désaltérantes, sans sucre ni édulcorant ajoutés car la réglisse a naturellement un pouvoir sucrant puissant.

Il suffit de quelques gouttes pour parfumer un verre d'eau. À noter : la réglisse entre aussi dans la composition de boissons apéritives anisées, alcoolisées ou non.

• **Les confiseries.** Elles comprennent une gamme très large, qui va des pastilles vendues en pharmacie pour leur effet calmant sur la toux et le mal de gorge à toute une variété de bonbons durs ou mous. Les plus classiques sont les cachous, qui rafraîchissent l'haleine et sont peu ou ne sont pas sucrés, et les rouleaux, qui enchantent les enfants mais n'affichent pas plus de 3 % de suc de réglisse (et 350 kcal pour 100 g). Les tablettes dures de réglisse, qui restituent assez fidèlement le goût de la réglisse, sont devenues très rares.

Caractéristiques nutritionnelles

• **Des bienfaits sur la santé.** La glycyrrhizine, un des constituants de la réglisse, serait à l'origine d'une partie des propriétés que l'on attribue à cette racine. Sous forme de pastilles ou de tisane de plante séchée, la réglisse pourrait apaiser la toux, le mal de gorge, et faciliter la digestion par son effet antispasmodique. D'autres effets bénéfiques non liés à la glycyrrhizine sont possibles, notamment sur les ulcères de l'estomac et du duodénum, qui seraient soulagés par des préparations médicinales sans glycyrrhizine (extraits de réglisse déglycyrrhizinée).

• **Une élévation de la pression artérielle.** La glycyrrhizine favorise la perte de potassium et entraîne une augmentation de la pression artérielle en cas d'excès. Cet effet est sans conséquence chez les personnes qui ne souffrent pas d'hypertension. En revanche, la réglisse est déconseillée aux sujets qui sont déjà hypertendus (même si l'hypertension est stabilisée par un traitement).

Rhubarbe

- Source d'antioxydants.
- Aide à lutter contre la constipation.
- Pauvre en calories, mais se consomme avec du sucre.
- ▲ Riche en acide oxalique.

Tige acidulée d'une plante potagère, la rhubarbe présente autant de qualités que de défauts : elle est peu calorique, mais ne peut se consommer que sucrée. Elle est riche en antioxydants et ses fibres facilitent le transit, mais elle renferme de l'acide oxalique, déconseillé si l'on souffre de calculs rénaux ou de goutte. À noter enfin : sa feuille, toxique, ne se consomme pas.

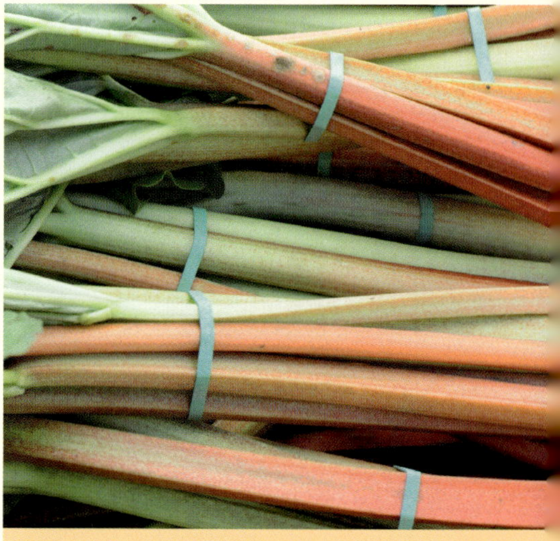

La rhubarbe se consomme surtout en tarte, compote et confiture, mais son goût acidulé se marie bien avec la volaille.

Caractéristiques nutritionnelles

• **Peu de calories, mais beaucoup d'acidité.** La rhubarbe contient très peu de glucides, elle est donc très peu calorique. Mais sa saveur acide impose un ajout de sucre important. Une portion de 100 g de rhubarbe cuite avec environ 25 g de sucre fournit quelque 120 kcal. La même quantité de rhubarbe crue n'apporte que 15 kcal. La différence s'explique par le sucre et, dans une moindre mesure, par la cuisson, qui concentre les nutriments dans les aliments à forte teneur en eau (ce qui est le cas des fruits et légumes).

• **Riche en micronutriments.** La rhubarbe contient un large éventail d'antioxydants, dont des polyphénols. Elle est également riche en calcium (145 mg pour 100 g, plus que le lait), mais cet atout est très relatif puisque l'acide oxalique présent dans la tige gêne l'absorption de ce minéral (il se combine avec le calcium et forme de l'oxalate de calcium).

• **Des fibres utiles.** Les tiges de rhubarbe renferment une bonne quantité de fibres, qui stimulent le transit intestinal et aident à lutter contre la constipation.

• **Concentrée en acide oxalique.** La rhubarbe fait partie des légumes très riches en acide oxalique, comme les épinards et l'oseille. Elle est déconseillée aux personnes prédisposées aux calculs rénaux (ou urinaires) et à la goutte.

Composition pour 100 g de rhubarbe cuite sucrée

Calories	117 kcal	Lipides	0,05 g
Protéines	0,4 g	Fibres	2 g
Glucides	28,7 g		

CIQUAL 2008

En pratique

• **Bien acheter.** On trouve de la rhubarbe au printemps et à l'automne : les tiges doivent être raides et de couleur franche (vert vif et rouge). On trouve aussi de la rhubarbe surgelée crue ou déjà cuite, préparée en sirop ou en compote.

• **Bien consommer.** Pour limiter l'ajout de sucre, préparez des compotes mixtes, rhubarbe-pommes, par exemple. Utilisez une casserole en Inox pour la cuisson : jamais d'aluminium, qui risque d'être endommagé par l'acidité de la rhubarbe et rendrait la compote toxique.

• **Bien conserver.** Gardez les tiges au frais, et pas plus de 2 jours.

Rillettes

voir Pâtés et terrines, p. 196

Ris de veau

voir Abats, p. 26

Riz

⊕ Source de glucides complexes.
⊕ Très digeste.
⊕ Céréale sans gluten.
▲ Le riz blanc est assez pauvre en micronutriments.

Cette céréale riche en glucides complexes est le premier aliment consommé dans le monde : on estime que le riz assure environ 20 % des besoins alimentaires de l'homme. En France, la variété la plus consommée est le riz blanc, mais on trouve aujourd'hui d'autres types de riz qui permettent de diversifier avantageusement les menus.

Les différents riz

• **Le riz complet ou riz brun.** Deux à trois fois plus riche en fibres que le riz blanc, il contient une partie de l'enveloppe cellulosique du grain. Sa concentration en minéraux (magnésium, fer) et en vitamine B1 (thiamine) est également plus élevée. Sa cuisson est plus longue (30 à 40 minutes), et sa texture plus ferme. Ses fibres pouvant se révéler irritantes, il n'est pas adapté aux jeunes enfants. Choisissez si possible du riz complet bio, moins chargé en pesticides.

• **Le riz blanc long.** C'est le riz standard, totalement débarrassé de ses enveloppes. Très tendre, il cuit en 15 minutes, voire moins (sachets à cuisson rapide). Il est relativement pauvre en minéraux et en vitamine B1, mais il est très digeste.

• **Le riz étuvé.** Certains riz blancs sont préalablement « étuvés ». Les grains encore recouverts de leur enveloppe sont mis à tremper plusieurs heures, puis ils sont précuits à la vapeur.
Ce traitement permet de faire migrer une partie des micronutriments de l'enveloppe vers le cœur du grain, ce qui enrichit naturellement le riz (en magnésium et en vitamine B1 notamment), mais peut aussi lui transmettre les résidus de pesticides de l'enveloppe.

• **Le riz rond.** Ses petits grains très tendres deviennent légèrement collants en fin de cuisson, ce qui

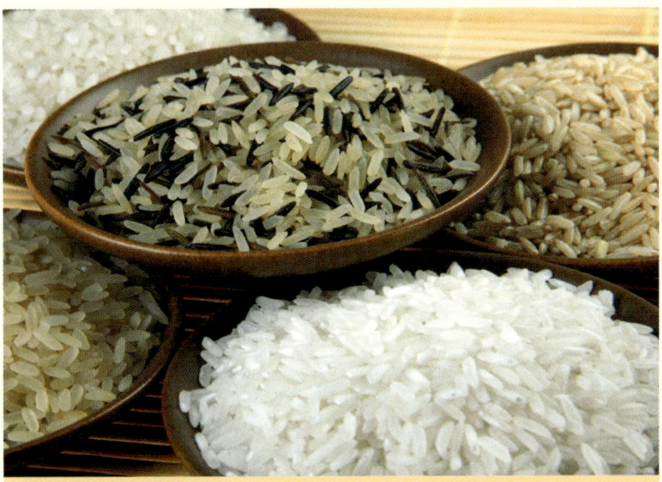

N'hésitez pas à goûter différentes variétés de riz, d'autant que le riz blanc n'est pas le plus intéressant d'un point de vue nutritionnel.

permet de réaliser des riz au lait et des risottos très moelleux. Les plus réputés viennent d'Italie.

• **Les riz exotiques.** Les plus courants sont le riz basmati (Inde, Pakistan) et le riz thaï. Leur parfum, lié à la présence de composants aromatiques, est naturel : il dépend de la variété et du terroir où le riz a poussé. Ce sont des riz longs, très fins, dont la cuisson est courte (12 minutes environ).

• **Le riz gluant.** C'est une variété de riz dont l'amidon gélatinise au cours de la cuisson. On l'utilise pour réaliser les sushis et les desserts asiatiques. Très digeste, il est pauvre en fibres et a l'inconvénient d'avoir un index glycémique élevé du fait de la transformation de l'amidon.

• **Le riz rouge.** Il est cultivé en Asie (mais aussi en Camargue). Sa couleur est due au développement d'une levure sur la couche extérieure du grain. C'est un riz complet particulièrement bien pourvu en protéines, en fibres et en micronutriments.

Caractéristiques nutritionnelles

• **Un bon apport en glucides complexes.** C'est la première qualité des céréales : leur richesse en glucides (amidon), principale source d'énergie de l'organisme. Le riz est donc une céréale très utile pour rééquilibrer nos apports en glucides, souvent jugés trop bas. Une bonne portion de riz cuit (200 g) fournit 55 g de glucides complexes et 240 kcal si on le consomme nature (sans sauce).

• **Un index glycémique variable.** Le riz blanc, le plus consommé, et le riz gluant ont un index glycémique très élevé, supérieur à 85. Ils sont déconseillés aux diabétiques, car ils entraînent une élévation brutale de la glycémie (taux de sucre dans le sang). Le riz complet et le basmati (plus riches en amylose, un des deux constituants de l'amidon) ont un index plus faible (50 à 60). Pour réduire au maximum l'index glycémique du riz, faites-le cuire « al dente » à la vapeur ou dans un cuiseur à riz avec une quantité réduite d'eau.

Composition moyenne pour 100 g de riz cuit

	Riz blanc	Riz blanc étuvé	Riz complet
Calories (kcal)	120	130	135
Protéines (g)	2,3	2,8	2,4
Glucides (g)	27,2	28,8	29,2
Lipides (g)	0,2	0,4	0,9
Fibres (g)	0,4	0,9	1,6
Magnésium (mg)	5,8	9	44

***Repère** 100 g de riz cuit = 35 à 40 g de riz cru.*

CIQUAL 2008

• **Des minéraux, des fibres et des vitamines.** Le riz complet, le riz rouge et le riz étuvé renferment du magnésium, du phosphore, du potassium, des vitamines B1 (thiamine) et B3 (également appelée vitamine PP ou niacine) et un peu de polyphénols.

• **Un aliment très digeste.** L'amidon du riz présente l'avantage d'être très digeste et particulièrement bien assimilé (il laisse peu de résidus dans le tube digestif). Il est souvent recommandé comme premier aliment en cas de diarrhée, mais peut favoriser la constipation chez certaines personnes. Pour limiter cet inconvénient, associez-le à des légumes (poivrons, tomates...) et préférez le riz complet, plus riche en fibres.

La semoule et la fécule de riz

Le riz permet d'obtenir de la semoule, de la fécule et des pâtes, qui s'utilisent de la même façon que les produits dérivés du blé. Tous ces produits sont dépourvus de gluten et spécialement digestes. Ils contiennent davantage de glucides, mais moins de protéines que les dérivés du blé.

En pratique

• **Bien acheter.** Choisissez des formats adaptés à votre consommation car, une fois ouvert, le riz craint l'humidité et sa saveur se dégrade. On trouve parfois du riz de « nouvelle récolte » (récolté juste avant d'être mis en vente) : délicatement parfumé, il est très savoureux.

• **Bien consommer.** On compte 30 à 40 g de riz pour une entrée ou un dessert, le double pour un plat d'accompagnement. Associez-le à une légumineuse pour obtenir une source de protéines complètes. Pensez à laver et à faire tremper le riz basmati dans de l'eau fraîche avant la cuisson, il n'en sera que meilleur. Ne surestimez pas la quantité d'eau nécessaire pour cuire le riz basmati, qui ne se prépare pas comme les pâtes ! L'eau doit être absorbée par le riz durant la cuisson.

• **Bien conserver.** Après ouverture du sachet ou du carton, refermez bien l'emballage ou transvasez le riz dans une boîte hermétique. Utilisez-le dans les 2 mois qui suivent.

Les desserts à base de riz

Le riz au lait et le gâteau de riz sont d'excellents desserts familiaux, digestes et pauvres en matières grasses. Source de glucides et de calcium (lait), ce sont des solutions économiques et saines pour compléter un repas léger.

Rognon

- Bonne source de protéines, de fer, de zinc et de vitamines B.
- ▲ Chargé en cholestérol et en purines.

Le rognon constitue un abat apprécié des gourmets, modérément gras et assez peu calorique, intéressant pour ses atouts nutritionnels.

Caractéristiques nutritionnelles

• **Un aliment protéique très riche en fer.** Il apporte des quantités appréciables de protéines, ainsi que beaucoup de fer très bien assimilé par l'organisme (100 g de rognon couvrent une bonne fraction de l'ANC, apport nutritionnel conseillé). Il fournit aussi une quantité intéressante de zinc et de sélénium antioxydants. Bien que modérément gras (7 % de lipides), le rognon est quatre à cinq fois plus chargé en cholestérol (350 à 500 mg) que la viande de boucherie.

• **Des vitamines B en abondance.** Le rognon est riche en vitamines du groupe B, nécessaires au bon fonctionnement neuro-musculaire et à l'assimilation des glucides. Une portion de 100 g assure la totalité de l'ANC en vitamines B2, B5 et B12 (antianémique), et une grande partie de l'ANC en vitamines B3 et B6.

• **Purines et acide urique.** En raison de sa richesse en purines (250 à 300 mg pour 100 g), le rognon est déconseillé aux personnes souffrant de goutte ou ayant un taux d'acide urique élevé dans le sang.

Composition pour 100 g de rognon cuit

Calories	165 kcal	Lipides	7 g
Protéines	25 g	Fer	7 mg
Glucides	0,1 g		

En pratique

• **Bien acheter.** Vérifiez que les rognons présentent une belle couleur uniforme (rouge-brun pour le bœuf ou le veau, rose foncé pour l'agneau), et qu'ils sont recouverts d'une légère couche de graisse blanche et ferme (à éliminer lors de la préparation, en même temps que les éventuels fragments de petits vaisseaux).

• **Bien consommer.** Le rognon d'agneau, petit et tendre, est parfait grillé ou en brochette. Celui de veau, à la saveur délicate, est très recherché et se cuit au four ou en cocotte. Les rognons de porc et de génisse, au goût plus marqué et à la consistance plus ferme, doivent dégorger dans de l'eau bouillante vinaigrée avant d'être cuisinés. Ne prolongez pas trop leur cuisson, car ils durciraient.

• **Bien conserver.** Très fragiles et altérables comme les autres abats, les rognons doivent être gardés dans la partie la plus froide du réfrigérateur et consommés dans les 24 heures.

Rutabaga

- Léger en calories.
- Source de substances protectrices.
- ▲ Peut être indigeste.

Le rutabaga est un navet à chair orange dont la consommation revient à la mode, comme celle du topinambour ou du panais. Si vous aimez déjà le chou et le navet, vous l'apprécierez certainement. Sinon, essayez par curiosité car il appartient à la famille hautement réputée des crucifères.

Caractéristiques nutritionnelles

• **Très léger et riche en micronutriments.** 150 g de rutabaga représentent environ 50 kcal, ce qui reste particulièrement léger. Comme tous les crucifères (navet, chou, radis...), le rutabaga renferme

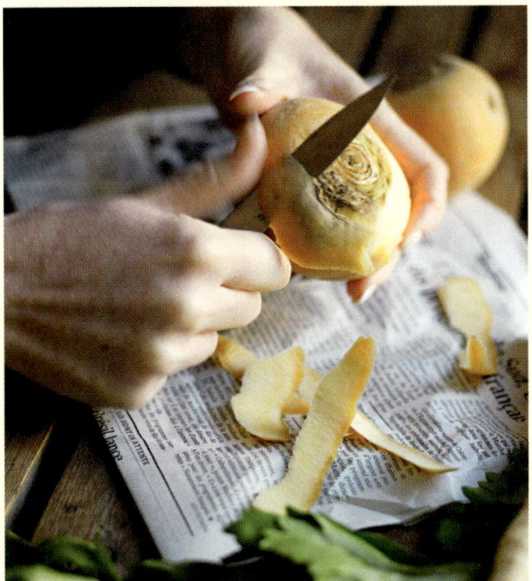

Le rutabaga s'épluche comme une pomme de terre et se prépare même en frites.

des substances soufrées à saveur prononcée, les glucosinolates, qui, selon de nombreuses études, auraient un effet anti-cancer.

• **Parfois difficile à digérer.** Les dérivés soufrés comme les fibres peuvent être mal supportés par les personnes qui ont les intestins sensibles. Le cas échéant, faites blanchir les rutabagas avant cuisson et consommez-en une petite quantité seulement.

Composition pour 100 g de rutabaga cuit

Calories	34 kcal	Lipides	0,5 g
Protéines	1 g	Fibres	2 g
Glucides	7 g		

***Repère** 1 rutabaga = env. 150 g.*

En pratique

Vous ne trouverez ce légume qu'en hiver – choisissez des racines fermes et lourdes, sans taches brunes. D'ailleurs, il se prête bien aux plats d'hiver tels que le pot-au-feu, la potée ou les potages. Associez-le à d'autres légumes : chou et navets si vous aimez particulièrement les crucifères, carottes et pommes de terre sinon. Vous pouvez aussi le préparer en purée, en le relevant de noix muscade et de persil haché. Le rutabaga se conserve 1 semaine au frais.

Salade verte

- ⊕ **Un aliment minceur.**
- ⊕ **Source de vitamines et de minéraux.**
- ▲ **Attention à la quantité d'huile ajoutée.**
- ▲ **Un des légumes qui peut renfermer le plus de résidus de pesticides.**

Riche en eau, la salade symbolise à elle seule la cuisine minceur. Sur les menus des nutritionnistes, c'est elle que l'on peut manger « à volonté ». On comprend pourquoi : une salade entière représente moins de 50 kcal ! L'essentiel est de ne pas l'inonder d'huile.

Les différentes salades

• **Les laitues.** La laitue est la salade la plus courante. Il en existe de nombreuses variétés (iceberg, blonde, feuille de chêne, romaine, batavia...). Toutes ont une saveur douce et sont donc particulièrement appréciées. Préférez les salades bien vertes : les cœurs de laitues très blancs renferment beaucoup moins de micronutriments protecteurs que les belles feuilles de chêne vert vif.

• **Les chicorées.** La frisée, l'endive, la scarole, la trévise rouge et le pissenlit font partie de ce groupe. Les chicorées sont en général bien pourvues en vitamines. Le pissenlit et l'endive ont souvent une saveur amère. Cette amertume est donnée par des substances, l'intybine et la cynarine, réputées bénéfiques pour le foie (elles stimulent la sécrétion de bile).

• **Le cresson.** C'est une plante de la famille des crucifères dont la culture est très particulière : le cresson est en effet cultivé dans des petits canaux (les cressonnières) où l'eau circule constamment. Très riche en bêtacarotène, en vitamine C et en acide folique, mais aussi en substances soufrées bénéfiques, il a toute sa place dans une alimentation préventive.

• **La mâche.** De saveur douce et très digeste, la mâche est une excellente salade, très bien pourvue en vitamines et contenant de surcroît un peu d'acides gras oméga-3.

• **La roquette.** Originaire d'Italie, cette petite salade légèrement piquante est riche en vitamines et en minéraux. On la consomme souvent dans le mesclun.

• **Le mesclun.** C'est un mélange de différentes salades et pousses qui permet de diversifier les menus et de découvrir de nouvelles saveurs : pousses d'épinard, pourpier, frisée, roquette, herbes aromatiques...

Caractéristiques nutritionnelles

• **95 % d'eau.** Toutes les salades sont très riches en eau et ne contiennent que peu de nutriments énergétiques (glucides, protéines, lipides). La valeur calorique dépend donc de l'assaisonnement : 100 g de salade fournissent 15 kcal, une cuillerée à soupe d'huile représente 90 kcal.

• **Une excellente densité vitaminique.** La mâche, le pissenlit et le cresson sont riches en vitamine C. Les salades colorées (mâche, roquette, partie verte du pissenlit) sont de bonnes sources de bêtacarotène (précurseur de la vitamine A et antioxydant), dont l'absorption est facilitée par la présence de matière grasse (huile d'assaisonnement). Elles apportent aussi de la lutéine, un antioxydant qui appartient, comme le bêtacarotène, à la famille des caroténoïdes. Enfin, les salades sont une bonne source d'acide folique (vitamine B9), nécessaire au renouvellement cellulaire.

Composition pour 100 g de salade

	Laitue romaine	Endive	Mâche	Chicorée frisée	Scarole	Pissenlit
Calories (kcal)	14,9	11,3	13,1	17,4	11,4	32,7
Protéines (g)	1,4	1	2	1,5	1,4	2,7
Glucides (g)	1,5	1,6	0,4	2,3	0,9	3,9
Lipides (g)	0,4	0,1	0,4	0,3	0,3	0,7
Fibres (g)	1,4	2,1	2,2	2,1	0,9	2,7
Bêtacarotène (µg)	2 522	37,5	2 665	2 289	1 615	5 980
Vitamine B9 (µg)	109	56	107	110	120	109
Vitamine C (mg)	17,7	3,4	28,4	15,4	9,8	37,5
Calcium (mg)	30	26,1	96,6	63	65,5	104

CIQUAL 2008

• **Une source de minéraux.** Les salades fournissent une grande variété de minéraux, dont le potassium, le magnésium, le fer et le calcium. Elles contribuent à la couverture de nos besoins car on en consomme souvent et en bonne quantité.

• **Une source de fibres.** Les salades renferment une quantité intéressante de fibres généralement bien mieux supportées que celles des crudités.

En pratique

• **Bien acheter.** On trouve des salades tout au long de l'année, et la culture sous serre a permis de gommer en partie l'effet de saisonnalité. Les feuilles doivent être rigides et former un cœur bien serré (laitues, frisée...). Retournez la salade et vérifiez le point de coupe : il ne doit pas être brun ni desséché.

• **Bien consommer.** Lavez soigneusement les feuilles pour enlever le maximum de pesticides : passez-les une à une sous l'eau fraîche, sans les laisser tremper trop longtemps. Préparez une vinaigrette avec un peu d'huile (huile d'olive, huile de colza, huile de noix...). Pensez à ajouter des herbes aromatiques fraîches et des échalotes, de l'oignon et même de l'ail pour leur saveur et leurs micronutriments protecteurs.

• **Bien conserver.** Conservez la salade lavée et essorée dans une boîte hermétique ou un sachet plastique, 2 jours maximum.

VOIR **Cresson, p. 94 ; Endive, p. 103 ; Mâche, p. 164**

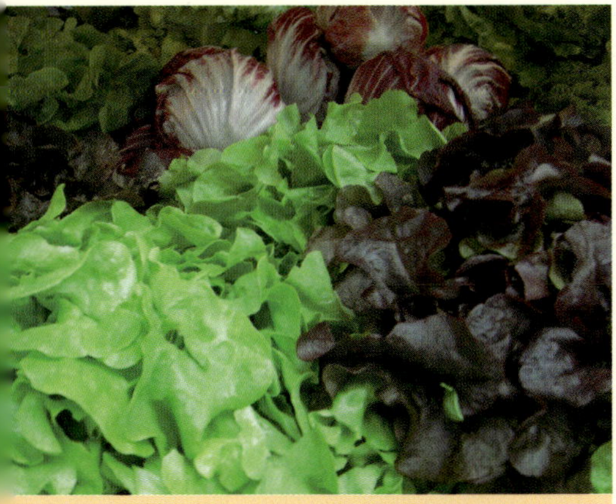

Présentes toute l'année sur les étals, les salades vertes sont légères et riches en micronutriments.

Les salades en sachet

Lavées et triées quelques heures après récolte, les salades vendues en sachet sont prêtes à consommer. Elles ne contiennent pas de conservateur, et leur teneur en vitamines est relativement stable car leur métabolisme est bloqué par l'ajout de gaz carbonique dans le sachet. À l'achat, regardez la DLC (date limite de consommation) et l'état des feuilles. Même si ce n'est pas indiqué sur l'emballage, il est fortement recommandé de les rincer. Gardez-les au réfrigérateur et consommez-les rapidement une fois le sachet ouvert.

Salsifis

- Bien minéralisé.
- Apporte des fibres.
- Peu calorique.
- ▲ Difficile à digérer.

Ce légume au goût de noisette et d'artichaut est excellent pour la santé, mais il est mal-aimé, en partie parce qu'il est difficile à digérer. Il contient en effet des substances fermentescibles qui peuvent provoquer des désagréments digestifs.

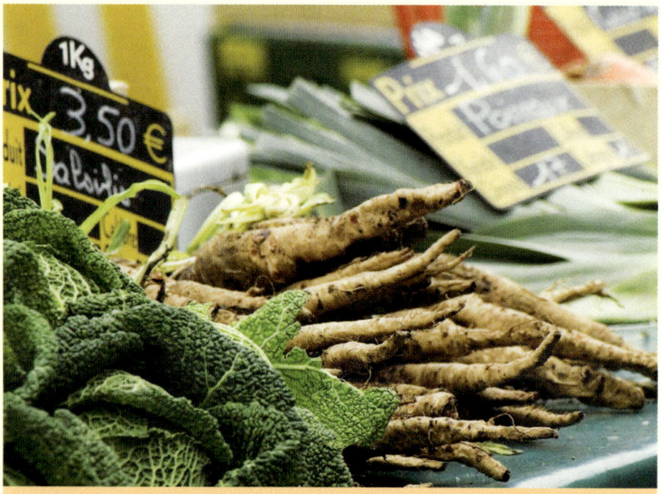

Choisissez des salsifis fermes et fins : l'épluchage sera plus long, mais ils seront meilleurs et plus digestes.

Caractéristiques nutritionnelles

• **Un apport calorique modéré.** 180 g de salsifis apportent environ 65 kcal, ce qui est légèrement plus que pour d'autres légumes mais reste modeste.

• **Une bonne concentration minérale.** Le salsifis, comme toutes les racines, est une source intéressante de minéraux (calcium, potassium, magnésium...).

• **Des fibres et des glucides non digestibles.** Le salsifis stimule le transit, mais il peut provoquer des fermentations intestinales du fait de la présence de fibres et, surtout, de glucides particuliers (inuline, stacchyose). Ces glucides ne sont pas assimilés au niveau intestinal : ils sont en partie dégradés dans le côlon, ce qui entraîne la production de gaz mais favorise un bon équilibre de la flore intestinale (effet prébiotique).

Composition pour 100 g de salsifis cuits

Calories	36,9 kcal	Lipides	0,1 g
Protéines	2,7 g	Fibres	2,6 g
Glucides	6,2 g	Calcium	47 mg

Repère *4 cuil. à soupe de salsifis = env. 180 g.*

CIQUAL 2008

En pratique

• **Bien acheter.** Légume d'hiver, le salsifis est présent de novembre à février sur les étals. C'est une racine fine à peau noire ou blanche (voir encadré), qui doit être assez charnue et bien rigide.

Salsifis ou scorsonère ?

Ces deux légumes se distinguent par la couleur de leur peau : blanche ou jaunâtre pour les « vrais » salsifis, noire pour la scorsonère. Le plus souvent, nous consommons des scorsonères (en boîte, surgelées ou fraîches), dont l'appellation courante est devenue « salsifis ».

• **Bien consommer.** Les salsifis sont un peu fastidieux à peler (portez des gants pour éplucher les scorsonères car elles noircissent les mains) et exigent une cuisson assez longue (1 h à 1 h 30). Pour limiter les désagréments digestifs, consommez-les en petite quantité : la flore intestinale pourra ainsi métaboliser les résidus plus efficacement et sans production excessive de gaz.
Les conserves et les surgelés ont l'avantage de la rapidité (pas d'épluchage), et les premières sont réputées plus digestes que les salsifis frais.

• **Bien conserver.** Les salsifis frais se déshydratent rapidement, il est donc préférable de les utiliser dans les 48 heures qui suivent l'achat.

Sandwich

- **Pratique.**
- **Compose un repas équilibré si les ingrédients sont bien choisis.**
- ▲ **Vite gras et calorique.**

Accessible, facile à manger, nourrissant, le sandwich est le grand classique de la pause déjeuner. Le profil nutritionnel d'un sandwich varie selon la nature et la quantité des ingrédients. Il peut être une excellente source de glucides complexes et de protéines ou, au contraire, une préparation grasse et calorique.

Caractéristiques nutritionnelles

• **Des glucides complexes.** La part des glucides est intéressante (autour de 25 g pour 100 g), car le pain est l'ingrédient de base. Préférez les sandwichs à la baguette plutôt qu'au pain de mie, moins rassasiant et plus gras.

• **Une éventuelle source de protéines.** Le jambon, les œufs, le fromage, le poulet ou le thon fournissent des protéines. Les sandwichs crudités-mayonnaise, que l'on croit plus sains, sont beaucoup moins équilibrés car sans protéines (ou presque) et généralement trop gras.

• **L'apport calorique.** Il est d'environ 280 kcal pour 100 g. La plupart des sandwichs du commerce (boulangeries, chaînes de restauration rapide, grandes surfaces) pèsent 180 à 250 g, et fournissent 500 à 700 kcal, soit 20 à 30 % d'une ration de 2 000 kcal, ce qui est tout à fait correct pour un déjeuner.
Attention néanmoins aux gros sandwichs très gras (beurre ou mayonnaise, saucisson, fromage), dont la teneur lipidique peut atteindre 40 g (l'équivalent de quatre cuillerées à soupe d'huile), soit 360 kcal juste pour les lipides !
• **Les fibres.** L'apport est intéressant dans les sandwichs préparés avec du pain complet, semi-complet ou aux céréales et dans ceux qui comprennent des crudités.

Composition moyenne pour 100 g de sandwich

Calories	282 kcal	Lipides	12,4 g
Protéines	11,2 g	Fibres	1,7 g
Glucides	31,4 g		

Repère *1 sandwich = 180 à 250 g.*

CIQUAL 2008

Les bons choix

On peut consommer un sandwich une ou deux fois par semaine, en complétant avec un fruit ou une salade de crudités pour les fibres et les micronutriments. L'important est d'alterner avec d'autres bases de déjeuner (salade composée, repas emporté de la maison, plat unique équilibré...). Évitez les préparations trop grasses (avec mayonnaise), et privilégiez les protéines maigres et les crudités. Sur les produits industriels, lisez l'étiquetage nutritionnel et choisissez ceux qui renferment le moins de lipides.
– Le traditionnel baguette-jambon-beurre reste un choix correct avec, malgré tout, des écarts caloriques importants selon la taille du sandwich.
– Les sandwichs triangles au pain de mie sont souvent moins bien pourvus en glucides complexes (moins de pain) et moins rassasiants.
– Les sandwichs à la grecque ou à la turque (kebab) contiennent une bonne portion de viande, c'est leur point fort. Mais attention à la taille (un kebab à 230 kcal pour 100 g apporte 920 kcal quand il pèse 400 g !), aux sauces (ajoutées à la demande) et, bien sûr, aux frites qui les accompagnent souvent.
– Les paninis peuvent être assez gras, car ils renferment souvent beaucoup de fromage (mozzarella).
– Le sandwich idéal : c'est celui que vous faites vous-même avec 60 à 70 g de pain, un peu de beurre ou de mayonnaise, 60 g de poulet, de thon, de viande froide ou d'œufs durs et 70 g de crudités (l'équivalent d'une demi-tomate et de quelques feuilles de salade). Complétez avec un yaourt et/ou un fruit pour un déjeuner complet.

Sardine

+ Riche en oméga-3 et en protéines.
+ Bien pourvue en vitamines B12 et D.
+ Renferme du zinc, du sélénium et du calcium.
▲ Difficile à digérer pour certains.

Abondante, bon marché, facile à préparer, la sardine est un poisson généreux qui mérite tous les égards... Elle est hautement recommandée aujourd'hui pour ses qualités nutritionnelles et, à la différence de la plupart des aliments, elle est aussi savoureuse en conserve que fraîche.

Caractéristiques nutritionnelles

• **Un poisson gras.** La sardine contient en moyenne 10-12 % de lipides (avec des écarts importants, de 3 à 17 %, selon la saison et l'âge des sardines), d'où une teneur calorique assez importante (autour de 200 kcal pour 100 g). Mais cet apport énergétique provient de nutriments de qualité : des protéines complètes et des lipides bénéfiques pour la santé, les oméga-3.
• **Des oméga-3 en abondance.** Deux ou trois sardines suffisent pour couvrir nos besoins quotidiens en oméga-3, des graisses dont les effets protecteurs sur les vaisseaux sanguins notamment sont reconnus. L'appertisation (conserve) préserve en grande partie ces acides gras. Vous les retrouverez donc intacts, tout au long de l'année, dans les conserves à l'huile ou à la tomate.
• **Un bon apport en vitamines et en minéraux.** 100 g de sardines couvrent une bonne partie ou la totalité des besoins quotidiens en vitamine D, avec environ 7 µg pour un ANC (apport nutritionnel conseillé) de 5 à 10 µg. La même portion fournit environ cinq fois l'ANC en vitamine B12 (12 µg pour un besoin de 2,4 µg). La sardine est également riche en zinc et en sélénium, deux oligo-éléments aux propriétés antioxydantes. Elle renferme aussi du fer, du phosphore et du calcium.

À noter : la teneur en calcium est particulièrement importante dans les sardines en conserve car les arêtes, devenues comestibles, sont intégrées au calcul des valeurs nutritionnelles.

Composition pour 100 g de sardines

	Sardines grillées	Sardines à l'huile*
Calories (kcal)	196	227
Protéines (g)	24,7	26,9
Glucides (g)	0	0
Lipides (g)	10,8	13,3
Vitamine B12 (µg)	12	12,8
Vitamine D (µg)	7,5	6,7
Calcium (mg)	85	471

** En conserve, égouttées.*
***Repère** – 2 sardines grillées = 80 à 100 g.*
– 2 sardines à l'huile = 40 g.

CIQUAL 2008

En pratique

• **Bien acheter.** La sardine est présente sur les marchés en été. Elle est particulièrement fragile et se dégrade rapidement. Soyez attentif aux signes de fraîcheur : surface brillante, fermeté, œil bombé. Son parfum doit être léger, ne jamais rappeler l'ammoniaque.
Pour les conserves, préférez les sardines à l'huile d'olive (et non « à l'huile végétale » sans autre précision) et égouttez-les bien avant de les servir.

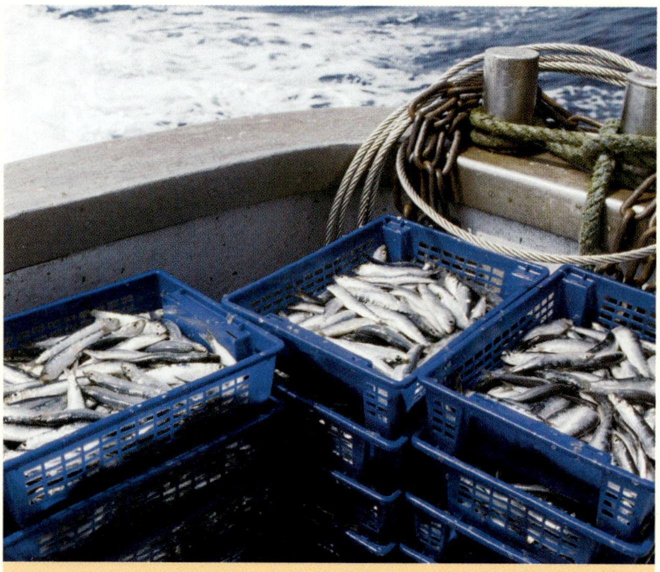

La sardine est un poisson migrateur qui vit en bancs. En Europe, la pêche se pratique à la belle saison.

• **Bien consommer.** Les nutritionnistes recommandent de consommer du poisson gras une fois par semaine : les sardines en boîte permettent de réaliser des entrées express d'une excellente qualité nutritionnelle. Proposez-les simplement sur du pain grillé ou intégrées à une salade, de tomates par exemple.
• **Bien conserver.** Cuisinez les sardines fraîches le jour de l'achat. Dès le retour des courses, videz-les, lavez-les et essuyez-les (on trouve aussi des filets déjà préparés par le poissonnier). Placez-les ensuite dans une boîte hermétique jusqu'au moment de les cuire.
Les conserves se gardent très longtemps et se bonifient même au fil des mois, surtout si vous retournez régulièrement les boîtes ! Seul bémol, les conserves sont toujours additionnées de sel (environ 1 g pour 100 g de sardines en boîte).

Sarrasin

- **Source de glucides complexes et de protéines.**
- **Renferme des antioxydants.**
- **Bien pourvu en minéraux.**
- **Sans gluten.**

Le sarrasin est souvent appelé blé noir, mais ce n'est pas une céréale : il est apparenté à l'oseille et à la rhubarbe (famille des polygonacées). Il a cependant des caractéristiques nutritionnelles proches de celles des céréales et se consomme essentiellement sous forme de farine, notamment dans les galettes bretonnes.

Caractéristiques nutritionnelles

• **Des protéines bien équilibrées et sans gluten.** Les protéines du sarrasin offrent un bon équilibre en acides aminés essentiels (sans carence en lysine, contrairement aux céréales). La plante est dépourvue de gluten : la farine de sarrasin est souvent utilisée comme substitut par les personnes intolérantes au gluten (maladie cœliaque).
• **Une source de glucides complexes.** Le sarrasin est riche en glucides complexes (amidon) et en fibres. Ses produits dérivés (galettes, nouilles) ont un index glycémique plus bas que celui des produits à base de farine de blé raffiné (ils élèvent moins rapidement la glycémie, le taux de sucre sanguin).

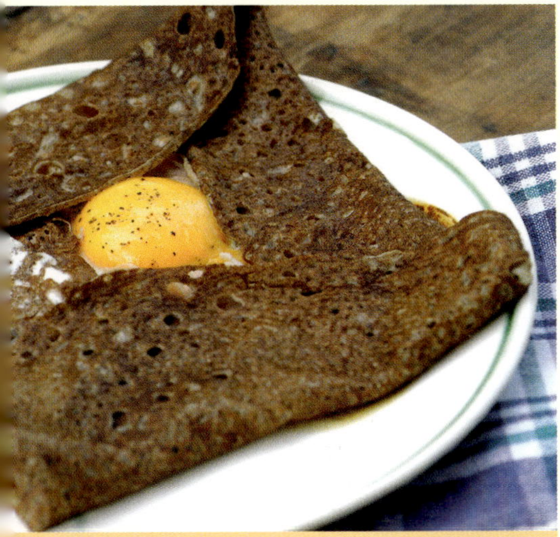

Un menu apprécié des enfants : des galettes au sarrasin garnies d'œuf, de jambon et de fromage râpé.

• **Des minéraux abondants.** Le sarrasin renferme une large palette de minéraux (fer, magnésium, phosphore, potassium...). C'est aussi une source de vitamines du groupe B.

• **Un excellent pouvoir antioxydant.** L'un des atouts du sarrasin par rapport aux céréales est sa richesse en antioxydants de la famille des polyphénols (acides phénoliques et flavonoïdes).

À noter, en particulier, la présence de rutine, un flavonoïde réputé pour ses bienfaits sur la circulation sanguine.

Composition pour 100 g de farine de sarrasin

Calories	339 à 351 kcal	Fibres	4 à 6 g
Protéines	10,9 à 12 g	Magnésium	48 mg
Glucides	64,5 à 70,7 g	Fer	2,2 mg
Lipides	2,8 g		

En pratique

• **Bien acheter.** Si vous choisissez une farine de sarrasin complète (de couleur brune), optez pour du bio afin de limiter les résidus de pesticides. Vous trouverez aussi des graines concassées et grillées, vendues sous le nom de kasha, des biscuits et des nouilles japonaises (soba) à base de sarrasin.

• **Bien consommer.** Le sarrasin est une bonne alternative aux céréales : n'hésitez pas à préparer des galettes, moins caloriques (sans lait) et plus rassasiantes que les crêpes à la farine de blé. Vous pouvez aussi le consommer sous forme de « flakes » (l'équivalent des céréales du petit déjeuner), ou faire cuire les graines comme du riz et les utiliser en salade ou en accompagnement avec des légumes.

À noter : la farine de sarrasin n'est pas panifiable en raison de l'absence de gluten.

Sauces

- **Donnent du goût et de l'onctuosité.**
- **Saines si elles sont à base de légumes et de lait, avec peu de matières grasses.**
- ▲ **La plupart sont très grasses et peu digestes.**
- ▲ **Les sauces prêtes à l'emploi sont souvent très salées et chargées d'additifs.**

Symbole de la gastronomie française, bien pratiques pour agrémenter des aliments fades ou secs ou pour encourager les enfants à manger des légumes, les sauces sont aussi la « bête noire » des nutritionnistes car l'huile, le beurre et la crème figurent souvent en bonne place dans la liste de leurs ingrédients. En choisissant les recettes les moins grasses et en les préparant vous-même, vous maîtriserez toujours mieux la composition et vous pourrez limiter les apports en sel, particulièrement présent dans les sauces industrielles.

Les sauces liées

Ce sont des sauces épaissies par de la farine ou de la fécule. La base liquide peut être du lait, du vin blanc, du bouillon, du fond de veau ou de volaille. La plupart du temps, la farine est préalablement cuite avec du beurre : un mélange appelé roux, qui peut être blanc, blond ou brun selon son degré de cuisson. En fonction de la quantité de beurre, ces sauces sont donc plus ou moins caloriques et source de graisses saturées, néfastes pour la santé cardio-vasculaire.

• **Les sauces blanches.** Elles sont préparées avec du lait. La plus basique est la béchamel, qui accompagne poissons et légumes. Nappée sur du chou-fleur ou des épinards, elle adoucit et masque en partie la saveur de légumes que les enfants ont du mal à manger nature. Elle fournit du calcium et des protéines (lait) sans alourdir forcément beaucoup la teneur calorique et lipidique du plat. Tout dépend des ingrédients et de la

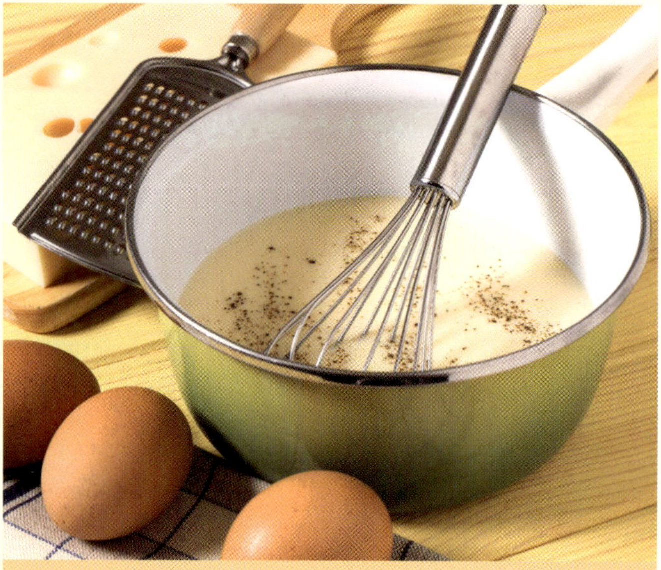

La sauce Béchamel est la base d'innombrables variations aussi simples à préparer que savoureuses.

proportion de matière grasse : la sauce Mornay (béchamel, jaune d'œuf, gruyère râpé et crème) est plus grasse qu'une simple béchamel préparée avec du lait demi-écrémé et peu de beurre (on peut même s'en passer puisque l'épaississement est dû à l'amidon). À noter : sans être moins calorique que la farine, la fécule de maïs est plus intéressante car il faut en mettre environ deux fois moins pour épaissir une sauce.

Composition pour 100 g de sauce Béchamel

Calories	96 à 141 kcal	Glucides	7,4 à 10,5 g
Protéines	2,3 à 4,2 g	Lipides	6,3 à 10,5 g

• **Les sauces brunes.** À base de bouillon, de vin (sauces madère, grand veneur...) ou de fond de veau ou de volaille, elles sont plutôt associées à la viande rouge, à la volaille et au gibier. Selon les recettes, on ajoute des oignons, des échalotes, du concentré de tomates, des champignons, des lardons, du jus de citron, des herbes aromatiques, de la crème... Elles sont souvent indigestes, car la graisse (beurre, saindoux) cuit longtemps dans la farine (roux brun).

Pour les alléger : diminuez la quantité de beurre, commencez par faire dorer la farine seule en la mouillant un peu et ôtez la graisse qui remonte à la surface dans le mélange roux-bouillon.

Les émulsions chaudes et froides

Une émulsion est un mélange de graisse et de liquide que l'on stabilise par l'adjonction de jaune d'œuf car ce dernier renferme un lipide particulier, la lécithine, aux propriétés émulsifiantes. Par définition, ce sont donc des sauces très grasses (riches en graisses saturées pour les sauces au beurre) et peu digestes, à ne consommer que très occasionnellement. L'apport en vitamine A (beurre) ou en bonnes graisses insaturées (huiles végétales de colza, d'olive...) est loin de compenser ce défaut majeur.

• **Les sauces au beurre (chaudes).** Le beurre est associé à du jaune d'œuf et, selon la recette, à du vinaigre, du vin, de la crème, du jus de viande ou de citron, de la crème.

Ces sauces (hollandaise, béarnaise, mousseline, beurre blanc...) s'accordent bien avec la volaille et le poisson.

Composition pour 100 g de sauce au beurre

Calories	200 à 480 kcal	Glucides	3 à 4 g
Protéines	1 à 2 g	Lipides	20 à 50 g

***Repère** 1 cuil. à soupe (env. 15 g) = 30 à 70 kcal.*

• **Les sauces à l'huile (froides).** La mayonnaise est la recette de base : c'est l'une des sauces les plus grasses, puisque l'huile constitue environ 75 % de son poids.

À partir du mélange d'huile, de jaune d'œuf et de vinaigre se déclinent de multiples variations : sauce cocktail (ketchup, cognac), sauces gribiche, tartare ou rémoulade (herbes aromatiques, câpres, cornichons), aïoli (ail)...

Composition pour 100 g de mayonnaise

Calories	726 kcal	Glucides	1,5 g
Protéines	1,5 g	Lipides	79,3 g

***Repère** 1 cuil. à soupe (env. 15 g) = 109 à 145 kcal.*

CIQUAL 2008

• **Les sauces à la crème.** Elles sont obtenues en versant simplement de la crème fraîche à la fin de la cuisson d'une viande ou d'un légume (escalopes à la crème, tournedos sauce au poivre...). La sauce obtenue est grasse, puisque la crème contient 30 % de lipides (314 kcal pour 100 g) et qu'elle va réduire pendant les quelques minutes de cuisson. Les sauces à base de « lait » de coco souvent utilisées dans les currys sont juste un peu plus légères (211 kcal pour 100 g).

Les vinaigrettes

Elles sont composées d'un mélange vinaigre-huile (dans une proportion de un pour trois habituellement), assaisonné et éventuellement relevé de moutarde (ce qui forme une émulsion), d'herbes aromatiques, d'ail, d'oignon ou d'échalote. C'est la sauce du quotidien par excellence, utilisée avec des crudités et des salades vertes.

Attention aux quantités ajoutées : la vinaigrette doit napper légèrement les aliments, sans inonder l'assiette. Les huiles de qualité apportent des acides gras insaturés plutôt bénéfiques, mais il ne faudrait pas dépasser deux ou trois cuillerées à soupe d'huile par jour, tout au plus quatre, en comptant l'assaisonnement et la cuisson.

Les vinaigrettes industrielles n'ont aucun intérêt compte tenu de la simplicité et de la rapidité de la recette : de plus, elles contiennent toujours de l'eau et des additifs pour stabiliser le mélange et en améliorer la conservation.

Composition pour 100 g de vinaigrette classique

Calories	500 à 550 kcal	Glucides	1 à 2 g
Protéines	0,1 g	Lipides	55 à 60 g

Repère *1 cuil. à soupe (10 g) = 50 à 55 kcal.*

• Des sauces santé pour vos crudités

– Pour tous les jours, alternez huile d'olive (riche en graisses mono-insaturées, considérées comme neutres ou bénéfiques pour la santé cardio-vasculaire) et huile de colza (source d'oméga-3 et pauvre en oméga-6).

– Remplacez de temps en temps le vinaigre par du jus de citron, qui apporte de la vitamine C et des antioxydants, et dont le parfum permet de limiter l'adjonction de sel.

– Ajoutez des herbes fraîches pour les antioxydants, de l'ail, de l'oignon ou de l'échalote pour les substances soufrées protectrices.

– Poivrez si vous aimez, mais limitez le sel (plus vous ajouterez d'aromates, plus il vous sera facile de vous déshabituer du goût salé).

– Pour alléger votre sauce, remplacez une partie de l'huile par du fromage blanc ou du yaourt liquide, qui donnent du moelleux et réduisent l'apport énergétique de la vinaigrette. Une sauce yaourt avec très peu d'huile apporte moins de 100 kcal pour 100 g. On peut aussi diluer la vinaigrette avec de l'eau (un tiers d'huile, un tiers d'eau, un tiers de vinaigre) pour faire du volume sans calories.

Les sauces aux légumes

Les coulis et sauces à la tomate (fraîche ou en conserve), les fondues d'échalotes, d'oignons, de champignons, de poivrons ou d'oseille, aromatisés d'herbes, d'épices et d'ail, sont les sauces les plus recommandables. Ils renferment normalement peu de lipides et offrent les micronutriments des légumes : lycopène de la tomate, composés soufrés de l'ail, caroténoïdes et quercétine du poivron... Attention cependant à l'ajout d'huile, de crème ou de beurre, voire de viande hachée grasse, qui alourdissent l'apport calorique.

À noter aussi : les sauces prêtes à l'emploi sont souvent très riches en sel.

Composition pour 100 g de sauces aux légumes

	Calories (kcal)	Protéines (g)	Glucides (g)	Lipides (g)
Ketchup	107	1,7	24,4	0,3
Sauce tomate	52,6	1,4	7	2,1
Sauce tomate à la viande	89,4	4,5	6,6	5
Sauce aux champignons	84,2	1,6	11,4	3,6

CIQUAL 2008

Les sauces asiatiques

Elles sont très peu caloriques et concentrées en substances aromatiques qui donnent du goût aux aliments (viandes, légumes, féculents) sans ajouter de lipides : sauce soja, nuoc-mâm (à base de poisson fermenté), sauce d'huître (à base d'huître concentrée), purée de piment, sauce japonaise (terayaki), sauce indienne (tandoori)...

Attention, certaines (sauce soja, sauce japonaise) sont particulièrement riches en sel, et les sauces très relevées (piment, curry...) sont irritantes à forte dose pour la muqueuse digestive.

Composition pour 100 g de sauce soja

Calories	59,2 kcal	Lipides	0,08 g
Protéines	8,1 g	Sodium	5 670 mg*
Glucides	6,5 g		

** Soit l'équivalent de 14,4 g de sel.*

En pratique

• Bien conserver. Les sauces sont des mélanges fragiles, qui ne se conservent pas longtemps. Les mayonnaises doivent être consommées dans la journée. Les sauces chaudes à base de lait ou de crème se conservent 24 heures au réfrigérateur. Les vinaigrettes maison se gardent plus longtemps (quelques jours au frais), sauf si elles

Le pesto

C'est un mélange d'huile d'olive et de basilic, que l'on prépare généralement pour accompagner des pâtes : il renferme en moyenne 50 % de lipides et fournit 510 kcal pour 100 g.

contiennent des herbes fraîches ou des alliacées (ail, échalotes, oignons), qui risquent de pourrir rapidement. Enfin, les sauces à la tomate se gardent 48 heures au frais, sauf si elles contiennent de la viande (pas plus de 24 heures dans ce cas).

VOIR **Ketchup, p. 150 ; Mayonnaise, p. 170**

Les sauces industrielles

Elles se présentent en bocal, en brique, en sachet (poudre à réhydrater) ou sous forme surgelée. Lisez l'étiquette : le principal composant est presque toujours l'eau, et non un ingrédient noble (légumes, lait, aromates...). Elles contiennent toujours de nombreux additifs destinés à stabiliser le mélange, à limiter l'oxydation, à améliorer le goût, ainsi que beaucoup de sel et parfois du sucre. Ces sauces faciles à stocker et vite réchauffées sont utiles en dépannage, mais ne doivent pas être consommées trop souvent.

Les sauces industrielles allégées, vinaigrettes ou mayonnaises, par exemple, n'ont pas grand intérêt. Elles contiennent beaucoup d'eau et d'additifs pour améliorer le goût et la texture. De plus, on a tendance à en consommer plus, ce qui remet le compteur calorique au niveau de celui des versions standards.

Saucisses

- ✚ Bonne source de protéines animales.
- ✚ Apportent du fer et des vitamines du groupe B.
- ▲ Très grasses et très caloriques.
- ▲ Chargées en sel.
- ▲ Altérables.

Les saucisses constituent une vaste famille aux variantes régionales aussi nombreuses que savoureuses. Appétissantes et très goûteuses, elles ont toutefois l'inconvénient d'être riches en calories, en graisses et en sel : on ne les mettra donc au menu que de façon occasionnelle.

Qu'est-ce qu'une saucisse ?

Les saucisses sont confectionnées à partir d'un mélange de chair et de gras de porc (et/ou de mouton, bœuf, veau, volaille) haché plus ou moins finement, saumuré et épicé, puis embossé sous boyau avant d'être étuvé et éventuellement fumé. Selon les cas, elles sont servies juste pochées, grillées ou longuement mijotées.

Caractéristiques nutritionnelles

• **Des protéines de qualité, des vitamines B et du fer.** L'apport protéique des saucisses est un peu inférieur à celui de la viande (15 % en moyenne, contre plus de 20 %), mais d'une qualité comparable. On peut donc les servir comme plat protéique principal. Les saucisses sont une source appréciable de vitamines B et de fer bien assimilé.

• **Chargées en graisses, en calories et en sel.** Comme la plupart des charcuteries, elles sont riches en graisses (20 à 30 % de lipides) et donc très caloriques, apportant aux alentours de 300 kcal pour 100 g. À cause de leur fabrication, elles ont également des teneurs élevées en sodium (700 à plus de 900 mg pour 100 g, soit l'équivalent de 1,7 à 2,2 g de sel). À noter : certaines saucisses de volaille sont nettement moins grasses et moins caloriques, et on trouve maintenant des saucisses préemballées à teneur réduite en sel (mais qui restent trop salées pour un régime pauvre en sel).

• **Des additifs plus ou moins nombreux.** Il peut s'agir de nitrites ou d'autres conservateurs, de colorants, de stabilisants... Ils ne sont indiqués que sur le conditionnement des saucisses préemballées, une forme à privilégier par les personnes allergiques, qui peuvent ainsi connaître les ingrédients mis en œuvre.

• **À cuire à cœur.** Les saucisses, comme toutes les charcuteries, sont des aliments très altérables, dont la durée de vie est limitée. Il est donc

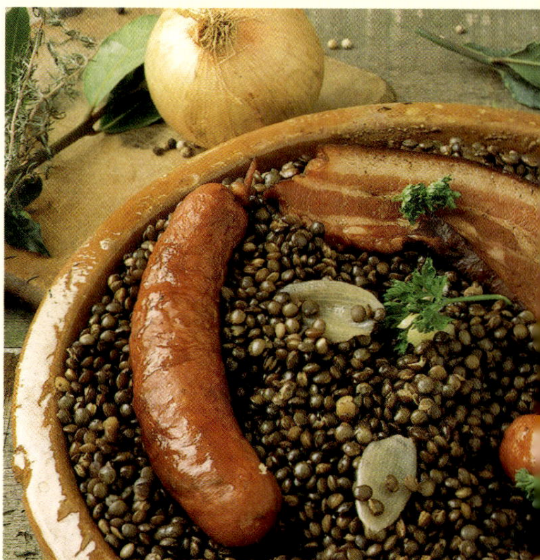

Lentilles et saucisses : un plat complet facile à préparer, économique et rassasiant, idéal en hiver.

essentiel de prendre un maximum de précautions lors de l'achat et de la préparation. En particulier, pour les saucisses à cuire et à griller, la cuisson doit se faire « à cœur » pour assurer une qualité sanitaire satisfaisante.

En pratique

• **Bien acheter.** Assurez-vous que les règles d'hygiène sont bien respectées dans le magasin (produits maintenus dans un rayon réfrigéré, manipulation avec des instruments ne servant qu'à un type de charcuterie, etc.). Si vous achetez des saucisses préemballées, choisissez celles dont la DLC (date limite de consommation) est la plus lointaine. Recherchez des signes de qualité qui impliquent un recours moins important aux additifs : produits portant le qualificatif « supérieur » ou « traditionnel », saucisses issues de porcs fermiers Label rouge, notamment. Veillez à ne pas rompre la chaîne du froid après l'achat : la durée de transport doit être courte ; sinon, utilisez un sac isotherme.

• **Bien consommer.**

– Les saucisses à cuire (saucisses de Toulouse, de Montbéliard, de Morteau, saucisse aux herbes ou au chou, diot de Savoie...). Pour qu'elles n'éclatent pas à la cuisson, piquez-les avec la pointe d'un couteau. Et, pour les rendre plus moelleuses, faites-les blanchir quelques minutes à l'eau frémissante avant de les cuire au court-bouillon ou avec des légumes.

– Les saucisses à griller (chipolata, merguez, godiveau, crépinette...). Piquez-les avant de les cuire, pochez-les éventuellement 2 minutes à l'eau bouillante et préférez la cuisson au gril plutôt qu'à la poêle (afin de permettre à l'excédent de matière grasse de s'écouler).

– Les saucisses à pocher (saucisses de Francfort, de Strasbourg, saucisses cocktail, saucisse de volaille...). Réchauffez-les dans de l'eau juste frémissante. Essayez les saucisses de volaille à faible teneur en matière grasse : la différence calorique est significative.

• **Bien conserver.** Placez les saucisses dans la zone la plus froide du réfrigérateur, entre 0 et 4 °C. Si vous les avez achetées au détail, consommez-les dans les 24 à 48 heures.

Pour les saucisses préemballées, respectez impérativement la DLC (date limite de consommation).

Andouille et andouillette

Ce sont des spécialités typiquement françaises, obtenues à partir de morceaux du tube digestif et de certains abats de porc (et/ou de veau), épicés et saumurés, que l'on met sous boyau avant de les cuire longuement au court-bouillon. L'andouille se sert froide, en tranches, alors que l'andouillette se déguste grillée. Toutes deux sont de bonnes sources de protéines (22 à 24 g pour 100 g), mais elles apportent 20 à 22 % de lipides, 340 mg de cholestérol et 270 à 300 kcal pour 100 g.

Composition pour 100 g de quelques types de saucisses

	Calories (kcal)	Protéines (g)	Lipides (g)	Sodium (mg)
Chipolata grillée	309	19	25	925
Merguez cuite	296	20	23	890
Saucisses cocktail	318	12,6	29,1	828
Saucisse de Francfort	302	13,2	27,3	828
Saucisse de Morteau cuite	346	15	31	809
Saucisse de volaille	301	13	27	800
Saucisse de volaille allégée en graisse et en sel	138	14	8	600
Saucisse de Strasbourg	303	12	28	739
Saucisse de Toulouse	295	19	24	686

Repère *– 1 saucisse à cuire = 100 à 140 g.*
– 1 merguez ou 1 chipolata = 70 à 100 g.
– 1 saucisse cocktail = 15 à 35 g.

Saucisson

- ✪ **Bonne source de protéines animales.**
- ✪ **Apporte du fer et des vitamines B.**
- ▲ **Très gras, très calorique et très riche en sel.**

On le sert en hors-d'œuvre ou à l'apéritif, il est de tous les pique-niques... Certes, le saucisson est appétissant, commode et par ailleurs riche en protéines. Mais on doit tenir compte, quand on le prévoit au menu, de sa forte teneur en sel, en graisses et en calories.

Les types de saucissons

• **Le saucisson sec.** Il est obtenu à partir d'un mélange de viande et de gras de porc (ou d'un autre animal) haché et salé, additionné d'épices, de nitrates ou de sel nitrité et de ferments. Mis sous boyau, il est soumis à maturation et dessiccation durant quelques semaines. Il se décline en de nombreuses spécialités : saucisse sèche, rosette, saucisson de montagne, salami, chorizo...

• **Le saucisson cuit (type saucisson à l'ail ou mortadelle).** Il est fabriqué avec un fin hachis de chair et de gras, épicé et assaisonné, éventuellement additionné de pistaches (mortadelle) et d'additifs tels que colorant ou antioxygène. Il est mis sous boyau avant d'être cuit au court-bouillon. À savoir : un saucisson portant le qualificatif « supérieur » contient davantage d'ingrédients nobles et moins d'additifs qu'un produit standard. Autres indications garantissant la qualité du saucisson : le Label rouge et les mentions « traditionnel », « authentique » ou « montagne » (régies par le code des usages de la charcuterie).

Caractéristiques nutritionnelles

• **Beaucoup de protéines.** Le saucisson sec est l'une des charcuteries les plus riches en protéines : quatre ou cinq tranches fines en apportent autant que 50 g de viande ou de poisson. Le saucisson cuit en renferme un peu moins, ce qui est logique dans la mesure où il s'agit d'un produit moins déshydraté. Comme les viandes avec lesquelles ils sont fabriqués, les saucissons fournissent des vitamines B et du fer bien assimilé.

• **Riche en graisses et en sel, très calorique.** Le saucisson sec est très chargé en graisses (32 à 40 % de lipides, voire davantage) et très calorique (120 à 160 kcal pour quatre ou cinq tranches fines). Le saucisson cuit est un peu moins riche, mais on en coupe souvent des tranches plus épaisses. Enfin, l'apport de sel est élevé, en particulier pour le saucisson sec (2 015 mg de sodium pour 100 g, soit 5 g de sel).

• **Des additifs.** Les saucissons cuits en renferment davantage que les saucissons secs, dans lesquels on n'utilise en général que des nitrates ou du sel nitrité et des ferments. Les additifs sont systématiquement indiqués sur le conditionnement des produits préemballés ou sur l'étiquette des saucissons vendus entiers : des formes à privilégier par les personnes allergiques.

Composition pour 100 g de quelques saucissons

	Calories (kcal)	Protéines (g)	Lipides (g)	Sodium (mg)
Saucisson sec pur porc	390	26	31	2 015
Chorizo sec	477	23,8	41,9	1 730
Saucisson à l'ail	279	14,6	24,2	1 100
Mortadelle	310	14,4	27,4	760

Repère *– 3 à 5 tranches fines de saucisson sec = 30 à 40 g.*
– 3 à 5 tranches de saucisson à l'ail = 40 à 50 g.
– 3 tranches de mortadelle = 30 à 50 g.

CIQUAL 2008

En pratique

• **Bien acheter.** Assurez-vous que les règles d'hygiène sont bien respectées dans le magasin (produits maintenus dans un rayon réfrigéré, manipulation avec des instruments ne servant qu'à un type de charcuterie, etc.).
Si vous achetez un saucisson sec entier, choisissez-le ferme au toucher, bien sec, avec un arôme agréable. Si vous achetez du saucisson préemballé en tranches, veillez à ne pas rompre la chaîne du froid : la durée de transport doit être courte ; sinon, utilisez un sac isotherme.

• **Bien consommer.** Offrez cornichons ou pickles en accompagnement plutôt que du beurre, qui ajoute encore des graisses !

• **Bien conserver.** Gardez le saucisson entier dans un endroit sec, frais et aéré, ou placez-le dans le bac à légumes du réfrigérateur.
Placez le saucisson prédécoupé dans la zone la plus froide du réfrigérateur, entre 0 et 4 °C, et consommez-le impérativement avant la DLC (date limite de consommation).

Saumon

- ⊕ Source d'oméga-3 et de protéines complètes.
- ⊕ Riche en vitamine D.
- ▲ Qualité très inégale.

Devenu plus abordable, réputé pour ses apports en oméga-3, le saumon fait partie des poissons les plus consommés aujourd'hui. Cet engouement est entaché par des problèmes de pollution, de pêche excessive (saumons sauvages) et de qualité inégale (saumons d'élevage qui constituent l'essentiel de l'offre aujourd'hui).

Caractéristiques nutritionnelles

• **Un poisson gras.** Le saumon contient de 10 à 17 % de lipides (la teneur varie selon l'alimentation des poissons). Son apport énergétique est environ deux fois plus élevé que celui des poissons à chair blanche (200 à 225 kcal pour 100 g, contre 80 kcal pour le cabillaud). C'est pourquoi il est malvenu (et inutile) de l'accompagner de sauces grasses (à la crème, au beurre...).

• **Des lipides utiles.** Les graisses du saumon sont composées en majorité de lipides insaturés (recommandés, alors que les graisses saturées doivent être limitées). Ces lipides renferment une part d'acides gras oméga-3, actuellement déficitaires dans notre alimentation.

• **Des vitamines D et B12.** Une portion de saumon (120 à 150 g) couvre une grande partie, voire la totalité de nos besoins quotidiens en vitamine D, indispensable à la croissance et à la santé osseuses. Ce poisson est bien pourvu en vitamine B12 (100 g suffisent à couvrir les besoins d'une journée), nécessaire au renouvellement cellulaire.

• **Moins digeste que les poissons maigres.** Du fait de sa richesse en matières grasses, le saumon est parfois difficile à digérer. Préférez la cuisson vapeur ou au four, qui ne nécessite pas d'ajout d'huile ou de beurre. Et dégustez-le nature, avec un simple coulis de tomates ou une sauce à base de fromage blanc et d'herbes hachées.

Composition pour 100 g de saumon frais d'élevage

Calories	178 à 225 kcal	Glucides	0 à 0,3 g
Protéines	17,6 à 21,4 g	Lipides	10,1 à 17,1 g

Repère *1 portion = 120 à 150 g.*

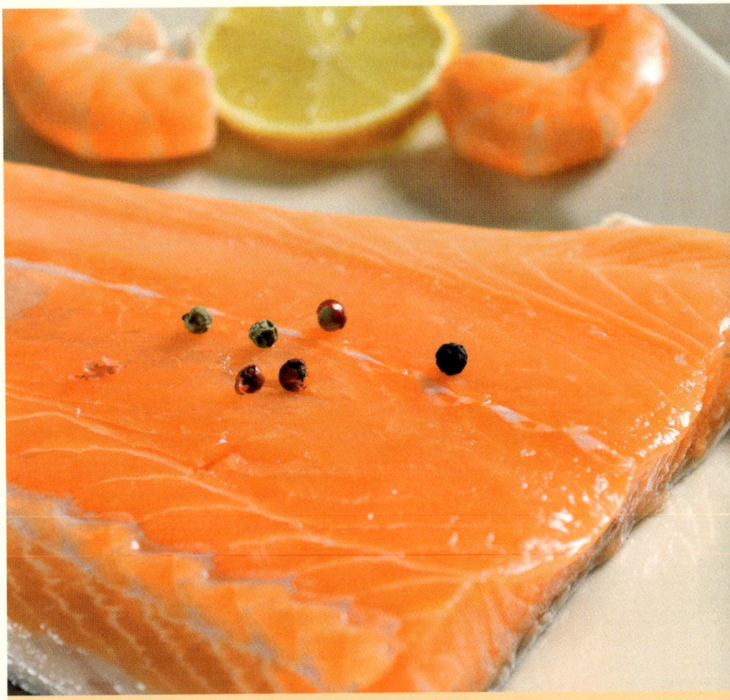

Un bon saumon frais est assez savoureux pour se consommer nature, sans sauce.

En pratique

• **Saumon sauvage, saumon d'élevage.** L'élevage permet à la fois de répondre à une demande importante et d'épargner les populations sauvages menacées par la pêche intensive (saumons de l'Atlantique). Mais les saumons d'aquaculture sont souvent jugés moins fermes et moins goûteux que leurs homologues sauvages, une qualité médiocre liée aux méthodes d'élevage intensif : alimentation à base de farine et d'huile de poisson, poissons peu actifs car confinés dans des bassins surpeuplés, adjonction de colorants chimiques (la couleur des saumons vient normalement des crevettes dont ils se nourrissent)...

• **Bien acheter.** Les poissons frais du poissonnier sont généralement meilleurs que les morceaux préemballés ou surgelés : le saumon est certes devenu plus abordable, mais un prix élevé reste dans une certaine mesure un facteur de qualité. L'écolabel MSC (Marine Stewardship Council), le Label rouge et le Label bio garantissent de meilleures conditions d'élevage (moins de nuisances pour l'environnement, durée d'élevage plus longue, moindre densité par bassin, part plus importante de l'alimentation d'origine marine...).

• **Bien consommer.** Évitez les trop grosses portions, car le saumon est assez calorique. Alternez avec d'autres poissons gras ou maigres.

• **Bien conserver.** Rincez et épongez les filets ou les darnes de saumon, puis placez-les au frais dans une boîte hermétique. Consommez-les dans les 24 heures qui suivent l'achat.

VOIR **Poisson fumé, p. 216**

Le saumon fumé : un apport en sel élevé

Salés puis fumés, les filets de saumon sont ensuite finement tranchés et emballés sous vide. La teneur calorique est en moyenne supérieure à celle du saumon frais, mais les écarts sont si importants d'un poisson à un autre (de 10 à 17 % de lipides) qu'il est délicat de généraliser.

Les oméga-3 ne sont pas altérés par la fumaison, mais le saumon fumé n'est pas un aliment à consommer de façon régulière car sa teneur en sel est particulièrement élevée (2,5 g pour 100 g). La fumaison dégage des composés cancérigènes que l'on retrouve dans la chair du saumon, mais à des taux jugés inférieurs au seuil de toxicité selon les estimations des scientifiques. À savoir enfin : l'Afssa (Agence française de sécurité sanitaire des aliments) déconseille les poissons fumés (et crus) aux femmes enceintes ou allaitantes, pour éviter le risque de contamination bactérienne ; elle recommande aussi de ne pas en donner aux enfants de moins de 30 mois.

Seiche

voir Calamar, p. 61

Seigle

- Source de glucides complexes.
- Riche en fibres.
- ▲ Contient du gluten.

Le seigle a toujours été utilisé pour fabriquer le pain, surtout en période de pénurie de blé. Il donne un pain assez lourd, dont la saveur marquée n'est pas toujours appréciée.
Aujourd'hui, on utilise plutôt des farines mélangées seigle et blé pour obtenir des pains plus savoureux. La farine de seigle est aussi l'ingrédient principal du pain d'épices.

Caractéristiques nutritionnelles

• **Fournit des glucides complexes.** La farine de seigle contient près de 70 % de glucides. Sa teneur en protéines est un peu plus basse que celle de la farine de blé, et elle contient moins de gluten.
• **Bien minéralisé.** Le seigle est une farine complète dont l'apport minéral (magnésium, fer, sélénium, manganèse) est intéressant.
• **Une teneur en fibres élevée.** La farine de seigle est riche en fibres, ce qui explique la texture compacte des pains de seigle et d'épices. Elle a plus de mal à lever et donne un pain dense, qui a l'avantage de rassasier parfaitement et d'être plus riche en fibres (et en minéraux) que le pain blanc.

Subtilité

Dans un pain « de » seigle, la proportion de farine de seigle est de 65 % minimum, le reste étant constitué de farine de blé. Dans un pain « au » seigle, la proportion de farine de seigle est de 10 % minimum.

Composition pour 100 g de farine de seigle

Calories	313 kcal	Lipides	1,4 g
Protéines	8,9 g	Fibres	15 g
Glucides	66,7 g	Magnésium	47 mg

En pratique

• **Bien acheter.** Choisissez de préférence des produits issus de l'agriculture biologique (farine, flocons, seigle entier), car l'enveloppe des grains de seigle retient les pesticides.
• **Bien consommer.** Les flocons s'utilisent pour réaliser des galettes. Les graines de seigle se consomment cuites à l'eau après trempage (24 heures dans l'eau froide).

Sel

- Nécessaire à la vie.
- Améliore le goût des aliments.
- ▲ L'excès de sel favorise l'hypertension artérielle.

Le sel, par son apport en sodium, est indispensable à la régulation et à l'équilibre de notre milieu intérieur. Longtemps rare et recherché, il est aujourd'hui devenu trop présent dans notre alimentation.

Sel et sodium

Le sel de table est composé à 99 % de chlorure de sodium : chaque molécule de sel contient un atome de chlore (Cl) et un atome de sodium (Na). Un gramme de sel contient un peu moins de 400 mg de sodium. On peut calculer la teneur en sel d'un aliment en multipliant par 2,54 sa teneur en sodium (voir tableau ci-contre).
Le sel de table contient des minéraux naturels – par exemple des traces de magnésium, de potassium et de fer, légèrement plus abondants dans le gros sel que dans le sel fin – ainsi que des minéraux ajoutés, comme le fluor (250 mg par kilo) et l'iode (15 à 20 mg par kilo).
Le salage fut longtemps, avec le fumage et le séchage, un moyen essentiel de conservation de la viande et du poisson.

Sel et santé

Le sodium est l'élément essentiel du milieu extracellulaire (les cellules en contiennent quatorze fois moins), c'est-à-dire du plasma sanguin, la partie liquide du sang, et de la lymphe, dans laquelle baignent toutes les cellules. Son rôle principal est de retenir l'eau dans les tissus et les liquides corporels. Par ailleurs, la perception par la langue de la saveur salée déclenche la sécrétion de sucs nécessaires à la digestion.
Le sodium est éliminé par les reins, qui ajustent en permanence les quantités excrétées dans l'urine pour maintenir un milieu intérieur et une tension artérielle stables. La sueur contient également du sodium.
• **Les besoins et les apports.** Le besoin quotidien minimal en sel, qui permet juste de compenser les pertes, est de 2 à 3 g. L'OMS (Organisation mondiale de la santé) recommande de ne pas dépasser 5 g par jour (6 g restent acceptables), alors que

Teneur naturelle des aliments en sodium et équivalence en sel

	Sodium (mg) pour 100 g	Équivalence en sel (g) pour 100 g	Apport en sel pour une portion
Légumes	95	0,2	0,4 g pour 200 g
Pommes de terre cuites à l'eau	1,5	0,004	
Viande	100	0,2	0,24 g pour 120 g
Poisson	316	0,8	1 g pour 120 g
Fruits de mer	400 à 545	1 à 1,4	1,2 g pour 120 g de moules
Œufs	117	0,3	0,2 g pour 1 œuf (60 g)
Lait	43	0,1	0,2 g pour 1 bol (250 ml)
Eau minérale sodique	Jusqu'à 175	Jusqu'à 0,4	6 g pour 1,5 litre d'eau à forte teneur en sodium

Teneur des aliments transformés en sodium et équivalence en sel

	Sodium (mg) pour 100 g	Équivalence en sel (g) pour 100 g	Apport en sel pour une portion
Baguette	500 à 700	1,3 à 1,8	0,8 à 1 g pour 60 g 2,3 à 3,2 g pour 180 g
Emmental	244	0,6	0,2 g pour 30 g
Roquefort	1 600	4	1,2 g pour 30 g
Jambon cru	2 090	5,3	1,8 g pour 1 tranche (35 g)
Jambon cuit	750	1,9	0,9 g pour 1 tranche (50 g)
Saucisson sec	2 000	5	1,7 g pour 3 à 5 rondelles (35 g)
Saumon fumé, hareng mariné	1 030	2,6	1,3 g pour 1 tranche de saumon (50 g)
Maquereau ou sardine en conserve	300 à 400	0,8 à 1	0,4 g pour 2 sardines (40 g)
Cacahuètes salées	412	1	
Biscuits	750 à 1 500	1,9 à 3,7	1 à 1,8 g pour 1 petite boîte de biscuits apéritifs (50 g)
Olives	890 à 1 680	2,2 à 4,2	
Tarama	566	1,4	
Moutarde	2 300	5,7	
Cornichons	737	1,9	
Ketchup	470 à 1 120	1,2 à 2,8	0,2 à 0,6 g par sachet de ketchup (20 g)
Conserves de légumes	210 à 310	0,5 à 0,8	0,5 à 1,6 g pour 100 à 200 g
Chips	700 à 1 200	1,8 à 3	0,7 à 1,2 g pour 1 sachet de chips (40 g)
Soupes de légumes industrielles	250 à 300	0,6 à 0,8	1,6 à 1,9 g pour 1 bol (250 ml)
Pizza, quiche lorraine	450 à 580	1,1 à 1,5	3,3 à 4,5 g pour une part de pizza de 300 g (plat principal)
Jus de légumes	190 à 500	0,5 à 1,27	1 à 2,5 g pour 1 verre (200 ml)

Repère *– Les valeurs données sont des exemples, qui peuvent servir de base pour mieux connaître les sources de sel.*
– Sur l'étiquetage, multipliez par 2,54 la teneur en sodium pour avoir la teneur en sel.

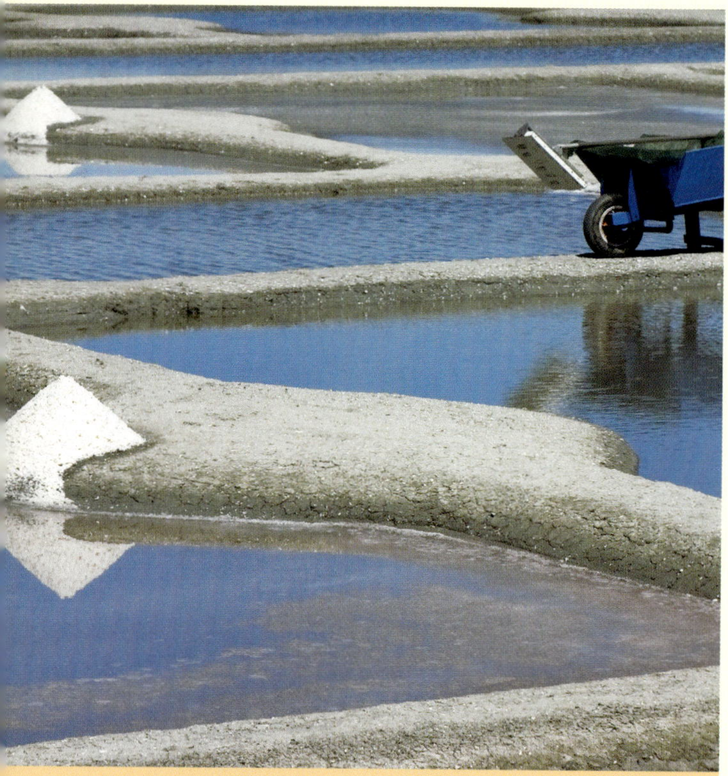

Le sel est récolté au bord de la mer (dans des marais salants, comme ci-dessus) ou dans des mines (sel gemme).

la consommation quotidienne en France se situe plutôt autour de 10 g (avec de fortes variations individuelles). Cet excès est un facteur important d'hypertension artérielle, à l'origine de complications cardio-vasculaires graves.
La carence en sodium, exceptionnelle, provoque des troubles cérébraux parfois irréversibles.

Les sources de sel

Le sel que nous consommons provient de trois sources.
– Le sel inclus dans les aliments transformés (environ 70 %) : le pain occupe la première place, car nous en consommons chaque jour en bonne quantité ; viennent ensuite les fromages, charcuteries, plats industriels, soupes, conserves, produits apéritifs, sauces, condiments et eaux de boisson pour l'essentiel.
– Les aliments eux-mêmes (environ 20 %), qui sont naturellement un peu salés.
– Le sel de table (environ 10 %), ajouté quand on cuisine ou dans l'assiette.

• **Le goût pour le sel.** L'homme ne mange pas du sel uniquement pour couvrir ses besoins : le sel améliore le goût des aliments, et un plat salé semble toujours moins fade qu'un plat sans sel.
Les industriels de l'agro-alimentaire ont certainement exploité cette qualité en salant plus que nécessaire leurs préparations et plats cuisinés.
À noter : l'excès de sel est néfaste dès le plus jeune âge. Il est donc important de ne pas habituer les jeunes enfants au goût salé, ce qui est d'autant plus facile que l'appétence pour le sel n'apparaît qu'entre 1 et 4 ans.

Comment réduire le sel ?

Manger moins salé est une priorité sanitaire en Europe. Les industriels se sont engagés à réduire le taux de sel dans les conserves et produits transformés, et les boulangers ont commencé à le faire dans le pain.
– Évitez les charcuteries, biscuits apéritifs salés et produits en saumure (olives, anchois, cornichons), limitez les fromages.
– Préférez les légumes frais ou surgelés aux conserves.
– Regardez la teneur en sodium sur les étiquettes des produits transformés si elle est précisée et achetez en priorité les marques qui sont les moins salées.
– Salez au minimum les plats cuisinés à la maison, en utilisant plus d'épices, d'herbes aromatiques ou de citron pour en relever le goût.
– Ne posez pas de salière sur la table (ne resalez pas dans l'assiette).
– Évitez les eaux sodiques (lisez l'étiquetage des eaux minérales) et les eaux adoucies, quatre à six fois plus riches en sodium qu'avant l'adoucissement.
– N'habituez pas les enfants à manger des plats salés (la réduction de la teneur en sel des petits pots a été effectuée dans ce but).

Enrichi en iode

En France, l'ajout d'iode au sel de table a permis, depuis un siècle, de faire reculer les carences en iode et leurs conséquences (goitre, hypothyroïdie, retard mental) dans les régions qui ne consommaient que du sel gemme d'origine terrestre. L'iodation universelle du sel est un objectif majeur de l'Unicef et de l'OMS (Organisation mondiale de la santé) dans les pays où elle est encore peu ou n'est pas pratiquée : 700 millions d'humains seraient encore carencés en iode dans le monde.

Sels minéraux et oligoéléments

Les minéraux représentent 4 à 5 % du poids du corps. Ceux qui sont présents en très petite quantité dans l'organisme, voire à l'état de traces, sont appelés oligoéléments. Ils sont tout aussi nécessaires que les autres minéraux, ou macroéléments : le fer, dont on connaît l'importance, est classé parmi les oligoéléments.

Les minéraux et oligoéléments sont présents dans l'organisme sous forme de sels (chlorures, bicarbonates, phosphates, carbonates, sulfates) ou associés à des molécules complexes comme des enzymes ou des protéines. Ils jouent un rôle majeur dans l'équilibre en eau et en sels du corps, et participent largement à la constitution du tissu osseux et des dents, ainsi qu'à celle de substances vitales comme l'hémoglobine des globules rouges (fer) ou l'hormone thyroïdienne (iode). Ils sont indispensables au fonctionnement de certaines enzymes, à l'équilibre de réactions chimiques et à la contraction musculaire.
Tous les minéraux doivent être fournis par les aliments et les boissons. Des carences sont possibles lorsque l'alimentation est déséquilibrée ou trop restrictive, mais aussi en cas de mauvaise absorption intestinale ou d'élimination excessive du minéral.

Les minéraux

Le calcium

C'est le minéral le plus abondant de l'organisme avec environ 1 000 g, localisés surtout dans les os et les dents. Seulement 1 % du calcium se trouve dans le sang et les cellules musculaires, où il participe à la contraction musculaire.
Selon les recommandations de l'Afssa (Agence française de sécurité sanitaire des aliments), les besoins sont de 900 mg par jour chez l'adulte, 1 000 mg chez la femme pendant la grossesse et l'allaitement, 1 200 mg chez l'adolescent, les femmes de plus de 55 ans et les hommes de plus de 65 ans. Au-dessous de 400 mg par jour, le risque de décalcification (ostéomalacie, ostéoporose) est important.

Les sources alimentaires

Le lait (120 mg pour 100 g) et les produits laitiers (650 mg en moyenne dans 100 g de fromage affiné, 90 à 120 mg dans le fromage blanc et le yaourt) sont les aliments les mieux pourvus en calcium. Les eaux minérales calciques sont une source intéressante (80 à 550 mg par litre), et de nombreux aliments permettent de compléter les apports : poisson (sardine, anchois...) et fruits de mer, légumineuses (flageolets, pois chiches...), légumes (cresson, mâche, chou...), persil, fruits (cassis, orange...), fruits secs (pruneau, raisins secs...) et oléagineux (amande, noisette...).

Le magnésium

Le corps contient environ 25 g de magnésium, dont 99 % dans les cellules (tissu osseux, muscles, foie, cœur, cerveau). Ce minéral participe à de nombreuses réactions métaboliques (transformation des aliments en énergie), il est nécessaire à la transmission de l'influx nerveux et contribue à réguler le rythme cardiaque.
Les besoins quotidiens sont estimés à 420 mg chez l'homme et à 360 mg chez la femme (400 mg lors de la grossesse).

Les sources alimentaires

Ce sont le cacao (400 à 500 mg pour 100 g) et le chocolat (200 mg dans le chocolat à 70 % de cacao), l'arachide (170 mg), les fruits oléagineux (230 mg dans l'amande, 120 mg dans la noisette ou la noix), les fruits séchés (50 mg dans l'abricot sec, la datte ou la figue), le pain et le riz complets (40 à 50 mg), le germe de blé (38 mg dans 15 g), les fromages (30 mg pour 100 g en moyenne), certains fruits de mer (300 mg dans le bigorneau, 80 mg dans l'huître, 50 mg dans la coquille Saint-Jacques et le crabe), les légumineuses (25 à 35 mg dans les lentilles, les flageolets et les pois chiches). Les eaux minérales magnésiques peuvent renfermer jusqu'à 110 mg de magnésium par litre. Les carences légères, assez fréquentes, sont liées à l'évolution alimentaire : abandon des céréales complètes au profit de produits raffinés, faible consommation de fruits secs et oléagineux.

Le phosphore

Le corps humain contient environ 700 g de phosphore, dont 600 g dans le squelette, où, sous forme de phosphate, il participe à la minéralisation de l'os. Ailleurs, le phosphore est combiné aux graisses (phospholipides) et aux protéines (phosphoprotéines) ; il est aussi présent dans l'ADN et l'ARN des cellules.
Les besoins quotidiens sont estimés à 700 à 800 mg chez l'homme et chez la femme.

Les sources alimentaires

De nombreux aliments sont riches en phosphore : fromage (450 mg pour 100 g en moyenne), lait, yaourt et fromage blanc (80 à 100 mg), viande, volaille, poisson et fruits de mer (200 à 240 mg pour la plupart), légumineuses (115 mg en moyenne), fruits oléagineux, fruits secs, céréales complètes (germe de blé, blé entier, avoine...) et leurs dérivés, chocolat... Tous ces aliments permettent de couvrir largement les besoins.

Le potassium

C'est le minéral majeur du milieu intracellulaire. Sur 140 g de potassium corporel, 3 g seulement se trouvent en dehors des cellules. Le potassium est nécessaire à l'hydratation cellulaire, à la contraction musculaire, à la synthèse des protéines, au métabolisme des glucides, à la propagation de l'influx nerveux...
Le besoin minimal est de 400 à 600 mg par jour et l'apport recommandé est de l'ordre de 2 500 mg.

Les sources alimentaires

Le potassium abonde dans tous les aliments, et les besoins sont facilement couverts si le régime est équilibré. Les fruits secs et oléagineux en renferment plus de 600 mg pour 100 g (780 mg dans les raisins secs). La viande, le poisson et la pomme de terre en apportent environ 300 mg. La plupart des fruits et légumes offrent une teneur supérieure à 200 mg (400 mg dans la banane).

Le sodium

C'est le minéral majeur du milieu extracellulaire. Sa principale fonction est de retenir l'eau dans les tissus et les liquides corporels.
L'OMS (Organisation mondiale de la santé) recommande de ne pas dépasser 5 à 6 g de sel par jour.
Les apports sont en moyenne largement supérieurs (autour de 10 g), et cet excès de sel est un facteur d'hypertension artérielle.

Les sources alimentaires

Environ 70 % du sel que nous consommons provient du sel ajouté dans les produits transformés : pain, charcuterie, fromage... (voir Sel, p. 248).

Le soufre

Le corps contient plus de 100 g de soufre. Ce minéral entre dans la composition de 4 des 20 acides aminés qui composent les protéines. On en trouve dans certaines hormones et enzymes, ainsi que dans les acides biliaires, le cartilage et la kératine (cheveux, ongles). Il permet au foie de neutraliser divers toxiques et déchets.
Les besoins quotidiens sont estimés à 10 mg par kilo de poids (soit 650 mg pour 65 kg).

Les sources alimentaires

De nombreux aliments renferment du soufre, et les besoins sont largement couverts par une alimentation normale. Parmi les plus riches, on peut citer les fruits de mer, certaines eaux minérales (300 à 1 500 mg par litre), les œufs, la viande, les crucifères (chou, navet...), les légumineuses, l'oignon et le poireau.

Les oligoéléments

Le cuivre

Le corps contient 100 à 150 mg de cuivre. Cet oligoélément entre dans la composition de diverses enzymes et de globulines, des protéines du sang. C'est aussi un antioxydant naturel qui participe à de nombreuses réactions chimiques cellulaires.
Les besoins quotidiens sont estimés à 2 mg chez l'homme et à 1,5 mg chez la femme. Ils sont largement couverts par une alimentation normale.

Les sources alimentaires

Parmi les meilleures sources de cuivre, on peut citer les abats (15 mg pour 100 g de foie), les fruits de mer (4 mg pour le bulot, 1,8 mg pour le crabe, 1,5 mg pour l'huître et le bigorneau), les fruits oléagineux (1 à 2 mg dans la noix et la noisette), le chocolat (0,5 mg), les légumineuses (0,2 mg en moyenne), le jambon cru (0,2 mg).

Le fer

Le corps renferme 2,5 à 4 g de fer, dont la majorité est concentrée dans l'hémoglobine du sang (pigment des globules rouges). Le reste se trouve dans la myoglobine des muscles (le fer permet aux cellules musculaires de stocker de l'oxygène) et sous forme de réserve dans le foie, la rate et la moelle osseuse. Le premier rôle du fer est d'assurer le transport de l'oxygène dans le sang.
Les besoins quotidiens sont estimés à 9 à 10 mg chez l'homme et chez la femme après la ménopause. Ils sont plus élevés chez les femmes réglées (16 à 18 mg) et, surtout, pendant la grossesse (plus de 25 mg par jour), ce qui explique la prescription fréquente de compléments médicamenteux.

Les sources alimentaires

Le boudin noir est l'aliment le plus riche en fer (23 mg pour 100 g), suivi par les abats (environ 10 mg dans le foie, 7 mg dans les rognons), la viande rouge (2 à 4 mg), la viande blanche, la volaille, le poisson, certains fruits de mer (2,5 mg dans l'huître) et les œufs (1 à 2 mg).
Le fer des végétaux (non héminique) est beaucoup moins bien absorbé par l'intestin que le fer d'origine animale (héminique). Les légumineuses (3 mg pour 100 g de lentilles), les fruits secs (2,4 mg dans les raisins secs) et les laits enrichis en fer contribuent malgré tout à couvrir une partie des besoins. À noter : les acidulants des

sodas et les tanins du thé piègent le fer dans l'intestin et limitent son absorption.

Le fluor

Il est indispensable à la formation de l'os et de l'émail dentaire, en liaison avec le calcium et le phosphore. L'apport recommandé est évalué à 1 mg par jour. L'excès de fluor entraîne un risque de fluorose (voir Dents et alimentation, p. 313).

Les sources alimentaires

Les principales sources de fluor sont le thé, la viande, les fruits de mer, le poisson, les céréales, mais cet oligoélément est assez rare dans notre alimentation.
Sa présence dans les eaux en bouteille et l'eau du robinet (autour de 1 mg par litre), ainsi que dans les dentifrices enrichis en fluor (partiellement absorbé), compense en général largement le déficit purement alimentaire.
À noter : certains chewing-gums sont également enrichis en fluor.

L'iode

Le corps contient 15 à 30 mg d'iode. Cet oligoélément ne remplit qu'une fonction essentielle : il permet à la glande thyroïde de fabriquer les hormones thyroïdiennes (dont la principale est la thyroxine), qui régulent le métabolisme de toutes les cellules.
Les besoins sont estimés à 150 µg par jour chez l'adulte (200 µg chez la femme enceinte ou allaitante).

Les sources alimentaires

Les besoins sont en grande partie couverts par le sel de table enrichi en iode (15 à 20 mg par kilo).
Les principales sources alimentaires d'iode sont le poisson et les fruits de mer (100 à 180 µg pour 100 g), les algues (mais elles sont peu consommées), les œufs et le fromage.

Le sélénium

Le corps contient environ 5 mg de sélénium, un antioxydant concentré dans les muscles, le foie, le cœur, les reins et les globules rouges. Le sélénium joue un rôle dans la régulation des processus immunitaires et aide à lutter contre des polluants et toxiques. Selon certaines études, des apports élevés pourraient avoir un rôle protecteur vis-à-vis de certains cancers.
Les besoins quotidiens sont estimés à 50-60 µg chez l'adulte.

Les sources alimentaires

Les meilleures sources sont les abats (40 à 100 µg pour 100 g), le poisson et les fruits de mer (30 à 60 µg pour la moule, l'huître, le maquereau et le thon), les œufs et la viande (15 à 40 µg pour le porc, la dinde, le lapin). Les végétaux sont plutôt moins riches en sélénium, mais, selon la teneur du sol, certains peuvent contribuer à la couverture des besoins : produits céréaliers, légumineuses, betterave, haricots verts, champignons...

Le zinc

Le corps contient 1,5 à 3 g de zinc, oligoélément qui participe à la synthèse de nombreuses enzymes, à l'élimination du gaz carbonique par les poumons, au stockage de l'insuline dans le pancréas et à la vision des couleurs. Cet antioxydant naturel protège la partie soufrée des protéines contre les effets néfastes des radicaux libres. Il intervient aussi dans l'immunité.
Les besoins quotidiens sont estimés à 12 à 15 mg chez l'adulte.

Les sources alimentaires

Les meilleures sources de zinc sont les fruits de mer (6 mg pour 100 g en moyenne, 16 mg pour l'huître), les abats (12 mg pour le foie de veau), la viande (4 mg en moyenne), la volaille (1,7 mg en moyenne), certains poissons (environ 1 mg pour le maquereau et le hareng), les œufs (1 mg), les produits laitiers. Les légumes secs, les champignons, les céréales complètes (dont le germe de blé) et les fruits oléagineux en contiennent aussi, mais le zinc végétal est moins bien assimilé que le zinc d'origine animale.

VOIR Carences en minéraux, p. 305

Les autres oligoéléments

– Le chrome est indispensable au métabolisme des glucides (l'assimilation des sucres) et peut-être des lipides. Le besoin quotidien se situe entre 55 et 125 µg. Les meilleures sources sont les céréales complètes, le foie, la levure et le jaune d'œuf.
– Le cobalt est un constituant de la vitamine B12. Le besoin quotidien est mal connu (entre 1 et 10 µg). La viande, le foie, le lait, les fruits de mer sont de bonnes sources.
– Le manganèse participe au métabolisme des glucides et à la synthèse du collagène. Le besoin quotidien se situe entre 1 et 2,5 mg. Les céréales complètes, les fruits oléagineux, les légumes verts, les herbes (thym surtout) en fournissent.
– Le molybdène participe à la synthèse de nombreuses enzymes. Le besoin quotidien, difficile à évaluer, est de 45 à 150 µg. Les meilleures sources sont le foie, les céréales complètes, les légumineuses et certains légumes comme le céleri.
– Le vanadium est un composant de certaines enzymes, et il aiderait à l'action de l'insuline. Le besoin quotidien est estimé à 10-20 µg. Les fruits oléagineux, les huiles végétales, le poisson et les fruits de mer, les légumes renferment du vanadium.
– Le corps renferme aussi d'infimes quantités d'aluminium, d'arsenic, d'étain, de bore, d'argent, de lithium, d'or et de métaux rares dont le rôle est mal connu.

Semoule

- ✪ Riche en glucides complexes.
- ✪ Pauvre en lipides.
- ✪ Très digeste.

La semoule est obtenue par broyage du blé dur, la variété utilisée pour fabriquer les pâtes alimentaires. Riche en glucides complexes et très digeste, elle s'associe très facilement aux légumes, ce qui est un plus pour équilibrer les menus.

Caractéristiques nutritionnelles

• **Une source de glucides complexes.** La semoule cuite est concentrée en glucides (environ 35 g pour 100 g). Elle en renferme plus que les pâtes, son apport énergétique est donc également plus élevé. Une portion de semoule de couscous (150 g) fournit 52 g de glucides et 255 kcal. Comme les pâtes et le riz, elle est pratiquement dépourvue de lipides ; on peut donc y ajouter sans remords un peu de beurre ou un filet d'huile.

• **Une bonne digestibilité.** La part assez faible des fibres et la précuisson éventuelle rendent la semoule particulièrement digeste.

À noter : elle contient du gluten, comme tous les produits dérivés du blé.

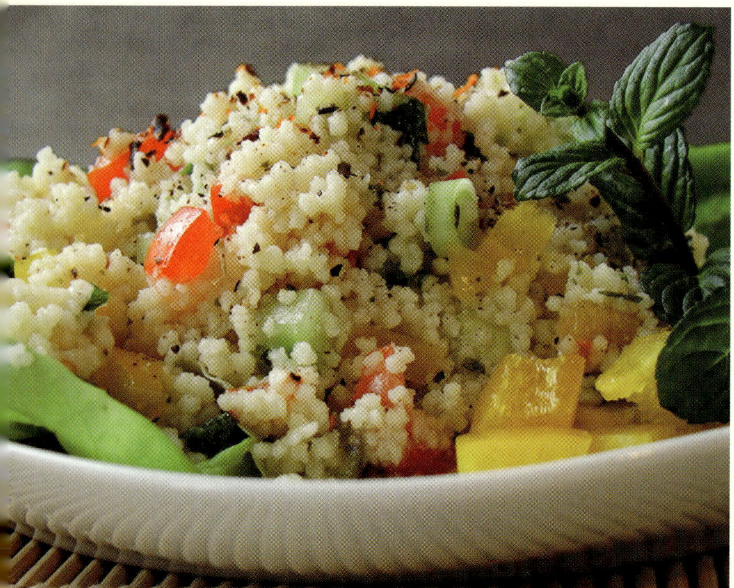

Plus nourrissant qu'une simple salade, le taboulé se sert en entrée ou en accompagnement avec du poisson, par exemple.

• **Magnésium et vitamine B1.** La semoule apporte une quantité variable de micronutriments, selon son degré de raffinage. Une semoule très fine (pour desserts) sera moins riche qu'une graine de couscous complète (deux à trois fois mieux pourvue en magnésium et en vitamine B1).

Composition pour 100 g de semoule de couscous cuite

Calories	175 kcal	Lipides	0,8 g
Protéines	6,7 g	Fibres	1,4 g
Glucides	34,7 g	Magnésium	17,5 mg

Repère *1 portion = env. 150 g (50 g avant cuisson).*

CIQUAL 2008

En pratique

• **Bien acheter.** Choisissez le calibre de la semoule en fonction de l'utilisation que vous souhaitez en faire : couscous moyen et gros (complet ou non) pour les accompagnements chauds et le taboulé, semoule fine pour les desserts (semoule au lait, gâteau de semoule) et pour épaissir les potages.

• **Bien consommer.** Le couscous est précuit : il suffit de le couvrir d'un peu d'eau et de le réhydrater à la vapeur (ne pas le plonger dans l'eau comme les pâtes).

La semoule fine peut être simplement cuite dans du lait avec de la vanille et du sucre, ou utilisée comme de la farine pour réaliser certains gâteaux (pâtisseries orientales).

• **Bien conserver.** La semoule est un produit assez stable, mais il est préférable de la consommer dans les 2 mois qui suivent l'ouverture du paquet pour que sa saveur ne se détériore pas. Refermez bien l'emballage après chaque utilisation.

Sésame

- ✪ Source d'acides gras insaturés.
- ✪ Bien pourvu en fibres.
- ✪ Riche en minéraux.
- ▲ Apport énergétique élevé.

Le sésame est une graine oléagineuse que l'on consomme en petite quantité, intégrée à du pain et à des pâtisseries ou saupoudrée sur des plats de viande, de légumes ou de crudités. Il entre aussi dans la composition de sauces asiatiques et sert à fabriquer une huile. C'est une excellente source de minéraux variés.

Caractéristiques nutritionnelles

• **Des lipides insaturés.** Comme tous les oléagineux, le sésame contient environ 50 % de lipides, majoritairement insaturés.
L'apport calorique pour 100 g est conséquent (520 kcal), mais on en consomme rarement et très peu à la fois (une cuillerée à café de graines de sésame représente 25 kcal).

• **Beaucoup de sels minéraux.** Les graines non décortiquées présentent une excellente densité minérale, avec notamment des teneurs records en calcium, en magnésium et en fer, et un bon apport en zinc. Elles renferment aussi une grande quantité de fibres.

Composition pour 100 g de graines de sésame

Calories	534 kcal	Lipides	49,7 g
Protéines	17,7 g	Fibres	14,9 g
Glucides	0,8 g		

***Repère** 1 cuil. à café de sésame = env. 5 g.*

CIQUAL 2008

En pratique

• **Bien acheter.** On trouve dans le commerce du sésame blond « nature » et du sésame doré, légèrement toasté. Leurs valeurs nutritionnelles sont similaires. Les graines vendues décortiquées sont moins riches en minéraux et en fibres.

• **Bien consommer.** Faites griller les graines quelques secondes avant de les ajouter à vos plats (légumes, volaille, viande blanche).

• **Bien conserver.** Achetez des petits conditionnements, car le sésame rancit assez vite. Consommez les graines dans les 2 mois qui suivent l'ouverture de la boîte ou du flacon.

À savoir
L'huile de sésame s'utilise froide ou chaude, pour l'assaisonnement ou la cuisson. Elle est peu recommandée par les nutritionnistes, car elle renferme trop d'acides gras oméga-6 par rapport aux acides gras oméga-3.

Sirop

voir Boissons sucrées et sodas, p. 55

Sodas

voir Boissons sucrées et sodas, p. 55

Soja

⊕ **Des protéines végétales de qualité.**
⊕ **Une bonne densité minérale.**
⊕ ▲ **Renferme des isoflavones, efficaces pour soulager les troubles de la ménopause chez certaines femmes, mais dont les effets à long terme ne sont pas connus.**
▲ **Les produits à base de soja sont déconseillés chez le jeune enfant.**
▲ **Le soja est un allergène.**

La fève de soja est une légumineuse très consommée en Asie. Elle est présente dans notre alimentation sous forme de dérivés : sauce, tofu, boissons, desserts... Elle se distingue par l'excellence de ses protéines, presque aussi complètes que celles de la viande, et par sa teneur en isoflavones, des polyphénols dont les bienfaits sont l'objet d'avis contradictoires de la part des scientifiques.

Soja et aliments dérivés du soja

• **La fève de soja.** Vendue sèche et appertisée dans les épiceries asiatiques, elle entre dans la composition de plats chinois mijotés, associée à des légumes et à de la viande. Elle se présente comme un petit haricot de couleur jaune pâle, riche en fibres et en protéines végétales.
On trouve également des fèves grillées, vendues en sachet, à grignoter à l'apéritif (boutiques diététiques et rayon diététique des grandes et moyennes surfaces).

• **La farine de soja.** Elle est souvent utilisée comme additif dans le pain. Sa richesse en protéines favorise la bonne tenue de la pâte au cours de la fermentation et de la cuisson.

• **La sauce soja ou shoyu.** Condiment incontournable de la cuisine asiatique, cette sauce est fabriquée à partir de fèves de soja cuites et salées, puis fermentées pendant plusieurs mois. Le jus obtenu est filtré et pasteurisé avant d'être mis en bouteille.Très digeste et peu calorique, cette sauce est parfaite pour les marinades, les vinaigrettes ou l'assaisonnement du riz et des légumes.
Elle a l'inconvénient d'être très riche en sodium (15 g de sel pour 100 g de sauce).

• **Le jus de soja ou tonyu.** Cette boisson est obtenue par filtration de fèves de soja cuites et broyées. Elle peut en partie se substituer au lait de vache chez l'adulte intolérant ou allergique si

elle est enrichie en calcium. Un verre de jus de soja (250 ml) représente 95 kcal (115 kcal dans un verre de lait demi-écrémé), mais 150 à 200 kcal s'il est sucré et aromatisé.
À savoir : cette boisson, comme tous les jus végétaux, n'a pas droit à l'appellation « lait », réservée au produit de la traite des mammifères.
• **Le tofu.** Il est obtenu par coagulation du jus de soja, qui prend alors la consistance d'un fromage frais. Bien pourvu en protéines (12 % environ), il peut occasionnellement remplacer la viande ou le poisson. Il peut être pané, sauté dans une poêle ou un wok avec des nouilles et des crevettes, associé à des légumes en gratin.
Il peut constituer une bonne source de calcium car les fabricants emploient du sulfate de calcium pour faire coaguler le jus.
• **La galette ou « steak » de soja.** Elle est préparée à partir de tofu aromatisé et enrichi de céréales, de légumes, de fromage... Comme le tofu nature, ces galettes peuvent remplacer la viande occasionnellement – vérifiez leur apport en matières grasses, qui ne devrait pas, dans l'idéal, dépasser 6 à 8 g pour 100 g.
• **La crème dessert.** Elle contient du jus de soja fermenté, du sucre et des arômes ou des fruits. Les crèmes dessert nature fournissent 50 à 60 kcal pour 100 g, soit un peu moins que les yaourts au lait entier, mais pour un goût souvent jugé très moyen.
• **La crème cuisine ou tofu mou.** Elle s'utilise comme une crème traditionnelle (mais elle est moins calorique) et supporte la cuisson.
• **L'huile de soja.** Elle est composée d'acides gras insaturés. Elle renferme des acides gras oméga-3, mais aussi une grande quantité d'acides gras oméga-6, moins recommandés. À consommer de façon occasionnelle, par conséquent, et uniquement pour l'assaisonnement.

Composition de quelques aliments à base de soja (pour 100 g)

	Calories (kcal)	Protéines (g)	Glucides (g)	Lipides (g)
Jus de soja	39	3,7	1,4	2,1
Sauce soja	59	8,1	6,5	0,1
Tofu	120	12,6	0,8	7,4
Galette de soja	130 à 151	15 à 18	3,5 à 6,5	4,5 à 8
Crème dessert nature	50	4,6	1,9	2,7
Crème dessert aromatisée	94	3,1	15,6	2
Crème cuisine (pour 100 ml)	175	3	2,5	17

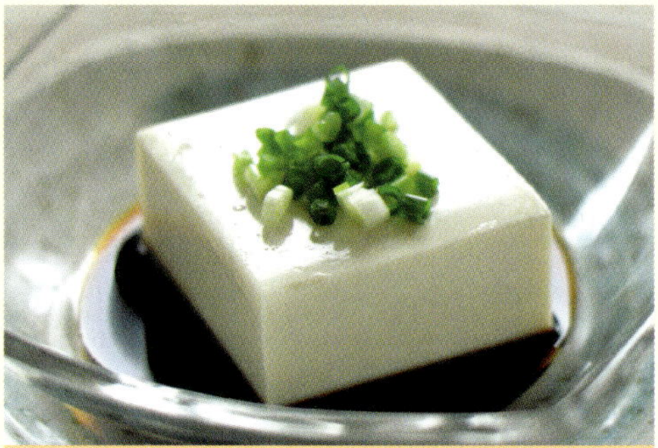

Le tofu, assez insipide, n'a d'intérêt que s'il est bien assaisonné.

• **La lécithine de soja.** C'est un lipide particulier du groupe des phospholipides, que l'on trouve aussi dans le jaune d'œuf, par exemple. Il est utilisé comme additif émulsifiant et stabilisateur des corps gras dans de nombreux aliments (sauces, viennoiseries, chocolat, glaces...).

Caractéristiques nutritionnelles

• **Des protéines presque complètes.** C'est l'une des deux grandes caractéristiques du soja : ses protéines sont plus équilibrées que celles des autres légumineuses. Elles restent légèrement déficientes en méthionine (un des acides aminés essentiels), mais moins que celles du pois chiche, de la lentille ou des haricots en grains. Parmi toutes les protéines végétales, celles du soja ont sans doute la meilleure valeur nutritionnelle, d'où leur importance dans les régimes végétaliens (qui excluent aussi les œufs et le lait).
• **Des lipides insaturés.** Les protéines du soja sont associées à des lipides insaturés, plus recommandés que les graisses saturées qui accompagnent souvent les protéines animales. Le soja est par ailleurs dépourvu de cholestérol.
• **Des minéraux et des vitamines.** Les fèves fournissent du phosphore, du magnésium, du fer, du zinc et des vitamines du groupe B.
• **Les phyto-œstrogènes (isoflavones).** La deuxième grande caractéristique du soja est sa richesse en phyto-œstrogènes du type isoflavones. Ces composés sont des antioxydants un peu particuliers de la famille des polyphénols. Par leur structure, proche de celle des hormones féminines (œstrogènes), ils sont capables d'induire des effets hormonaux de même nature. Chez certaines femmes, la consommation d'isoflavones (aliments, compléments) contribue à atténuer

certains symptômes de la ménopause (bouffées de chaleur, suées nocturnes) qui résultent précisément de la baisse de sécrétion d'œstrogènes. Certaines études ont également suggéré que les isoflavones pourraient avoir un effet préventif sur les cancers du sein hormonodépendants. Mais les avis scientifiques sont incertains et contradictoires sur ce dernier point : pour les uns, les phyto-œstrogènes sont protecteurs, tandis que pour d'autres chercheurs ils représentent un facteur de risque en cas d'antécédent personnel ou familial de cancer du sein.
En l'absence de certitudes sur les effets à long terme des isoflavones, la prudence s'impose.
• **Un allergène.** L'allergie aux protéines du soja impose l'éviction de l'aliment sous toutes ses formes : farine de soja dans le pain, huile de soja et lécithine de soja dans de nombreux produits industriels. Le soja fait partie des allergènes à étiquetage obligatoire.

En pratique

• **Bien consommer.**
– Le soja n'est pas un aliment traditionnel en Occident. On le consomme moins pour ses qualités gustatives que pour ses atouts nutritionnels ou, plus précisément, pour les « défauts » qu'il n'a pas : il est pauvre en graisses saturées, dépourvu de cholestérol, de lactose, de protéines laitières source d'allergie (mais ses propres protéines sont allergisantes) et de gluten. Enfin, il constitue une source de protéines de qualité pour les végétaliens.
– Les préparations pour nourrissons à base de soja (boîtes de poudre) sont déconseillées en raison des effets indésirables suspectés des phyto-œstrogènes, auxquels les bébés seraient particulièrement exposés à cause de leur faible poids et des quantités consommées.
– Les compléments à base d'isoflavones sont aujourd'hui déconseillés aux femmes qui ont des antécédents personnels ou familiaux de cancer du sein.

Les « pousses de soja »

Ces petites pousses croquantes sont en réalité des graines de haricot mungo germées. Elles ne proviennent donc pas de la même plante, et leur profil nutritionnel est franchement différent (voir Graines germées, p. 131). On les consomme comme des crudités lorsqu'elles sont fraîches, mais on les trouve plus facilement en conserve.

– L'Afssa (Agence française de sécurité sanitaire des aliments) recommande de s'en tenir à une consommation raisonnable de produits à base de soja et de ne pas en donner aux enfants de moins de 3 ans. La dose d'isoflavones à ne pas dépasser est de 1 mg par kilo de poids corporel (60 mg pour une femme de 60 kg), dans la limite de 73 mg par jour. La crème dessert et la crème cuisine contiennent peu d'isoflavones, ce qui n'est pas le cas des jus de soja, du tofu et des galettes : une seule portion de galette peut suffire à atteindre le seuil.

Sorbet

voir Glace et Sorbet, p. 129

Soupe

- **Bonne source de minéraux et de fibres.**
- **Contribue à hydrater l'organisme.**
- **Peut aider à limiter l'apport énergétique du repas.**
- ▲ **Les soupes du commerce sont en général trop salées et peuvent renfermer beaucoup d'additifs.**

La soupe a longtemps tenu une place importante dans l'alimentation. Elle mérite toujours d'être à l'honneur dans les menus, surtout lorsqu'elle est « maison » et à base de légumes. En effet, elle constitue alors une source intéressante de nutriments utiles tout en étant capable d'aider à la régulation de la prise alimentaire et du poids. Enfin, avantage non négligeable, son prix de revient est généralement assez modeste.

Les soupes et potages du commerce

• **Les différentes présentations.**
– Les soupes déshydratées à reconstituer sont soit instantanées, soit à cuire.
– Les potages stérilisés UHT, les plus vendus, sont conditionnés en brique ou en bouteille.
– Les soupes en boîte métallique sont le plus souvent à base de poisson ou de crustacés ; elles sont parfois à diluer (soupes concentrées).
– Les soupes fraîches en bouteille ont été pasteurisées : il faut les conserver au frais et les consommer dans les jours suivant la fabrication.

• Les appellations.
– Les potages sont à base de légumes cuits émincés plus ou moins finement, passés ou mixés. Ce sont les produits les plus courants du commerce.
– Les soupes désignent généralement des potages ou des bouillons épaissis par des aliments solides non passés (croûtons, légumineuses, etc.).
– Les veloutés et les crèmes sont des potages lisses et très onctueux à base de légumes ou d'autres ingrédients (poisson, fruits de mer...) liés par un épaississant (crème...).
– Les minestrones et autres soupes « rustiques » comprennent des légumes en morceaux et d'autres ingrédients (pâtes, riz, légumineuses, parfois jambon, lard, etc.).
– Les bisques sont des potages onctueux à base de crustacés.

Caractéristiques nutritionnelles

• Entre une et deux portions de légumes. Une assiette de soupe de 250 ml représente une « portion » de légumes de 80 g.
Cette équivalence est valable si la soupe renferme au moins 30 % de légumes, ce qui est le cas des préparations maison et de la plupart des produits du commerce. Dans les soupes maison, il est facile d'augmenter les quantités mises en œuvre et d'atteindre, pour une assiette, une et demie, voire deux « portions » de légumes !

• Un bon apport en minéraux et en fibres. La majorité des soupes et potages sont à base de légumes, et constituent de ce fait de très bonnes sources de minéraux (notamment potassium et magnésium) et de fibres. En revanche, leur apport vitaminique est généralement faible, car la cuisson détruit une partie des vitamines, en particulier la vitamine C. On retrouve toutefois de bonnes quantités de provitamine A (bêtacarotène) et de vitamine B9 (acide folique) dans les potages à base de potiron, de cresson, d'épinards ou de brocoli. À noter : certains potages du commerce sont additionnés de vitamines afin de compenser les pertes liées aux processus technologiques (cuisson, stérilisation).

• Un aliment qui hydrate et peut aider à réguler le poids. Soupes et potages possèdent un fort pouvoir hydratant (l'eau de la soupe s'additionnant à celle des légumes) et sont dans l'ensemble peu caloriques : en général, pas plus de 80 à 100 kcal par assiette (250 ml). Regardez malgré tout les valeurs nutritionnelles sur l'étiquetage, car certaines soupes du commerce sont plus caloriques (soupes avec crème, croûtons, lardons, fromage...) et peuvent représenter 150 à 200 kcal par assiette (60 à 80 kcal pour 100 g ou 100 ml). Prises en début de repas, les soupes assurent une bonne satiété, particulièrement celles qui renferment des légumes en petits morceaux. Elles aident donc à contrôler le reste de la prise alimentaire. Mais attention : la soupe (même au chou !) ne fait pas maigrir, et elle ne peut à elle seule constituer l'ensemble d'un repas.

• La question du sel. Les soupes et potages du commerce sont en général très salés, qu'il s'agisse de produits déshydratés ou de produits présentés en brique. Les industriels ont cependant tendance à réduire depuis quelques années le taux de sodium dans leurs produits. Une assiette (250 ml) de soupe du commerce apporte en moyenne 625 à 750 mg de sodium, soit l'équivalent de 1,6 à 1,9 g de sel, alors qu'il ne faudrait pas dépasser 5 à 6 g pour la journée. Il en est de même pour les bouillons reconstitués à partir de tablettes ou de cubes, dont l'ingrédient principal est d'ailleurs le sel : on en trouve environ 2 g par tablette ou par cube permettant d'obtenir 250 ml de bouillon.
Les soupes et potages du commerce peuvent aussi renfermer de nombreux additifs (colorants, glutamate, etc.). Les personnes allergiques doivent lire très attentivement la liste des ingrédients.

Composition pour 100 g de quelques soupes et potages

	Calories (kcal)	Protéines (g)	Glucides (g)	Lipides (g)	Fibres (g)	Sodium (mg)
Soupe de légumes maison	27	0,9	5	0,5	0,2	100 à 200
Potage déshydraté reconstitué	33	1	6	0,5	0,5	300
Potage liquide en brique	36	1,2	4,8	1,6	1,6	295
Soupe liquide du rayon frais	33	0,8	3,6	1,6	1,2	250

Repère *– Ces données sont des moyennes : certaines soupes affichent 80 kcal pour 100 g, contre 27 à 36 kcal dans ce tableau.*
– 1 assiette de soupe = 250 ml (env. 250 g).
– Pour obtenir la teneur en sel, il faut multiplier par 2,54 la teneur en sodium.
– 1 cuil. à soupe de crème fraîche = 47 à 60 kcal.
– 20 g de gruyère râpé = 85 kcal.

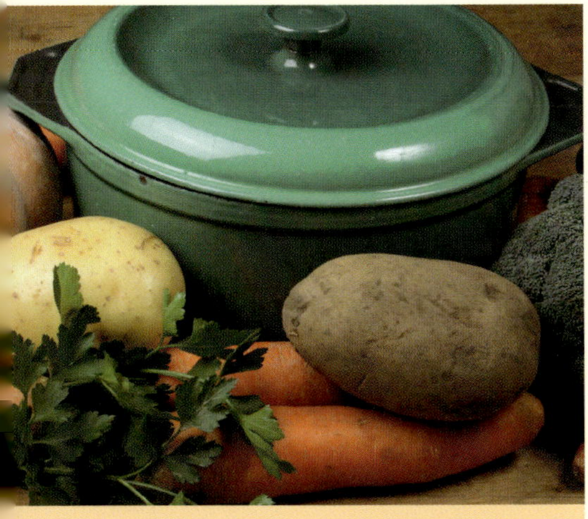

La soupe, plat réconfortant et sain des soirées d'hiver.

En pratique : les soupes maison

• **Bien préparer.** Utilisez des légumes de saison aussi frais que possible. Coupez-les en petits morceaux afin de réduire le temps de cuisson. Vous pouvez aussi utiliser des légumes surgelés « nature » pour potage (parfois proposés en mélanges). Salez le moins possible. Ne faites cuire que le temps strictement nécessaire. N'hésitez pas à utiliser l'autocuiseur, qui permet d'aller plus vite et entraîne moins de pertes nutritionnelles.
Si vous suivez un régime pauvre en sel, faites revenir d'abord les légumes (oignons, carottes, poireaux...) dans un peu de matière grasse, privilégiez les recettes avec des champignons ou des tomates, qui supportent bien l'absence de sel, ajoutez des fines herbes avant de servir.

• **Bien conserver.** Si vous faites de la soupe pour deux repas, gardez-la au réfrigérateur et consommez-la dans les 48 heures. Vous pouvez aussi la congeler, en portions adaptées à vos besoins, et la garder plusieurs semaines sans problèmes.

En pratique : les soupes du commerce

• **Bien acheter.** Les potages surgelés ou vendus au rayon frais ont souvent une saveur plus proche de celle des potages maison, mais certains potages en brique sont très réussis.
Lisez bien l'étiquette, optez pour des produits contenant le moins d'additifs possible et donnant si possible la teneur en sodium (ou en sel), afin de choisir ceux qui en renferment le moins. À noter : les soupes du commerce ont un prix de revient relativement élevé par rapport aux préparations faites maison, et certaines renferment beaucoup plus de pommes de terre que de légumes.

• **Bien préparer.** Faites chauffer le potage juste le temps nécessaire pour qu'il soit à bonne température : s'il reste trop longtemps sur le feu, il perd de ses qualités gustatives et nutritionnelles. Vous pouvez ajouter un peu de lait ou d'eau pour le diluer et faire qu'il soit moins salé, mais c'est au détriment de la quantité de légumes apportée par portion.

Soupe maison contre soupe du commerce

La soupe maison reste la plus consommée. Facile et rapide à préparer (avec un autocuiseur et un mixeur), elle permet d'inclure une quantité importante de légumes et de limiter l'ajout de sel. On peut aussi en préparer beaucoup et la congeler en portions. L'intérêt des soupes du commerce : la gamme de recettes, pour tous les goûts, et une grande variété en toute saison.

Sucre

- ✚ Aliment plaisir par excellence.
- ✚ Source d'énergie rapide et facile à digérer.
- ▲ Les excès favorisent la prise de poids.
- ▲ Le sucre favorise les caries dentaires.

Dès leurs premiers jours, les nourrissons sont spontanément attirés par la saveur sucrée, alors que le goût pour le salé s'acquiert plus tard, entre 1 et 4 ans. Longtemps rare et cher, au point d'être vendu par les apothicaires au Moyen Âge, le sucre est devenu si abondant dans notre alimentation que les excès de consommation posent aujourd'hui des problèmes de santé.

Le saccharose

C'est le sucre de table, extrait en grande majorité de la betterave ou de la canne à sucre. Une petite production, distribuée surtout sous forme de sirop, provient de l'érable canadien, de l'agave mexicain, du palmier dattier et du sorgho africains.

• **Le sucre blanc.** Il ne contient que du saccharose et se présente en morceaux moulés (le format le plus courant est le n° 4 de 5,5 g), en morceaux irréguliers (3 à 5 g) ou en poudre.
Le sucre glace est un sucre très finement broyé additionné de 2 à 3 % d'amidon.

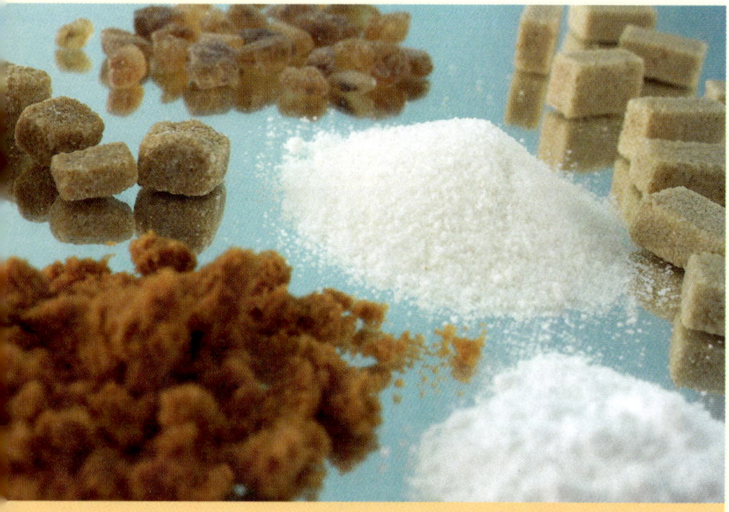

Le sucre en morceaux ou en poudre représente environ 20 % de notre consommation, le reste est constitué par le sucre incorporé dans les aliments sucrés.

• **Le sucre roux.** Il provient soit de sucre de canne moins purifié (la couleur et le goût sont dus à la persistance de résidus), soit de sucre blanc recoloré. Le sucre roux naturel contient environ 95 % de saccharose, le reste étant constitué d'un peu d'eau, de quelques pigments végétaux et de minéraux (magnésium, calcium, fer, potassium, phosphore) en quantités négligeables dans un morceau de sucre.

• **Les autres formes commerciales.** Il s'agit du sucre pour confiture (avec ajout de pectine), de la cassonade (sucre de canne roux de première cuisson, contenant encore de la gomme et de la cire végétales), du sucre candi (très gros cristal refroidi lentement) et de la vergeoise (sucre recuit et coloré notamment utilisé dans les spéculoos).

Les autres sucres

• **Le miel.** Ce fut longtemps le seul sucre disponible, avant que les explorateurs ne rapportent d'Asie les premiers sucres de canne. Il contient 78 à 80 % de glucides, composés en majorité de fructose et de glucose associés à des sucres divers, dont le saccharose et le maltose.

Le reste est composé d'eau (17 à 20 %), de vitamines, de minéraux et d'une infinité de substances végétales aux qualités multiples.

• **Le glucose.** Le sirop de glucose, extrait de l'amidon de végétaux (maïs notamment), est utilisé en pâtisserie (surtout professionnelle) pour préparer des sucres cuits de glaçage car il freine la cristallisation du sucre classique. Il entre aussi dans la composition de nombreuses confiseries (pâtes de fruits, pâte d'amande, caramel, guimauve...).

• **Le fructose.** C'est le sucre naturellement présent dans les fruits. Mais il est aussi produit à partir d'amidon de maïs et entre dans la composition du sirop de glucose-fructose. Les industriels de l'agro-alimentaire utilisent volontiers ce sirop à la place du sucre de canne ou de betterave (dans des boissons, des biscuits, des desserts...) car il possède un pouvoir sucrant de 20 à 40 % supérieur à celui du saccharose : on obtient un goût sucré identique avec une quantité très inférieure.

Le fructose élève peu la glycémie (taux de sucre dans le sang) en raison de son métabolisme particulier, c'est pourquoi il a été considéré comme un substitut intéressant du saccharose chez le diabétique. Cependant, plusieurs recherches suggèrent que la consommation de sirop de glucose-fructose aurait des effets pervers, au nombre desquels une augmentation du taux sanguin de certains lipides, en particulier des triglycérides, une accumulation des graisses dans l'organisme, une résistance à l'insuline et un risque accru d'hypertension artérielle.

• **Les polyols.** Aussi appelés « sucres-alcool », ils peuvent être naturels (extraits de végétaux) ou synthétiques. Ils sont surtout employés en confiserie (bonbons et chewing-gums au mannitol ou au xylitol) car ils ont un pouvoir sucrant égal à celui du saccharose, mais ne fournissent qu'environ 2,4 kcal par gramme (au lieu de 4). Mal absorbés par l'intestin, ils peuvent provoquer des ballonnements, une diarrhée et des flatulences.

• **Les édulcorants de synthèse (faux sucres).** Ils possèdent un pouvoir sucrant élevé (200 fois plus intense que le saccharose pour l'aspartame), mais ne sont pas métabolisés par la digestion et ne présentent par conséquent aucune calorie. Leur effet à long terme sur la santé est encore discuté.

Sucre et santé

Le sucre (saccharose) n'est pas indispensable à la santé puisque ses deux composants, le glucose et le fructose, sont fournis par la digestion des glucides complexes et sont présents ensemble dans les fruits. L'homme a d'ailleurs vécu 3 millions d'années sans sucre de table, se contentant de fruits sucrés et de miel : ne pas manger ou boire de sucre ne pose aucun problème de santé. Pour l'OMS (Organisation mondiale de la santé) et la

FAO (Food and Agriculture Organization, l'Organisation des Nations unies pour l'alimentation et l'agriculture), les produits sucrés devraient représenter moins de 10 % de l'apport calorique quotidien. En pratique, pour une ration de 2 000 kcal, cela correspond à moins de 50 g de sucre ajouté par jour, l'idéal étant même de se contenter de 30 à 35 g (une canette de soda de 33 cl apporte déjà les 35 g de la journée !).

• **Sucre et poids.** L'excès de produits sucrés est l'un des facteurs de surpoids et d'obésité, à côté de la surconsommation de graisses.

– 1 g de sucre (4 kcal) n'est pas plus calorique que 1 g d'amidon (féculents) ou de protéines (viande, poisson). Mais les aliments et boissons sucrés se prêtent particulièrement bien aux excès. En cause, notre attirance naturelle pour la saveur sucrée et surtout une forme d'addiction physiologique : chaque apport sucré élève la glycémie, ce qui induit une sécrétion d'insuline par le pancréas, puis une baisse rapide de la glycémie à l'origine d'une nouvelle sensation de faim.

Ce phénomène explique que les grignotages s'ajoutent sans problème aux repas normaux : l'ensemble aboutit à une suralimentation et donc à une prise de poids, les sucres étant stockés sous forme de graisse. Les boissons sucrées (sodas) sont redoutables à cet égard car, en dépit de leur forte teneur en sucre, elles n'induisent aucune satiété : on peut en boire beaucoup sans que l'organisme émette de signaux régulateurs.

– Les produits sucrés sont souvent également gras, donc très caloriques (1 g de lipides représente 9 kcal) pour un intérêt nutritionnel médiocre. Les nutritionnistes parlent de « calories vides » pour désigner ces aliments très énergétiques mais dépourvus de nutriments ou de micronutriments utiles ou bénéfiques (protéines, glucides complexes, vitamines, minéraux).

• **Sucre et caries.** Les sucres stimulent les bactéries de la plaque dentaire et favorisent par ce biais l'apparition de caries si l'hygiène dentaire n'est pas rigoureuse.

• **Sucre et diabète.** Le sucre contribue à augmenter la glycémie, surtout s'il est consommé à jeun. Chez le diabétique, les produits sucrés doivent donc être évités en dehors des repas, mais des fruits et des desserts (légèrement) sucrés sont autorisés en fin de repas.

Les diabétiques doivent en revanche toujours avoir sur eux un sachet de sucre afin de faire face à une hypoglycémie débutante.

La place du sucre dans l'alimentation

Le sucre est omniprésent dans l'alimentation moderne, et satisfait notre appétit pour la saveur sucrée bien au-delà de nos besoins.

Les Français en consommaient moins de 3 kg par an en 1840, 26 kg en 1953 et 34 kg aujourd'hui. Cela représente plus de 90 g de sucre par jour, fourni en majorité, de façon indirecte, par les produits sucrés : boissons, confiseries, gâteaux, produits de grignotage, glaces...

Apport en sucre par portion de quelques aliments

	Teneur en sucre par portion (g)	Équivalence en morceaux de sucre n° 4
4 cookies au chocolat (68 g)	23	4,2
1 sachet de bonbons gélifiés (30 g)	19	3,5
1 barre chocolatée au caramel (50 g)	21	3,9
1 canette de soda au cola (330 ml)	36	6,5
1 verre de nectar de fruit (200 ml)	20	3,7
1 verre de jus de raisin (200 ml)	30	5,5
60 g de pétales de maïs glacés au sucre	22	4
50 g de chocolat au lait	28	5
1 cuil. à café de confiture (10 g)	6	1,1
1 cuil. à café de pâte à tartiner au chocolat (15 g)	8,2	1,5
1 barre chocolatée glacée (55 g)	18	3,3
2 boules de sorbet (60 g)	16,7	3
1 dessert lacté au chocolat (125 g)	24	4,3

Repère *1 sucre calibre n°4 = 5,5 g.*

• Comment réduire sa consommation de sucre ?

– Ne pas s'habituer (ou renoncer) à boire sucré. L'eau est la seule boisson recommandée à table, les boissons sucrées sont à réserver à certaines occasions.

– Prévoir des glucides lents (si possible d'index glycémique bas, voir p. 133) à chaque repas pour éviter d'avoir faim dans l'intervalle.

– Ne pas acheter de produits de grignotage, sauf occasion particulière, car c'est la meilleure façon d'y résister.

À savoir

Le sucre (hors polyols et édulcorants de synthèse) apporte 4 kcal par gramme, comme tous les glucides.

– Pour chaque gamme de produits industriels (céréales du petit déjeuner, confiture, desserts lactés...), sélectionner les moins sucrés ou ceux qui portent la mention « sans sucre ajouté ». N'oubliez pas que certains pains comme le pain de mie et des sauces comme le ketchup renferment aussi du sucre.

L'allégement en sucre

Il existe deux types d'allégés : les produits allégés en matière grasse et les produits allégés en sucre. La limitation du sucre peut se faire de plusieurs façons.

• **La quantité de sucre ajouté est diminuée.** Dans les produits « allégés en sucre » ou « à teneur réduite en sucre », la réduction est d'au moins 25 % par rapport à la teneur d'un produit de référence (une confiture ou une compote standards, par exemple).

Attention : ces produits peuvent être aussi caloriques que des équivalents non allégés si le produit de référence est déjà particulièrement sucré ou si le produit allégé est par ailleurs très gras.

• **Des édulcorants remplacent le sucre.** Ces édulcorants peuvent être des polyols, moins énergétiques que le sucre, ou des édulcorants de synthèse, comme l'aspartame, qui n'apportent aucune calorie. En cas de consommation importante, les premiers peuvent provoquer des troubles digestifs (diarrhée, flatulences) et les seconds pourraient perturber l'assimilation du vrai sucre par l'organisme en envoyant des messages contradictoires au cerveau (perception du goût sucré sans apport de molécules de sucre). Par ailleurs, l'aspartame fait l'objet d'études controversées sur son éventuelle toxicité.

• **Les produits « sans sucres ajoutés ».** Ils peuvent renfermer le sucre naturel de l'aliment (lactose dans le lait, fructose dans les fruits), mais le fabricant n'a pas ajouté de sucres.

• **À noter.** Un produit « sans sucres » renferme moins de 0,5 g de sucres pour 100 g. Un produit « à faible teneur en sucres » ne dépasse pas 5 g de sucres pour 100 g. Le mot « sucre » au pluriel englobe le saccharose (sucre de table), mais aussi le fructose, le lactose et le maltose. Au singulier, il désigne le saccharose seulement.

Les mentions « minceur », « ligne » ou « light » ne sont pas réglementées : il faut lire les valeurs nutritionnelles sur l'étiquetage pour s'assurer de la réalité de l'allégement.

VOIR Glucides, p. 132 ; Index glycémique, p. 133

Surimi

- **Peu gras, peu calorique.**
- **Contient des protéines.**
- ▲ **Pauvre en micronutriments.**
- ▲ **Contient de nombreux additifs et du sel.**

Préparation industrielle à base de chair de poisson, le surimi ne présente pas les mêmes caractéristiques nutritionnelles que ce dernier. Sel, conservateurs, liants et colorants sont présents en quantité importante, tandis que la teneur en micronutriments nobles (vitamines, sels minéraux...) est plus réduite. C'est malgré tout une source de protéines peu grasses, à proposer de temps en temps à l'apéritif ou en salade.

Caractéristiques nutritionnelles

• **Des protéines.** Le surimi offre moins de protéines que le poisson, mais il peut contribuer aux apports protidiques au cours d'un repas.

La présence de glucides (près de 12 %), alors que les poissons en sont dépourvus, est liée à l'ajout d'amidon, qui joue le rôle d'additif permettant d'améliorer la texture du produit.

• **Peu de graisses.** 100 g de surimi n'apportent que 2,4 g de lipides. L'huile ajoutée est souvent à base de colza, ce qui est une qualité.

• **Du sel et des additifs variés.** La teneur en sel est assez importante (1,5 g pour 100 g, soit six bâtonnets), et un grand nombre d'additifs (liant, conservateur, antioxygène...) allongent la liste d'ingrédients. La couleur est le plus souvent obtenue grâce à un colorant naturel (extrait du paprika).

Composition pour 100 g de surimi

Calories	102 kcal	Lipides	2,4 g
Protéines	8,4 g	Sodium	662 mg
Glucides	11,8 g		

Repère *6 bâtonnets de surimi = env. 100 g.*

CIQUAL 2008

En pratique

• **Bien acheter.** Le surimi est fragile : vérifiez la DLC (date limite de consommation) lors de l'achat.

• **Bien consommer.** Proposez des bâtonnets avec une sauce au fromage blanc plutôt qu'une mayonnaise. Au quotidien, préférez le thon, les sardines ou les maquereaux en boîte, plus intéressants d'un point de vue nutritionnel.

Sushi

voir Poisson cru, p. 214

Tapioca

- Source de glucides complexes.
- Ne contient pas de gluten.
- ▲ Pauvre en micronutriments.

Le tapioca est une semoule issue d'une racine tropicale, le manioc. Il est composé d'un amidon presque pur, n'apportant ni protéines ni lipides. Particulièrement digeste, il peut remplacer la farine de blé dans certaines préparations en cas d'intolérance au gluten.
Passé de mode, il revient aujourd'hui sous forme de produits exotiques : desserts et boissons asiatiques, galettes créoles... Mais il est également délicieux dans les bouillons et les entremets.

La fabrication du tapioca

Le tapioca est fabriqué à partir de manioc amer, une grosse racine cultivée dans les régions tropicales. La pulpe du manioc subit un rinçage à l'eau de chaux car elle contient des composés toxiques, puis elle est séchée et réduite en semoule (le tapioca), en farine ou en flocons.

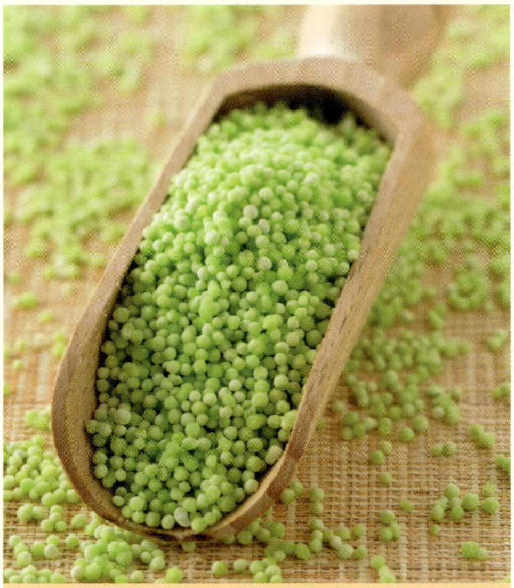

Les billes de tapioca peuvent être colorées, en vert ou en rose le plus souvent.

Caractéristiques nutritionnelles

• **Des glucides essentiellement.** Le tapioca est une semoule très purifiée, ne contenant presque que de l'amidon (près de 90 % à l'état sec). Il est quasiment sans fibres, très digeste, et peut être utile pour compléter les apports en glucides d'un repas, sous forme d'entremets ou ajouté à des potages. Il a néanmoins l'inconvénient de présenter un index glycémique très élevé : sa consommation entraîne une hausse rapide du taux de sucre dans le sang du fait de son mode de production (amidon très purifié).
• **L'apport calorique.** À l'état sec, le tapioca fournit 356 kcal pour 100 g, une valeur comparable à celle de la farine de blé. Mais l'apport calorique réel dépend des recettes et des ingrédients qu'on y ajoute. Une portion normale de 20 à 30 g de tapioca sec simplement cuit et hydraté correspond à 70 à 100 kcal, ce qui est raisonnable.

Composition pour 100 g de tapioca sec

Calories	356 kcal	Glucides	88,5 g
Protéines	0,2 g	Lipides	0,2 g

En pratique

• **Bien acheter.** Le tapioca est blanc nacré, mais il peut être vendu coloré. Une fois cuit, il devient transparent et gélatineux.
• **Bien consommer.** Il peut remplacer la semoule et le riz rond dans les entremets, et les vermicelles dans les bouillons. Ses qualités ne sont pas supérieures à celles des dérivés de céréales : il permet simplement de diversifier les préparations.
• **Bien conserver.** Refermez le paquet ou conservez le tapioca dans une boîte hermétique, car il craint l'humidité. Ce produit se conserve au moins 1 an sans problème.

Les différentes semoules de manioc

– Le tapioca, la semoule la plus fine, sert à réaliser des desserts.
– Les perles du Japon, de calibre légèrement supérieur, sont utilisées comme le tapioca classique dans des desserts et pour épaissir des potages.
– Les billes, de la taille d'un petit pois après cuisson, sont traditionnellement employées pour réaliser des boissons au thé, une spécialité taïwanaise que l'on trouve prête à consommer dans les épiceries asiatiques.
– La farine fine (ou « foufou ») se consomme sous forme de boulettes en Afrique.
– Les copeaux ou flocons sont la base des galettes créoles (cassaves) et entrent dans la composition de plats brésiliens comme la feijoada (à base de viande et de haricots).

Tartes salées

voir Quiches et tartes salées, p. 227

Thé

✪ Facile à boire en grande quantité, sans calories.
✪ Très riche en antioxydants protecteurs.
✪ ▲ Un effet stimulant, entraînant un mauvais sommeil chez certains.
▲ Limite l'absorption du fer, peut entraver celle du calcium.

Le thé n'est plus seulement une boisson chaude raffinée, désaltérante et réconfortante. Étudié en détail par les scientifiques, il a acquis le statut d'« aliment santé » car, à l'instar de nombreux fruits et légumes, il se distingue par une grande richesse en antioxydants, des micronutriments qui protègent nos cellules des dommages causés par les radicaux libres.

Les différents thés

Le théier est un arbuste cultivé dans les régions chaudes, souvent en altitude. Les feuilles sont cueillies à la main, puis séchées. Elles peuvent être vendues en vrac ou conditionnées en sachets-doses.

• **Le thé noir.** Originaire de Chine, d'Inde ou de Ceylan, le thé noir subit une fermentation avant d'être séché. Les feuilles fraîches flétrissent naturellement, ce qui provoque la fermentation, puis elles sont déshydratées. Elles contiennent un peu moins de tanins et de polyphénols (des antioxydants) que le thé vert.

• **Le thé vert.** Il est consommé surtout au Japon, mais aussi en Afrique du Nord (thé à la menthe) et en Asie du Sud-Est (thé au jasmin). Ses feuilles sont torréfiées à la vapeur juste après récolte, ce qui stoppe les réactions enzymatiques, puis elles sont séchées. Elles conservent donc une couleur verte. Le thé vert est particulièrement riche en antioxydants protecteurs.

Les thés noir et vert peuvent être parfumés avec des fleurs, des fruits séchés, des huiles essentielles ou des épices (thés aux fruits rouges, aux écorces de bergamote, aux fleurs de jasmin...).

• **Le thé oolong**. C'est un thé chinois peu courant en France. Il est dit semi-fermenté car sa fermentation est légère et très progressive. À cet égard, il se situe entre le thé noir et le thé vert.

• **Le thé blanc.** Préparé avec des bourgeons de thé simplement séchés, il ne subit ni fermentation ni torréfaction à la vapeur. Il a une couleur gris argenté et une saveur particulièrement délicate : il nécessite d'ailleurs une infusion plus longue pour développer son parfum (10 à 15 minutes). Plus rare et plus cher que les autres thés, il serait plus riche en catéchines (l'un des principaux antioxydants du thé).

> **À savoir**
>
> **Le thé rouge, ou rooibos, n'est pas un thé, c'est une plante originaire d'Afrique du Sud que l'on boit en infusion.**
> **Il ne contient pas de théine (l'équivalent de la caféine) et peut donc être consommé tout au long de la journée. Riche en antioxydants, il en renferme cependant moins que le thé.**

Caractéristiques nutritionnelles

• **Riche en polyphénols.** Les antioxydants du thé appartiennent à la grande famille des polyphénols. Le thé en renferme une grande variété, mais les plus étudiés sont les flavonoïdes, et notamment les catéchines et les tanins (proanthocyanidines), qui donnent un peu d'amertume et d'astringence (effet asséchant) au thé.

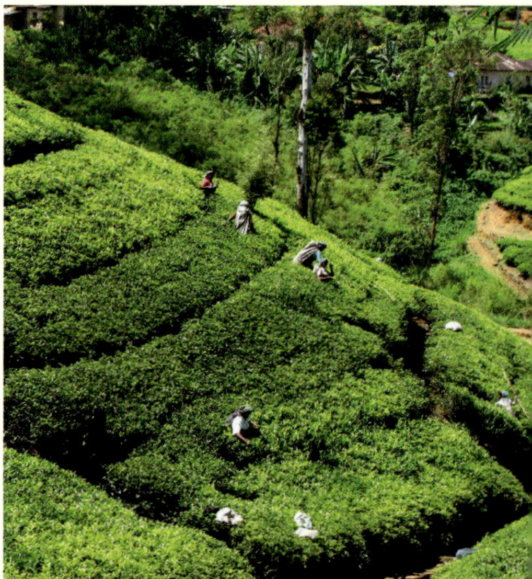

La cueillette des feuilles de thé se fait souvent à la main, car seules certaines pousses doivent être sélectionnées.

De nombreuses recherches sont menées pour évaluer l'effet de ces substances sur les cancers, les maladies cardio-vasculaires et les troubles du vieillissement cérébral.

• **Facilite l'hydratation.** Bien mieux que le café et aussi facilement que la tisane, le thé permet de s'hydrater agréablement. Deux tasses représentent 400 ml de liquide, soit plus du quart de nos besoins en eau (1,5 litre).

L'apport calorique est nul, il s'élève un peu avec le sucre (22 kcal pour un morceau), mais le jus de citron et le nuage de lait que l'on ajoute éventuellement ont un apport énergétique négligeable.

• **Un stimulant.** Le thé contient de la théine, une substance identique à la caféine. À petite dose, la théine est un stimulant qui améliore la vigilance et l'attention. Mais, à trop forte dose ou chez les personnes sensibles à ses effets, elle provoque des troubles du sommeil et une augmentation du rythme cardiaque. À noter toutefois : la théine est moins excitante que la caféine car les tanins atténuent ses effets. Quand on fait infuser du thé, la théine passe aussitôt dans l'eau, et les tanins (qui donnent du goût et de l'amertume) au bout de quelques minutes seulement. Par conséquent, plus un thé est infusé, moins il stimule ou énerve puisque les tanins inhibent la théine.

• **Des effets indésirables.** Du fait de sa richesse en tanins, le thé réduit l'assimilation du fer alimentaire. Cet effet est surtout marqué lorsqu'on en boit au moment des repas. En cas d'anémie due à une carence en fer, mieux vaut se limiter à une tasse par jour au petit déjeuner ou dans l'après-midi. Le thé renferme aussi de l'acide oxalique, qui a le double inconvénient de favoriser la formation de calculs urinaires chez les personnes prédisposées et de nuire à l'absorption intestinale du calcium. Le thé peut aussi renforcer une tendance à la constipation.

Composition d'une tasse de thé (200 ml)

Calories	0,8 kcal	Protéines	0,2 g
Eau	199,4 g	Minéraux et vitamines	0,074 g

Les autres composants sont essentiellement les polyphénols, la théine et les acides organiques, dont l'acide oxalique.

En pratique

• **Bien acheter.** Les thés sont vendus en feuilles entières, en vrac, en sachets-doses ou en boîte. Les sachets contiennent souvent des feuilles brisées, de moindre qualité.

Achetez le thé en petite quantité pour éviter qu'il ne s'évente et ne perde sa saveur avant que vous ayez eu le temps de le boire.

• **Bien consommer.** Le thé est excellent pour la santé à condition de ne pas en abuser. Une ou deux tasses par jour semblent être la dose idéale pour profiter de ses atouts (polyphénols) sans subir ses inconvénients.

Si vous êtes trop sensible aux effets stimulants de la théine, laissez le thé infuser longuement pour permettre aux tanins d'atténuer l'action de la théine, ou bien jetez la première eau.

• **Bien conserver.** Après ouverture, le thé perd rapidement son parfum. Consommez-le dans les 2 mois et gardez-le dans un emballage hermétique.

Les boissons au thé

Les boissons aromatisées au thé ont les mêmes caractéristiques que les sodas. Elles sont très sucrées (15 g de sucre et 60 kcal dans un verre de 200 ml), renferment beaucoup d'additifs (colorants, conservateurs...) et n'offrent aucun des bienfaits du thé (ce sont des boissons aromatisées au thé et non des thés glacés).

Il en est de même pour les boissons chaudes à base de thé que l'on trouve dans les distributeurs : le « thé au citron » n'est le plus souvent qu'une poudre à base de sucre et d'arômes artificiels.

Thon

- ⊕ Riche en protéines.
- ⊕ Contient des oméga-3.
- ⊕ Bien pourvu en vitamines B12 et D.
- ▲ Les conserves sont salées et parfois grasses (thon à l'huile).
- ▲ Peut contenir du mercure.

Le thon fait partie des poissons « gras », mais il ne contient que 5 % de lipides.

Très riche en protéines, il est aussi intéressant pour sa concentration en vitamines B12 et D, indispensables à la croissance, ainsi que pour son apport complémentaire en oméga-3.

Caractéristiques nutritionnelles

• **Une source d'excellentes protéines.** Une portion de thon de 100 g représente 30 g de protéines, soit une bonne partie de nos besoins quotidiens.

Composition pour 100 g de thon

	Calories (kcal)	Protéines (g)	Glucides (g)	Lipides (g)	Vitamine B12 (µg)	Vitamine D (µg)
Thon cuit au four	163	29,4	0	5	4,6	5,8
Thon en conserve au naturel	110	24,8	0	1,2	3	3,5
Thon à l'huile en conserve égoutté	234	25,5	0	14,7	3,1	2,3

***Repère** – 1 petite boîte de thon égoutté = 80 g.*
– 1 portion de thon frais = 100 à 130 g.

CIQUAL 2008

Il s'agit de protéines d'excellente qualité nutritionnelle puisqu'elles contiennent tous les acides aminés essentiels. Cette concentration en protéines et la texture dense de sa chair confèrent au thon un excellent pouvoir rassasiant.

• **Un apport en oméga-3.** Même s'il en contient moins que le saumon et les sardines, le thon reste intéressant pour son apport en acides gras oméga-3. Une portion (100 g) couvre environ 30 % des besoins quotidiens.

• **Beaucoup de micronutriments.** Le thon est une bonne source de vitamine B12 (100 g couvrent plus de 100 % des ANC, apports nutritionnels conseillés) et de vitamine D (5,8 µg pour 100 g). Sa teneur en fer (1,3 mg pour 100 g) est également intéressante.

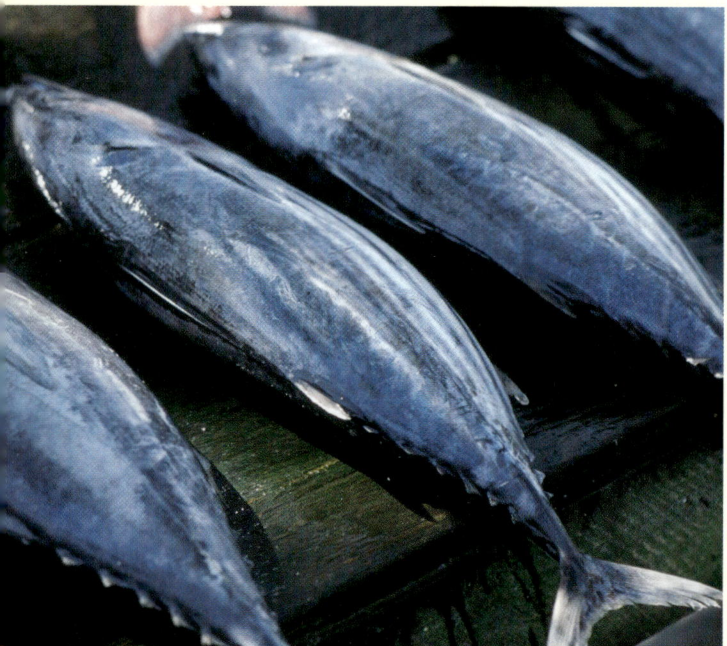

Le thon illustre bien les préoccupations écologiques et sanitaires en matière de ressources marines.

• **Le thon en boîte.** Les acides gras oméga-3 et les vitamines sont assez bien préservés, mais les conserves contiennent du sel (0,7 à 1,4 g dans 100 g de thon en boîte, contre 0,1 g dans le thon frais). Choisissez du thon au naturel, car le thon à l'huile est riche en lipides (presque 15 g pour 100 g contre 1,2 g dans le thon au naturel) et souvent difficile à digérer. À noter : le thon au naturel est généralement moins calorique que le thon frais.

En pratique

• **Bien acheter.** Le thon frais est présent sur les marchés en été. Il est vendu découpé en tranches. Son odeur doit être très légère, et sa texture bien serrée. On le trouve aussi surgelé, également découpé en tranches.

• **Bien consommer.** Le thon en boîte s'intègre facilement aux menus, dans les salades, les quiches, les pizzas, les gratins...

• **Bien conserver.** Rincez les tranches de thon, épongez-les et placez-les au frais.

Évitez de les stocker plus de 24 heures, car le thon, comme la plupart des poissons, est propice au développement bactérien.

Les bons choix

– Le thon rouge (le plus gros des thons) est aujourd'hui classé parmi les poissons dont le renouvellement est menacé en raison de la surpêche. Préférez le thon blanc (ou thon germon) ou le thon albacore, qui a une chair rouge clair et est parfois étiqueté à tort « thon rouge ».

– Le thon fait partie des poissons carnivores dont la chair accumule certains toxiques (notamment le mercure). L'Afssa (Agence française de sécurité sanitaire des aliments) recommande aux femmes enceintes et allaitantes de se limiter à 150 g de thon (et d'autres prédateurs sauvages) par semaine, et de ne pas dépasser 60 g chez les enfants de moins de 30 mois. Le thon rouge de Méditerranée serait particulièrement exposé au mercure : une raison de plus pour s'abstenir d'en consommer.

Tisane

- ✚ Pas d'apport calorique.
- ✚ Contribue à l'hydratation.
- ✚ Certaines auraient des propriétés digestives ou relaxantes.
- ▲ Certaines peuvent avoir des effets indésirables à forte dose.

Les tisanes sont des boissons aromatiques agréables auxquelles on prête des vertus digestives, relaxantes, apaisantes pour les maux de gorge ou la toux... Mais attention : certaines ont des effets indésirables à haute dose et leur usage nécessite des précautions, comme celui des médicaments.

Les tisanes d'agrément

• **Le tilleul.** La tisane est composée des feuilles et des inflorescences de l'arbre. Elle est réputée pour ses vertus apaisantes et relaxantes.

• **La verveine.** Ses feuilles faciliteraient la digestion et apaiseraient les douleurs digestives. Elles seraient également utiles pour améliorer le sommeil.

• **La camomille.** On utilise les fleurs, ou capitules. La tisane est conseillée pour faciliter la digestion.

• **La menthe ou menthe poivrée.** Elle aurait des vertus stimulantes et digestives. La tisane est excellente fraîche en été.

• **La mélisse.** Elle est considérée comme une plante apaisante et calmante, facilitant la digestion. La tisane a davantage de parfum lorsqu'on la consomme fraîche.

• **La badiane ou anis étoilé.** C'est un fruit en forme d'étoile contenant de petites graines au goût sucré et anisé. La tisane est réputée limiter les fermentations digestives.

• **Les fleurs et feuilles d'oranger.** Parfois associées à l'écorce du fruit, elles sont préconisées pour leur effet calmant, qui favoriserait le sommeil.

• **Le thym.** Il contient des substances antitussives, qui pourraient améliorer les toux bénignes.

• **Les tisanes aux fruits (écorces d'agrumes, pomme séchée...).** Elles sont douces et agréables à boire. Vérifiez qu'il s'agit bien de fruits et non d'arômes artificiels.

Attention

Les plantes renferment des principes actifs qui peuvent être aussi efficaces – et dangereux – que ceux des médicaments, c'est-à-dire présenter des effets indésirables et des interactions possibles avec d'autres traitements. Les tisanes vendues pour leurs effets médicinaux exigent donc la plus grande prudence, notamment chez la femme enceinte. Certaines sont déconseillées (tisanes laxatives à base de séné, cascara ou bourdaine) ou doivent être bues avec modération (tisane diurétique à base de queues de cerises, tisanes à base de réglisse...).
Demandez l'avis d'un médecin ou d'un pharmacien et n'achetez jamais de plantes sur Internet ou par le biais de réseaux de vente inhabituels.
À souligner : aucune plante ne fait maigrir.

Caractéristiques nutritionnelles

• **Une bonne façon de boire.** Les tisanes sont une excellente façon de s'hydrater, en particulier pour les personnes qui ont du mal à boire de l'eau nature. Elles ne contiennent pas de substances stimulantes (théine, caféine...) : on peut donc les prendre en fin de journée sans inconvénient pour la qualité du sommeil.
L'apport énergétique est négligeable (moins de 2 ou 3 kcal par tasse), sauf si vous ajoutez du sucre ou du miel (22 kcal pour un sucre).
Par ailleurs, les infusions contiennent une petite quantité de minéraux, d'oligoéléments et d'antioxydants (les tisanes colorées surtout)

• **Des vertus diverses.** Les substances végétales qui passent dans l'eau chaude pendant l'infusion auraient des propriétés bénéfiques (sur le sommeil, la digestion, le rhume, le stress... selon les cas). Ces effets biologiques n'ont pour la plupart pas été prouvés scientifiquement car il existe très peu d'études sur le sujet.

En pratique

• **Bien acheter.** Les tisanes vendues en vrac et obtenues à partir de parties nobles de la plante (feuilles et fleurs entières, morceaux de racine, graines...) renferment plus de principes actifs. Pour limiter la présence de résidus de pesticides, optez pour des produits bio.
Si vous préférez les tisanes en sachet, vérifiez que le contenu n'est pas composé de minuscules particules (morceaux de tige, par exemple).
Évitez les tisanes contenant des arômes artificiels ou du sucre : plantes et fruits doivent suffire à donner du goût à votre infusion.

• **Bien consommer.** On peut en boire deux ou trois tasses par jour, à condition d'alterner les plantes et de ne pas trop sucrer.

Les tisanes en poudre ou en granulés

Il s'agit d'infusions déshydratées ou lyophilisées qu'il suffit de diluer dans de l'eau chaude. Elles ne présentent pas les mêmes vertus que les tisanes de plantes brutes et sont souvent très sucrées.

Tofu

voir Soja, p. 255

Tomate

- Facile à accommoder.
- Légère en calories.
- Source de micronutriments protecteurs, dont le lycopène.
- ▲ Ses graines et son acidité sont mal tolérées par certaines personnes.

Crue ou cuite, fraîche ou en conserve, sous forme de coulis ou de sauce, la tomate est omniprésente dans nos menus et on peut en consommer chaque jour ou presque sans s'en lasser.
Légère en calories, elle renferme un précieux antioxydant, le lycopène.

Caractéristiques nutritionnelles

• **Un apport calorique modeste.** Très riche en eau, la tomate n'apporte que 20 kcal pour 100 g, soit 20 à 30 kcal pour une tomate de calibre moyen (100 à 150 g). L'assaisonnement augmente naturellement la valeur énergétique du plat : une cuillerée à soupe d'huile représente 90 kcal.

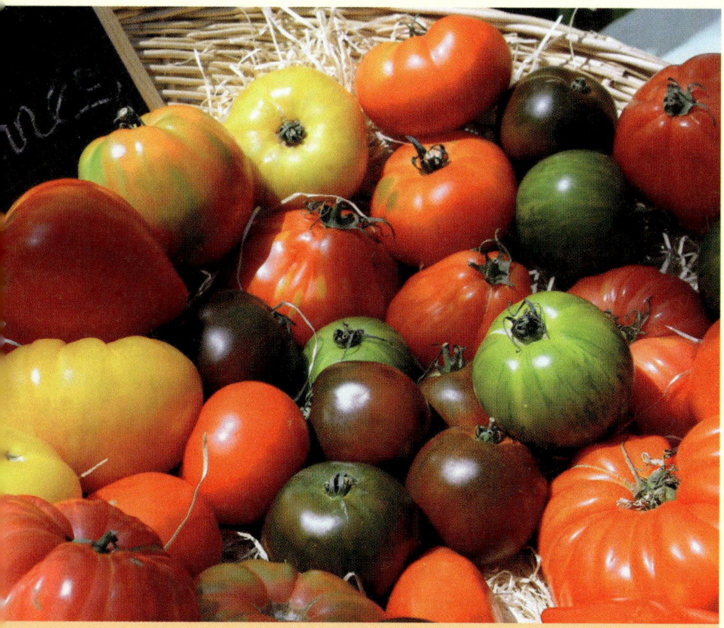

Un assortiment de variétés anciennes de tomates compose une entrée originale et saine. À proposer tel quel, à la croque au sel.

La tomate : fruit ou légume ?

La tomate est bien un fruit, au sens botanique du terme : c'est la partie charnue de la plante, qui renferme les graines. Mais, dans le domaine culinaire, la tomate est plutôt utilisée comme un légume, en salade ou pour accompagner viandes, poissons et céréales.
De la même façon, la courgette, le poivron, les courges, l'avocat et l'aubergine sont des fruits que l'art culinaire utilise comme des légumes.

• **Des micronutriments utiles.** La tomate est une source de vitamine C (17 mg pour 100 g) quand on la consomme crue (la teneur baisse sous l'effet de la cuisson). Elle contient des pigments caroténoïdes : du bêtacarotène (provitamine A) et surtout du lycopène, à l'origine de la couleur rouge. Cet antioxydant aurait un effet protecteur contre le cancer de la prostate et pourrait être associé, comme les autres antioxydants, à une réduction des risques de maladies cardio-vasculaires et d'autres cancers. Bon à savoir : le lycopène est mieux assimilé lorsque la tomate est cuite et si elle est accompagnée d'un peu d'huile.

• **Des fibres parfois mal tolérées.** La peau de la tomate est relativement épaisse, et les nombreuses graines sont assez irritantes pour la muqueuse digestive. Consommée entière avec sa peau, la tomate aide à lutter contre la constipation, mais peut être mal tolérée en cas de sensibilité intestinale. Mieux vaut alors l'éplucher (mais on perd une partie du lycopène) et ôter le maximum de graines. L'acidité de la tomate peut aussi être irritante pour l'estomac.

Composition pour 100 g de tomate crue

Calories	20,1 kcal	Lipides	0,3 g
Protéines	0,9 g	Fibres	1,5 g
Glucides	3,1 g	Vitamine C	16,7 mg

Repère *1 tomate de taille moyenne = 100 à 150 g.*

CIQUAL 2008

En pratique

• **Bien acheter.** La tomate a plus de goût de mai à septembre. Choisissez-la bien colorée (les plus rouges contiennent davantage de lycopène), avec une peau lisse et sans taches. Les tomates en grappe doivent être bien attachées à leur tige, et cette dernière doit être bien verte.

Composition de quelques produits à base de tomate (pour 100 g)	Calories (kcal)	Protéines (g)	Glucides (g)	Lipides (g)	Fibres (g)
Concentré de tomates	63,7	4,3	10,5	0,5	3,7
Tomates entières pelées en boîte	18,6	1,2	2,7	0,2	1,3
Ketchup	107	1,7	24,4	0,3	1,6
Sauce tomate (sans viande)	52,6	1,4	7	2,1	1,5

CIQUAL 2008

Certaines variétés sont adaptées à la cuisson (cœur-de-bœuf, torino...) ; d'autres, plus fermes, sont meilleures crues (olivette, tomate jaune). Les tomates cerises et cocktail, douces et parfumées, sont délicieuses crues et cuites.

L'hiver, les tomates n'ont pas de goût, vous pouvez alors utiliser des tomates pelées en conserve pour vos sauces et potages.

• **Bien consommer.** Pour limiter la quantité d'huile dans l'assaisonnement d'une salade de tomates, ajoutez des herbes, de l'échalote ou de l'oignon, et laissez reposer quelques minutes pour que le jus des fruits dilue la sauce.

• **Bien conserver.** Le froid diminue la saveur et modifie la texture des tomates : sauf grosse chaleur, mieux vaut les stocker à température ambiante, dans la corbeille de fruits, où elles continueront à mûrir pendant 3 à 4 jours. Les tomates en grappe se conservent un peu plus longtemps (6 à 7 jours), attachées à leur tige.

En pleine saison, on peut faire des coulis à congeler ou à mettre en bocaux pour l'hiver.

Les préparations à base de tomate

• **Les tomates en conserve.** Elles sont très pratiques tout au long de l'hiver et présentent des caractéristiques nutritionnelles assez proches de celles des tomates fraîches. Elles sont déjà salées, ce dont il faut tenir compte lorsqu'on les cuisine.

• **Les coulis et sauces.** Les coulis « nature » contiennent de la tomate et un assaisonnement. Les sauces peuvent être enrichies de viande, de légumes et de matières grasses.

Vérifiez le taux de lipides sur l'étiquette : s'il dépasse 5 %, la sauce sera grasse et indigeste.

• **Le ketchup.** Plus riche en sucre mais dépourvu de lipides, le ketchup est une sauce acceptable à condition de ne pas en mettre dans tous les plats et en trop grande quantité. Une cuillerée à soupe ou un sachet (20 g) apportent environ 20 kcal et 3 à 4 g de sucre, ce qui reste raisonnable.

• **Les tomates séchées.** Coupées en deux puis séchées dans un four, les tomates sont emballées dans des sachets ou mises en bocaux et couvertes d'huile. Elles contiennent des conservateurs et pas mal de sel. Mieux vaut les utiliser en petite quantité comme condiment, dans des pâtes ou des pizzas, par exemple. Les tomates séchées à l'huile sont assez caloriques (234 kcal pour 100 g).

• **Le concentré de tomates.** C'est une purée de tomates réduite et salée. Son acidité peut être mal tolérée si on ne le dilue pas suffisamment. C'est le dérivé de la tomate le plus riche en lycopène.

• **Le jus de tomate.** Peu calorique (30 kcal pour un verre de 200 ml), il remplace avantageusement une boisson alcoolisée à l'apéritif.

Attention cependant à son apport en sodium (environ 1,4 g par verre).

Topinambour

+ Bon apport en minéraux.
+ Des glucides originaux et bénéfiques (inuline).
+ Fournit des fibres.
▲ L'inuline provoque des flatulences.

Le topinambour est un tubercule originaire d'Amérique, dont la consommation revient à la mode, comme celle d'autres légumes longtemps oubliés : panais, rutabaga...

Bien pourvu en minéraux et en fibres, il peut provoquer quelques désagréments digestifs si on le consomme en grande quantité.

Caractéristiques nutritionnelles

• **Beaucoup de minéraux.** Le topinambour est un légume-racine, donc un organe de stockage. Il est concentré en potassium, en soufre, en fer et en magnésium. Mieux vaut le cuire avec sa peau (à la vapeur ou à l'eau) pour éviter la perte des minéraux.

• **Des glucides particuliers.** Le topinambour est plus riche en glucides (près de 15 g pour 100 g) que la plupart des légumes, d'où un apport énergétique supérieur (près de 70 kcal pour 100 g, contre

20 kcal en moyenne pour les légumes). Il renferme un type de glucide particulier, appelé inuline, qui n'est que très partiellement absorbé par l'intestin et joue le rôle de prébiotique : il favorise l'équilibre de la flore intestinale. Sa fermentation peut néanmoins provoquer des flatulences.

Composition pour 100 g de topinambour cuit

Calories	67,3 kcal	Lipides	0,01 g
Protéines	2 g	Fibres	2,6 g
Glucides	14,8 g	Fer	3,4 mg

Repère *1 topinambour = env. 60 g.*

CIQUAL 2008

En pratique

• **Bien acheter.** Le topinambour est récolté et vendu de novembre à mars.

Vérifiez qu'il est assez lourd et que sa peau n'est pas flétrie, car il craint la déshydratation et devient fibreux.

• **Bien consommer.** Il se consomme cuit, assaisonné de beurre frais ou d'un filet d'huile, d'herbes fraîches, d'épices (cumin, coriandre).

Pour le digérer sans problème, mangez-le en petite quantité, associé à des carottes ou à des pommes de terre.

• **Bien conserver.** Le topinambour se garde dans le bac du réfrigérateur pendant 4 ou 5 jours.

Tripes

voir Abats, p. 26

Truite

✪ Riche en protéines.
✪ Source d'oméga-3.
✪ Bon apport en vitamines B12 et D.
▲ La truite fumée est riche en sel.

La truite est un poisson d'eau douce, même si certaines populations (les truites de mer ou truites saumonées) séjournent en partie dans l'océan. Poisson savoureux, grand classique de la gastronomie française, elle offre une bonne concentration en acides gras oméga-3, bénéfiques pour la santé cardio-vasculaire, tout en restant très raisonnable sur le plan calorique.

Caractéristiques nutritionnelles

• **Des protéines associées à de bons lipides.** La truite fait partie des poissons gras (ou demi-gras), avec un taux de lipides de 5 à 7 %, très inférieur à celui de son cousin le saumon (10 à 17 %). Son apport calorique (125 kcal pour 100 g, avec une fourchette de 105 à 160 kcal) est certes un peu plus élevé que celui des poissons blancs, mais il reste intéressant pour la qualité des nutriments : des protéines complètes et des lipides majoritairement insaturés, dont un apport significatif en oméga-3 : 1 à 1,9 g pour 100 g.

• **Des micronutriments abondants.** Comme les autres poissons gras, la truite fournit de la vitamine D, nécessaire à la croissance osseuse (entre autres fonctions), et de la vitamine B12, indispensable au renouvellement des cellules.

Composition pour 100 g de truite

Calories	125 kcal	Lipides	3,8 g
Protéines	22,8 g	Vitamine B12	6 µg
Glucides	0 g	Vitamine D	2,5 µg

Repère *1 truite portion ou 1 filet de truite de mer = env. 130 à 150 g.*

CIQUAL 2008

En pratique

• **Bien acheter.** On ne trouve sur le marché quasiment que des poissons d'élevage : soit des truites portions, soit des découpes (filet, darne) qui

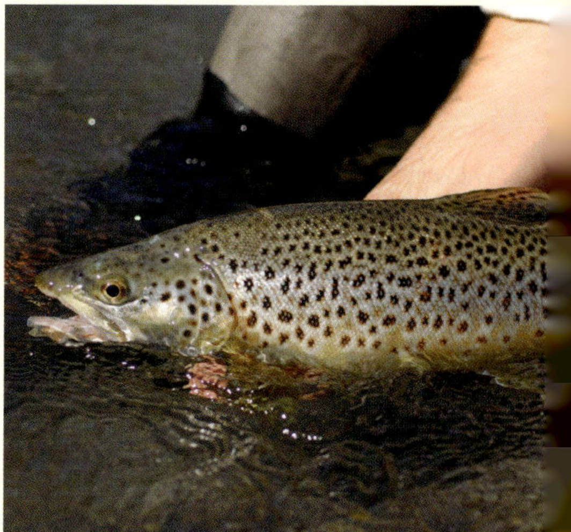

Toutes les truites du commerce proviennent d'élevages. Seule la pêche de loisir permet de goûter des truites sauvages.

proviennent d'individus de plus grosse taille. La couleur de la chair peut varier du gris rosé au rose saumon (truite saumonée) en fonction de l'alimentation de la truite. À l'étal, la peau doit être luisante et enduite d'un mucus glissant. Un poisson très frais n'a pratiquement pas d'odeur.

• **Bien consommer.** C'est un poisson facile à cuisiner, qui tient bien à la cuisson et se prête aux préparations au four aussi bien qu'à la vapeur ou à la poêle ; sa teneur en matières grasses donne du moelleux à sa chair et limite l'ajout de graisses. Son prix raisonnable permet de l'inclure très régulièrement dans les menus.

• **Bien conserver.** Les truites portions doivent être vidées. Rincez-les, placez-les au réfrigérateur et consommez-les dans les 24 heures. La truite supporte bien la congélation (1 à 2 mois).

La truite fumée

Elle est salée, puis fumée et tranchée, comme le saumon. Légèrement déshydratée, elle est un peu plus calorique que la truite fraîche, avec en moyenne 156 kcal pour 100 g. Sa teneur en sel est élevée (2 à 3 g pour 100 g), c'est pourquoi sa consommation doit rester occasionnelle.

Vanille

voir Épices et aromates, p. 104

Veau

- Excellente source de protéines.
- Apport intéressant en zinc, en fer et en vitamine B12.
- ▲ Certains morceaux sont gras.

Tendre et délicate, cette viande blanche se prête à de multiples préparations, de l'escalope à la blanquette en passant par le rôti.
Sa chair est digeste et sa teneur en lipides, variable selon les morceaux, est moins élevée qu'on ne le pense.

La viande de veau

Elle vient de bovins qui ont été abattus avant l'âge de 8 mois, c'est-à-dire avant le sevrage. Sa couleur blanche et sa grande tendreté sont dues à une alimentation essentiellement lactée. Les veaux élevés « sous la mère » sont nourris au pis de leur mère (ou d'une « tante »). Sinon, les veaux sont séparés de leur mère et nourris de laits reconstitués par le biais de distributeurs automatiques ou de seaux.
Les viandes qui portent un Label rouge (veau fermier du Limousin, veau d'Aveyron et du Ségala, élevages du Sud-Ouest appartenant à l'association « Veau sous la mère »...) ou une IGP (indication géographique protégée) offrent généralement une qualité gustative supérieure, mais ces labels n'impliquent pas que les veaux aient été élevés avec leur mère.
À savoir : l'administration d'hormones ou d'autres substances destinées à stimuler la croissance des veaux est interdite dans l'Union européenne.

Caractéristiques nutritionnelles

• **Concentré en protéines.** Les protéines du veau sont d'excellente qualité, puisqu'elles contiennent tous les acides aminés essentiels à notre santé. Une escalope cuite (120 g) renferme environ 30 g de protéines, soit une partie significative des besoins quotidiens (55 à 90 g selon le poids et l'activité).

• **Du zinc, du fer et de la vitamine B12.** Le veau fournit du zinc : de 2,8 à 7,6 mg pour 100 g, selon les morceaux. Il renferme aussi du fer (1 mg pour 100 g dans l'escalope), en moindre quantité que dans le bœuf, toutefois, et de la vitamine B12 (1,2 µg pour 100 g, soit 50 % du besoin quotidien). La présence simultanée de ces deux micronutriments favorise la synthèse des globules rouges (effet antianémique). À noter aussi, la richesse en vitamine B3 (niacine), qui participe au métabolisme des nutriments : 100 g de veau permettent de couvrir plus de 60 % des besoins quotidiens.

• **Un apport calorique variable selon les morceaux.** Cet apport dépend de la quantité de lipides présents : l'escalope en contient très peu (3 g pour 100 g), alors que la côte est plus grasse (15 g). Mais on peut facilement écarter une grande partie du gras visible avant la cuisson.

Composition pour 100 g de veau cuit

	Calories (kcal)	Protéines (g)	Lipides (g)
Côte	241	26,3	15,1
Escalope	151	31	3
Rôti de veau	230	29,5	12,5

Repère *1 portion = 120 g pour un adulte.*

CIQUAL 2008

En pratique

• **Bien acheter.** Recherchez des morceaux assez maigres, comme l'escalope, le filet ou le jarret. L'épaule, le collier et la poitrine (employés en particulier pour la blanquette) sont plus gras.
Le veau doit avoir une jolie couleur rose, et son gras doit être blanc nacré.
• **Bien consommer.** Évitez les sauces à base de crème, qui ajoutent des graisses saturées.
Préférez les cuissons rapides avec un filet d'huile, des aromates, des tomates concassées, du vin blanc ou du citron. Le jarret, utilisé dans l'osso-buco, est un morceau maigre à mijoter. Pensez à éliminer le gras visible sur l'épaule et les découpes pour blanquette.

La bonne cuisson

Le veau est une viande jeune, riche en eau et qui a tendance à fondre pendant la cuisson. Une cuisson mal conduite peut donc facilement dessécher la chair. Pour limiter ce phénomène, commencez par saisir la viande à feu vif dans une poêle légèrement huilée, puis poursuivez à feu doux. Les côtes et les escalopes seront plus moelleuses si vous stoppez la cuisson quand la viande est encore légèrement rosée. Faites cuire les morceaux mijotés (osso-buco, blanquette) à feu doux, sans jamais porter le liquide à forte ébullition.

Viande

- ✚ Source de protéines de bonne qualité nutritionnelle.
- ✚ Riche en fer, en zinc, en vitamines B1 et B12.
- ▲ Apport en graisses saturées (surtout la viande rouge).

La viande est un aliment nécessaire à notre équilibre alimentaire, car elle apporte des protéines d'excellente valeur nutritionnelle et représente notre meilleure source de fer et de zinc.
L'apport calorique et la teneur en lipides sont très variables en fonction de l'animal et, surtout, du morceau consommé.

Les différentes viandes

• **La viande rouge (bœuf, agneau, mouton).** Elle se distingue par sa richesse en fer, surtout le bœuf, et renferme plus de graisses saturées (à limiter dans notre alimentation) que les autres viandes. Il est donc conseillé de sélectionner les morceaux maigres, d'ôter le gras visible avant cuisson et de n'en consommer qu'une ou deux fois par semaine. À noter : le cheval est aussi une viande rouge, pauvre en lipides et tout aussi riche en fer que le bœuf.
• **La viande blanche (veau, porc).** Le veau est une source de zinc, et sa viande est très digeste car c'est un animal jeune. Certaines parties renfermant trop de lipides saturés, il est recommandé de choisir des morceaux maigres (escalope, filet).
Le porc est une viande abordable et de bonne qualité nutritionnelle. Son profil lipidique est intéressant puisqu'il contient majoritairement des graisses mono-insaturées, meilleures pour la santé cardio-vasculaire que les graisses saturées. C'est aussi la viande la plus riche en vitamine B1.
• **La volaille et le lapin.** On les assimile souvent à la viande blanche. Ils se distinguent par un bon profil lipidique (graisses insaturées majoritaires), même s'il vaut mieux ôter la peau des volailles (après cuisson) pour ne pas alourdir l'apport calorique.
• **Le gibier (sanglier, biche, faisan, pigeon...).** Il s'agit d'une viande maigre et riche en protéines. Elle a néanmoins l'inconvénient de renfermer trop de purines, si bien que sa consommation doit être limitée en cas de goutte.

Caractéristiques nutritionnelles

• **Une concentration élevée en protéines.** Ces protéines contiennent en bonne proportion tous les acides aminés indispensables à notre santé. Une portion de 120 g de viande renferme en moyenne 30 g de protéines, ce qui couvre 35 à 50 % des besoins quotidiens.
• **Du fer et du zinc.** Le fer contenu dans la viande est héminique (inclus dans le sang) : il est bien mieux assimilé par l'organisme que le fer des

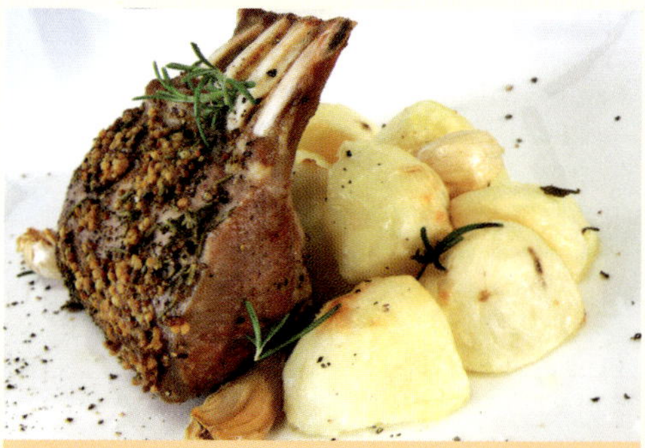

La viande est une des grandes sources de protéines, fer, zinc et vitamine B12.

Composition pour 100 g de viande cuite

	Calories (kcal)	Protéines (g)	Lipides (g)	Vitamine B12 (µg)	Fer (mg)	Zinc (mg)
Bœuf (bifteck)	148	28	4	2	3	5
Bœuf pour pot-au-feu	240	28,5	14	1,2	4,3	9,7
Escalope de veau	151	31	3	1	1	3,2
Rôti de veau	230	29,5	12,5	1,3	1,2	2,4
Filet de porc rôti	158	28,8	4,8	0,6	1,5	2,7
Travers de porc braisé	389	29,1	30,3	1,1	1,9	4,6
Gigot d'agneau	226	25	14	1,6	2	3,1
Volaille (moyenne)	166	27,2	6,2	0,7	1,4	1,7

CIQUAL 2008

végétaux. La teneur en fer de la viande peut cependant varier du simple au triple, la viande rouge étant la mieux pourvue. La concentration en zinc est également variable, mais elle est en général intéressante, et le zinc d'origine animale est, comme le fer, mieux absorbé que le zinc végétal.

• **Un bon apport en vitamines B12 et B1.** La viande est une des meilleures sources alimentaires de vitamine B12 (antianémique).

La viande de porc est en outre particulièrement riche en vitamine B1, indispensable au métabolisme des glucides.

• **Une composition lipidique très variable.** L'agneau, le bœuf et le veau sont les viandes qui contiennent le plus de graisses saturées, c'est pourquoi elles doivent être consommées avec modération. Le porc et la volaille sont plus recommandés, car ils renferment plus de graisses insaturées. Cependant, la teneur en lipides totaux dépend surtout du morceau consommé : elle peut varier de 3 à 20 % voire plus pour le même animal. De plus, les graisses de la viande sont souvent bien visibles : on peut choisir les morceaux les plus maigres ou ôter une partie de la graisse avant la cuisson (après la cuisson pour la volaille).

• **L'excès de viande rouge.** Selon plusieurs études, une consommation de viande rouge supérieure à 140 g par jour serait associée à un risque accru de cancers colo-rectaux. Mais d'autres facteurs associés à l'excès de viande pourraient intervenir, comme une consommation réduite de légumes et de fruits.

En pratique

• **Les portions.** Une portion raisonnable de viande représente :

– 30 à 60 g entre 2 et 5 ans ;
– 60 à 100 g entre 6 et 10 ans ;
– 100 à 120 g chez l'adulte.

Dans l'assiette, le volume de l'accompagnement (légumes, féculents) doit toujours être supérieur à celui de la viande.

• **L'alternance.** Du fait de leur composition variée, il est conseillé d'alterner les aliments protéiques : viande rouge, viande blanche, volaille, poisson, œufs et jambon. Vous pouvez éventuellement en consommer deux fois par jour, une portion de viande (ou de poisson) au déjeuner et un apport plus modeste le soir (une tranche de jambon ou un œuf, par exemple).

• **La préparation.** Éliminez le gras visible de la viande avant de la cuire. Optez pour des modes de cuisson économes en matières grasses (crème, beurre, sauce) : au four, à la poêle avec un filet d'huile, en cocotte avec des légumes et des aromates. Limitez les cuissons au barbecue et les grillades, qui produisent des composés potentiellement cancérigènes. Ne consommez pas les parties carbonisées.

VOIR **Agneau et mouton, p. 28 ; Bœuf, p. 53 ; Canard, p. 62 ; Cheval, p. 75 ; Dinde, p. 100 ; Gibier, p. 128 ; Lapin, p. 156 ; Porc, p. 221 ; Poulet, p. 222 ; Veau, p. 271 ; Volaille, p. 281**

La viande séchée et la viande fumée

Le séchage et le fumage (ou fumaison) sont des modes de conservation traditionnels des viandes de bœuf et de porc. Déshydratée et saumurée, la viande pouvait se conserver plusieurs mois à une époque où la réfrigération n'existait pas. On consomme aujourd'hui ces produits pour leur goût particulier. La viande séchée et la viande fumée sont maigres et très riches en protéines. Leur apport en sel est cependant excessif (jusqu'à 4 g pour 100 g).

La bresaola et la viande des Grisons, préparées à partir de cuisse de bœuf, se consomment comme un jambon de porc cru.

La palette et le filet de porc fumés, qui entrent dans la composition de la choucroute et de la potée, doivent être dessalés (5 à 6 heures de trempage dans l'eau), puis cuits à l'eau avec des légumes. Ils contiennent très peu de lipides (moins de 5 g pour 100 g).

Viennoiseries

- Agréables et faciles à manger.
- ▲ Caloriques, très grasses.
- ▲ Des lipides en majorité saturés et des graisses hydrogénées.

Autrefois réservées à un goûter occasionnel ou au petit déjeuner dominical, les viennoiseries sont aujourd'hui très présentes dans notre alimentation. L'offre de pains au lait, croissants ou pains au chocolat préemballés qui se conservent plus longtemps et sont d'un prix abordable y est sans doute pour beaucoup.
Dans tous les cas, ce sont des produits gras, dont la consommation doit rester modérée.

Les principales viennoiseries

Les viennoiseries sont préparées avec de la pâte feuilletée levée et/ou de la pâte briochée, elles sont nature ou agrémentées de chocolat, de pâte d'amandes, de fruits, de crème pâtissière...
Les plus classiques sont le croissant, le pain au chocolat, le pain aux raisins, le chausson aux pommes, la brioche, le pain au lait ou pain viennois et les chouquettes.

Caractéristiques nutritionnelles

• **Un apport calorique élevé.** Concentrées en lipides, les viennoiseries présentent un apport énergétique élevé sous un faible volume. Elles fournissent de 300 à 450 kcal pour 100 g, avec une moyenne de 360 kcal. Les brioches et pains au lait sont plutôt moins caloriques, mais ce n'est pas systématique. Le croissant n'est pas plus léger que le pain au chocolat, car sa pâte feuilletée est plus grasse que celle, mi-feuilletée, mi-briochée, du pain au chocolat. Le chausson aux pommes comprend une bonne part de compote, mais il est aussi à base de pâte feuilletée très grasse. La taille des portions est un critère tout relatif : un pain au lait industriel ne fait que 30-35 g, mais les enfants en mangent plutôt deux, une mini-viennoiserie ne pèse que 20-25 g, mais nous en consommons plusieurs... Un croissant au beurre de 60 g peut représenter 250 kcal, ce qui est beaucoup sur une ration de 2 000 à 2 400 kcal par jour.

• **La qualité des ingrédients.** Du point de vue de l'apport énergétique, il n'y a pas de franche distinction entre viennoiseries artisanales et produits industriels : les mêmes écarts se constatent chez les boulangers et sur les rayonnages des magasins. Une chouquette de 15 g peut représenter 40 kcal chez l'un, 60 chez l'autre, une brioche aux pépites de chocolat de 35 g affiche 115 kcal chez l'un et 140 chez l'autre. En revanche, la qualité des ingrédients mis en œuvre n'est généralement pas la même. Les boulangers travaillent à partir d'ingrédients basiques (farine, beurre, sucre, œufs) et n'ont pas besoin de conservateurs puisque leurs viennoiseries sont destinées à une consommation rapide. Les viennoiseries industrielles comprennent des additifs et, souvent, des matières grasses végétales de qualité médiocre.

• **Les lipides : le beurre et les autres.** C'est le défaut majeur des viennoiseries : une teneur élevée en lipides (16 % en moyenne, mais jusqu'à 25 %). Ces graisses sont en majorité saturées : elles viennent du beurre (la plupart des viennoiseries artisanales) ou de graisses végétales de palme ou de coprah (surtout les viennoiseries industrielles). Elles peuvent aussi comprendre des acides gras trans (AGT), qui se forment au cours du processus industriel d'hydrogénation des huiles (voir p. 51). Toutes ces graisses sont considérées comme néfastes pour la santé cardio-vasculaire notamment, mais à des degrés divers, le beurre étant sans doute le moins mauvais. Le croissant au beurre est donc (en général) à préférer au croissant ordinaire, à moins que l'artisan n'ait utilisé pour ce dernier une margarine de qualité (riche en lipides insaturés et non hydrogénée). Lisez l'étiquetage des produits préemballés et éliminez ceux qui portent les mentions « hydrogénées », « partiellement hydrogénées », « huile de palme », « huile de coprah », ou qui ne détaillent pas le contenu des graisses végétales.

Composition pour 100 g de quelques viennoiseries (artisanales ou industrielles)

	Calories (kcal)	Protéines (g)	Glucides (g)	Lipides (g)
Croissant au beurre ou ordinaire	395 à 448	7 à 8	42 à 55	17 à 25
Pain au chocolat	348 à 453	7	42 à 50	16 à 25
Chausson aux pommes	281 à 348	3 à 4	31 à 34	16 à 22
Pain aux raisins	302 à 346	6 à 7	41 à 53	10 à 15
Pain au lait	343 à 420	7 à 10	47 à 54	11 à 20
Brioche	337 à 410	9 à 10	40 à 52	10 à 23
Brioche aux pépites de chocolat	331 à 399	7 à 8	50 à 54	9 à 19

Repère *– 1 viennoiserie industrielle individuelle = 35 à 40 g.*
– 1 viennoiserie artisanale individuelle = 50 à 70 g.

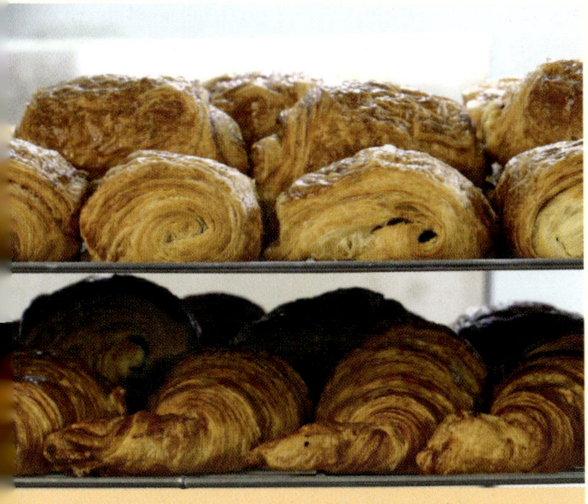

Les viennoiseries sont démoniaques : simples, accessibles, vite mangées, mais vraiment très grasses.

• **Le sucre et le sel.** Les viennoiseries apportent une bonne quantité de glucides complexes, mais cet atout nutritionnel est très secondaire au regard de l'importance des graisses. La part du sucre dans les glucides totaux est en général assez raisonnable : 2 % dans une brioche artisanale, 7 à 8 % dans la plupart des viennoiseries (l'équivalent d'un morceau de sucre n° 4 dans un pain au chocolat de 70 g). Mais attention aux exceptions (jusqu'à 35 % dans certains produits), que l'on ne peut pas éviter dans les produits artisanaux (pas d'étiquetage), et surtout aux accompagnements sucrés (et souvent gras) : confiture, chocolat, pâte à tartiner.
Les viennoiseries contribuent aussi à notre surconsommation de sel avec 0,5 g à 0,9 g de sel dans un pain au chocolat ou un croissant de 70 g.

En pratique

Les viennoiseries doivent rester des achats occasionnels : une fois par semaine au goûter ou le week-end, par exemple. Le pain est l'aliment de base du petit déjeuner, et de nombreux enfants préfèrent d'ailleurs la baguette aux viennoiseries. Privilégiez les produits pur beurre ou à base de margarine de qualité.

Les viennoiseries salées

Les croissants existent en version salée, fourrés au jambon et/ou au fromage. Gras et caloriques, ils ne présentent pas d'intérêt nutritionnel : un sandwich bien équilibré sera toujours de meilleure qualité qu'une viennoiserie salée.

Vin

- ✚ **Fait partie des plaisirs de la table.**
- ✚ **Renferme des polyphénols (surtout le vin rouge) favorables à la santé cardio-vasculaire.**
- ▲ **Une boisson calorique.**
- ▲ **Augmente le risque de certains cancers, même à petite dose.**
- ▲ **L'excès peut conduire à l'alcoolisme, source de nombreuses complications.**
- ▲ **À éviter pendant la grossesse et au cours de certains traitements médicamenteux.**
- ▲ **À l'origine d'intolérances et de maux de tête chez certaines personnes.**

Le vin reste la boisson alcoolisée la plus consommée en France. Il fait véritablement partie de notre patrimoine gastronomique, comme en témoigne sa présence quasi systématique lors des repas festifs.
Mais, pour en profiter au mieux, il convient bien sûr de le boire avec une grande modération.

Comment on obtient le vin

Le vin provient de la fermentation dirigée des sucres du raisin. Pour le vin rouge, les grappes sont foulées, pressurées et mises à macérer en même temps que la peau des grains, riche en anthocyanes colorés et en tanins. Pour le vin rosé, on réduit le temps de macération afin d'obtenir un jus peu coloré. Pour le vin blanc (qui peut provenir de raisin blanc ou de raisin à peau rouge mais à pulpe blanche), on presse rapidement le raisin afin de recueillir un jus non coloré.
La fermentation s'effectue sous l'action de levures naturellement présentes sur la peau des grains de raisin ou par l'ajout de ferments sélectionnés. Elle s'arrête lorsqu'il n'y a plus de sucre à transformer en alcool (éthanol). Le vin titre généralement entre 10 et 12,5 degrés d'alcool, et ne dépasse pas 15,5 degrés.
• **Le champagne et les vins effervescents.** Leur élaboration se fait en deux temps. Une première vinification classique produit un vin blanc (ou rosé) « tranquille ». Ce vin est soumis à une deuxième fermentation, en bouteille, par l'adjonction d'une liqueur spécifique comprenant des levures et des sucres : cette fermentation produit du gaz carbonique qui donne l'effervescence. Ces

vins obtenus par méthode traditionnelle ne doivent pas être confondus avec des vins mousseux bas de gamme, qui ont été simplement additionnés de gaz carbonique.

La classification des vins

La classification des vins a changé en 2009. Une réforme européenne pilotée par l'Inao (Institut national de l'origine et de la qualité) devrait en théorie permettre aux vins qui bénéficient d'une AOC (appellation d'origine contrôlée) de retrouver progressivement une haute qualité gustative, mettant en valeur la notion de terroir et la qualité de la vinification. Peu à peu, les anciennes dénominations devraient laisser la place à deux grandes catégories de vins :

– les vins sans indication géographique, qui correspondent aux vins de table ;

– les vins de territoire, qui se subdivisent en vins avec indication géographique protégée (IGP) et, pour le haut de gamme, en vins avec appellation d'origine protégée (AOP). C'est dans ce groupe que l'on devrait retrouver les vins de pays (qui devraient bénéficier de l'appellation IGP), les vins AOC ainsi que les VDQS (vins délimités de qualité supérieure), qui représentent une part minime de la production viticole (2 %).

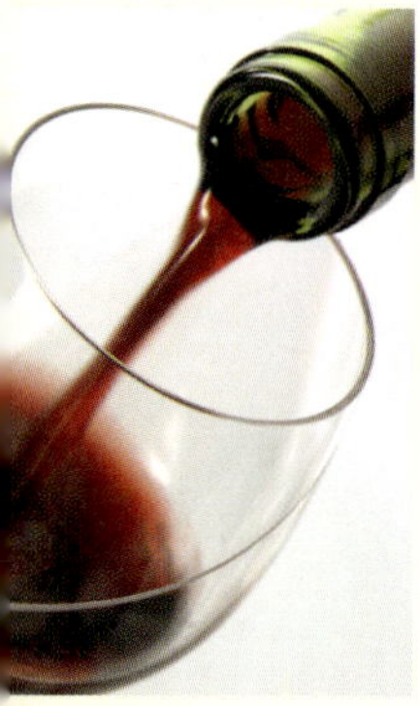

Caractéristiques nutritionnelles

• **De l'alcool et des calories.** Outre l'eau, qui est bien sûr son composant principal, le vin renferme surtout de l'alcool : en général 80 à 100 g par litre pour du vin titrant 10 à 12,5 degrés alcooliques, soit 8 à 10 g d'alcool pur dans un verre de 10 cl.

L'alcool est la principale source d'énergie du vin, qui fournit 600 à 700 kcal par litre, soit 60 à 70 kcal pour un verre. Les glucides (sucres) du raisin disparaissent presque totalement lors de la fermentation, sauf dans les vins doux, où ils peuvent atteindre 50 à 100 g par litre.

• **Des polyphénols bénéfiques.** Le vin apporte les pigments anthocyaniques, les tanins et le resvératrol du raisin. Ces composants du groupe des polyphénols donnent au vin sa coloration, ainsi que du « corps » et une certaine âpreté. Ils sont beaucoup plus abondants dans le vin rouge (2,5 à 4 g par litre) que dans le vin blanc (moins de 1 g), et on considère qu'ils sont à l'origine des effets bénéfiques du vin sur le système cardiovasculaire. Présent dans la peau des raisins de couleur foncée, le resvératrol possède une puissante action antioxydante : il protégerait notamment les vaisseaux sanguins de l'inflammation et de l'action des radicaux libres. Les vins bio en renferment théoriquement plus, puisque cet antioxydant est partiellement détruit par les pesticides.

À noter : on relève aussi dans le vin, à l'état de traces, la présence de nombreuses autres substances provenant du raisin, telles qu'acides organiques, minéraux (potassium surtout) et oligoéléments, substances azotées, etc.

• **Intolérances et maux de tête.** Deux substances pourraient être à l'origine des maux de tête et des réactions d'intolérance (proches de l'allergie) qui surviennent chez certaines personnes après l'ingestion de vin, même en petite quantité : les sulfites ou l'anhydride sulfureux qui sont ajoutés pour stopper la fermentation et assurer la stabilité microbiologique du vin ; et les amines biogènes (de type histamine et éthylamine) qui se forment lors de la fermentation du raisin. Les premiers sont davantage présents dans les vins blancs et les vins doux. La concentration en amines biogènes n'est quant à elle pas liée à la couleur du vin, mais peut varier selon le cépage (la syrah en produit plus) et le mode de vinification, ce qui expliquerait l'intolérance à certains crus. L'alcool, enfin, pourrait potentialiser l'action de ces substances chez les personnes prédisposées.

À savoir : la présence de sulfites ou d'anhydride sulfureux (additif E220) doit obligatoirement être signalée sur l'étiquetage lorsque le taux est supérieur à 10 mg par litre (ou par kilo), un taux pratiquement toujours atteint dans le vin.

Composition pour 100 ml de quelques vins

	Calories (kcal)	Alcool (g)	Glucides (g)
Vin rouge			
10 degrés d'alcool	58	8	0,2
11 degrés d'alcool	63	8,8	0,2
12 degrés d'alcool	68	9,6	0,2
12,5 degrés d'alcool	70	10	0,2
Vin rosé			
11 degrés d'alcool	68	8,8	1,4
Vin blanc			
11 degrés d'alcool	64	8,8	0,5
Champagne			
12 degrés d'alcool	75	9,6	1,4
Vin blanc doux			
15,5 degrés d'alcool	132	12,9	10,3

Repère *1 verre de vin ou 1 coupe de champagne = 100 ml.*

• **Les méfaits de l'alcool.** L'excès régulier de vin peut conduire à une dépendance qui définit l'alcoolisme et à toutes ses complications physiques (cirrhose, pancréatite...) et sociales. Selon le Fonds mondial de recherche contre le cancer (FMRC), l'alcool même à dose modérée augmente le risque de cancers digestifs. Enfin, en tant que boisson calorique, le vin contribue au surpoids.

Les recommandations

Les études montrent que, consommé au cours du repas et en quantité modérée, le vin rouge a une action protectrice pour le système cardiovasculaire. Cet effet s'observe chez des personnes en bonne santé et ayant une alimentation équilibrée.

• **Une consommation modérée.** La quantité de vin à ne pas dépasser par jour est de deux à trois verres chez l'homme et de un à deux verres chez la femme. Ce sont des doses maximales, et non des quantités à atteindre !

• **Pas de vin.** Le vin, comme tous les alcools, est à proscrire chez les enfants et les jeunes adolescents, ainsi que chez les femmes enceintes.

Il est contre-indiqué lors de certains traitements médicamenteux (tranquillisants, antihistaminiques et trinitrine notamment) et doit être éliminé chez les anciens alcooliques sevrés.

VOIR Alcool, p. 30 ; Alcoolisme, p. 289

Vinaigre

- Composant non calorique de la vinaigrette.
- Stimule et facilite la digestion.
- ▲ Son acidité peut être mal tolérée.

Le vinaigre est obtenu par fermentation naturelle de vin, mais aussi d'autres boissons alcoolisées (bière, alcool de riz...), de miel ou de fruits. Son apport calorique est négligeable, tout comme sa teneur en vitamines et en minéraux.

En revanche, son acidité lui confère des vertus désinfectantes. À forte dose, il peut être irritant pour la muqueuse digestive.

La fabrication du vinaigre

Le vin, ou l'alcool issu d'autres composants, est ensemencé par des bactéries spécifiques de souche *Acetobacter*. Ces bactéries capables de transformer l'alcool en acide acétique sont naturellement présentes dans l'air : la fabrication domestique du vinaigre existe ainsi depuis plusieurs milliers d'années, mais elle est advenue tout à fait par hasard.

Le vinaigre peut être vieilli en fût, comme c'est le cas pour le vinaigre balsamique, ce qui lui donne une couleur et une saveur spécifiques. Il peut également être aromatisé de fruits (noix, framboises, agrumes...) ou, au contraire, rester neutre comme le vinaigre d'alcool blanc.

Le vinaigre industriel est pasteurisé pour une conservation optimale.

Caractéristiques nutritionnelles

• **Un apport calorique négligeable.** Une cuillerée à soupe de vinaigre représente environ 3 kcal. Le vinaigre est donc utile en cuisine pour donner du goût et relever les crudités et les viandes (marinades) sans apport calorique.

• **Une forte concentration d'acides organiques.** Le vinaigre contient de l'acide acétique et d'autres acides en faible quantité. Les acides organiques stimulent la digestion et sont bactériostatiques (ils stoppent la multiplication des bactéries).

Mais, à trop forte dose ou chez les personnes qui souffrent d'ulcère, de gastrite ou de reflux gastroœsophagien, ils irritent la muqueuse de l'estomac.

Les vinaigres de vin bien colorés (xérès, balsamique...) renferment un peu de polyphénols (antioxydants présents dans le raisin).

Les degrés du vinaigre

Le vinaigre ne contient pas d'alcool, puisque ce dernier a été entièrement transformé en acide acétique. Les degrés qui apparaissent sur l'étiquette (6 degrés, le taux légal) se rapportent à la concentration d'acides organiques.

Composition pour 100 g de vinaigre

Calories	21,9 kcal	Lipides	0,2 g
Protéines	0,3 g	Acides organiques	5,9 g
Glucides	0,3 g		

***Repère** 1 cuil. à soupe de vinaigre = 15 g.*

CIQUAL 2008

En pratique

Choisissez un vinaigre de qualité au goût peu acide et bien parfumé. Si vous aimez varier les saveurs ou si vous consommez peu de vinaigre, achetez des petits flacons (50 cl). Le vinaigre est un produit stable (il est pasteurisé), mais il perd un peu de son parfum après ouverture.

Vinaigrette

voir Sauces, p. 241

Vitamines

Les vitamines sont des substances indispensables au bon fonctionnement de l'organisme. Les quantités nécessaires sont infimes, mais elles doivent obligatoirement être fournies par l'alimentation car le corps ne les fabrique pas, ou en quantité insuffisante.

Les vitamines agissent comme des catalyseurs en permettant l'action des enzymes qui régissent le métabolisme : digestion des nutriments, synthèse de substances variées, production d'énergie. Chaque vitamine possède un rôle spécifique. Les déficits vitaminiques peuvent être à l'origine de troubles, et certains excès ont des effets toxiques. Les chercheurs ont défini trois niveaux d'apport pour chaque vitamine :
– la dose minimale, au-dessous de laquelle des signes de carence apparaissent ;
– la dose optimale (ANC, apport nutritionnel conseillé), qui permet de supporter sans inconvénient les inévitables variations quotidiennes des apports. Cette dose varie selon l'âge, le poids et parfois un état transitoire comme la grossesse. L'effet protecteur ou thérapeutique de doses supérieures à ces ANC (par le biais de compléments) est contesté ;
– la dose toxique, à partir de laquelle des effets indésirables peuvent survenir.

Les vitamines hydrosolubles

Elles sont solubles dans l'eau et présentes dans la partie aqueuse des aliments. Les excès sont éliminés dans les urines. Ces vitamines ne sont pas ou sont peu stockées dans l'organisme, et les apports alimentaires quotidiens doivent donc être suffisants.
À noter : les sources alimentaires présentées ici pour chaque vitamine ne prennent en compte que les teneurs naturelles ; les aliments enrichis ne sont pas mentionnés.

La vitamine B1

Elle est essentielle à l'activité de nombreuses enzymes qui métabolisent les glucides (les transforment en énergie). Elle participe à la transmission de l'influx nerveux car elle est nécessaire à la formation d'un neurotransmetteur, l'acétylcholine. Elle permet aussi le métabolisme de l'alcool, d'où une augmentation des besoins en cas d'alcoolisme.
Les besoins quotidiens sont de 1,3 mg chez l'homme et de 1,1 mg chez la femme (1,8 mg pendant la grossesse et en cas d'allaitement).

Les sources alimentaires

La source la plus courante de vitamine B1 (ou thiamine) est la viande de porc avec 0,5 à 1 mg pour 100 g. Les fruits oléagineux (noix, pistache, noisette...), les légumineuses (haricots en grains, soja...), le riz et le pain complets en sont également bien pourvus.

La vitamine B2

Elle participe à diverses réactions du métabolisme permettant de produire de l'énergie. Elle contribue au bon état des yeux et de la peau.
Les besoins quotidiens sont de 1,6 mg chez l'homme et de 1,5 mg chez la femme (1,6 à 1,8 mg pendant la grossesse et en cas d'allaitement). Ils sont augmentés en cas d'alcoolisme.

Les sources alimentaires

Le foie (3 mg pour 100 g), le lait et le fromage (0,5 à 1 mg) sont particulièrement riches en vitamine B2 (ou riboflavine). Les œufs, les champignons, l'amande sont également de bonnes sources.

La vitamine B3

Elle est en partie synthétisée par le foie et les bactéries intestinales à partir d'un acide aminé, le tryptophane. Elle participe au métabolisme des glucides, des lipides et des protéines, et permet donc la transformation des nutriments en énergie. Elle joue aussi un rôle dans le fonctionnement du système nerveux.
Les besoins quotidiens sont de 13 à 14 mg chez l'homme et de 11 mg chez la femme (16 mg pendant la grossesse et en cas d'allaitement).

Les sources alimentaires

Les principales sources quotidiennes de vitamine B3 (également appelée niacine ou vitamine PP) sont les produits d'origine animale : foie (15 à 30 mg pour 100 g), volaille, viande et poisson (5 à 15 mg). On en trouve aussi dans le pain complet (2,5 mg), les champignons (2 mg), les fruits oléagineux (1 à 2 mg pour l'amande ou la noisette) et la pomme de terre (1,5 mg). Les aliments riches en tryptophane (œufs, produits laitiers) sont des sources indirectes (60 mg de tryptophane = 1 mg de vitamine B3).

La vitamine B5

C'est l'un des constituants de la coenzyme A, l'une des substances les plus présentes à de nombreux stades du métabolisme, aussi bien pour la libération d'énergie que pour la synthèse des acides gras, de diverses hormones ou du cholestérol. Elle favorise aussi le renouvellement de la peau, d'où son emploi fréquent en cosmétique (sans preuve d'efficacité).
Les besoins quotidiens sont de 7 mg chez l'homme et chez la femme.

Les sources alimentaires

La vitamine B5 est présente dans un grand nombre d'aliments : un régime normal permet de couvrir facilement les besoins. Les aliments les plus riches sont les abats, les œufs, les champignons, les légumineuses.

La vitamine B6

Elle active plus de 60 enzymes dans le corps : ses fonctions sont multiples, aussi bien dans le métabolisme des protéines que dans le fonctionnement des systèmes nerveux et immunitaire.
Les besoins quotidiens sont de 1,8 mg chez l'homme et 1,5 mg chez la femme (2 mg pendant la grossesse et en cas d'allaitement).
Ils sont augmentés en cas d'alcoolisme ou d'excès de protéines, ainsi que sous l'effet de certains médicaments (contraception orale, antituberculeux...).

Les sources alimentaires

Le foie, le jambon et le poisson offrent les teneurs les plus intéressantes. Les légumineuses, la viande, la volaille et le pain complet sont également de bonnes sources.

La vitamine B8

Elle est nécessaire au fonctionnement des enzymes indispensables au métabolisme des glucides et des acides aminés. Elle intervient dans la synthèse des acides gras.
Les besoins quotidiens sont de 50 µg chez l'homme et chez la femme (55 µg pendant la grossesse et en cas d'allaitement).

Les sources alimentaires

Les aliments les plus riches (plus de 40 µg pour 100 g) sont les abats (rognons, foie), l'arachide, les fruits oléagineux et le jaune d'œuf.

La vitamine B9

Elle est essentielle à la synthèse des acides nucléiques (ADN et ARN) et au renouvellement de toutes les cellules. Elle joue un rôle important dans la formation du tissu nerveux chez le fœtus, d'où le risque de malformation en cas de carence chez la femme enceinte. Les femmes qui souhaitent avoir un enfant doivent veiller à consommer suffisamment d'aliments riches en vitamine B9 (ou acide folique), et une supplémentation est souvent prescrite dès le début de la grossesse.
Les besoins quotidiens sont de 330 µg chez l'homme et de 300 µg chez la femme (400 à 600 µg pendant la grossesse et en cas d'allaitement).

Les sources alimentaires

Le foie (plus de 150 µg pour 100 g) et ses dérivés (pâtés) en renferment une bonne quantité. Les salades et légumes à feuilles vertes (épinards, cresson, mâche, pissenlit, endive, chicorée, laitue...), le chou (chou blanc, choux de Bruxelles, chou-fleur...), le poireau, l'asperge, l'artichaut, la châtaigne, les légumineuses (haricots en grains, lentilles, soja, arachide...) et le jaune d'œuf sont tous de bonnes sources de vitamine B9 (plus de 50 µg pour 100 g).

La vitamine B12

Elle intervient dans la fabrication des globules rouges, la formation de l'ADN et de l'ARN des cellules, ainsi que dans le fonctionnement du système nerveux. Elle ne peut être absorbée que si l'estomac sécrète une protéine appelée facteur intrinsèque. Elle peut être stockée dans le foie et le tissu nerveux.
Les besoins quotidiens sont de 2,4 µg à partir de l'âge de 10 ans (2,6 à 2,8 µg pendant la grossesse et en cas d'allaitement).

Les sources alimentaires

Elles sont exclusivement animales, d'où de possibles carences chez les végétariens. Les aliments les mieux pourvus (plus de 15 µg pour 100 g) sont les abats (foie, rognons) et les fruits de mer. Le poisson, la viande, les œufs, le fromage et les laitages apportent également une quantité intéressante de vitamine B12.

Levure et germe de blé : concentrés de vitamines B

La levure (obtenue à partir de malt fermenté) et le germe de blé (partie du grain qui renferme l'embryon de la future plante) sont particulièrement riches en vitamines du groupe B. On les trouve sous forme de compléments alimentaires, mais aussi de poudre ou de paillettes à saupoudrer sur les préparations (salades, pâtes, riz, potages, sauces, laitages...). Une cuillerée à soupe de levure permet de couvrir les besoins quotidiens en vitamines B1 et B9, par exemple.

La vitamine C

Elle intervient dans de nombreuses synthèses : collagène du tissu conjonctif, hormones surrénales, neuromédiateurs... Elle favorise l'absorption intestinale du fer, stimule les défenses immunitaires et améliore l'élimination de substances toxiques (plomb, cadmium, nitrates). Elle a aussi de puissantes propriétés antioxydantes permettant de contrer les effets néfastes des radicaux libres.
Les besoins quotidiens sont de 110 mg chez l'adulte (120 mg pendant la grossesse, 130 mg en cas d'allaitement et 120 mg chez la personne âgée).

Les sources alimentaires

Cette vitamine est principalement présente dans les végétaux. Consommer 400 à 500 g de fruits et légumes frais chaque jour permet de couvrir les besoins quotidiens. Parmi les aliments les mieux pourvus (plus de 100 mg pour 100 g), on peut citer le persil, le cassis, le poivron et le radis noir. Viennent ensuite (50 à 100 mg) le kiwi, l'orange, le citron, la fraise, le litchi pour les fruits, le chou et le brocoli pour les légumes.

Les vitamines liposolubles

Ces vitamines solubles dans les graisses ne sont pas éliminées par les urines, et elles peuvent être stockées dans le corps.

La vitamine A

Elle agit sur la vision crépusculaire, la formation de la peau et des muqueuses, la croissance osseuse et dentaire, la régulation hormonale.
La vitamine A (rétinol) proprement dite provient des graisses d'origine animale. Les provitamines A (bêtacarotène essentiellement) sont des substances issues de végétaux qui se transforment en vitamine A dans l'organisme (6 µg de bêtacarotène équivalent à 1 µg de rétinol). Les besoins quotidiens sont de 800 µg chez l'homme et de 600 µg chez la femme (700 à 950 µg pendant la grossesse et en cas d'allaitement).
Au moins 60 % des besoins doivent être fournis sous forme de bêtacarotène. Les surdosages sont rapidement toxiques : la limite de sécurité est de 1 400 µg par jour.

Les sources de rétinol

Le foie, qui stocke le rétinol, est l'aliment le plus concentré, avec 10 000 à 20 000 µg pour 100 g, ce qui excède largement les besoins.
Il est donc recommandé de ne pas consommer de foie plus d'une fois par semaine et de s'abstenir d'en manger pendant la grossesse. Le pâté de foie, le foie gras et certains poissons gras en renferment plus de 900 µg. Les autres sources sont le beurre, la crème, le jaune d'œuf et le fromage.

Les sources de provitamine A

De nombreux fruits et légumes de couleur rouge-orange ou verte renferment du bêtacarotène (carotte, abricot, mangue, melon, potiron, salades , épinards, poivron rouge...).

La vitamine D

Elle joue un rôle essentiel dans le métabolisme du calcium et du phosphore. Elle permet l'absorption intestinale du calcium, sa fixation sur les os et son élimination rénale.
La majeure partie de la vitamine D (vitamine D3) est fabriquée par la peau sous l'action des rayons ultraviolets du soleil, et stockée dans le foie, les muscles et le tissu adipeux. Le reste est apporté par l'alimentation : la vitamine D2 par certains végétaux (céréales, champignons) et la vitamine D3, la plus efficace, par des aliments d'origine animale.
Les besoins sont variables, car ils dépendent du degré d'exposition de la peau au soleil : de 5 µg par jour à 10 voire 15 µg si l'exposition est insuffisante.

Les sources alimentaires

La vitamine D alimentaire est concentrée sur un petit nombre d'aliments : poissons gras (10 à 25 µg pour 100 g), jaune d'œuf, foie, beurre, fromage, laitages non écrémés (et laits enrichis en vitamine D). Leur consommation régulière entretient le stock de vitamine D, mais s'avère insuffisante en l'absence d'exposition au soleil. Un apport médicamenteux est nécessaire chez le nourrisson et souvent utile chez la personne âgée, en association avec du calcium.

La vitamine E

La vitamine E regroupe un ensemble de substances appelées tocophérols. Elle intervient dans l'immunité et la fertilité, et agit comme un antioxydant protégeant les cellules contre les radicaux libres. Elle aurait un rôle protecteur contre la formation de plaques artérielles d'athérome et possède une action anticoagulante. Elle est stockée dans le foie et les tissus adipeux.
Les besoins quotidiens sont de 12 mg chez l'adulte.

Les sources alimentaires

L'huile de tournesol (50 à 80 mg pour 100 g) est la première source de vitamine E. Les autres huiles et la margarine en renferment 5 à 40 mg. Les fruits oléagineux (noisette, amande) et, dans une moindre mesure, le beurre, les œufs et les poissons gras en apportent également.

La vitamine K

Elle est nécessaire à l'élaboration de plusieurs facteurs de coagulation du sang. Dans le corps, elle est fabriquée par les bactéries intestinales et stockée dans le foie.
Les besoins quotidiens sont estimés à 45 µg chez l'adulte, mais varient en fonction de l'importance de la synthèse intestinale.

Les sources alimentaires

Le foie, le chou, le brocoli, le chou-fleur et les épinards sont très riches en vitamine K. Leur consommation doit être limitée en cas de traitement par anticoagulants oraux, car ils neutralisent l'action de ces médicaments.
La plupart des légumes verts renferment de la vitamine K.

VOIR Carences en vitamines, p. 307

Volaille

- Des protéines de qualité.
- Des lipides insaturés, plus recommandés que les lipides saturés.
- Du fer et des vitamines B.
- ▲ Une qualité gustative très variable.

La volaille est une viande très populaire : elle a un goût agréable (ou neutre) et s'apprête de multiples façons, son prix est en général plus abordable que celui de la viande classique et elle présente beaucoup d'atouts nutritionnels.
Très digeste, elle offre des protéines complètes tout en étant pauvre en graisses saturées, qu'il est souhaitable de limiter.

Les principales volailles

• **Le poulet, la poule, le coq...** Facile et peu coûteux à élever, le poulet est la viande la plus consommée au monde. Riche en protéines (autant que la viande de boucherie), c'est un aliment maigre si l'on sait se passer de la peau : le pourcentage de lipides est de 2 à 4 % pour la chair nue, et de 10 à 12 % pour un poulet avec sa peau.
– Le poulet est une femelle ou un mâle âgés de 6 à 12 semaines.
– Le coq est un poulet mâle d'au moins 12 semaines. Sa chair maigre étant un peu sèche, il est conseillé de le faire mijoter. Marinée au vin et relevée d'aromates, c'est une viande riche en protéines et pauvre en lipides, donc légère en calories.
– Le coquelet est un mâle de moins de 6 semaines. Sa chair, très tendre, se consomme simplement rôtie au four.
– La poule, âgée d'au moins 12 semaines, est plus grasse que les autres volailles. Elle n'est utilisée qu'en cuisson à l'eau, accompagnée de légumes. Économique, elle permet de réaliser de bons plats familiaux (comme la poule au riz) et d'excellents bouillons, qu'il est utile de dégraisser avant consommation.
– Le chapon est un jeune coq castré et engraissé. Sa chair très fine est plus grasse que celle du poulet. En général réservé aux fêtes, le chapon se prépare farci et cuit au four. Il suffit de dégraisser le jus de cuisson pour alléger l'apport lipidique.
– La poularde est une jeune poule qui a été engraissée. Elle se cuisine comme le chapon.

• **La dinde.** C'est une viande maigre et très digeste, que l'on consomme entière (la dinde farcie de Noël) ou sous forme de découpes (blancs en escalopes, cuisses...), de rôtis, de « jambon » ou de saucisses. Comme pour le poulet, il existe des dindes fermières, bien meilleures que les dindes industrielles.

• **La pintade.** C'est une volaille savoureuse dont le goût rappelle celui du faisan ou du pigeon. Elle est légèrement plus grasse que le poulet, mais son apport énergétique reste modeste, d'autant qu'on mange rarement la peau.
La pintade se cuisine au four ou en cocotte, et se marie bien avec des fruits frais et secs (pommes, raisins secs...) et du chou.

• **Le canard.** Il contient plus de lipides que le poulet, mais une grande partie de la graisse est située entre la chair et la peau (on peut l'ôter facilement). Il est deux fois plus riche en fer que le poulet. On le consomme entier ou sous forme de découpes : cuisses, filets, magrets (qui sont des filets de mulard, l'espèce de canard utilisée pour la production de foie gras).

• **L'oie.** Bien pourvue en fer et en vitamines du groupe B, elle est relativement grasse (17 % de lipides, peau comprise) et renferme une proportion significative de graisses saturées (plus de 40 % du total lipidique).

Composition pour 100 g de volaille cuite

	Calories (kcal)	Protéines (g)	Lipides (g)	Vitamine B12 (µg)	Fer (mg)	Zinc (mg)
Poulet rôti (viande et peau)	195	24,5	10,8	0,3	1,3	1,4
Dinde rôtie	144	29,4	2,9	1,2	1,3	3
Caille rôtie (viande et peau)	227	25,1	14,1	nd	nd	nd
Canard rôti	190	25	10	1,2	2,7	2,6
Poule bouillie	229	30,4	11,9	0,2	1,4	2
Pigeon rôti	175	37	3	–	20	–
Oie (avec la peau)	274	29	17,5	1,2	3,7	3,1

Repère *1 portion = 100 à 120 g.*

CIQUAL 2008

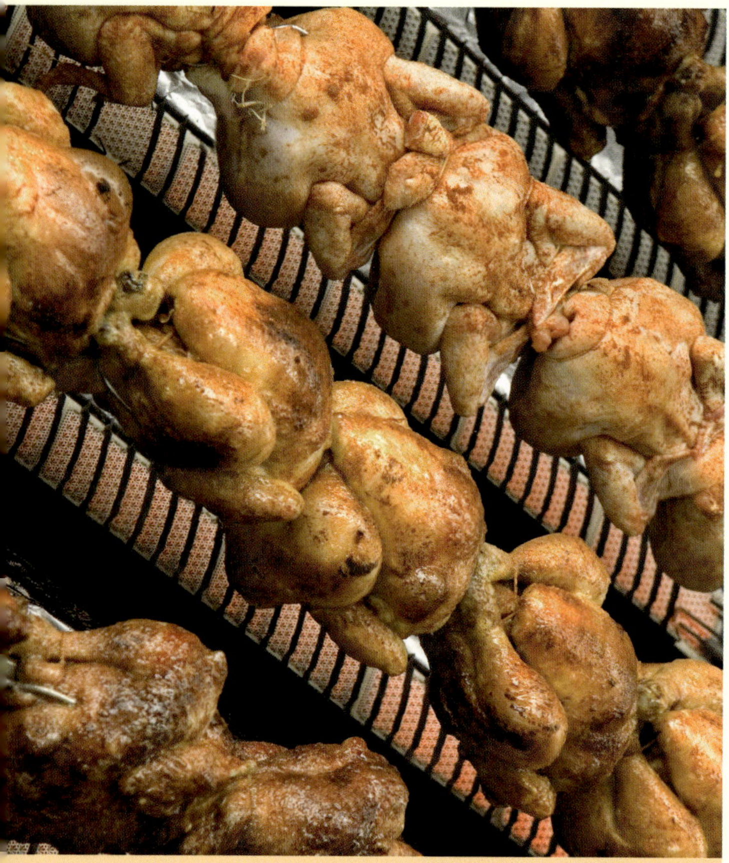

Le poulet est souvent proposé déjà rôti chez les bouchers ou les volaillers.

• **La caille et le pigeon.** Ce sont des petites volailles (150 à 200 g pour la caille, 300 à 500 g pour le pigeon) désormais produites en élevage. Leur chair est savoureuse et présente des qualités nutritionnelles comparables à celles des volailles en général. À noter : le pigeon offre une excellente teneur en fer.

Caractéristiques nutritionnelles

• **Des protéines de qualité.** La volaille est riche en protéines complètes, offrant en bonne proportion tous les acides aminés essentiels. Le muscle est très digeste, car ses fibres courtes contiennent peu de tissu conjonctif.

Une portion de volaille (120 g) représente environ 30 g de protéines, soit 35 à 50 % des besoins quotidiens.

• **Un apport calorique modéré.** La volaille est relativement pauvre en lipides, ce qui explique sa valeur calorique modérée : de 140 à 230 kcal pour 100 g (sauf pour l'oie, qui est au-dessus, mais sa consommation est marginale). Les morceaux les plus maigres sont le blanc (ou escalope), alors que les cuisses contiennent davantage de lipides et sont donc plus caloriques.

• **Des lipides de qualité**. La majorité des matières grasses (65 à 70 %) des volailles sont insaturées (mono-insaturées surtout). Ce type de lipides est considéré comme neutre ou bénéfique pour la santé cardio-vasculaire.

• **Du fer et des vitamines.** Plus la chair de la volaille est rouge, plus elle est riche en fer. Le canard, la pintade, le pigeon et les parties roses du poulet et de la dinde contribuent donc à couvrir nos besoins. La volaille fournit également d'autres oligoéléments (du zinc, du cuivre, du sélénium...) et c'est une source intéressante de vitamines du groupe B (B1 et B12, notamment).

En pratique

• **Bien acheter.** Pour profiter pleinement de leur saveur, préférez les volailles Label rouge, AOC (volailles de Bresse) ou bio.

Vérifiez l'aspect de la peau, qui ne doit pas être sèche, marbrée ni meurtrie. L'odeur doit être agréable, et la texture ferme.

• **Bien consommer.** Pour vérifier qu'une volaille est bien cuite, piquez-la au cœur : le jus qui perle doit être très clair, sans traces de sang (mais légèrement rosé pour le canard ou la pintade).

• **Bien conserver.** La volaille est une viande fragile, susceptible d'être contaminée par des bactéries (salmonelles, notamment), d'où l'importance de la cuisson à cœur.

Lorsque vous faites vos courses, achetez la volaille en dernier et mettez-la au besoin dans un sac isotherme. Respectez la DLC (date limite de consommation) inscrite sur les produits préemballés. Faites cuire les autres dans les 2 jours.

VOIR Canard, p. 62 ; Dinde, p. 100 ; Poulet, p. 222

Les abats des volailles

Le foie et le gésier sont des morceaux maigres et peu caloriques (150 à 170 kcal environ pour 100 g). Ils sont particulièrement bien pourvus en fer (trois fois plus que le bœuf). Mais attention, le foie est riche en cholestérol et se distingue par une très grande concentration en vitamine A : 12 000 µg pour 100 g, ce qui, même rapporté à une portion réduite, dépasse largement la limite de sécurité admise (1 400 µg par jour). À consommer occasionnellement par conséquent.

Yaourt et laits fermentés

- Des desserts simples et sains.
- Une source de calcium.
- Apportent un peu de vitamine D (hors allégés).
- Très digestes grâce à la présence des ferments lactiques.
- ▲ Certains sont relativement sucrés et/ou gras.

Bien représentés dans les linéaires réfrigérés, à côté des crèmes et autres desserts lactés, des fromages blancs et des petits-suisses, les yaourts et laits fermentés sont par excellence des desserts et collations du quotidien. Comme souvent, les plus simples – les yaourts nature – constituent le meilleur choix.

Yaourts et laits fermentés : quelle différence ?

Pour fabriquer les yaourts et les laits fermentés, on ajoute au lait des souches bactériennes sélectionnées. En se développant dans le lait, ces bactéries produisent de l'acide lactique à partir du lactose. Cette acidité fait coaguler les protéines, ce qui épaissit le lait. Les yaourts et laits fermentés brassés ou à boire sont battus après la phase de coagulation afin d'être plus fluides.

La différence entre yaourts et laits fermentés réside dans le choix des bactéries. Les yaourts sont tous obtenus à partir de lait fermenté par deux souches bactériennes spécifiques : *Lactobacillus bulgaricus* et *Streptococcus thermophilus*. Les laits fermentés sont élaborés avec d'autres ferments : *Lactobacillus casei* et *Bifidobacterium animalis* principalement.

Caractéristiques nutritionnelles

• **Une bonne source de calcium.** La plupart des yaourts (125 g) apportent 150 à 180 mg de calcium (120 à 140 mg pour 100 g), soit 15 à 20 % des besoins moyens journaliers. Leur acidité naturelle et la présence de protéines et de vitamine D (dans les produits non allégés) favorisent l'assimilation de ce minéral.
Les yaourts au lait de brebis sont plus riches (250 mg pour 125 g), mais certaines fioles de lait fermenté à base de lait et d'eau sont moins bien pourvues (100 à 120 mg pour 125 g).
Si l'étiquetage le précise, vérifiez que l'apport est d'au moins 120 mg de calcium pour 100 g (ou 150 mg dans un pot de 125 g).

• **Des protéines de qualité.** Les protéines du lait, de bonne valeur biologique, répondent parfaitement à nos besoins. Un yaourt en contient 4 à 5 g. Ces protéines, partiellement digérées par les ferments lactiques, ont une biodisponibilité élevée (elles sont bien assimilées).

• **Un apport calorique variable.** Il dépend de la teneur en matières grasses et en sucre (produits

Composition pour 100 g de quelques yaourts, laits fermentés et spécialités laitières

	Calories (kcal)	Protéines (g)	Glucides (g)	Lipides (g)	Calcium (mg)
Yaourt nature au lait partiellement écrémé	47	3,9	4,8	1	143
Yaourt au lait partiellement écrémé aromatisé et sucré	81,8	3,4	13,5	1,3	115
Yaourt au lait entier nature	70,4	3,8	5	3,6	126
Yaourt au lait entier nature déjà sucré	92,3	3,4	13,1	3,1	119
Yaourt au lait entier aux fruits et sucré	104	3,7	15	2,9	106
Yaourt à boire au lait demi-écrémé aromatisé et sucré	84,8	3,1	14,2	1,4	114
Spécialité laitière type yaourt aux fruits à 0 % MG, édulcoré	44,4	4,3	6	0,1	128
Spécialité laitière type yaourt à 0 % MG	42	4,4	5,1	0,1	143
Lait fermenté consistance yaourt au bifidus, nature	66,5	3,9	5	3,1	137
Lait fermenté à boire au *L. casei*	78,5	2,7	14,2	1,2	97,3
Lait fermenté à boire au bifidus arôme fruits	64,6	3	12,8	0,2	83

Repère *1 pot de yaourt standard = 125 g.*

CIQUAL 2008

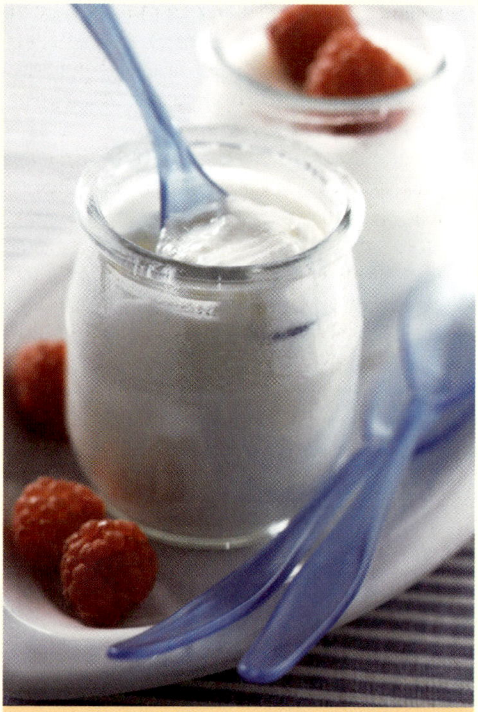
Le plus simple est le plus sain : préférez les yaourts nature que vous aromatisez vous-même.

aromatisés ou aux fruits). Les écarts sont assez importants : de 50 à 150 kcal pour un pot de 125 g. Cependant, pour les produits nature les plus courants, l'apport pour 125 g est le suivant :

– environ 50 kcal dans un produit à 0 % de matières grasses (« spécialité laitière ») ;

– environ 60 kcal dans un yaourt au lait partiellement écrémé ;

– environ 90 kcal dans un yaourt au lait entier.

• **La teneur en matières grasses.** Elle est de 1,4 % environ pour les yaourts à base de lait partiellement écrémé et de 3,6 % environ pour les yaourts au lait entier. Les yaourts au lait de brebis et les yaourts enrichis de crème sont plus gras que les autres : autour de 5 % de lipides pour les premiers et 9 % pour les deuxièmes.

• **La teneur en sucres.** Elle intègre le lactose (sucre du lait), qui représente environ 5 g pour 125 g, et le sucre ajouté dans les yaourts et laits fermentés aux fruits, aromatisés ou déjà sucrés. En moyenne, la quantité de sucre ajouté est de 14 g par pot (125 g), soit presque trois cuillerées à café de sucre. C'est significatif (environ 30 % du total du sucre ajouté que nous devrions consommer par jour) tout en n'étant pas très éloigné de la quantité de sucre que certaines personnes ajoutent chez elles dans leur yaourt nature.

Lisez bien les valeurs nutritionnelles sur l'étiquetage pour écarter les gammes les plus sucrées, en privilégiant les produits à moins de 15 g de sucres totaux (glucides) pour 100 g.

• **Un peu de vitamines.** Les yaourts au lait entier et, dans une moindre mesure, au lait partiellement écrémé fournissent un peu de vitamines A et D, deux vitamines liposolubles (solubles dans les lipides) indispensables à la croissance. La vitamine D favorise aussi l'assimilation et la fixation du calcium.

Les produits écrémés ou allégés en matières grasses en sont dépourvus et présentent donc peu d'intérêt chez l'enfant, dont les besoins en vitamines A et D sont élevés.

Les yaourts renferment aussi un peu de vitamines B hydrosolubles (leur teneur ne baisse pas dans les allégés).

• **Des ferments lactiques vivants.** Les bactéries présentes dans les yaourts et laits fermentés contribuent à équilibrer la flore bactérienne intestinale et à la restaurer en cas de diarrhée ou lors d'un traitement antibiotique (effet probiotique). La richesse en bactéries vivantes décroît avec le temps : il est donc préférable de consommer ces laitages le plus tôt possible, sans attendre la DLC (date limite de consommation).

• **Peu de lactose.** Les ferments lactiques prédigèrent et transforment une partie du lactose du lait. Les yaourts et laits fermentés sont donc souvent bien supportés par les personnes qui souffrent d'une intolérance au lactose (voir p. 343).

Les yaourts à allégation santé ou alicaments

– Les spécialités enrichies aux stérols (ou phytostérols) sont destinées à faire baisser le cholestérol sanguin. Cet effet est réel, mais on ignore encore s'il est effectivement assorti d'une diminution du risque de maladies cardio-vasculaires. Ces produits sont déconseillés aux femmes enceintes ou allaitantes ainsi qu'aux jeunes enfants.

– Les laits fermentés probiotiques mettent en avant les bienfaits de leurs bonnes bactéries sur les défenses immunitaires ou le transit intestinal. Les messages publicitaires donnent une importance excessive à des effets réels, mais assez modestes. De plus, il faut savoir que les yaourts basiques sont déjà dotés de ces propriétés, pour un prix souvent plus modique.

Comment choisir

• **Les yaourts nature.** Ce sont des produits basiques, bon marché, sans additifs, intéressants d'un point de vue nutritionnel : ils fournissent du calcium et des protéines pour un apport calorique modéré, surtout si vous les choisissez au lait partiellement écrémé. Sucrez-les modérément, voire pas du tout. Certains laits fermentés nature sont moins acides que les yaourts classiques, et donc plus faciles à manger sans sucre.

• **Les yaourts aux fruits.** Déjà sucrés ou aromatisés, ils permettent de diversifier les goûts, mais il est important de vérifier la teneur en sucres car certains sont plus proches des crèmes dessert (autour de 20 g de sucres pour 100 g) que des yaourts classiques.

• **Les allégés (à base de lait écrémé).** Ils ont peu d'intérêt, puisque la différence calorique avec un yaourt nature au lait partiellement écrémé est modeste, une dizaine de calories par pot, pour un prix en revanche plus élevé.

Lisez bien l'étiquette : alors qu'un yaourt nature ne contient que du lait et des ferments lactiques, les spécialités allégées nature, aux fruits ou aromatisées (ces laitages n'ont pas le droit à l'appellation « yaourt «) peuvent renfermer des stabilisants, des agents de texture (gélatine, amidon, gomme...), des édulcorants et d'autres additifs destinés à améliorer le goût et à redonner de la consistance et de l'onctuosité. À noter aussi : l'allégement peut porter sur les matières grasses et les sucres ou uniquement sur les matières grasses.

La **santé** et l'alimentation

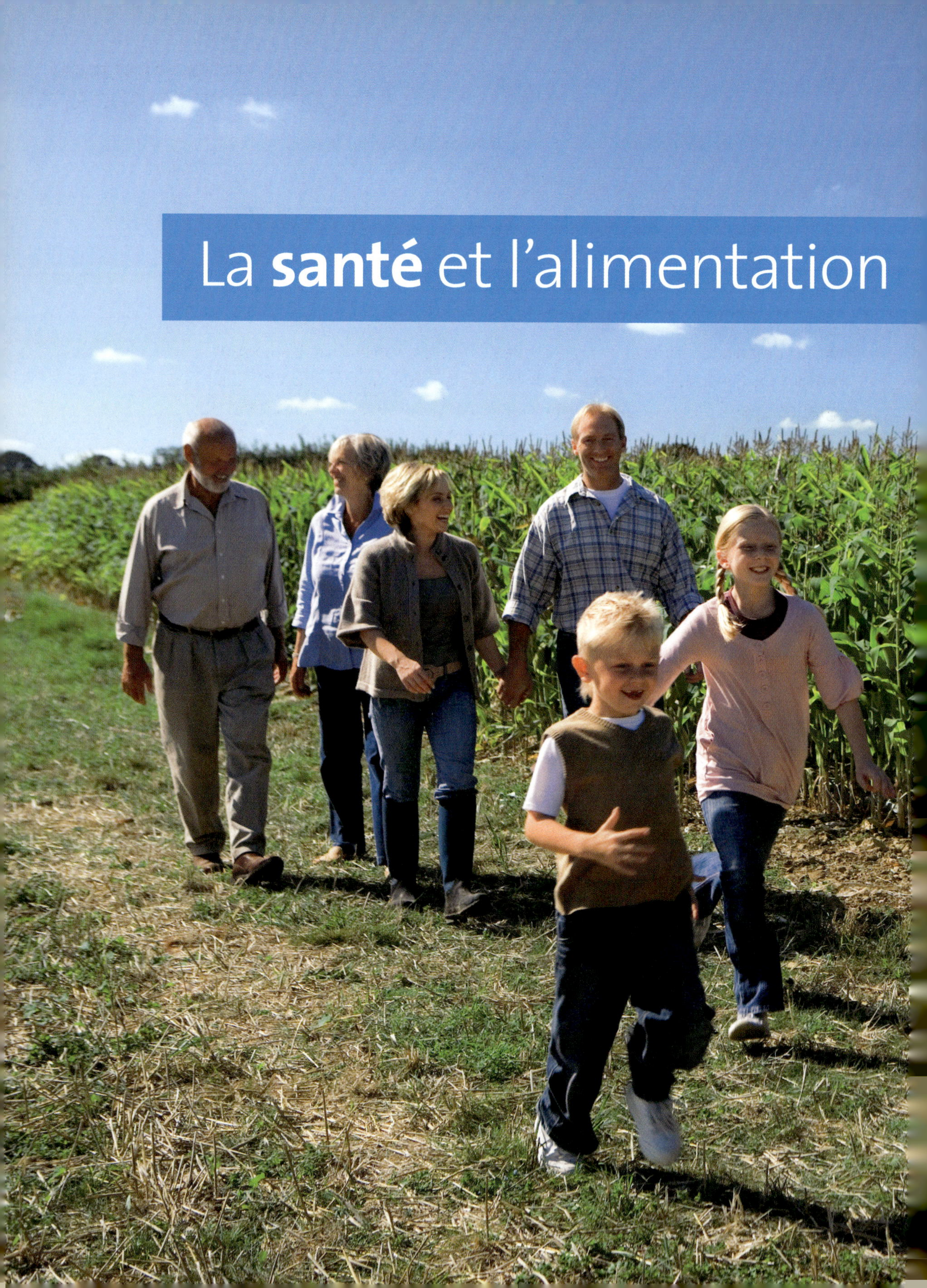

Les liens entre santé et alimentation sont à double sens. Les erreurs alimentaires favorisent directement ou indirectement des maladies et, à l'inverse, la diététique participe grandement à la prévention et au traitement de nombreux troubles.

Après des siècles d'affections liées à des carences nutritionnelles, ce sont aujourd'hui les excès qui posent problème dans les pays développés. Les trois grands fléaux de la suralimentation et des déséquilibres alimentaires sont le surpoids, les maladies cardio-vasculaires et le diabète de type 2, avec toutes les complications souvent graves qu'ils entraînent. Et bien d'autres pathologies de nature différente ont un lien avec notre façon de manger.

Face à cette situation, les réponses se multiplient. Des régimes alimentaires soi-disant miraculeux se succèdent chaque année, à l'instar de modes passagères ; des aliments enrichis, des compléments alimentaires ou des produits allégés envahissent les rayonnages avec la promesse de nous aider à rester en forme ou à perdre du poids à moindre effort. Pourtant, l'expérience montre qu'un bon équilibre alimentaire, associé à une bonne hygiène de vie (activité physique, absence de tabagisme, modération alcoolique, maîtrise du stress...), est la plus efficace des méthodes pour maintenir un poids satisfaisant et entretenir son capital santé le mieux possible.

Loin de toute pression, épuré des vieux mythes, idées reçues ou doctrines éphémères, ce chapitre fait le point des connaissances actuelles sur les relations entre santé et alimentation. Il donne les meilleures recommandations pour se prémunir contre ces maladies à composante alimentaire ou limiter leurs conséquences, et rappelle les grandes règles de l'équilibre à chaque âge ou circonstance de la vie.

Adolescent *(alimentation de l')*

- **Les besoins nutritionnels sont très élevés pendant cette période de forte croissance, mais ils sont parfaitement couverts par une alimentation diversifiée.**
- **Le comportement alimentaire des adolescents est marqué par une déstructuration des repas et par des préférences pour les aliments « faciles », gras et sucrés.**
- **Les deux grands dangers sont le surpoids et l'obsession de la minceur.**
- **Le retour à une alimentation structurée s'observe naturellement à partir de 20 ans.**

L'adolescence est la période où les besoins nutritionnels sont les plus importants. Ils doivent couvrir le doublement de la masse corporelle entre le début et la fin de la puberté, mais aussi les besoins liés à une activité physique intense. Les dérèglements du comportement alimentaire s'observent surtout chez les filles, plus soumises que les garçons à la dictature de la minceur.

Les besoins de l'adolescent

Ils sont très élevés : il est donc normal qu'un adolescent mange beaucoup et « pille » chaque jour le réfrigérateur familial. Les besoins énergétiques quotidiens passent de 2 000 calories avant l'âge de 12 ans à un niveau de 2 600 à 3 000 calories pendant la croissance rapide, voire à 3 500 chez le jeune sportif. À poids égal, les besoins d'une fille sont cependant un peu inférieurs à ceux d'un garçon. Tous les besoins en nutriments, vitamines et minéraux sont largement couverts si la ration est suffisante et variée.

Chez l'adolescent, le déséquilibre principal concerne le sucre : 1 litre de soda en contient déjà deux fois la ration quotidienne maximale.

Les repas idéaux

La ration doit être répartie sur quatre repas pour ne pas saturer la digestion : un petit déjeuner suffisant pour rattraper les 10-12 heures de jeûne nocturne et tenir toute la matinée ; un déjeuner normal et diversifié ; un goûter assez consistant ; un dîner plus léger que le repas de midi.

Il faut parfois ajouter des en-cas (après un entraînement sportif, le soir tard ou simplement dans la journée si l'adolescent a « un creux »), en essayant de varier les aliments : fromages, fruits frais, crudités et pain, plutôt que barres chocolatées et biscuits. L'eau doit rester la boisson de base.

Un comportement complexe

Selon les enquêtes, le modèle familial reste très fort jusqu'à 12-13 ans. Puis l'adolescent fait le grand écart entre l'alimentation familiale et l'alimentation dite « moderne » : repas déstructurés, grignotages, plats industriels et boissons sucrées. Le temps passé à table est perçu comme perdu, il faut manger vite pour passer à autre chose.

Même quand la valeur nutritive des aliments est acquise, la notion de plaisir l'emporte dans les choix quotidiens : les laitages sont meilleurs quand ils sont sucrés, les pommes de terre quand elles sont frites, la viande quand elle est hachée. Le ketchup et la mayonnaise agrémentent presque tous les plats salés, l'aliment doit être rapide à préparer et facile à avaler, il doit donner immédiatement la sensation de satiété recherchée.

La convivialité entre amis se développe. Aller au fast-food, c'est affirmer son autonomie et se retrouver entre jeunes, sans la présence des adultes. Exception notable, le repas du dimanche reste un moment privilégié de lien familial, présage d'un retour futur vers des habitudes plus solidement ancrées que l'adolescent ne veut le montrer. C'est généralement entre 20 et 25 ans que le jeune adulte retrouve une alimentation plus conforme au modèle familial, que ce dernier soit traditionnel... ou déjà déstructuré.

Des problèmes spécifiques

• **La déstructuration des repas.** L'absence de repas structurés, sauf au restaurant scolaire, pose un double problème : celui du niveau des apports caloriques et celui de l'équilibre nutritionnel, difficile à atteindre avec des grignotages. Lutter par la contrainte est généralement voué à l'échec : l'adolescent obligé de passer à table s'agite, provoque et quitte la table sous le premier prétexte.

Pour répondre à son désir d'indépendance tout en lui permettant de s'alimenter correctement, les parents peuvent le laisser se débrouiller seul de temps en temps pour préparer ses simili-repas en dehors des horaires familiaux, tout en ne mettant à sa disposition que des produits frais et sains ou des plats cuisinés à la maison.

• **La prise de poids.** L'obésité est devenue le risque sanitaire majeur chez l'enfant et l'adolescent. Grignotages, abus de produits industriels gras et sucrés, excès de sodas, sédentarité accrue et, surtout, perte des repères éducatifs sont les principales causes de cette épidémie galopante.

• **Premiers régimes, danger !** Près de 40 % des filles ont déjà suivi un régime restrictif avant l'âge de 18 ans, des régimes aussi inutiles qu'aberrants qu'elles trouvent sur Internet, dans la presse ou auprès de copines. Elles compensent leurs menus de famine par de véritables crises boulimiques, souvent nocturnes et dissimulées, qui les exposent au risque de tomber dans un cycle anorexie/boulimie dont il est difficile de sortir. Faute d'informations, elles ignorent que ces premiers régimes peuvent déclencher le phénomène de yoyo, qui, lui, peut mener à une véritable obésité : plus elles vont essayer de maigrir, plus leur corps aura tendance à stocker des réserves pour supporter les périodes de disette imposée.

Le cas échéant, un trouble du comportement alimentaire nécessite une consultation spécialisée, de préférence dans l'une des « maisons de l'adolescence » qui s'ouvrent un peu partout dans les hôpitaux.

• **Les carences.** Une alimentation suffisante et diversifiée couvre tous les besoins de l'adolescent. Des carences en vitamines ou minéraux (fer et calcium) sont possibles dans les cas suivants :

– régime végétarien ou végétalien ;

– régime restrictif pour mincir ou pour des raisons sportives. De nombreuses jeunes sportives (danseuses, patineuses...) présentent ainsi une densité osseuse insuffisante, qui anticipe d'au moins 10 ans la progression naturelle de l'ostéoporose à partir de 25 ans.

Il appartient au médecin traitant ou au médecin du sport de surveiller ces adolescents à risque et d'introduire d'éventuels traitements correcteurs.

VOIR Troubles du comportement alimentaire, p. 376

L'importance des courbes de croissance

Une mesure simple permet de déceler objectivement un problème nutritionnel chez l'adolescent(e) : tracer les courbes de croissance tous les 3 à 6 mois. On observe très vite une éventuelle cassure de la croissance, c'est-à-dire un décalage grandissant entre la courbe du poids et celle de la taille.

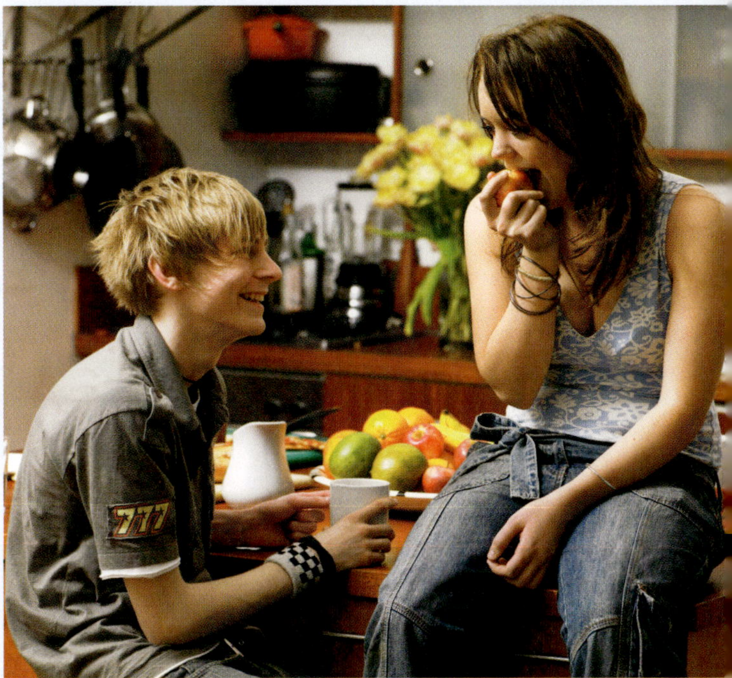

Pour limiter les mauvais grignotages, au moins à la maison, garnissez le réfrigérateur de produits sains faciles à manger (fruits, yaourts, fromage...).

Aérophagie

voir Digestifs (troubles fonctionnels), p. 319

Alcoolisme

- **On distingue deux niveaux d'alcoolisme : la consommation excessive et l'alcoolodépendance.**
- **Outre ses complications multiples, l'alcoolisme prolongé conduit à une dénutrition et à des carences en vitamines.**
- **L'objectif du traitement est l'abstinence complète pour les alcoolodépendants.**

L'alcoolisme consiste en la consommation excessive et régulière de boissons alcoolisées. Selon des estimations, cette maladie concernerait à des degrés divers 5 millions de personnes en France.

Comment savoir ?

Un test simple permet de détecter une dépendance envers l'alcool : un buveur qui peut rester 4 jours consécutifs sans boire un seul verre n'est probablement pas dépendant. Si des troubles du comportement, des tremblements, un besoin irrépressible de boire surviennent avant la fin du test, la dépendance est presque certaine.

Deux profils

• **Le buveur excessif.** Il boit de façon régulière des quantités excessives d'alcool. Cette consommation modifie son comportement social, familial ou professionnel, elle l'expose à des risques d'accident (conduite automobile, travail), mais sans nécessairement générer de lésions organiques liées à l'alcool. Cet abus peut rester stable pendant des années ou conduire à une dépendance.
L'ivresse occasionnelle, que l'on rencontre surtout chez les jeunes, est un mode de consommation différent, qui relève plus de comportements à risque que d'un alcoolisme au sens strict. Mais les dangers sont tout aussi importants : accidents surtout, violence, évolution vers une consommation excessive, voire vers une dépendance.

• **L'alcoolodépendant.** Il n'a plus le contrôle de sa consommation : il a perdu la liberté de ne pas boire. Le désir d'alcool devient obsédant et tout est prétexte à boire, en société d'abord puis seul, en cachant les bouteilles et en mentant à l'entourage. Le sentiment de culpabilité peut être puissant, mais le besoin d'alcool est encore plus fort, et cela dès le matin au lever.

Pourquoi ?

• **L'alcoolisme primaire (70 % des cas).** À forte prédominance masculine, il débute tôt dans la vie et concerne plutôt des personnes impulsives, à la recherche de sensations fortes et dont les relations sociales sont difficiles. Il évolue rapidement vers une forte dépendance. Les principaux facteurs favorisants sont l'hérédité et une prédisposition liée à la biologie du cerveau. Le milieu, alcoolisme parental par exemple, ne fait que renforcer cette susceptibilité, qui persiste par exemple chez des enfants placés dans des familles d'accueil.

• **L'alcoolisme secondaire (30 % des cas).** Il débute plus tardivement, y compris chez des personnes âgées fragilisées par le veuvage, la solitude ou l'ennui. La part des facteurs génétiques est moins influente que celle du milieu. La consommation répond à une anxiété, à un mal-être, à un stress, à une pression sociale forte. L'alcoolisme secondaire évolue moins vite vers l'alcoolodépendance que l'alcoolisme primaire.

Les complications

Elles sont à la fois organiques (stéatose et cirrhose du foie, cancers, pancréatite, polynévrites, encéphalopathies, atteintes du muscle cardiaque, anémie, accident vasculaire, lésions oculaires...), psychiatriques (anxiété, dépression, suicide) et sociales (divorce, perte d'emploi, isolement). À ces complications s'ajoute le risque d'accidents de la route ou du travail, ainsi que toutes les conséquences liées à la violence alcoolique.

Les conséquences nutritionnelles

L'alcool fournit 7 calories par gramme, contre 4 calories pour 1 g de glucides ou de protéines et 9 pour 1 g de lipides. Sa consommation doit donc être prise en compte dans la ration quotidienne et peut être à l'origine d'un surpoids, au moins au début et surtout chez les femmes. Lorsque l'abus d'alcool devient important, il prend peu à peu la place des repas et mène en général à une dénutrition portant notamment sur les protéines. Des épisodes d'hypoglycémie sont possibles.
L'alcool augmente fortement les besoins de l'organisme en vitamines du groupe B. Un supplément médicamenteux est alors souvent nécessaire.

VOIR **Alcool et boissons alcoolisées, p. 30 ; Cirrhose, p. 310.**

Abstention ou modération ?

L'abstinence totale et définitive est considérée comme le traitement et le critère de guérison de l'alcoolodépendance. Toutefois, une approche plus progressive est parfois nécessaire au début, car cette exigence absolue fait peur à une partie des alcooliques et culpabilise ceux qui échouent temporairement. Par la suite, la seule solution est l'abstinence complète, car un seul verre peut mener à une rechute très rapide. Cette démarche nécessite d'être aidé et suivi : un alcoolodépendant ne peut pas s'arrêter seul. Le buveur excessif non dépendant peut quant à lui modérer avec succès sa consommation, surtout si les raisons de ses abus sont identifiées et corrigées.

Allaitement

voir Nourrisson (alimentation du), p. 353

Allergies alimentaires

- **L'allergie alimentaire provoque des troubles cutanés, digestifs ou respiratoires.**
- **Chez l'enfant, les œufs, l'arachide, le poisson et le lait représentent près de 75 % des allergènes, alors qu'aucun aliment ne domine vraiment chez l'adulte.**
- **Il est fondamental d'identifier l'aliment responsable, car son éviction est le seul traitement efficace.**

Les allergies alimentaires ont plus que doublé en 20 ans : elles concernent désormais 8 % des jeunes enfants et 3,2 % de l'ensemble de la population.

Causes et mécanismes

Pour qu'une allergie se déclenche, il faut la rencontre d'un terrain prédisposé et d'un allergène.
La prédisposition à l'allergie est déterminée par l'hérédité familiale ou par une mutation accidentelle. Le rôle de l'alimentation maternelle pendant la grossesse est parfois évoqué.
L'allergène est habituellement une protéine animale ou végétale, beaucoup plus rarement un médicament (antibiotique) ou un additif industriel (colorant ou conservateur).
Trois hypothèses sont avancées par les spécialistes pour expliquer la fréquence croissante des allergies alimentaires : l'absence d'allaitement maternel (ou sa durée trop courte), une diversification précoce de l'alimentation de l'enfant (mais la question est débattue) et l'aseptisation de notre environnement (théorie hygiéniste).

Les manifestations

• **Chez le nourrisson et le jeune enfant.** Les manifestations peuvent être cutanées (dermatite ou eczéma atopiques, urticaire, œdème), digestives (diarrhée, vomissements, douleurs abdominales, ballonnements, perte d'appétit) ou respiratoires (rhinite ou rhinopharyngite en dehors de tout contexte infectieux, asthme).
• **Chez l'adolescent et l'adulte.** Les troubles cutanés de type dermatite, dermite de contact ou urticaire peuvent être liés à une allergie alimentaire. Chez certaines personnes, surtout si un rhume des foins est associé, l'allergie peut déclencher un syndrome oral de Lessof : la consommation de fruits ou de légumes crus entraîne alors une démangeaison ainsi qu'un gonflement du palais, des lèvres et de la gorge.
• **Attention.** Deux accidents allergiques graves peuvent menacer la vie à tout âge :
– l'œdème de Quincke, qui est un gonflement majeur de la face, surtout des lèvres, de la bouche et de la gorge, risquant d'empêcher toute respiration ;
– le choc anaphylactique, qui se traduit par un effondrement de la tension artérielle pouvant aboutir à un arrêt cardiaque.

Les allergènes

Avant l'âge de 5 mois, le lait est presque toujours en cause, sauf en cas de diversification précoce. De 5 mois à 14 ans, quatre aliments dominent : les œufs, l'arachide, le poisson et le lait (75 % des allergènes).
Chez l'adulte, les sources sont à la fois différentes et plus variées : 11 aliments ou groupes d'aliments représentent 73 % des allergènes détectés (voir le tableau ci-dessous). Le reste est réparti en 19 allergènes dits rares (0,7 à 1,8 % chacun) : moules, liliacées (ail, oignon), pommes de terre, tournesol,

Les principaux allergènes par ordre décroissant de fréquence

De 5 mois à 14 ans		Chez l'adulte	
Œufs	31,5 %	Drupacées (cerises, abricots, pommes...)	15,8 %
Arachides	18,1 %	Ombellifères (carottes, céleri, fenouil...)	11 %
Poisson	12,6 %	Œufs	8,1 %
Lait	12,6 %	Crustacés	7,7 %
Soja, lentilles, pois	3,1 %	Poisson	7,4 %
Noisettes	3,1 %	Lait	5,4 %
Bœuf	2,4 %	Farine de blé	4,5 %
Crustacés	2,4 %	Légumineuses (soja, pois...)	3,6 %
Moutarde	1,6 %	Banane*	3,6 %
Noix de coco	1,6 %	Avocat*	3,1 %
Porc	1,6 %	Kiwi*	2,5 %
Poulet, lapin, ail, tournesol, carottes, amandes, pêches, farine de blé, levure, colorants azoïques	0,8 % chacun		

** La part de ces trois fruits tropicaux augmente régulièrement dans les études épidémiologiques. À noter : ces trois allergies sont souvent associées à une allergie de contact au latex (allergie croisée).*
Source : Service de médecine interne et d'allergologie, CHU de Nancy

Allergie, intolérance et pseudo-allergie : ne pas confondre

– L'allergie est une réponse excessive du système immunitaire à une substance (l'allergène) qui n'est normalement pas dangereuse, mais contre laquelle l'organisme se défend avec excès.
– L'intolérance est une incapacité à digérer un aliment (un de ses composants) en raison d'un déficit en certaines enzymes ou d'un désordre immunitaire. Les deux principales intolérances concernent le gluten (maladie cœliaque) et le lactose du lait, la seconde étant différente de l'allergie au lait de vache (à ses protéines, plus précisément).
– La pseudo-allergie, parfois appelée intolérance ou fausse allergie, désigne des réactions de type démangeaisons ou urticaire qui peuvent survenir après l'ingestion d'aliments riches en histamine (le chocolat, certains poissons, des aliments fermentés...) ou provoquant la libération d'histamine par l'organisme (les fraises, l'ananas, la banane...).
Les signes sont proches de ceux de l'allergie, mais le mécanisme n'est pas immunitaire.

bœuf, arachides, mangue, moutarde, sarrasin, porc, litchis, rognons, poulet, sésame, chocolat, fraises, fruits de la Passion, châtaignes, tomates. Quelques dizaines d'autres allergènes, exceptionnels, sont répertoriés.

Vivre avec une allergie alimentaire

L'éviction de l'aliment est le seul traitement efficace. Elle est relativement facile quand il s'agit d'un allergène rare ou d'usage limité : l'allergologue fournit une liste des aliments ou préparations à supprimer. Attention néanmoins aux plats cuisinés ou à certains desserts : l'étiquetage doit être lu en détail, et cela ne suffit pas toujours car certains composants sont mentionnés de façon imprécise (« extrait de fruits », par exemple).

L'éviction est infiniment plus compliquée avec le lait, les œufs ou l'arachide : presque tous les plats industriels, les viennoiseries, les biscuits et certaines confiseries contiennent au moins un de ces trois ingrédients. Les repas pris à l'extérieur (restaurant, amis) exigent la plus extrême prudence. À la maison, il faut privilégier les produits frais et n'acheter que des surgelés ou conserves d'aliments simples (non cuisinés), après avoir soigneusement vérifié la composition, surtout en cas d'allergie à des additifs (pensez-y aussi pour les boissons !). Les produits conçus pour les allergiques (boutiques ou sites spécialisés, certaines grandes surfaces) ont l'avantage d'être sans risque, mais ils sont plus chers.

Le médecin prescrit par avance des médicaments (cortisone, adrénaline) à injecter rapidement en cas d'accident allergique : la trousse d'urgence doit toujours être à portée de main.

À noter : certaines allergies peuvent s'atténuer ou disparaître avec le temps, notamment l'allergie au lait ou aux œufs. Par ailleurs, des tests de tolérance peuvent dans certains cas déterminer une dose maximale acceptable de l'allergène qui autorise le patient à en consommer en petite quantité : les œufs, par exemple, peuvent être exclus, mais pas certains gâteaux qui en contiennent.

Gérer l'allergie de son enfant

• **Les principes.** Jusqu'à ce que l'enfant ait 2-3 ans, il faut préparer soi-même ses repas, y compris s'il les prend chez une nourrice, chez une grand-mère ou à la crèche. Dès qu'il se socialise, il faut lui expliquer qu'il n'a pas le droit de manger certains aliments et qu'il ne doit pas accepter de nourriture à l'école ou lors de fêtes. Si un goûter est organisé, l'enfant doit apporter son propre panier et ne pas toucher au reste : il doit être le premier à savoir dire non et à gérer sa différence.

• **À l'école.** Les enfants allergiques bénéficient d'un projet d'accueil individualisé (PAI) mis au point par le médecin traitant (ou l'allergologue) et le médecin scolaire. Ce projet permet à l'enfant de manger à la cantine avec deux possibilités : des aliments autorisés à l'avance, ou un repas fourni chaque jour par les parents. Il précise aussi aux enseignants les signes d'alarme et les mesures

Asthme et allergie alimentaire

L'allergie alimentaire et l'asthme surviennent sur un terrain allergique commun : on peut donc souffrir à la fois d'une allergie alimentaire et d'un asthme. Si les principaux facteurs responsables des crises d'asthme sont des allergènes respiratoires (acariens, poussière, moisissures, pollen), des aliments sont directement en cause chez environ 7 % des asthmatiques. Leur identification permet d'appliquer la seule mesure préventive efficace : leur éviction totale de l'alimentation.

Enfin, des allergies croisées entre allergènes alimentaires et allergènes respiratoires sont possibles. Elles s'expliquent par des similitudes d'antigènes entre des aliments et des allergènes respiratoires (pollen, poils, plumes). C'est le cas, notamment :
– des litchis avec le pollen d'ambroisie ou d'armoise ;
– des cerises et des pommes avec le pollen de bouleau ;
– des œufs avec les particules de plumes d'oiseau ;
– de la viande de porc avec les poils de chat.

d'urgence à prendre en cas de crise allergique. Il permet enfin aux parents de déposer à l'école les médicaments d'urgence (avec une ordonnance) à administrer à l'enfant en cas de problème grave (œdème, choc anaphylactique, crise d'asthme).

VOIR **Intolérance au gluten, p. 342 ; Intolérance au lactose, p. 343**

Étiquetage obligatoire

Depuis 2005, les fabricants sont obligés de mentionner sur l'emballage de leurs produits industriels la présence éventuelle d'un certain nombre d'ingrédients allergènes majeurs répertoriés dans une liste (14 ingrédients, mais la liste peut évoluer). Par précaution, ils signalent souvent la présence possible, fortuite, de tel ou tel allergène, sans que ce dernier entre dans la composition de la préparation (« produit fabriqué dans un atelier utilisant l'allergène donné »). Ces mises en garde quasi systématiques ont un inconvénient : elles limitent encore l'éventail des denrées adaptées aux allergiques.

Alzheimer *(maladie d')*

- **Une alimentation saine et diversifiée tout au long de la vie atténue le risque de démence sénile.**
- **Chez le malade, le risque majeur est la dénutrition.**

La maladie d'Alzheimer s'installe très progressivement, sur des années. Elle touche à des degrés divers 2 à 3 % de la population à 65 ans, plus de 20 % passé 80 ans et près de 40 % au-delà de 90 ans, soit plus de 500 000 personnes en France. Les symptômes sont des troubles de la mémoire et du comportement, une altération des fonctions cognitives et une désorientation dans le temps et dans l'espace. Une lente dégradation conduit à une perte d'autonomie, avec des difficultés dans les actes de la vie quotidienne, des comportements incohérents et des négligences portant notamment sur l'alimentation et l'hygiène.

Les facteurs de risque

Un facteur héréditaire existe, surtout dans les formes précoces, avec un risque trois fois plus élevé quand un proche parent a été atteint.

L'hypertension artérielle et l'hypercholestérolémie (excès de cholestérol) sont considérées comme des facteurs de démence sénile, dont la maladie d'Alzheimer est une forme particulière.

Des études épidémiologiques (statistiques) semblent montrer que les antécédents de traumatisme crânien avec perte de connaissance, l'hypothyroïdie (insuffisance d'activité de la glande thyroïde) et la dépression sévère augmenteraient le risque de développer la maladie d'Alzheimer, sans que les chercheurs puissent encore expliquer le mécanisme en cause.

Des facteurs environnementaux sont évoqués, comme l'excès de cuivre dans l'alimentation, le contact avec des solvants organiques ou encore l'exposition à des champs électromagnétiques (lignes à haute tension), mais ces liens restent à démontrer.

L'implication de l'aluminium fait l'objet d'études contradictoires. Pour certains chercheurs, l'exposition à l'aluminium (par l'alimentation, l'eau, certains médicaments, des ustensiles de cuisine...) serait susceptible d'accélérer ou d'aggraver les lésions cérébrales. Pour d'autres, l'accumulation d'aluminium effectivement observée dans le cerveau des personnes atteintes est une conséquence de la maladie et non un facteur de risque.

Une alimentation préventive

• **Équilibre et diversité.** Les études montrent que le vieillissement cérébral est moins rapide avec une alimentation diversifiée, sans excès ni déficit calorique, riche en fruits et légumes, pauvre en sel (facteur d'hypertension artérielle) et en graisses saturées, limitée en viande au profit du poisson et de la volaille.

Une alimentation saine apporte tous les micronutriments nécessaires. Aucune étude n'a pour le moment démontré l'intérêt préventif des apports sous forme de compléments nutritionnels.

• **À l'étude.** Une consommation importante de caféine aurait un effet protecteur chez les femmes, sans que l'on puisse expliquer pour le moment le mécanisme préventif et son action spécifique sur les femmes.

La consommation régulière et modérée de vin, de cidre ou de bière protégerait contre la maladie d'Alzheimer (un à trois verres par jour selon le poids). Il n'en est pas de même pour les alcools distillés, qui n'apportent aucun bénéfice, probablement du fait des pertes de micronutriments pendant la distillation. Toutes les boissons alcoolisées,

y compris le vin, sont en revanche déconseillées lorsque la maladie est installée, car elles peuvent accélérer l'évolution des symptômes.
Plusieurs études tendent à montrer que la nicotine pourrait avoir un effet protecteur modéré contre la maladie d'Alzheimer, mais d'autres établissent un lien entre le tabagisme prolongé et la maladie. Dans le doute, mieux vaut naturellement s'abstenir de fumer.

L'alimentation du malade

Les troubles du comportement alimentaire sont fréquents chez les malades : perte d'appétit jusqu'à l'anorexie, dégoût alimentaire, oubli de repas, choix alimentaires répétitifs. Le rôle de l'entourage est alors primordial pour éviter la dénutrition et la perte de poids. La famille et les aides extérieures peuvent ainsi participer à la préparation des repas, en tenant compte des goûts du malade et d'éventuelles difficultés de mastication, et s'assurer que les repas sont bien pris.
À l'inverse, certains malades présentent une hyperphagie (ils mangent trop tout le temps), mais ce trouble du comportement alimentaire est plus rare que la perte d'appétit.
Les menus doivent être suffisamment variés pour apporter les nutriments indispensables, car les capacités de stockage sont réduites chez les personnes âgées. Les aliments riches en vitamines B6 et B12 (pain, féculents, viande rouge et abats) doivent être privilégiés pour faire baisser le taux sanguin d'un acide aminé, l'homocystéine, trop élevé chez les malades.

Stimulation intellectuelle et exercice physique

Des études statistiques semblent montrer que plus le niveau économique et culturel augmente, moins la maladie d'Alzheimer est fréquente. Plus que le niveau d'études, c'est le maintien d'une activité intellectuelle tout au long de la vie, et plus particulièrement après la retraite, qui semble protéger contre cette démence : la mémoire et les fonctions cognitives doivent être entretenues comme des muscles.
Même chez le malade, la stimulation intellectuelle et relationnelle améliore la qualité de la vie pendant la longue période qui précède la perte totale d'autonomie. L'activité physique régulière et modérée est également bénéfique : en participant à la prévention des troubles vasculaires cérébraux, elle lutte contre un facteur aggravant de la maladie d'Alzheimer.

Anémies nutritionnelles

- **Les anémies nutritionnelles sont principalement dues à des carences en fer, en vitamine B12 ou en acide folique.**
- **Ces carences peuvent résulter d'une insuffisance des apports alimentaires, ou bien d'un défaut d'absorption ou d'une perte excessive du fer ou de la vitamine.**
- **Toute dénutrition sévère peut provoquer une anémie.**

L'anémie est une diminution de la teneur en hémoglobine des globules rouges du sang. On parle d'anémie modérée au-dessous de 11 g/l, et d'anémie sévère au-dessous de 9 g/l. Il existe de nombreuses causes d'anémie, dont certaines seulement sont liées à la nutrition.

Les principaux signes

L'hémoglobine est une protéine contenue dans les globules rouges, auxquels elle donne leur coloration rouge. Sa fonction essentielle est le transport de l'oxygène dans le sang. La diminution du taux d'hémoglobine dans le sang (anémie) se manifeste principalement par une pâleur de la peau et des muqueuses (conjonctives, lèvres, langue), une grande fatigabilité, un essoufflement anormal à l'effort et un pouls rapide même au repos.

L'anémie due à une carence en fer

L'anémie ferriprive est due à un déséquilibre prolongé entre les apports en fer (ou son absorption) et les pertes en fer. Elle se caractérise par des hématies (globules rouges) de faible volume et par un effondrement du taux de fer sanguin. Les causes sont multiples :
– des apports alimentaires insuffisants en cas de malnutrition, d'anorexie, de régime végétarien ou végétalien (le fer d'origine végétale est peu absorbé) ;
– une mauvaise absorption intestinale du fer, possible chez la personne âgée ou dans certaines circonstances telles que séquelles de chirurgie digestive, gastrite, abus de thé et de sodas acidulés à l'acide phosphorique (boissons au cola, notamment) ;

– des saignements chroniques d'origine le plus souvent digestive, génitale (règles abondantes, fibrome, cancer) ou urinaire ;
– la fin de la grossesse, lorsque le bébé a épuisé les réserves maternelles pour fabriquer ses hématies et constituer ses propres réserves.

• **Les aliments conseillés.** Ce sont le boudin noir, les abats (le foie surtout), la viande, la volaille, le poisson, les fruits de mer, l'œuf, les légumineuses, les fruits séchés. Par ailleurs, les fruits et légumes sources de vitamine C (agrumes, fraises, poivrons, persil, brocoli...) favorisent l'absorption du fer.

• **Les aliments à éviter.** Le son des céréales, la rhubarbe, l'oseille, les bettes, le thé et le chocolat freinent l'absorption du fer.

• **Attention.** L'excès de fer est aussi dangereux que la carence. Aucun supplément nutritionnel ne doit être pris sans l'avis d'un médecin et sans qu'ait été effectué un bilan sanguin évaluant les réserves de l'organisme en fer.

L'anémie due à une carence en vitamine B12

La vitamine B12 est nécessaire à la fabrication d'une hémoglobine de bonne qualité par la moelle osseuse. Sa carence provoque une anémie caractérisée par des hématies de gros volume mais pauvres en hémoglobine.
Cette carence est rarement liée à une insuffisance des apports : un régime équilibré, avec suffisamment d'aliments d'origine animale (viande, œufs, foie, lait, poisson), couvre largement les besoins en vitamine B12.
Une carence par défaut d'absorption est possible en cas de gastrite chronique ou après une ablation de l'estomac, car les sucs gastriques sont nécessaires à l'absorption de cette vitamine. Cette carence se rencontre également chez les personnes âgées. Le traitement repose sur l'injection intramusculaire de vitamine B12.

L'anémie due à une carence en acide folique

L'acide folique (vitamine B9) est nécessaire à la bonne formation des globules rouges. Chez le fœtus, il contribue aussi à la maturation du système nerveux.
On observe des carences d'apport à tous les âges de la vie, du nourrisson à la personne âgée. Un apport supplémentaire est conseillé avant la conception et au début de la grossesse pour limiter les risques de malformation du fœtus.

• **Les aliments conseillés.** Les légumes verts et les salades (brocoli, épinards, chou vert, persil, mâche, pissenlit...), le foie, la levure, les légumineuses, les fruits séchés, les germes de blé sont de bonnes sources alimentaires d'acide folique.

Anorexie mentale

voir Troubles du comportement alimentaire, p. 376

Aphtes

- **Certains aliments favorisent les aphtes, comme le gruyère ou les noix.**
- **Chaque personne est sensible à un ou plusieurs aliments particuliers.**
- **Les aphtes disparaissent spontanément, mais certaines mesures peuvent soulager la douleur.**

Les aphtes sont des ulcérations (lésions) douloureuses de la muqueuse des joues ou de la langue. Il en existe deux formes : l'aphte miliaire (moins de 1 cm), qui guérit en 2 semaines au maximum ; et l'aphte géant, qui cicatrise en moyenne en 2 mois. Les aphtes accompagnent parfois une maladie générale, comme la maladie de Behçet ou le lupus érythémateux, mais ils sont le plus souvent bénins. Ils sont plus fréquents chez les femmes.

Les facteurs favorisants

Le mécanisme responsable de l'ulcération est encore mal connu, malgré des facteurs favorisants identifiés.

• **Les facteurs généraux.** Ce sont l'irritation locale par un appareil dentaire ou orthodontique, le tabagisme, la prise de médicaments (anti-inflammatoires, antibiotiques, chimiothérapie), certaines maladies (infection, diabète, anémie par carence en fer ou en vitamine B12, maladie de Crohn, intolérance au gluten), le stress, les variations des hormones féminines lors de la puberté, de la grossesse ou des règles.

• **Les facteurs alimentaires.** Ils sont individuels : chacun peut réagir à un ou deux aliments spécifiques. Cependant, certains aliments sont plus souvent en cause que d'autres : les fromages (gruyère notamment), les fruits oléagineux (noix, noisettes) et les cacahuètes, les fruits acides (oranges, kiwis, ananas, tomates...), le gluten des céréales, les épices (poivre, piment, curry...), l'alcool et le vinaigre, les conservateurs E210 et E200.

Prévenir et soulager

Essayez d'identifier les aliments déclencheurs pour espacer ou éviter les poussées. Ayez une bonne hygiène dentaire et consultez le dentiste en cas d'irritation locale. Des bains de bouche et des gels antiacides (vendus en pharmacie) permettent de soulager la douleur. Pendant une poussée, évitez les aliments très chauds, épicés et acides. Privilégiez les purées et compotes si la mastication déclenche la douleur.

Articulations douloureuses

- **Le surpoids aggrave les douleurs articulaires.**
- **Une alimentation riche en antioxydants et en oméga-3 contribue à réduire l'inflammation responsable de certaines douleurs.**

Les causes les plus courantes de douleurs articulaires sont l'arthrose, l'arthrite, les tendinites ou les bursites. Des mesures alimentaires peuvent apporter un soulagement et favoriser la guérison.

L'arthrose

C'est une maladie dégénérative du cartilage et de l'os sous-jacent, dont la fréquence augmente avec l'âge. Elle peut aussi être secondaire à un déséquilibre de l'appareil locomoteur (inégalité de longueur des membres, notamment) ou à une sollicitation excessive des articulations (mouvements professionnels ou sportifs répétitifs).

L'arthrose des hanches et des genoux est aggravée par le surpoids en raison de la pression excessive supportée par ces articulations. Perdre du poids et s'astreindre à une activité physique modérée mais régulière permet de ralentir l'évolution de l'arthrose. C'est aussi la promesse d'une réadaptation plus rapide si la pose d'une prothèse de hanche ou de genou s'avère nécessaire.

L'arthrite

Les diverses formes d'arthrite ont en commun une inflammation importante et durable des articulations, qui se traduit par des poussées douloureuses.

Une alimentation riche en antioxydants et en oméga-3, mais pauvre en acide arachidonique (acide gras de la famille des oméga-6 précurseur des hormones de l'inflammation), peut limiter l'intensité de ces poussées. Les fruits et légumes frais, les baies (cassis, groseilles, mûres, myrtilles...), les céréales complètes, les légumes secs, les germes de blé ou de soja, l'huile d'olive et les aliments riches en oméga-3 (poissons gras, noix, huile de colza) doivent être privilégiés. En revanche, la viande grasse de bœuf, le lait non écrémé et ses dérivés, les huiles d'arachide et de tournesol doivent être limités pour réduire les apports en acide arachidonique.

Des cures végétariennes ou végétaliennes de quelques semaines ou mois, sous le contrôle du médecin traitant, pourraient avoir des effets bénéfiques en modifiant favorablement la flore intestinale qui fabrique des molécules inflammatoires.

Tendinites et bursites

Ces maladies inflammatoires des tendons et des bourses séreuses sont généralement déclenchées par une sollicitation excessive des muscles et des articulations. Le changement d'équipement (raquette, chaussures) ou une correction du geste

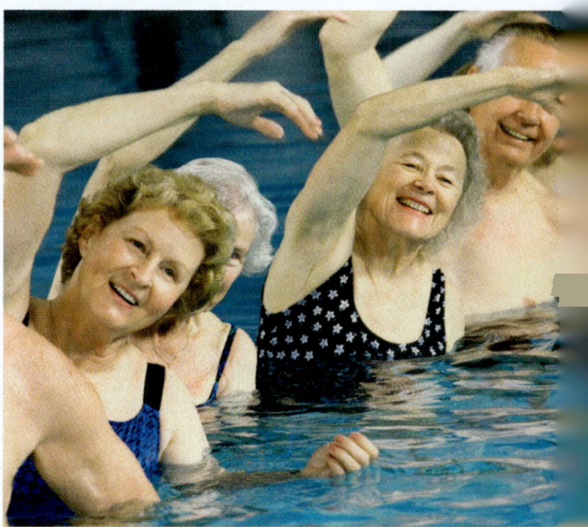

Faire travailler ses articulations en douceur mais régulièrement limite les blocages articulaires dus à l'arthrose.

sportif ou professionnel sont indispensables pour obtenir une guérison durable, mais des mesures alimentaires peuvent aussi être bénéfiques.
De nombreux sportifs de haut niveau savent qu'une cure végétarienne de 2 à 3 semaines peut accélérer la guérison, alors que les excès de viande, de charcuterie et de fruits de mer peuvent favoriser les tendinites. Cette observation empirique est confirmée par des études scientifiques scandinaves. Une forte consommation d'eau est également recommandée.

Athérosclérose

voir Cardio-vasculaires (prévention des maladies), p. 303

Boulimie

voir Troubles du comportement alimentaire, p. 376

Brûlures d'estomac

- **Les brûlures d'estomac passagères sont déclenchées par des médicaments, par des aliments irritants ou par le stress.**
- **Les douleurs chroniques (gastrite ou ulcère) sont en majorité liées à une infection par la bactérie *Helicobacter pylori.***
- **Dans tous les cas, les aliments et médicaments agressifs pour la muqueuse gastrique, ainsi que l'alcool et le tabac, peuvent aggraver la douleur.**

Les brûlures d'estomac sont un symptôme très courant. Les mesures alimentaires peuvent apporter un soulagement, mais il est important de consulter un médecin, surtout en cas de douleur chronique, pour déterminer la cause exacte des brûlures.

L'origine

• **La gastrite.** C'est une inflammation de la paroi de l'estomac responsable d'une douleur souvent continue, plus marquée à jeun et légèrement calmée par un repas léger. La gastrite aiguë, passagère, est le plus souvent liée à des médicaments (cortisone, anti-inflammatoires dont l'aspirine), à l'abus d'alcool, au tabagisme, au stress intense, à certains aliments. Plus rarement, elle peut être provoquée par l'ingestion accidentelle de produits caustiques ou par une allergie.
La gastrite chronique est liée dans 90 % des cas à la présence de *Helicobacter pylori,* seule bactérie connue capable de survivre dans un milieu aussi acide que la surface de l'estomac. L'infection peut aboutir à une atrophie de la muqueuse, incapable alors de sécréter les sucs gastriques et de permettre l'absorption de la vitamine B12, ce qui provoque une anémie.
• **L'ulcère.** C'est une perte de substance, un « trou » à la surface de la muqueuse de l'estomac ou du duodénum. La brûlure, plus vive avant les repas, est calmée par une prise alimentaire puis réapparaît 2 à 3 heures plus tard. La bactérie *Helicobacter pylori* est retrouvée dans 90 % des ulcères gastriques et 100 % des ulcères du duodénum. Mais on repère dans le déclenchement des poussées ulcéreuses les mêmes facteurs que dans les gastrites aiguës.
Des médicaments (pansements gastriques, antiacides) assurent un soulagement des brûlures en quelques jours. Des antibiotiques actifs sur *Helicobacter pylori* sont prescrits lorsque la bactérie est en cause.

Les recommandations

• **À éviter.** Les facteurs favorisants sont les médicaments agressifs pour la muqueuse gastrique, les boissons alcoolisées et le tabac. Les aliments ou boissons qui stimulent les sécrétions gastriques acides et aggravent la douleur doivent être limités. À chacun d'observer ce qu'il tolère ou non et de faire évoluer ses menus en fonction de sa sensibilité. Les aliments et boissons le plus souvent en cause sont : les épices, les graisses cuites et les fritures, les fibres végétales dures (crudités, légumes fibreux comme les poireaux ou les asperges), la mie fraîche de pain blanc, les fromages fermentés, le bouillon de viande, la caféine (mais les cafés légers sont autorisés), les sodas acidulés et jus de fruits acides, le vinaigre. La mastication permanente de chewing-gums, qui stimule la sécrétion de sucs gastriques, est déconseillée.
Le lait peut soulager transitoirement la douleur, mais il provoque ensuite une poussée plus vive en stimulant la sécrétion gastrique. Les boissons

À essayer

Les infusions à la camomille peuvent soulager les brûlures d'estomac. D'autres plantes sont également réputées bénéfiques sur les irritations gastriques, mais demandez l'avis de votre médecin car elles ne sont pas recommandées dans tous les cas.

L'importance de la fibroscopie

L'intensité des douleurs gastriques n'a pas de lien avec la gravité de la lésion. Une fibroscopie gastrique est donc indiquée pour établir un diagnostic précis et vérifier, par le biais d'un prélèvement (biopsie), qu'il ne s'agit pas d'un cancer de l'estomac.
En cas de gastrite ou d'ulcère de l'estomac chroniques, une surveillance médicale régulière est essentielle car ces deux maladies peuvent évoluer vers un cancer de l'estomac.

trop chaudes ou trop froides irritent également la paroi de l'estomac et réveillent la douleur.

• **À privilégier.** Les aliments les mieux tolérés sont la viande blanche, le poisson et la volaille, les féculents comme les pâtes, le riz ou la purée de pommes de terre, les légumes tendres et bien cuits, les fromages frais, les compotes. Les cuissons sans matière grasse sont préférables.

• **Fractionner les repas.** En période de poussée, il est recommandé de faire des repas légers toutes les 4 heures environ, de manger lentement et de bien mastiquer pour limiter les efforts de l'estomac.

• **Après une ablation partielle de l'estomac** (traitement d'un cancer de l'estomac ou de certains ulcères très hémorragiques), les recommandations alimentaires sont comparables. Pour lutter contre les effets digestifs de l'opération, les repas doivent être répartis en cinq ou six petites prises par jour et composés d'aliments faciles à digérer, servis tièdes et longuement mâchés.

VOIR **Reflux gastro-œsophagien, p. 362**

Calculs biliaires

- **Certaines mesures alimentaires peuvent freiner la formation de calculs biliaires.**
- **Il est conseillé de fragmenter les repas, et d'éviter l'alcool, les épices et les plats gras.**
- **Un régime riche en fibres est recommandé.**
- **Boire un peu d'huile d'olive à jeun le matin peut avoir un effet préventif.**

La vésicule biliaire stocke la bile excrétée en permanence par le foie et ne l'évacue dans l'intestin grêle qu'au moment des repas. Elle peut être le siège de la formation de calculs, appelée lithiase, dont la migration vers les voies biliaires est parfois très douloureuse.

Qu'est-ce qu'un calcul biliaire ?

La formation d'un calcul biliaire est la conséquence d'un déséquilibre entre des substances difficiles à dissoudre (bilirubine, cholestérol et calcium) et d'autres substances qui facilitent leur dissolution (sels biliaires et lécithine, présents dans la bile). La stagnation de la bile dans une vésicule peu tonique favorise la cristallisation du cholestérol, avec ou sans dépôt de calcium. C'est la bilirubine (déchet de la destruction de l'hémoglobine) qui donne aux calculs leur coloration souvent jaune foncé ou verte.
La taille des calculs est très variable, de quelques millimètres à plus de 15 cm.
Les femmes sont plus souvent touchées que les hommes, les principaux facteurs de risque étant les influences hormonales (grossesse, contraception orale, traitement hormonal de la ménopause), le surpoids et l'hérédité. La fréquence des calculs biliaires augmente avec l'âge.
Dans l'immense majorité des cas, les calculs biliaires sont bien tolérés : ils ne donnent aucun symptôme et sont découverts par hasard, à l'occasion d'une radiographie ou d'une échographie de l'abdomen, voire lors d'une intervention pour une autre cause. En revanche, leur migration vers les voies biliaires peut provoquer une crise aiguë, la colique hépatique, avec douleur maximale sous le foie, en haut à droite de l'abdomen : il est alors urgent de consulter son médecin.

Les recommandations diététiques

On a longtemps supposé qu'il fallait faire baisser le cholestérol pour réduire le risque de lithiase biliaire, mais cette hypothèse s'est révélée fausse. Si aucun régime ne peut empêcher la formation de calculs, certaines mesures peuvent freiner leur constitution.

• **Perdre du poids si nécessaire.** Les porteurs de calculs qui sont en surpoids ou obèses ont intérêt à perdre du poids, mais progressivement, en augmentant leur niveau d'activité physique plutôt qu'en suivant un régime hypocalorique strict. Des restrictions trop importantes et une perte de poids trop rapide peuvent en effet déclencher une crise de colique hépatique.

• **À éviter, à privilégier.** Les personnes qui ont des antécédents de calculs biliaires ont intérêt à

éviter tout ce qui peut provoquer une contraction brutale de la vésicule : l'alcool, les épices, les repas gras et copieux. Une alimentation riche en fibres végétales a tendance à piéger la bilirubine et les pigments biliaires dans l'intestin, ce qui freine la constitution des calculs. La fragmentation des repas exerce également un effet préventif en provoquant une vidange répétée de la vésicule. Les artichauts et le romarin ont la réputation de fluidifier la bile, mais leur consommation quotidienne peut à la longue irriter l'intestin. La consommation d'une cuillerée à soupe d'huile d'olive le matin à jeun semble bénéfique, car elle permet de vidanger la bile accumulée au cours de la nuit.
Après l'ablation de la vésicule biliaire, indiquée en cas de crises fréquentes, aucun régime particulier n'est nécessaire.

Calculs urinaires

- **Le premier moyen d'éviter les calculs urinaires est de boire beaucoup d'eau peu minéralisée.**
- **Les recommandations alimentaires varient selon la nature chimique des calculs.**

Les calculs urinaires, dont la mobilisation déclenche les très douloureuses coliques néphrétiques, touchent environ un adulte sur dix au cours de sa vie. La modification des habitudes alimentaires permet de limiter le risque de récidive, qui est très important.

Qu'est-ce qu'un calcul urinaire ?

Les calculs se forment dans les reins, puis passent dans les voies urinaires (uretères). Leur formation est favorisée par un excès de déchets dans les urines (les minéraux ou les acides qui composent les calculs) ou par un débit urinaire insuffisant.
La majorité des calculs sont constitués d'oxalate de calcium (environ 80 %), d'acide urique (10 à 15 %), également responsable de la goutte, ou des deux à la fois (calculs mixtes, oxalo-uriques). Les autres formes sont plus rares : calculs de phosphate de calcium, calculs liés à des maladies génétiques (calculs de cystine, par exemple) ou favorisés par les infections urinaires (calculs de phosphates ammoniaco-magnésiens ou struvites).

En plus de provoquer les redoutables coliques néphrétiques, les calculs peuvent léser gravement le tissu rénal et déboucher sur la destruction complète d'un rein.

Le régime des calculs oxaliques

- **Boire beaucoup.** L'objectif est de maintenir un débit urinaire d'au moins 2 litres par 24 heures afin d'éviter la stagnation de l'urine. Cela suppose de boire entre 2 et 3 litres par jour, car une partie du liquide est « perdue » avec la transpiration et la respiration. Les prises doivent être réparties tout au long de la journée, du lever au coucher, mais aussi lorsqu'on se lève la nuit car les reins doivent fabriquer de l'urine en permanence. Il faut choisir des eaux non ou peu minéralisées. Les jus de fruits dilués conviennent aussi.
- **Réduire la consommation d'acide oxalique.** L'oxalate de calcium résulte de la combinaison de calcium et d'acide oxalique, une substance qui abonde dans de nombreux végétaux : épinards, oseille, rhubarbe, betterave rouge, bettes, noix et noisettes, persil, soja... Le chocolat, le thé, le café et la bière doivent aussi être limités. Les végétaux qui contiennent le moins d'acide oxalique sont les tomates, les poivrons, la laitue, les poires, les pommes, les cerises et les bananes.
- **Maintenir un apport normal en calcium.** L'apport doit rester conforme aux besoins, autour de 900 mg par jour, pour ne pas induire une ostéoporose. On peut donc continuer à consommer du lait et des produits laitiers, mais sans excès.

Le régime des calculs uriques

- **Boire beaucoup.** Comme pour les calculs oxaliques, il faut maintenir un débit urinaire supérieur à 2 litres par 24 heures, mais en évitant toute boisson alcoolisée, surtout la bière, et en privilégiant les eaux bicarbonatées ou alcalines.
- **Réduire les aliments sources d'acide urique.** Ce sont les abats (cervelle, foie, ris de veau, rognons, tripes), les viandes jeunes (veau, agneau), les extraits de viande, le gibier, les crustacés, les poissons en conserve, certains légumes (chou, choucroute, asperges, épinards, oseille, cresson), les légumes secs, les fromages gras fermentés (camembert, brie, munster), les fruits secs.

Pas si facile

Boire plus de 2 litres d'eau par jour n'est pas simple au quotidien, mais c'est la mesure la plus efficace pour éviter les récidives.
À noter : en cas de crise douloureuse, il faut s'abstenir de boire jusqu'à la prise en charge médicale pour ne pas aggraver la douleur.

Les autres calculs

En cas de calculs de phosphate de calcium, il faut boire une eau non minéralisée et non alcaline, ainsi que des jus de fruits un peu acides (oranges ou citrons pressés) car l'acidité des urines contribue à limiter la formation de ce type de calculs. En revanche, les sodas acidulés à l'acide phosphorique (lire l'étiquette) sont déconseillés. Les apports en calcium doivent être limités tout en restant raisonnables.

Les calculs liés à des maladies génétiques (calculs de cystine essentiellement) imposent souvent un débit urinaire supérieur à 3 litres par jour. Les aliments conseillés ou déconseillés sont précisés au cas par cas par le médecin ou le diététicien.

Les lithiases d'infection (struvites) relèvent de traitements spécifiques (antibiothérapie, notamment).

Cancer et alimentation : la prévention

- **L'alimentation peut avoir une influence positive ou négative sur le risque de cancer.**
- **Le maintien d'un poids optimal tout au long de la vie est l'un des facteurs de protection.**
- **Les végétaux doivent former la base des repas, la viande rouge doit être limitée, la charcuterie évitée ou consommée de façon très occasionnelle.**
- **L'exercice physique contribue à réduire le risque de certains cancers.**

De nombreux travaux étudient les liens entre l'alimentation et la survenue ou la prévention des cancers. Les recommandations inspirées de ces observations peuvent servir de repère pour adopter un mode de vie protecteur. En 2007, un réseau d'experts internationaux (représenté en France par le Fonds mondial de recherche contre le cancer, FMRC) a publié une série de recommandations, fruit de l'analyse de plusieurs milliers d'études scientifiques. Ces conseils reflètent l'état des connaissances actuelles sur le lien cancer/nutrition, et s'appuient sur des données scientifiques qui vont encore s'affiner et évoluer avec les progrès de la recherche.

Attention. Si l'alimentation joue effectivement un rôle dans la survenue des cancers, aucun aliment ou groupe d'aliments jugé néfaste ne provoque d'accroissement du risque comparable aux effets du tabagisme : la cigarette reste la principale cause évitable de décès par cancer.

Maintenir un poids optimal

Le surpoids et l'obésité sont des facteurs démontrés de certains cancers : colo-rectal (côlon et rectum), du sein (surtout après la ménopause, car les cancers qui surviennent avant résultent surtout de facteurs génétiques), de l'utérus, du rein, du pancréas et de l'œsophage. Le mécanisme serait en grande partie hormonal, au moins pour certains cancers comme celui du sein : les cellules du tissu adipeux sécrètent un excès d'hormones (œstrogènes, notamment) qui, indirectement, favorisent la croissance des cellules tumorales.

• **Qu'est-ce qu'un poids optimal ?** L'IMC (indice de masse corporelle) est considéré comme satisfaisant s'il est compris entre 18,5 et 24,9. En matière de prévention contre le cancer, les recommandations du FMRC sont plus strictes puisqu'elles préconisent de se situer dans le bas de la fourchette tout en évitant l'insuffisance pondérale. Pour calculer votre IMC, divisez votre poids (kilos) par le carré de votre taille (mètre).

Une activité physique quotidienne

L'activité physique limite le surpoids, qui est un facteur de risque en soi, mais elle a aussi un effet protecteur propre sur le cancer colo-rectal ainsi que, probablement, sur les cancers du sein (après la ménopause) et de l'utérus.

• **À quelles intensité et fréquence ?** Si vous n'êtes pas très sportif, commencez par 30 minutes d'effort modéré par jour et augmentez progressivement le rythme pour parvenir à 30 minutes d'activité plus intense ou 1 heure d'effort modéré. Pour intégrer cette dépense physique à votre emploi du temps, marchez, déplacez-vous à vélo, prenez les escaliers...

Les végétaux, base de l'alimentation

Ce groupe d'aliments est hautement recommandé pour ses effets probables sur de nombreux cancers (bouche, pharynx, larynx, œsophage, estomac, poumon, pancréas, prostate), mais aussi parce qu'il permet de réguler le poids. Les atouts des fruits et légumes seraient liés à leur teneur en vitamines, en minéraux et autres

phytonutriments. Ainsi, les végétaux riches en acide folique ou vitamine B9 (épinards, chou, brocoli...) auraient un effet préventif sur le cancer du pancréas, le lycopène (abondant dans les tomates) pourrait diminuer le risque de cancer de la prostate et l'allicine (un constituant de l'ail) réduirait le risque de cancer de l'estomac.
Les fibres des végétaux (céréales complètes, son, légumineuses) facilitent le transit intestinal et pourraient avoir un effet préventif sur le cancer colo-rectal, même si ce bénéfice reste à démontrer.

• **En pratique.** L'idéal est d'établir ses repas autour des végétaux (légumes, céréales complètes, légumineuses, fruits...) et non autour de la viande, en diversifiant les apports : au moins cinq portions de fruits ou légumes différents (400 à 800 g) selon les recommandations actuelles. Variez les couleurs (carottes, brocoli, tomates, myrtilles...), pensez aux légumineuses (lentilles, pois, fèves...) et privilégiez les céréales complètes.

Limiter la viande rouge, éviter la charcuterie

Une consommation importante de viande rouge (bœuf, agneau, porc) est associée à un risque plus élevé de cancer, notamment colo-rectal. Même constat pour la charcuterie. Trois facteurs pourraient expliquer ce lien : la présence dans la viande rouge d'une molécule appelée hème (un composant du sang) qui endommagerait les parois du côlon ; l'ajout dans la charcuterie, pour allonger la durée de conservation, de nitrites qui se transforment en substances cancérigènes dans l'organisme ; le mode de cuisson (grillade, friture), qui produit des composés cancérigènes (benzopyrène).

Le lait, aliment controversé

La recherche a mis en évidence deux effets opposés du calcium. D'un côté, la consommation importante de lait et de produits laitiers protégerait du cancer colo-rectal, mais, de l'autre, elle aurait probablement une action néfaste sur le cancer de la prostate.
Entre les bénéfices du calcium et les risques prostatiques, la modération s'impose, au moins pour les hommes, mais il faut veiller à ce que les apports soient suffisants : environ 900 mg par jour pour un adulte (25 cl de lait ou deux yaourts nature ou 30 g d'emmental fournissent chacun environ 300 mg de calcium).

Faut-il prendre des compléments alimentaires ?

Les experts du FMRC préconisent de « chercher à satisfaire les besoins nutritionnels uniquement par l'alimentation », ce qui sous-entend que les compléments alimentaires ne sont pas recommandés dans la prévention des cancers.
En réalité, il est encore difficile d'avoir une position tranchée à ce sujet. En 2003, les chercheurs de l'étude française Suvimax (« supplémentation en vitamines et minéraux antioxydants »), menée sur 13 000 personnes, ont annoncé une baisse d'un tiers des cancers chez les participants hommes qui avaient pris des compléments de bêtacarotène, de vitamines C et E et de sélénium. Ils en ont conclu que les mêmes bénéfices pouvaient être obtenus par un apport alimentaire suffisant en légumes et en fruits, préférable aux supplémentations artificielles, ces dernières pouvant d'ailleurs avoir des effets indésirables à doses excessives (le bêtacarotène sur le cancer du poumon, notamment).
Prendre avis auprès d'un médecin ou d'un nutritionniste qui s'intéresse à la question et se tenir régulièrement au courant des avancées de la recherche vous aidera à vous faire une opinion, en dehors des partis pris et déclarations officielles.

• **En pratique**. La viande rouge est une source importante de protéines, de fer et d'autres micronutriments : il ne faut pas l'évincer de nos menus. Les experts recommandent aux gros mangeurs de modérer leur consommation en ne dépassant pas 500 g par semaine de viande rouge cuite (environ 700 g de viande crue), et de compléter avec de la volaille, du poisson et des œufs. La charcuterie, qui ne présente pas beaucoup d'intérêt nutritionnel, devrait être fortement réduite.

Limiter les boissons alcoolisées

L'alcool, comme le tabac, multiplie le risque de cancers des voies digestives supérieures (bouche, pharynx, larynx, œsophage). C'est aussi un facteur de cancer colo-rectal et de cancer du sein, et il est impliqué dans le cancer du foie (souvent à la suite d'une cirrhose alcoolique). Ses effets délétères sont majorés par le tabagisme.

• **Une consommation nulle ou modérée.** Le rôle néfaste de l'alcool vis-à-vis des cancers devrait conduire à éviter toute consommation, mais il faut aussi considérer les effets bénéfiques des boissons fermentées (vin, cidre, bière) sur la santé cardio-vasculaire. La modération est recommandée : un verre par jour maximum pour les femmes et deux pour les hommes, selon les experts du FMRC (mais, selon les chercheurs, ce plafond peut varier).

Limiter le sel

En plus de ses liens avec l'hypertension, une forte consommation de sel (et d'aliments salés)

Pour tous

Ces recommandations s'appliquent aussi aux personnes qui ont eu un cancer et qui sont en rémission ou guéries. Celles qui sont en cours de traitement ont généralement des besoins nutritionnels spécifiques, notamment pour limiter le risque de dénutrition (voir Cancer : l'alimentation du malade, p. 302).

pourrait élever le risque de cancer de l'estomac en endommageant les parois de cet organe.
• **En pratique**. La quantité quotidienne de sel qu'il ne faudrait pas dépasser est de 5 à 6 g (2 à 2,4 g de sodium), ce qui est bien supérieur à nos besoins. En moyenne, nous en consommons beaucoup plus (autour de 10 g par jour). La réduction des apports de sel s'applique donc à tous ou presque.

Cancer : l'alimentation du malade

- **La dénutrition est fréquente chez le malade cancéreux.**
- **Elle est due à la maladie et à ses complications, ou aux effets secondaires des traitements.**
- **Une prise en charge nutritionnelle est importante pour adapter l'alimentation aux besoins de chaque malade.**

L'alimentation ne peut pas guérir un cancer, mais elle peut améliorer la qualité de vie du malade. L'assistance nutritionnelle fait donc partie du traitement global de la maladie, surtout en cas de dénutrition.

Les causes de dénutrition

La dénutrition, fréquente à des degrés divers, est due à de nombreuses raisons.
– La perte d'appétit et de poids est souvent l'un des premiers symptômes ou signes d'alarme de la maladie.
– Les traitements (chimiothérapie, radiothérapie) ont des effets secondaires de type nausées, vomissements, diarrhée, ulcérations buccales. Ils entraînent aussi une modification du goût, avec une aversion pour certaines odeurs (poisson, friture) ou saveurs (abats, épices, aliments acides). Une radiothérapie ciblée sur la gorge, le thorax ou l'abdomen peut induire des douleurs à la déglutition ou à la digestion, ou provoquer une constipation.
– Pendant l'hospitalisation, les repas proposés et le confinement au lit ne favorisent pas l'appétit.
– Un état dépressif, une fatigue intense ou des douleurs physiques n'incitent pas à manger.
– Aux stades préterminal et terminal, les perturbations du métabolisme s'ajoutent aux effets propres de la tumeur et de ses traitements pour accentuer la dénutrition.
• **Les conséquences.** Après une intervention chirurgicale, la dénutrition favorise les complications, notamment les infections ou les troubles de cicatrisation. À plus long terme, une dénutrition sévère diminue les capacités de défense immunitaire du corps.

À savoir

Tous les produits nutritionnels et compléments alimentaires destinés aux personnes atteintes d'un cancer sont entièrement pris en charge par la Sécurité sociale dans le cadre de la maladie, sur prescription initiale d'un médecin spécialisé.

Nutriments et efficacité des traitements

Certains nutriments pourraient améliorer (« potentialiser ») l'efficacité de traitements anticancéreux ou permettre de les diminuer pour un effet identique. Des études sont en cours sur le curcuma et sur des combinaisons d'antioxydants et d'oméga-3, par exemple.

Les recommandations nutritionnelles

La stratégie nutritionnelle est adaptée au cas par cas, chaque personne réagissant différemment sur le plan alimentaire (appétit, goût ou dégoût pour tel ou tel aliment), mais des recommandations générales peuvent être utiles.
– Le régime doit être légèrement hypercalorique, enrichi en protéines ou en acides aminés (arginine et glutamine) par le biais de compléments (voir ci-dessous). Il doit être riche en oméga-3 (poissons gras, huile de colza...) et en antioxydants (fruits et légumes).
– Des compléments nutritionnels sont prescrits si nécessaire par le médecin pour compléter les repas normaux. Sous forme de soupes, de boissons sucrées, de crèmes ou de desserts, ils peuvent être consommés entre les repas : en milieu de matinée et d'après-midi et/ou le soir avant le coucher.
– Les préparations hachées ou mixées (soupes, purées, compotes) sont souvent plus faciles à digérer, et à mastiquer en cas d'ulcérations buccales. La viande rouge, les aliments gras ou à la saveur marquée sont souvent rejetés. Mieux vaut alors proposer des plats « neutres » et nourrissants : pommes de terre, pâtes, légumineuses, volaille, viande blanche, poisson (si son odeur est bien supportée), semoule au lait, entremets...
– Des repas fractionnés toutes les 3 heures sont mieux supportés qu'un déjeuner et un dîner copieux.

– Le citron, le gingembre et la menthe peuvent aider à atténuer les nausées.
– Si le malade est hospitalisé, les proches peuvent lui apporter des plats à réchauffer sur place, souvent plus appétissants que les préparations de l'hôpital. Le même conseil peut être donné si la personne est chez elle, mais trop fatiguée ou découragée pour se préparer ses repas.

L'alimentation artificielle

Lorsque l'alimentation orale est difficile, le médecin met en place une nutrition parentérale ou entérale. Dans le premier cas, indiqué en période de traitement aigu pour une durée de 1 à 2 semaines, tous les nutriments sont fournis par voie veineuse, en perfusion. Dans le second, des aliments mixés et des compléments nutritionnels sont administrés par une sonde passant par le nez et aboutissant à l'estomac. En cas d'obstacle dans la bouche, la gorge ou l'œsophage, dû au cancer lui-même ou aux effets secondaires d'une radiothérapie, la sonde peut être implantée dans l'estomac à travers la peau (gastrostomie).
En phase palliative terminale, les techniques d'alimentation artificielle ne doivent pas apporter plus de gêne ou d'inconvénients que de bénéfices : chaque situation est évaluée par le médecin avec le patient et sa famille, l'objectif étant avant tout d'améliorer le confort du malade.

Après le traitement

Les recommandations de prévention nutritionnelle du cancer (voir p. 300) s'appliquent aussi au malade après le traitement et en phase de rémission, à moins d'un avis médical contraire.
Elles consistent essentiellement à :
– maintenir un poids optimal ;
– avoir une activité physique quotidienne ;
– supprimer ou modérer la consommation d'alcool ;
– privilégier les fruits et légumes, réduire la viande rouge, éviter la charcuterie.

Un débat sur le sens de la dénutrition

Selon certains spécialistes du cancer, la dénutrition serait autant un effet du cancer qu'un moyen naturel du corps pour lutter contre la tumeur en « l'affamant ». Pour eux, la réalimentation du malade est donc moins prioritaire, sauf dénutrition sévère, la convalescence s'accompagnant ensuite d'une reprise d'appétit et de poids.

Cardio-vasculaires

(prévention des maladies)

- **Le mode de vie et l'alimentation ont une grande influence sur le risque cardio-vasculaire.**
- **Pour se prémunir, il est essentiel de limiter les facteurs de risque : tabagisme, surpoids, diabète et hypertension notamment.**
- **Le régime de type méditerranéen apporte à lui seul des bénéfices importants.**
- **L'activité physique fait partie des recommandations associées à ce régime.**

Les maladies cardio-vasculaires, en partie liées à l'alimentation, sont un problème de santé majeur en France, avec 180 000 décès par an, dont 25 % avant 75 ans. Elles sont aussi la première cause d'invalidité à partir de 50 ans.

Qu'est-ce qu'une maladie cardio-vasculaire ?

Sont regroupées sous ce terme toutes les maladies liées à l'athérosclérose, c'est-à-dire au dépôt de plaques d'athérome sur la paroi des artères, qui a pour effet de réduire leur diamètre intérieur et donc d'entraver la circulation sanguine. La formation de caillots de sang à l'origine d'une occlusion des artères est également une cause majeure d'accidents cardio-vasculaires, dont l'infarctus du myocarde.
À noter : certaines maladies cardiaques ne sont pas vasculaires, les malformations ou les infections, par exemple.
Les maladies cardio-vasculaires les plus typiques sont :
– les maladies coronariennes (au niveau du cœur) que sont l'angine de poitrine et l'infarctus du myocarde ;
– les atteintes vasculaires cérébrales (au niveau du cerveau), avec les accidents vasculaires cérébraux ou AVC (ischémiques ou par obstruction carotidienne) et les démences vasculaires dues à de multiples micro-infarctus ;
– les atteintes des artères (artérites) des membres inférieurs.

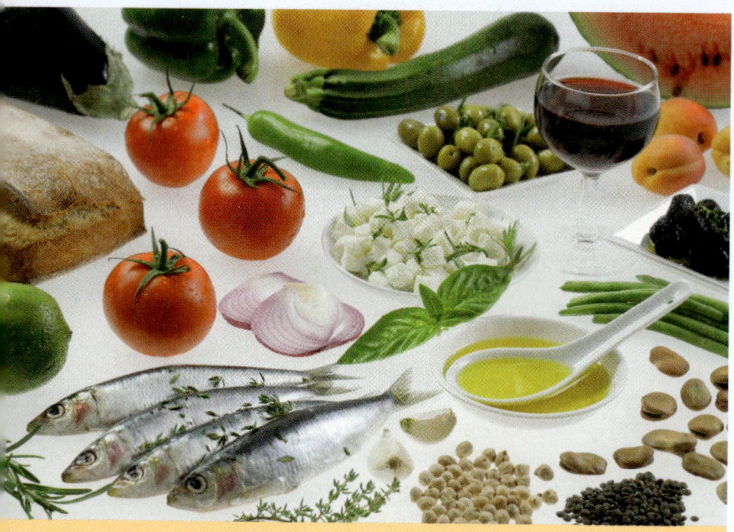

Quelques aliments de base du régime méditerranéen, considéré comme un modèle alimentaire en matière de prévention cardio-vasculaire.

Les facteurs de risque

• **Les facteurs non modifiables.** Trois facteurs personnels ne sont pas « évitables » :
– l'âge, l'atteinte des artères s'aggravant naturellement avec les années ;
– le sexe masculin, la différence hommes/femmes s'atténuant lentement après la ménopause ;
– les antécédents familiaux, à l'origine d'une prédisposition, d'une fragilité individuelle face à ces maladies.

• **Les facteurs de risque comportementaux.**
– Le tabagisme est de loin le comportement le plus dangereux pour le cœur et les vaisseaux. On estime que le risque d'infarctus est multiplié par deux pour dix cigarettes par jour, par trois pour vingt. L'arrêt du tabac après un premier infarctus réduit de 50 % la mortalité cardiaque dans les 5 ans qui suivent. Le risque lié au tabac est majoré chez les femmes qui prennent une contraception orale.
– La sédentarité est le deuxième grand facteur de risque, souvent associé à l'obésité.
– Le surpoids et l'obésité : les graisses accumulées à partir de la prépuberté, reflet de mauvaises habitudes et d'excès alimentaires, favorisent les maladies cardio-vasculaires. L'obésité abdominale de l'âge mûr (tour de taille supérieur à 102 cm chez l'homme et à 90 cm chez la femme) élève le risque cardio-vasculaire, et cela même chez un sujet de poids normal.

Des résultats

La lutte contre les facteurs de risque nutritionnels a permis de diminuer la mortalité cardio-vasculaire d'environ 20 % dans tous les pays occidentaux au cours des 30 dernières années.

• **Les facteurs liés à l'alimentation.**
– Les premiers responsables sont les graisses saturées (beurre, crème fraîche, fromage, viande, charcuterie, biscuits...), mais les acides gras trans des produits transformés (viennoiseries, biscuits...) sont également néfastes, comme l'excès d'oméga-6 (huile de tournesol, de maïs, certaines margarines...) par rapport aux oméga-3 (noix, poissons gras, huile de colza). La consommation excessive de ces graisses favorise à la fois le développement de la plaque d'athérome, la survenue de caillots et l'élévation du taux de cholestérol, d'où la corrélation existant entre hypercholestérolémie et risque cardio-vasculaire.
– Le diabète de type 2, fortement lié à la suralimentation et à l'obésité, multiplie le risque cardio-vasculaire, notamment d'artérite des membres inférieurs.
– L'hypertension artérielle, souvent corrélée à un abus de sel et d'aliments salés (charcuterie, fromage, plats industriels...), augmente d'environ 40 % le risque d'accident vasculaire cérébral.

Les recommandations générales

• **Arrêter de fumer.** Cet arrêt profite au fumeur mais également à son entourage, victime, sur le plan cardiaque aussi, du tabagisme passif.

• **Lutter contre le surpoids.** C'est un combat de longue haleine, qui commence avec l'éducation nutritionnelle des enfants. Sur le plan cardio-vasculaire, la perte de poids réduit les risques lorsque le surpoids est associé à un diabète ou à une anomalie importante du cholestérol.
Plus que sur des régimes restrictifs qui débouchent souvent sur un phénomène de yoyo, la lutte contre le surpoids repose sur :
– une alimentation modérée, ajustée aux besoins réels, en évitant notamment les grignotages et les abus de cuissons grasses (fritures, sauces) ;
– une dépense de calories supérieure à celles que l'on consomme, avec une activité physique de type marche rapide, vélo ou natation au moins 45 minutes trois ou quatre fois par semaine ou 30 minutes par jour.

• **Équilibrer le diabète.** Une alimentation saine et un choix judicieux de médicaments par le médecin permettent normalement de stabiliser le diabète. Plus que la mesure de la glycémie, pratiquée par les diabétiques eux-mêmes, c'est le dosage trimestriel de l'hémoglobine glyquée (HbA1C) qui sert de référence : plus elle s'élève au-dessus de 7, plus le risque vasculaire est élevé.

• **Lutter contre l'hypertension.** Faire baisser l'hypertension par un régime peu salé et des médicaments est très bénéfique.

Les recommandations diététiques : le régime méditerranéen

Plusieurs études (étude des sept pays, étude de Lyon) ont montré que le régime méditerranéen (ou crétois) avait une réelle efficacité en matière de prévention cardio-vasculaire. Il est pauvre en acides gras saturés (beurre, viande rouge...), riche en acides gras mono-insaturés (huile d'olive), en oméga-3 (poissons gras), en glucides, en fibres, en vitamines et en antioxydants (fruits, légumes).

• **Huile d'olive.** C'est la principale source de matières grasses pour la cuisson et l'assaisonnement. On peut alterner avec de l'huile de colza, riche en acides gras oméga-3.

• **Chaque jour.** Prévoyez des céréales (riz, pain, pâtes, boulghour...) ou des pommes de terre, des fruits et légumes frais, des légumes secs (haricots, lentilles, pois chiches...), des épices et aromates, un peu de fruits secs (amandes, noix...), des produits laitiers en quantité limitée (fromage de chèvre ou de brebis frais, yaourts), un peu de vin.

• **Chaque semaine.** Consommez du poisson (deux ou trois fois), de la volaille (poulet, canard) et des œufs. Choisissez de préférence des poissons gras (sardine, hareng, maquereau, saumon, thon), riches en acides gras oméga-3. Limitez la viande rouge à une fois par semaine. Contentez-vous de trois desserts ou goûters sucrés par semaine (prenez des fruits aux autres repas).

• **L'importance de l'exercice.** Les études ont montré que la pratique d'une activité physique régulière (environ 30 minutes chaque jour) réduit très sensiblement la mortalité après une première alerte cardiaque.

VOIR **Cholestérol, p. 309 ; Diabètes, p. 316 ; Hypertension, p. 335 ; Triglycérides (excès de), p. 375**

Les compléments alimentaires

Aucun complément alimentaire n'est a priori recommandé en prévention primaire (en l'absence de tout antécédent cardio-vasculaire). Certains apports excessifs (vitamine A, par exemple) sont même toxiques. En revanche, après un premier accident coronarien ou cérébral, un supplément d'oméga-3 (capsules, huile de poisson) peut être efficace en prévention secondaire. Demandez conseil à votre médecin.

Carences en minéraux

- **Les deux carences les plus fréquentes concernent le calcium et le fer.**
- **Un apport médicamenteux n'est utile que si la carence est confirmée par des examens.**

Les carences en minéraux peuvent être dues à une insuffisance des apports alimentaires, à un défaut d'absorption intestinale ou à une élimination excessive du minéral. Elles sont rares si l'alimentation est diversifiée et équilibrée, mais deviennent fréquentes et multiples en cas de dénutrition ou de régime restrictif prolongé.

La carence en calcium

• **Les causes.** La carence peut être due à des apports alimentaires insuffisants (pas assez de produits laitiers) ou à un défaut d'absorption de ce minéral par les intestins. Dans ce cas, l'origine est très souvent un déficit en vitamine D, car le calcium ne peut pas être assimilé par l'organisme sans cette vitamine.

• **Les conséquences.** Une carence prolongée en calcium peut provoquer une maladie osseuse, l'ostéomalacie (on parle de rachitisme chez l'enfant), se traduisant par une décalcification des os, qui deviennent mous et se déforment. La véritable origine est généralement une insuffisance en vitamine D qui empêche l'absorption correcte du calcium au cours de la digestion. Au-delà de 50 ans, une carence en calcium accélère l'ostéoporose, qui se traduit par une décalcification et une altération de la structure (trame) osseuse, exposant à un risque important de fractures. Le manque de calcium peut aussi fragiliser les ongles et les cheveux, qui deviennent cassants, et parfois favoriser l'apparition d'une cataracte (opacification du cristallin). C'est aussi l'une des causes de crises de tétanie (spasmes et contractures musculaires), car le calcium participe à la transmission de l'influx nerveux.

• **La prévention et le traitement.** La première des préventions consiste à couvrir les besoins par des apports alimentaires suffisants. Les principales sources sont le lait et les produits laitiers, les eaux minérales calciques, des poissons (sardine, anchois...) et fruits de mer, certains légumes (cresson, chou...) et fruits secs (amandes, noisettes...).

Les surcharges en minéraux

Les excès de minéraux peuvent être dus à la prise non contrôlée de compléments alimentaires, à une maladie chronique du foie ou des reins, ou à une maladie génétique.

Une exposition suffisante au soleil assure la synthèse de vitamine D, nécessaire à l'absorption du calcium. Des apports réguliers de vitamine D sont généralement recommandés chez le nourrisson à titre préventif. En cas de carence avérée, le médecin prescrit un complément médicamenteux de calcium et de vitamine D.

La carence en phosphore

• **Les causes.** La carence en phosphore est très rare, et presque toujours causée par un défaut d'absorption dû à un manque de vitamine D. En effet, la plupart des aliments renferment du phosphore : il n'existe donc pas de carence liée à une faiblesse des apports alimentaires, en dehors de cas de malnutrition importante.

• **Les conséquences.** La carence en phosphore participe à l'ostéomalacie et au rachitisme car ce minéral, comme le calcium, joue un rôle dans la formation des os.

• **Le traitement.** Un apport de vitamine D peut être conseillé.

La carence en magnésium

• **Les causes.** Le déficit en magnésium peut être dû à des apports alimentaires trop faibles, ou bien à une élimination excessive dans les urines (insuffisance rénale) ou dans les selles (abus de laxatifs, diarrhée chronique).

• **Les conséquences.** Les manifestations les plus courantes d'un déficit en magnésium sont les troubles spasmophiliques avec, à des degrés divers, une hyperémotivité, une anxiété diffuse, des tremblements, des maux de tête, des vertiges, des palpitations, des crampes ou des douleurs musculaires.

• **La prévention et le traitement.** L'alimentation doit fournir suffisamment de magnésium, même en cas de régime hypocalorique. Les principales sources sont le chocolat, les fruits secs et oléagineux, les fruits de mer, les céréales complètes, les légumes secs et les eaux minérales magnésiques. Des apports médicamenteux sont prescrits en cas de carence avérée.

• **Attention.** Un excès de magnésium (généralement dû à des supplémentations non contrôlées) peut provoquer une somnolence, des paralysies musculaires, des troubles du rythme cardiaque, voire un arrêt cardiaque.

La carence en fer

• **Les causes.** Le manque de fer peut être dû à un déficit d'apports alimentaires, surtout chez les végétariens, à des pertes excessives, conséquence de saignements importants ou chroniques (menstruations abondantes, saignements digestifs ou urinaires), ou à un défaut d'absorption. Ce dernier est favorisé par une carence en vitamines (B12, C) ou à un abus de thé ou de sodas entravant l'assimilation du fer. Chez la femme enceinte, l'organisme puise dans les réserves en fer, ce qui peut aboutir à une anémie.

• **Les conséquences.** Le fer assure de nombreuses fonctions. Il est notamment l'un des composants de l'hémoglobine, le pigment rouge du sang qui permet le transport de l'oxygène. Une carence peut donc entraîner une anémie (diminution de la teneur en hémoglobine du sang) dite ferriprive, avec pâleur, essoufflement et fatigabilité anormale.

• **La prévention et le traitement.** Les apports alimentaires doivent être suffisants, les meilleures sources étant les abats (foie, cœur, rognons), le boudin noir, la viande (rouge surtout), le poisson, les œufs. Le fer d'origine végétale (légumineuses, céréales complètes...) est moins bien assimilé. Un apport médicamenteux en fer est prescrit en cas de carence avérée, possible chez les végétariens, les femmes enceintes ou en cas de pertes excessives.

• **Attention.** Un surdosage en fer provoque des lésions du foie, des reins et du pancréas.

Les autres minéraux ou oligoéléments

• **Le potassium.** Il n'y a jamais de carence alimentaire en potassium, car ce minéral est présent en abondance dans tous les aliments. Les seuls déficits observés sont dus à des pertes excessives d'ordre digestif (vomissements prolongés, diarrhée chronique) ou urinaire (prise de certains diurétiques, maladie rénale).

Le diagnostic et le traitement des carences

Une carence minérale suspectée peut être vérifiée par un simple dosage sanguin ou, dans le cas du calcium, par une densitométrie osseuse (mesure spécifique de l'absorption des rayons X par l'os). Le traitement repose alors sur l'administration spécifique du minéral déficient (qui peut être associé à de la vitamine D dans le cas du calcium, par exemple). Ces médicaments sont différents des compléments nutritionnels qui sont souvent des mélanges renfermant des éléments très divers, dont certains ne sont pas nécessaires et peuvent même être dangereux en cas de surdosage. Ces compléments sont à éviter, sauf cas particulier de dénutrition ou de maladie digestive chronique, par exemple, et après avis du médecin, même pour les produits en vente libre.

• **L'iode.** Autrefois présente en France dans les vallées alpines, la carence en iode a disparu depuis l'ajout systématique d'iode au sel marin. Elle est encore relativement fréquente dans le monde, parmi les populations qui n'ont pas accès aux produits et au sel marins. Elle provoque différents troubles, dont une hypothyroïdie et une déficience mentale chez l'enfant.

• **Le fluor.** Une carence favorise les caries dentaires et une mauvaise ossification, mais les apports sont variés et généralement suffisants (eau du robinet ou en bouteille, sel enrichi, dentifrice). De plus, l'excès de fluor peut entraîner une fluorose, qui se traduit par l'apparition de taches noires sur les dents, par des malformations osseuses et par des troubles de la fonction rénale.

Les compléments autrefois recommandés chez la femme enceinte et le nourrisson de moins de 6 mois ne sont plus préconisés. Au-delà de 6 mois, le médecin ne les prescrit qu'après un bilan personnalisé évaluant le risque individuel (teneur en fluor de l'eau bue, prédisposition aux caries, hygiène dentaire...).

• **Des carences rares ou mal connues.** Les carences suivantes ne sont observées chez l'homme que dans de rares maladies du métabolisme, souvent héréditaires, ou au cours de dénutritions globales majeures et prolongées.

– Une carence en zinc provoque un retard de croissance, une aggravation de la cataracte (opacification du cristallin), de l'acné et du psoriasis, une altération du goût et de l'odorat, une baisse de l'immunité.

– Une carence en chrome retarde la croissance, entraîne une baisse de la virilité et une aggravation du diabète.

– Une carence en manganèse induit des troubles du caractère, une impuissance, une aggravation du diabète et de l'allergie, une mauvaise formation des cartilages.

– Une carence en sélénium accélère le vieillissement cardio-vasculaire, accroît la sensibilité aux toxiques et aux polluants, abaisse les défenses antivirales.

– Une carence en cobalt provoque une anémie à gros globules rouges.

– Une carence en cuivre peut être à l'origine d'une anémie, d'un manque de globules blancs, d'une fragilité osseuse.

Les effets d'une carence en oligoéléments mineurs (nickel, vanadium, bore, arsenic, silicium) sont mal connus chez l'homme.

Carences en vitamines

- **Les carences vitaminiques sont rares quand l'alimentation est équilibrée.**
- **Les seuls compléments à être systématiquement prescrits sont la vitamine K chez le nouveau-né et la vitamine D chez le nourrisson.**
- **En dehors de ces deux cas, des cures de compléments vitaminés ne sont nécessaires que s'il existe une ou plusieurs carences avérées.**

Les vitamines, substances indispensables à doses infimes, abondent dans nos aliments. Les carences profondes sont rares, sauf en cas de dénutrition, d'anorexie, de régime restrictif prolongé ou de maladie digestive chronique. Les carences modérées, par déséquilibre alimentaire, sont quant à elles plus fréquentes.

LES VITAMINES LIPOSOLUBLES

La carence en vitamine A

• **Les causes.** La carence est due à un déficit d'apport, lié à un régime alimentaire restrictif et déséquilibré.

• **Les conséquences.** Un déficit en vitamine A peut entraîner une baisse de la vision nocturne et crépusculaire, une sécheresse des conjonctives et de la cornée avec risque d'ulcérations menant à la cécité, une atrophie des glandes sudoripares, un dessèchement des muqueuses respiratoires, digestives, génitales et urinaires.

• **La prévention et le traitement.** La vitamine A proprement dite (rétinol) est fournie par des aliments d'origine animale : foie, beurre, laitages, poissons gras, œufs... De nombreux fruits (melon, abricots, fruits rouges, mangue...) et légumes (carottes, épinards, persil...) sont riches en provitamine A (bêtacarotène surtout), qui se transforme en vitamine A dans l'organisme. Une alimentation diversifiée permet donc de couvrir les besoins, et un apport médicamenteux n'est prescrit qu'en cas de carence avérée.

• **Attention.** L'excès de vitamine A, dont l'origine est généralement liée à la prise incontrôlée de compléments, est toxique et peut entraîner une intoxication aiguë avec maux de tête,

À savoir

Les vitamines sont divisées en deux grands groupes : les vitamines liposolubles (A, D, E et K), solubles dans les lipides (ou graisses), et les vitamines hydrosolubles (B et C), solubles dans l'eau.

vomissements, somnolence, lésions de la peau et des muqueuses, chutes des poils et des cheveux... Chez la femme enceinte, le surdosage induit un risque de malformations congénitales graves du fœtus.

La carence en vitamine D

• **Les causes.** La vitamine D a une double origine : elle est fournie par l'alimentation et fabriquée par le corps sous l'action des rayons ultraviolets du soleil. La carence peut être liée à un déficit d'apport par dénutrition, à un défaut d'absorption intestinale, mais aussi à un manque de synthèse endogène dû à l'absence d'exposition au soleil, à une insuffisance hépatique sévère ou à la prise de médicaments antiépileptiques.

• **Les conséquences.** La vitamine D joue un rôle essentiel dans l'ossification, et une insuffisance peut être à l'origine de troubles osseux (rachitisme chez l'enfant, ostéomalacie chez l'adulte).

• **La prévention et le traitement.** L'alimentation doit être diversifiée, les principales sources alimentaires étant les poissons gras, le jaune d'œuf, le foie, les laitages non écrémés et les laits enrichis en vitamine D. Une exposition modérée mais régulière de la peau au soleil permet la synthèse de vitamine D par le corps.

L'apport médicamenteux de vitamine D est systématique chez le nourrisson, car l'alimentation et la faible exposition solaire ne permettent généralement pas de couvrir les besoins. Un complément associant calcium et vitamine D3 (la forme synthétisée par le corps) peut également être prescrit chez les personnes âgées en cas de carence avérée.

• **Attention.** Un surdosage par des compléments peut provoquer une intoxication avec perte d'appétit, somnolence et vomissements. Un excès régulier surélève anormalement le calcium sanguin et favorise les calcifications valvulaires dans le cœur.

Vitamine K et nouveau-nés

Cette vitamine liposoluble est nécessaire au processus de coagulation du sang. Elle est fournie par l'alimentation (foie, chou, légumes à feuilles, viande, œufs...), qui couvre largement nos besoins, et fabriquée par des bactéries intestinales. La carence est très rare, sauf chez le nouveau-né. Elle peut alors entraîner des hémorragies par défaut de synthèse des facteurs de coagulation.

Le traitement préventif est donc systématique après la naissance et se fait généralement sous la forme d'une injection de vitamine K.

La carence en vitamine E

• **Les causes.** La carence peut résulter d'un déficit d'apport ou d'un défaut d'absorption intestinale.

• **Les conséquences.** Les carences sévères sont rares, sauf chez les prématurés ou en cas de dénutrition. Elles provoquent une anémie, des troubles neuromusculaires et une altération de la rétine.

• **La prévention et le traitement.** Une alimentation diversifiée comprenant suffisamment d'aliments riches en vitamine E (huiles végétales, fruits oléagineux, germes de céréales, avocat...) permet de couvrir les besoins.

Un apport médicamenteux est prescrit en cas de carence avérée.

LES VITAMINES HYDROSOLUBLES

Les carences en vitamines du groupe B

Les vitamines du groupe B abondent dans les aliments : viande, jaune d'œuf, abats, lait et laitages, céréales complètes, légumineuses, levure, graines germées, fruits oléagineux, légumes verts. Les carences résultant d'une insuffisance de l'alimentation sont donc exceptionnelles.

• **La carence en vitamine B1 ou thiamine.** Elle peut être due à un déficit d'apport, à une augmentation des besoins liée à des excès de sucres et d'alcool ou à des pertes induites par une diarrhée chronique. Un défaut de vitamine B1 peut entraîner des névrites et polynévrites (atteintes des nerfs) ainsi qu'une insuffisance cardiaque. La carence majeure, devenue très rare, provoque le béribéri, maladie grave des nerfs et des muscles. Un apport médicamenteux est prescrit, et les causes du déficit doivent être identifiées et traitées.

• **La carence en vitamine B2 ou riboflavine.** Elle résulte essentiellement d'une augmentation des besoins dans l'alcoolisme chronique. Elle se manifeste par une peau sèche et irritée, des yeux rouges et des troubles neurologiques non spécifiques. Le traitement repose sur la prise en charge de l'alcoolisme.

• **La carence en vitamine B6 ou pyridoxine.** La déficience peut être liée à une faiblesse des apports en cas de dénutrition sévère, à la prise de certains médicaments (contraceptifs, antituberculeux) ou à l'alcoolisme chronique. Elle provoque une sécheresse de la peau, une irritation de la langue, des névrites et une anémie. Le traitement repose sur des apports médicamenteux de vitamine B6 et sur la prise en charge de la cause de carence (réalimentation, changement de médicaments, réduction de l'alcool).

• **La carence en vitamine B9 ou acide folique.** Elle est provoquée par des apports alimentaires insuffisants ou par un défaut d'absorption intestinale chez le sujet âgé. Elle peut entraîner une anémie et, chez la femme enceinte, un risque de malformations du fœtus. Un complément d'acide folique est fréquemment prescrit lors de la grossesse et chez les personnes âgées en cas de carence avérée. La consommation quotidienne de légumes verts et de salades (chou, brocoli, épinards, haricots verts, mâche, endives...) permet normalement de couvrir les besoins. Les autres aliments riches en acide folique sont le foie, la levure, le germe de blé, les légumineuses, le jaune d'œuf, l'asperge, l'artichaut, le fromage.

• **La carence en vitamine B12 ou cyanocobalamine.** Elle est due à un défaut d'absorption de cette vitamine par les intestins. L'origine est généralement un déficit en facteur intrinsèque, une protéine sécrétée par l'estomac et dont la production diminue avec l'âge. La carence entraîne une anémie dite à gros globules, une fatigue et des troubles de la sensibilité. Le traitement repose sur l'injection de vitamine B12. Cette vitamine étant essentiellement fournie par des aliments d'origine animale (foie, viande, œufs, produits laitiers), une carence est possible chez les végétaliens.

• **Les autres vitamines B.** Les carences en vitamines B3 (niacine), B5 (acide pantothénique) et B8 (biotine) ne s'observent qu'au cours de dénutritions sévères et se corrigent avec la réalimentation.

La carence en vitamine C ou acide ascorbique

• **Les causes.** Une alimentation comprenant très peu ou ne comprenant pas de végétaux frais peut entraîner une carence. Par ailleurs, les besoins sont plus importants chez le fumeur.

• **Les conséquences.** Une carence modérée en vitamine C entraîne un retard de cicatrisation des plaies et des brûlures. Une carence majeure provoque le scorbut, avec fatigue, gonflement (œdème) des jambes, hémorragies et déchaussement des dents.

• **La prévention.** Une alimentation riche en fruits et légumes frais ou surgelés, crus ou rapidement cuits, permet de couvrir les besoins, bien mieux que la prise de compléments de vitamine C.

Caries

voir Dents et alimentation, p. 313

Cholestérol

- **Le cholestérol est un lipide naturel, présent dans toutes les cellules du corps.**
- **Il remplit des fonctions essentielles à la vie.**
- **Un excès de « mauvais » cholestérol est associé à un accroissement des accidents cardio-vasculaires. Mais ce n'est pas le principal facteur de risque, loin s'en faut.**
- **La prévention des maladies cardio-vasculaires repose avant tout sur l'arrêt du tabac, l'exercice physique, une alimentation de type méditerranéen et le traitement des autres facteurs de risque tels que l'hypertension ou le diabète, bien plus que sur une lutte ciblée contre l'hypercholestérolémie.**

Le cholestérol a mauvaise réputation. Il est pourtant indispensable à la vie, et son implication dans le risque cardio-vasculaire est aujourd'hui remise en cause.

Qu'est-ce que le cholestérol ?

• **Son origine.** Le cholestérol est un lipide présent dans le sang et les tissus. Il est fabriqué par le foie et des cellules intestinales (1 g par jour) à partir des acides gras saturés alimentaires. Le cholestérol consommé (300 à 500 mg par jour) n'est qu'en partie absorbé par le sang : des apports alimentaires abondants freinent la synthèse hépatique, tandis que des apports insuffisants la stimulent.

• **Le cholestérol sanguin.** Une faible quantité de cholestérol pur circule dans le sang. La plus grande partie est liée à des protéines qui le rendent soluble dans le sang. On distingue :
– le cholestérol LDL (lipoprotéines de basse densité), qualifié de « mauvais cholestérol », qui est la forme de transport du cholestérol du foie vers les organes ;
– le cholestérol HDL (lipoprotéines de haute densité), ou « bon cholestérol », qui est la forme de

transport du cholestérol des tissus vers le foie, où il est éliminé par le biais de la bile.

• **Ses fonctions.** Le cholestérol entre dans la composition de la membrane de toutes nos cellules. Il participe à la synthèse de nombreuses molécules : vitamine D, acides biliaires (essentiels à la digestion) et, surtout, hormones stéroïdes (œstrogènes, progestérone, testostérone, cortisol, aldostérone). Un effondrement du taux de cholestérol paralyse la synthèse de toutes ces hormones.

Un débat scientifique

On présente souvent le cholestérol comme l'ennemi numéro 1 de nos artères. De nombreuses études tempèrent aujourd'hui le rôle délétère de l'excès de « mauvais cholestérol ». Une baisse isolée du cholestérol LDL a des bénéfices limités, l'essentiel étant de lutter contre l'ensemble des facteurs qui prédisposent aux accidents cardio-vasculaires.

Pour certains, même, l'élévation du taux de cholestérol LDL ne serait pas un facteur de risque en tant que tel, mais une donnée biologique souvent associée à un risque accru de maladie cardio-vasculaire, sans lien de cause à effet. Pour les défenseurs de cette théorie, le premier mécanisme responsable des accidents cardio-vasculaires est la formation de caillots sanguins, un processus totalement indépendant du cholestérol. En revanche, certains facteurs (l'excès de graisses saturées, notamment) favorisent à la fois la survenue de caillots et l'élévation du cholestérol, d'où la corrélation existant entre hypercholestérolémie et risque cardio-vasculaire.

Les principes de la prévention

Trois éléments du mode de vie sont essentiels pour prévenir la survenue de caillots sanguins : l'arrêt du tabac, l'exercice physique (dans l'idéal, 30 minutes par jour ou 45 minutes trois ou quatre fois par semaine) et l'adoption d'un régime de type méditerranéen, unanimement considéré comme le modèle alimentaire idéal contre les maladies cardio-vasculaires. En diminuant les graisses saturées (viandes grasses, charcuterie, beurre, crème fraîche...) et les acides gras trans (présents dans de nombreux aliments industriels) au profit de certaines graisses insaturées (huiles d'olive et de colza, notamment), ce régime agit à la fois sur la santé cardio-vasculaire et sur l'excès de « mauvais cholestérol ».

VOIR Cardio-vasculaires (prévention des maladies), p. 303 ; Hypertension, p. 335

Faut-il limiter les œufs ?

On conseille encore souvent de limiter la consommation d'œufs à deux ou trois maximum par semaine en cas d'excès de cholestérol, mais sans argument scientifique probant. Des études épidémiologiques ont montré que les populations des pays à forte consommation d'œufs (Angleterre, Israël, pays d'Asie) ne sont pas plus touchées par ce problème que celles des pays à faible consommation. Plusieurs études montrent ainsi l'absence d'impact de la consommation d'œufs sur le cholestérol LDL. Plus généralement, la réduction du cholestérol alimentaire modifierait de manière négligeable le taux de cholestérol sanguin : en matière d'alimentation, la meilleure manière de protéger son cœur est de s'inspirer de la diète méditerranéenne.

Cirrhose

- **La cirrhose altère toutes les fonctions du foie.**
- **L'alcool est la première cause de cirrhose, mais ce n'est pas la seule.**
- **L'abstinence alcoolique totale est indispensable.**
- **Le régime sans sel, indiqué dès les premières complications, est la principale mesure diététique.**

La cirrhose est une maladie grave, qui se traduit par des lésions disséminées dans le foie et par une altération de la structure normale de cet organe. Elle touche 300 000 personnes en France chaque année et elle est responsable d'environ 15 000 décès par an.

Les causes et les symptômes

En France, l'immense majorité des cirrhoses seraient dues à l'alcoolisme chronique. Les études montrent que le risque est élevé quand la consommation quotidienne dépasse pendant 10 ans 80 g d'alcool (1 litre de vin ou son équivalent) chez l'homme et 40 g chez la femme.

Les autres causes sont des infections virales (hépatites B et C), des maladies auto-immunes (hépatite auto-immune, cirrhose biliaire primitive), une obstruction des voies biliaires, une maladie métabolique (hémochromatose, maladie de Wilson...), une intoxication médicamenteuse (dans le cadre d'une tentative de suicide par des médicaments, notamment).

Le rôle du foie

Le foie joue le rôle d'une usine chimique en assurant un très grand nombre de fonctions chimiques et métaboliques.

– Il stocke les nutriments, vitamines et minéraux issus de la digestion, les réserves de glycogène (glucides) et le fer issu de la destruction des globules rouges.

– Il fabrique le cholestérol, certains acides aminés, du glucose, des substances qui permettent au sang de coaguler (facteurs de coagulation).

– Il épure le sang de ses toxines, transforme les déchets ou les évacue à travers la bile (il produit 0,5 à 1 litre de bile par jour), il métabolise les médicaments et permet de les éliminer.

La cirrhose est longtemps silencieuse avant que la fatigue, les nausées, la perte d'appétit ou une jaunisse n'attirent l'attention. Les complications majeures sont l'ascite (accumulation de liquide plasmatique dans l'abdomen), les hémorragies digestives, le cancer du foie, l'encéphalopathie (atteinte de l'encéphale) par accumulation de déchets azotés dans le sang.

Les recommandations diététiques

• **L'alcool.** L'arrêt total et définitif de toute consommation d'alcool est indispensable, même si la cirrhose est d'origine virale, métabolique ou toxique. En cas d'addiction à l'alcool, les consultations et les associations spécialisées peuvent aider le malade.

• **Les protéines.** Un régime riche en protéines (autour de 120-130 g par jour) peut être recommandé au début, en cas de dénutrition protéique, mais un régime normal suffit le plus souvent à maintenir la masse musculaire. En revanche, le médecin conseillera une diminution de l'apport en protéines en cas d'accumulation d'azote dans le sang pour éviter une encéphalopathie.

• **Le sel.** Un gonflement (œdème) des jambes ou une ascite imposent un régime pauvre en sel : pas de sel ajouté en cuisine, pas de plats cuisinés industriels, pas d'aliments salés (charcuterie, produits apéritifs...).

Le régime hyposodé est plus efficace que les médicaments diurétiques pour freiner les complications. L'usage d'un sel de régime (chlorure de potassium) est autorisé tant que le taux de potassium est normal dans le sang. Une restriction des apports en eau est inutile et inefficace.

VOIR **Alcoolisme, p. 289**

Cœliaque *(maladie)*

voir Intolérance au gluten, p. 342

Cœur *(maladies du)*

voir Cardio-vasculaires (prévention des maladies), p. 303

Colite ulcéreuse

voir Maladies inflammatoires chroniques de l'intestin, p. 347

Constipation

- **La constipation peut être occasionnelle, chronique (à des degrés divers) ou bien secondaire à une maladie.**
- **Des mesures diététiques et hygiéniques peuvent suffire pour soulager une constipation passagère.**
- **Des laxatifs non irritants, à utiliser avec prudence, peuvent être nécessaires si la constipation dure et si elle est mal supportée.**
- **Les laxatifs irritants sont à bannir de la pharmacie familiale.**

La constipation est l'émission trop rare de selles trop dures. Elle est plus ou moins bien supportée en fonction de son intensité et de sa durée. Elle s'accompagne de pesanteur abdominale, de ballonnements, d'une impression de rectum plein, de nausées parfois, et peut être à l'origine d'hémorroïdes ou de fissures anales.

Pas de norme

Ne pas aller à la selle tous les jours ne signifie pas que l'on est constipé : la fréquence varie d'un individu à un autre. Les médecins parlent néanmoins de constipation si le nombre de selles est inférieur à trois par semaine.

Les formes de constipation

• **La constipation occasionnelle.** Elle est passagère, due à des circonstances particulières : fièvre, alitement, choc émotif, prise de certains médicaments (codéine, antidiarrhéiques, psychotropes, diurétiques...), déshydratation, grossesse et période qui suit l'accouchement, voyage... Attention, une constipation subite et aiguë impose une consultation médicale rapide car elle peut traduire une urgence : appendicite, péritonite, colique néphrétique, méningite.

• **La constipation fonctionnelle chronique.** Elle est favorisée par les erreurs de mode de vie : manque d'eau et de fibres végétales, sédentarité, refus répété de satisfaire ses besoins, abus prolongé de médicaments laxatifs. Chez la personne âgée, une constipation simple (sans autre signe) traduit le vieillissement intestinal.

Chez le nourrisson

La rareté des selles est normale chez le nourrisson allaité, car le lait maternel engendre très peu de déchets. Un apprentissage trop précoce de la propreté (parfois à partir de 1 an !) peut entraîner une constipation réflexe due à une pression parentale excessive et inadaptée à la maturité de l'enfant.

• **La constipation secondaire ou organique.** Elle est liée à une maladie intestinale ou générale. Parmi les troubles intestinaux, on peut citer le côlon distendu ou atonique, la diverticulose, les parasitoses, la colite, le cancer, les anomalies musculaires ou nerveuses du côlon, les brides post-chirurgicales, les suites de radiothérapie. Et, parmi les maladies générales, le diabète, l'insuffisance rénale, l'hypothyroïdie ou certains troubles psychiques.

Les recommandations en cas de constipation fonctionnelle

• **L'alimentation et les boissons.** Un régime riche en fibres insolubles (10 à 15 g par jour) est recommandé, avec des fruits bien mûrs, des légumes cuits ou en soupe, des céréales complètes, des biscuits au son si vous les supportez. Les fruits secs (pruneaux, abricots, dattes, figues) sont également bénéfiques. L'augmentation des apports en fibres doit se faire progressivement pour éviter une irritation des intestins.

L'hydratation doit être importante pendant et entre les repas : les eaux riches en magnésium sont souvent efficaces, comme les jus de fruits acides (orange, pamplemousse).

Certains aliments peuvent être mal supportés en fonction des sensibilités individuelles : le son, qui peut aggraver les symptômes, le chou, les artichauts, les salsifis, les légumes secs, les bulbes (ail, oignon, échalote), les graisses cuites, les épices.

• **D'autres mesures.** Une activité physique modérée, des exercices de relaxation (yoga, par exemple) et des massages de l'abdomen peuvent stimuler le transit intestinal. Il est parfois utile de rééduquer le réflexe d'exonération en s'installant chaque jour sur les toilettes, à heure fixe et pendant un temps suffisant. Les laxatifs par voie orale n'ont pas d'utilité dans un premier temps. Si la constipation dure plus de 3 jours et devient douloureuse, un microlavement à l'eau salée, un suppositoire de glycérine ou l'absorption d'une cuillerée à soupe d'huile d'olive le matin à jeun peuvent déclencher l'émission de selles.

• **En cas d'échec.** Ces mesures diététiques et hygiéniques sont parfois insuffisantes lorsque la constipation est mal tolérée parce qu'elle induit une gêne abdominale, voire des douleurs. Il faut continuer à les appliquer tout en ayant recours à des laxatifs de type lubrifiant (huile de paraffine), mucilage ou osmotique (lactulose, sorbitol), à utiliser avec prudence et après avis médical en cas d'usage prolongé. Les laxatifs irritants, chimiques ou d'origine végétale (de type séné ou bourdaine), sont à éviter absolument.

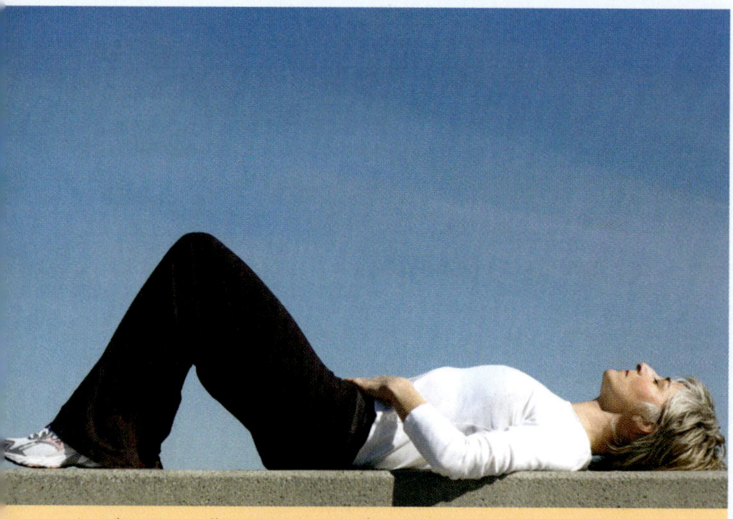

La relaxation et l'exercice physique (une simple promenade matinale) peuvent aider à retrouver un transit intestinal régulier.

Creutzfeldt-Jakob *(maladie de)*

voir Infections d'origine alimentaire, p. 337

Crohn *(maladie de)*

voir Maladies inflammatoires chroniques de l'intestin, p. 347

Cystite

voir Urinaire (infection), p. 378

Dents et alimentation

- Le sucre et les aliments ou boissons acides favorisent les caries.
- Les suppléments de fluor ne sont plus systématiquement recommandés chez le nourrisson et le jeune enfant.
- Une hygiène dentaire soigneuse permet de préserver la santé des dents.

Les liens entre dents et alimentation sont à double sens : avoir de bonnes dents permet de bien mastiquer les aliments et donc de bien débuter la digestion ; de saines habitudes alimentaires préservent les dents et les gencives au même titre que l'hygiène dentaire.

Les micronutriments nécessaires et l'utilité du fluor

Pour bien se constituer, les dents ont besoin de calcium, de phosphore, de vitamine D, de fluor ainsi que, à un degré moindre, de vitamine A (ou bêtacarotène) et de magnésium. Tous ces micronutriments sont fournis en quantité suffisante par l'alimentation, sauf le fluor.
Rare dans les aliments, cet oligoélément est toutefois présent dans l'eau du robinet, dans les eaux de table (en quantité variable) et surtout dans les dentifrices enrichis en fluor, ce qui compense largement le déficit purement alimentaire.
Chez le nourrisson et le jeune enfant, la prescription de fluor n'est plus systématiquement recommandée en raison du risque de surdosage (fluorose), susceptible d'entraîner, entre autres, l'apparition de taches blanches puis brunes sur la surface des dents. Inutile pendant la grossesse et jusqu'à l'apparition des premières dents, elle n'est désormais indiquée qu'après un bilan personnalisé tenant compte à la fois des apports en fluor par l'eau et du risque individuel (prédisposition aux caries, habitudes alimentaires, qualité de l'hygiène dentaire). De même, les dentistes déconseillent l'usage de dentifrices fluorés avant l'âge de 3 ans et recommandent des dentifrices faiblement dosés jusqu'à 6 ans.

Une prédisposition aux caries

Le risque de caries ne dépend pas que de l'alimentation et de l'hygiène dentaire : il existe aussi une prédisposition aux caries. Certains enfants en ont à répétition, d'autres pas du tout ou très peu, sans que l'alimentation ou l'hygiène dentaire puissent expliquer un tel écart. On estime que 25 % des enfants présentent 80 % des caries !

Alimentation et caries dentaires

- **Les sucres.** Tous les sucres (ou glucides) nourrissent les bactéries de la plaque dentaire, point de départ des caries et des gingivites (inflammations des gencives) : les produits sucrés (confiseries, sodas), mais aussi les sucres issus de la digestion des amidons par les enzymes de la salive. Cependant, leur nocivité n'est pas équivalente : le sucre classique (saccharose) et les produits sucrés sont très cariogènes, les aliments qui mêlent amidon et saccharose (biscuits, céréales du petit déjeuner) le sont aussi, bien plus que l'amidon des féculents ou le fructose des fruits.
- **Les acides.** Les aliments acides (agrumes, jus de fruits, vinaigre) ou acidulés (sodas) agressent l'émail des dents et favorisent son érosion. Boire les sodas et jus de fruits à la paille et se rincer la bouche à l'eau permet de limiter le contact avec les dents. Terminer le repas par un morceau de fromage pourrait avoir un effet protecteur en neutralisant les acides.
- **Le temps de contact avec les dents.** C'est un facteur de développement des caries. Les aliments qui restent le plus longtemps dans la bouche sont les bonbons durs et les sucettes, mais aussi ceux qui laissent des résidus parce qu'ils sont collants (caramels, fruits séchés) ou qu'ils se glissent dans les interstices (chips, biscuits).
- **L'effet bénéfique de la salivation.** La salive contribue à nettoyer et à désinfecter les dents. Nous en produisons près de 1 litre par jour, mais les grignotages peuvent limiter son efficacité car ils exposent les dents aux sucres et aux acides de façon répétée sans que la salive ait le temps d'agir efficacement. On peut stimuler la salivation en mastiquant des chewing-gums ou des pastilles aromatisées sans sucre, en suçant des glaçons ou en se rinçant la bouche à l'eau bicarbonatée. De nombreuses maladies et certains médicaments diminuent le débit salivaire : le cas échéant, il faut en parler à son médecin.

Quand on n'a plus de dents

Les personnes âgées plus ou moins édentées supportent souvent assez mal les prothèses, qu'elles finissent par laisser dans un tiroir. L'alimentation doit alors être hachée ou mixée, tout en restant aussi diversifiée et gastronomique que possible.

Manger mou

Le goût des enfants pour les aliments mous (steak haché, céréales du petit déjeuner, purée, pain de mie, compote, desserts lactés...) n'est pas sans conséquences sur les dents : les mâchoires insuffisamment sollicitées par la mastication ne se développent pas assez, d'où des problèmes de malposition des dents définitives. L'alimentation molle a aussi l'inconvénient de moins stimuler la salivation.

L'hygiène dentaire

Peu importe ce que l'on a mangé : il faut se brosser les dents pendant 3 minutes après chaque repas, et encore plus attentivement le soir, sans rien manger ensuite. Les dentistes conseillent les brosses à poils souples, qui n'irritent pas les gencives (il faut en changer tous les 3 mois). Il est aussi recommandé d'utiliser chaque jour un fil ou un jet dentaires pour éliminer les débris coincés entre les dents.
Un détartrage régulier chez le dentiste permet d'enlever le tartre (durcissement de la plaque dentaire sous lequel les caries se creusent).

Dépression

- Certaines carences alimentaires pourraient favoriser la dépression.
- La dépression perturbe l'appétit.
- Une alimentation équilibrée, riche en glucides et en oméga-3, est recommandée.

La dépression est un état de tristesse, de douleur morale, de découragement, de désintérêt et de perte des plaisirs. Elle s'accompagne de troubles du sommeil (insomnie ou, au contraire, hypersomnie) et de l'appétit, de fatigue physique et mentale (difficultés à se concentrer, ralentissement de la pensée).

Dépression et appétit

La dépression se manifeste habituellement par une diminution de l'appétit. Un des critères définissant la maladie est d'ailleurs la perte significative de poids en l'absence de régime. Mais l'inverse est également possible : chez certaines personnes, on observe plutôt une prise de poids due à un appétit féroce, avec des grignotages excessifs, surtout orientés vers les glucides et les produits sucrés comme le chocolat. Cette surconsommation aurait pour but inconscient d'améliorer l'humeur en stimulant les sensations de plaisir : le goût sucré est la seule saveur capable de calmer un nourrisson agité, et cet instinct inné perdurerait chez l'adulte.
À noter : certains antidépresseurs ont un effet stimulant sur l'appétit et peuvent entraîner une prise de poids.

Nutriments et dépression

Certaines carences pourraient être associées à un risque accru de dépression. C'est le cas pour les acides gras oméga-3, dont le déficit est nettement plus fréquent chez les déprimés. Une carence en tryptophane, un acide aminé essentiel présent dans les aliments riches en protéines, favorise aussi la dépression car cette substance se transforme en sérotonine dans l'organisme (la sérotonine est le médiateur chimique du plaisir et de la récompense dans le cerveau).
Des carences en sélénium, en fer, en vitamines du groupe B, en vitamine D et en calcium peuvent également concourir à un état dépressif. Un apport supplémentaire est alors prescrit par le médecin, mais une prise systématique de ces micronutriments n'a aucun effet préventif chez le sujet non carencé.
En cas de dépression, il est recommandé de privilégier les aliments riches en oméga-3 (poissons gras, huile de colza), en glucides (féculents), qui semblent avoir un effet calmant et aident le tryptophane à atteindre le cerveau, en vitamines du groupe B (céréales et produits dérivés, volaille, légumes secs, levure, germe de blé...), en acide folique (légumes verts comme les épinards ou le chou, salades...) et en sélénium (champignons, abats, viande, poissons, fruits de mer...).

VOIR Médicaments et prise de poids, p. 349

Alcool et dépression

L'alcool peut représenter un refuge pour apaiser l'angoisse et échapper à la douleur morale. S'il permet éventuellement de fuir son mal-être à court terme, il ne fait en réalité que précipiter ou aggraver un état dépressif.
Une réaction dépressive peut aussi survenir au moment d'un sevrage alcoolique, comme pour le tabac et la plupart des drogues.

Déshydratation

- Chez le nourrisson, une déshydratation débutante se traite avec une solution orale contenant un peu de sucre et de sel.
- Le sportif doit boire 1 à 2 litres d'eau par heure à l'effort.
- La sensation de soif est souvent altérée chez les personnes âgées : elles doivent donc s'efforcer de boire avant d'avoir soif, surtout par temps chaud.

La déshydratation est un manque d'eau dans l'organisme. Il est essentiel de veiller à boire suffisamment, car une déshydratation déclarée, possible à tout âge, est une véritable urgence qui impose une hospitalisation.

Chez le nourrisson

Les principales causes sont les pertes d'eau à cause d'une diarrhée (environ 90 % des cas), plus rarement une forte fièvre ou une exposition à la chaleur (ne laissez jamais un bébé dans une voiture au soleil).

Un nourrisson déshydraté est anormalement calme, voire somnolent, sa peau est pâle, sa bouche et ses lèvres sont sèches, ses yeux cernés s'enfoncent dans les orbites, la fontanelle est déprimée. Il perd du poids. Si vous pincez la peau de l'enfant, le pli reste marqué plus longtemps : ce signe, appelé persistance du pli cutané, indique une déshydratation.

• **Que faire ?** Pour traiter une déshydratation débutante, préparez un biberon de 200 ml d'eau avec un sachet de réhydratation orale (mélange de sucre et de sels minéraux qui doit figurer en permanence dans la pharmacie familiale). À défaut, mélangez une cuillerée à soupe de sucre en poudre et une cuillerée à café de sel dans 1 litre d'eau. Faites boire le nourrisson par petites gorgées toutes les 10 minutes, ou donnez-lui une cuillerée à café toutes les 2 minutes si son état est inquiétant.

Découvrez le bébé et ventilez de l'air pour faire baisser sa température. Consultez ou faites venir un médecin très rapidement : selon l'état de l'enfant et la perte de poids, la réhydratation pourra se faire à la maison ou devra être prise en charge à l'hôpital.

Chez l'adulte

En dehors d'une maladie, les cas de déshydratation sont liés à l'exposition à une température élevée (plage, long trajet en voiture sous le soleil) ou à un effort physique. Lors d'un effort prolongé, la perte d'eau est de 1 à 2 litres par heure selon la température ambiante et l'intensité de l'activité. Tous les sportifs savent qu'il faut boire très régulièrement, avant d'avoir soif.

• **Que faire ?** Pour éviter la déshydratation pendant un effort prolongé, il faut boire au moins 25 cl de liquide toutes les 10 à 15 minutes (1 à 2 litres par heure). La boisson peut être de l'eau, du soda, du thé froid ou une préparation spécifique pour l'effort contenant du glucose et des sels minéraux. Les boissons alcoolisées sont fortement déconseillées par grande chaleur, car elles accentuent les pertes par sudation.

Chez la personne âgée

La cause la plus courante de déshydratation est le déficit de boisson dû à la diminution de la sensation de soif ou, chez les personnes âgées invalides, à des difficultés motrices, même pour saisir un verre et se servir. Une personne âgée a besoin chaque jour de 2 litres de liquide, dont une partie est contenue dans les aliments. Par température

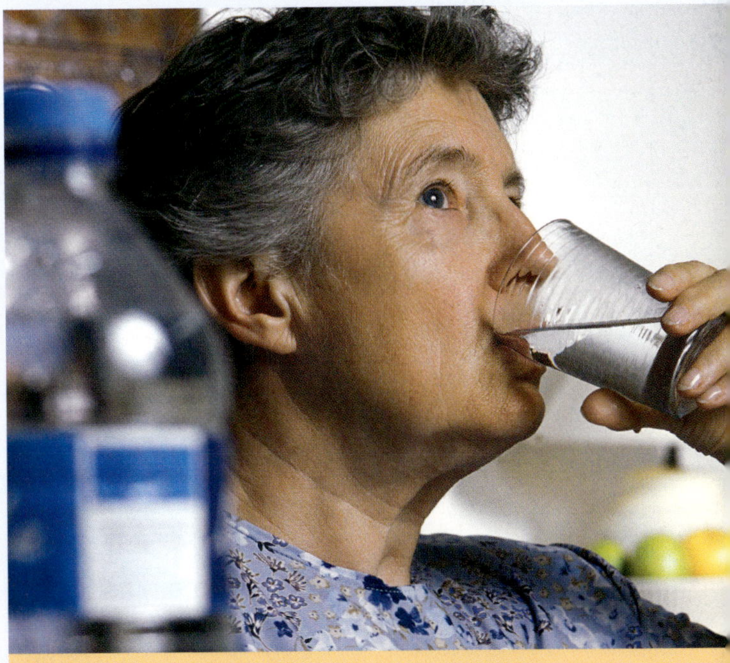

Boire avant d'avoir soif, une règle d'or chez les personnes âgées.

moyenne, les boissons (boissons chaudes ou froides, soupes) devraient représenter environ 1,5 litre.
• **Que faire ?** Le lait, le café ou le thé du petit déjeuner et du goûter, un bol de soupe ou une tisane le soir représentent déjà au moins 0,5 litre. Deux verres de boisson à chaque repas fournissent également 0,5 litre. Le reste doit être pris entre les repas, par petites gorgées et même sans soif. L'eau reste la boisson de base, mais rien n'interdit de l'aromatiser avec un sirop ou un jus de fruit. Par temps chaud, l'entourage doit encourager la personne âgée à boire plus ou plus fréquemment que d'habitude.

Diabètes

- **L'alimentation des diabétiques doit être équilibrée, notamment en glucides.**
- **L'index glycémique des aliments doit être pris en compte.**
- **Un régime légèrement hypocalorique est indiqué chez le diabétique en surpoids (essentiellement de type 2).**
- **Les grignotages entre les repas et les boissons sucrées sont fortement déconseillés.**

Le diabète de type 2 touche environ 2,5 millions de Français, bien plus si l'on prend en compte les personnes prédiabétiques ou non diagnostiquées. Le diabète de type 1 concerne quant à lui 100 000 à 150 000 personnes. Dans les deux cas, l'alimentation joue un rôle important dans la vie quotidienne et participe pleinement au traitement de la maladie, au même titre que les médicaments.

Les deux formes

Il existe deux formes principales de diabète, qui ont en commun l'hyperglycémie et ses complications.
• **Le diabète de type 1.** Il résulte d'un déficit en insuline, une hormone sécrétée par le pancréas, d'où son nom classique de diabète insulinodépendant. La maladie apparaît quand au moins 80 % des cellules endocrines (qui fabriquent l'insuline) ont été détruites par des anticorps fabriqués par le corps lui-même : le diabète 1 est une maladie auto-immune. De début soudain, il peut se déclencher dès les premiers jours de la vie ou plus tard, mais presque toujours avant l'âge de 25 ans. Ce diabète est traité d'emblée par des injections d'insuline.
• **Le diabète de type 2.** Il débute par une résistance des tissus (muscles, graisses, foie) à l'action de l'insuline : malgré une sécrétion accrue, l'insuline a du mal à faire entrer le glucose sanguin dans les cellules. Cette phase dite d'insulinorésistance dure en moyenne 7 ans avant que le diabète avéré apparaisse. Ensuite, avec l'évolution de la maladie, le pancréas s'épuise et ne produit plus assez d'insuline. Au bout de 20 à 30 ans, le diabète de type 2 devient insulinonécessitant ou insulinorequérant.
D'évolution lente et très souvent associé au surpoids, d'où son ancien nom de diabète gras, le diabète de type 2 se déclare classiquement à partir de 40 ans. Néanmoins, les cas sont de moins en moins rares chez l'adulte jeune, voire chez l'adolescent.

Les complications des deux diabètes

Ce n'est pas la glycémie élevée qui fait la gravité du diabète, ce sont les complications touchant aussi bien les minuscules artérioles que les grosses artères. C'est par ce mécanisme vasculaire que le diabète est en France la première cause de cécité, d'insuffisance rénale, d'artérite et d'amputation des membres inférieurs. C'est un facteur majeur de risque d'infarctus du myocarde, d'infarctus mésentérique (intestinal) et d'accident vasculaire cérébral.

Une alimentation équilibrée

Le vieux dogme de la réduction des glucides est abandonné. Sans bénéfice direct sur l'évolution du diabète, il induisait un régime trop riche en lipides, encore plus toxique pour les vaisseaux sanguins. Au contraire, la proportion de calories glucidiques doit être maintenue à 50-55 % du total des apports énergétiques.
En pratique, l'alimentation du diabétique (types 1 et 2) est un régime équilibré, proche du modèle méditerranéen, mais accordant une attention particulière à l'index glycémique des aliments.
• **L'index glycémique.** C'est un classement des aliments en fonction de leur capacité à élever la glycémie (le taux de sucre sanguin). Plus l'index glycémique est élevé (plus de 70, par rapport à une base 100 qui correspond à l'effet du glucose pur), plus la glycémie s'élève brutalement après un repas. Plus il est bas (moins de 50), plus l'effet

sur la glycémie est faible. Cette notion a en grande partie supplanté la distinction entre sucres rapides (simples) et sucres lents (complexes), en montrant par exemple que le fructose (sucre des fruits), le saccharose (sucre de table), les pâtes cuites «al dente» ou les légumes secs étaient moins hyperglycémiants que le pain blanc ou la pomme de terre, surtout en purée.
Toute la difficulté d'application de cet index tient à ses variations : pour un même aliment, l'index diffère selon le mode de consommation (cru ou cuit, entier ou mixé, seul ou associé à d'autres aliments...) et selon d'autres critères qui ne sont pas toujours simples à maîtriser au quotidien (degré de maturité des fruits ou légumes, par exemple).
L'index glycémique a cependant modifié la diététique des diabétiques. Au sein d'un groupe d'aliments, il permet de choisir celui ou ceux qui élèvent le moins possible la glycémie : plutôt des pâtes «al dente» et des légumes secs que de la purée de pommes de terre et du riz blanc, dont l'index est deux à trois fois plus élevé. Il a aussi permis de corriger des erreurs : les desserts, les fruits au goût sucré ou les légumes secs ne sont plus interdits aux diabétiques.
L'autre application de l'index glycémique est la prévention du grignotage et des malaises hypoglycémiques. Plus la glycémie s'élève vite, plus le pancréas est stimulé pour l'abaisser brutalement, provoquant la faim ou le malaise. Consommer des aliments d'index glycémique bas diminue la sécrétion réactionnelle d'insuline et donc le besoin de manger à nouveau.

Diabète de type 1 : les recommandations alimentaires

Le diabète de type 1 impose plusieurs injections d'insuline chaque jour. Si le risque de coma diabétique est réel en l'absence d'insuline, l'immense majorité des malaises est d'ordre hypoglycémique par inadéquation entre la dose d'insuline, le repas précédent et l'activité physique exercée.

• **L'éducation du diabétique.** Réalisée dans les services de diabétologie et avec les associations de malades, elle a pour objectif d'apprendre à l'enfant à équilibrer sa glycémie pour mener une vie aussi normale que possible. Il doit savoir adapter ses horaires et la composition de ses repas à ses activités et besoins, ajuster ses doses d'insuline et son alimentation à des horaires transitoires ou à une activité particulière (voyage, dîner à l'extérieur, pratique sportive...).

• **Les principes.** Les apports caloriques doivent être normaux (sauf surpoids, rare dans le diabète 1), tout comme la part des glucides (50-55 %). L'objectif est d'éviter les pics d'hyperglycémie après les repas autant que les trous glycémiques de 11 heures, 18 heures et 2 heures du matin. Aucun aliment n'est interdit, et les recommandations sont proches de celles du diabète de type 2 :
– repas équilibrés, à des horaires fixes si possible ;
– glucides, de préférence d'index glycémique bas, bien répartis entre les trois repas et le goûter ou la collation ;
– pas de grignotages ni de boissons sucrées (sauf en cas d'hypoglycémie imposant un resucrage) ;
– limitation des matières grasses, ainsi que des aliments gras.

Diabète de type 2 : les recommandations alimentaires

• **Les apports énergétiques.** Ils ne sont pas modifiés si le poids est normal.
En cas de surpoids, souvent associé à ce diabète, l'alimentation doit être légèrement hypocalorique (autour de 1 800 calories par jour), en réduisant les portions et l'apport en graisses, et le niveau d'activité physique doit augmenter. Les consignes sont les mêmes en cas d'obésité, avec un niveau calorique plus faible (1 600 calories en moyenne), sauf chez les diabétiques très âgés, car les risques d'hypoglycémie et de chute sont plus inquiétants que ceux liés au surpoids.

• **Le rythme des repas.** Il faut maintenir trois repas par jour, avec une ou deux collations si nécessaire. En revanche, les grignotages et les boissons sucrées sont à éviter.

• **Les repas.** Le petit déjeuner doit être consistant, comme pour tout le monde. Si vous appréciez les céréales, choisissez plutôt des flocons d'avoine traditionnels ou du muesli nature que des pétales de maïs ou du riz soufflés.
Chaque repas, déjeuner et dîner, doit comporter :
– une portion protidique : viande maigre, volaille, jambon sans couenne, poisson, œufs ;

Dépistage et prévention

Le dépistage du diabète de type 2 doit être mené chez les personnes à risque (antécédents familiaux, diabète gestationnel, excès de poids). Il peut permettre de détecter un état intermédiaire appelé intolérance au glucose : le diabète n'est pas déclaré, mais il peut survenir dans les années qui suivent. Connaître ce risque permet de prendre des mesures préventives (perte de poids, exercice physique).

L'hypoglycémie

En cas d'hypoglycémie sans perte de conscience, le diabétique doit se « resucrer », c'est-à-dire absorber des glucides capables de corriger rapidement sa glycémie. Pour cela, il doit avoir en permanence un sachet de glucose à portée de main. À défaut, une boisson sucrée peut convenir : 15 cl (une demi-canette) de soda, de limonade ou de jus de fruit.

– deux portions ou plus de végétaux frais : entrée végétale, légumes cuits, salade ou fruits frais ;
– une portion de glucides (légumes secs, pâtes «al dente»...) et 40 à 50 g de pain (pain complet, pain aux céréales, baguette tradition).

Il est possible de mélanger la garniture pour équilibrer le menu : haricots verts et pommes de terre à l'eau ou haricots secs, par exemple. L'essentiel est de bien répartir les glucides sur les deux repas et le petit déjeuner. Les fibres (légumes, céréales) sont importantes car elles ont pour effet d'étaler l'absorption des glucides. Les aliments à index glycémique élevé (purée, frites, riz blanc...) ne sont pas interdits, mais ne doivent être consommés que de temps en temps, de préférence avant un effort physique.

Les cuissons sans graisse (gril, four, vapeur, bain-marie...) sont à privilégier, de même que l'huile d'olive ou de colza et les laitages écrémés ou demi-écrémés. Il faut réduire sensiblement les fromages gras, le beurre, les produits industriels gras et les viandes grasses. Les pâtisseries peu grasses et les viennoiseries sont autorisées de temps en temps, à la fin d'un repas (pas en grignotage), surtout si le reste du menu est léger. Les boissons sucrées sont déconseillées (en dehors d'un épisode hypoglycémique). Le saccharose (sucre de table) n'est pas interdit, dans la limite de trois ou quatre morceaux par jour. Il peut être remplacé par des édulcorants.

VOIR **Hypoglycémie, p. 336 ;**
Index glycémique, p. 133

Diarrhée

- **La réhydratation est essentielle en cas de diarrhée.**
- **Les aliments solides doivent être provisoirement arrêtés.**
- **Mais des aliments mixés et faciles à digérer sont recommandés s'ils sont tolérés.**
- **Sauf exception, aucun médicament n'est utile contre une gastro-entérite banale.**

Une idée reçue

Les sodas au cola n'ont aucun intérêt pour lutter contre la diarrhée : la caféine qu'ils contiennent accélère au contraire le transit intestinal.

La diarrhée est extrêmement fréquente. Ses causes sont multiples mais, dans plus de 95 % des cas, il s'agit d'un mécanisme naturel de défense contre une infection ou une intoxication. On parle alors de gastro-entérite (ou infection intestinale). Plus la diarrhée est abondante, plus on élimine de germes ou de toxines.

Faut-il prendre des médicaments ?

Ils sont généralement inutiles en cas de diarrhée épidémique ou du voyageur. Si nécessaire (pendant un transport, notamment), demandez à votre médecin des sachets de pansement intestinal, des gélules de charbon ou un antisécrétoire, qui diminue le volume d'eau dans les selles.
Les antidiarrhéiques qui bloquent l'intestin (lopéramide) ne sont pas recommandés en cas de diarrhée infectieuse : le confort provisoire qu'ils procurent empêche l'élimination naturelle des microbes.

Les causes de gastro-entérite

La diarrhée est le signe majeur d'une gastro-entérite. Elle est souvent accompagnée de nausées ou de vomissements et parfois de fièvre.

• **Une origine virale.** Présente toute l'année en France, la gastro-entérite virale connaît au moins deux vagues épidémiques annuelles, l'une en décembre-janvier, l'autre en été, avec près de 1 million de cas chaque fois.

La turista, ou diarrhée du voyageur, qui peut survenir lorsque l'on séjourne à l'étranger, est également de nature virale.

• **Une origine bactérienne.** Les infections bactériennes sont de plus en plus rares ; elles relèvent plutôt d'une intoxication par un aliment ou une préparation souillés. Elles ont souvent un aspect collectif, touchant tous ceux qui ont partagé le même plat suspect. Les principaux germes en cause sont le staphylocoque doré, les salmonelles ou les shigelles. Le *Clostridium* est plus rare, mais beaucoup plus agressif.

Chez le nourrisson

Consultez le médecin dès que le nourrisson émet deux selles liquides à la suite (à ne pas confondre avec les selles molles d'un bébé nourri au sein). Cessez toute alimentation, y compris le lait, et donnez-lui une solution de réhydratation orale (ou un mélange d'eau, de sucre et de sel) pour éviter une déshydratation : faites-le boire par petites gorgées toutes les 10 minutes environ jusqu'à la consultation.

Le médecin pèsera l'enfant et vous donnera des recommandations alimentaires.

Chez le jeune enfant

Consultez le médecin si la diarrhée dure plus de 24 heures, s'accompagne de fièvre, de vomissements ou de douleur abdominale.
Donnez à l'enfant une solution de réhydratation orale ou, en attendant d'en acheter dans une pharmacie, de l'eau aromatisée avec un sirop. Complétez avec un bouillon clair ou un bol d'eau de riz. Arrêtez l'alimentation solide, qui risque d'accentuer la diarrhée par un effet mécanique d'irritation de l'intestin. Quand l'enfant a faim, proposez-lui une compote de pommes, une banane mixée ou une soupe de carottes, mais ne le forcez pas à manger pendant les premières 24 heures. Au bout de 24 à 48 heures, passez à une alimentation à base de compote, de riz, de banane écrasée, de yaourt pour reconstituer la flore intestinale (choisissez des yaourts dont la date limite de consommation est la plus lointaine possible). Quand la diarrhée a cessé, ajoutez de la purée et du jambon ou de la volaille hachés.
• **L'eau de riz.** Faites cuire une poignée de riz dans une grande casserole et récupérez l'eau de cuisson : elle contient des antidiarrhéiques naturels.
• **La soupe de carottes.** Faites cuire des carottes, laissez refroidir, puis mixez avec le jus de cuisson. Plus simplement, vous pouvez diluer un petit pot de carottes pour nourrisson avec un volume égal d'eau avant de réchauffer.

Chez l'adulte

Arrêtez de manger pendant 24 heures. Buvez à volonté de l'eau sucrée, de l'eau de riz, du thé léger, du lait (si vous le supportez) ou une boisson sans bulles ni caféine. Évitez les jus de fruits acides. Si la faim vous tenaille, mangez une compote de pommes ou un bol de riz bien cuit.
Reprenez peu à peu une alimentation normale, en commençant par du yaourt, des aliments mixés ou de la purée, qui ne risquent pas d'irriter votre intestin.

VOIR Infections d'origine alimentaire, p. 337 ; Intoxications par les aliments, p. 344

D'autres causes de diarrhée

Les diarrhées prolongées ou récidivantes peuvent être liées à une maladie digestive ou générale, à l'effet de certains médicaments, à une mycose ou une parasitose digestives, à une allergie ou une intolérance alimentaires et à bien d'autres causes. Elles imposent une consultation médicale.

Digestifs
(troubles fonctionnels)

- **Les troubles digestifs ne sont pas forcément dus à des erreurs alimentaires.**
- **Il n'existe pas de régime type qui conviendrait à tous les patients.**
- **À chacun de corriger les facteurs déclenchants, alimentaires ou non, qu'il a pu identifier.**

Les troubles fonctionnels digestifs incluent toutes les manifestations douloureuses ou désagréables liées à la digestion en l'absence de maladie organique identifiable. Des ballonnements au syndrome du côlon irritable en passant par l'aérophagie ou les flatulences, ces troubles toucheraient environ 30 % de la population.

Les symptômes

Certaines manifestations viennent de l'estomac, comme les nausées, l'aérophagie ou les éructations. D'autres, telles la diarrhée, la constipation ou les flatulences, sont nettement intestinales. Il est en revanche plus difficile de localiser l'origine d'une pesanteur abdominale, de ballonnements, d'un météorisme (accumulation de gaz), de borborygmes ou de douleurs abdominales.
Tous ces symptômes peuvent signaler un trouble fonctionnel gênant mais bénin autant qu'une maladie organique. Des troubles réguliers (alternance de diarrhée et de constipation, vagues nausées, douleurs...) ou d'apparition brutale justifient une consultation médicale : ce n'est qu'après avoir éliminé une éventuelle maladie organique que le médecin pourra affirmer qu'il s'agit d'un trouble fonctionnel digestif.

Les mécanismes des troubles fonctionnels digestifs

Ces désagréments digestifs sont généralement imputés à l'alimentation. Pourtant, aucune recherche rigoureuse n'a pu montrer la responsabilité des aliments et encore moins l'efficacité d'un régime unique : les résultats des différentes études sont totalement contradictoires.
La digestion est un phénomène complexe, un véritable puzzle physiologique, déstabilisé par le moindre problème (vidange gastrique trop lente,

Un agenda alimentaire

Le meilleur moyen de relier ou non la perception de troubles digestifs à son alimentation est de tenir un agenda où l'on note chaque jour le contenu des repas et des grignotages éventuels d'un côté, et les symptômes observés de l'autre. On peut y ajouter une colonne « observations » pour noter les événements quotidiens importants, stress et émotions par exemple.

vésicule biliaire paresseuse, anomalie de la flore intestinale...). Une grande partie des personnes qui souffrent de troubles digestifs fonctionnels présenteraient à la fois un petit déséquilibre dans le processus digestif et une perception nettement accrue des sensations digestives. Ces troubles semblent par conséquent résulter d'un excès de sensibilité individuelle autant que d'un véritable dérangement digestif.

La digestion difficile, ou dyspepsie

On parle de dyspepsie pour désigner l'inconfort digestif et la sensation de digestion lente et laborieuse. Les personnes qui souffrent de ce type de symptôme sont très sensibles à la distension de l'estomac, même par de l'air.

Les facteurs déclenchants habituels sont les repas copieux, les graisses, surtout cuites, le manque de mastication et l'ingestion trop rapide des aliments, les boissons gazeuses, l'abus d'alcool, le tabac, le café, le chocolat, les épices, le stress ou les émotions. Les aliments acides, les sauces et la viande rouge sont aussi incriminés.

Il n'y a pas de régime alimentaire type contre la dyspepsie, mais la première des mesures consiste à identifier les facteurs déclenchants, propres à chaque personne, pour les corriger ou les éviter. Manger lentement et au calme (sans télévision) contribue souvent à diminuer les troubles. Il est recommandé d'aller marcher après les repas, mais pas de faire du sport. La relaxation, les infusions et certaines plantes aromatiques comme la camomille peuvent apporter un bénéfice relatif. En revanche, les médicaments sont peu efficaces.

L'aérophagie

La présence excessive d'air dans l'estomac se traduit par un gonflement, une gêne et des éructations. L'air est dégluti soit au cours des repas, soit avec la salive tout au long de la journée. Les grands mâcheurs de chewing-gums et les fumeurs sont souvent atteints d'aérophagie. La grossesse semble favoriser ce trouble.

Il est recommandé de mastiquer les aliments pour avaler des bouchées plus pâteuses et réduire ainsi le volume d'air ingéré, de limiter ou de supprimer les chewing-gums, les sodas, la bière et, naturellement, le tabac. Certaines plantes (graines de fenouil ou de céleri, par exemple) et les médicaments qui absorbent les gaz (charbon végétal) sont parfois efficaces.

Le syndrome du côlon irritable

Météorisme, ballonnements, flatulences, douleurs et diarrhée sont les symptômes habituels des troubles fonctionnels intestinaux regroupés sous le terme de syndrome du côlon irritable. Les gaz sont produits par la fermentation des glucides ou la putréfaction des protéines (ils ne sont pas liés aux boissons gazeuses). On retrouve souvent les mêmes facteurs déclenchants que dans la dyspepsie. Outre la correction individuelle des facteurs déclenchants, il est conseillé de muscler son ventre par de la gymnastique et de veiller à boire suffisamment d'eau.

Il n'y a pas de régime type : à chacun de repérer les aliments qu'il ne tolère pas. Les plus souvent en cause sont les légumes secs, les crucifères (chou), les bulbes (ail, oignon, fenouil, céleri), les radis, les poireaux, les artichauts, les frites, les viandes grasses, les sauces et les fromages fermentés. Si vous avez un doute, réintroduisez l'aliment en question et voyez s'il provoque ou non des troubles. Le régime le plus adapté ne suffit pas toujours à soulager ces troubles intestinaux, mais le médecin pourra vous recommander des médicaments pour diminuer les symptômes.

Diverticules coliques

- **Les diverticules coliques sont favorisés par l'âge et par la constipation chronique.**
- **Un régime riche en fibres et une hydratation suffisante limitent le risque.**
- **Les fibres sont déconseillées en période de crise.**

Les diverticules sont des petites hernies, des petits sacs qui se forment dans la paroi du côlon. Leur gravité tient à leurs éventuelles complications.

Les causes et les signes

Les diverticules résultent de la combinaison de plusieurs facteurs :
– le vieillissement de la paroi du côlon (les diverticules sont rares chez l'enfant, mais ils touchent plus de 10 % des personnes après 50 ans et jusqu'à 50 % des plus de 70 ans) ;
– un excès de pression dans le côlon, lié à une constipation chronique ;
– un déficit prolongé en fibres végétales et en eau, qui favorise aussi la constipation (les diverticules sont plus rares chez les végétariens).
Les diverticules, dont le nombre peut atteindre plusieurs dizaines, siègent sur tout le côlon, mais sont surtout concentrés au niveau de sa partie terminale, le sigmoïde.
Souvent bien tolérés, ils peuvent se manifester par des douleurs abdominales vagues et capricieuses, habituellement situées dans la partie gauche du bas-ventre, parfois par la présence d'un peu de sang dans les selles en période d'inflammation.
Les complications majeures – qui souvent révèlent la présence de diverticules – sont la septicémie (infection généralisée), l'occlusion intestinale (interruption du transit intestinal) et la péritonite (inflammation du péritoine).

Les recommandations alimentaires

• **La prévention.** Les diverticules peuvent en partie être évités grâce à une alimentation riche en fibres végétales (20 g par jour) fournies par les fruits et légumes, pas trop durs s'ils sont consommés crus, et les céréales complètes. Pour que ces fibres n'irritent pas la paroi intestinale, il faut boire au moins 1,5 litre de liquide par jour.
Les personnes qui souffrent de diverticules doivent éviter les aliments qui laissent des petits morceaux non digérés, comme les noix et les amandes, les graines de céréales complètes (blé germé, riz complet), les tomates avec leurs graines. Ces débris peuvent en effet pénétrer dans un diverticule et y provoquer une inflammation, puis une infection locale, point de départ de complications sérieuses.
• **En période de crise.** Les fibres végétales sont alors déconseillées : un régime alimentaire sans résidus est préférable pour mettre au repos les muscles intestinaux.
Des laxatifs osmotiques peuvent être recommandés par le médecin pour assurer la mollesse et l'hydratation des selles.

Enfant *(alimentation de l')*

- **Les besoins augmentent peu à peu : à 10 ans, un enfant mange autant qu'un adulte moyen du même sexe.**
- **La ration quotidienne doit être répartie sur quatre repas, car l'estomac d'un enfant ne tolère pas la même quantité d'aliments que celui d'un adulte.**
- **L'équilibre alimentaire se fait sur la journée : le repas du soir doit être équilibré par rapport au déjeuner.**
- **L'éducation nutritionnelle débute dès le plus jeune âge : elle repose sur l'exemple des parents.**

L'âge de 2 ans marque la fin de la période de croissance rapide et le glissement vers les années de croissance régulière, qui dureront jusqu'au début de la puberté. L'enfant commence à partager les repas de ses parents et découvre le monde alimentaire des adultes. Ses goûts et ses habitudes alimentaires s'installent peu à peu, largement influencés par le modèle familial.
C'est aussi une période à risque de surpoids ou d'obésité si des erreurs alimentaires s'associent à une faible activité physique.

La croissance et les besoins nutritionnels

Plus que l'âge, c'est la corpulence de l'enfant (taille et poids), très variable, et son niveau d'activité physique qui déterminent ses besoins alimentaires. Passer des heures à regarder des dessins animés demande moins d'apports énergétiques que de faire du vélo ou de jouer au ballon.
• **La croissance.** Entre 2 et 6 ans, l'enfant gagne en moyenne 6 kg et 27 cm, avec une faible différence entre garçons et filles, mais avec de larges variations possibles d'un enfant à un autre. Gagner 50 % de son poids et 30 % de sa taille à un âge où l'on bouge beaucoup impose de trouver dans l'alimentation des matériaux et de l'énergie. Ensuite, l'enfant grandit plus qu'il ne grossit, il gagne en moyenne 5 à 6 cm et 2 à 2,5 kg par an, et acquiert normalement une silhouette plus longiligne. Les différences individuelles s'accentuent sensiblement, et les filles, qui débutent leur puberté un peu plus tôt que les garçons, sont en moyenne un peu plus grandes qu'eux.

Les courbes de croissance

Tracer les courbes de poids et de taille sur le carnet de santé est la façon la plus simple et la plus efficace de surveiller la croissance d'un enfant.

Les 7 erreurs à éviter

– Laisser l'enfant composer ses menus selon ses envies, se plier à ses volontés.

– Tolérer le grignotage entre les repas, notamment devant la télévision.

– Proposer des repas monotones et répétitifs, qui n'apportent aucune saveur nouvelle et n'éveillent pas la curiosité gustative de l'enfant.

– Servir un excès de protéines (sous prétexte de croissance), facteur important et méconnu de l'obésité chez l'enfant.

– Accepter un abus de sucres : la boisson de base est l'eau et non les sodas et autres boissons sucrées. Les confiseries ne sont pas un aliment de substitution. La tendance naturelle aux aliments sucrés et faciles à digérer, très forte à ces âges, doit être fermement combattue par les parents.

– Proposer trop d'aliments frits (poisson, pommes de terre), de cuissons grasses et de plats cuisinés industriels.

– Laisser s'installer un déficit en calcium par manque de produits laitiers, trop souvent abandonnés à partir de 3 ou 4 ans.

La télé fait grossir

Manger devant la télévision détourne l'attention du cerveau sur les sensations de satiété et favorise une suralimentation de 10 à 20 % par rapport aux besoins. C'est donc un facteur de surpoids ou d'obésité.

• **Les besoins énergétiques.** Ils passent de 1 400 calories par jour à l'âge de 2 ans à 1 800 à 6 ans, pour atteindre finalement un niveau comparable à celui d'un adulte moyen vers l'âge de 10 ans : 2 400 calories chez le garçon et 2 000 chez la fille. Si, à poids égal, les filles ont en général besoin d'un peu moins de calories que les garçons, c'est que leur masse active (musculaire) est normalement moins importante.

• **Les besoins en nutriments.**

– Le besoin en protéines est d'environ 3 g par kilo de poids et par jour (45 g pour un enfant de 15 kg, par exemple) jusqu'à l'âge de 6 ans, puis il diminue en fonction du poids (2 g par kilo et par jour), avec, en moyenne, 60 g chez le garçon comme chez la fille. Les enquêtes montrent que l'excès de protéines, surtout dû à une surconsommation de viande, est une erreur fréquente et qu'il est associé à un risque d'obésité.

– Le besoin en glucides s'élève progressivement : 200 g par jour chez le jeune enfant, 250 g vers 6 ans, puis 300-350 g avant la puberté, dont 30 à 35 g seulement sous forme de sucre ou de produits sucrés (une canette de soda de 33 cl contient déjà plus ou moins cette quantité de sucre). La priorité doit être donnée aux glucides complexes (pain à chaque repas, pâtes, riz, pommes de terre, légumineuses...) pour fournir l'énergie nécessaire sans favoriser l'obésité.

– Comme chez l'adulte, les lipides ne devraient pas dépasser 30-35 % de la ration énergétique, ce qui suppose de limiter les fritures et autres cuissons grasses.

– Le besoin en calcium, fourni avant tout par le lait et les produits laitiers, est élevé, autour de 800 mg par jour (25 cl de lait, un yaourt nature et 30 g de gruyère représentent environ 750 mg). Les enquêtes montrent que les apports en calcium ne sont pas toujours bien couverts à l'approche de la puberté.

– Les besoins en vitamines, minéraux et oligoéléments sont proches de ceux de l'adulte et largement couverts par une alimentation diversifiée, comprenant suffisamment de fruits et de légumes frais, au moins 400 g par jour vers 8-10 ans.

Le rythme des repas

L'estomac d'un enfant de 6 ans ne peut pas contenir plus de 250 g d'aliments à la fois, soit la moitié de celui d'un adulte. Et celui d'un enfant de 10 ans ne supporte guère plus de 400 g d'aliments à la fois. Il est donc impératif de répartir la ration sur quatre repas, avec un petit déjeuner solide (20 à 25 % des apports quotidiens dans l'idéal) et un goûter substantiel.

• **Le petit déjeuner.** Les jeunes enfants ont naturellement faim le matin après une nuit de jeûne, mais il leur faut souvent un peu de temps pour ressentir de l'appétit (l'estomac doit « se réveiller »). Il est donc important de ne pas les faire lever à la dernière minute pour partir à l'école.

• **Le goûter.** Il est attendu avec impatience par les enfants. Pris dès la sortie de l'école, vers 16 h 30, il est entièrement digéré autour de 19 heures : le dîner se situe donc idéalement entre 19 et 20 heures. Un dîner plus tardif ne correspond pas au rythme biologique du jeune enfant, qui s'endormira plus tard et se réveillera fatigué le lendemain.

Chez les enfants en surpoids ou qui ont tendance à grossir plus vite qu'ils ne grandissent, certains pédiatres conseillent de fusionner le goûter et le dîner autour de 18 heures pour réduire l'apport calorique tout en respectant leur rythme.

• **Les repas en famille.** Il est important qu'au moins un des deux repas principaux soit pris à la table familiale, une habitude encore très présente jusqu'à l'âge de 10 ans mais qui tend à disparaître : en France, une famille sur quatre ne prendrait aucun de ses repas en commun pendant la semaine.

La structure des repas

La structure idéale des repas principaux (déjeuner et dîner), définie par la Haute Autorité de santé, s'articule sur le principe de quatre composantes.

1. Une entrée, de préférence végétale, ou une soupe : environ 40 à 50 g à 6 ans et 60 à 80 g ensuite.

2. Un aliment riche en protéines (viande, poisson, œufs, volaille, jambon), en variant les sources (pas plus d'une fois par jour pour la viande). La portion devrait être de 70 à 80 g à 6 ans et de 100 g maximum à 10 ans. Vous pouvez en donner un peu plus au déjeuner et un peu moins le soir.

3. Une garniture, végétale à un repas principal et glucidique à l'autre, ou un mélange des deux à chaque repas : 120 à 150 g à 6 ans, un peu plus ensuite.

4. Un dessert, à choisir selon la composition du repas (fruit, laitage, pâtisserie à l'occasion).

Le tout est complété par 30 à 50 g de pain (en plus du pain du petit déjeuner et du goûter) et par de l'eau. Les laitages peuvent être fournis à n'importe quel repas, y compris au goûter – un verre de lait remplace alors avantageusement une boisson sucrée. On peut ajouter un peu de fromage à la fin du repas si l'enfant a faim. Des fruits ou jus de fruits sont proposés le matin ou au goûter.

L'équilibre des repas se fait sur la journée : on peut prévoir des pâtes ou de la purée le soir si l'enfant a mangé des légumes à midi (et réciproquement), un yaourt à l'un des repas et un fruit à l'autre… Les menus de restauration scolaire sont établis sur vingt repas : aux parents de noter à l'avance ceux de la semaine pour prévoir un repas du soir complémentaire.

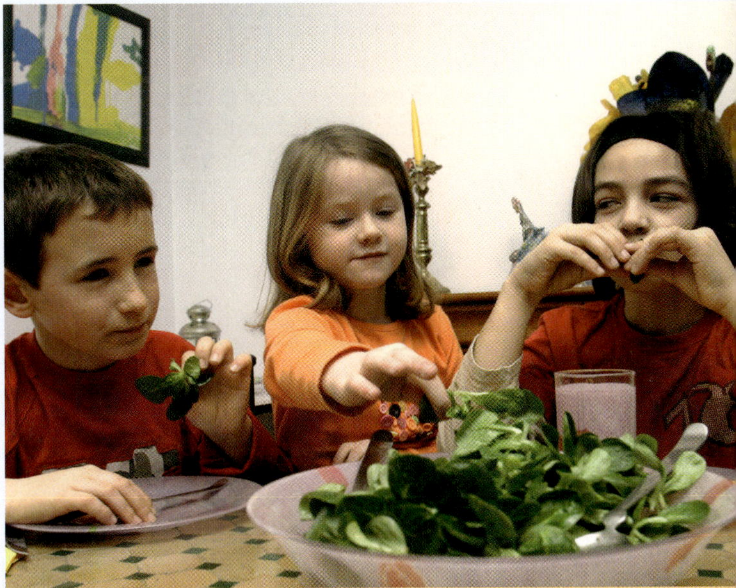

Les repas pris à table et en famille sont des moments de partage et de communication, mais aussi d'éducation nutritionnelle.

Les cantines scolaires

Une expérience menée depuis 1992 dans les villes de Fleurbaix et de Laventie, dans le nord de la France, a montré qu'une éducation nutritionnelle menée à l'école pouvait avoir une grande influence sur les habitudes alimentaires de la famille. Cette expérience sert de modèle à l'action d'autres communes, qui s'efforcent de proposer des menus équilibrés aux enfants. Malheureusement, une bonne partie des aliments présentés, en premier lieu les légumes cuits et le poisson non pané, n'est pas consommée et finit à la poubelle ! Les enfants scolarisés préfèrent ne pas manger que de consommer du chou-fleur, des épinards ou de la brandade : cette attitude, que l'école s'efforce de modifier, est bien souvent le reflet des habitudes familiales. De plus en plus de communes mettent en place une restauration de type self-service, mieux acceptée par les enfants. Elle prend tout son sens si le choix proposé se fait entre deux produits de même groupe (tomates ou carottes râpées en entrée, par exemple) ou si un équilibre du plateau est exigé et contrôlé.

L'éducation nutritionnelle

Elle débute dès le plus jeune âge et repose essentiellement sur l'exemple parental : plus que de longs discours du type « si tu ne manges pas cela, tu ne grandiras pas », le meilleur guide est le modèle familial. Un enfant aimera les légumes ou la soupe si ses parents en mangent, il se contentera de frites ou de pizza une ou deux fois par mois si ce n'est pas le plat de secours permanent à la maison.

Peu importe qu'un enfant refuse de manger un aliment nouveau : la peur de l'inconnu ou le dégoût de certaines textures sont naturels chez le jeune enfant. Il est inutile de le forcer ou de le punir, comme il est vain de jouer de la séduction ou du chantage affectif pour le contraindre. Là encore, il finira par goûter et généralement apprécier les plats que ses parents consomment régulièrement. C'est ainsi que se forme la culture gastronomique de chacun, en fonction des traditions familiales ou régionales.

Fatigue

- La fatigue physiologique est un état normal qui alerte le cerveau sur l'épuisement du corps. Le meilleur traitement est alors le repos.
- Des erreurs alimentaires et des carences en minéraux ou en vitamines peuvent être à l'origine d'un état de fatigue passager ou chronique.

La plainte la plus fréquente dans le cabinet des médecins traitants est la fatigue, quel que soit l'âge du patient. Elle s'accompagne souvent de la demande d'une prescription aveugle de vitamines ou de minéraux. Il existe pourtant des milliers de causes de fatigue, dont les liens avec l'alimentation sont très variables : parfois inexistants, parfois très directs (fatigue due à un régime hypocalorique ou à des carences diverses).

Une fatigue normale ou anormale ?

• **La fatigue normale ou physiologique.** C'est un signal envoyé par le corps vers le cerveau pour l'alerter sur l'épuisement des ressources vitales ou le risque de débordement proche des processus de régulation. L'excès de travail physique ou intellectuel, le sport intensif, le manque de sommeil ou de repos, une alimentation déséquilibrée, un état comme la grossesse sont des causes naturelles de fatigue.

• **Fatigue et maladies.** Presque toutes les maladies organiques (infections, anémies, hypothyroïdie, maladie cardiaque, diabète, cancer...) s'accompagnent de fatigue, parfois avant des symptômes plus caractéristiques. Cette fatigue organique s'accentue souvent dans la journée ou avec l'effort. Elle évolue au gré d'une maladie chronique ou disparaît avec la guérison de sa cause.

• **La fatigue psychique.** Elle se traduit par une perte d'élan vital ou d'envie, par une incapacité à entreprendre une activité ou une démarche. Elle est généralement plus marquée le matin que le soir. Elle peut être réactionnelle (stress, surmenage) ou plus structurelle (personnalité anxieuse, cyclothymique ou hypocondriaque).

Le syndrome de fatigue chronique (SFC)

Cet état est caractérisé par une fatigue permanente et réelle qui dure depuis plus de 6 mois, sans aucune maladie physique ou psychique associée. L'épuisement permanent perturbe toutes les activités familiales, sociales ou professionnelles. Le SFC toucherait 150 000 personnes en France, dont une majorité de femmes, avec un pic de fréquence entre 30 et 40 ans. On en ignore la cause, et les chercheurs travaillent sur de nombreuses hypothèses virales (début d'allure souvent grippale), psychiatriques, immunologiques (fréquente augmentation des auto-anticorps), endocriniennes ou neurologiques (baisse de pression sanguine limitée au cerveau, troubles de la qualité du sommeil). Aucune étude n'a démontré de lien entre le SFC et des carences ou des excès alimentaires, même si certains médecins croient à la responsabilité d'une défense immunitaire contre les levures intestinales.

Seule la rééducation progressive à l'effort a démontré une efficacité relative. Les essais de médicaments antiviraux, d'antidépresseurs, de stimulants ou de freinateurs immunitaires sont tous décevants. Il en est de même avec les suppléments de magnésium, d'acides gras insaturés (oméga-3), d'acide folique, de vitamine B12, de vitamine C, de zinc ou de L-carnitine, ou avec les régimes pauvres en féculents censés nourrir les champignons intestinaux. Seule la correction d'un déficit en sodium par une alimentation un peu plus salée apporte un bénéfice inconstant mais possible.

Une alimentation équilibrée et diversifiée est recommandée, en évitant tout ce qui perturbe le sommeil (alcool, thé, café).

Les causes alimentaires de fatigue

• **Une fatigue occasionnelle** peut succéder à des excès ou à des erreurs alimentaires.

– Un repas copieux et l'abus d'alcool favorisent la somnolence.

– Un manque de glucides dans les heures qui précèdent une activité physique et sportive ou chez le diabétique sous traitement peut provoquer une hypoglycémie, dont le premier signe est la fatigue.

– Un manque de sel avant un effort physique prolongé ou une exposition à la chaleur (conduire au soleil, par exemple) provoque une déshydratation, et donc de la fatigue.

• **Une fatigue persistante** peut être liée à une mauvaise alimentation.

– Tout régime hypocalorique prolongé qui ne couvre pas les besoins de l'organisme entraîne de la fatigue. Il en est de même avec les régimes restrictifs de type « sans hydrates de carbone » (ou glucides) et avec les régimes végétaliens, qui multiplient les déficits nutritionnels et les possibles carences.

– La fatigue est l'un des signes de l'anémie due à une carence en fer, mais elle peut signaler d'autres déficits en minéraux et oligoéléments (calcium, magnésium, iode...) ou en vitamines (vitamine C et vitamines du groupe B, notamment B12 et B9, indispensables à la qualité des globules rouges). Le manque de sodium, dans le cadre d'un régime

longtemps appauvri en sel, provoque une baisse permanente de la tension artérielle et donc un état de fatigue chronique.
– L'excès de masse grasse par rapport à la masse musculaire active et aux capacités cardio-respiratoires est une cause de fatigue permanente. L'exercice physique permet de lutter à la fois contre le surpoids et la fatigue.

Aliments ou suppléments ?

Une bonne alimentation est le meilleur moyen d'éviter la fatigue liée à des erreurs alimentaires. Le régime de type méditerranéen (voir p. 305), par exemple, contient tout ce qu'il faut pour ne pas engendrer de fatigue.
La traditionnelle cure de vitamines imposée autrefois aux enfants fatigués par l'école était peut-être justifiée à une époque où l'alimentation hivernale s'appuyait essentiellement sur des féculents ou des légumes secs. Ce n'est plus le cas aujourd'hui grâce à la disponibilité permanente de fruits et de légumes, dont les surgelés, qui sont aussi vitaminés que les frais.
Certaines personnes ne peuvent se passer de leur cure vitaminique, et il n'y a pas de raison majeure de les en décourager. Mais elles doivent savoir que l'exécution du rituel est probablement aussi bénéfique pour elles que les gélules ou les comprimés eux-mêmes. Aucun complément alimentaire n'a montré sa capacité à réduire une fatigue normale : un bon rythme de sommeil et une alimentation équilibrée sont bien plus efficaces.
Seules les carences avérées par des examens médicaux méritent un apport complémentaire.

Chez le sportif

Un entraînement intensif ou une compétition représentent à la fois une grosse dépense énergétique et une perte d'eau et de minéraux par la sueur (sel surtout). Pour limiter la fatigue et compenser ces pertes, il faut prévoir une ration de récupération, prise de préférence dans les 2 heures qui suivent l'effort. Cette ration peut comporter des solutés de glucose, de vitamines et de minéraux adaptés aux besoins du sportif.
Certains produits dopants (comme les stupéfiants) donnent l'impression d'effacer la fatigue. En réalité, leur effet n'est pas de diminuer la fatigue mais d'en supprimer la perception par le cerveau. C'est quand l'organisme n'est plus conscient d'avoir dépassé ses limites que les accidents les plus graves surviennent.

Fièvre

- **Il est essentiel de boire beaucoup pour éviter une déshydratation due aux pertes d'eau.**
- **En cas de fièvre prolongée, il faut veiller à s'alimenter suffisamment malgré le manque d'appétit.**

Quelle qu'en soit la cause, la fièvre modifie le métabolisme : elle augmente les dépenses énergétiques, provoque des pertes en eau et en sel, et agit sur la transformation des protéines.

Fièvre et métabolisme

Plus la fièvre est élevée, plus elle agit sur le métabolisme, et cela à plusieurs niveaux.
– Elle augmente les pertes en eau et en sel à travers la sueur et la perspiration pulmonaire (présence de vapeur d'eau dans l'air expiré). Le principal risque direct d'une fièvre élevée est la déshydratation, surtout chez les jeunes enfants et les personnes âgées.
– Elle augmente les dépenses énergétiques pour produire de la chaleur, en utilisant d'abord les réserves de lipides et de glucides, puis les acides aminés issus de la destruction de protéines corporelles.
– Elle accélère la dégradation des protéines corporelles et freine leur synthèse, ce qui explique la perte d'appétit dès les premières heures et la fonte musculaire observée dans les fièvres prolongées.

À savoir

La fièvre signale généralement que l'organisme est en train de combattre une infection.

Fièvre et alimentation

• **Fièvre de courte durée.** L'essentiel est d'éviter la déshydratation en buvant jusqu'à 2 ou 3 litres d'eau par jour à intervalles rapprochés. L'eau peut être un peu sucrée, avec un sirop aromatisé par exemple, pour compenser les dépenses accrues en glucose. Les bouillons et les boissons chaudes, sont souvent bien tolérés en cas de fièvre.
Pour le nourrisson, surtout s'il refuse le lait, il est utile de préparer une solution de réhydratation orale à l'aide de sachets vendus en pharmacie ou d'un mélange sucre-sel.
• **Fièvre prolongée.** Malgré la perte d'appétit, il faut maintenir un apport minimal en glucides et en protéines en proposant des repas légers mais fréquents.

Gastro-entérite

voir Diarrhée, p. 318

Goutte

- **La goutte est une maladie articulaire due à un excès d'acide urique dans le sang.**
- **Les mesures diététiques et d'hygiène de vie forment une part essentielle du traitement.**
- **Les aliments très riches en purines doivent être évités.**
- **Les boissons alcoolisées, surtout la bière, favorisent les crises de goutte.**

La goutte touche en grande majorité les hommes et augmente progressivement avec l'âge. On estime qu'elle concerne 1,4 % de la population en France, ce qui en fait le rhumatisme inflammatoire le plus fréquent.
Elle se manifeste typiquement par des accès de douleur au niveau du gros orteil.

L'excès d'acide urique (hyperuricémie)

L'acide urique est un déchet des purines, qui sont des substances azotées présentes dans les acides nucléiques (ADN et ARN). Il provient à la fois de la dégradation des cellules contenues dans l'alimentation et d'une synthèse interne de l'organisme. L'hyperuricémie est définie par un taux sanguin d'acide urique supérieur à 70 mg/l. Elle peut entraîner des crises de goutte, mais pas systématiquement.
Trois mécanismes peuvent conduire à un excès sanguin d'acide urique :
– une alimentation trop riche en purines ;
– une élimination insuffisante par les reins ;
– une production excessive d'acide urique d'origine génétique, se déclarant souvent avant l'âge de 30 ans.
L'accumulation de cristaux d'acide urique dans une articulation provoque la goutte. L'acide urique se dépose aussi autour des articulations ou dans les tissus sous-cutanés (sous la peau), formant des tuméfactions dures et indolores appelées tophus. Dans les reins, il est responsable de la formation de calculs urinaires.

La crise de goutte

Elle se manifeste le plus souvent au gros orteil (entre la première phalange et le premier os métatarsien), mais peut aussi toucher un coude, une cheville, plus rarement une autre articulation ou un tendon.
La crise débute généralement la nuit. En quelques heures, l'articulation gonfle, devient rouge et très douloureuse (mais il existe des formes atténuées).
Le facteur déclenchant peut être un repas trop copieux, un excès d'alcool, un traumatisme local, une intervention chirurgicale (quelle qu'elle soit), la prise d'aspirine ou de ciclosporine, le début ou l'arrêt d'un traitement antisynthèse d'acide urique. En l'absence de traitement, les premières crises durent de 5 à 10 jours, puis se calment spontanément. Avec le temps, si rien n'est fait, les accès peuvent se prolonger.
Le traitement associe des mesures diététiques strictes, même dans les formes génétiques, et des médicaments (habituellement, colchicine ou anti-inflammatoires pendant les crises et allopurinol pour freiner la synthèse d'acide urique).

Les recommandations diététiques

Le régime contre l'acide urique est indiqué dès que l'uricémie s'exprime par des crises de goutte ou des tuméfactions articulaires. Il est aussi recommandé pour faire baisser un taux sanguin d'acide urique trop élevé (plus de 70 mg/l), même sans manifestation articulaire.
• **Les aliments à limiter ou à éviter.** Les aliments très riches en purines sont fortement déconseillés. Ce sont avant tout les abats (ris de veau, rognon, foie, cervelle). D'autres aliments sont concernés : la charcuterie, sauf le jambon blanc, la viande jeune (veau, agneau, chevreau) ou séchée (viande des Grisons, jambon sec), les extraits et bouillons de viande, le gibier, les poissons gras (hareng, anchois, saumon, sardine, thon...), le poisson fumé, séché ou en conserve, les œufs de poisson, les fruits de mer (crustacés, coquillages).
Les aliments à restreindre sont les volailles grasses (oie, canard), les légumes secs, les champignons, les fromages fermentés (camembert, brie, munster, roquefort), les fruits oléagineux, le chocolat, le thé ou le café forts. Les légumes riches en acide oxalique (oseille, rhubarbe, asperges, épinards, chou de la choucroute, cresson, chou-fleur), qui favorise la cristallisation de l'acide urique, doivent aussi être réduits.

• **Les aliments autorisés.** Ce sont les viandes et poissons maigres, la plupart des légumes courants, les laitages (dont les fromages à pâte cuite comme le gruyère et les fromages frais), les fruits et les sorbets.
• **Les boissons.** Il est conseillé de boire beaucoup, au moins 2 litres d'eau peu minéralisée ou bicarbonatée par jour, pour favoriser l'élimination rénale d'acide urique sans augmenter le risque de calcul urinaire.
• **L'alcool, facteur déclenchant.** Les boissons alcoolisées augmentent le risque de crise de goutte si l'uricémie dépasse 70 mg/l. La plus dangereuse est la bière, y compris la bière sans alcool ! Le vin n'est pas plus dangereux que les autres boissons, qu'il soit rouge ou blanc. Une consommation limitée reste tolérée en dehors des crises, alors que les autres alcools doivent être arrêtés.
• **Le poids.** Perdre peu à peu un excès de poids, si nécessaire, est très utile : le retour à un poids normal peut abaisser l'uricémie de 10 mg/l et améliorer les troubles souvent associés à la goutte (hypertension, excès de cholestérol, résistance à l'insuline ou diabète de type 2 avéré, obésité abdominale). Attention cependant : une perte de poids trop brutale peut déclencher une crise de goutte en élevant le taux d'acide urique, et les régimes hypocaloriques hyperprotéinés sont interdits car trop riches en azote.

Grand âge et alimentation

- **Les besoins nutritionnels des personnes de grand âge restent assez proches de ceux de l'adulte.**
- **De multiples obstacles compliquent l'alimentation, et peuvent aboutir à une dénutrition et à des carences.**
- **Aucun régime restrictif n'est indiqué, même en cas de diabète ou de cholestérol.**

Le grand âge, défini par la baisse progressive des fonctions physiques, mentales et sociales, débute autour de 80 ans, un peu plus tôt pour les uns, un peu plus tard pour les autres. Il représente environ 2 millions de personnes en France.

Pas de régime !

Il est inutile de mettre en place un régime restrictif, sauf en cas de maladie rénale ou intestinale très spécifique.
Un régime sans sel n'est indiqué que pendant une poussée non contrôlée d'hypertension, mais jamais au long cours.
Le régime sans sucre n'a aucun intérêt chez le diabétique âgé, d'autant qu'il peut induire des hypoglycémies : le glucose reste l'unique aliment du cerveau. Il faut seulement éviter les sucreries et les sodas entre les repas.
Un régime contre le cholestérol est encore moins utile, surtout si l'anomalie est découverte après 75 ans. Dans les hypercholestérolémies sévères, un médicament suffit à normaliser les taux sanguins.
Rien n'autorise à infantiliser la personne très âgée ou à ne pas tenir compte de ses choix, notamment sur ce qu'elle veut manger ou boire. L'attention des proches ou des soignants peut l'aider à mieux se nourrir, sans la priver de ses plaisirs.

Il devient parfois difficile de faire les courses et de préparer la cuisine, l'état des dents et la paresse digestive peuvent limiter le volume des repas, l'appétit diminue souvent, surtout dans un contexte de solitude ou de placement en institution.

Bien manger pour bien vieillir

Il n'existe pas à proprement parler d'alimentation anti-âge chez l'homme. En revanche, une bonne alimentation tout au long de la vie permet à chacun de vieillir au mieux de sa programmation génétique et joue donc un rôle dans la prévention du vieillissement prématuré. À l'inverse, une mauvaise alimentation accélère le processus du vieillissement, les principaux « accélérateurs nutritionnels » étant :
– les excès de calories, de graisses saturées (beurre, fromage, viandes grasses, charcuterie...), de sucres rapides, de sel de table et d'alcool ;
– les déficits en minéraux (calcium notamment), en vitamines (A, B, C, E) et en oméga-3 contenus dans les graisses insaturées.
Des chercheurs ont montré qu'un régime moins calorique allongeait l'espérance de vie des animaux de laboratoire, mais aucune étude n'a retrouvé ce phénomène dans l'espèce humaine.

Quand bien manger devient difficile

• **Des obstacles physiques.** Les rhumatismes, la baisse de la vision, la fonte musculaire, les troubles de la mémoire ou de l'orientation compliquent les déplacements, donc l'approvisionnement. Les troubles neurologiques (tremblements, problèmes d'équilibre) et la difficulté à rester debout gênent la préparation des repas.

• **Des obstacles physiologiques.** Le cerveau perçoit moins bien les sensations de faim et de soif, ainsi que le goût et l'odeur des aliments, ce qui diminue le plaisir de manger. S'y ajoutent la mastication gênée par un mauvais état dentaire, la sécrétion moins abondante de salive et de sucs digestifs, une moindre tolérance de l'intestin aux fibres des légumes verts et aux graisses cuites... Tous ces facteurs expliquent que les personnes très âgées ont tendance à moins manger et à choisir les mêmes aliments faciles à avaler.

• **Des obstacles psychologiques.** La solitude et la dépression, fréquentes, entraînent une perte d'appétit qui va parfois jusqu'à la dénutrition. En maison de retraite et même en famille, les personnes âgées manifestent souvent leur mécontentement à l'heure des repas, et ces contestations sur le choix des aliments ou le mode de préparation expriment la perte d'appétit autant que le refus de la dégradation ressentie.

• **Des obstacles économiques.** Un faible niveau de revenus oriente les achats vers les féculents peu coûteux (pâtes, riz, pommes de terre), au détriment des végétaux frais et des aliments protéiques.

Les recommandations

• **Les besoins énergétiques.** Il est faux de croire qu'une personne très âgée doit manger moins. Les principaux dangers nutritionnels du grand âge sont la dénutrition et les carences en vitamines et en sels minéraux, bien plus que le surpoids ou le cholestérol. Les apports doivent donc rester suffisants, autour de 2 000 calories par jour, avec des fruits et légumes frais, des laitages, source de calcium, et des aliments protéiques.

Seule la texture des aliments doit être adaptée à l'état dentaire ou digestif, avec des plats hachés ou mixés si nécessaire. Si le volume de chaque repas est réduit, le nombre de repas doit être augmenté pour maintenir une ration satisfaisante. Au-dessous de 1 600 calories, le minimum admis pour les personnes invalides ou très malades, des carences peuvent apparaître.

Pour stimuler l'appétit, les repas doivent si possible être pris en famille ou dans une salle de restaurant en maison de retraite : il n'y a rien de plus déprimant que de manger seul dans sa chambre ou sur un coin de table.

• **Protéines, lipides, glucides.** Les besoins quotidiens en nutriments sont comparables à ceux de l'adulte plus jeune : en moyenne 1 g par kilo de poids corporel pour les protéines, la même quantité pour les lipides et 4 g par kilo de poids corporel pour les glucides.

L'essentiel des protéines est fourni par le poisson, les œufs, les laitages, la viande ou la volaille. Les protéines végétales des céréales complètes ou des légumineuses sont souvent plus difficiles à digérer.

Une bonne partie des lipides est absorbée avec les aliments, le complément pouvant être apporté chaque jour par un peu d'huile végétale, source d'oméga-3 (huile de colza), et quelques grammes de beurre, source de vitamine A.

Les glucides restent la base de la ration quotidienne, même chez le diabétique âgé. Le sucre, y compris celui des desserts et des boissons, ne devrait pas représenter plus de 10 % de la ration calorique (pas plus de 50 g par jour), le reste étant absorbé sous forme de pain, de féculents ou de légumes secs.

• **Sels minéraux et vitamines.** Les besoins en sels minéraux sont accrus du fait d'une moins bonne absorption digestive.

C'est particulièrement vrai pour le calcium, nécessaire pour freiner l'ostéoporose. L'apport quotidien moyen observé en France est de 800 mg pour un besoin réel de 1 200 mg : un peu plus de lait ou de fromage peut éviter d'avoir à prendre un complément médicamenteux contre l'ostéoporose.

Les besoins en vitamines A, B (dont l'acide folique), C, D, E et K ne sont pas augmentés, mais leur apport doit être quotidien et régulier en raison d'une forte diminution des capacités de stockage de ces micronutriments liée à l'âge.

• **Les boissons.** L'apport minimal est de 1,25 à 1,5 litre par jour, en intégrant les boissons chaudes et les soupes. La consommation d'eau doit être encouragée tout au long de la journée, car la sensation de soif est souvent diminuée. Le vin n'est pas exclu, un verre par repas est tout à fait tolérable chez ceux qui l'apprécient.

Des compléments nutritionnels

Le grand âge est la seule circonstance naturelle pour laquelle les experts s'accordent à reconnaître l'intérêt de compléments alimentaires, notamment lorsque l'appétit est faible et qu'une perte de poids est constatée (plus de 10 % du poids précédent).

En fonction des besoins spécifiques, le médecin prescrira des compléments de calcium, de vitamine D, de vitamines B (acide folique et vitamine

B12, notamment), d'oméga-3 ou d'acides aminés, sous forme de médicaments, de soupes, de crèmes dessert aromatisées ou de préparations hyperprotéinées.

Grignotage

- Le grignotage favorise le surpoids quand il s'ajoute aux repas normaux.
- Les produits de grignotage sont trop gras, trop salés ou trop sucrés pour contribuer à l'équilibre alimentaire.
- Le premier moyen de moins grignoter est de n'acheter que les aliments prévus pour les menus.

Le grignotage consiste en l'absorption de petites portions d'aliments en dehors des repas, sans que l'on ait forcément faim. Il est désormais inscrit dans notre mode alimentaire et concerne pratiquement tout le monde. Ses effets sur la santé sont de deux ordres : il entraîne une prise de poids lorsqu'il s'ajoute aux repas normaux ; il déséquilibre l'alimentation en augmentant les apports en graisses, en sucre et en sel.

Le réflexe grignotage

Le grignotage est une sorte d'automatisme auquel nous cédons d'autant plus volontiers que nous sommes en permanence exposés à la tentation. Manger répond à une envie de plaisir immédiat plus qu'à une sensation de faim, ou encore au besoin de calmer un stress ou une angoisse, à l'instar du pouce, de la tétine ou du biscuit chez les tout-petits.
Le tabac et le chewing-gum remplissent la même fonction rassurante du contact buccal.

Les distributeurs ou la tentation permanente

Les distributeurs automatiques situés dans les espaces publics sont de grands pourvoyeurs de produits de grignotage. C'est pour combattre l'épidémie d'obésité chez les adolescents, qui ont tendance à substituer aux repas équilibrés des grignotages sucrés/salés, que ces produits ont été retirés des distributeurs placés dans les collèges et lycées. On n'y trouve normalement plus que des fruits ou des produits sans sucre.

Collations et repas sur le pouce

Manger un sandwich à la place du déjeuner, prendre une collation après un menu allégé (le dessert, par exemple, ne sera pas pris tout de suite, mais plus tard dans l'après-midi ou dans la soirée) ou après un effort physique, ce n'est pas tout à fait du grignotage. Le total calorique à la fin de la journée n'est pas forcément alourdi, car ces prises alimentaires remplacent un vrai repas ou compensent une dépense calorique supplémentaire. L'essentiel est de choisir des aliments assez équilibrés (sandwichs sains, fruits ou laitages) pour éviter une surconsommation de gras et de sucre au détriment des autres nutriments.

Les grignotages sucrés apaisent pour quelques minutes le corps et l'esprit par la libération de sérotonine (médiateur chimique du plaisir) dans le cerveau. L'effet étant de courte durée, un nouveau grignotage s'impose rapidement.

Que grignote-t-on ?

Les produits dits de snacking (grignotage) occupent une large place dans les grandes surfaces, certainement plus que le rayon fruits et légumes. Parmi les aliments industriels qui ont la préférence des « grignoteurs », on peut citer les barres au chocolat ou aux céréales, le chocolat et les autres confiseries, les biscuits sucrés ou salés, les viennoiseries et pâtisseries, les desserts lactés. On pourrait ajouter les boissons sucrées, qui sont autant consommées comme gourmandise que pour se désaltérer.
Les produits laitiers (yaourt, fromage), les fruits frais ou secs, les crudités sont des aliments de grignotage plus naturels et plus sains (hormis le fromage en grande quantité).

Les effets du grignotage

Le grignotage n'est pas un problème lorsqu'il est composé d'aliments peu caloriques (un fruit, des crudités, un yaourt...). En revanche, il entraîne une prise de poids si, chaque jour ou presque, l'apport calorique est supérieur, même légèrement, aux besoins réels. Ce gain peut être très progressif et insidieux : les grignotages sont étalés sur la journée, ils ne sont pas vraiment rassasiants et ne donnent pas l'impression de beaucoup manger.
Paradoxalement, le grignotage est très courant chez les personnes qui suivent un régime hypocalorique sur une longue période, et les produits grignotés ne sont pas toujours les plus sains. La perte de poids est alors freinée, voire inversée, sans bénéfice puisque ces aliments ne rééquilibrent pas une ration souvent trop basse en protéines, en vitamines et en minéraux.

Que faire ?

Le grignotage est difficile à contourner. Il appartient à chacun d'en tenir compte dans l'évaluation de sa ration quotidienne et de réduire d'autant les apports alimentaires pendant les repas (dîner léger si on a grignoté en rentrant du travail). La meilleure solution pour ne pas succomber est de n'acheter ces produits que quand on en a besoin, pour une fête ou un voyage, par exemple. Tout stockage systématique est une invitation à céder à la tentation.

Les calories du grignotage

Grignotages salés	
50 g de cacahuètes	300 kcal
Une petite boîte de biscuits apéritifs (50 g)	250 kcal
50 g de saucisson sec	210 kcal
Un quart de baguette	170 kcal
Un sachet de 30 g de chips	150 kcal
Une portion (30 g) de comté ou d'emmental	115 kcal
Un œuf dur	90 kcal
50 g de bâtonnets de carotte	16 kcal
50 g de tomates cerises	9 kcal
50 g de radis	6 kcal
Grignotages sucrés	
Une barre glacée enrobée de chocolat	300 kcal
Une part de tarte aux fruits	220 à 360 kcal
Un pot de crème brûlée	200 à 300 kcal
Un pain au chocolat, un croissant	250 kcal
50 g de chocolat au lait ou noir	250 à 270 kcal
Une barre chocolatée de 50 g	250 kcal
Une part de flan	200 à 260 kcal
Un cône de glace à la vanille	210 kcal
Un dessert lacté type chocolat viennois	150 kcal
Une bouteille de yaourt à boire aux fruits (180 g)	135 kcal
Quatre petits-beurre	120 kcal
Un pot de compote	90 kcal
Une banane	90 kcal
Trois abricots secs	80 kcal
Une barre aux céréales et aux fruits de 20 g	80 kcal
Une pomme moyenne	65 kcal
Un yaourt nature sans sucre	65 kcal
Boisson	
Un grand verre de soda ou de jus de fruit	100 kcal

Ces valeurs caloriques sont des exemples : elles peuvent varier avec la composition des produits (deux tartes aux fruits peuvent être très différentes l'une de l'autre) et le poids de l'aliment (100 à 200 g pour une pomme, par exemple) ou de la portion.

Grossesse et alimentation

- **Une femme enceinte ne doit pas manger beaucoup plus qu'en temps normal.**
- **L'augmentation de ses besoins porte surtout sur le calcium, le fer et l'acide folique, un peu sur les protéines.**
- **Le sel et le sucre doivent être limités.**
- **L'alcool et le tabac doivent être supprimés.**
- **Répartir la ration sur quatre repas (avec un goûter) est bénéfique pour le fœtus.**

Les recommandations nutritionnelles pendant la grossesse sont assez simples : l'alimentation doit être équilibrée, avec une attention particulière envers quelques nutriments dont les besoins sont augmentés.

La prise de poids

Le poids pris pendant la grossesse est la somme du poids du fœtus (2,5 à 3,5 kg en général), du placenta et de la poche des eaux (600 g), du sang et de la lymphe (3 kg), ainsi que des réserves de graisse que le corps constitue automatiquement pour préparer l'allaitement.
Il n'y a pas de prise de poids idéale, mais on considère qu'un gain de 12 kg est une bonne moyenne. Cependant, une femme maigre pourra prendre sans problème plus de 15 kg pour reconstituer ses réserves adipeuses, tandis qu'une femme en surpoids pourra se limiter à 7-8 kg sans risque pour le bébé.

Les besoins supplémentaires

• **Les calories.** Le coût énergétique d'une grossesse est d'environ 300 calories par jour. Cependant, comme l'activité physique est réduite, on estime qu'une femme enceinte n'a besoin que de 150 calories supplémentaires (un peu moins en début de grossesse, un peu plus à la fin).

C'est l'équivalent de 100 g de viande ou de deux yaourts : pas de quoi manger pour deux, contrairement à ce que dit l'expression populaire.

• **Glucides, lipides, protéines.** Les besoins en glucides et en lipides augmentent très peu pendant la grossesse, et les règles habituelles restent en vigueur, avec des apports suffisants en glucides complexes (pain, féculents) et une priorité accordée aux acides gras insaturés et riches en oméga-3 (poissons gras, huiles de colza et d'olive).

Les besoins en protéines sont plus importants, pour le développement du fœtus et les réserves de l'allaitement, mais l'assimilation de ces nutriments est tellement améliorée pendant toute la gestation que le supplément nécessaire est négligeable. Une femme très menue et petite mangeuse a juste intérêt à privilégier les laitages, qui lui fourniront à la fois des protéines et du calcium.

• **Le calcium.** Le besoin s'élève significativement pendant la grossesse, passant d'environ 900 mg par jour en temps normal à 1 000 mg. Cet apport est le minimum requis pour que le fœtus trouve les 30 g de calcium dont il a besoin jusqu'à sa naissance sans puiser dans les réserves osseuses de sa mère. Des études semblent montrer qu'un apport supérieur (plus de 1 500 mg) offre de nombreux bénéfices (baisse de la pression artérielle chez la femme, mais aussi chez l'enfant après la naissance, réduction du risque de prématurité...), sans risque rénal ou autre lié au surplus de calcium. Certains experts recommandent donc des suppléments de calcium pendant la grossesse, en plus des sources alimentaires (laitages).

La bonne absorption du calcium suppose un apport alimentaire satisfaisant en vitamine D (œufs, poissons gras) ou une exposition suffisante au soleil. Une dose médicamenteuse de cette vitamine est parfois prescrite par le médecin à partir du 7e mois. La consommation de café doit être réduite, car il perturbe l'assimilation du calcium.

• **Le fer.** Une femme enceinte a besoin de plus de fer, à la fois pour le fœtus et pour compenser les futures pertes sanguines liées à l'accouchement. Le fœtus utilise les apports alimentaires et, si nécessaire, il puise dans les réserves maternelles : ses besoins sont prioritaires par rapport à ceux de sa mère. Chez une femme non carencée, le besoin au premier trimestre reste voisin des normes habituelles (16 à 18 mg par jour), puis il s'élève tout au long de la grossesse pour atteindre 25 mg par jour. L'alimentation doit donc être riche en fer (viande, œufs, poisson, légumes secs...), et une supplémentation est souvent prescrite pas le médecin après, éventuellement, un bilan des réserves en fer de la mère.

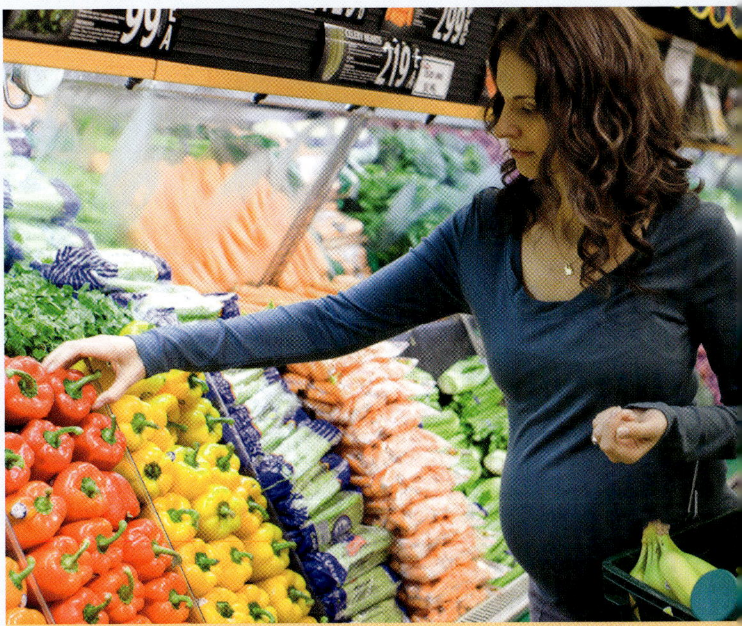

Une alimentation riche en fibres, et donc en fruits et légumes, permet de combattre la constipation, fréquente pendant la grossesse.

À noter : les femmes végétariennes ou végétaliennes sont particulièrement exposées à une carence, car le fer d'origine végétale est moins bien absorbé par l'intestin que le fer d'origine animale. Par ailleurs, le tanin du thé et les fibres végétales diminuent encore cette absorption.

• **L'acide folique (folates, vitamine B9).** Le besoin double pendant la grossesse, passant de 300 à 600 µg par jour. Une carence élève sensiblement le risque de malformations neurologiques du fœtus, et cela dès le début de la gestation. Un complément est prescrit dans l'idéal avant la conception ou dès les premiers jours de

Le diabète gestationnel

Ce diabète a la particularité de survenir pendant la grossesse (vers le 5e mois généralement), puis de disparaître après l'accouchement. Dans plus de la moitié des cas, cependant, il annonce le développement futur d'un vrai diabète de type 2. Les consignes alimentaires sont les mêmes que pour ce genre de diabète (voir p. 316), et un traitement spécifique est généralement prescrit.

Des risques spécifiques

– La listériose est une infection alimentaire bactérienne. Elle est rare en France, mais peut avoir des conséquences redoutables en cas de contamination du fœtus par la mère. On recommande donc aux femmes enceintes d'éviter les aliments susceptibles d'être contaminés (viande crue, poisson cru ou fumé, fromages au lait cru, charcuterie à la coupe, fruits de mer, notamment), de laver soigneusement les crudités et de bien faire cuire ou réchauffer les aliments. L'hygiène de la cuisine est également essentielle (nettoyer avec soin le réfrigérateur, les ustensiles, le plan de travail).

– Les femmes enceintes qui ne sont pas immunisées contre la toxoplasmose ne doivent consommer que de la viande bien cuite et éviter le contact avec la litière pour chat (ou le sol d'un jardin souillé par des excréments de chat). Un examen demandé en début de grossesse par le médecin permet de savoir si la femme est ou non immunisée contre cette maladie parasitaire.

grossesse, car la formation du tube neural (futur encéphale) est très précoce chez l'embryon. Une dose quotidienne de 200 µg est suffisante, sauf carence avérée.

Les recommandations nutritionnelles

La grossesse est le moment idéal pour corriger les mauvaises habitudes et adopter une alimentation saine.

– Les boissons alcoolisées et le tabagisme sont formellement déconseillés, dans l'intérêt du bébé.

– Les aliments et boissons sucrés doivent être limités pour éviter un gros poids de naissance.

– Le sel sous toutes ses formes (sel de table, sel des aliments et plats cuisinés, eaux bicarbonatées) doit être réduit car c'est un facteur d'hypertension gravidique, responsable de complications graves pour la mère et l'enfant.

– Les besoins supplémentaires en calcium sont couverts par une ou deux portions supplémentaires de laitages (lait demi-écrémé, yaourts, fromages peu gras).

– Les aliments riches en fer (viande, légumes secs) et en acide folique (légumes verts et salades, comme les épinards, le brocoli ou la mâche) doivent être privilégiés.

– Le fœtus a besoin d'apports réguliers, si possible répartis sur quatre repas (avec un goûter) : réservez une partie du pain, des fruits ou du dessert prévus pour les autres repas afin de ne pas alourdir la ration quotidienne.

– Le maintien d'une activité physique modérée est souhaitable, surtout en cas de surpoids initial ou de prise de poids trop rapide.

– Tout régime hypocalorique est contre-indiqué.

Quels compléments ?

C'est au médecin de prescrire les compléments nécessaires en vitamines ou en minéraux. Les produits multivitaminés et à base d'oligoéléments divers n'ont aucun intérêt. Ils peuvent même s'avérer dangereux en cas d'abus, notamment en vitamine A (rétinol, carotène), toxique pour le fœtus.

Haleine fétide

- **Dans la majorité des cas, la mauvaise haleine vient d'un problème bucco-dentaire.**
- **Certains aliments, l'insuffisance de salive, l'excès d'alcool et le tabagisme peuvent être à l'origine d'une mauvaise haleine.**
- **Une consultation chez le dentiste, le médecin traitant ou un spécialiste ORL est utile pour déterminer l'origine du problème.**

La mauvaise haleine, que les médecins appellent halitose, est un problème fréquent, très pénalisant socialement. Nous n'en prenons généralement conscience que lorsque l'entourage nous le signale d'une façon ou d'une autre, car nous ne percevons pas vraiment nos propres odeurs.

L'origine de l'odeur

La mauvaise odeur vient soit de la bouche, soit du nez. Un test simple permet de déterminer l'origine.

– Cessez de respirer pendant quelques secondes et ouvrez la bouche : si l'odeur apparaît, elle provient de la bouche ou de la gorge (environ 90 % des cas).

– Fermez la bouche, puis expirez profondément : si l'odeur apparaît, elle provient de l'air expiré ou des fosses nasales (environ 10 % des cas).

Les causes

• **La bouche et les dents.** La mauvaise odeur peut provenir de l'état des dents (carie, abcès, dent creuse, inflammation de la gencive, prothèse inadaptée...) ou d'un problème d'amygdales (les amygdales crevassées ou cryptiques renferment du caséum en putréfaction). Elle peut être due à une diminution de la sécrétion de salive, comme c'est le cas le matin après une nuit de sommeil : il suffit alors de se rincer la bouche avec de l'eau ou de prendre son petit déjeuner pour activer le flux salivaire. Le manque de salive peut également être lié à la prise de certains médicaments (tranquillisants, antidépresseurs, antihistaminiques...) ou à des troubles salivaires. Plus rarement, la mauvaise haleine est associée à la présence d'une tumeur dans la bouche.

• **Le nez et les sinus.** Les rhinites, les sinusites chroniques, les polypes nasaux et les tumeurs du nez et de la gorge peuvent être en cause.
• **Les autres causes.** Le tabagisme est une cause fréquente, comme les composés volatils des aliments (ail, oignon, épices, raifort, radis noir, fromages forts...), de l'alcool ou de certains médicaments, qui s'éliminent en partie par la respiration. Le reflux gastro-œsophagien est aussi une source de mauvaise haleine, en raison de la remontée des sucs gastriques vers l'œsophage.

Que faire ?

Une visite chez le dentiste permet de traiter une éventuelle cause dentaire. À défaut, le médecin traitant ou un spécialiste ORL pourra rechercher une autre origine possible.
L'hygiène bucco-dentaire ne se limite pas au brossage quotidien et au détartrage annuel : l'usage d'un fil ou d'un jet dentaire permet d'éliminer les détritus de nourriture coincés entre les dents. Un gratte-langue peut être indiqué pour décaper un excès d'enduit sur la langue. Les bains de bouche antiseptiques, à utiliser de façon ponctuelle seulement, améliorent parfois l'haleine. Enfin, si vous portez un dentier, il est important de le nettoyer et de le désinfecter chaque jour.
Une éviction de l'alcool et du tabac est toujours bénéfique pour l'haleine. Un médicament responsable de mauvaise haleine peut être remplacé par un autre. Les produits odorants qui masquent les odeurs (dragées, pastilles, sprays mentholés...) ont un effet à court terme : ils peuvent aider contre une halitose passagère, mais ils suffisent rarement dans les autres cas. Les capsules à base d'huiles essentielles de graines de persil sont efficaces dans certains cas. Les chewing-gums sans sucre ont l'intérêt de faire saliver, ce qui réduit les risques de mauvaise haleine. Il est également conseillé de boire beaucoup.

Fausses mauvaises haleines

Dans un petit nombre de cas, la mauvaise haleine dont se plaint la personne n'est pas réelle : ni le médecin, ni l'entourage, ni les tests de laboratoire ne peuvent la confirmer. On parle alors soit de pseudo-halitose (le médecin ou l'entourage peuvent convaincre la personne qu'elle n'a pas mauvaise haleine), soit d'halitophobie (la personne en reste persuadée) : dans ce dernier cas, une prise en charge psychothérapique ou psychiatrique peut être nécessaire.

Hémorroïdes

- **Une hémorroïde est la dilatation interne ou externe d'une veine de la zone anale.**
- **La constipation est l'un des principaux facteurs favorisants.**
- **L'alcool et les épices peuvent aggraver les hémorroïdes.**

Les hémorroïdes sont assez fréquentes : elles concerneraient un adulte sur trois en France. De bonnes règles hygiéno-diététiques peuvent atténuer le risque de récidive ou de complications.

La maladie hémorroïdaire

La dilatation des veines de la région anale est due à une faiblesse congénitale de leur paroi. Elle est favorisée par la constipation, la sédentarité, la grossesse (surtout l'accouchement), l'excès de poids, l'alcool, les épices.
Une hémorroïde externe se sent sous le doigt, une hémorroïde interne (qui s'est formée à l'intérieur du rectum) est détectée par l'examen médical. Il est banal d'observer un peu de sang rouge sur les selles ou sur le papier hygiénique à la fin d'une défécation.
La principale complication des hémorroïdes est la thrombose, c'est-à-dire la formation très douloureuse d'un caillot.
En cas de crise, le médecin peut proposer un traitement local (pommade, suppositoires antalgiques ou à base de glycérine, injections sclérosantes) ou général (veinotonique, anti-inflammatoire).
Dans la mesure où les hémorroïdes sont favorisées par la constipation et où cette dernière est un symptôme possible de cancer digestif, un examen de dépistage (coloscopie) est parfois demandé par le médecin.

Hygiène et alimentation

• **L'hygiène locale.** La toilette doit être faite deux fois par jour avec de l'eau tiède et un savon acide ou de l'huile d'amande douce. On peut remplacer le papier hygiénique, un peu agressif, par du coton hydrophile (à ne pas jeter dans les toilettes).
• **Les mesures générales.** Les longues stations assises doivent être évitées, de même que les situations qui traumatisent le périnée : vélo, moto, équitation, par exemple.

• **Les mesures alimentaires.** Elles visent à supprimer les facteurs déclenchants et à lutter contre la constipation :
– supprimer les boissons alcoolisées et les épices (poivre, curry, piment), qui accentuent la dilatation locale des veines ;
– éviter les aliments qui fermentent (légumes secs, ail, oignon) et les boissons gazeuses, qui gonflent l'intestin ;
– consommer 15 à 20 g par jour de fibres végétales, de préférence avec des aliments naturels (légumes, fruits, légumineuses) ou, à défaut, sous forme de biscuits ou de gressins riches en fibres ;
– boire au moins 1,5 litre d'eau par jour pour bien hydrater les selles (un médicament mucilage peut être proposé par le médecin pour accentuer leur ramollissement).

Hépatites

- **L'hépatite est une inflammation du foie.**
- **Elle est provoquée par des infections ou par des toxiques, dont l'alcool et les médicaments.**
- **Un régime suffisamment nutritif est recommandé.**
- **L'alcool est à éviter dans tous les cas.**

Quelle que soit leur cause, les hépatites altèrent le fonctionnement du foie, dans lequel des milliers de réactions vitales se produisent. La principale mesure diététique consiste à limiter la dénutrition liée à la perte d'appétit.

Les causes d'hépatite

• **Les hépatites virales.** Elles sont dues à des virus, principalement A, B et C.
– Le virus A est transmis par de l'eau et des aliments souillés (notamment les fruits de mer). Il est responsable d'une forme d'hépatite souvent bénigne, qui passe même inaperçue, ou parfois d'une forme plus sévère mais qui finit toujours par guérir.
– Le virus B est transmis par le sang et les sécrétions sexuelles. Il est responsable d'une forme plus sévère : 10 % des cas deviennent chroniques et 1 % aboutissent au décès par cirrhose ou insuffisance hépatique terminale.
– Le virus C, transmis par le sang, est aussi dangereux que le B.
– L'hépatite D ne peut se développer que chez les porteurs du virus B. C'est un facteur aggravant de l'hépatite B.
– L'hépatite E est transmise par de l'eau souillée, des fruits de mer consommés crus et certaines viandes ou charcuteries crues (foie de porc, par exemple). Elle évolue généralement favorablement.
– Des virus F, G ou H sont parfois évoqués, mais ils sont encore mal connus.
• **Les hépatites toxiques.** Elles sont dues à :
– l'abus d'alcool, qui provoque une destruction du foie (cirrhose) ou son encombrement par des dépôts graisseux (stéatose) ;
– de nombreux médicaments pris massivement ou trop longtemps ;
– des végétaux, dont les champignons de type phalloïdien (amanite phalloïde, par exemple) et des plantes exotiques ou supposées médicinales ;
– d'innombrables produits chimiques simples (phosphore, arsenic, métaux lourds, cuivre, fer) ou composés (solvants dérivés du pétrole, chloroforme).

Les signes d'hépatite

Le foie est souvent sensible ou douloureux. L'appétit est très diminué.
Le signe principal d'une hépatite active est l'ictère, ou jaunisse, c'est-à-dire une coloration jaune des muqueuses (blanc de l'œil) ou de toute la peau, selon son degré.
Les examens de sang montrent une élévation des enzymes hépatiques et diverses perturbations des fonctions métaboliques du foie, comme la baisse des facteurs de coagulation.

La prévention de l'hépatite A

Pour limiter les risques d'hépatite A, les coquillages et autres fruits de mer doivent être ramassés loin des rejets d'eaux usées. En pays pauvre, il est conseillé de ne consommer que des fruits pelés et des légumes épluchés ou cuits, et de ne boire que des boissons en bouteille capsulée.
Une personne qui souffre d'une hépatite A aiguë devrait utiliser des couverts personnels le temps que dure la maladie. Chacun doit se laver les mains le plus souvent possible.
À noter : il existe un vaccin pour les hépatites de types A et B.

Le régime pendant l'hépatite

Les mesures alimentaires ne peuvent pas guérir une hépatite active, mais il est important de prévenir une éventuelle dénutrition liée à la perte d'appétit.

– Aucun aliment n'est interdit, mais les boissons alcoolisées sont à supprimer totalement. Les œufs et les aliments gras sont mal digérés par certains, bien tolérés par d'autres : à chacun d'éliminer ce qui ne lui convient pas.

– Il faut maintenir une ration suffisante en protéines, même quand le taux d'urée est un peu élevé. Si les apports sont trop faibles, le corps finira par dégrader ses propres tissus pour compenser. Le lait et les laitages sont une excellente source de protéines de bonne qualité.

– Il est préférable de prendre quatre ou cinq collations plutôt que deux gros repas par jour, avec assez de fruits et légumes frais pour apporter des vitamines, que le foie stocke plus difficilement. Manger une fois par semaine du chou, source de vitamine K, peut améliorer la coagulation.

Hypertension

- **L'hygiène de vie est une partie essentielle du traitement de l'hypertension.**
- **Les mesures générales sont la perte de poids si nécessaire, l'activité physique, la réduction des boissons alcoolisées, le contrôle du stress et l'arrêt du tabac.**
- **La réduction de la consommation de sel est fortement recommandée.**

L'hypertension artérielle (HTA) est très répandue dans le monde. En France, elle toucherait environ 10 millions de personnes. On la surnomme parfois le « tueur silencieux », car elle donne généralement très peu de symptômes tout en étant une cause majeure de maladies cardio-vasculaires et de décès prématurés.

Qu'est-ce que l'hypertension artérielle ?

• **Les chiffres.** Un sujet adulte est considéré comme hypertendu quand il présente à plusieurs reprises et au repos une pression artérielle supérieure à 140/90 mm de Hg (mercure), soit 14/9 cm de Hg. La maxima (pression maximale) correspond à la pression systolique : le moment où le cœur se contracte pour expulser le sang dans le corps. La minima (pression minimale), ou pression diastolique, s'exerce quand le cœur se relâche pour se remplir de sang.

La pression artérielle s'élève normalement à l'effort et en cas de stress ou d'émotion.

• **Le contexte.** La fréquence de l'hypertension augmente sensiblement à partir de 45 ans, pour atteindre 30 % des personnes entre 70 et 80 ans. Dans 95 % des cas, elle est dite essentielle, c'est-à-dire qu'elle n'a pas de cause directe. Elle est alors souvent associée à des facteurs de risque en partie d'origine alimentaire : surpoids ou obésité abdominale, excès de cholestérol LDL et déficit en cholestérol HDL, diabète, tabagisme, consommation excessive d'alcool.

• **Les conséquences.** Une hypertension légère ou modérée ne donne généralement aucun signe. Des accès de tension peuvent se manifester par des maux de tête, des bourdonnements d'oreilles, des troubles visuels (« mouches volantes »), des saignements de nez, des vertiges ou une fatigue. Les très fortes poussées peuvent provoquer des nausées, des convulsions, voire un coma.

L'hypertension est un facteur de risque majeur d'insuffisance cardiaque, d'infarctus du myocarde, d'accident vasculaire cérébral ou de mort subite par trouble du rythme cardiaque.

Évaluation de la gravité d'une hypertension artérielle

Hypertension	Pression maxima	Pression minima
Légère	140 à 159	90 à 99
Modérée	160 à 179	100 à 109
Sévère	180 à 209	110 à 119
Maligne	> 210	> 120

Les mesures générales

Avant de prendre un médicament, le plus souvent à vie, l'hypertendu doit modifier ses habitudes.

– Réduire un éventuel excès de poids : une perte de 2 à 4 kg peut suffire à normaliser la pression artérielle.

– Pratiquer une activité physique modérée mais régulière (marche, jogging, vélo, natation), en évitant les efforts intenses.

– Limiter la consommation d'alcool et de café, qui élèvent la pression artérielle.

Le régime sans sel

Le sodium est un élément minéral essentiel au bon fonctionnement de l'organisme : le besoin minimal est de 800 mg par jour (l'équivalent de 2 g de sel), ce qui permet de compenser les pertes de sodium par le biais de la sueur, des selles et des urines. Les régimes sans sel stricts (moins de 2 g par jour) comportent de forts dangers : perte d'appétit, dénutrition, déshydratation, surtout chez les personnes âgées, crampes, insomnie, fatigue chronique, faiblesse musculaire à tout âge. La suppression du sel est donc aujourd'hui dépassée : l'objectif général est la modération (5 g par jour en cas d'hypertension).

– Réduire la consommation de sodium.
– Assurer des apports satisfaisants en potassium (fruits séchés et oléagineux, pommes de terre, bananes...) et en magnésium (légumineuses, céréales complètes, chocolat, fruits séchés...).
– Apprendre à contrôler le stress grâce à la relaxation, au yoga ou à la psychothérapie comportementale.
– Arrêter le tabac, qui constitue un facteur de risque supplémentaire d'accident cardio-vasculaire.

Sel et hypertension artérielle

Le sel a un impact important sur la pression artérielle, et les niveaux d'apports actuels (9 à 10 g par jour, plus chez les gros consommateurs) sont associés à une augmentation du risque d'hypertension. La réduction du sel est donc une mesure essentielle à la fois pour faire baisser la tension chez les hypertendus, mais aussi à titre préventif dans la population générale : la tension s'élève inexorablement avec l'âge, et la restriction de sel tout au long de la vie permet d'abaisser la courbe d'augmentation.

Sodium et sel

Les étiquettes indiquent en général la teneur en sodium. On multiplie celle-ci par 2,54 pour obtenir la teneur en sel (chlorure de sodium).

L'OMS (Organisation mondiale de la santé) a fixé comme objectif de ne pas dépasser 5 g de sel par jour (une fourchette de 5 à 6 g est acceptable si la tension est normale). Toute la difficulté d'application de cette recommandation est liée à l'origine du sel que nous consommons.
– 70 % proviennent des aliments transformés, sur lesquels nous n'avons pas de prise : plats industriels, soupes, conserves, pain, fromage, charcuterie, produits apéritifs, sauces, condiments et eaux de boisson essentiellement.
– 20 % sont issus des aliments eux-mêmes, qui sont naturellement un peu salés.
– 10 % viennent du sel ajouté pour la cuisson ou dans l'assiette.

• Comment limiter la consommation de sel ?

La première des mesures préventives est de ne pas accoutumer les jeunes enfants au goût salé, afin de ne pas induire un appétit durable pour cette saveur. S'il est trop tard, il faut s'habituer jour après jour à consommer moins salé, ce qui est possible en quelques mois.
– N'ajoutez pas de sel dans votre assiette (pas de salière sur la table).
– Privilégiez les herbes et les épices pour rehausser le goût des plats et remplacer le sel.
– Préférez les légumes frais ou surgelés aux légumes en conserve (à rincer à l'eau après avoir jeté le jus d'accompagnement).
– Évitez les plats préparés et les produits salés (charcuterie, biscuits apéritifs, fromages salés...) ou prenez soin de lire les étiquettes pour sélectionner les bons produits. À noter : la mention « sans sel ajouté » ne signifie pas que le produit ne contient pas de sodium, car de nombreux aliments en renferment naturellement.
– Si vous les appréciez, achetez des produits de régime sans sel, du pain ou des biscottes, par exemple.
– Souvenez-vous que certaines eaux minérales sont riches en sodium, et que des produits au goût sucré peuvent aussi en renfermer (céréales du petit déjeuner, viennoiseries par exemple).

VOIR Sel, p. 248

Hypoglycémie

- **Un effort physique prolongé, un repas sauté, un stress ou l'abus d'alcool peuvent provoquer une hypoglycémie.**
- **Le malaise hypoglycémique est l'accident le plus fréquent chez les diabétiques traités par insuline ou sulfamides.**
- **La première mesure consiste à absorber du sucre.**

L'hypoglycémie est une baisse anormale du taux sanguin de glucose, responsable de malaises pouvant aller jusqu'au coma.

Le malaise hypoglycémique

Il survient à l'occasion d'un effort physique prolongé et excessif, en cas de stress chez une personne émotive ou de régime hypocalorique alors que l'activité reste intense. C'est aussi l'un des effets de l'abus d'alcool (l'ivresse modifie le métabolisme et accélère la consommation du glucose sanguin). Chez le diabétique, l'hypoglycémie est due à un surdosage d'insuline ou de sulfamides hypoglycémiants, à une alimentation insuffisante (repas sauté, déficit en glucides) ou à un effort physique trop important.

• **Les symptômes.** Les signes annonciateurs sont la pâleur, une fringale ou faim impérieuse, voire douloureuse, une sensation de fatigue générale, des sueurs à prédominance frontale, un tremblement des jambes, des crampes, une altération du jugement, un faux état d'ébriété avec exaltation ou agressivité, des nausées. D'autres signes sont possibles, très divers mais toujours à peu près identiques chez la même personne.

En l'absence de traitement, les signes s'aggravent et un coma peut survenir à tout moment : il faut allonger une personne qui fait un malaise avant qu'elle ne tombe d'elle-même.

La prise en charge

Il faut toujours penser à une hypoglycémie en cas de malaise et interroger rapidement la victime, à la recherche de renseignements évocateurs (diabète, effort prolongé, régime, repas sauté...). Quelques morceaux de sucre dans un verre d'eau, un jus de fruit ou un soda sucré permettent une récupération en quelques minutes. Les diabétiques de type 1 ou 2 sous insuline ont souvent un sachet de glucose sur eux ou dans leur pharmacie, d'autres possèdent une ampoule de glucagon, l'hormone qui libère le glucose du foie, qu'ils peuvent s'injecter ou se faire injecter.

Au stade du coma, la victime doit être allongée sur le côté en attendant l'arrivée des secours.

La prévention

Des règles générales s'appliquent à toutes les personnes sujettes aux malaises hypoglycémiques, y compris naturellement aux diabétiques :

– ne pas sauter de repas, manger à des heures régulières ;

– manger des glucides (pain ou féculents) à chaque repas, surtout si l'on prévoit un effort prolongé ou une activité sportive ;

– limiter ou supprimer les boissons alcoolisées.

Les régimes hypocaloriques qui induisent des malaises doivent être immédiatement interrompus.

Les diabétiques doivent ajuster leurs doses d'insuline à leur alimentation et à leurs activités – et non l'inverse – et faire ajuster leur traitement en cas de malaises répétés.

Infarctus

voir Cardio-vasculaires (prévention des maladies), p. 303

Infections d'origine alimentaire

- **Les infections d'origine alimentaire sont dues à la contamination des aliments par des germes : virus, bactéries ou parasites.**
- **Les aliments peuvent être souillés dès le départ ou par la suite, sur les sites de production ou de distribution, pendant les transports ou au domicile.**
- **La prévention individuelle relève surtout du respect de la chaîne du froid et des règles d'hygiène.**

Les infections d'origine alimentaire restent la première cause de mortalité dans le monde. Elles ont fortement régressé dans les pays où l'hygiène et la sécurité des aliments sont une priorité, mais le risque existe encore.

Les agents infectieux

• **Les virus.** Les rotavirus et les norovirus sont de loin la cause la plus fréquente d'infection

Les toxi-infections alimentaires collectives

La présence de signes identiques chez au moins deux convives d'un même repas définit une toxi-infection alimentaire collective (TIAC), que les médecins doivent signaler aux autorités sanitaires départementales. Malgré cette obligation, on estime que moins de 20 % des foyers de TIAC font l'objet d'une déclaration.

Cette dernière est le point de départ d'une enquête sur la source de contamination et débouche sur des messages d'alerte aux consommateurs, ainsi que sur des mesures préventives ciblées pour éviter une extension de la contamination ou une récidive. Les germes le plus souvent retrouvés en France dans le cadre des intoxications collectives sont les salmonelles, la listéria, le staphylocoque doré et les colibacilles.

Si la recherche de l'aliment contaminant s'avère difficile au sein d'une famille, elle est plus simple dans la restauration collective en raison de l'obligation de conserver des échantillons de plats pendant quelques jours. Elle a permis de retirer de la vente des lots entiers d'aliments contaminés (œufs, volaille, fromage, charcuterie ou foie gras, par exemple) ou d'identifier et de traiter des cuisiniers porteurs de germes dangereux sans être nécessairement malades.

alimentaire en Europe. Ils sont à l'origine de gastro-entérites épidémiques le plus souvent bénignes. Seuls les nourrissons et les personnes fragiles ou âgées sont menacés si la réhydratation n'est pas suffisante.
Le virus de l'hépatite A provoque une jaunisse généralement bénigne.

• **Les bactéries.** De nombreuses bactéries peuvent contaminer les aliments. L'infection la plus fréquente en Europe est la salmonellose, plus ou moins grave selon le type de salmonelle et l'état du patient. Les formes communes en Europe entraînent une fièvre, des crampes abdominales, une diarrhée et des vomissements, avec des conséquences parfois sévères pour les personnes âgées ou fragiles, ainsi que pour les nourrissons. Certains germes du genre des salmonelles, plutôt présents dans les pays en voie de développement, sont à l'origine d'infections généralisées (fièvres typhoïde et paratyphoïde).
Les autres infections bactériennes présentes en Europe sont dues à des shigelles, au staphylocoque doré, à la listéria, à des campylobacters, à des colibacilles.
Le germe de la brucellose et le streptocoque sont rarement en cause. Il n'y a pas de foyer de choléra en France.

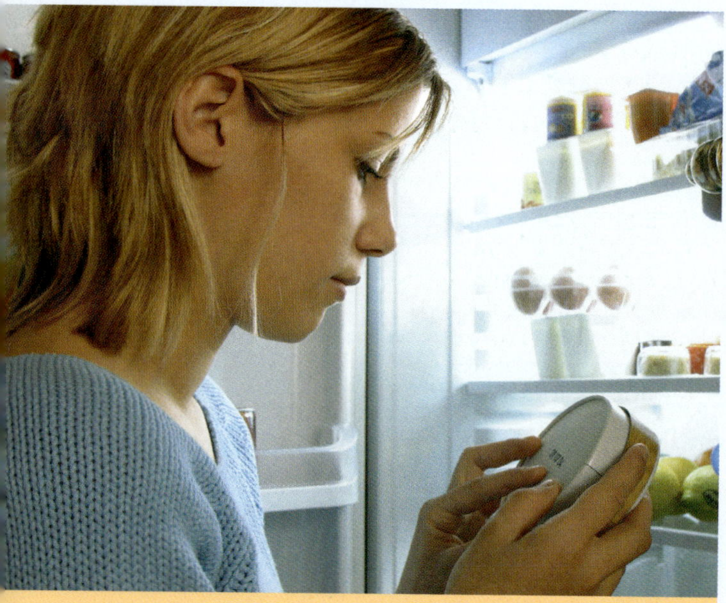

Avec le maintien de la chaîne du froid et l'hygiène alimentaire, le respect des DLC (dates limites de consommation) est l'un des axes de la prévention individuelle.

• **Les parasites.** Ce sont des vers (ténia, douve, ascaris, trichinelle, anisakis...) ou des organismes unicellulaires comme le toxoplasme, redoutable pour le fœtus chez la femme enceinte.
À noter : l'oxyurose, maladie parasitaire fréquente provoquée par un ver, n'est pas considérée comme une infection alimentaire. Elle est essentiellement transmise par les mains sales.

• **Les prions.** Le seul prion transmissible à l'homme est le variant de l'encéphalite spongiforme bovine (vache folle), responsable de la maladie de Creutzfeldt-Jakob chez l'homme. Des mesures sanitaires draconiennes ont limité à une centaine le nombre de victimes en Europe.

La contamination

• **L'eau.** C'est un vecteur de transmission des virus et de certaines bactéries, qu'elle soit bue ou qu'elle serve à laver ou préparer les aliments.

• **Les aliments.** La transmission des germes se fait à partir des aliments eux-mêmes, les plus concernés étant :
– la viande, la charcuterie, les fruits de mer et les œufs pour les salmonelles ;
– les œufs et les crudités pour les shigelles ;
– la volaille et le lait pour les campylobacters ;
– la charcuterie et la pâtisserie pour le staphylocoque doré ;
– les aliments réchauffés et les coquillages pour les colibacilles ;
– la viande, le lait et les fromages crus, la charcuterie, les poissons fumés, les légumes et les fruits de mer pour la listéria ;
– la viande de bœuf mal cuite pour le ténia ;
– les poissons des mers froides pour l'anisakis ;
– la viande peu cuite pour le toxoplasme ;
– le cresson pour la douve ;
– le sanglier, le cheval pour la trichinelle.

• **L'hygiène.** La préparation des aliments est un moment crucial : les germes peuvent se transmettre aux aliments par le biais de mains sales, du contact avec un plan de travail ou des ustensiles de cuisine mal lavés, ou encore d'un réfrigérateur qui n'est pas régulièrement désinfecté.

La multiplication des germes

Un aliment peut être conforme aux normes de qualité sanitaire au moment de la production et impropre à la consommation dans l'assiette : les germes se sont multipliés lors du transport, du stockage, du trajet jusqu'au domicile, de la conservation ou de la préparation à la maison.

Les précautions pour éviter la multiplication des germes sont :
– un maintien de la chaîne du froid et un stockage à température adéquate pour tous les aliments sensibles, de la production à l'assiette finale ;
– une cuisson suffisante des aliments sensibles (viande, lait cru...).
À noter : une température tiède (35 à 40 °C) favorise la multiplication des bactéries. Il est donc conseillé de ne pas laisser les denrées périssables à l'air ambiant s'il fait chaud et de placer les plats tièdes au réfrigérateur dès que possible.

Les signes d'une contamination

L'intensité des troubles dépend en partie de la sensibilité de chacun : des personnes ayant consommé un même plat suspect peuvent être plus ou moins malades selon leur résistance.
La durée d'incubation avant les premiers signes est variable : 1 à 2 heures pour le staphylocoque doré, 18 à 48 heures pour les salmonelles, plusieurs années pour le prion du Creutzfeldt-Jakob.
Les symptômes d'une toxi-infection alimentaire sont avant tout des douleurs abdominales, de la fièvre, de la diarrhée et des vomissements, mais aussi des troubles nerveux (troubles de la sensibilité, torpeur...) ou circulatoires (rougeur, baisse de la pression artérielle). Dès que ces signes apparaissent, consultez votre médecin et alertez tous ceux qui ont consommé le même repas. Des manifestations nerveuses ou circulatoires justifient l'appel des urgences. Respectez les consignes données par le médecin. Conservez ou récupérez des échantillons des aliments consommés pour faciliter l'enquête sanitaire.

La prévention

– Achetez vos aliments chez des producteurs ou commerçants bien identifiés, avec une traçabilité des produits.
– Respectez les dates limites de consommation, les conditions de transport (chaîne du froid) et de conservation (réfrigérateur).
– Maintenez une hygiène rigoureuse dans la cuisine, nettoyez régulièrement et soigneusement votre réfrigérateur (si possible tous les 15 jours).
– Lavez-vous souvent les mains, et demandez à votre entourage de faire de même.
– Ne laissez pas à l'air libre les aliments ou les plats cuisinés.
– Jetez les aliments et les plats suspects.

VOIR La sécurité des aliments, p. 383.

Le botulisme

Le botulisme n'est pas causé directement par un germe : il est dû à une toxine, la botuline, libérée par une bactérie du genre *Clostridium*. Cette intoxication redoutable est le plus souvent liée à la présence de la toxine dans des conserves mal stérilisées, de la charcuterie mal préparée ou du poisson cru. L'essentiel des cas relevés aujourd'hui est le fait de conserves préparées à la maison bien plus que de produits industriels, car ces derniers sont soumis à des règles sanitaires strictes.
L'incubation dure en général 12 à 36 heures, mais elle peut être beaucoup plus longue, jusqu'à 15 jours, ce qui fait que le lien est parfois très difficile à établir entre le repas et les symptômes. Le botulisme se manifeste par des troubles de la vue, une dilatation des pupilles, une sécheresse de la bouche, des paralysies musculaires progressives, une constipation, une rétention d'urine.
La maladie peut régresser lentement mais, dans les formes graves, l'évolution peut être fatale en 8 à 10 jours.

Prévention

– Ne faites vos propres conserves ou charcuteries que si vous maîtrisez parfaitement la technique.
– Jetez sans état d'âme les boîtes bombées, les conserves à l'aspect trouble ou à l'odeur suspecte (beurre rance), la charcuterie artisanale ou familiale ayant une allure ou une odeur inhabituelles.
– Faites toujours recuire longuement les conserves faites à la maison : il suffit de 10 minutes à 100 °C pour détruire la botuline.

Insomnie

Voir Sommeil et alimentation, p. 369

Insuffisance rénale chronique

- L'insuffisance rénale chronique altère de nombreux équilibres du corps.
- Le régime consiste à réduire dans des limites acceptables les apports en protéines, sodium, potassium et phosphore.
- Il est mis en œuvre avec l'aide d'un diététicien ou d'un nutritionniste.

L'insuffisance rénale chronique consiste en une baisse progressive et irréversible de la capacité d'épuration des reins. Elle n'apparaît que lorsque plus de 80 % des néphrons (structures microscopiques du tissu rénal) sont détruits. L'objectif du régime est autant de protéger les néphrons restants que de soulager leur travail.

Qu'est-ce que l'insuffisance rénale ?

Chaque rein comporte environ 1 million de néphrons, reliés aux capillaires sanguins, dont le rôle est de filtrer le sang et d'éliminer ses déchets.
Il existe de multiples causes d'insuffisance rénale chronique (IRC), aussi bien chez l'enfant que chez l'adulte ou la personne âgée, mais les plus fréquentes sont les diabètes (1 ou 2), l'hypertension artérielle, des maladies auto-immunes comme le lupus, des malformations et des maladies héréditaires (rein polykystique, syndrome d'Alport).
L'insuffisance rénale chronique perturbe de nombreux métabolismes du corps, dont les équilibres acide/base, avec une tendance à l'acidose (acidité du sang et d'autres liquides de l'organisme). Elle entraîne une anémie due au déficit de sécrétion rénale en érythropoïétine (EPO), une hormone indispensable à la maturation des globules rouges. L'urée s'élève rapidement dans le sang, ainsi que la créatinine et l'acide urique. Tous ces déséquilibres et l'accumulation de déchets conduisent au coma et au décès si le malade n'est pas traité par dialyse ou, ultérieurement, par une greffe de rein.
À noter : l'insuffisance rénale aiguë, à ne pas confondre avec l'insuffisance rénale chronique, est une perte brutale (et non progressive) de la fonction rénale. La prise en charge se fait dans un service de réanimation ou de néphrologie selon la cause, et l'insuffisance ne peut être traitée que par une nutrition artificielle.

• **Les symptômes.** Les signes d'insuffisance rénale ne sont pas spécifiques : fatigue, perte de poids et d'appétit, nausées et vomissements, diarrhée, urines abondantes, troubles psychiques (torpeur, désorientation), hypertension artérielle, douleurs osseuses, crises de goutte, démangeaisons, infections urinaires. Ils n'apparaissent que très tard, à un stade avancé d'insuffisance.

La gravité d'une insuffisance rénale est évaluée par un examen appelé clairance de la créatinine, qui exprime le volume de plasma sanguin que le rein est capable d'épurer par minute.

Le régime alimentaire

Les insuffisants rénaux sont suivis par un nutritionniste ou un diététicien associé au service de néphrologie qui surveille leur maladie ou qui pratique leurs dialyses. L'objectif du régime est avant tout de ralentir l'évolution de la maladie.

• **L'apport calorique.** La perte d'appétit est fréquente en cas d'insuffisance rénale chronique, et il faut veiller à maintenir un apport calorique suffisant pour éviter un risque de dénutrition. En cas de surpoids, la ration calorique doit être plus modérée tout en restant raisonnable.

• **L'eau.** Au début de la maladie, il est souvent nécessaire de boire beaucoup (plus de 2 litres par jour) pour compenser des urines abondantes. Les eaux bicarbonatées ont l'avantage de contrôler en partie les risques d'acidose sanguine. Lorsque la maladie devient sévère et que le volume d'urine tend à diminuer, il faut essayer de se maintenir à 1,5 litre d'eau par jour, sans se forcer et sans excès pour éviter une intoxication par l'eau.

• **Les protéines.** L'apport quotidien en protéines doit être limité (0,8 à 1 g par kilo de poids au stade non dialysé et à 0,5 et 0,8 g par kilo chez le sujet dialysé). En pratique, une portion d'environ 100 g de viande maigre ou de poisson, ou bien deux œufs à l'un des repas suffisent pour assurer les apports quotidiens si l'on tient compte des protéines fournies par les autres aliments. Le choix des protéines est essentiel, car plus une protéine est proche de celles de l'homme, moins elle produira de déchets azotés, dont l'urée. C'est le cas des protéines de l'œuf et des mammifères, à un degré moindre de celles du poisson ou de la volaille. Les protéines végétales (céréales, légumes secs...) doivent être restreintes, sauf associations précises à réaliser entre sources végétales différentes.

• **Le sodium.** La ration ne doit pas dépasser 5 g de sel par jour, autant pour prévenir une hypertension artérielle trop sévère que pour limiter le travail des néphrons. Cette quantité peut être réduite en cas d'œdème.

• **Le potassium.** L'insuffisance rénale chronique peut augmenter le taux de potassium sanguin (kaliémie), et donc le risque d'accident cardiaque qu'il implique. En cas d'hyperkaliémie, les aliments riches en potassium sont à éviter : légumes secs, fruits séchés, pommes de terre, bananes...

• **Le phosphore et le calcium.** Cette maladie favorise la rétention du phosphore et la fuite simultanée du calcium, un phénomène responsable de troubles osseux. Les apports en phosphore doivent donc être restreints, ce qui est déjà le cas avec la limitation des protéines. Les aliments les plus riches en phosphore sont la viande, le fromage, la charcuterie et le poisson. On peut aussi diminuer les apports végétaux avec une cuisson à grande eau (sans boire le bouillon). Une supplémentation médicamenteuse en calcium et en vitamine D (qui favorise l'assimilation du calcium) est souvent nécessaire.

Interactions entre médicaments et aliments

- **Les aliments peuvent diminuer l'efficacité des médicaments ou augmenter leurs effets indésirables.**
- **À l'inverse, les médicaments peuvent entraver l'absorption des vitamines et des sels minéraux apportés par les aliments.**
- **Il est essentiel de lire la notice de chaque produit, de respecter les horaires de prise et d'éviter les aliments répertoriés pour leurs interactions.**

Les médicaments utilisent les mêmes voies d'absorption (tube digestif, muqueuse intestinale), de métabolisation ou d'élimination (foie, reins) que les aliments. Les interactions, souvent négligées par les patients et même par les prescripteurs, sont donc fréquentes.

Des aliments qui modifient l'action des médicaments

Les interactions entre repas et médicaments sont nombreuses. La simple présence d'aliments peut réduire, augmenter ou retarder l'absorption de certains médicaments. L'acidité gastrique induite par la digestion peut aussi freiner l'absorption de certaines molécules. Mais, parfois, il vaut mieux prendre ses médicaments au cours du repas (c'est le cas par exemple avec les anti-inflammatoires, dont l'aspirine) pour éviter leur effet irritant sur l'estomac. Ces informations utiles sont précisées sur la notice de chaque médicament.

• **Quelques interactions aliments/médicaments.**

– Consommés en excès, les aliments riches en vitamine K comme le chou, le brocoli, l'avocat ou les épinards peuvent diminuer l'efficacité des traitements anticoagulants, dont le principe est souvent d'inhiber cette vitamine qui joue un rôle important dans la coagulation.

– Les agrumes augmentent le risque de brûlures gastriques ou de reflux si l'on suit un traitement à base d'anti-inflammatoires (dont l'aspirine).

– Les aliments riches en calcium, principalement le lait et les laitages, peuvent diminuer l'action de certains médicaments (dont les antibiotiques) car le calcium peut se fixer sur les molécules médicamenteuses et les neutraliser.

– Le thé neutralise en partie l'absorption du fer, qu'il soit d'origine alimentaire ou médicamenteuse (compléments de fer).

– Le pain complet contient une substance (acide phytique) qui réduit l'absorption des minéraux, dont le calcium et le zinc. Quand vous devez prendre des compléments minéraux, attendez environ 2 heures si vous avez consommé du pain complet.

– Les boissons gazeuses accélèrent la vidange gastrique et réduisent donc le temps d'absorption du médicament. Elles pourraient aussi altérer certaines molécules actives, par exemple le valproate de sodium utilisé comme antiépileptique.

• **Le cas du pamplemousse.** Il contient une substance qui freine le métabolisme de certains médicaments, ce qui augmente l'intensité ou la gravité de leurs effets indésirables. Les médicaments les plus concernés sont certaines statines prescrites contre le cholestérol, les antiviraux des traitements anti-sida, les immunosuppresseurs, les antiépileptiques, les traitements de l'érection défaillante. La consommation de pamplemousse ou de jus de pamplemousse doit donc être évitée si l'on suit ce type de traitement. À noter : l'effet inverse (baisse d'absorption du médicament) est également possible avec le jus de pamplemousse, mais aussi d'orange et de pomme.

• **Alcool et médicaments.** L'alcool fait mauvais ménage avec de nombreux médicaments. C'est le cas avec les somnifères, anxiolytiques ou antidépresseurs, mais aussi avec l'aspirine, les antidiabétiques, certains antibiotiques et même avec le banal paracétamol, dont la toxicité pour le foie est majorée par l'excès d'alcool. Les risques liés à chaque molécule (bouffées de chaleur, nausées, vomissements, accélération du rythme cardiaque, malaises...) sont décrits dans les notices. Ils sont si courants que la prise simultanée d'alcool et de médicaments est toujours à éviter.

Bien lire les notices

Les notices pharmaceutiques précisent notamment :

– le moment de la prise du produit (à jeun, en début ou milieu de repas) ;

– les interactions possibles entre aliments et médicaments quand elles sont répertoriées.

Des médicaments qui influent sur l'alimentation

• **Les effets sur les vitamines et sels minéraux.** De nombreux médicaments gênent l'assimilation des vitamines ou des sels minéraux contenus dans les aliments. Il en est ainsi des pansements digestifs prescrits pour calmer les brûlures d'estomac, des antibiotiques de type cycline (utilisés en traitement chronique de l'acné, par exemple), qui diminuent l'absorption du calcium, ou des laxatifs (indiqués dans le traitement de la constipation), susceptibles de réduire l'assimilation des vitamines A, D, E et K.
Selon leur mode d'action, les diurétiques (médicaments qui favorisent l'élimination de l'urine) peuvent conduire à limiter les apports en calcium ou à augmenter les apports en potassium. La cortisone et ses dérivés imposent un régime contrôlé en sodium pour éviter les œdèmes dus à une rétention d'eau, induite par ces médicaments.

• **Le cas de la caféine.** L'interaction caféine/médicaments est à double sens. Certains médicaments (antibiotiques, antiépileptiques, antiarythmiques...) ralentissent le métabolisme de la caféine (son élimination dans l'organisme) et amplifient donc ses effets : ils provoquent des troubles du sommeil ou des palpitations chez les gros consommateurs de café, de thé ou de sodas caféinés. Mais la caféine absorbée a aussi une influence sur l'action des médicaments : elle peut en diminuer l'efficacité (tranquillisants, somnifères) ou accroître leurs effets indésirables (médicaments contre l'asthme, par exemple).
Enfin, certains médicaments renferment eux-mêmes de la caféine (des antalgiques, antiépileptiques, antimigraineux...), ce qui impose généralement une modération des apports par le café ou le thé principalement.

• **Les modifications du goût.** Des médicaments dans presque tous les domaines de la pharmacopée altèrent le goût en modifiant la composition de la salive, en agissant au niveau des cellules gustatives ou, indirectement, en favorisant la survenue de mycoses buccales. C'est un effet plus gênant que grave, mais il peut conduire à une diminution de l'appétit. De manière générale, les atteintes du goût, quelle qu'en soit la cause, sont des facteurs de dénutrition.

• **Médicaments et poids.** De nombreux médicaments font grossir de manière provisoire et réversible pour les uns, plus durable pour les autres (voir Médicaments et prise de poids, p. 349).

À savoir

Les médicaments peuvent aussi provoquer des troubles digestifs : constipation (antidépresseurs, antiparkinsoniens, antiallergiques...) et diarrhée (antibiotiques, anti-inflammatoires non stéroïdiens...), notamment.

Intolérance au gluten

- **Cette maladie intestinale est induite par une protéine présente dans certaines céréales, le gluten.**
- **Le régime sans gluten exclut les aliments contenant des farines de blé, d'orge, de seigle ou d'avoine, avec des variantes individuelles.**
- **Sauf exception, ce régime doit être observé à vie.**

L'intolérance au gluten, ou maladie cœliaque, est diagnostiquée chez environ 1 personne sur 1 000, mais elle serait en réalité beaucoup plus fréquente, avec des formes mineures. Le seul traitement connu est un régime alimentaire excluant le gluten.

La maladie

L'intolérance au gluten n'est pas une allergie : c'est une maladie auto-immune stimulée par l'absorption de gluten. Celle-ci provoque une diminution des villosités (replis) de la muqueuse intestinale et donc une baisse de ses capacités à absorber les nutriments. L'intolérance peut se déclarer chez le nourrisson dès le sevrage ou plus tard, mais apparaît souvent avant l'âge de 30 ans.
Les signes habituels de cette maladie sont une diarrhée chronique, des selles grasses, un retard de croissance chez l'enfant ou un amaigrissement chez l'adulte, une anémie, des douleurs osseuses, une fatigue, des flatulences, des douleurs abdominales, des éruptions cutanées.
L'éviction totale du gluten assure une lente amélioration des symptômes. Elle peut parfois être

Une intolérance sans symptôme

Dans certains cas, l'intolérance au gluten existe, elle est confirmée par des examens, mais la personne ne se plaint d'aucun symptôme. De vagues épisodes de diarrhée ou des troubles non spécifiques mineurs (douleurs articulaires, par exemple) sont possibles, mais ni le sujet ni le médecin traitant ne les rattachent à une intolérance au gluten. Ces formes latentes, peu gênantes pour le patient, n'imposent généralement pas de régime strict : on recommande simplement d'éviter le pain complet (et les autres céréales incriminées sous forme complète), car ce sont les sources les plus importantes de gluten.

assouplie chez l'enfant lorsque des tests montrent une meilleure tolérance au gluten. Dans ce cas, certains aliments à faible teneur en gluten sont progressivement réintroduits. Mais la persistance des troubles impose un régime strict à vie.

Le régime sans gluten

• **Le gluten.** C'est une protéine présente dans certaines céréales dont l'une des composantes est toxique pour les personnes intolérantes. Cette composante est la gliadine dans le blé, la sécaline dans le seigle, l'hordéine dans l'orge et l'avénine dans l'avoine. Cette dernière est de plus en plus souvent mise hors de cause dans la maladie cœliaque, et son éviction éventuelle est désormais étudiée pour chaque malade.

• **En pratique.** Les malades bénéficient d'un suivi diététique régulier, car le régime d'exclusion du gluten est difficile à appliquer dans la vie quotidienne. Des centaines d'aliments renferment du gluten : sous la forme directe de farine (produits céréaliers comme le pain ou les pâtes), mais aussi sous la forme masquée de liant, d'amidon ou de matières amylacées issues de céréales contenant du gluten, d'extrait de malt, d'agents antiagglomérants et autres additifs dans de multiples produits alimentaires (charcuterie, confiseries, plats industriels, soupes...).

Le choix des aliments repose à la fois sur la lecture des étiquettes (la présence de gluten doit être signalée par le fabricant) et sur les listes de denrées autorisées ou interdites fournies par les diététiciens. Il existe aussi des produits diététiques sans gluten conçus pour remplacer des aliments courants (farine, produits de boulangerie, pâtes...). Ils sont en partie remboursés par la Sécurité sociale, sous certaines conditions.

• **Quelques aliments interdits.**
– Les produits de boulangerie, les biscottes, les pâtisseries, les biscuits, les pâtes, les semoules, les quiches, les pizzas, les crêpes...
– Les préparations contenant de la farine : sauces industrielles (béchamel, mais aussi mayonnaise ou sauce tomate), moutarde, potages en sachet, purée en flocons, crèmes glacées, desserts en boîte, flocons d'avoine (selon les cas), chapelure...
– Certaines confiseries : nougat, dragées, pâtes de fruits, caramels, chocolat, guimauve, pâte d'amandes...
– La plupart des petits pots pour bébés.
– Certains produits de charcuterie : pâtés, boudins, farces...
– Les poissons panés ou préparés en sauce.
– Les fromages à tartiner et les pâtes de gruyère.
– La bière et tous les produits à base de malt d'orge.
– Les conserves et plats cuisinés comportant la mention « matières amylacées » ou « amidon », sauf si leur nature est précisée et autorisée.
À noter : certains médicaments contiennent de l'amidon.

• **Les céréales et farines autorisées.** Le riz, le maïs et tous leurs dérivés, dont les corn flakes, ne renferment pas de gluten. Il en est de même pour le soja, le sarrasin, le sésame ou le quinoa sous forme d'amidon, de fécule, de farine ou de semoule. La fécule de pomme de terre et la farine de marron sont également autorisées.

Intolérance au lactose

- **Elle est due à un déficit en lactase, l'enzyme de digestion du sucre du lait.**
- **Elle est relativement fréquente chez l'adulte.**
- **Le régime d'exclusion du lactose est plus ou moins strict selon le degré d'intolérance.**

L'intolérance au lactose désigne un ensemble de troubles digestifs dus à un déficit en lactase, l'enzyme intestinale qui dissocie le sucre du lait en glucose et galactose. Elle ne doit pas être confondue avec l'allergie aux protéines du lait de vache.

Une intolérance fréquente

Le déficit en lactase est d'origine génétique. Très rare mais possible dès la naissance, cette intolérance se développe généralement au cours de la petite enfance ou au début de l'âge adulte. En France, 20 à 30 % des adultes seraient concernés à un degré plus ou moins important.

• **Les signes.** Des douleurs gastriques ou abdominales apparaissent dans l'heure qui suit l'absorption de lactose, puis un ballonnement avec des flatulences et une diarrhée acide surviennent. L'intensité des signes dépend du degré d'intolérance, très variable d'un individu à un autre. Chez le nourrisson, les symptômes peuvent se limiter à de vagues douleurs abdominales sans cause évidente.

Le diagnostic est confirmé par un test de provocation (absorption contrôlée d'une solution renfermant du lactose et mesure du taux d'hydrogène expiré).

Lactose et alimentation

L'objectif n'est pas d'éliminer le lait, mais de supprimer ou de limiter le lactose (sucre du lait) tout en veillant à maintenir un niveau de calcium satisfaisant. Les degrés d'intolérance sont très variables d'une personne à une autre, car la carence en lactase peut n'être que partielle : à chacun de déterminer quelle « dose » maximale de lait ou de produits laitiers il peut ingérer sans souffrir de troubles digestifs.
Le beurre et les fromages fermentés (gruyère, camembert...) ne contiennent quasiment pas de lactose, les yaourts et les laits fermentés sont mieux assimilés que le lait car le lactose y est en partie transformé, les produits laitiers sont mieux supportés s'ils sont consommés au cours d'un repas plutôt qu'à jeun.
• **Chez le nourrisson.** Des laits de régime totalement dépourvus de lactose sont prescrits par le pédiatre dès que le diagnostic est posé.
• **En cas d'intolérance sévère.** Le lactose doit être supprimé. Il faut alors consommer des laits, yaourts et fromages délactosés, ainsi que des produits de substitution à base de soja ou d'autres végétaux. Attention, de nombreux aliments renferment du lactose : pâtisseries et viennoiseries, glaces, charcuterie, jus de fruits, céréales du petit déjeuner...
Autre solution : des médicaments à base de lactase synthétique (comprimés, gouttes ou poudre) vendus en pharmacie, à prendre environ 30 minutes avant les repas, permettent de digérer les laitages et autres aliments contenant du lactose.
• **En cas d'intolérance moyenne.** Le régime peut comprendre des yaourts ou du lait fermenté, des fromages à pâte dure type gruyère ou comté, des laits à teneur réduite en lactose. La réintroduction progressive du lait peut améliorer peu à peu la tolérance au lactose.
• **En cas d'intolérance légère**. Il suffit d'éviter le lait à jeun ou en grande quantité, de fractionner les prises de lait ou de l'incorporer à des préparations (riz, semoule, purée). La consommation de yaourts, de fromages et d'autres produits laitiers ne pose généralement pas de problème si elle n'est pas excessive.

VOIR Allergies alimentaires, p. 291

Intoxications par les aliments

- **Certains champignons, baies ou plantes courantes sont hautement toxiques.**
- **Au moindre doute, il faut appeler les secours et appliquer les consignes données par téléphone en attendant leur arrivée.**

Les produits naturels ne sont pas toujours bons pour l'homme : il y a dans la nature beaucoup plus de plantes vénéneuses que de plantes comestibles, et les plus belles ne sont pas toujours les moins toxiques.
Dans presque tous les cas, ce sont l'ignorance et la confusion entre deux plantes ou champignons qui sont responsables de l'intoxication.

Les champignons

Chacun le sait, manger un champignon mal identifié est dangereux. Chaque année, pourtant, la saison des champignons amène son lot d'intoxications : ne cueillez jamais des champignons si vous n'êtes pas un expert.
Plusieurs situations peuvent se produire.
• **Les troubles bénins.** Il ne suffit pas de connaître et d'identifier les champignons, il faut aussi savoir les faire cuire. Des champignons comestibles mal cuits (lactaire, russule, bolet, entolome livide, par exemple) peuvent provoquer une gastro-entérite aiguë avec vomissements, diarrhée, douleurs, palpitations. Ces troubles bénins durent quelques jours.
• **Les intoxications d'incubation courte.** Certains champignons toxiques (clitocybe, amanite tue-mouches...) donnent des signes d'intoxication dès la phase de digestion : troubles digestifs (douleurs, diarrhée...), cardio-vasculaires (hypotension, pouls trop lent ou trop rapide...), neuropsychiques (convulsions ou hallucinations) et sécrétoires (sueurs abondantes ou sécheresse des muqueuses). Ces formes rapides sont généralement bénignes, mais elles imposent souvent une hospitalisation.
À noter : certains champignons (coprins) ne sont toxiques que si l'on absorbe de l'alcool en même temps, et parfois dans les jours qui suivent.

• **Les intoxications d'incubation lente.** Elles sont dues à des champignons mortels comme l'amanite phalloïde ou la petite lépiote. Les premiers signes apparaissent 6 à 40 heures après le repas. L'intoxication débute par des troubles digestifs, puis évolue vers une hépatite sévère, des troubles de la conscience ou un coma, une atteinte rénale ou une destruction des globules rouges (hémolyse) selon le champignon ingéré. Ces formes tardives sont toujours graves, parce que le toxique est entièrement passé dans le sang.

Les baies

Les intoxications surviennent surtout chez des enfants attirés par des baies colorées qu'ils confondent avec des fruits comestibles. Certaines baies sont peu toxiques (épine-vinette, aubépine, laurier-cerise, buisson-ardent...), d'autres le sont beaucoup plus (baies de l'achillée mille-feuille, de l'aconit, de l'arum, du muguet, du genévrier, de la pomme de terre, du thuya ou de l'if). Les signes sont digestifs, respiratoires, cardiaques ou nerveux selon la baie ingérée.

Les plantes

La digitale, la consoude et d'autres plantes décoratives ou sauvages sont toxiques, mais il est rare d'en consommer, même par erreur. En revanche, les plantes médicinales, qui, elles, sont destinées à être ingérées, peuvent être tout aussi dangereuses et toxiques lorsque les dosages, les indications et même la qualité des préparations ne sont pas contrôlés.
La phytothérapie est un art complexe. Ne faites confiance qu'à des praticiens diplômés par une faculté européenne et n'achetez jamais de plantes médicinales par Internet.
Si vous avez de jeunes enfants, évitez d'avoir des plantes toxiques dans votre jardin ou votre appartement.

Que faire en cas d'intoxication ?

Au moindre doute, essayez de recueillir un maximum de renseignements auprès de la victime sur ce qu'elle a mangé et le moment où elle l'a mangé. Conservez les vomissements et d'éventuels restes du repas afin qu'ils soient analysés.
Appelez les secours d'urgence et décrivez les symptômes. Attendez l'arrivée du médecin ou des secours.
Ne donnez aucune boisson (même de l'eau), aucun médicament, sans avis médical.

Listériose

Voir Grossesse et alimentation, p. 330 ;
Infections d'origine alimentaire, p. 337

Maigreur

- La maigreur se définit plus comme une insuffisance de la masse grasse que comme un faible poids par rapport à la taille.
- Une forte maigreur perturbe le fonctionnement hormonal féminin, affaiblit la libido et peut provoquer une stérilité.
- La reprise de poids doit être progressive et prudente quand elle est possible.

La maigreur n'est pas une maladie ni un symptôme, sauf quand elle résulte d'un fort amaigrissement. Elle peut être à l'origine de complexes et de troubles physiques, surtout chez la jeune fille et la femme. Et, contrairement à ce que l'on pourrait penser d'emblée, prendre du poids peut être aussi difficile que d'en perdre.

Une définition objective

La maigreur peut se définir selon deux critères objectifs.
• **L'indice de masse corporelle (IMC).** C'est le rapport entre le poids en kilos et le carré de la taille en mètre (P/T^2). On parle de maigreur quand l'IMC est compris entre 15,5 et 18,5 (plus bas, il s'agit de maigreur extrême). Certains experts, inquiets de la valorisation de la minceur chez les jeunes filles, souhaitent que le seuil de maigreur soit relevé à un IMC de 20. Ce critère a une limite importante : il ne tient pas compte du rapport masse grasse/masse musculaire ; certaines sportives ont ainsi un IMC normal mais si peu de masse grasse qu'elles présentent les mêmes troubles que les jeunes femmes très maigres.
• **La masse grasse.** L'importance de la masse grasse par rapport à la masse active (musculaire) est un bon indice chez la femme, car elle indique un risque plus ou moins important de troubles hormonaux. La maigreur se définit par un taux inférieur à 10 % chez l'homme et à 14 % chez la femme. L'estimation de la masse grasse se fait par

Le mauvais exemple des mannequins

En 2006, l'Espagne a été le premier pays à décider de lutter contre la valorisation de la maigreur en imposant un IMC minimal (18) aux mannequins à l'occasion de plusieurs défilés de mode.

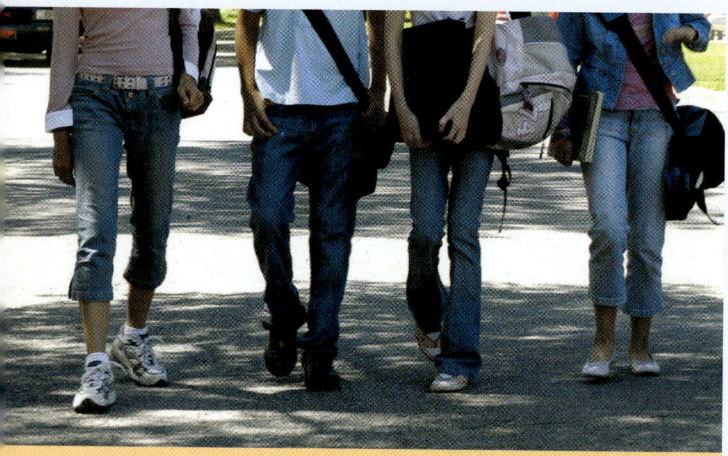

Les adolescents sont très attentifs à leur aspect extérieur, et tout écart par rapport à la norme est vécu difficilement. Les jeunes trop maigres sont souvent aussi complexés que ceux qui sont en surpoids.

une impédancemétrie (mesure de la résistance du tissu adipeux au passage d'un microcourant électrique) ou par la mesure des plis cutanés, dont le pli tricipital, à l'arrière du bras. Un pli tricipital inférieur à 1 cm chez l'homme et à 1,5 cm chez la femme est un indicateur de maigreur.

Deux grandes situations

• **La maigreur constitutionnelle.** Elle est inscrite dans la nature du sujet, et le poids est stable. Il suffit de regarder les courbes de croissance pour vérifier que, dès l'enfance, le poids était dans une zone plus basse que la taille, avec une évolution décalée mais parallèle au fil des ans. Même si elle est « normale », cette maigreur peut avoir des conséquences hormonales et osseuses, surtout chez la femme.

• **La maigreur acquise.** Elle résulte d'un amaigrissement sans reprise de poids à l'occasion d'une maladie (anorexie, dépression, déséquilibre hormonal de type hyperthyroïdie...), d'une restriction alimentaire prolongée volontaire (régime) ou imposée par des conditions économiques ou sociales.

Les conséquences physiques

Une perte de poids importante peut entraîner une asthénie, c'est-à-dire un état de faiblesse et une difficulté à réagir. Mais l'activité physique et psychique peut aussi être tout à fait normale (maigreur sthénique), notamment en cas de maigreur constitutionnelle.

La maigreur peut être associée à une constipation ou à des troubles digestifs (nausées, vomissements, ballonnements) dès que la personne se force à manger.

L'un des risques principaux est d'ordre hormonal : la masse grasse est indispensable au bon fonctionnement des hormones sexuelles à travers une hormone sécrétée par les cellules adipeuses, la leptine. Les femmes maigres ont souvent des règles peu abondantes ou trop espacées, voire une absence de règles, et une baisse de la fertilité qui peut atteindre la stérilité. Il suffit parfois de prendre quelques kilos pour rétablir la libido (souvent diminuée), le cycle menstruel et la fertilité.

L'autre conséquence importante de la maigreur, qu'elle soit constitutionnelle ou acquise, est un risque accru d'ostéoporose, surtout chez la femme après la ménopause. Des études ont ainsi montré que le capital osseux des jeunes femmes maigres était plus faible que celui de la moyenne des femmes du même âge.

Chez les hommes comme chez les femmes, enfin, la maigreur peut avoir des conséquences psychiques, sociales ou affectives parfois importantes : elle est source de complexes, parfois de rejet de la part de l'entourage, au même titre que l'obésité.

Les recommandations

Les régimes hypercaloriques ou hyperprotéinés sont inefficaces et mal tolérés par le tube digestif. De plus, l'intérêt d'un gain de poids important est limité car la graisse se loge souvent à des endroits indésirables ou inesthétiques.

Pour gagner quelques kilos, il est recommandé d'adopter un régime équilibré, en mettant l'accent sur le petit déjeuner et le goûter plus qu'en alourdissant le déjeuner et le dîner. Il faut y associer une activité physique régulière pour muscler le corps et acquérir une silhouette plus esthétique.

VOIR Troubles du comportement alimentaire, p. 376

L'enfant trop maigre

Après avoir vérifié avec le médecin que la maigreur est bien constitutionnelle, il importe de rassurer l'enfant s'il est l'objet de moqueries à l'école et de lui faire prendre confiance en lui, notamment à travers la pratique d'un sport de son choix. Un faible poids est un atout dans certaines activités comme l'équitation ou le patinage artistique ! Sans forcer l'enfant, il importe néanmoins de lui apprendre à manger de tout.

Maladies inflammatoires chroniques de l'intestin

- Aucun aliment ne semble déclencher ces maladies.
- Des précautions alimentaires sont néanmoins utiles en phase de crise pour protéger les intestins.

Les maladies inflammatoires chroniques de l'intestin (MICI) regroupent essentiellement deux maladies : la colite ulcéreuse (ou rectocolite hémorragique) et la maladie de Crohn. Très proches l'une de l'autre, elles se déclarent généralement soit chez l'adulte jeune, soit après 60 ans.

Les symptômes et l'évolution

Ce sont des inflammations douloureuses de l'intestin, limitées au côlon et au rectum pour la colite ulcéreuse, de localisation plus large pour la maladie de Crohn, qui peut s'étendre de la bouche à l'anus.

• **Les facteurs favorisants.** On ignore encore les causes et les mécanismes exacts de ces maladies, mais certains facteurs pourraient favoriser leur apparition : gène de prédisposition expliquant le caractère ethnique ou familial de la plupart des cas, facteurs environnementaux probables mais non identifiés, contact avec le virus de la rougeole pour la maladie de Crohn. Aucun facteur alimentaire n'a été mis en évidence.

• **Les crises.** Ces deux maladies évoluent par crises entrecoupées de périodes de rémission. Chaque crise traduit une inflammation aiguë de la région atteinte : elle se manifeste par des douleurs intestinales, une diarrhée abondante et glaireuse ou sanglante, une grande fatigue. La poussée peut être déclenchée par un stress, une gastro-entérite virale, un traitement antibiotique ou anti-inflammatoire, une infection générale.

Les principales complications sont une inflammation sévère qui peut déboucher sur une dilatation du côlon ou une perforation intestinale, une hémorragie aiguë, une fistule anale, un cancer du côlon.

Les périodes de crise sont plus fréquentes pendant la grossesse.

Le traitement repose essentiellement sur des médicaments, mais une intervention chirurgicale est souvent nécessaire en cas de maladie de Crohn (ablation d'une grande partie de l'intestin grêle ou du côlon) et dans les formes graves de rectocolite (ablation du côlon).

Les recommandations alimentaires

Aucun aliment n'étant reconnu comme responsable de la maladie ou d'une poussée, il n'y a pas d'interdit systématique : le régime doit être adapté à chaque patient, au stade de sa maladie et à ses réactions individuelles.

La cortisone est l'un des médicaments habituels de ces maladies. Elle impose un régime pauvre en sodium (moins de 5 g de sel par jour).

• **Pendant les crises.** Si la poussée n'est pas trop sévère, le régime vise simplement à protéger l'intestin en évitant :

– les fibres végétales insolubles des fruits, des légumes frais, des légumes secs et des céréales complètes ;

– la farine de blé, qui peut être remplacée par de l'amidon de riz ou du tapioca ;

– le lactose du lait.

Si la poussée est sévère, le médecin met en place pendant 2 à 4 semaines une nutrition orale artificielle à base d'éléments simples (acides aminés, acides gras, glucose, vitamines et minéraux). Cette nutrition artificielle débute parfois par une perfusion pendant les premiers jours.

Ne pas confondre

Le syndrome du côlon irritable (voir p. 320) n'est pas une maladie inflammatoire. C'est un trouble fonctionnel, sans lésion intestinale.

• **En sortant de crise.** Le régime est fractionné sur cinq repas. Il est pauvre en résidus dans un premier temps, avec des viandes et des poissons maigres, des fromages à pâte cuite type gruyère, des pâtes, du riz, de la semoule, des soupes mixées sans morceaux. Des pommes de terre, du pain, des légumes bien cuits, des compotes et des fruits bien mûrs peuvent être ajoutés au fur et à mesure de l'amélioration. Les légumes à fibres tendres (pulpe de tomate, fonds d'artichauts, purée de carottes, betteraves rouges, pousses de salade) sont ensuite réintroduits.

• **En période de rémission.** Le régime doit redevenir aussi large que possible, tout en continuant à écarter au début les fibres dures des légumes (poireaux, chou, salsifis, navets), des légumes secs, des fruits secs, des céréales complètes. Les réintroductions se font peu à peu, en testant aliment par aliment pour évaluer la réaction à chaque fois. Cette alimentation suffit normalement à éviter les carences en vitamines et en minéraux, sauf parfois pour le calcium, le fer et l'acide folique (vitamine B9). Une surveillance régulière permet de compenser médicalement un déficit éventuel. Les malades qui ont subi l'ablation d'une partie de l'intestin grêle reçoivent une injection mensuelle de vitamine B12 pour prévenir les anémies. On leur recommande aussi de réduire les graisses naturelles (aliments gras), qui se retrouvent dans les selles faute de pouvoir être assimilées, et de les remplacer par des compléments médicamenteux d'acides gras particuliers (acides gras à chaîne courte ou moyenne).

Maladies métaboliques génétiques

- **Les maladies métaboliques génétiques sont en grande partie dues à un déficit enzymatique.**
- **Le régime alimentaire est l'un des axes essentiels du traitement.**
- **Il consiste à exclure le nutriment qui ne peut pas être assimilé par l'organisme ou dont les déchets ne peuvent pas être éliminés.**
- **Ces régimes sont lourds et difficiles à gérer.**

Plusieurs centaines de maladies génétiques métaboliques, dont certaines très rares, sont répertoriées. Un régime spécifique est alors prescrit, qui peut dans certains cas améliorer le pronostic. Le suivi de ces maladies se fait dans des services hospitaliers spécialisés.

Des maladies orphelines

La plupart des maladies métaboliques génétiques sont des maladies orphelines très rares. Des renseignements et la liste des consultations spécialisées sont disponibles sur un site commun : orphanet.fr.

Le mécanisme général

Ces maladies sont en grande majorité dues à un déficit enzymatique. Les enzymes sont des protéines qui permettent d'utiliser les nutriments ou bien d'éliminer les déchets résultant du métabolisme de ces nutriments. Lorsqu'une enzyme fait défaut ou est inefficace, le nutriment ou les déchets qui correspondent à son activité s'accumulent dans l'organisme et deviennent rapidement toxiques pour le système nerveux, les muscles, le foie ou d'autres organes.

L'exclusion alimentaire du nutriment est l'un des éléments du traitement, lourd, de ces maladies.

Quelques maladies métaboliques

Ces maladies peuvent concerner le métabolisme des acides aminés (constituants des protéines), des lipides, des glucides ou des sels minéraux comme le fer ou le cuivre.

- **La phénylcétonurie.** C'est la plus fréquente et la plus représentative des anomalies génétiques touchant le métabolisme des acides aminés. Dans cette maladie, l'enzyme qui transforme la phénylalanine (un acide aminé) en tyrosine (un autre acide aminé) fait défaut à un degré variable. Sans réduction des apports alimentaires en phénylalanine, la dégradation cérébrale débute dès les premières semaines de vie, alors qu'un régime bien conduit, plus ou moins large selon les cas, permet un développement normal. La phénylalanine est présente dans la plupart des aliments protéiques : lait et laitages, viande, œufs, poisson, mais aussi farine, céréales ou légumes secs.
- **La galactosémie.** C'est la plus représentative des anomalies génétiques du métabolisme des glucides. Elle est due à divers déficits en enzymes qui transforment le galactose (sucre simple composant le lactose) en glucose. Le galactose qui s'accumule est toxique pour le système nerveux, le foie, le cristallin des yeux, le tube digestif. Le seul traitement est l'éviction totale des aliments renfermant du galactose : le lait et tous ses dérivés, ainsi que les produits qui en contiennent même en petite quantité (abats, légumes secs, betteraves, confiseries, produits industriels divers...).
- **L'intolérance au fructose.** Le déficit enzymatique bloque le métabolisme du fructose, qui est à la fois le sucre simple des fruits et un des composants du saccharose (sucre de table). La maladie provoque des hypoglycémies, des troubles de la conscience allant jusqu'au coma et une cirrhose. L'exclusion du fructose est le seul traitement. Tous les produits sucrés sont interdits, y compris les fruits, le miel, les légumes sucrés (chou, carottes, betteraves...), les sauces et boissons sucrées, les médicaments sucrés (sirops, granulés)...
- **La maladie de Wilson.** Elle est due à une accumulation de cuivre dans le foie, puis dans d'autres organes, dont le cerveau, la cornée ou les reins, avec de multiples complications. Le traitement repose sur la prise de D-pénicillamine, une molécule qui augmente l'élimination du cuivre dans les urines, et sur des apports élevés en zinc car ce dernier diminue l'absorption intestinale du cuivre. Les aliments riches en cuivre sont déconseillés : champignons, foie, crustacés, noix, brocolis...

Médicaments et prise de poids

- Certains médicaments agissent sur la régulation du poids par le cerveau ou modifient l'appétit.
- Les psychotropes, certains antidiabétiques, les stéroïdes (corticoïdes) et les traitements hormonaux sont le plus souvent en cause.
- L'effet possible d'un médicament sur le poids est précisé dans sa notice.

De nombreux médicaments font grossir : de façon provisoire et rapidement réversible pour les uns, mais plus durablement pour les autres. Ils peuvent agir directement sur le cerveau ou modifier le comportement alimentaire.

Médicaments et régulation du poids

La régulation du poids par le système nerveux est un phénomène assez précis. Le cerveau règle sans cesse notre appétit sur nos dépenses pour maintenir le poids dans une fourchette étroite autour d'un poids de référence. Les spécialistes parlent de pondérostat, par analogie avec le thermostat qui règle la température d'une pièce. Ce pondérostat peut facilement se dérégler ou être débordé par des apports caloriques en permanence trop élevés, ce qui explique l'accumulation des kilos au fil des ans ou les prises de poids brusques après un choc affectif ou psychique.
De nombreux médicaments perturbent cette régulation du poids. Les uns modifient l'appétit, d'autres agissent sur le poids de référence dans le cerveau : les petits excès quotidiens ne sont plus contrôlés par notre inconscient.
D'autres médicaments ont un effet périphérique : ils augmentent la masse active (effet anabolisant) ou la masse grasse en favorisant le stockage des sucres et des graisses dans le tissu adipeux.

Les médicaments en cause

• **Les antidépresseurs classiques.** Ils augmentent l'appétit et la soif tout en diminuant les dépenses énergétiques au repos (métabolisme de base), ce qui aboutit à une prise de poids. Les molécules plus récentes peuvent avoir les mêmes conséquences malgré une baisse de l'appétit. Enfin, le gain de poids peut aussi résulter d'un changement de comportement alimentaire lié à l'amélioration de l'humeur.
• **Les neuroleptiques** (tranquillisants) **et le lithium** (régulateur de l'humeur). Ils induisent souvent une prise de poids très importante, d'une dizaine à une vingtaine de kilos en un an. Le poids doit être surveillé dès le début de la prescription. Comme pour les antidépresseurs, la prise de poids est en partie réversible à l'arrêt du traitement.
• **Les antiépileptiques.** Ils induisent une prise de poids modérée (liée à la baisse des dépenses énergétiques au repos), mais rebelle car ces médicaments sont souvent prescrits à vie.
• **Les dérivés de la cortisone.** Ils ont un effet anabolisant : ils facilitent le développement des muscles et de la graisse. Ils sont aussi à l'origine d'une rétention d'eau qui impose de diminuer les apports en sel, mais le gain de poids lié à cette rétention disparaît peu de temps après l'arrêt du traitement.
• **Les antidiabétiques** de type sulfamides et glinides, ainsi que toutes **les insulines.** Ils agissent en facilitant l'entrée du glucose dans les cellules adipeuses. Si le traitement est intensif ou si les dépenses énergétiques ne couvrent pas les apports, la prise de poids est systématique. On n'observe pas cet effet avec la metformine et la famille des glitazones.
• **Les médicaments à base d'hormones féminines.** Ils stimulent l'appétit. La contraception orale et les traitements de la ménopause provoquent souvent une prise de poids par ce mécanisme.

Les médicaments parfois en cause

• **Les bêtabloquants.** Utilisés contre l'hypertension ou les maladies cardiaques, ils diminuent le tonus végétatif et peuvent réduire les dépenses énergétiques : une petite prise de poids est possible si le régime n'est pas adapté.

Médicaments et soif

Certains médicaments (psychotropes, médicaments contre l'asthme...) augmentent la sensation de soif ou de bouche sèche. Ils induisent indirectement une prise de poids quand la soif est étanchée, à raison de 1 à 2 litres par jour, avec des boissons caloriques : sodas et limonade, jus de fruits, vin ou bière. Ils n'ont aucun effet sur le poids si l'on boit de l'eau.

• **Les autres médicaments.** Les traitements de fond de la migraine, de l'ostéoporose ou de l'allergie, par exemple, peuvent provoquer une prise de poids, généralement modeste.

Les recommandations

Si vous prenez un traitement de longue durée, lisez attentivement la rubrique « effets indésirables » de la notice car le risque de prise de poids y est mentionné. Le cas échéant :
– surveillez bien votre alimentation ;
– pesez-vous une ou deux fois par mois ;
– signalez à votre médecin toute prise de poids observée depuis le début du traitement.

Mémoire et alimentation

- **Pour bien mémoriser, le cerveau a besoin de glucose, d'oxygène et d'une large gamme de nutriments.**
- **Aucun nutriment ne peut accroître la mémoire, mais des carences alimentaires peuvent altérer la mémorisation.**
- **La quantité et la qualité du sommeil sont les meilleurs garants d'une bonne mémoire.**

La mémoire est un phénomène complexe qui fait l'objet de beaucoup de mythes alimentaires, dont le supposé besoin de phosphore ou de magnésium chez les élèves et les étudiants. En réalité, c'est l'équilibre global du mode de vie (alimentation, sommeil, stimulations intellectuelles...) qui permet de préserver au mieux la mémoire.

L'alimentation

Pour bien fonctionner et mémoriser, le cerveau a besoin avant tout de glucose et d'oxygène, mais aussi d'acides aminés (constituants des protéines), d'acides gras et de toute la gamme des vitamines et des minéraux. Aucun d'entre eux ne peut améliorer la mémoire, mais les carences peuvent altérer le fonctionnement des neurones, y compris dans le processus de mémorisation.
– Le repas du soir doit comporter une ration suffisante de glucides complexes (pain, céréales ou féculents) afin de fournir du glucose au cerveau et d'assurer le travail inconscient de mémorisation à long terme qui se fait pendant le sommeil.
– Le petit déjeuner doit compenser le long jeûne de la nuit, également par des glucides, pour que les événements du matin soient correctement stockés.
– Un apport suffisant en fer, en vitamines B9 (acide folique) et B12 est nécessaire aux globules rouges, dont le rôle est de transporter l'oxygène aux tissus, dont ceux du cerveau.
– Les oméga-3 participent à la constitution et à l'entretien des neurones, et un déficit est susceptible d'affaiblir la concentration, la mémorisation et l'apprentissage : les poissons gras et les huiles de colza ou de noix, notamment, apportent ces acides gras.

L'hygiène de vie

– L'abus d'alcool altère la mémorisation : il est rare de se souvenir de tous ses actes le lendemain d'un état d'ivresse sévère.
– La nicotine facilite la concentration et favorise la mémorisation car elle agit comme un neuromédiateur (elle permet la transmission de l'influx nerveux d'un neurone à un autre), mais fumer provoque aussi des lésions vasculaires qui, à terme, altèrent la mémoire. Le bénéfice immédiat se paie finalement cher.
– La quantité comme la qualité du sommeil sont essentielles à la mémorisation à long terme. Le manque de sommeil dû à un coucher trop tardif ou à l'abus de caféine est souvent à l'origine d'échecs chez les étudiants. Chez les adultes et les personnes âgées, l'insomnie mais aussi la prise de tranquillisants ou de certains somnifères peuvent perturber la mémorisation des faits récents.

Peut-on doper la mémoire ?

Aucun aliment ni complément alimentaire ne peut améliorer les capacités de mémoire. En revanche, des études ont montré que le cerveau était un organe malléable, « perfectible » tout au long de la vie : les stimulations intellectuelles (apprentissages, loisirs cérébraux...) et une vie sociale et émotionnelle riche ont très concrètement pour effet de renforcer et de multiplier les connexions entre les neurones (les cellules nerveuses du cerveau). L'équilibre alimentaire, l'activité physique, la qualité du sommeil, ainsi qu'une bonne gestion du stress, participent pleinement à ce processus appelé plasticité cérébrale.

Ménopause et alimentation

- **La ménopause est marquée par une redistribution des masses grasses plus que par une prise de poids rapide.**
- **C'est aussi une période à risque d'ostéoporose et de maladies cardio-vasculaires.**
- **L'équilibre alimentaire et l'activité physique sont essentiels à cette période de la vie.**

La ménopause est une étape physiologique normale, plus ou moins bien vécue et supportée par les femmes. Une bonne alimentation et l'activité physique peuvent aider à mieux supporter et à limiter les conséquences de ce bouleversement hormonal.

L'évolution du poids

Une Européenne prend en moyenne 7 à 10 kg entre la puberté et la ménopause, et c'est autour de la cinquantaine que la plupart des femmes atteignent un IMC de 25, qui marque la limite avec le surpoids. Plus que le poids, qui n'augmente pas plus vite après la ménopause qu'avant, c'est la modification de la silhouette qui est souvent mal supportée, avec une répartition des graisses qui migrent vers l'abdomen au détriment des hanches et des seins.

Il n'y a aucune raison de commencer un régime strict à la ménopause : l'alimentation doit rester diversifiée, avec une diminution mesurée des apports caloriques en cas de surpoids, mais sans restriction importante susceptible d'accélérer une ostéoporose menaçante. En revanche, l'exercice physique permet d'améliorer la silhouette et de conserver un corps ferme et tonique.

L'ostéoporose

La perte de masse osseuse, qui débute dès l'âge de 25 ans, s'accentue quand les sécrétions d'œstrogènes diminuent. Il est possible de freiner l'ostéoporose en privilégiant les aliments riches en calcium (lait et produits laitiers) et en vitamine D (poissons gras, jaune d'œuf, foie, laitages...).

Des compléments médicamenteux en calcium et en vitamine D sont parfois nécessaires, quand les examens médicaux montrent une fragilité osseuse. Une activité physique régulière est indispensable pour consolider la structure des os. L'arrêt du tabac est recommandé, car le tabagisme est un des facteurs de risque d'ostéoporose.

La carence en œstrogènes

Ce sont la baisse et les fluctuations des sécrétions d'œstrogènes qui entraînent les troubles désagréables de la ménopause : bouffées de chaleur, sueurs nocturnes, troubles du sommeil et de l'humeur, sécheresse vaginale. Pour les femmes qui ne souhaitent pas prendre un traitement hormonal substitutif, les aliments à base de soja (boissons, tofu, dessert) peuvent être conseillés. Le soja a la particularité d'être riche en phyto-œstrogènes (les isoflavones), des composés végétaux capables d'induire des effets comparables à ceux des œstrogènes et donc de soulager certains troubles de la ménopause (bouffées de chaleur, notamment). La consommation doit malgré tout rester raisonnable, car les effets à long terme d'un excès d'isoflavones ne sont pas connus. Cette modération est surtout recommandée pour les femmes qui ont des antécédents familiaux ou personnels de cancer du sein.

Le risque cardio-vasculaire

Il s'élève à partir de la ménopause pour rejoindre peu à peu le niveau de risque des hommes. Un régime équilibré, de type méditerranéen, l'arrêt du tabac ainsi qu'une activité physique régulière protègent contre l'hypertension, le diabète et les maladies vasculaires.

VOIR **Ostéoporose, p. 357**

La place des compléments

Le marché fourmille de produits destinés aux femmes ménopausées. Les compléments à base d'isoflavones peuvent soulager les bouffées de chaleur et les sueurs nocturnes, mais ils sont déconseillés en cas de risque accru de cancer du sein (antécédents familiaux ou personnels). Ils doivent être pris pendant des périodes limitées et sous le contrôle du médecin traitant.

Les apports en magnésium, en oligoéléments ou en vitamines B n'ont pas d'intérêt si l'alimentation est diversifiée. Le seul bénéfice de ces produits est l'impression de confort qu'ils procurent parfois : un effet appréciable, qui ne doit pas empêcher de rester réservé vis-à-vis des allégations thérapeutiques avancées par les fabricants.

Menstruations

voir Règles douloureuses, p. 367

Migraine et alimentation

- **De nombreux aliments, l'alcool ou la caféine pourraient déclencher des crises de migraine.**
- **Le cas échéant, il appartient à chaque migraineux d'identifier et d'éviter ces facteurs alimentaires déclenchants.**

La migraine, maladie vasculaire survenant par crises, touche plus ou moins régulièrement 20 % des Français. Des facteurs alimentaires sont parfois présents.

L'agenda de la migraine

Les migraineux qui affirment que leurs crises sont déclenchées par des aliments sont souvent incapables d'identifier le ou les aliments en cause. La meilleure façon de rechercher ces éventuels facteurs déclenchants est de tenir un agenda permettant d'établir un lien éventuel entre un aliment, qu'il faudra éviter, et les crises. Tous les événements qui sont susceptibles de provoquer une crise doivent être notés : l'alimentation, bien sûr, mais aussi un éventuel stress, un manque ou un excès de sommeil, les règles pour les femmes, un effort physique inhabituel...

Les boissons et aliments incriminés

• **L'alcool.** C'est le facteur alimentaire le plus souvent cité, ce qui s'explique par son action dilatatrice sur les vaisseaux sanguins. Toutes les boissons alcoolisées peuvent être en cause.

• **La caféine.** Elle a une action paradoxale : facteur déclenchant chez les uns, mais « remède » à prendre dès le début d'une crise pour atténuer la douleur chez les autres. Chez les grands buveurs de café ou de sodas caféinés, une abstinence de quelques heures peut même provoquer un état de manque se traduisant par une migraine. À l'inverse, les migraineux sensibles à l'effet déclencheur de la caféine doivent éviter les boissons qui en renferment, en choisissant du café décaféiné ou des sodas sans caféine, par exemple.

• **Le chocolat.** Il contient une substance, la tyramine, qui pourrait déclencher la migraine. C'est aussi une source de caféine : selon les personnes, il pourrait donc soit provoquer un épisode migraineux, soit soulager une crise débutante.

Céphalées et aliments

La céphalée est le mal de tête banal dont tout le monde souffre un jour ou l'autre. Le lien avec l'alimentation est beaucoup moins fréquent que pour la migraine, même si l'alcool et la caféine sont souvent accusés. L'hypoglycémie, liée par exemple à un régime restrictif abusif, est une cause possible de céphalée.

• **Les fromages fermentés.** Ils renferment de l'histamine et de la tyrosine (dérivé de la tyramine), auxquelles certains migraineux sont sensibles.

• **Les autres aliments.** Les migraineux citent aussi le gibier, la charcuterie, les conserves de poisson, les glaces, les graisses cuites, les agrumes, les oignons ou les édulcorants comme l'aspartame.

Il n'est pas toujours nécessaire d'avaler l'aliment pour déclencher une crise : il suffit parfois d'en respirer l'odeur.

Mucoviscidose

- **Cette maladie génétique affecte notamment la digestion, et peut provoquer une dénutrition ainsi qu'un retard de croissance chez l'enfant.**
- **Les apports caloriques doivent être légèrement supérieurs à la moyenne.**
- **Le régime doit être riche en sel et équilibré en nutriments.**
- **Des suppléments vitaminiques ou minéraux sont souvent nécessaires.**

La mucoviscidose est la maladie génétique la plus fréquente, avec 1 enfant touché sur 2 500 naissances. Parmi les nombreux traitements qu'elle impose, la diététique tient une place importante.

Les conséquences nutritionnelles de la maladie

La mucoviscidose affecte le fonctionnement des cellules respiratoires et des glandes sudoripares, mais aussi du foie et du pancréas, ce qui perturbe surtout la digestion des graisses et favorise la constipation. Les principales complications digestives sont l'occlusion intestinale et la cirrhose du foie. Les pertes de sel sont augmentées par la sueur.

Il existe un risque important de dénutrition, du fait autant des troubles pancréatiques que de la perte d'appétit due aux infections respiratoires. Une mauvaise absorption des vitamines liposolubles (A, D, E et K) et des minéraux est fréquente.

Les recommandations alimentaires

Le malade et sa famille sont largement guidés et soutenus sur le plan diététique, par les médecins comme par les associations de malades.

Les principes diététiques ont changé depuis la mise au point en 1984 de capsules d'extraits pancréatiques, qui viennent compenser l'insuffisance des sécrétions pancréatiques, responsable d'une mauvaise digestion des graisses.
– Le régime recommandé est légèrement hypercalorique (110 à 120 % de la ration normale pour l'âge), un peu plus élevé si un retard de croissance est constaté. La répartition entre glucides, lipides et protéines doit être équilibrée.
– Des supplémentations spécifiques sont prescrites selon les résultats de la surveillance médicale : vitamines liposolubles, minéraux et oligoéléments, dont le fer, le zinc, le sélénium, le magnésium, parfois des acides gras à chaîne moyenne.
– Un régime enrichi en sodium permet de compenser les pertes par la sueur.
– L'hydratation doit être abondante pour éviter une déshydratation, surtout par forte chaleur.
– L'alcool est à proscrire à cause de l'atteinte hépatique.
• **Les résultats.** Une alimentation adaptée évite le retard de croissance et les carences, mais elle est également bénéfique pour la fonction respiratoire. La première année de vie, la puberté et l'adolescence sont des périodes critiques particulièrement surveillées.

Nausées et vomissements

voir Diarrhée, p. 318 ;
Voyage et alimentation, p. 380

Nourrisson *(alimentation du)*

- **Le lait est l'aliment exclusif du bébé au moins jusqu'au 5e mois.**
- **La diversification alimentaire ne devrait pas commencer avant le 6e mois, voire plus tard, pour respecter la maturité physiologique de l'enfant.**
- **Entre 1 et 2 ans, le régime se diversifie et devient celui d'un jeune enfant.**

Une alimentation saine permet d'assurer une croissance normale et un développement optimal des organes essentiels, dont le cerveau. Les deux premières années se découpent en trois périodes : l'alimentation lactée du premier âge, la diversification, puis le début du chemin vers l'alimentation adulte.

Le premier âge

Pendant cette période, qui va de la naissance jusqu'au 5e mois, l'alimentation repose exclusivement sur le lait, maternel ou artificiel.
• **L'allaitement maternel.** Le lait maternel est l'aliment idéal pendant les premiers mois de la vie : il couvre tous les besoins du nourrisson. Il est riche en fer bien assimilé et en acides gras essentiels (oméga-3 et oméga-6), indispensables au développement du cerveau et du système nerveux sensoriel. Il évolue les premiers jours (colostrum, lait de transition, puis lait définitif) et répond exactement aux capacités digestives du nouveau-né. Il apporte des immunoglobulines, anticorps qui prolongent la protection du bébé contre les infections. Enfin, un allaitement maternel exclusif jusqu'à au moins 4 mois réduirait le risque d'allergie ultérieure chez les enfants prédisposés (si un des deux parents ou les deux sont allergiques).
L'allaitement est aussi un moment de contact privilégié pour la mère et l'enfant, un prolongement naturel des 9 mois fusionnels de la grossesse. Des études suggèrent qu'il pourrait prévenir le baby blues et le syndrome du ventre vide, déprime ou nostalgie liée à une sensation de manque après l'accouchement.
Il permet aussi d'évacuer naturellement les réserves énergétiques maternelles constituées pendant la grossesse et accélère le retour à un poids normal (l'allaitement représente en lui-même une dépense énergétique significative).
Attention : évitez les biberons complémentaires à la maternité ou, par la suite, chez vous. Les premières tétées sont parfaitement adaptées au nouveau-né et nécessaires pour amorcer le processus de lactation, lequel est ensuite stimulé par les tétées régulières. De plus, certains bébés refusent le sein après avoir essayé le biberon car ce dernier est moins fatigant à téter.
• **L'allaitement artificiel.** Les laits infantiles (« aliments lactés premier âge pour nourrissons ») sont utilisés jusqu'à l'âge de 5 mois. Ils sont proposés dès la naissance ou prennent le relais du lait maternel après le sevrage. Leur composition est très proche de celle du lait maternel : teneur en protéines et équilibre des acides aminés, enrichissement en fer, taux d'acides gras essentiels...

Des compléments

Le pédiatre prescrit systématiquement un complément de vitamine D, car en général l'alimentation et la faible exposition solaire ne permettent pas d'assurer les besoins de l'enfant. En revanche, les suppléments de fluor ne sont pas automatiques et sont évalués au cas par cas (voir p. 313).

L'hygiène des biberons doit être rigoureuse, avec nettoyage et stérilisation après chaque utilisation. Sauf nécessité, il est déconseillé de préparer le biberon à l'avance pour limiter les risques de contamination bactérienne. Si vous devez voyager, maintenez le biberon au frais jusqu'à votre départ et munissez-vous d'une glacière si nécessaire.

• **L'alimentation à la demande.** L'époque des règles rigides (alimentation à heures fixes) est terminée. L'enfant est nourri à la demande, quand il réclame, sans être réveillé pour boire. Il peut ne pas terminer son biberon ou en prendre plus que prévu en fonction des variations de son appétit dans la journée. Au sein, sauf problème particulier, un bébé est toujours bien nourri, même si vous ignorez la quantité de lait absorbée. La pesée (une fois par semaine au plus) et le tracé de la courbe de poids permettent de savoir si l'alimentation est adaptée.

La diversification alimentaire

• **Pas avant le 6e mois.** Les pédiatres recommandent une diversification plus tardive qu'autrefois pour plusieurs raisons :

– les laits maternels ou artificiels couvrent tous les besoins jusqu'à l'âge de 5 à 6 mois ;

– la maturité digestive, immunologique et rénale de l'enfant n'est pas atteinte avant 5 à 6 mois ;

– l'excès de protéines, de farines ou de lipides chez le nourrisson est un facteur d'obésité ultérieure de l'enfant ;

– une introduction prématurée de protéines non lactées augmenterait le risque d'allergies (eczéma atopique notamment).

• **Le lait.** De 5 à 12 mois, le lait de suite (deuxième âge) doit rester la base de l'alimentation, avec une modification lente et progressive des apports au cours du déjeuner et du dîner. Un des biberons de la journée peut être épaissi avec de la bouillie pour bébés. À partir de 6 mois, on peut proposer à l'enfant une bouillie plus épaisse à prendre à la cuillère.

• **Les autres aliments.** Les recommandations sur la diversification alimentaire varient selon les pédiatres, mais l'ordre dans lequel les familles d'aliments sont introduites est souvent le même. Les premiers aliments sont les compotes de fruits (pommes, poires...) ou la banane écrasée, ainsi que les légumes (haricots verts, épinards, courgettes...), cuits, mixés, puis ajoutés au biberon ou donnés à la cuillère. Suivent les purées de carottes et de féculents (pommes de terre, riz mixé). À partir du 8e mois, la viande est introduite, en commençant par la volaille et le jambon (10 g par jour environ), puis vient le tour du poisson et des œufs (jamais de blanc, allergisant, avant 8 mois). Vers l'âge de 1 an, la portion d'aliment protéique est de 20-25 g par jour. Tous les féculents et les légumes peuvent être proposés, sauf le chou et les légumes secs, difficiles à digérer. En dessert, l'enfant peut prendre des fruits crus tendres (banane, poire, pêche...), et un laitage (yaourt, petit-suisse, fromage blanc) peut remplacer un des biberons.

Les petits pots et les boîtes pour bébés, dont la composition est réglementée, sont faciles et rapides à préparer, mais ils n'ont le plus souvent ni la qualité nutritionnelle ni la saveur des aliments simples et frais.

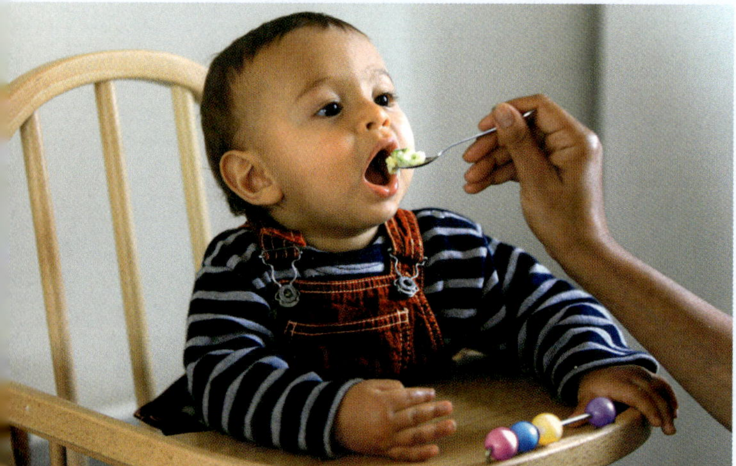

Un nourrisson de plus de 1 an peut presque manger de tout. N'hésitez pas à lui faire découvrir des nouvelles saveurs en les introduisant progressivement dans son alimentation.

Le régime diversifié

À partir de l'âge de 1 an, le régime du nourrisson se rapproche peu à peu de celui du jeune enfant.

– Au petit déjeuner, le lait (lait de croissance plutôt que lait de vache demi-écrémé) est complété par des biscuits ou du pain et, éventuellement, un peu de jus de fruits.

– Le déjeuner comprend 25 à 30 g de viande, de jambon ou de poisson, ou un petit œuf, un accompagnement alternant légumes verts et féculents, un laitage ou un fruit.

– Le goûter ressemble au petit déjeuner.

– Le dîner comporte un potage épaissi (féculents et/ou légumes), un laitage et un fruit (ou une

compote). Les protéines ne sont pas obligatoires, mais vous pouvez ajouter une petite portion de jambon ou un œuf.
La texture évolue en fonction de la dentition : les aliments mixés puis hachés font peu à peu place aux aliments finement coupés, puis à des morceaux que les molaires peuvent mâcher.
Avec le lait, l'eau est la seule boisson indispensable. Les jus de fruits doivent être limités et les sodas n'ont aucune place à cet âge.
Les aliments peu digestes (chou, navet, oignon), fumés ou trop salés (conserves, charcuterie) sont à éviter, de même que les fritures, trop grasses et plus difficiles à digérer. Les nourrissons ne perçoivent pas le goût salé, et le sodium naturellement présent dans les aliments suffit à couvrir leurs besoins. Il est donc inutile d'un point de vue gustatif et déconseillé de saler leurs aliments (ou l'eau de cuisson) : c'est la meilleure façon de ne pas les accoutumer au sel.

Obésité

- **La fréquence de l'obésité augmente à une vitesse inquiétante.**
- **L'obésité acquise est plus dangereuse que l'obésité constitutionnelle.**
- **L'abondance alimentaire, notamment l'offre pléthorique d'aliments gras et sucrés, ainsi que la diminution des dépenses d'activité physique sont les principaux facteurs de surpoids aujourd'hui.**
- **Aucun médicament connu n'est efficace à long terme et sans danger.**

Les chiffres sont impressionnants : 49 % des Français de plus de 15 ans sont aujourd'hui en surpoids (32 %) ou obèses (17 %). Outre les difficultés psychologiques et sociales qu'elle entraîne dans une société qui prône la minceur, cette « épidémie » favorise de nombreuses maladies invalidantes et coûteuses. Il n'existe à ce jour aucune solution simple, facile et radicale.

Les formes d'obésité

La mesure de l'obésité la plus couramment employée repose sur l'indice de masse corporelle (IMC), qui correspond au poids (en kilos) divisé par la taille au carré (en mètre). Chez l'adolescent et l'adulte, l'obésité est définie par un IMC supérieur à 30, le surpoids par un IMC compris entre 25 et 30. À noter : l'IMC est une approche globale du poids, qui ne tient pas compte des différences d'ossature et de masse musculaire. Les médecins le complètent donc souvent par une mesure de la masse grasse (voir p. 360).

• **L'obésité constitutionnelle.** Elle est établie avant l'âge de 2 ans. Des facteurs héréditaires sont présents dans 70 à 80 % des cas (près de 300 gènes seraient impliqués, voir p. 361 sur la leptine). Mais les excès alimentaires de la mère pendant la grossesse (qui entraînent une sécrétion accrue d'insuline se transmettant au fœtus) et la suralimentation de l'enfant pendant les deux premières années de sa vie sont aussi à l'origine d'une prédisposition définitive à l'obésité.
La prise de poids avant l'âge de 2 ans s'accompagne d'une multiplication du nombre des cellules adipeuses (adipocytes) dans les tissus graisseux du corps. Cette masse initiale est irréductible : elle ne disparaît pas et favorise une obésité dont l'évolution est cependant variable selon l'alimentation, qui remplira ou non ces cellules avec des graisses de stockage.

• **L'obésité acquise.** Elle est due au remplissage excessif des cellules adipeuses (dont le nombre est normal, à la différence du cas précédent) : chaque cellule (adipocyte) peut en effet stocker cent fois son volume initial sous forme de graisse. Cette forme d'obésité peut survenir à tout âge : petite enfance, grandes étapes de la vie génitale (puberté, grossesses, ménopause), changements de vie (mariage, divorce, arrêt du sport, inactivité, retraite), arrêt du tabac...

• **Obésité gynoïde et obésité androïde.** Le surpoids peut être réparti sur tout le corps, il peut être plus marqué au-dessous des hanches (obésité gynoïde) ou plus important au niveau du tronc (obésité androïde). Cette dernière forme, plus fréquente chez l'homme, est liée à la baisse progressive des hormones sexuelles au cours de la vie. À noter : la cellulite est parfois appelée « obésité localisée », à tort car, même si la prise de poids est un facteur favorisant, elle résulte avant tout d'une modification de la structure de l'hypoderme, la couche la plus profonde de la peau.

Les facteurs d'obésité acquise

Plusieurs éléments du mode de vie contribuent à l'épidémie actuelle d'obésité :

– une disponibilité alimentaire sans précédent, associée à une pression commerciale et publicitaire intense et permanente ;
– des excès en produits sucrés et gras, favorisés par une offre variée, séduisante et accessible, bien plus que celle de produits frais ;
– une déstructuration des repas, à l'origine de multiples grignotages ;
– une liberté de choix (self-service, repas hors du domicile, individualisation des menus, même à la maison...), qui n'oriente pas nécessairement vers des produits sains et frais ;
– une baisse des dépenses énergétiques liée à la sédentarité croissante (manque d'exercice au profit du temps passé devant les écrans de télévision ou d'ordinateur), au chauffage, aux transports mécanisés, à un travail physique assisté par la machine.

Il existe aussi d'innombrables facteurs individuels : erreurs diététiques ou régimes répétés, ennui ou solitude, besoin de plaisirs immédiats, facteurs culturels (être maigre reste honteux dans de nombreuses sociétés).

La mode des régimes, imposée par une société qui privilégie l'apparence, porte sa part de responsabilité. En effet, chaque régime hypocalorique stimule la capacité du tissu adipeux à stocker des réserves à la moindre occasion (écart, reprise d'une alimentation normale). Ce mécanisme est à l'origine du yoyo (gain de poids supérieur à celui qu'on a perdu), mais il a par le passé assuré la survie de l'espèce humaine : la capacité à stocker des graisses entre deux famines est un atout essentiel en période de restriction alimentaire.

L'obésité abdominale

Elle se définit par un tour de taille supérieur à 102 cm chez l'homme et 90 cm chez la femme, le poids pouvant par ailleurs être normal. Elle concernerait 15 à 20 % des personnes de plus de 55 ans, quel que soit leur IMC (indice de masse corporelle).

Cette forme d'embonpoint est plus fortement associée au diabète de type 2, à l'excès de cholestérol LDL (mauvais cholestérol) et de triglycérides, à l'hypertension artérielle et aux maladies cardio-vasculaires qu'un surpoids diffus ou localisé dans le bas du corps. Le rapport entre le tour de taille (au niveau du nombril) et le tour de hanches (à l'endroit le plus large) permet donc d'évaluer l'incidence du surpoids sur la santé. Plus il est élevé (supérieur à 0,85 chez la femme, à 1 chez l'homme), plus les risques cardio-vasculaires sont grands.

L'association d'un tour de taille important avec des valeurs élevées pour la glycémie à jeun (taux de sucre sanguin, indicateur du diabète), le cholestérol LDL, les triglycérides et la pression artérielle définit ce que les médecins appellent le « syndrome métabolique ».

Les conséquences

L'obésité est redoutable par ses multiples complications, dont certaines (troubles cardiaques, vasculaires et métaboliques) sont plus fréquentes dans l'obésité acquise.
– Les complications cardiaques : mort subite, angine de poitrine et infarctus du myocarde, y compris chez les jeunes adultes.
– Les complications vasculaires : hypertension artérielle, accidents vasculaires cérébraux, artérite des membres inférieurs, varices, ulcères variqueux, phlébites.
– Les complications respiratoires : essoufflement à l'effort, embolies pulmonaires, apnées du sommeil aux multiples conséquences.
– Les complications métaboliques : diabète de type 2, excès sanguins de triglycérides ou de cholestérol.
– Les complications mécaniques : arthrose des genoux ou des hanches, problèmes de dos et de pieds.
– Les troubles cutanés : vergetures, macération et infection des plis sous les seins, à l'intérieur des cuisses ou au niveau de l'abdomen.

La prise en charge de l'enfant et de l'adolescent

• **Le bébé.** S'il n'est pas question de mettre un bébé au régime, un nourrisson trop gros (à distinguer de l'enfant simplement potelé) doit encore plus que les autres bénéficier d'un régime lacté exclusif (sans farine) jusqu'à 6 mois, puis d'une diversification lente et progressive, respectant les quantités recommandées par le médecin.

L'excès de protéines, assez fréquent (on donne trop de viande en pensant bien faire), est particulièrement à éviter.

• **L'enfant.** Le meilleur moyen de dépister une obésité infantile est de tracer la courbe d'IMC dans le carnet de santé. Cette courbe diminue normalement entre 1 et 6 ans, puis commence à remonter. Un rebond avant 6 ans et un décalage entre les courbes de poids et de taille sont des signes prédictifs d'obésité.

Un enfant en surpoids n'est jamais soumis à un régime restrictif, qui pourrait générer des carences. Il doit simplement grandir plus vite qu'il ne prend du poids, en respectant quelques recommandations.
– Des repas équilibrés, diversifiés, plus riches en fruits et en légumes et appauvris en fritures et produits gras, tout en étant en accord avec les

goûts de l'enfant. Ce dernier point est important car les interdictions et frustrations alimentaires permanentes ne sont pas efficaces à terme.
– Des repas structurés et pris en famille, l'enfant partageant le même menu que ses parents. En effet, un enfant apprend à mieux manger à travers le modèle familial et l'éducation dispensée par les parents au moment des repas.
– Des quantités adaptées à l'âge (on ne mange pas autant à 8 ans qu'à 12 ans), l'enfant ne se servant par ailleurs qu'une fois de chaque plat.
– Une mastication longue de chaque bouchée : l'enfant doit apprendre à manger lentement, à mâcher ses aliments et à ne pas en mettre trop à la fois dans sa bouche.
– La suppression des grignotages en dehors des trois repas et du goûter, ce dernier pouvant parfois être englobé dans un dîner pris un peu plus tôt.
– La suppression (hors occasions festives) de toutes les boissons autres que l'eau, à l'exception du bol de lait le matin et d'un verre de jus de fruits au goûter.
– Plus d'activité physique (ludique ou sportive), moins de temps passé devant l'écran de télévision ou d'ordinateur.
L'implication des parents et de tous ceux qui entourent l'enfant doit être totale, au niveau de la cuisine ou des menus comme de l'activité physique.
L'évolution est lente, et une évaluation semestrielle ou annuelle de l'IMC suffit pour la mesurer.
• **L'adolescent(e).** Les règles sont identiques : alimentation équilibrée, repas structurés, suppression des grignotages et des sodas (hors circonstance exceptionnelle), activité physique plus importante. Mais l'adolescente doit être spécialement mise en garde contre toute tentation de régime restrictif : le premier régime est une porte d'entrée courante vers une future obésité chez une jeune fille qui, initialement, n'avait que quelques kilos de trop.

La prise en charge de l'adulte

Une obésité acquise à l'âge adulte est plus sensible aux mesures diététiques qu'une obésité installée dès l'enfance. L'objectif est un changement profond des habitudes et non l'application pure et simple de régimes hypocaloriques, pratiquement toujours inefficaces à long terme.
La psychothérapie peut aider à modifier des anomalies du comportement alimentaire et le lien affectif ou culturel avec la nourriture. Elle peut aussi aider à s'accepter comme on est sans courir indéfiniment après une image idéalisée.
Les cures thermales sont l'occasion de modifier ses habitudes dans une ambiance détendue et avec un accompagnement diététique.
Attention : aucun médicament connu ne fait maigrir sans effets secondaires parfois dangereux.

▶ VOIR **Poids : mesure et régulation, p. 360 ;**
Régimes et poids, p. 363

La vulnérabilité des enfants

Plus de 17 % des petits Français sont aujourd'hui en surpoids ou obèses. Ils débutent leur vie avec un handicap qui va marquer leur personnalité, perturber leurs relations avec les autres et induire des problèmes de santé qu'ils ne devraient pas connaître à leur âge.
Plus que les adultes, qui ont en théorie la faculté de résister à leurs envies et de se raisonner, les enfants sont victimes des tentations de leur environnement, notamment par le biais des publicités télévisées. Les messages sanitaires insérés dans les films publicitaires ont très peu d'impact comparés à l'attrait que constituent les barres chocolatées, biscuits, céréales du petit déjeuner, chips, crèmes dessert et sodas habilement mis en scène. Une réglementation plus stricte pour moraliser les différentes formes de marketing alimentaire, telles que la publicité alimentaire télévisée et son prolongement, la mise en avant des produits dans les lieux de vente, est donc l'un des axes de lutte contre l'obésité infantile : un enfant qui n'est pas exposé à des tentations a moins de risques d'y succomber. Elle doit s'accompagner d'une éducation nutritionnelle des parents, qui sont logiquement en première ligne pour préserver la santé de leurs enfants. L'amélioration diététique et gustative de la restauration scolaire est également essentielle, comme l'enrichissement de l'offre de produits sains pour proposer une alternative satisfaisante (goût, variété, durée de conservation, conditionnement en portions...) aux aliments gras et sucrés qui dominent largement aujourd'hui dans les linéaires destinés aux enfants.

Ostéoporose

- **L'ostéoporose est une fragilité osseuse surtout liée au vieillissement.**
- **Elle est accélérée par la ménopause chez la femme, plus lente et plus tardive chez l'homme.**
- **Des apports suffisants en calcium et en vitamine D sont, avec l'activité physique, la meilleure des préventions.**

L'ostéoporose est une maladie caractérisée par un remodelage osseux associant une altération de la trame protéique de l'os et une moindre fixation du calcium et du phosphore.

Les facteurs favorisants

La masse osseuse atteint son maximum à 20 ans. Plus elle est importante, plus le risque d'ostéoporose est faible ou retardé 40 à 50 ans plus tard. Elle est en partie déterminée par la génétique, mais deux conditions permettent de se constituer un capital osseux optimal :

– un apport suffisant en calcium et en vitamine D dès la petite enfance ;

– un exercice physique régulier, indispensable à la solidité de l'os.

Le capital osseux décroît lentement dès l'âge de 25 ans. L'ostéoporose s'accélère pour les femmes après la ménopause : on estime que 30 % des femmes de 60 ans présentent cette faiblesse osseuse, et 70 % après 80 ans. La fréquence est trois fois moindre chez les hommes.

D'autres facteurs favorisent l'ostéoporose : un traitement long à la cortisone, un alitement prolongé, un déficit en vitamine D et en calcium (aggravé par l'excès de café et de sel), le tabagisme, l'excès d'alcool, le manque d'exercice physique, la succession de régimes amaigrissants.

Les conséquences

L'ostéoporose augmente le risque de fractures pour des traumatismes bénins. Au total, on recense chaque année en France près de 200 000 fractures de ce type, qui concernent les vertèbres, le poignet et, surtout, le col du fémur, avec un risque de perte définitive de l'autonomie. Les deux signes qui doivent alerter sur la présence d'une ostéoporose sont la perte de taille, qui traduit des tassements vertébraux souvent indolores, et la fracture du poignet, qui survient fréquemment la première. Une mesure de densité osseuse (ostéodensitométrie) permet alors d'évaluer le degré d'ostéoporose et ses risques.

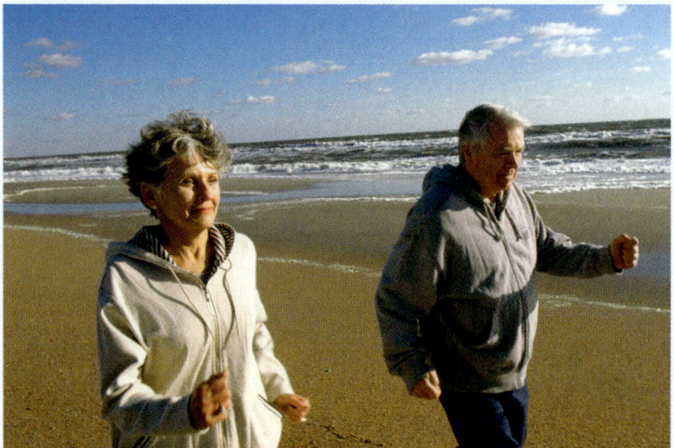

L'exercice physique régulier tout au long de la vie est la meilleure façon de prévenir l'ostéoporose car il renforce la densité de la trame osseuse.

La prévention

La prévention de l'ostéoporose commence dès l'enfance. Jusqu'à 20 ans, l'objectif est de constituer un capital osseux optimal. Entre 20 et 50 ans, il est de préserver au mieux ce capital par des moyens naturels (activité physique et alimentation). Cet effort se poursuit après 50 ans quand l'os est encore solide, mais un traitement médicamenteux peut s'avérer nécessaire quand l'ostéoporose est déjà présente.

• **L'alimentation.** Tout amaigrissement affaiblit les os. Les régimes hypocaloriques amoindrissent le capital osseux, et la reprise de poids ultérieure ne le restaure pas entièrement : le bilan final est toujours négatif. Un régime équilibré et régulier est de loin le meilleur moyen de freiner l'ostéoporose.

• **Le calcium.** Le besoin quotidien est de 900 mg chez l'adulte, de 1 200 mg chez la femme après 55 ans et chez l'homme après 65 ans. Les principales sources sont le lait, les laitages et les eaux minérales calciques, mais les fruits de mer et certains poissons, légumes (chou, brocoli...), fruits séchés ou oléagineux (amande, pruneau, figue...) en apportent également. La consommation excessive de café, de thé, de sodas acidulés (acide phosphorique) ou de sel, ainsi que le tabagisme et l'excès de protéines diminuent l'absorption du calcium ou favorisent sa fuite urinaire.

En pratique, on estime que 40 % des femmes seulement prennent une ration suffisante de calcium. Dans la plupart des cas, il suffirait de rajouter un laitage (30 g de gruyère, par exemple) ou deux verres d'eau minérale calcique au cours d'un repas pour couvrir les besoins.

• **La vitamine D.** La majorité de nos besoins sont couverts par notre propre synthèse quand la peau est exposée aux ultraviolets solaires. Le reste doit être fourni par les aliments, à raison de 5 à 10 µg par jour, voire plus si l'exposition est faible.

Le déficit en vitamine D, assez fréquent selon certaines enquêtes, peut être contré par une plus grande exposition à la lumière et par une alimentation privilégiant les poissons gras, le jaune d'œuf et les laitages (non écrémés ou enrichis en vitamine D).

• **L'exercice physique.** L'activité physique est nécessaire tout au long de la vie pour freiner l'ostéoporose. Les sports qui font sautiller ou courir (jeux de ballon, tennis, jogging, musculation, gymnastique) sont recommandés, car ils améliorent la qualité de la trame osseuse. Cependant, en cas d'ostéoporose avérée, mieux vaut pratiquer des activités plus douces (marche, gymnastique douce, natation) pour éviter un traumatisme ou l'aggravation d'un éventuel tassement vertébral.

Le traitement

Quand l'alimentation et l'exercice physique ne suffisent pas et que l'ostéoporose est avérée, il est temps de passer à un traitement médical : calcium et vitamine D systématiques, associés à des médicaments restructurant l'os si les fractures menacent.

Pancréatite chronique

- **L'abus d'alcool et l'abus de graisses sont les grands facteurs favorisants de la pancréatite chronique.**
- **La suppression de ces abus peut freiner l'évolution sans assurer une guérison.**

La pancréatite chronique consiste en une destruction progressive des tissus glandulaires du pancréas. D'évolution assez lente et longue, elle se complique de poussées aiguës, puis de troubles digestifs dus à un déficit en enzymes pancréatiques (lipase, amylase, trypsine) ainsi que de diabète par déficit en insuline.

Les facteurs favorisants

Plus de 90 % des cas de pancréatite chronique sont liés à l'alcoolisme.

La plupart des malades sont des hommes autour de 40 ans qui ont consommé en moyenne 150 g d'alcool (l'équivalent de 2 litres de vin) chaque jour pendant une vingtaine d'années. Des doses inférieures peuvent également induire une pancréatite chronique chez des personnes plus sensibles à l'alcool.

Une alimentation riche en graisses favorise aussi la maladie : le risque augmente dès que la consommation totale de lipides (comprenant les graisses cachées, les graisses de cuisson et les graisses d'assaisonnement) dépasse 80 g par jour.

Il existe aussi des pancréatites indépendantes de l'alimentation : formes héréditaires ou associées à la mucoviscidose ou à une hypercalcémie (le taux de calcium dans le sang est anormalement élevé), notamment.

La diététique du malade

L'arrêt de l'alcool permet parfois de freiner l'évolution d'une pancréatite chronique. Les autres mesures diététiques conseillées sont :

– la réduction des fibres végétales, car ces dernières captent les enzymes pancréatiques déjà insuffisantes ;

– la réduction des graisses de cuisson ou d'assaisonnement en cas de diarrhée graisseuse (stéatorrhée) ;

– des apports hypercaloriques en cas d'amaigrissement, ce dernier étant habituellement lié à la mauvaise absorption intestinale des aliments.

La pancréatite aiguë

Elle est rare, et peut être due à l'alcoolisme ou à une migration de calculs biliaires. Très douloureuse et inquiétante, elle impose une hospitalisation d'urgence et parfois une intervention chirurgicale.

Les autres traitements

Les conséquences de l'insuffisance pancréatique peuvent en partie être contrôlées par la prise de comprimés d'extraits pancréatiques.

La mauvaise absorption intestinale provoque des carences en vitamines liposolubles (A, D, E et K), en vitamines du groupe B et en minéraux (fer, calcium, magnésium, zinc), qui doivent être comblées par des médicaments associant ces vitamines et ces minéraux.

Peau et alimentation

- **Une alimentation équilibrée contribue à l'entretien d'une peau saine, mais elle ne peut pas la rajeunir.**
- **Aucun complément alimentaire n'a d'effet bénéfique démontré.**

Notre peau est attaquée de toutes parts : vieillissement, exposition abusive au soleil, agression chimique par les agents tensioactifs des gels douche, alcoolisme et tabagisme, pour l'essentiel.

L'influence de l'alimentation sur l'aspect de la peau n'est pas déterminée avec précision, mais des études ou des constats statistiques semblent montrer certaines interactions positives ou négatives.

Le vieillissement de la peau

L'inévitable vieillissement cutané se traduit par un épiderme plus fin et plus sec, des plis d'affaissement, des rides et ridules, des taches colorées, une perte d'élasticité. Certains aliments pourraient contribuer à éviter un vieillissement accéléré sans, naturellement, inverser le cours du temps.

Si les deux grands ennemis de la peau sont le tabac et le soleil, trois facteurs alimentaires semblent accélérer son vieillissement : l'alcool, l'excès de sucre, qui dégraderait les fibres collagènes, et l'excès de lipides, qui altérerait les fibres élastiques. Une étude menée chez des personnes de plus de 70 ans a établi une corrélation entre l'importance des rides et les excès de viande rouge, de charcuterie, de sucreries, de pommes de terre et de produits à base de lait entier.

À l'inverse, cette même étude avance le rôle bénéfique des antioxydants (et donc des fruits et légumes), capables de contrer le développement des radicaux libres favorisé par la pollution, l'exposition au soleil et le tabagisme. Les aliments riches en zinc (fruits de mer, viande...), les légumineuses, le poisson et les graisses mono-insaturées (huile d'olive) semblent également favorables à l'entretien de la peau.

Les vitamines A, C et E et d'autres micronutriments contribuent à la qualité de la peau. Ils sont fournis naturellement par une alimentation diversifiée, et rien ne prouve que des apports supérieurs par le biais de compléments puissent avoir une action quelconque sur la qualité de l'épiderme.

Alimentation et acné

Le rôle supposé négatif du chocolat, de la charcuterie ou des laitages sur l'acné n'a pas été mis en évidence. Cela ne signifie pas pour autant que l'alimentation n'a aucun lien avec ce trouble cutané.

Une étude menée en 2002 semble ainsi montrer une corrélation entre l'incidence de l'acné dans les pays développés et la consommation importante de céréales raffinées (pain blanc, gâteaux, riz blanc...), typiques de l'alimentation moderne. Le mécanisme serait d'ordre hormonal. Ces céréales ou produits céréaliers ont pour la plupart un index glycémique élevé : ils entraînent une hausse de la sécrétion d'insuline, laquelle stimule la production d'hormones androgènes à l'origine d'un excès de sébum et donc d'acné. Cette hypothèse, qui s'appuie sur l'observation de populations aux conditions et modes de vie très différents des nôtres, demande à être confirmée et affinée.

Poids : mesure et régulation

- **L'indice de masse corporelle (IMC) est l'outil habituellement utilisé pour apprécier la corpulence.**
- **Il peut être complété par une évaluation de la masse grasse.**
- **La régulation du poids est coordonnée par le cerveau.**

Le poids est un des éléments de la corpulence, avec la taille et la masse grasse (importance et répartition des graisses). Il est étroitement régulé par le cerveau, mais ce contrôle inconscient peut être défaillant ou débordé par un comportement alimentaire inadapté.

L'évaluation du poids et de la corpulence

• **L'indice de masse corporelle (IMC).** C'est l'outil le plus utilisé pour évaluer le poids. Il établit un rapport entre le poids et la taille, et se calcule en divisant le poids (en kilos) par le carré de la taille (en mètre) : IMC = P/T^2.

Ce calcul ne tient compte ni de la masse du squelette ni de la masse grasse, qui sont très variables d'une personne à une autre pour un poids et une taille identiques. Mais il donne cependant une première évaluation de la corpulence.

– IMC inférieur à 18,5 : maigreur.
– IMC de 18,5 à 24,9 : poids normal.
– IMC de 25 à 29,9 : surpoids.
– IMC de 30 à 34,9 : obésité modérée.
– IMC de 35 à 39,9 : obésité sévère.
– IMC supérieur à 40 : obésité morbide.

• **Le taux de masse grasse.** C'est un indicateur plus spécifique, qui peut être calculé par la mesure de certains plis cutanés (à l'arrière du bras, au niveau de l'abdomen ou du bassin, par exemple). Plus le pli est épais, plus la graisse sous-cutanée est abondante. L'impédancemétrie (mesure de la résistance au passage d'un courant électrique faible) donne directement un pourcentage de masse grasse. Elle permet notamment de suivre l'évolution du rapport masse grasse/masse active (musculaire) chez le sportif et de s'assurer, au cours d'un régime, que la perte de poids concerne plutôt la graisse que le muscle.

Le taux de masse grasse est normalement de 10 à 25 % du poids chez l'homme et de 20 à 35 % du poids chez la femme.

Poids désirable et poids désiré

Le poids médicalement désirable (poids de forme, poids constitutionnel) n'est pas forcément le poids désiré pour des raisons d'esthétique ou de mode. Avant d'essayer de maigrir au prix d'efforts et de privations dont les résultats à long terme sont très incertains et parfois néfastes, il faut se poser deux questions essentielles :
– en ai-je vraiment besoin ?
– quel est mon véritable poids de forme ?
Le poids de forme est le poids auquel on se maintient facilement et durablement en respectant simplement une alimentation et une activité physique normales. Il est très lié à la constitution (facteurs génétiques, importance de la masse grasse constituée dans la petite enfance) et a tendance à augmenter avec le temps : on peut l'estimer au poids que l'on faisait à 20 ans plus 1,5 à 2 kg tous les dix ans.

La régulation du poids

Le poids est régulé de façon inconsciente et complexe par le cerveau. Ce système de régulation, parfois appelé pondérostat ou adipostat par analogie au thermostat, agit à la fois sur l'appétit (ou la satiété) et sur le niveau des dépenses énergétiques. Il permet de maintenir un poids stable en dépit des variations d'apports alimentaires et d'activité physique. Ce poids, appelé poids de forme ou poids constitutionnel, peut être plus élevé ou plus bas qu'on ne le souhaite et n'est pas forcément conforme à la corpulence désirée. On peut être trop maigre ou trop gros selon ses goûts et avoir du mal à grossir ou à maigrir car le système de régulation du poids est calé sur un poids constitutionnel assez rigide. Cependant, ce poids évolue avec le temps et peut « se dérégler » en cas de restrictions (régimes) ou de suralimentation.

• **La régulation à court terme.** Une perte de poids stimule normalement l'appétit, tandis qu'une prise de poids le diminue (elle entraîne une satiété plus rapide). De nombreuses molécules, hormones et protéines spécifiques, informent le cerveau sur l'équilibre entre les dépenses et les apports énergétiques. Certaines sont fabriquées par le tube digestif au moment du repas (peptide YY, ghréline, cholécystokinine, insuline) et d'autres sont sécrétées par le tissu adipeux (leptine, adiponectine). Certaines informations sont également transmises au cerveau par le système nerveux végétatif (sur la distension de l'estomac, par exemple).

• **La régulation à long terme.** Elle repose essentiellement sur une hormone appelée leptine (voir encadré), dont le taux sanguin augmente ou diminue en fonction de l'importance de la masse de tissu adipeux.
– Quand les réserves de graisse augmentent, le taux de leptine monte et informe l'hypothalamus, zone située à la base du cerveau. En réponse, l'hypothalamus réduit la prise alimentaire et augmente le métabolisme général, donc les dépenses énergétiques.
– Quand les réserves de graisse diminuent, le taux de leptine baisse aussi, ce qui entraîne une élévation de la prise alimentaire (de l'appétit) ainsi qu'une réduction du métabolisme général.
Ce mécanisme explique que, au cours d'un régime très hypocalorique, la perte de poids rapide des premières semaines ralentit puis finit par cesser. Le corps a adapté ses dépenses à des apports réduits : c'est le cas chez les populations victimes d'une sous-alimentation chronique.

Les erreurs de régulation et les débordements

Un mauvais dialogue entre le cerveau et le reste du corps explique les erreurs ou défaillances du système de régulation du poids.
– Le cerveau peut être insensible aux informations nerveuses sur le volume d'une prise alimentaire, ce qui se traduit par une absence de satiété : le sujet continue à manger au-delà de ses besoins. On a aussi mesuré que le fait de manger devant la télévision pouvait augmenter de

La leptine

Découverte en 1994, la leptine est une petite hormone composée de 146 acides aminés. Elle est fabriquée par le tissu adipeux, et cette synthèse est codée (« commandée ») par un gène, le gène *ob*. Les scientifiques ont montré que ce gène était défaillant chez certaines souris obèses, et ce déficit est retrouvé dans certains cas d'obésité familiale.
La leptine exerce de nombreuses fonctions : régulation à long terme de l'appétit, ajustement du métabolisme, stimulation de la fonction reproductive, avec un rôle possible dans le déclenchement de la puberté (d'où les troubles hormonaux liés à la maigreur chez la femme), régulation de la formation des os, effet antidépresseur possible.
À travers la leptine, l'adiponectine et d'autres substances encore mal connues, le tissu adipeux apparaît désormais comme la plus grosse glande du corps.

Manger tranquillement

En mangeant lentement, dans le calme, en mastiquant bien, le cerveau capte mieux les informations sensorielles liées à la prise de nourriture et envoie des signaux de satiété au bon moment.

15 à 20 % le volume alimentaire absorbé, car le cerveau néglige alors les informations sensorielles. De façon plus générale, la régulation du poids fonctionne à condition que les signaux de faim et de satiété soient entendus et respectés, ce qui n'est pas le cas lorsque l'on mange plus par pulsion ou par besoin de compensation émotionnelle que par faim, ou bien que l'on s'astreint à des régimes hypocaloriques suivis d'un retour à une alimentation normale.

– Un déséquilibre du système dopamine/sérotonine, qui régit beaucoup de fonctions cérébrales, peut perturber le dialogue corps/cerveau, comme c'est le cas au cours d'une dépression ou sous l'effet de médicaments psychotropes. Des maladies ou traumatismes peuvent aussi dérégler le pondérostat vers le bas (cancer, tuberculose, maladie d'Alzheimer...) ou au contraire vers le haut (stress aigu, traumatisme crânien...), avec une prise de poids consécutive.

– L'insensibilité du cerveau à la leptine est une voie de recherche pour expliquer certaines obésités. Elle est due à la défaillance des récepteurs à la leptine situés dans l'hypothalamus et non à un déficit sanguin en leptine.

La prise de poids : une équation simple, mais injuste

La prise de poids au-delà du poids constitutionnel est toujours liée à un déséquilibre entre les apports et les dépenses énergétiques. Ainsi, un sportif ou un travailleur de force peut, sans prendre un gramme, absorber une nourriture qui ferait grossir n'importe quel adulte sédentaire.

Cependant, certaines personnes de poids « normal » mangent tout autant voire plus que de nombreux obèses, mais elles ne grossissent pas car elles dépensent spontanément plus de calories, y compris au repos.

• **L'apport énergétique** vient des protéines, des glucides et des lipides des aliments, ainsi que de l'alcool.

• **La dépense énergétique** est composée de plusieurs postes.

– Le « coût de la vie » (métabolisme basal) : c'est l'énergie dépensée en permanence par les contractions cardiaques, la respiration, les réactions chimiques cellulaires, le fonctionnement du cerveau...

– La thermorégulation : ce sont les dépenses d'énergie visant à maintenir le corps à température constante (37 °C).

– La digestion : c'est l'énergie que nécessitent la digestion et la transformation des aliments.

– L'activité physique : elle ne représente finalement que 30 à 40 % de la dépense énergétique totale, mais c'est le seul paramètre sur lequel nous pouvons agir (avec la diminution des apports caloriques, naturellement).

• **L'injustice** vient des différences de métabolisme entre, schématiquement, deux profils :

– des « gaspilleurs », qui dépensent beaucoup d'énergie et peuvent donc manger plus sans grossir ;

– des « économes », qui dépensent moins de calories pour vivre et bouger. En période de restriction alimentaire, voire de famine, cette prédisposition génétique à épargner l'énergie est un avantage, mais elle devient un facteur de surpoids et d'obésité dans un contexte d'abondance alimentaire.

VOIR Obésité, p. 355 ; Régimes et poids, p. 363

Rectocolite hémorragique

voir Maladies inflammatoires chroniques de l'intestin, p. 347

Reflux gastro-œsophagien

- **Il est caractérisé par des douleurs au niveau du sternum et par des remontées acides.**
- **Les boissons et les aliments irritants sont à éviter.**
- **L'arrêt du tabac est recommandé.**
- **Surélever la tête de lit permet de limiter les douleurs nocturnes.**

Le reflux gastro-œsophagien (RGO) est le passage d'une partie du contenu acide de l'estomac vers l'œsophage. Environ 4 millions de personnes en souffrent en France à des degrés variables.

Les causes et les facteurs de risque

Le reflux gastro-œsophagien peut être dû à une insuffisance du sphincter qui ferme le bas de l'œsophage, à une anomalie des ondes

musculaires de l'œsophage ou encore à la présence d'une hernie hiatale (remontée du sommet de l'estomac à travers le diaphragme).
La grossesse favorise les reflux pour des raisons à la fois hormonales (la progestérone entraîne un relâchement du sphincter) et mécaniques (l'utérus refoule les organes digestifs en arrière et vers le haut, provoquant une remontée des liquides). L'obésité abdominale (ou globale) est aussi associée à une plus grande fréquence du reflux, de même que la prise de certains médicaments (antiasthmatiques, inhibiteurs calciques prescrits contre l'hypertension, anti-inflammatoires, médicaments hormonaux...). Des maladies comme l'asthme ou l'angine de poitrine peuvent aussi accroître le risque de reflux.

Les signes de reflux gastro-œsophagien

Les deux signes les plus typiques sont les douleurs de type brûlures ressenties derrière le sternum (appelées pyrosis) et les régurgitations acides jusqu'à la gorge. Ces manifestations surviennent plutôt après les repas, surtout en position couchée ou penchée en avant (c'est le « signe du lacet » : la douleur est plus vive quand on se penche comme pour attacher son lacet).
Mais il existe de nombreuses manifestations atypiques : fausses angines, toux sèche nocturne, bronchites répétées, nausées, hoquet, douleurs gastriques... Une exploration endoscopique peut alors s'avérer nécessaire pour éliminer d'autres causes et établir le diagnostic de reflux (lésions spécifiques au reflux dans l'œsophage).
• **La prise en charge médicale.** Les symptômes sont habituellement maîtrisés par des pansements antireflux à prendre en fin de repas, des stimulateurs du tonus musculaire œsophagien (prokinétiques) et des médicaments antiacides à prendre le soir. Les cas les plus graves et rebelles au traitement médical peuvent bénéficier d'une intervention chirurgicale, surtout si le reflux est associé à une hernie hiatale.

Les recommandations

• **L'alimentation.** Les aliments et boissons qui augmentent les sécrétions acides de l'estomac, ceux qui stimulent ses contractions (péristaltisme) ou entraînent un relâchement du sphincter inférieur de l'œsophage sont à limiter : café, thé, sodas caféinés, menthe (tisane ou herbe aromatique), boissons alcoolisées ou gazeuses, chocolat, épices. Les repas trop volumineux et gras (graisses cuites surtout) sont des facteurs aggravants, car ils allongent de temps de digestion et stimulent les sécrétions gastriques. Une perte de poids, préconisée en cas d'obésité, ne fait pas forcément disparaître le reflux.
• **Le tabac.** C'est un facteur aggravant significatif, car il irrite les muqueuses de l'estomac et diminuerait l'efficacité du sphincter inférieur de l'œsophage.
• **Les positions.** Dormir en surélevant la tête du lit de 10 à 15 cm permet de diminuer très sensiblement les reflux nocturnes, car l'estomac se trouve alors plus bas que l'œsophage. Il est également recommandé de ne pas s'allonger dans l'heure qui suit un repas et d'éviter la position assise penchée en avant (comme c'est souvent le cas à table). Enfin, pour des raisons assez évidentes, mieux vaut ne pas porter de vêtements ou de ceintures trop serrés sur l'abdomen.

Régimes et poids

- **Tous les régimes restrictifs font maigrir mais, à terme, la reprise de poids est souvent supérieure à la perte initiale.**
- **Manger juste et bouger plus sont les seules solutions pour perdre du poids durablement.**
- **La chirurgie est parfois l'ultime recours contre l'obésité.**

Faut-il maigrir ? Oui, si le surpoids représente une menace pour la santé physique ou psychique. Non, si le seul motif est la pression de la mode. Mais attention : les pièges et les échecs sont plus nombreux que les réussites durables.

Les régimes amaigrissants : un échec programmé

• **L'effet yoyo.** Il existe à travers le monde des centaines de régimes amaigrissants fondés sur la restriction calorique ou l'exclusion de nutriments, les uns interdisant ce que les autres imposent. Les évaluations parviennent souvent au même constat : maigrir n'est pas difficile, mais ne pas regrossir est une autre affaire. Tous les régimes restrictifs font perdre des kilos les premières semaines ou les premiers mois, mais, dans la majorité des cas, ils aboutissent à une reprise de poids supérieure à la perte initiale. Au fil des années, l'addition des yoyos successifs peut être très lourde : maigrir vite est le plus sûr moyen de grossir longtemps.

• **Les déséquilibres.** Outre le yoyo, ces régimes comportent des risques liés aux insuffisances et carences qu'ils entraînent. Ceux qui suppriment les glucides (régime Atkins, par exemple) exposent à des malaises hypoglycémiques, à une fonte musculaire et à des carences en vitamines. On sait aussi que l'absence de glucides est spontanément compensée par des apports excessifs en lipides, mauvais pour la santé cardio-vasculaire. Les régimes hyperprotéinés, difficiles à suivre, peuvent provoquer des crampes, une constipation, des troubles digestifs, des carences en vitamines et en sels minéraux. Les cures à base de fruits (régime Hollywood et équivalents) sont par nature déséquilibrées : la fonte musculaire comme la fatigue (avec hypoglycémie) peuvent être rapides et intenses.

Les régimes dissociés (on mange plus ou moins de tout, mais pas en même temps) ne sont pas forcément déséquilibrés, mais beaucoup sont trop pauvres en glucides et trop riches en lipides.

Maigrir durablement

Pour perdre du poids à long terme, il ne faut jamais priver le corps au-delà de ses besoins. La seule méthode efficace consiste à diminuer légèrement les apports caloriques tout en épuisant peu à peu les réserves superflues par l'augmentation des dépenses énergétiques.

• **Manger juste.** Il est essentiel de réapprendre à manger normalement, sans excès et de manière très régulière, en respectant les sensations de faim et de satiété. Le bon niveau calorique pour perdre du poids durablement se situe environ 10 % au-dessous des dépenses caloriques (1 800 kcal en moyenne, avec une fourchette de 1 600 à 2 000 kcal). Un régime plus hypocalorique peut être nécessaire en cas d'obésité, mais sous surveillance médicale stricte.

– Ne sautez pas de repas pour ne pas créer de fringales incontrôlables ou de suralimentation au repas suivant. Faire trois repas par jour permet de respecter une sensation de faim normale tout en disciplinant les moments de prise alimentaire (pas de grignotage).

– Variez vos menus en vous rapprochant du régime méditerranéen (voir p. 305), riche en fruits, légumes, céréales et poisson. Faites-vous aussi plaisir, car c'est la seule façon de pérenniser de bonnes habitudes alimentaires : mieux vaut manger un fruit ou un yaourt au dessert, mais une glace ou une pâtisserie ne sont pas systématiquement interdites !

– Asseyez-vous pour manger et mastiquez longuement. Manger vite en mâchant mal les aliments favorise la prise de poids, car le cerveau perçoit mal les informations sur le volume de nourriture absorbé : on doit alors manger plus avant de se sentir rassasié. Dîner devant la télévision a le même effet, car le cerveau enregistre mal les prises alimentaires. Le cas échéant, préparez un plateau à l'avance pour ne pas être tenté de vous resservir mécaniquement.

– La boisson de base est l'eau. Renoncez aux boissons sucrées.

– Diminuez les graisses de cuisson, en utilisant des ustensiles adaptés et en privilégiant les cuissons au four ou à la vapeur. Préparez des sauces d'assaisonnement légères.

– Préférez la cuisine maison, plus appétissante et dans laquelle vous maîtrisez l'ajout de matières grasses et de sucre, aux préparations industrielles. Ou prenez le temps de bien lire les valeurs nutritionnelles sur l'étiquetage.

– Privilégiez les aliments d'index glycémique bas comme les pâtes, les légumineuses, les fruits et les légumes : ils favorisent moins le stockage du glucose sanguin sous forme de graisse que les aliments d'index glycémique élevé.

– Ne faites pas vos courses à jeun, vous résisterez mieux aux tentations. Repérez également les moments où vous êtes le plus susceptible de faire des écarts (fin de journée, week-end...) pour trouver des dérivatifs (activité physique, par exemple).

• **Bouger plus.** Pour vider ses réserves de graisse, il est essentiel de dépenser plus d'énergie. En augmentant l'activité physique, on accroît la masse et

Les bonnes méthodes

De plus en plus de nutritionnistes adoptent une approche globale du surpoids, avec pour objectif non pas de maigrir vite, mais de maigrir durablement. Un soutien psychologique peut être associé à la rééducation nutritionnelle. Cette dernière consiste à la fois à changer en profondeur les habitudes alimentaires et à réapprendre à respecter les sensations de faim et de satiété (manger à sa faim, sans plus).
La méthode « Weight Watchers » applique depuis longtemps ce principe de prise en charge globale. Pour ceux qui apprécient son aspect collectif (réunions de groupe), elle est efficace même à long terme et sans danger.

le tonus musculaires, qui sont le principal poste de dépense énergétique, y compris pendant le sommeil. Pour assurer une dépense énergétique musculaire supérieure de 10 % à la dépense sédentaire, il faut consacrer 20 à 30 minutes par jour ou 45 minutes trois fois par semaine à l'exercice physique : marche rapide, vélo, piscine, gymnastique ou autres sports.

Les gestes du quotidien contribuent aussi à augmenter la dépense énergétique : monter les escaliers, jardiner, bricoler...

• **Contre les kilos rebelles.** Un régime très restrictif, appliqué sur une période limitée, peut être mis en œuvre à l'hôpital ou en clinique. Il est suivi par une période de consolidation sous surveillance médicale et s'accompagne d'une rééducation nutritionnelle. Cette prise en charge peut avoir un effet « starter » intéressant dans les obésités majeures et rebelles.

La chirurgie est parfois l'ultime recours : lipoaspiration ou liposuccion de graisses localisées, abdominoplastie (l'excès de graisse et de peau du ventre est enlevé par une opération classique). La chirurgie de l'estomac (ballon, anneau gastrique, réduction de volume) est proposée quand l'IMC (indice de masse corporelle) est supérieur à 40 (ou à 35 en cas de complications dues à l'obésité) et après échec d'un régime bien suivi pendant plusieurs mois.

VOIR Index glycémique, p. 133 ; Obésité, p. 355 ; Poids : mesure et régulation, p. 360

Régimes végétariens

- **Le végétarisme peut autoriser le lait, les œufs, voire les produits de la mer.**
- **Le végétalisme exclut tous les produits animaux.**
- **Un apprentissage nutritionnel est nécessaire pour prévenir le risque de carence et maîtriser les équilibres entre acides aminés (protéines).**
- **Il est contestable d'imposer ce choix à des enfants.**

Les régimes végétariens, qui concernent environ 3 % de la population en France, sont pratiqués depuis l'Antiquité par choix philosophique ou religieux. L'alimentation à dominante végétale est aussi une nécessité économique dans les pays où la viande est une denrée rare et chère. D'un point de vue strictement nutritionnel (sans considérer les motivations des uns et des autres), ces régimes soulèvent deux questions : quels sont leurs avantages et leurs risques pour la santé, et comment couvrir « techniquement » l'ensemble des besoins en excluant toute une famille d'aliments ?

Les différents principes

• **Le régime semi-végétarien** exclut les volailles et les mammifères, mais il autorise les poissons et les fruits de mer.

• **Le régime végétarien** exclut tous les produits animaux sauf :
– le lait et ses dérivés, et les œufs dans le régime ovo-lacto-végétarien ;
– le lait et ses dérivés dans le régime lacto-végétarien.

• **Le régime végétalien** exclut tout produit animal, y compris le lait et les œufs.

Les protéines indispensables proviennent alors uniquement des végétaux, dont les trois grandes sources sont :
– les céréales complètes et leurs graines ;
– les légumineuses (haricots secs, pois chiches, fèves, lentilles, soja, arachides...) ;
– les fruits oléagineux (noix, noisettes, amandes...).

Dans un régime omnivore, l'équilibre est assez facile à atteindre puisqu'il repose essentiellement sur la diversité alimentaire. Le fait de supprimer une ou deux familles d'aliments (la viande, le poisson et les œufs ou le lait et les laitages) impose un minimum de connaissances diététiques et d'attention au moment des courses et des repas pour recomposer des apports équilibrés, notamment en protéines, en minéraux (fer, calcium, zinc) et en vitamines (B12, surtout).

Régime végétarien et santé

De nombreuses études suggèrent que les végétariens (consommant du lait et des œufs) sont moins exposés aux maladies cardio-vasculaires et au cancer. On ne peut pas en conclure pour autant que l'éviction de la viande est un facteur de bonne santé, car ce serait écarter une donnée essentielle : les végétariens ont pour la plupart une bonne hygiène de vie (ils fument moins, bougent plus, mangent beaucoup de fruits et de légumes...), ce qui entre certainement pour beaucoup en ligne de compte.

• **Attention.** Plus le régime est restrictif (sans œufs, sans lait), plus le risque de carences est important, avec à la clé des pathologies sérieuses : anémies sévères, ostéoporose, rachitisme et retard de croissance chez l'enfant...

Si un adulte peut décider librement de devenir végétarien ou végétalien, il est contestable d'imposer ce choix à des enfants ou à des adolescents en pleine croissance. De même, les femmes enceintes et allaitantes ont des besoins accrus en fer et en calcium, deux minéraux dont les principales sources sont la viande et le lait, qu'il serait donc malvenu de supprimer.

À noter : les régimes végétariens sont également peu adaptés aux personnes qui souffrent de troubles intestinaux, car ils sont riches en fibres insolubles irritantes.

L'équilibre des protéines

• **Qu'est-ce qu'un acide aminé ?** Les acides aminés sont les constituants des protéines. L'organisme fabrique les milliers de protéines dont il a besoin en combinant vingt acides aminés différents.

Huit de ces acides aminés sont dits « essentiels » car ils doivent obligatoirement être fournis par l'alimentation. Les douze autres sont également apportés par les aliments, mais le corps peut les fabriquer pendant un certain temps.

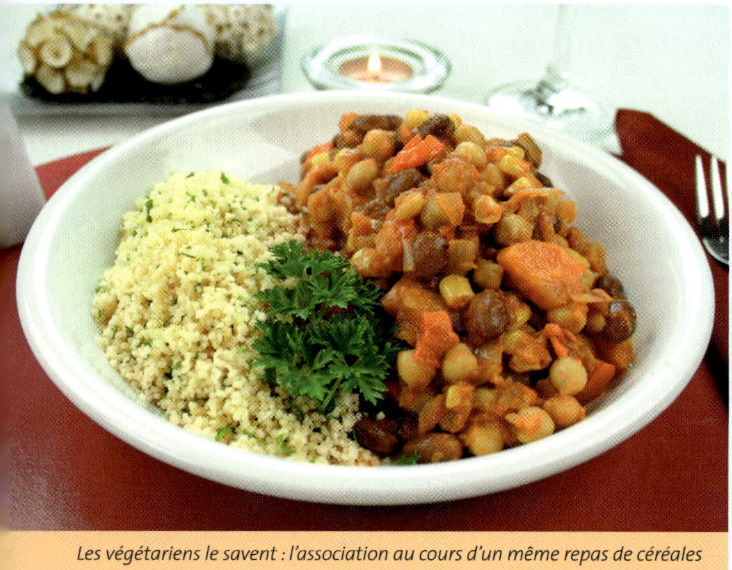

Les végétariens le savent : l'association au cours d'un même repas de céréales (de la semoule, ci-dessus) et de légumineuses (des pois chiches) fournit des protéines complètes.

• **Les facteurs limitants.** Prises une à une, les protéines animales et végétales ont une proportion d'acides aminés différente de celle des protéines humaines. Les protéines animales sont souvent qualifiées de complètes car elles sont très proches de celles de l'homme. En revanche, celles des végétaux présentent des déficits en acides aminés : on appelle « facteur limitant » l'acide aminé le plus déficitaire par rapport aux proportions idéales pour l'homme.

Les principaux facteurs limitants sont la lysine pour les céréales et la méthionine pour les légumineuses. L'utilisation biologique d'une protéine (son assimilation) est alignée sur ce facteur limitant : au-delà, lorsqu'il n'y a plus d'équilibre relatif entre acides aminés, les acides aminés « restants » sont inutilisés et éliminés sous forme d'urée.

La valeur biologique d'une protéine est le rapport entre les quantités utilisées par le corps (assimilées) et les quantités ingérées. Plus cette valeur est élevée, plus la protéine est considérée comme adaptée aux besoins de l'homme. L'aliment qui a le meilleur profil en acides aminés est l'œuf : c'est la source de protéines de référence, avec une valeur biologique de 100. Les aliments d'origine animale ont un meilleur profil d'acides aminés que les végétaux : environ 80 pour le bœuf, 75 pour le lait, 70 pour le poisson, 57 pour le riz, 52 pour la farine de blé, 47 pour les haricots secs.

• **Les bonnes associations.** Le problème de l'équilibre des protéines se pose surtout pour les végétaliens, qui ne mangent ni lait ni œufs.

La seule solution pour améliorer la valeur protéique de leur alimentation consiste à associer au cours d'un même repas des familles de végétaux complémentaires : des céréales (pour la méthionine, facteur limitant des légumineuses) et des légumineuses (pour la lysine, facteur limitant des céréales).

Étonnamment, on retrouve cette combinaison dans les traditions culinaires des pays où la viande est une denrée rare : riz et lentilles en Inde, semoule et pois chiches en Afrique du Nord, maïs et haricots rouges en Amérique latine, mil et arachides en Afrique, riz et soja en Asie...

Le soja et ses dérivés (tofu, boissons, crèmes dessert...) renferment des protéines de bonne valeur biologique. Ils ont leur place dans les régimes végétariens ou végétaliens, mais sans excès car ils renferment des phyto-œstrogènes (isoflavones), qui agissent comme des hormones (œstrogènes) et dont les conséquences à long terme sur la

Régime végétarien et environnement

L'élevage intensif a un impact important sur l'environnement, surtout par le biais des cultures destinées au bétail, qui entraînent déforestation, dégradation des terres, obligation d'irriguer, usage d'engrais et de pesticides, transport des fourrages... En cela, les régimes végétariens sont certainement plus respectueux de la nature que les régimes très carnés. Mais on peut aussi envisager une solution médiane, diététiquement plus saine et simple à équilibrer : limiter la viande, privilégier les volailles, moins « polluantes » que le bœuf, et alterner avec des œufs et du poisson (en choisissant des espèces non menacées).

santé sont encore mal connues. Cette modération est notamment recommandée pour les femmes qui ont des antécédents familiaux ou personnels de cancer du sein.

Le risque de carences

Les carences sont dues à l'exclusion de familles d'aliments qui représentent des sources importantes voire majeures de minéraux ou de vitamines (le calcium du lait, la vitamine B12, le fer et le zinc des produits animaux, les oméga-3 des poissons gras...). Elles sont aussi liées à une moins bonne absorption de certains minéraux issus des végétaux. Les céréales complètes et les légumineuses renferment des substances appelées phytates (ou acides phytiques), des composés à base de phosphore qui se lient à certains minéraux et oligoéléments (fer, zinc, calcium, etc.) et entravent leur assimilation.

- **Le fer.** Le fer d'origine végétale (légumineuses, chou, épinards...), non héminique, c'est-à-dire qui n'est pas lié à l'hémoglobine, est moins bien assimilé par l'organisme. La consommation d'aliments riches en vitamine C (fruits et légumes frais) au même moment améliore son absorption, tandis que celle de thé la diminue.
- **Le zinc.** Cet oligoélément est surtout présent dans la viande, le poisson, les œufs, les fruits de mer. De plus, le zinc est moins bien absorbé en cas d'alimentation végétarienne. Il est donc essentiel de compenser en consommant davantage d'aliments à bonne teneur en zinc : germe de blé, graines de sésame, fruits oléagineux, légumineuses...
- **Le calcium et la vitamine D.** Le calcium peut être déficitaire chez les végétaliens (suppression du lait), et la carence peut être aggravée par un manque de vitamine D, dont les principales sources sont également animales (laitages, poisson). Les eaux minérales calciques et les aliments enrichis en calcium et en vitamine D aident à couvrir les besoins, mais des compléments peuvent s'avérer nécessaires.
- **La vitamine B12.** Les aliments d'origine animale (foie, viande, œufs, fruits de mer, poisson, produits laitiers) sont la principale source de vitamine B12, d'où un risque élevé de carence chez les végétaliens. Des levures enrichies ou des compléments peuvent être recommandés.
- **Les acides gras oméga-3.** Les noix et les huiles de colza ou de lin sont de bonnes sources d'oméga-3 de type ALA (acide alphalinolénique). Mais elles n'apportent pas les oméga-3 des poissons gras (acide éicosapentaénoïque ou EPA et acide docosahexaénoïque ou DHA). Cependant, des apports suffisants en ALA, chef de file des oméga-3, pourraient permettre à l'organisme de synthétiser les deux autres.

Règles douloureuses

- **Les aliments riches en calcium, en magnésium, en vitamines D et B6, ainsi que les oméga-3, auraient un effet bénéfique sur le syndrome prémenstruel.**
- **Un régime riche en oméga-3, en vitamine E et en magnésium est recommandé en cas de règles douloureuses.**
- **L'excès de caféine, les aliments riches en oméga-6 et les produits sucrés et à index glycémique élevé sont en revanche déconseillés.**

Plus d'une femme sur deux souffre de problèmes de menstruations. L'alimentation peut contribuer à réduire ces troubles gênants ou douloureux.

Le syndrome prémenstruel

Ce trouble diffus toucherait 5 % des femmes. Il survient avant chaque menstruation, et se manifeste par une rétention d'eau, des troubles de l'humeur et du caractère, un gonflement abdominal, une tension mammaire, des douleurs musculaires ou articulaires.

Plusieurs facteurs alimentaires semblent atténuer le syndrome prémenstruel : les aliments contenant du calcium (lait et produits laitiers), de la vitamine D (poissons gras, jaune d'œuf...), des oméga-3 (poissons gras, huile de colza, noix...), de la vitamine B6 (viande, poisson, volaille, œufs, levure...), du magnésium (céréales complètes, chocolat, fruits séchés et oléagineux, légumineuses...) auraient un effet bénéfique. Ce constat, empirique mais mesurable, est difficile à expliquer car on ne connaît pas le mécanisme précis du syndrome prémenstruel.

Les règles douloureuses

La douleur perçue au niveau de l'utérus pendant les menstruations est liée à un processus de type inflammatoire. Cette inflammation est sous le contrôle des prostaglandines, des médiateurs chimiques fabriqués par l'organisme à partir de certains acides gras de la famille des oméga-6 comme l'acide arachidonique, que l'on trouve dans la viande, certaines margarines et huiles végétales. Une alimentation moins riche en oméga-6 contribuerait par conséquent à réduire les douleurs menstruelles. Il est aussi recommandé de privilégier les sources d'oméga-3, car ces acides gras possèdent une action anti-inflammatoire propre.

D'autres nutriments protecteurs ont été testés avec un bénéfice modeste, mais supérieur à celui d'un placebo, tels les aliments riches en vitamine E (huiles végétales, fruits oléagineux, germes de céréales, avocat...) et en magnésium. En revanche, un apport médicamenteux ou sous forme de complément alimentaire ne semble pas efficace. La caféine (café, thé), qui stimule le système nerveux et accentue la sensibilité à la douleur, doit être limitée. Il en est de même pour les sucres raffinés et les aliments à index glycémique élevé (voir p. 135), dont l'excès pourrait indirectement entraîner une carence en vitamine B6, à l'origine d'une sensibilité accrue à la douleur.

Le flux menstruel

– Les règles abondantes représentent une perte importante de fer et un facteur d'anémie par épuisement des réserves. Les femmes qui présentent ce trouble doivent s'assurer une alimentation riche en fer (abats, boudin, viande rouge...).

– Les règles peu abondantes et/ou trop espacées, voire l'absence de règles, sont parfois liées à une trop grande maigreur. Le système hormonal de la femme ne peut fonctionner normalement sans une masse grasse suffisante pour produire la leptine, une hormone essentielle du tissu adipeux. Un seul remède : augmenter sa masse grasse en mangeant un peu plus.

Rhume, mal de gorge et toux

- **Des gestes et mesures simples permettent de soulager certains désagréments.**
- **En cas de fièvre, il est essentiel de boire beaucoup pour éviter une déshydratation, surtout chez les jeunes enfants et les personnes âgées.**
- **Des aliments mous et plutôt froids sont mieux tolérés en cas de mal de gorge.**

Les infections du nez et de la gorge, souvent d'origine virale, sont très courantes. L'essentiel du traitement consiste à soulager les symptômes : fièvre, nez bouché, mal de gorge et toux.

Rhume, grippe et angine

• **Le rhume (ou rhinopharyngite).** C'est une infection virale bénigne, qui se manifeste par une sensation de nez bouché, un écoulement nasal clair puis jaunâtre, une fièvre, une gorge sèche et parfois douloureuse. Le rhume, comme les états grippaux (à distinguer de la vraie grippe), guérit en une semaine généralement, sans traitement spécifique, hormis des médicaments contre la fièvre si celle-ci dépasse 38,5 °C. Chez le petit enfant, la menace de déshydratation liée à la fièvre ainsi que l'évolution possible vers une bronchiolite ou une otite justifient une consultation de contrôle.

• **La grippe.** Plus sévère que le simple rhume, elle débute par des courbatures et des douleurs musculaires, des frissons, un mal de tête, une fièvre rapidement élevée, une grande fatigue. Une toux sèche peut survenir, avec une gêne respiratoire, un écoulement nasal, une irritation de la gorge. Compte tenu des risques de complications liées à cette maladie et des nouvelles formes de virus, il est important de consulter un médecin dès l'apparition des symptômes.

• **L'angine.** Une angine peut être virale (pharyngite) ou bactérienne (amygdalite le plus souvent). Les principaux signes sont une gorge rouge ou des amygdales gonflées et douloureuses, une toux sèche, une fièvre parfois élevée, une déglutition difficile et une perte d'appétit. L'angine virale se traite comme le rhume, avec de la patience. Des médicaments pour apaiser la douleur et faire baisser la fièvre sont habituellement prescrits. L'angine bactérienne nécessite un traitement antibiotique, surtout si le médecin découvre dans la gorge un streptocoque dangereux.

Les recommandations

• **Le nez bouché.** Les décongestionnants locaux vendus en pharmacie ont plus d'inconvénients que d'avantages. Les mesures les plus efficaces pour déboucher le nez sont :
– les lavages à l'eau salée ou au sérum physiologique, disponibles en dosettes, en pulvérisations ou en spray basse pression pour le jeune enfant ;
– les inhalations de vapeur d'eau, additionnée ou non d'un produit balsamique (quelques gouttes d'essence de menthe ou d'eucalyptus, par exemple).

• **La perte d'appétit.** Elle est normale pendant les premiers jours du rhume ou de la grippe. Il est inutile de se forcer ou d'obliger un enfant à manger (il réclamera de lui-même quand il aura faim). Les odeurs ne sont plus perçues quand on a le nez bouché, mais les saveurs restent en partie perceptibles : des aliments plus sucrés ou aromatiques peuvent être appréciés à tout âge. Ajouter un peu de piment dans une soupe ou un bouillon peut en outre aider à décongestionner les fosses nasales.

• **Bien s'hydrater.** Boire de l'eau ou une boisson chaude diminue la sensation de sécheresse de la gorge et facilite la déglutition des sécrétions. Les soupes ou bouillons, faciles à digérer, sont tout à fait indiqués en cas de rhume ou de grippe.
L'hydratation est essentielle, en particulier chez les jeunes enfants, surtout en cas de fièvre. Attention : un nourrisson ne peut pas respirer par le nez pendant qu'il tète, et le risque de fausse route (inhalation de liquide par les bronches au cours d'une inspiration) est réel si on ne lui laisse pas le temps de respirer entre deux gorgées.

• **Le mal de gorge.** La douleur est accentuée par la chaleur et diminuée par le froid. Sucer un glaçon ou un bâtonnet de glace à l'eau est souvent plus efficace pour soulager le mal de gorge que la traditionnelle infusion ou le grog alcoolisé. De même, les plats froids sont mieux tolérés que les aliments chauds. Comme la déglutition est problématique, des préparations faciles à avaler, hachées ou mixées, sont recommandées, surtout chez les enfants. Le retour à une alimentation normale se fait vers le 4e jour, quand la douleur s'atténue.

• **La toux.** Les sirops ou les comprimés pour calmer la toux sèche présentent des effets secondaires indésirables, dont la constipation et la somnolence, pour un résultat modeste. Une cuillerée de miel est aussi efficace pour calmer la toux et améliorer le sommeil, et présente moins de risques. L'action bénéfique du miel serait due à ses propriétés antioxydantes et antimicrobiennes, auxquelles s'ajoute un effet adoucissant sur la gorge.

Une cure de vitamine C contre le rhume ?

Les cures de vitamine C pour prévenir la fréquence des rhumes ne sont d'aucune utilité ou presque. Des essais cliniques ont montré qu'elles n'avaient pas de rôle préventif. Elles pourraient juste très légèrement raccourcir la durée des rhumes : autrement dit, il faudrait prendre de la vitamine C pendant des mois pour s'épargner quelques heures de nez bouché.

Quand faut-il consulter ?

Il n'est pas nécessaire de consulter pour un rhume banal, sauf chez le nourrisson. Chez l'enfant ou l'adulte, une fièvre qui reste élevée plus de 24 heures malgré la prise de médicaments pour la faire baisser, une gêne respiratoire importante, des ganglions cervicaux douloureux, des courbatures diffuses, un mal de tête persistant justifient une consultation auprès du médecin traitant.

Salmonellose

voir Infections d'origine alimentaire, p. 337

Sommeil et alimentation

- **Les glucides favorisent le sommeil, alors que les protéines ont tendance à stimuler l'éveil.**
- **La caféine, l'abus d'alcool, les graisses cuites et les épices peuvent gêner le sommeil.**

Les liens entre sommeil et alimentation ont été étudiés pour des besoins spécifiques (épreuves d'endurance en voiture ou en bateau à voile, missions spatiales) comme dans la vie quotidienne. Qui n'a pas éprouvé de somnolence après un repas un peu trop copieux ou trop calorique ?

Alimentation et rythmes biologiques

L'obésité et le surpoids sont plus fréquents chez les travailleurs postés (travail de nuit ou horaires décalés par roulement). Cet effet semble dû au manque de coordination entre les rythmes biologiques spontanés du sommeil et de l'alimentation et les rythmes imposés par le mode de travail. Le régime alimentaire de ces salariés, à base de grignotages et de sandwichs plus que de repas structurés, ne semble pas être un facteur déterminant.

L'alimentation et le sommeil

• **Les glucides favorisent le sommeil.** Un repas riche en glucides stimule la sécrétion d'insuline, ce qui, par des mécanismes complexes, favorise la synthèse de sérotonine, qui est l'un des médiateurs chimiques du sommeil. Consommés le soir, les aliments glucidiques (pain, pâtes, riz, pommes de terre...) facilitent l'endormissement, puis allongent la durée de sommeil et le temps de sommeil profond, phase propice à la récupération physique. À l'inverse, un dîner sans glucides peut provoquer un réveil précoce par hypoglycémie, responsable d'une impérieuse sensation de faim.

Logiquement, les glucides consommés dans la journée augmentent la tendance à la somnolence (besoin de faire une sieste) dans les 30 à 60 minutes qui suivent. Cette baisse de vigilance expose à des risques si l'on doit prendre le volant après un déjeuner copieux ou si l'on exerce un métier dans lequel le manque d'attention est potentiellement dangereux (conducteurs de machine, contrôleurs de trafic aérien, etc.).

• **Les protéines gênent le sommeil.** Les acides aminés (constituants des protéines) diminuent la production de sérotonine par le cerveau et participent à la synthèse de neuromédiateurs stimulants comme l'adrénaline. Un apport excessif le soir (viande, fromage...) a donc un effet inverse à celui des glucides : il gêne le sommeil et peut même favoriser l'insomnie.

En revanche, lorsqu'elles sont consommées dans la journée, les protéines améliorent les performances intellectuelles et psychomotrices.

• **Les ennemis du sommeil.** D'autres facteurs alimentaires sont réputés contrarier le sommeil.

– L'abus de stimulants (café, thé, sodas caféinés) nuit à l'endormissement s'ils sont pris en fin de journée, mais parfois dès le début de l'après-midi car la caféine a une action retardée. Le tabac est également un stimulant, avec les mêmes effets sur le sommeil.

– Les repas copieux avec des graisses cuites et des sauces grasses ralentissent la digestion et gênent le sommeil.

– Les aliments qui fermentent (légumineuses, chou) ainsi que les épices irritantes favorisent les éveils nocturnes.

– La déshydratation provoque des éveils nocturnes et un réveil précoce à cause de la sensation de soif et d'une accélération du rythme cardiaque. Mais trop boire le soir peut aboutir au même résultat (on se lève pour aller aux toilettes).

– L'abus d'alcool peut certes entraîner l'endormissement, mais il est à l'origine de ronflements et d'un sommeil de mauvaise qualité (haché) assorti d'une fatigue persistante au réveil.

• **Les remèdes à tester.** Le lait a la réputation de faciliter le sommeil, tout comme les tisanes de tilleul, camomille, valériane ou passiflore.

Le poids et le sommeil

• **Surpoids et insomnie.** Le surpoids favorise un trouble respiratoire, le syndrome d'apnées du sommeil, qui se traduit par des pauses respiratoires répétées pendant le sommeil. Le sujet n'en est généralement pas conscient, mais ces apnées génèrent des microréveils qui sont à l'origine d'un sommeil de mauvaise qualité, et donc de fatigue et de somnolence diurnes.

• **Sommeil insuffisant et prise de poids.** Le manque de sommeil pourrait lui-même être un facteur de prise de poids par le biais de ses conséquences hormonales. La réduction du temps de sommeil provoquerait notamment une diminution de la sécrétion de leptine par les cellules adipeuses et une augmentation de celle de ghréline par l'appareil digestif, ces deux hormones étant impliquées dans la régulation du poids. Le résultat de ces variations est une augmentation de l'appétit et une baisse des dépenses énergétiques, laquelle est renforcée par une baisse des activités physiques, inévitable quand on est fatigué.

Sport et alimentation

- **En dehors des périodes d'effort intense, l'alimentation du sportif répond aux mêmes recommandations que celles de la population en général.**
- **Le besoin calorique est en revanche plus élevé, mais dans des proportions variables selon le sport et l'intensité de la pratique.**
- **Un régime particulier est préconisé en période de compétition.**

La nutrition occupe une place importante chez tous les sportifs, qu'il s'agisse d'amateurs cherchant à se maintenir en forme ou de pratiquants assidus associant entraînements réguliers et compétitions.

Les dépenses énergétiques

L'activité physique représente une dépense énergétique. Cette dernière dépend de l'intensité et de la durée de l'effort, mais aussi du poids du sportif et des conditions climatiques (le froid accroît les dépenses, par exemple). On peut malgré tout donner des évaluations de « coût calorique » par heure et par activité :
– 180 à 300 kcal pour la marche ;
– 200 à 500 kcal pour le vélo ;
– 300 à 600 kcal pour le ski de fond ;
– 450 à 600 kcal pour le tennis ;
– 450 à 1 100 kcal pour la natation ;
– 500 à 2 000 kcal pour la course.
Un entraînement quotidien représente une augmentation des dépenses énergétiques de :
– 5 à 13 % pour moins de 1 heure par jour ;
– 10 à 25 % pour 1 à 2 heures par jour ;
– 15 à 38 % pour plus de 2 heures par jour.
Pour un adolescent très sportif, la ration quotidienne peut dépasser 4 000 kcal pour couvrir les besoins de la croissance et le supplément lié à l'effort physique.

L'alimentation en période d'entraînement

• **La question du poids.** Le sportif qui veut améliorer ses performances doit perdre de la masse grasse sans perdre de masse musculaire. À un haut niveau de pratique, l'idéal est de parvenir à un taux de masse grasse de 8 à 10 % chez l'homme et de 18 à 20 % chez la femme.
Pour y arriver, le sportif suit une recommandation simple : bouger plus et manger presque autant. En pratique, cela consiste à augmenter la charge d'entraînement sans baisser la ration au-dessous d'un seuil de 2 000 kcal par jour.
Aucun repas ne doit être sauté (pas d'entraînement à jeun), l'hydratation doit être suffisante, les règles d'équilibre et de diversité alimentaires doivent être respectées.
• **L'équilibre.** Même très élevée, la ration du sportif doit être aussi proche que possible de l'équilibre idéal : 50 à 55 % de glucides (10 % maximum sous forme de sucre), 30 à 35% de lipides, 15 % de protéines.
– Les glucides sont seuls capables de reconstituer les réserves musculaires et hépatiques (du foie) de glycogène, la source d'énergie nécessaire à la contraction musculaire. Les menus comportent donc beaucoup de pâtes, de riz, de pommes de terre, de pain.
– Contrairement à une idée répandue, les excès de protéines n'ont pas d'intérêt pour développer les muscles. Ils favorisent les crampes, les lésions musculaires et les tendinites. Les suppléments protéinés ne sont donc pas indiqués. Attention : la majorité de ceux que l'on trouve sur Internet ou dans certaines salles de sport sont pollués par des stéroïdes anabolisants, des dopants qui font augmenter la masse musculaire.
– Dans la majorité des cas, les besoins en vitamines et en minéraux sont couverts par l'augmentation de la ration alimentaire. Seuls les sportifs de haut niveau, suivis dans des structures spécifiques (clubs professionnels, pôles d'État ou de région), ont parfois besoin de suppléments, qui sont alors prescrits par le secteur médical ou diététique. Ce peut être le cas chez les sportifs à catégorie de poids, comme les judokas, qui doivent concilier entraînement intensif et régime très strict, ce qui peut générer des carences.

L'alimentation en période de compétition

Ces principes, qui s'appliquent à tous les sportifs, permettent d'optimiser les performances, mais aussi de mieux récupérer après l'épreuve.
• **L'hydratation.** La perte en eau par le biais de la transpiration peut atteindre 1 à 2 litres par heure selon la température ambiante et l'intensité de l'activité. Elle entraîne une baisse des capacités physiques et un état de déshydratation. Boire avant, pendant et après l'effort est donc une règle absolue. Il est recommandé de boire de l'eau ou des boissons sucrées-salées isotoniques (dont la concentration en sucre et en sels minéraux est identique à celle du plasma sanguin). En revanche, il faut éviter les jus de fruits acides et les sodas acidulés, qui peuvent freiner l'élimination des déchets acides et gêner l'absorption intestinale des minéraux.
• **Avant l'effort.** L'effort intense ne doit pas être pratiqué le ventre plein : la digestion est alors perturbée et oblige bien souvent à s'interrompre. Avant une compétition, le repas principal (à base de glucides) doit être terminé au plus tard 3 heures avant le début de l'épreuve. La préférence sera donnée aux aliments à index glycémique bas, pour ne pas favoriser de rebond hypoglycémique : en pratique, essentiellement des pâtes et du pain ; les légumes secs sont plus longs à digérer et le riz ou les pommes de terre ont un index glycémique plus élevé.

Des rations dites d'attente composées de fruits secs, de barres énergétiques, de bananes ou de chocolat peuvent être grignotées juste avant un match, à la mi-temps ou pendant une épreuve de longue durée (vélo, marathon, ski de fond), pour réguler le taux de sucre dans le sang et éviter l'hypoglycémie.

• **Après l'effort.** La restauration du stock de glycogène (forme de stockage du glucose dans le corps) est maximale dans les 2 heures qui suivent l'effort : une collation compensatrice (sandwich, par exemple) doit être consommée pendant cette période. Elle peut être suivie d'un véritable repas quelques heures plus tard. De manière générale, le fractionnement des prises alimentaires est recommandé pour un haut niveau énergétique : il est beaucoup mieux toléré et plus efficace que les gros repas copieux.

Stérilité

voir Maigreur, p. 345

Stress et alimentation

- **Le stress fait grossir les uns, maigrir les autres.**
- **Il vaut mieux traiter le stress avant de chercher à perdre du poids.**

Les liens entre le stress et le poids sont souvent évoqués, mais ils sont complexes et restent encore mal connus.

Le stress

Le stress n'est pas une maladie, c'est une réponse du corps à des agressions ou à des contraintes psychiques. L'organisme est mis dans une situation de défense identique à celle que l'on observe chez l'animal agressé.

Sur une période courte, le stress est plutôt un stimulant ; cependant, s'il se prolonge, il entraîne une cascade de réactions nerveuses et hormonales (libération d'adrénaline par le système nerveux sympathique, sécrétion accrue de cortisol par les glandes surrénales) qui peuvent déboucher sur de véritables troubles, souvent reliés à une baisse de l'immunité.

La réponse alimentaire

Le stress aigu peut exagérer une réponse naturelle d'ordre buccal : fumer, manger ou boire (voire sucer son pouce !). L'appétit peut s'en trouver décuplé, comme c'est le cas quand un régime trop hypocalorique devient lui-même une source de stress : la compensation des privations par des crises alimentaires compulsives est fréquente. Ce type de réaction, tout comme l'augmentation du tabagisme en période de stress, est en partie favorisé par des conditionnements de la petite enfance, lorsque la réponse parentale aux pleurs consistait à caler une tétine dans la bouche ou à donner un bonbon.

Mais le stress aigu peut aussi couper l'appétit. Ce serait le cas chez environ 40 % des hommes et 58 % des femmes, qui peuvent alors perdre plusieurs kilos en quelques jours.

Les effets sur le poids

En règle générale, le stress accentue les tendances naturelles : il fait grossir les gros et maigrir les maigres. Plus un sujet est en surpoids, plus le stress ajoute des kilos. Plus une personne est naturellement maigre, plus elle perdra ses quelques réserves adipeuses.

Le repos, la détente, la relaxation, les vacances auraient plutôt l'effet inverse : ils tendraient à corriger la prédisposition à grossir ou à maigrir.

Ceux qui apaisent leur anxiété par la nourriture et les boissons sucrées (voire alcoolisées) atteignent des niveaux caloriques très supérieurs à leurs besoins. Ces excès sont stockés sous forme de graisse, d'autant plus facilement que le stress augmente les sécrétions d'insuline. Plus un sujet est stressé, plus l'insuline aide le glucose à pénétrer dans les cellules pour leur fournir de l'énergie : c'est un mécanisme de survie de l'espèce,

L'effet marmotte

La variation de poids n'est pas obligatoirement liée à une modification alimentaire : elle peut résulter de bouleversements biochimiques internes. Le « phénomène de la marmotte » en est une illustration extrême : un stress aigu déclenche parfois une prise de poids majeure, de 15 à 20 kg en quelques semaines, sans modification alimentaire. Le corps retient de l'eau en même temps que des nutriments. Ce stockage n'a rien à voir avec la rétention d'eau ou les œdèmes : il est proche du mécanisme d'hibernation des animaux, d'où la comparaison avec la marmotte.

précieux à une époque où l'homme vivait dans un milieu naturel très hostile. Le glucose inutilisé sera transformé en graisse : la prise de poids peut atteindre 3 kg par semaine.

Il est difficile de contrôler son alimentation en période de stress intense. C'est le stress qu'il faut traiter en priorité, par la relaxation, la psychothérapie, voire les médicaments dans les cas extrêmes. Une fois le calme retrouvé, la perte de poids repose sur une modération des apports caloriques associée à une dépense physique un peu plus soutenue (l'activité physique peut aussi aider à maîtriser le stress).

Plus le retour à la normale tarde, plus la perte de poids sera difficile.

Syndrome du côlon irritable

voir Digestifs (troubles fonctionnels), p. 319

Syndrome métabolique

voir Obésité, p. 355

Tabac et alimentation

- **Le tabagisme élève les dépenses caloriques, coupe l'appétit et réduit le stockage des graisses.**
- **L'arrêt du tabac entraîne donc logiquement une prise de poids.**
- **Les mesures diététiques et l'exercice physique peuvent limiter ce problème.**

La prise de poids à l'arrêt du tabac n'est pas uniquement due aux grignotages : la nicotine a des effets sur le métabolisme qui disparaissent avec le sevrage, ce qui provoque presque inévitablement un gain pondéral.

L'alimentation du fumeur

Les fumeurs ont en moyenne un poids plus faible que celui des non-fumeurs (de 2 à 4 kg). Cet écart n'est pas dû à des apports caloriques inférieurs. Les enquêtes montrent au contraire que les fumeurs ont tendance à avoir une alimentation moins équilibrée, avec plus d'aliments gras, de sel, de sucre, de café, d'alcool, et moins d'amidon (féculents), de fruits, de légumes.

La diminution des perceptions gustatives et olfactives est sans doute en partie à l'origine d'une appétence plus grande pour le gras et le sel (facteurs de goût), et moindre pour les fruits et les légumes, qui peuvent paraître relativement insipides.

Des besoins spécifiques

Le fait de fumer entraîne des besoins plus importants en certains nutriments : le zinc et la vitamine C pour leur fonction antioxydante (la fumée de tabac a un effet oxydant) et l'acide folique (vitamine B9).

Le métabolisme du fumeur

Le tabagisme élève les dépenses énergétiques d'environ 10 %, car la nicotine induit une augmentation de l'activité de certains neuromédiateurs comme la noradrénaline.

La nicotine abaisse aussi la sécrétion pancréatique d'insuline, ce qui entraîne :
– un stockage moins important du glucose et une plus faible synthèse de réserves graisseuses dans le tissu adipeux ;
– une meilleure utilisation des réserves du tissu adipeux ;
– un effet coupe-faim dû à l'atténuation des variations glycémiques dans le sang.

Arrêt du tabac et poids

L'arrêt du tabac remet le métabolisme de l'ex-fumeur dans son état normal. L'appétit est stimulé par l'arrêt de l'effet coupe-faim et le retour du goût et des arômes. La nicotine n'agit plus et la sécrétion d'insuline remonte : le stockage des graisses reprend normalement et la sensation de faim réapparaît avant les repas.

La prise de poids est en moyenne de 2,8 kg pour les hommes et de 3,8 kg pour les femmes, ce qui ramène les fumeurs au poids moyen des non-fumeurs. Mais ce gain est très variable d'un individu à un autre :
– moins de 3 kg pour plus de 50 % des anciens fumeurs ;
– de 3 à 8 kg pour 25 % des ex-fumeurs ;
– de 8 à 13 kg pour 12 % des ex-fumeurs ;
– plus de 13 kg pour 10 % des ex-fumeurs.

Cette prise de poids se produit dans les 6 premiers mois et cesse normalement avant 1 an grâce à un ajustement progressif des apports alimentaires.

Comment limiter la prise de poids ?

La sensation de faim et la frustration liée au sevrage conduisent à multiplier les grignotages. S'imposer un régime restrictif pour anticiper la

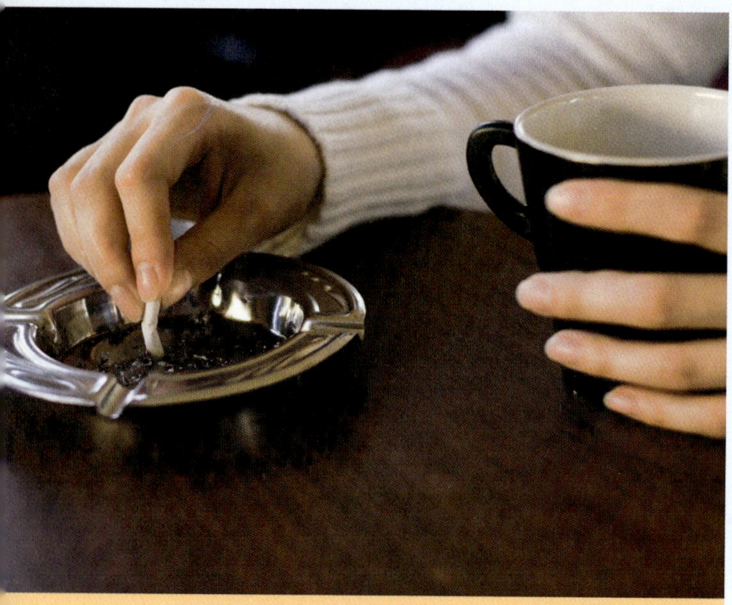

Quand on arrête de fumer, certains moments sont plus difficiles que d'autres : la fin du repas, par exemple, avec le café.

prise de poids est souvent voué à l'échec : la double frustration risque d'avoir l'effet inverse (compulsion alimentaire et reprise du tabac).
Mieux vaut concentrer ses efforts sur l'équilibre alimentaire : régularité des horaires des repas, augmentation des fruits et légumes, choix d'aliments glucidiques à index glycémique bas (pâtes, légumes secs) pour limiter le stockage des glucides sous forme de graisse et éviter la sensation de faim (hypoglycémie) quelques heures après les repas. Le grignotage est en théorie déconseillé, mais il est difficile d'y échapper : l'essentiel est de pouvoir disposer de « substituts » sains (crudités, fruits, yaourts...) chez soi et sur son lieu de travail. Les chewing-gums peuvent aussi être d'un grand secours.
Il est également conseillé d'éviter le café de fin de déjeuner, très souvent associé à l'envie de fumer, ou bien d'anticiper ce moment délicat en se préparant « mentalement » à résister.
La mesure la plus efficace pour limiter la prise de poids reste l'activité physique : 20 à 30 minutes de marche ou de vélo par jour peuvent tout à fait compenser la prise de poids strictement liée à l'arrêt du tabac. Et cette activité physique est d'autant plus facile à mettre en œuvre que l'ex-fumeur retrouve peu à peu son souffle et sa tolérance cardiaque à l'effort.

Thyroïde
(troubles de la)

- **La glande thyroïde règle le métabolisme et agit sur le poids.**
- **L'hyperthyroïdie et l'hypothyroïdie ont donc une incidence sur le poids : perte dans le premier cas et gain dans le second.**
- **Le traitement de la maladie thyroïdienne corrige les variations de poids qui lui sont liées.**

Située à la base du cou, la glande thyroïde est sous le contrôle de l'hypophyse. Elle joue un rôle essentiel dans la régulation du métabolisme par le biais des hormones qu'elle sécrète. Son dérèglement modifie donc le poids : amaigrissement en cas d'excès d'hormones thyroïdiennes et prise de poids en cas de déficit.

L'hyperthyroïdie

Le fonctionnement excessif de la thyroïde s'accompagne d'une perte de poids par augmentation du métabolisme et des dépenses énergétiques.
Les dosages sanguins sont indispensables pour établir le diagnostic d'hyperthyroïdie : ils montrent un excès de l'hormone T4 (thyroxine) et un effondrement de l'hormone TSH (thyréostimuline ou *Thyroid Stimulating Hormone*), d'origine hypophysaire. Le médecin recherche ensuite la cause du dysfonctionnement (nodule sécrétant, cancer). La perte de poids peut être freinée par un régime très calorique, mais toujours équilibré et diversifié.

Attention, danger

La prise de thyroxine (hormone thyroïdienne) est interdite en dehors d'un trouble démontré de la thyroïde. Cette hormone est parfois utilisée à des fins d'amaigrissement, parfois sous des prétextes pseudo-médicaux évoquant une « glande paresseuse » ou une « rétention d'eau ».
Toute prise artificielle de thyroxine provoque l'arrêt de la glande thyroïde et devient rapidement inutile. Elle comporte aussi des risques, notamment sur le plan cardiaque. Des produits à base d'hormone thyroïdienne sont également proposés sur Internet : leur importation est interdite par la loi.

L'hypothyroïdie

Le fonctionnement insuffisant de la glande thyroïde peut s'accompagner d'une prise de poids liée à une infiltration diffuse (myxœdème) de tous les tissus plus qu'à une augmentation des réserves de graisse.
Les dosages sanguins montrent une chute de l'hormone T4 et une augmentation de la TSH. Le médecin doit ensuite rechercher la cause de cette insuffisance et définir un traitement qui comprend souvent la prescription de comprimés d'hormone thyroïdienne.
La carence en iode est une cause possible mais rare d'hypothyroïdie et de prise de poids. Elle peut être corrigée par la consommation de sel iodé, de produits de la mer et de légumes frais. Il est conseillé d'éviter les crucifères (chou, brocoli, chou-fleur...), qui ont la réputation de piéger l'iode dans l'intestin et de favoriser l'apparition d'un goitre compensateur (grosse thyroïde qui fonctionne mal).

Toux

voir Rhume, mal de gorge et toux, p. 368

Toxoplasmose

voir Grossesse et alimentation, p. 330 ; Infections d'origine alimentaire, p. 337

Triglycérides *(excès de)*

- **Les triglycérides sont des lipides présents dans le sang et dans les tissus graisseux.**
- **Un taux sanguin élevé de triglycérides est un facteur de risque cardio-vasculaire.**
- **La base du traitement est un régime sans alcool et sans sucres.**

Les triglycérides sont, à tort, moins surveillés que le cholestérol dans le sang. Ils représentent pourtant la forme majeure de stockage des lipides dans le tissu adipeux et de transport des acides gras dans le sang.

Qu'est-ce qu'un triglycéride ?

Un triglycéride est un lipide composé de trois molécules d'acides gras (« tri ») reliés à une molécule de glycérol (« glycéride »), cette dernière étant issue de la transformation des sucres (glucose ou fructose) ou de l'alcool. Dans le corps, les triglycérides sont stockés dans les tissus adipeux et ils circulent dans le sang : c'est leur taux sanguin qui est dosé dans les analyses médicales.
Une faible part des triglycérides sanguins vient de l'alimentation : l'essentiel est synthétisé (fabriqué) dans le foie et dépend du glycérol disponible, donc des apports en sucres ou en alcool.
• **L'élévation des triglycérides sanguins.** Elle est en grande majorité due à une synthèse endogène trop abondante : un excès de sucres ou d'alcool favorise la production de triglycérides par le foie. Elle peut aussi résulter d'une maladie parfois héréditaire (hyperlipoprotéinémie).

L'excès de triglycérides, ou hypertriglycéridémie

Le taux sanguin de triglycérides est considéré comme normal jusqu'à 1,5 g/l, et les médecins s'en préoccupent à partir de 2 g/l. Des taux de 7 à 8 g/l ne sont pas rares et, chez certaines personnes, ils peuvent atteindre et dépasser 20 g/l.
• **Les causes.** La principale cause est la consommation excessive de sucres et d'alcool, mais d'autres facteurs peuvent élever le taux de triglycérides : hypothyroïdie, goutte, insuffisance rénale, cirrhose, contraception orale, grossesse, prise de certains médicaments (bêtabloquants, diurétiques, cortisone, traitements pour l'acné...).
• **Les conséquences.** L'excès sanguin de triglycérides est considéré comme facteur de risque cardio-vasculaire, surtout quand il est associé à un faible taux de cholestérol HDL (le « bon » cholestérol) ou à un diabète mal équilibré. L'hyperglycémie du diabétique 2 est d'ailleurs souvent liée à un excès de triglycérides du fait de la présence élevée de glucose dans le sang. L'hypertriglycéridémie est une cause possible de pancréatite aiguë.

Le traitement et les recommandations

Le traitement de base repose sur quatre mesures.
– La suppression de toute absorption d'alcool, y compris la bière.
– La suppression transitoire des sucres : saccharose (sucre de table), glucose (sucre glace des pâtissiers) et fructose (sucre des fruits). Cela inclut

naturellement les boissons sucrées, confiseries, confitures, pâtisseries, laitages sucrés... En revanche, les féculents, les légumes secs et les céréales sont autorisés.
– Un apport plus élevé en acides gras oméga-3, à travers les poissons gras, l'huile de colza ou les matières grasses enrichies (margarines).
– Une augmentation de l'activité physique.
Si le poids est excessif, un régime modéré est instauré et une activité physique quotidienne est fortement recommandée. L'apport en graisses n'est réduit que si le taux de cholestérol est également élevé.
L'effet du régime est assez rapide : un dosage sanguin pratiqué tous les 15 jours montre une évolution très favorable en 1 à 2 mois. Quelques aliments suspendus, notamment les fruits frais, sont alors autorisés sous surveillance régulière. En revanche, tout écart de régime en ce qui concerne l'alcool se traduit par une élévation immédiate du taux de triglycérides.
Les médicaments agissent peu sur les triglycérides. Seuls les compléments d'oméga-3 peuvent être efficaces, à un niveau variable selon les personnes et l'importance de l'excès de triglycérides.

Troubles du comportement alimentaire

- **L'anorexie mentale et la boulimie nécessitent un suivi médical et psychologique.**
- **La pulsion alimentaire, distincte du grignotage, relève d'un problème plus psychique que diététique.**
- **L'orthorexie est une obsession envahissante de manger sain.**
- **Il existe de nombreux autres troubles du comportement alimentaire, liés à des maladies psychiques ou à un retard mental.**

Le comportement alimentaire est contrôlé par la biologie autant que par le psychisme. Ses déviances, plus ou moins dangereuses pour la santé, semblent augmenter de fréquence dans les sociétés modernes d'opulence.

L'anorexie mentale

L'anorexie mentale de la jeune fille (les cas masculins sont rares) débute presque toujours entre 12 et 18 ans, avec deux périodes à risque, 12-13 ans et 17-18 ans. Les hypothèses purement psychologiques sur l'origine de ce trouble ont laissé place à une conception plurifactorielle, qui associe un terrain prédisposé (un fonctionnement cérébral différent, persistant après guérison) et des facteurs déclenchants.
• **Les signes d'anorexie mentale.** La maladie est définie par l'association de trois symptômes :
– l'anorexie au sens propre, qui est la perte d'appétit ou le refus de manger ;
– l'amaigrissement, avec une chute de l'IMC (indice de masse corporelle) ;
– l'arrêt des règles depuis 3 à 6 mois chez les jeunes filles (mais les médecins n'attendent pas toujours ce signe pour démarrer le traitement).
De nombreux symptômes liés à la dénutrition peuvent être présents : frilosité, pouls lent, tension basse, constipation, peau sèche et fine.
En revanche, l'activité intellectuelle est conservée chez des adolescentes, qui, par ailleurs, sont souvent plus brillantes que la moyenne. Elles n'ont pas conscience de leur état et ne se voient pas comme elles sont (trouble de la perception de l'image de soi). Ce déni est l'un des signes qui permet de différencier l'anorexie mentale d'une maladie organique. Le comportement alimentaire est marqué par un tri des aliments, les sucres et les graisses étant écartés, un évitement des repas familiaux sous des prétextes variés, des prises alimentaires minimes, parfois l'usage de laxatifs et de vomitifs, surtout si des crises de boulimie sont associées à l'anorexie.
Paradoxalement, certaines de ces jeunes filles adorent cuisiner pour les autres, mais rechignent à partager le repas qu'elles ont préparé.
• **La prise en charge.** Le traitement, complexe, fait appel à la psychothérapie, aux médicaments, à l'hospitalisation en cas de menace vitale. L'évolution est sévère, avec 10 à 15 % de décès et seulement un tiers de guérisons apparentes (le risque de rechute est toujours possible).
Les « maisons pour adolescents » qui se multiplient dans les hôpitaux sont des centres pluridisciplinaires adaptés pour aborder le problème de l'anorexie et débuter son traitement. Votre médecin vous donnera l'adresse du centre le plus proche et vous pourrez y trouver les coordonnées d'associations spécialisées.

• **Le rôle de l'entourage.** Plus la prise en charge est précoce, plus l'anorexie mentale a de chances de guérir. Le premier rôle des parents et de l'entourage (enseignants, amis) est donc de détecter un comportement alimentaire anormal, sans se contenter des explications souvent pertinentes de l'adolescente : travail scolaire, stress des examens, activités ludiques ou sportives programmées à l'heure des repas, repas prétendument pris dans la chambre...

Tout régime hypocalorique est suspect chez une adolescente, surtout quand sa corpulence est normale ou qu'elle est déjà mince. Les parents doivent savoir s'opposer à un désir de régime injustifié, mais aussi entendre le signal d'alarme que cette demande représente.

Les parents sont impliqués dans les traitements actuels. Ils doivent accepter l'état de leur enfant, l'accompagner, l'aider à franchir chaque étape sans jamais lui reprocher leur propre souffrance. Un exercice difficile, qui peut nécessiter l'aide d'un psychologue familial.

La boulimie

Elle est caractérisée par la survenue de crises compulsives de frénésie alimentaire incontrôlable. En 2 heures (durée moyenne d'une crise) et presque toujours en cachette, le sujet boulimique (plus souvent une fille qu'un garçon) ingurgite d'énormes quantités d'aliments le plus vite possible, sans mastication. Sitôt la crise terminée, certains boulimiques se font vomir, abusent de diurétiques et de laxatifs. D'autres se jettent à corps perdu dans les activités physiques.

La boulimie est différente de l'hyperphagie, qui se caractérise par des excès alimentaires permanents et non par des crises. La boulimie est un phénomène de compensation qui interfère avec un comportement restrictif (anorexie, régime hypocalorique, privations à caractère autopunitif).

Le traitement repose sur une psychothérapie, qui peut être associée à la prescription de médicaments antidépresseurs.

Les pulsions alimentaires

Une pulsion alimentaire est un besoin irrépressible de manger un aliment précis : ce n'est pas une crise de boulimie, dans laquelle l'essentiel est d'ingurgiter n'importe quelle nourriture. Les médecins considèrent qu'une pulsion alimentaire devient anormale quand elle survient au moins une fois par semaine depuis au moins 6 mois.

Les Anglo-Saxons emploient le mot *craving* pour désigner ces pulsions : un terme également utilisé pour le toxicomane en manque, ce qui illustre bien le caractère incontrôlable, irrépressible et urgent de la pulsion, ainsi que la recherche d'une sensation de plaisir immédiat.

Une enquête a montré que les pulsions alimentaires concernaient plus les femmes que les hommes, que le chocolat était de loin l'aliment le plus recherché, que la pratique d'un régime amaigrissant était clairement un facteur favorisant, même si l'ennui ou la solitude sont certainement plus en cause que la faim induite par le régime. La pulsion s'apparente plus à un symptôme d'ordre psychologique, qu'il faut analyser et résoudre, qu'à un problème strictement diététique.

À noter : les « envies », fréquentes pendant la grossesse, sont différentes des pulsions et ont rarement leur caractère impératif.

L'orthorexie

C'est l'obsession permanente de « manger sain », considérée depuis peu comme un trouble quand elle envahit la vie quotidienne.

Elle débute par un souhait légitime de préserver sa santé en mangeant mieux, mais évolue vers une recherche permanente de perfection soumise aux critères des modes diététiques ou aux théories soutenues par de pseudo-scientifiques, voire par des gourous.

L'orthorexique contrôle tout ce qu'il avale. Il a lu tous les livres de « diététique », connaît par cœur la composition des aliments et les besoins nutritionnels quotidiens pour chaque micronutriment, n'achète que des aliments biologiques. Il exclut d'office les aliments suspects du moment (poulet aux hormones, à la dioxine ou potentiellement infecté par la grippe, viande suspecte de transmettre la maladie de la vache folle, salade radioactive...). Chaque alerte sanitaire le renforce dans ses convictions sur le danger des aliments et dans le bien-fondé de ses choix.

Les conséquences physiques sont variables, voire nulles, selon les qualités du modèle diététique appliqué. En revanche, les effets sur la vie sociale sont significatifs. La recherche obsessionnelle de perfection peut prendre plusieurs heures par jour et interdire pratiquement toute vie sociale : un simple repas chez des amis ou à l'extérieur devient impossible, la vie affective est réduite au minimum, sauf à ne fréquenter que des orthorexiques suivant les mêmes préceptes.

Anorexie et dépression

Le manque d'appétit (anorexie) est aussi un signe de dépression à tout âge (enfant, adolescent, adulte, personne âgée). Dans ce cas, il est associé à des symptômes comme la tristesse, le manque d'intérêt, le repli sur soi ou les troubles du sommeil, qui ne sont pas typiques de l'anorexie mentale. On parle alors d'anorexie-symptôme.

Les autres troubles du comportement alimentaire

– L'anorexie du nourrisson est un refus alimentaire qui apparaît entre 8 et 18 mois, au moment de la rupture du lien fusionnel avec la mère.
– Le pica est l'ingestion répétée de matières non alimentaires, comme la terre (géophagie) ou les matières fécales (coprophagie), chez un enfant atteint de retard mental ou de trouble psychique sévère.
– Le mérycisme est la régurgitation avec mastication de nourriture déjà avalée.
– L'hyperphagie est l'ingestion de quantités trop abondantes de nourriture. Elle peut être due à une absence de sensation de satiété dans le cadre de maladies génétiques rares.
– Les phobies sont des peurs inexplicables mais faussement justifiées. La seule vue de l'aliment provoque des nausées, des vomissements, un malaise ou une crise d'anxiété. Ces phobies peuvent porter sur un aliment précis, sur une couleur (les aliments rouges ou verts), sur une texture (purées, gelées) ou sur le caractère cru ou cuit.
– Les délires de persécution (paranoïa) peuvent mener à un refus de manger par crainte d'être empoisonné.
– Le syndrome de Cotard s'accompagne souvent d'un délire de négation d'organe : persuadé de ne pas avoir d'œsophage ou d'intestin, le malade refuse toute nourriture.

Ulcère gastrique

voir Brûlures d'estomac, p. 297

Urinaire *(infection)*

- **L'infection des voies urinaires concerne surtout les femmes, pour des raisons anatomiques.**
- **Ne pas boire assez ou se retenir d'uriner augmente le risque.**
- **La canneberge a une action préventive reconnue.**

L'infection des voies urinaires peut toucher l'urètre (urétrite), la vessie (cystite) ou le bassinet du rein (pyélonéphrite). Les germes en cause, dont *Escherichia coli* est le plus fréquent, sont presque toujours d'origine intestinale. Le mode de vie et les habitudes restrictives (ne pas aller aux toilettes) favorisent cette infection.

Une différence anatomique

Les voies urinaires sont normalement protégées par le flux urinaire, qui expulse les bactéries, par l'acidité des urines, qui empêche le développement bactérien, et par les défenses immunitaires de la paroi des voies urinaires, mais les infections bactériennes sont malgré tout relativement fréquentes chez les femmes.
Elles sont rares chez l'homme, en dehors des infections sexuelles touchant les organes urinaires (prostate).
L'anatomie explique cette différence entre les sexes. Chez la femme, le méat (orifice) urinaire est situé à proximité du périnée, où les germes intestinaux affluent à chaque selle. De plus, l'urètre féminin (le conduit qui va de la vessie jusqu'au méat) est plus court chez la femme (4 cm) que chez l'homme (12 cm), ce qui favorise la pénétration des germes jusqu'à la vessie.
Une anomalie des voies urinaires peut aussi favoriser l'infection, tout comme un problème de prostate avec ralentissement du débit urinaire chez l'homme, un diabète mal équilibré ou une grossesse, à cause de la pression que l'utérus exerce sur la vessie.
L'hydratation, qui permet de rincer les voies urinaires, est la première mesure préconisée, mais un traitement antibiotique peut être prescrit en cas de fièvre ou de persistance du trouble.

La prévention

– Aux toilettes, les femmes doivent s'essuyer d'avant en arrière pour éviter une contamination de l'appareil urinaire par des bactéries intestinales.
– Les sous-vêtements serrés sont à éviter car ils irritent la vulve, où abouche le méat urinaire.
– Uriner après chaque rapport sexuel permet d'évacuer d'éventuelles bactéries qui auraient pénétré dans l'urètre.
– Les déodorants et produits de toilette intime ne sont pas conseillés, car ils détruisent la flore naturelle.
– Les femmes prédisposées aux infections urinaires devraient boire plus que les autres, au moins 2 litres d'eau et autres boissons par jour, pour assurer un flux urinaire suffisant.

– Elles ne devraient pas se retenir d'uriner au-delà de quelques minutes, une mesure parfois difficile à appliquer.

• **La canneberge.** Cette variété d'airelle d'origine nord-américaine a un effet préventif connu sur les infections urinaires récidivantes. Selon les hypothèses des chercheurs, elle aurait une double action protectrice : elle rendrait les urines acides, inhibant ainsi la prolifération des bactéries responsables de l'infection urinaire, et ses tanins (proanthocyanidines) empêcheraient l'adhérence des bactéries sur la paroi des voies urinaires.

Son action n'est certes pas curative, mais, en prévenant les cystites récidivantes, elle améliore la qualité de vie des femmes prédisposées et évite les prises répétées d'antibiotiques. On peut la prendre sous forme de jus, de gélules ou d'ampoules de jus concentré.

VOIR Airelle, p. 29

Varices et jambes lourdes

- **Les varices sont dues à une insuffisance veineuse.**
- **Le syndrome des jambes lourdes peut signaler un début d'insuffisance veineuse ou relever d'autres causes.**
- **Le port de bas de contention et la marche sont recommandés pour prévenir ces troubles et limiter leur aggravation.**
- **Une alimentation riche en antioxydants peut avoir un effet protecteur en améliorant la tonicité des parois veineuses.**

Dans l'insuffisance veineuse, le retour du sang des jambes vers le cœur se fait mal car les veines du bas du corps ne parviennent plus à propulser le sang vers le haut. Les parois veineuses se dilatent excessivement, entraînant une lourdeur et un gonflement des jambes, des crampes nocturnes, l'apparition de varicosités (plus minces et plus superficielles que les varices) et de varices, puis d'ulcères veineux.

La sensation de jambes lourdes n'est pas toujours due à une insuffisance veineuse.

Les facteurs favorisants

Les femmes sont plus touchées que les hommes par l'insuffisance veineuse, au moins jusqu'à la cinquantaine, après quoi la fréquence s'équilibre. Il existe une composante héréditaire importante, mais de nombreux autres facteurs favorisent ce trouble circulatoire : le surpoids, la station debout prolongée sans bouger, la chaleur (soleil, bains, vêtements chauds, chauffage par le sol), qui dilate les veines, la constipation, les variations hormonales (décharges d'œstrogènes au cours du cycle, syndrome prémenstruel, contraception orale, grossesse, période post-accouchement). Les jambes lourdes s'améliorent généralement après la ménopause en raison de la baisse des sécrétions hormonales.

Les jambes lourdes ou douloureuses ne proviennent pas toujours d'une mauvaise circulation veineuse. Le système lymphatique ainsi que différentes affections (rhumatismales, cardiaques, rénales) ou encore la cellulite peuvent être à l'origine d'un œdème (gonflement) des jambes. Les douleurs d'origine veineuse ont la particularité de s'accentuer au fil de la journée, de régresser au repos et d'augmenter avec la chaleur et l'humidité.

La prévention

Quelques mesures simples peuvent limiter la sensation de jambes lourdes ou freiner l'apparition ou l'aggravation des varices.

– Évitez les vêtements étroits qui gênent le retour veineux (bottes, collants ou pantalons serrés).

– Portez si nécessaire des bas de contention spécialement conçus pour exercer une pression adaptée, très efficace pour prévenir les jambes lourdes et le gonflement des jambes. Mettez-les au minimum dans les situations où vous êtes obligé de rester immobile (trajet en voiture ou en avion, notamment).

– Marchez au moins 30 minutes par jour ou choisissez une activité physique qui tonifie les jambes (vélo, natation…) : la contraction des muscles du bas de la jambe (mollets, surtout) aide à propulser le sang vers le haut. Que vous soyez en position assise ou debout, ne restez pas trop longtemps immobile : bougez les chevilles et les jambes.

– Ne portez pas de talons hauts : marcher à plat ou sur des talons bas (moins de 4 cm) active la pompe sanguine que constitue la voûte plantaire.

– Évitez les sources de chaleur excessive : bains chauds, saunas, épilation à la cire chaude…

– Surélevez les pieds du lit de 8 à 10 cm. Dès que vous le pouvez, placez vos pieds plus haut que votre cœur.
– Changez de mode de contraception si la pilule accentue les jambes lourdes.

Les recommandations alimentaires

• **À privilégier.** La paroi des veines et des capillaires (petits vaisseaux) est sensible aux effets néfastes des radicaux libres. Il est donc conseillé de privilégier les aliments bien pourvus en antioxydants (fruits et légumes), à même de limiter les dommages causés par ces molécules. Un régime riche en fruits et légumes permet en outre de combattre la constipation, qui gêne le retour veineux.
Les antioxydants de la famille des flavonoïdes sont particulièrement indiqués. Certains médicaments prescrits contre l'insuffisance veineuse sont d'ailleurs des dérivés de flavonoïdes naturels. Ces antioxydants abondent dans les fruits, notamment sous forme d'anthocyanes dans les baies (cassis, mûres, myrtilles, framboises, groseilles) et le raisin noir, et sous forme d'hespéridine dans les agrumes. Les vitamines C (agrumes, persil...) et E (huile, jaune d'œuf, fruits oléagineux) sont également réputées pour leurs propriétés antioxydantes. Enfin, les oméga-3 (poissons gras, huile de colza, noix...) auraient des effets bénéfiques sur la circulation sanguine.
• **À éviter.** Les épices irritantes et l'abus l'alcool, de thé ou de café, qui favorisent la dilatation veineuse, sont à éviter, comme les excès de sel ou d'eau minérale sodique.

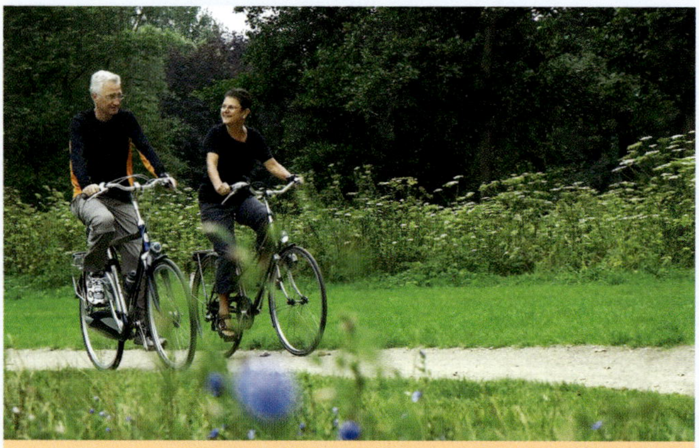

Le vélo, la course et la marche rapide sont excellents pour ceux qui ont des problèmes veineux : des mollets musclés facilitent le retour du sang vers le haut du corps.

Voyage et alimentation

- **Le mal des transports est moins intense si l'on mange un peu avant le départ.**
- **Une réhydratation abondante est essentielle en cas de diarrhée du voyageur.**
- **Dans les pays à risque, la conservation des aliments et l'eau potable sont les deux points à surveiller.**

Les voyages entraînent des désagréments mineurs, comme le mal des transports ou la diarrhée du voyageur, et un risque infectieux plus significatif pour ceux qui séjournent dans des pays à risque en dehors des structures touristiques.

Le mal des transports

Il est dû à une difficulté pour le cerveau d'harmoniser les informations contradictoires provenant en même temps du corps, des yeux et de l'oreille interne (responsable de l'équilibre). Il peut survenir en voiture, en avion (surtout au moment de turbulences), en bateau même par temps calme ainsi que dans le train. Il est favorisé par les vibrations, des odeurs, la chaleur, le stress, le jeûne.
Le mal des transports débute par une pâleur, des sueurs froides, une somnolence, puis apparaissent des nausées, des vomissements, un mal de tête, une sensation de vertige.
• **Que faire ?** Le médecin ou le pharmacien peuvent conseiller divers médicaments, que le conducteur d'un véhicule ne peut pas prendre car ils induisent tous une somnolence ; en outre, on souffre moins du mal des transports quand on conduit. Pendant le voyage, il est conseillé :
– de ne pas rester à jeun sans pour autant se surcharger (un repas léger, quelques gâteaux ou une barre énergétique sont préférables) ;
– de boire régulièrement, y compris des boissons légèrement sucrées, mais en évitant la caféine.

La diarrhée du voyageur

Cette diarrhée touche en moyenne 40 % des voyageurs, quel que soit le pays de destination, y compris les étrangers séjournant en France : le simple changement d'alimentation expose à des germes nouveaux, auxquels les autochtones sont habitués mais pas les voyageurs. Le plus souvent

bénigne, cette diarrhée peut être due à des bactéries de type colibacille ou à des virus transmis par des aliments souillés, par une eau non potable ou par des mains sales.
Les formes graves, surtout dues à des salmonelles ou à des amibes, ne se produisent que dans des conditions d'hygiène insuffisante, en dehors des structures touristiques ou hôtelières modernes.

• **Que faire ?** La prévention de la diarrhée du voyageur est difficile dans la mesure où ce trouble peut survenir en dehors de tout défaut d'hygiène. Par prudence, il est conseillé de se laver souvent les mains, de ne manger que des fruits pelés, de ne boire que des eaux ou boissons en bouteille fermée et d'éviter les crudités dans les pays où l'hygiène alimentaire est moins contrôlée.
En cas de diarrhée hydrique (selles aqueuses abondantes), le risque principal est la déshydratation. Il faut boire beaucoup pour compenser les pertes, en utilisant si possible des solutions de réhydratation salées-sucrées (vendues en pharmacie). Après 24 heures de diète, une reprise de l'alimentation peut être amorcée avec du riz bien cuit, puis des aliments sans fibres faciles à digérer.
Si la diarrhée persiste plus de 48 heures, il est prudent de consulter un médecin sur place ou de prendre l'antibiotique éventuellement prescrit avant le départ par le médecin traitant.

L'hygiène alimentaire

Les normes d'hygiène alimentaire sont désormais acquises dans presque toutes les structures hôtelières ou de restauration touristiques. On trouve d'ailleurs les mêmes chaînes de restauration rapide presque partout dans le monde, avec des variantes locales.
Seuls les voyages en dehors des sentiers battus présentent encore des risques, que les aventuriers connaissent généralement bien.
Outre les mesures de prévention contre la diarrhée, il est prudent de ne pas conserver ou transporter d'aliments frais à température ambiante. Mieux vaut faire confiance aux ressources locales et consommer des conserves ou des aliments à cuire (pâtes, riz).
À défaut de trouver de l'eau potable partout, il est possible d'utiliser des comprimés désinfectants achetés en pharmacie avant le départ.

La **sécurité** des aliments

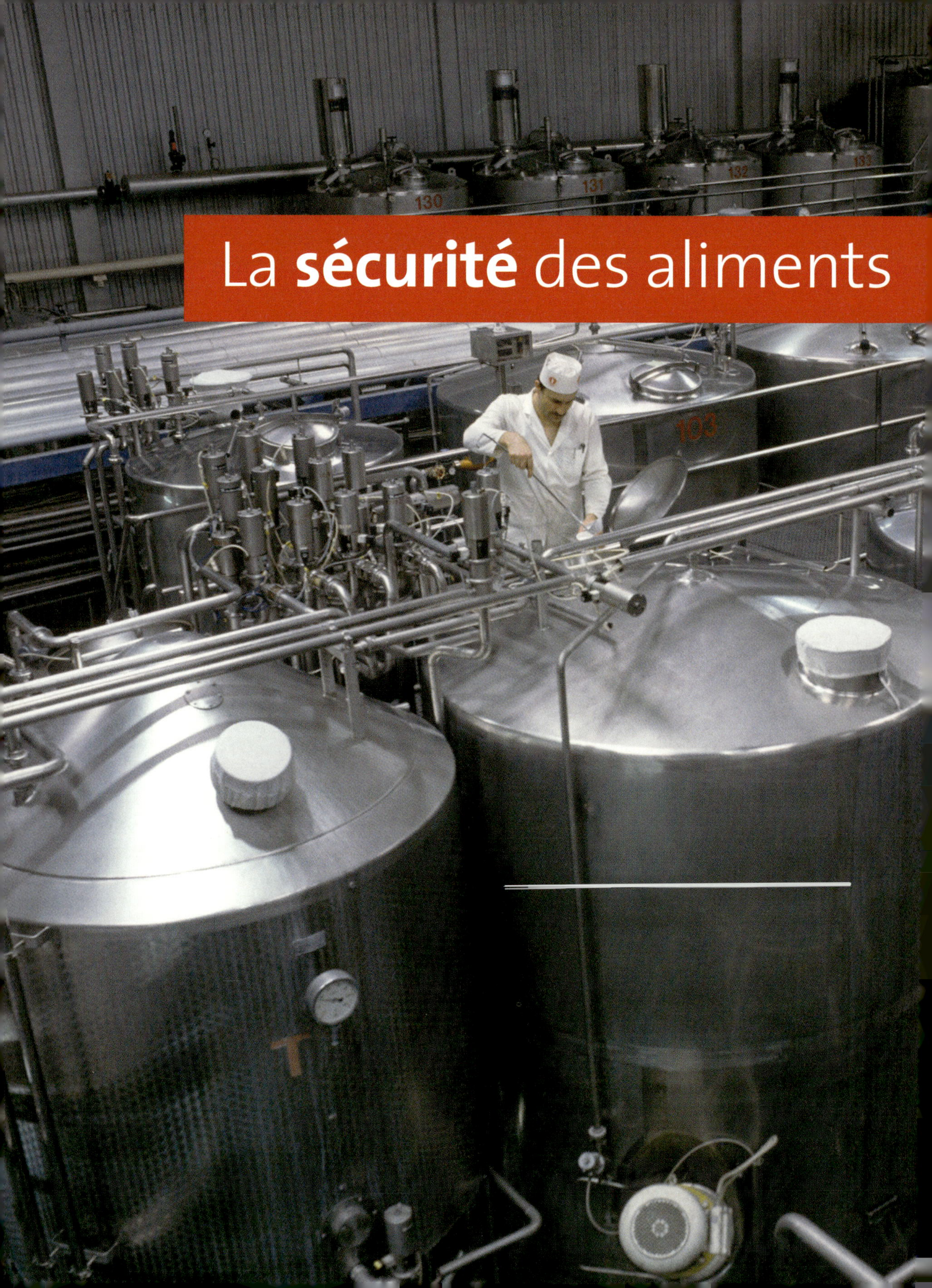

La sécurité sanitaire des aliments concerne l'absence de dangers (microbiologiques ou chimiques) dans les denrées alimentaires brutes ou transformées. Elle se distingue de la qualité nutritionnelle, qui, elle, a trait à la composition plus ou moins équilibrée de ce que nous mangeons.

L'énumération des risques, qui fait l'objet de la première partie de ce chapitre, permet de couvrir l'essentiel des préoccupations actuelles en matière de sécurité des aliments. Ce panorama peut paraître effrayant de prime abord, par simple « effet de liste », mais il convient de nuancer son importance : dans les pays développés, l'alimentation est globalement saine. Si les pesticides, les nitrates et les polluants de l'environnement sont potentiellement dangereux lorsqu'on les retrouve dans notre assiette, les vrais facteurs de risque pour notre santé sont ailleurs : obésité et déséquilibres pour ce qui est de l'alimentation, tabagisme et manque d'exercice physique pour ce qui relève de l'hygiène de vie en général.

Les mesures de sécurité et les contrôles alimentaires, présentés dans la deuxième partie de ce chapitre, sont désormais soumis à une organisation unique au niveau européen. Ces dispositifs de surveillance permettent dans la plupart des cas de prévenir les crises et d'assurer un bon niveau d'hygiène des aliments.

Les risques liés aux aliments

Les principaux risques sanitaires peuvent être classés en deux grands groupes selon leur nature.
– Les risques microbiologiques sont dus à la contamination des aliments par des bactéries, des virus, des parasites ou des toxines. La conséquence la plus courante est une toxi-infection alimentaire (comme la gastro-entérite), rarement grave dans les pays développés.
– Plus difficiles à observer et à évaluer, les risques chimiques sont dus à la présence de composés chimiques dans les aliments : polluants industriels ou domestiques, résidus agricoles, produits néoformés (apparaissant au cours du traitement des aliments). Ils n'ont pas les effets immédiats des contaminations microbiennes (sauf exposition massive), mais ils pourraient avoir des conséquences plus graves à long terme sur la santé (cancers, troubles du système nerveux…).
À noter : l'allergie alimentaire (voir pp. 291 et 400) est un risque de nature différente. Elle résulte d'une prédisposition individuelle et non d'un « défaut » de composition des aliments.

• **L'origine des risques.** Les substances indésirables peuvent être présentes dès le stade de la production : germes, toxines, résidus de pesticides, engrais ou médicaments, polluants présents dans l'eau, l'air et le sol.
Ensuite, chaque étape de la filière agro-alimentaire peut occasionner une contamination microbienne ou générer l'apparition de composés potentiellement toxiques (lors de la cuisson, de la conservation ou de l'emballage).

L'évaluation des risques

• **Danger et risque.** Le danger désigne la capacité d'induire un effet néfaste : c'est la « propriété » toxique intrinsèque d'un microbe, d'une toxine, d'une substance chimique… Le risque est une probabilité d'apparition de ce danger : un aliment qui renferme un composé dangereux peut ne devenir risqué pour la santé qu'à partir d'un certain niveau d'exposition (ou d'ingestion).

• **Les valeurs limites.** L'évaluation des risques consiste à définir ce niveau d'exposition limite. Selon les cas, le contaminant peut être tout bonnement interdit ou bien soumis à des valeurs limites intégrant un facteur de sécurité (les DJA, doses journalières admissibles, et les LMR, limites maximales de résidus, par exemple).

Les risques microbiologiques

Les toxi-infections alimentaires

Ces infections sont très courantes (voir p. 337), et une grande partie de la réglementation sur la sécurité des aliments les concerne. Les statistiques ne dénombrent qu'environ 8 000 cas par an, mais elles font état uniquement des toxi-infections alimentaires collectives (TIAC), infections qui touchent au moins deux personnes ayant partagé le même repas, obligatoirement déclarées par les médecins aux autorités sanitaires. Cette déclaration permet si nécessaire de mener une enquête sur la source de contamination et de mettre en place des mesures pour en limiter l'extension (retrait du produit incriminé notamment).

• **Les agents biologiques.** L'infection est due à la présence dans les aliments de micro-organismes (bactéries, virus, parasites) qui agissent directement ou par le biais de toxines (substances toxiques sécrétées par des micro-organismes). C'est par référence à ces toxines que l'on parle de « toxi-infections » alimentaires.
Le prion est un agent pathogène particulier. Il est à l'origine de l'encéphalopathie spongiforme bovine (ESB), qui peut se transmettre à l'homme et provoquer une forme de la maladie de Creutzfeldt-Jakob, gravissime et très rare. Les mesures sanitaires adoptées en Europe dans les années 1990 ont permis de maîtriser ce risque.

• **La prévention.** Elle repose essentiellement sur le respect des principes d'hygiène alimentaire par les professionnels aussi bien que par les consommateurs. L'objectif est autant d'éviter une contamination que de tuer les germes déjà présents (par la chaleur) ou d'empêcher leur prolifération (par le froid).
Des critères microbiologiques de concentration maximale tolérable sont définis pour chaque germe aux stades de la production et de la distribution. Pour la listéria (*Listeria monocytogenes*), par exemple, la concentration doit être nulle ou non détectable à la production (absence de germe dans 25 g d'aliments) et inférieure au seuil toléré de 100 germes par gramme en fin de chaîne de

distribution. Il appartient aux professionnels de veiller au respect de ces normes, sous le contrôle des services de l'État.

• **Les populations à risque.** Les femmes enceintes ou allaitantes, les jeunes enfants, les personnes âgées ou immunodéprimées sont plus exposés aux risques de complications. Les denrées les plus sensibles (viande crue, poisson cru ou fumé, coquillages, certains fromages au lait cru, préparations contenant des œufs crus...) sont à éviter.

Les œufs, produits fragiles

Les œufs sont les premiers responsables des salmonelloses (environ 50 % des toxi-infections alimentaires collectives). Ils peuvent être contaminés dès le début si la poule l'était déjà ou juste après la ponte, par le biais des fientes. La coquille constitue normalement une barrière contre les germes, mais l'humidité, les fêlures ou les chocs thermiques (changements rapides de température) peuvent la fragiliser et laisser passer des salmonelles, qui vont alors se multiplier dans le jaune (de quelques unités à 1 milliard voire plus en 24 heures). Dans les produits à base d'œufs, la contamination peut se faire au moment où on casse les œufs, par contact avec la surface de la coquille.

Ces risques expliquent les recommandations particulières qui s'appliquent aux œufs (voir p. 181) et l'usage fréquent d'ovoproduits (poudres ou liquides à base d'œufs) à la place des œufs en coquille dans l'industrie agro-alimentaire et la restauration collective.

Les autres contaminants naturels

• **Les mycotoxines.** Ce sont des toxines produites par des moisissures (champignons microscopiques) qui peuvent se développer sur des végétaux (céréales, arachides, fruits oléagineux à coque, fruits séchés...) avant ou après la récolte, au cours du stockage ou pendant le transport.

Elles sont résistantes à la chaleur, et on les retrouve dans les denrées traitées ou transformées (riz, pain, bière, jus de fruits, épices, café, cacao...), ainsi que sous forme de résidus dans le lait et les produits laitiers des animaux ayant consommé des aliments contaminés.

Certaines mycotoxines (aflatoxine B1, patulines, ochratoxine A, fumonisines) sont dangereuses pour la santé. Les intoxications aiguës sont rares en Europe, mais une exposition chronique même à faible dose pourrait avoir des effets délétères (toxicité pour le foie, les reins, les systèmes nerveux, immunitaire et hormonal, notamment).

Ce risque n'est pas nouveau. L'ergotisme, dû à un champignon parasite du seigle (ergot de seigle), est connu depuis le Moyen Âge. Mais ces contaminants naturels sont plus étudiés aujourd'hui et pourraient devenir plus présents dans notre environnement sous l'influence de plusieurs facteurs : culture intensive, mauvaises conditions de stockage (durée trop longue, ventilation insuffisante, humidité), production de biocarburants (les « déchets » de cette industrie, vendus pour l'alimentation animale, seraient plus concentrés en mycotoxines), évolution du climat (chaleur, humidité, écarts de température).

La prévention repose à la fois sur l'amélioration des pratiques agricoles (récolte par temps sec, séchage soigneux, stockage dans des entrepôts frais, secs et ventilés...) et sur la fixation de limites maximales tolérables dans les denrées animales et humaines. Certains groupes de mycotoxines (aflatoxines, par exemple) sont déjà réglementés, et des recherches sont menées pour mieux comprendre les facteurs écologiques qui favorisent l'apparition de moisissures, apprécier les risques et déterminer les moyens de s'en prémunir.

• **Les toxines marines.** Les algues microscopiques et le plancton (micro-organismes marins végétaux ou animaux) synthétisent des toxines qui peuvent s'accumuler dans les poissons ou les coquillages (moules, coquilles Saint-Jacques, palourdes, huîtres...) sans affecter leur goût ni leur odeur. Leur prolifération sur les littoraux serait liée à la présence de nitrates dans les eaux côtières, à la dispersion d'algues nuisibles d'un endroit à un autre du globe par les eaux de ballast (remplissage et vidange d'eau par les bateaux) et aux changements climatiques (vent, ensoleillement, salinité) favorisant leur croissance.

Les intoxications sont le plus souvent à l'origine de gastro-entérites, mais des troubles graves (paralysie, amnésie), très rares en France, sont possibles avec certaines toxines.

Les zones de production conchylicole (d'élevage des coquillages) sont surveillées par le réseau Rephy (réseau de surveillance du phytoplancton et des phycotoxines), dépendant de l'Ifremer (Institut français de recherche pour l'exploitation de la mer). Des tests sont régulièrement effectués sur l'eau et les coquillages : ils peuvent mener à la fermeture de bassins et à des interdictions de mise sur le marché. Les produits déjà en vente font l'objet de plans de surveillance et de contrôle, et les importations sont réglementées.

• **L'histamine.** Cette molécule est synthétisée chez l'homme et chez l'animal à partir d'un acide aminé (composant des protéines) appelé histidine. Elle joue un rôle physiologique utile, mais un excès d'origine alimentaire peut provoquer des troubles proches de ceux d'une allergie chez des personnes prédisposées : éruption cutanée, démangeaisons, puis mal de tête et, éventuellement, diarrhée et vomissements.
Certains aliments sont naturellement riches en histamine (chocolat, vin, bière, choucroute, fromage...) ou renferment des substances qui stimulent la libération d'histamine par l'organisme (fraises, ananas, arachides...). Mais l'aliment le plus souvent en cause dans ces intoxications est le poisson. Certaines espèces (thon, maquereau, sardine, anchois, espadon...) peuvent libérer de fortes quantités d'histamine sous l'influence de bactéries qui se développent après la pêche lorsque les conditions de conservation laissent à désirer (congélation inadéquate, rupture de la chaîne du froid). La prolifération de ces germes permet la conversion d'histidine en histamine. La prévention repose donc sur le respect des normes d'hygiène, et la réglementation européenne fixe des limites de concentration en histamine à ne pas dépasser dans les produits de la pêche.

Les poissons, fragiles mais bénéfiques

Par leur composition (graisses insaturées qui rancissent facilement, chair peu acide et riche en eau favorable au développement bactérien...), le poisson, les crustacés et les coquillages sont des aliments fragiles, plus altérables que la viande.
En filtrant l'eau de mer, les coquillages peuvent retenir des particules toxiques (virus, bactéries, toxines, polluants...). Les poissons prédateurs sauvages du haut de la chaîne alimentaire, comme le thon, l'espadon ou la raie, accumulent les polluants présents dans leurs proies, notamment le mercure (méthylmercure). Certains poissons sont infestés de parasites, d'autres libèrent de l'histamine lorsqu'ils sont mal conservés...
Pourtant, hormis certaines restrictions conseillées chez la femme enceinte ou allaitante et le jeune enfant (voir p. 212), la consommation de poisson reste recommandée deux ou trois fois par semaine pour ses atouts nutritionnels, notamment ses apports en acides gras oméga-3, bénéfiques pour le système cardio-vasculaire.
L'intérêt nutritionnel est donc jugé supérieur aux risques sanitaires, surtout si l'on varie les espèces pour ne pas s'exposer de façon répétée à une même source de polluant.

Les risques chimiques

La pollution environnementale

• **Les dioxines.** Ce sont des résidus de la combustion de produits contenant du chlore. La métallurgie et surtout l'incinération des déchets sont les deux sources les plus importantes de dioxines. Les émissions décroissent depuis une vingtaine d'années grâce aux améliorations apportées aux procédés de fabrication et aux nouvelles générations d'incinérateurs (filtres, haute température). Cependant, ces substances sont particulièrement stables (ce sont des polluants organiques persistants, POP) et ont tendance à s'accumuler dans les tissus graisseux tout au long de la chaîne alimentaire, jusqu'à l'homme. La contamination se fait essentiellement par voie alimentaire, par les matières grasses des poissons, des crustacés, de la viande, des œufs et du lait, y compris maternel.
Les dioxines sont des substances dangereuses. Elles sont cancérigènes à forte dose (dioxine de Seveso) et seraient toxiques pour de nombreuses fonctions organiques (immunité, reproduction, systèmes nerveux et hormonal...). Les nouveau-nés, exposés par le sang maternel (in utero) et par l'allaitement, sont particulièrement sensibles aux effets endocriniens (hormonaux) des dioxines.
En Europe, où des limites maximales de dioxines dans les aliments ont été définies, les systèmes de surveillance et les dispositifs d'alerte permettent de détecter des aliments contaminés (poulets et œufs belges en 1999, lait néerlandais en 2004, porc irlandais en 2008...). L'exposition en France semble en moyenne conforme aux doses tolérables. Il reste, cependant, que les conséquences d'une exposition chronique même à faible dose sont difficiles à appréhender.
• **Les hydrocarbures aromatiques polycycliques (HAP).** Ces polluants organiques persistants se forment lors des phénomènes de combustion (transport, chauffage, incinération des déchets, fumée de cigarette...). Ils sont pour la plupart considérés comme des substances potentiellement cancérigènes. Présents dans l'air, la terre et l'eau, ils se déposent sur les aliments et se transmettent tout au long de la chaîne alimentaire.
Une directive européenne de 2004 a fixé un objectif de réduction des émissions de HAP (et de certains métaux lourds) à l'horizon 2012. Des teneurs maximales en HAP ont été fixées pour certains

groupes d'aliments (huiles et graisses, préparations pour nourrissons, produits de la mer, viande et poisson fumés en raison du mode de contamination par le fumage).

Les POP

Le terme polluants organiques persistants est utilisé pour qualifier les produits chimiques qui résistent aux dégradations biologiques naturelles : ils persistent dans l'environnement et s'accumulent dans les tissus des organismes vivants à chaque étape de la chaîne alimentaire.

• **Les polychlorobiphényles (PCB).** Ces composants industriels aussi appelés pyralènes ont été utilisés dans les isolants électriques, les lubrifiants, les encres et les peintures, notamment. Ils sont interdits en France depuis 1987. Cependant, comme les dioxines, ce sont des polluants organiques persistants qui se sont accumulés dans les sols et les sédiments des cours d'eau et des mers, et se concentrent encore tout au long de la chaîne alimentaire en se fixant sur les tissus gras des animaux (poissons et coquillages surtout).

Certains PCB (les PCB « dioxin-like ») ont des effets comparables à ceux des dioxines et sont dorénavant assimilés à ces polluants dans les évaluations d'exposition des consommateurs. En France, les seuils sanitaires établis au niveau européen peuvent être dépassés dans certaines zones de pêche : un plan national d'action sur les PCB (2008-2010) devrait permettre de mieux gérer les rejets et la décontamination progressive, de renforcer les contrôles et d'appliquer des mesures de prévention.

• **Les métaux lourds.** Le mercure, le cadmium et le plomb sont des composants naturels de la croûte terrestre. Mais leur présence dans l'eau et dans les sols provient aussi largement des activités humaines : rejets industriels, gaz d'échappement avant l'essence sans plomb, canalisations d'eau et peintures anciennes, destruction sans précaution d'objets contenant des métaux lourds... Ces trois métaux font l'objet de plans de surveillance et de contrôle, et la toxicité neurologique du mercure (de l'un de ses dérivés, le méthylmercure) est particulièrement étudiée. Les teneurs élevées constatées dans la chair de certains poissons (espadon, marlin, siki) ont conduit l'Afssa (Agence française de sécurité sanitaire des aliments) à émettre des recommandations à l'attention des populations les plus fragiles : femmes enceintes ou allaitantes (à cause de la transmission au fœtus ou au nourrisson allaité) et jeunes enfants (voir p. 212).

• **Les polluants radioactifs.** Des limitations sont imposées aux rejets gazeux ou liquides issus des centrales nucléaires, et des analyses de radioactivité sont régulièrement effectuées autour des centrales. Le risque de pollution radioactive est essentiellement dû aux accidents, le plus emblématique étant celui de Tchernobyl (le 26 avril 1986), dont les retombées font l'objet d'un plan de contrôle annuel depuis 1987. La réglementation spécifique qui s'applique aux importations de champignons provenant de certains pays de l'Est est un autre exemple de la surveillance des contaminations post-Tchernobyl.

Minamata : un empoisonnement au mercure

À partir de 1932, une usine pétrochimique de Minamata, au Japon, a rejeté régulièrement dans la mer d'infimes quantités de mercure. Ce polluant s'est concentré lentement tout au long de la chaîne alimentaire, atteignant dans les poissons et les coquillages jusqu'à 10 000 fois la concentration relevée dans l'eau. Les premiers signes d'intoxication ont été signalés chez les pêcheurs locaux en 1949, soit 17 ans plus tard. Il a fallu encore 10 ans pour identifier et confirmer la responsabilité du mercure.

Cette contamination au mercure, qui illustre à la fois la rémanence de certains polluants et leur accumulation progressive dans l'organisme, a fait plus de 1 400 morts dans la seule baie de Minamata et plus de 12 000 victimes reconnues, sans compter les dossiers encore en attente.

Les polluants de l'agriculture

• **Les pesticides.** Ils s'attaquent aux insectes (insecticides), aux mauvaises herbes (herbicides) et aux champignons parasites (fongicides) qui provoquent des dégâts dans les cultures. Leurs effets toxiques sont surtout étudiés chez les agriculteurs et leurs familles, directement exposés à des intoxications aiguës ou chroniques par inhalation ou par contact. Pour ce groupe à risque, les pesticides sont fortement suspectés de favoriser certains cancers, des troubles neurologiques (dont la maladie de Parkinson) et des problèmes de fertilité.

Dans la population générale, les conséquences de l'exposition chronique aux résidus de pesticides présents dans les aliments et l'eau sont difficiles à évaluer. Pour les instances nationales et internationales en charge des risques alimentaires, les pesticides ne présentent pas de risque quantifiable compte tenu de la faible exposition. Mais certains scientifiques estiment que, même aux doses jugées acceptables, des produits toxiques pour les plantes et les animaux ont nécessairement un impact sur la santé humaine. L'usage des pesticides est encadré par une réglementation encore imparfaite mais qui s'affine au fil des années, et des mesures individuelles permettent de réduire la quantité de résidus ingérés (voir encadré « Les bons choix », page ci-contre).

– La mise sur le marché des nouveaux pesticides est soumise à une procédure d'homologation qui comprend des études d'impact sur l'homme et sur l'environnement. Cette procédure a une limite : elle n'évalue pas la toxicité de plusieurs molécules ingérées simultanément (« effet cocktail »).

– Les agriculteurs sont tenus de se conformer aux modes d'emploi des pesticides, de ne recourir qu'à des mélanges autorisés et de respecter un délai de sécurité entre le traitement et la récolte. Les pratiques qui modèrent le recours aux pesticides (variétés résistantes nécessitant peu de pesticides, rotation des cultures, lutte biologique avec des prédateurs pour éliminer les ravageurs…) ou leur diffusion dans l'environnement (pulvérisations ciblées, espace non traité entre les champs et les cours d'eau) sont encouragées par le biais de formations professionnelles et d'incitations financières.

– Des limites maximales de résidus (LMR) sont fixées aux niveaux européen et international pour chaque végétal et chaque type de pesticide. Un plan de surveillance des pesticides est mis en œuvre chaque année par les services de l'État pour s'assurer du respect des LMR dans les fruits et légumes. En 2007, la DGCCRF (Direction générale de la concurrence, de la consommation et de la répression des fraudes) a relevé 7,6 % de non-conformité sur les 3 742 échantillons de fruits et légumes analysés selon le plan de surveillance des pesticides.

• **Les nitrates.** Naturellement présents dans les sols, les nitrates sont aussi utilisés comme engrais. On les retrouve donc sous forme de résidus dans les végétaux (légumes surtout) et l'eau (les nitrates font partie des paramètres contrôlés dans l'eau potable). Les nitrates ne sont pas directement toxiques, mais ils peuvent se transformer en nitrites dans l'aliment (mauvaise conservation) ou après consommation, lors de la digestion, sous l'influence de bactéries. Au contact de certains composants des protéines (amines), les nitrites peuvent ensuite se convertir en nitrosamines qui, elles, sont des facteurs de risque des cancers digestifs.

À noter : les nitrates et nitrites sont également utilisés comme conservateurs (E249 à E252) dans des produits charcutiers, et le tabac est une source significative de nitrosamines.

La réglementation européenne va dans le sens d'une réduction des nitrates dans l'eau de surface et dans les aliments.

– Des codes de bonnes pratiques sont recommandés aux agriculteurs pour limiter l'usage de ces fertilisants et leur diffusion dans l'eau.

– Des teneurs maximales sont définies pour les végétaux qui concentrent le plus les nitrates (laitues et épinards notamment) et les aliments destinés aux jeunes enfants en raison d'une sensibilité particulière aux nitrites.

– L'emploi de conservateurs à base de nitrates et de nitrites est limité dans l'industrie agro-alimentaire (produits charcutiers et salaisons).

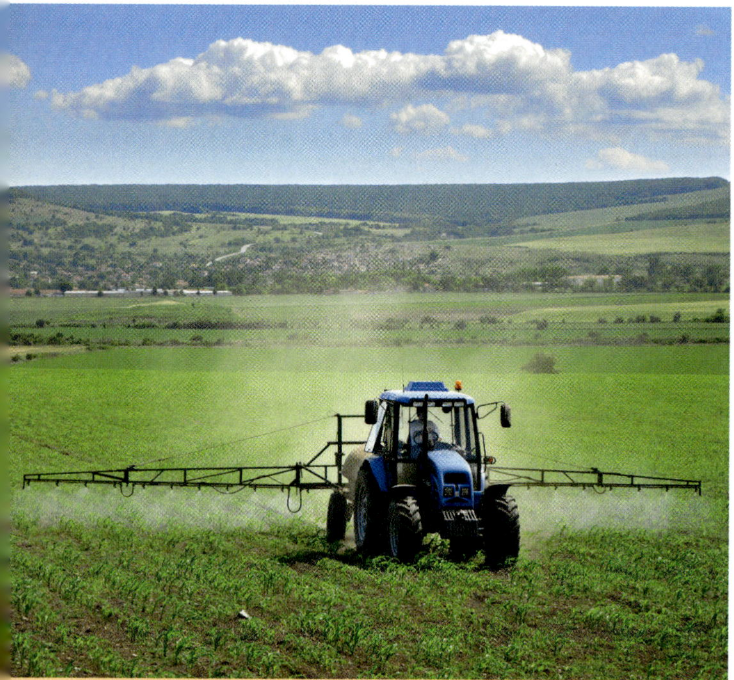

Les techniques d'épandage d'engrais ou de pesticides font l'objet de recherches dont l'objectif est de concilier productivité agricole et moindre impact sur l'environnement.

Les bons choix

En dépit des pesticides et des nitrates, la consommation de fruits et légumes reste fortement recommandée pour ses bienfaits pour la santé. À titre individuel, chacun peut agir pour diminuer la quantité de substances chimiques ingérées.

– Privilégiez les fruits et légumes issus de l'agriculture bio, dont le cahier des charges interdit l'usage de pesticides chimiques.

– Lavez soigneusement les fruits et légumes sous l'eau courante. Nettoyez aussi les produits de type salade en sachet ou barquette.

– Évitez les produits ayant subi un traitement après récolte (si l'information est précisée).

• **Les résidus de médicaments.** Les traitements vétérinaires les plus utilisés sont les antibiotiques, les antiparasitaires et les tranquillisants (avant un transport, par exemple). Ceux qui sont à base d'hormones sont interdits dans les pays de l'Union européenne.

Les autorisations de mise sur le marché prévoient des limites maximales de résidus considérées comme sans impact sur la santé. Des délais d'attente sont obligatoires entre l'administration de la plupart des médicaments et l'abattage afin que la substance ait disparu de l'organisme de l'animal. De même, le lait issu de vaches laitières ayant reçu un traitement ne doit pas être commercialisé pendant plusieurs jours.

Plus que la présence de résidus médicamenteux dans nos aliments, c'est le développement de la résistance des bactéries aux antibiotiques qui pose problème par ses conséquences en médecine humaine (inefficacité des antibiotiques).

À noter : les cahiers des charges des élevages bio et Label rouge encadrent strictement l'emploi de médicaments, les antibiotiques étant réservés à un usage thérapeutique (et non préventif ou comme facteur de croissance).

La DJA

La DJA (dose journalière admissible) ou DJT (dose journalière tolérable) correspond à la quantité de produit (additif, pesticide...) que l'on peut consommer toute sa vie sans subir de préjudice quantifiable. Elle est calculée à partir de la DJA d'animaux à laquelle on applique un facteur de sécurité (en général 100) pour tenir compte des incertitudes (passage de l'animal à l'homme, variations de sensibilité entre individus). Elle s'exprime par kilo de poids corporel.

Le cas des OGM

• **Qu'est-ce que c'est ?** La sélection des variétés, les croisements ou les greffes permettent depuis longtemps d'améliorer les rendements agricoles ou de produire des végétaux plus aptes à la commercialisation de masse (aspect, conservation). Dans les organismes génétiquement modifiés, cette sélection se fait de façon beaucoup plus précise, en transférant directement des gènes d'une espèce ou d'une variété à une autre pour obtenir des végétaux plus résistants aux maladies ou aux insectes, tolérants à des herbicides, capables de pousser dans des conditions de sécheresse ou de salinité normalement rédhibitoires... Cette technique concerne aujourd'hui essentiellement le soja, le maïs, le coton et le colza.

• **Des procédures d'autorisation.** Des études sont menées pour chaque type de plante transgénique en vue de déterminer les risques éventuels pour la santé (allergie, ingestion d'insecticides ou de pesticides présents dans la plante, par exemple) et de mesurer l'impact éventuel d'une dissémination de ces cultures inédites sur la biodiversité (faune et flore « naturelles »). Ces évaluations très progressives se font pour chaque type d'OGM avant toute autorisation de mise sur le marché, qu'il s'agisse de culture ou de produit (brut ou transformé) renfermant des végétaux OGM. Certains scientifiques contestent la validité de ces observations, arguant, par exemple, que les études toxicologiques ne durent pas assez longtemps ou que les méthodologies mises en œuvre ne permettent pas de conclure de façon certaine.

• **Le principe de précaution.** À ce jour, une seule culture de variété transgénique est possible en Europe (maïs MON 810 résistant à un insecte ravageur), mais elle est encore interdite en France en raison d'une clause de sauvegarde. Une instance d'expertise, le Haut Conseil des biotechnologies (HCB), a été créée en France pour assumer la tâche ardue de déterminer les risques et les bénéfices des OGM.

• **Le principe de transparence.** Si les cultures d'OGM sont encore marginales en Europe, des aliments bruts ou transformés avec OGM sont commercialisés pour l'alimentation animale (maïs, soja) et humaine (maïs doux, farines, huiles, semoule, céréales du petit déjeuner, additifs, sirop de glucose...). Le principe de transparence guide la réglementation européenne en matière de sécurité des aliments : chaque consommateur doit avoir la possibilité de choisir librement

de consommer avec ou sans OGM. De ce droit à l'information découlent deux obligations pour les professionnels de la filière agro-alimentaire : la traçabilité des aliments « de la semence à la fourchette » (voir p. 392) et l'étiquetage des denrées contenant des matières premières génétiquement modifiées.
Aujourd'hui, seules les denrées contenant plus de 0,9 % d'ADN transgénique dans un de leurs ingrédients doivent être étiquetées « avec OGM ». En deçà, on considère qu'il peut s'agir d'une contamination fortuite, dans la mesure où l'opérateur démontre qu'il a pris toutes les mesures nécessaires pour éviter les OGM ou leurs dérivés. De plus, l'obligation d'étiquetage ne s'applique pas à la viande, aux œufs ou au lait issus d'animaux nourris avec des aliments génétiquement modifiés. Cet étiquetage jugé imparfait devrait évoluer, le HCB ayant recommandé de créer une mention « sans OGM » pour les produits n'en contenant pas plus de 0,1 % (niveau de tolérance le plus bas techniquement quantifiable) et d'autoriser un affichage « nourri sans aliments OGM » pour les aliments d'origine animale.

La transformation des aliments

Les produits néoformés sont des substances qui ne sont pas présentes dans l'aliment, qui ne sont pas non plus ajoutées intentionnellement, mais qui se forment à cause de certains procédés de fabrication ou de conservation, ou d'un contact entre la denrée et son emballage.

• **Les procédés de cuisson.**

– Les hydrocarbures aromatiques polycycliques (HAP) sont des composés potentiellement cancérigènes présents dans l'environnement, mais qui peuvent aussi se former lors de la préparation des aliments, dans l'industrie agro-alimentaire ou chez soi. Ils apparaissent notamment lorsque des graisses animales (viande, poisson) sont cuites au contact d'une flamme ou de fumée (barbecue, fumage). Les procédés de séchage direct par des gaz de combustion sont également susceptibles de générer l'apparition de HAP (produits à base de céréales, huiles végétales, via le séchage des graines).

– Les amines hétérocycliques sont d'autres composés potentiellement cancérigènes qui apparaissent lorsque la viande (ou le poisson) est cuite à très haute température (friture, grillade).

La législation sur les procédés de fumage, la fixation de teneurs maximales en HAP (benzopyrène) pour certains groupes d'aliments (viande, poisson, fruits de mer, huiles, aliments pour nourrissons), ainsi que l'application par les professionnels des guides de bonnes pratiques d'hygiène (GBPH, voir p. 393) visent à réduire le risque.
À titre individuel, il est conseillé de limiter les cuissons à risque et de prendre certaines précautions : utiliser un barbecue électrique ou vertical (pour éviter le contact direct des flammes), respecter les consignes d'utilisation, y compris pour les allume-feu, retourner les grillades régulièrement, bien ventiler la pièce (pour ne pas inhaler les composés toxiques), ne pas consommer les parties carbonisées.

– L'acrylamide est un autre composé potentiellement cancérigène qui se forme durant la cuisson (friture, four) de certains aliments riches en amidon (frites, chips, biscuits, viennoiseries...). Des recherches sont entreprises pour réduire les niveaux d'acrylamide dans les aliments transformés (changement de méthodes de production, sélection de variétés de pommes de terre ou de céréales générant moins d'acrylamide à la cuisson...). La présence de ce contaminant étant très variable d'un aliment à un autre, y compris au sein d'une même gamme de produits, l'Afssa n'émet pas de recommandation particulière sur le choix ou le mode de cuisson, mais rappelle deux règles essentielles à l'équilibre alimentaire : la diversité, avec une part importante de fruits et légumes, et la modération des aliments gras et frits.

• **La conservation par ionisation.** Dans cette technique, les aliments sont exposés à l'action de rayons gamma, de rayons X ou d'électrons

Les additifs

Les colorants, conservateurs, édulcorants et autres additifs peuvent avoir des effets sur la santé. Le risque allergique est souvent évoqué, mais d'autres troubles sont possibles et certains additifs sont considérés comme potentiellement cancérigènes (voir p. 87).
La réglementation européenne encadre le choix comme l'usage des additifs par les industriels. Une liste indique ceux qui sont autorisés, des tests toxicologiques permettent de déterminer des doses journalières admissibles (DJA) pour chaque substance et d'en déduire des doses maximales d'incorporation par famille de produits en fonction des habitudes de consommation (fréquence, portions). Une limite cependant : les conséquences éventuelles du cumul de tous les additifs que nous ingérons ne sont pas évaluées.

provenant d'un accélérateur de particules (mais ils ne deviennent pas radioactifs dans ce procédé). Le premier objectif est de stériliser les denrées (éliminer les microbes), mais le traitement a aussi pour effet de ralentir le processus de maturation (mûrissement des fruits, germination des pommes de terre ou des oignons). Ce mode de conservation n'est autorisé en France que pour une liste d'aliments définis (épices, herbes déshydratées, oignons, fruits et légumes secs, viande de volaille, crevettes surgelées...).

Certaines études suggèrent que l'ionisation pourrait avoir des effets nocifs en modifiant la composition des aliments (formation de radicaux libres) ou en créant de nouvelles molécules toxiques (les alkylcyclobutanones). Les instances officielles, dont l'OMS (Organisation mondiale de la santé), estiment quant à elles que cette technique, telle qu'elle est appliquée aujourd'hui, est sans danger. L'étiquetage obligatoire des denrées conservées par ionisation permet aux consommateurs de faire leur choix librement.

• **L'emballage des aliments.** De nombreux produits et matériaux sont au contact des aliments et des boissons tout au long de leur cycle de fabrication : détergents, désinfectants ou solvants utilisés pour nettoyer les chaînes de production ou traiter les aliments, réservoirs de stockage et, surtout, emballages. Les matériaux d'emballage (plastique, encre, vernis, verre, colle, aluminium, étain, caoutchouc...) ne sont pas toujours inertes vis-à-vis des aliments. Avec le temps ou sous l'influence de facteurs comme la température (plats emballés directement chauffés), la composition du produit (lipides, sel...) ou sa plus ou moins grande acidité, certains constituants de l'emballage peuvent migrer dans l'aliment, dénaturer son goût ou générer un risque pour la santé.

Les législations européenne et nationale encadrent l'usage de ces matériaux, notamment des matières plastiques, mais les évaluations de compatibilité emballage-aliment sont délicates et complexes à mener. L'alerte sur la toxicité hormonale du bisphénol A, une substance chimique présente dans certains biberons, récipients en plastique pour micro-ondes ou boîtes de conserve, est un exemple de la découverte progressive de cette source de contamination.

À noter : pour limiter la migration de substances toxiques dans les aliments, évitez de les chauffer dans des sachets, des récipients en plastique (micro-ondes), des boîtes de conserve (bain-marie) ou avec du film plastique étirable.

Les phtalates, largement employés comme plastifiants dans notre environnement, sont également considérés comme des perturbateurs endocriniens. Ils pourraient avoir un lien avec la baisse de qualité du sperme observée depuis plusieurs décennies et avec l'augmentation de fréquence du cancer des testicules. Leur utilisation dans les emballages alimentaires est réduite en Europe (mais pas interdite à ce jour). En France, les films alimentaires (souvent préconisés à la place de l'aluminium) sont normalement sans phtalates.

L'évaluation des risques chimiques

Pour chaque substance ou résidu, les études de toxicité fixent des valeurs limites d'exposition, des doses journalières admissibles ou tolérables par individu et des quantités maximales autorisées (limites maximales de résidus, par exemple) dans les aliments. Ces outils servent de repères lors des analyses effectuées par les entreprises elles-mêmes (autocontrôles) ou par les services de l'État dans le cadre des plans de surveillance et de contrôle.

Dans cette perspective, le respect des limites est une garantie satisfaisante, et les problèmes sont essentiellement dus aux contrevenants et à l'insuffisance des contrôles (que l'on peut comprendre, compte tenu du nombre de substances chimiques à vérifier !) ou des sanctions (souvent de simples rappels à la réglementation).

Mais ces critères ont des limites.

– La fixation de seuils de toxicité ou d'innocuité est périlleuse, car l'appréciation des risques à long terme est par nature complexe et difficilement transposable de l'animal à l'homme.

– Ces seuils ne tiennent pas compte actuellement des effets cumulatifs et combinés des différentes substances ingérées (« effet cocktail »).

– Le respect des limites indique qu'un produit est conforme à la législation, il garantit son innocuité en l'état actuel des connaissances scientifiques, mais il n'implique pas forcément l'absence absolue de risque pour la santé.

– Le principe de dose-seuil est remis en cause pour l'exposition à certains toxiques comme les aflatoxines, et de nombreux experts soulignent que les risques à l'égard du groupe le plus sensible, les nourrissons (et les fœtus), sont souvent insuffisamment pris en compte.

À noter : des travaux sont menés par l'AESA (Autorité européenne de sécurité des aliments) pour définir une méthode d'évaluation des risques cumulés.

Les mesures de sécurité et les contrôles

Tous les pays de l'Union européenne sont soumis aux mêmes obligations en matière de sécurité des aliments. La réglementation s'appuie sur un ensemble de directives regroupées sous le terme de « paquet hygiène » (axées sur les risques microbiologiques) et sur des textes communautaires imposant des teneurs maximales en contaminants chimiques dans les denrées alimentaires.
La qualité de l'alimentation repose sur les professionnels, responsables des produits qu'ils mettent sur le marché, sur les services de l'État, chargés du respect de la réglementation, et, en bout de chaîne, sur les consommateurs eux-mêmes pour ce qui est de l'hygiène domestique des aliments.

Du côté des professionnels

Les professionnels sont responsables

La réglementation du « paquet hygiène » concerne tous les acteurs de la filière alimentaire : éleveurs, agriculteurs, industriels, producteurs d'aliments pour animaux, sociétés de transport, d'entreposage ou de conditionnement d'aliments, distributeurs et restaurateurs. Seule la fourniture directe de produits primaires en petites quantités à des détaillants locaux y échappe.
L'un des principes majeurs qui guident l'organisation de l'hygiène des aliments en Europe est la responsabilité des professionnels : le règlement impose une obligation de résultat et non de moyens. C'est aux professionnels d'écarter les risques sanitaires de leurs produits. Une obligation de moyens les engagerait seulement à mettre en œuvre toutes les mesures nécessaires pour parvenir au résultat escompté.
De ce principe de responsabilité découlent les trois grands outils de prévention et de maîtrise des risques :
– la traçabilité ;
– le suivi des règles formulées dans des documents appelés guides de bonnes pratiques d'hygiène ;
– une démarche d'autocontrôle intelligent grâce à la méthode HACCP (Hazard Analysis Critical Control Point, ou analyse des dangers et de la maîtrise des points critiques).

La traçabilité

Ce système d'informations permet de reconstituer l'historique d'un aliment : sa provenance, les étapes de sa fabrication, de sa transformation et de sa distribution jusqu'au point de vente final (un commerce de détail, un restaurateur). Adoptée par la filière bovine dans les années 1990 (« viande bovine française ») en réaction à la crise de la vache folle (encéphalopathie spongiforme bovine) et à la demande, notamment, de l'UFC-Que Choisir, la traçabilité est devenue en 2005 une obligation pour toutes les denrées commercialisées en Europe, y compris les aliments pour animaux. Elle permet de retrouver à toutes les étapes de la filière les fournisseurs qui ont contribué à la fabrication d'un produit et les clients qui ont acheté ce produit. Cette transparence est un outil primordial pour réagir rapidement et de manière ciblée en cas de problème sanitaire.
– Un professionnel qui identifie un risque au sein de son entreprise peut localiser tous les lots déjà vendus et les rappeler si nécessaire.
– Si un problème est détecté en bout de chaîne, la traçabilité permet de rechercher la source du défaut (l'élevage d'origine, par exemple) et de prendre des mesures appropriées.
À noter : un importateur de pays tiers (hors Union européenne) doit pouvoir fournir les coordonnées de son ou de ses fournisseurs, mais ces derniers ne sont pas tenus à l'obligation de traçabilité.
• **L'exemple du traçage bovin.** Les bovins portent à l'oreille une boucle sur laquelle figure un numéro d'identification à 10 chiffres. Ce numéro est repris sur un passeport consignant une multitude d'informations (pays d'origine, race, date de naissance, transferts...), document qui accompagne l'animal jusqu'à l'abattoir avec une attestation sanitaire. Un numéro d'abattage (relié au numéro d'identification) est apposé sur les carcasses et les découpes, et reporté sur les factures destinées aux clients (boucherie, restaurant, entreprise de transformation ou de conditionnement...).

À noter : un système européen appelé TRACES (TRAde Control and Expert System) a été mis en place en 2005 pour assurer la traçabilité des animaux vivants circulant d'un pays à un autre de l'Union (y compris ceux qui proviennent de pays tiers). En cas de maladie infectieuse, cette base de données centralisées permet de retrouver tous les animaux possiblement contaminés.

Les plats témoins

Les professionnels de la restauration collective (cantines scolaires et d'entreprises, restauration hospitalière...) doivent garder au frais pendant 5 jours des échantillons témoins (50 à 100 g) des plats qu'ils ont servis. L'objectif est de retrouver si nécessaire l'origine d'une toxi-infection alimentaire collective (TIAC).

Les guides de bonnes pratiques d'hygiène (GBPH)

Le règlement européen décrit les grandes règles d'hygiène à respecter. Mais, pour être au plus près des caractéristiques de chaque métier, il encourage chaque branche (les fédérations) à élaborer des guides spécifiques, les GBPH, qui sont validés par les autorités compétentes, puis mis à la disposition des professionnels. Il existe ainsi des guides sur les poissons fumés, salés et/ou marinés, sur les métiers de boucher, de traiteur ou de restaurateur, sur la gestion des rayons « viande », « marée », « fromages » ou « pâtisserie » en GMS (grandes et moyennes surfaces)... Ces « bibles » énoncent aussi les grandes règles d'hygiène valables dans tous les secteurs en rappelant les principales sources de problèmes : les « 5 M ».

- **La matière première.** Les marchandises (aliments bruts ou transformés) qui arrivent dans l'entreprise doivent être vérifiées (aspect, température, humidité, teneur microbiologique, intégrité de l'emballage, estampilles sanitaires...). Elles sont ensuite préparées (mise sous film, inscription des dates de péremption, enregistrement informatique...) pour être stockées dans des entrepôts adaptés.
- **Le matériel.** L'équipement (machines, ustensiles, tables, bacs, poubelles...) doit être facile à nettoyer et à désinfecter (de l'acier inoxydable plutôt que du bois). Il doit être conçu pour un usage professionnel (rayons réfrigérés munis de thermomètres spécifiques, par exemple).
- **Le milieu.** L'aménagement des locaux est soumis à des règles strictes. Certaines opérations, incompatibles, doivent être séparées dans l'espace avec un sens de circulation précis : les marchandises vont du « secteur souillé » (matières premières) au « secteur sain » (produits finis) sans croisement possible pour éviter une recontamination des aliments déjà traités. Les poubelles doivent être installées dans un local fermé à l'écart des denrées. Les revêtements (sols, murs, plafonds) doivent être faciles à nettoyer, sans recoins inaccessibles, l'éclairage et l'aération doivent être adaptés, l'entreprise doit si nécessaire mettre en place un plan de lutte contre les nuisibles...
- **Les méthodes.** Elles regroupent l'organisation du travail et les procédés de fabrication, avec tous les gestes systématiques qui permettent de s'assurer de la qualité des aliments : contrôles réguliers de la température dans les ateliers, les chambres de stockage ou les vitrines, rapidité du

Chaîne du froid, chaîne du chaud

Les infections alimentaires sont causées par la succession de deux événements.

– L'aliment est contaminé par un germe (transmis par des mains sales, un plan de travail infecté...), qui est donc présent mais en quantité trop faible pour causer une toxi-infection alimentaire.

– Les micro-organismes prolifèrent dans l'aliment et deviennent alors pathogènes, car certains facteurs comme la température ambiante, la composition de l'aliment ou le taux d'humidité ont favorisé leur multiplication.

Le maintien au froid ou au chaud des denrées périssables (viande, volaille, lait, fromage, plats de traiteur...) permet d'éviter cette deuxième condition. La croissance microbienne se produit à certaines températures, globalement entre 3 et 63 °C, avec des variations selon les germes (de 5 à 46 °C pour les salmonelles, avec un pic entre 35 et 43 °C), mais elle est inhibée par le froid et par le chaud. Deux types de mesures sont donc mises en œuvre.

– Les aliments sont maintenus au froid (chaîne du froid) du début à la fin : fabrication, transport, stockage, distribution. Chez les restaurateurs et dans les cantines, les plats préparés sont vite refroidis, puis conservés à moins de 3 °C. Ensuite, ils seront rapidement réchauffés pour demeurer le moins longtemps possible dans la fourchette de températures à risque.

– Les préparations sont conservées à la chaleur (les restaurateurs parlent de « liaison chaude »), à plus de 63 °C, de la fin de la cuisson jusqu'au moment de leur consommation.

conditionnement après traitement (pasteurisation, stérilisation), étiquettes des prix disposées à côté des produits frais et non piquées dedans...
• **La main-d'œuvre.** C'est le point central de la maîtrise de l'hygiène, car il détermine tous les aspects décrits ci-dessus et parce que l'homme est en lui-même une source de contamination importante. La propreté (lave-mains, pédiluves) et le port de vêtements de travail (coiffe, gants, masque, chaussures spécifiques...) sont les principales mesures de prévention. La formation du personnel aux règles d'hygiène est par ailleurs fortement encouragée.

L'autocontrôle raisonné

Le HACCP est une méthode qui consiste à identifier des zones de risques au sein d'une chaîne de production et à mettre en place des procédures de contrôle systématique pour maîtriser chacun de ces points sensibles. Les dangers à détecter peuvent être de nature biologique (bactéries, virus, parasites, moisissures), chimique (pesticides, résidus médicamenteux, métaux lourds...) ou physique (cailloux, morceaux de verre, de plastique ou d'os dans une préparation, par exemple).
Selon le règlement européen, les exploitants du secteur alimentaire hors producteurs primaires (agriculteurs et éleveurs) sont tenus d'élaborer un plan d'autocontrôle. Les petites entreprises disposent d'une certaine souplesse : la rédaction d'un protocole HACCP n'est pas forcément nécessaire, et le respect des bonnes pratiques d'hygiène est souvent suffisant pour assurer le contrôle des points critiques.

Du côté de l'État

L'organisation du contrôle

La sécurité des aliments est pilotée par le ministère de l'Alimentation, de l'Agriculture et de la Pêche par le biais de son pôle alimentation : la Direction générale de l'alimentation (DGAL). Mais elle dépend aussi de la Direction générale de la concurrence, de la consommation et de la répression des fraudes (DGCCRF), placée sous la tutelle du ministère de l'Économie, de l'Industrie et de l'Emploi, et de la Direction générale de la santé (DGS), qui dépend quant à elle du ministère de la Santé et des Sports.
Cependant, au niveau départemental, toutes les missions de sécurité alimentaire des services de l'État sont ou seront prochainement regroupées (selon la Révision générale des politiques publiques, RGPP) au sein d'unités interministérielles : les Directions départementales de la protection des populations (DDPP). Des liens étroits sont donc instaurés entre les services vétérinaires, ceux de la concurrence, de la consommation et de la répression des fraudes et ceux des affaires sanitaires et sociales pour leurs attributions respectives dans le domaine de la sécurité alimentaire.

L'expertise scientifique

À l'échelon européen, les missions d'expertise sont assurées par l'AESA (Autorité européenne de sécurité des aliments) ou EFSA (European Food Safety Authority).
L'équivalent national est l'Afssa (Agence française de sécurité sanitaire des aliments), chargée d'évaluer les risques nutritionnels et sanitaires des aliments (et de l'eau) destinés à l'homme et aux animaux. L'Afssa a un rôle de veille et d'alerte, ainsi qu'un devoir d'information et de transparence vis-à-vis des consommateurs (ses avis et recommandations sont consultables sur le site www.afssa.fr). Elle est qualifiée pour valider les guides de bonnes pratiques d'hygiène des professionnels et elle participe à des réseaux de surveillance épidémiologique.
À noter : l'Afssa devrait fusionner à court terme avec l'Afsset (Agence française de sécurité sanitaire de l'environnement et du travail) et renforcer ses synergies avec l'InVS (Institut national de veille sanitaire), plus directement chargé de l'observation et de la surveillance de l'état de santé de la population.

Les contrôles

• **Les établissements.** Des inspections destinées à vérifier la bonne application des règles d'hygiène et de sécurité sont menées chez les agriculteurs et les éleveurs, dans les abattoirs, les entrepôts de stockage, les entreprises agro-alimentaires, les cantines, chez les transporteurs, les distributeurs, les restaurateurs. Elles portent sur l'aménagement des locaux, la conformité des équipements, l'état sanitaire du cheptel, la fiabilité des mesures de traçabilité et d'autocontrôle, le respect de la chaîne du froid et des délais de péremption des denrées, la qualité des huiles de friture dans les restaurants, l'hygiène des toilettes, etc.

La vente à emporter : attention à l'hygiène

La Direction générale de la concurrence, de la consommation et de la répression des fraudes a mené en 2006 une enquête sur un peu plus de 1 000 établissements proposant des plats à emporter. Ses conclusions sur le respect des règles d'hygiène (locaux, matériel, denrées, personnel) sont peu rassurantes, notamment en ce qui concerne la vente ambulante, la restauration orientale ou asiatique, les établissements commercialisant des kebabs et les points de vente installés lors de manifestations publiques.

• **Les aliments.** Chaque année, des plans de surveillance (aléatoires) et de contrôle (ciblés) sont définis par les services de l'État (DGAL) en fonction de la connaissance des sujets sensibles, des avis des instances françaises (Afssa, InVS) et européennes (AESA) d'évaluation des risques.

À cela s'ajoutent des opérations particulières au moment des fêtes de Noël et des vacances d'été. Les analyses portent sur les résidus chimiques (pesticides, médicaments vétérinaires, métaux lourds, dioxines, polychlorobiphényles, hydrocarbures aromatiques polycycliques...) ou biologiques (listéria, salmonelles, mycotoxines, biotoxines marines...). Elles sont effectuées dans des laboratoires agréés et leur interprétation (seuils à ne pas dépasser) se fait selon des normes nationales, européennes ou internationales.

• **Les aliments importés.** Les aliments en provenance de pays tiers (hors Union européenne) doivent répondre aux mêmes normes que les produits européens. Des certificats d'importation sont exigés et des contrôles (documentaires et parfois physiques) peuvent être menés à l'entrée sur le territoire ou, par la suite, dans les locaux des importateurs, des entreprises de transformation ou des points de vente.

La viande et les produits à base de viande sont soumis à des exigences plus poussées (le pays d'origine doit faire partie d'une liste de pays autorisés, un certificat vétérinaire est obligatoire...).

La Commission européenne peut aussi imposer certains contrôles systématiques ou demander à chaque pays de l'Union de renforcer sa vigilance sur des points précis. Ce fut le cas en 2006 pour le riz américain importé en Europe (contamination par une variété de riz OGM n'ayant pas fait l'objet d'une autorisation), et en 2008 avec le renforcement des interdictions et contrôles sur le lait, les produits laitiers et les denrées contenant du lait (chocolat, biscuits, confiseries) provenant de certains pays d'Asie, en raison de cas d'intoxications à la mélamine en Chine.

• **L'eau potable.** La qualité des eaux de distribution publique est sous la responsabilité du ministère de la Santé (DDASS, Directions départementales des affaires sanitaires et sociales). Des analyses sont régulièrement effectuées pour vérifier la conformité microbiologique (bactéries, virus, parasites) et physico-chimique (pesticides, nitrates, métaux...) de l'eau. Les limites de qualité sont fixées d'après des valeurs guides qui correspondent à des concentrations ne présentant aucun risque pour une personne qui consommerait cette eau pendant toute sa vie. Les résultats de ces analyses sont affichés à la mairie des communes, selon le principe de transparence et l'obligation d'information des usagers.

• **La bonne information des consommateurs.** Les agents de la DGCCRF ont, entre autres missions, celle de contrôler la loyauté des services ou produits vendus aux consommateurs : respect des règles d'étiquetage, bonne conservation des produits, conformité des cartes de restaurant avec ce qui est servi, affichage des prix... Tout ce qui est de nature à induire le consommateur en erreur peut être notifié ou sanctionné : allégations trompeuses, publicités ou photos mensongères, copie de signes distinctifs d'une autre marque susceptible de créer la confusion, fausses promotions...

Pour signaler une infraction

– Envoyez un courrier en recommandé avec accusé de réception à la société responsable ou au service consommateurs (les coordonnées figurent sur l'étiquette du produit) pour demander des explications et un remboursement du produit.

– En parallèle, surtout si la société responsable ne vous a pas répondu, signalez le problème à la DDCCRF (Direction départementale de la concurrence, de la consommation et de la répression des fraudes), chargée de vérifier la loyauté de l'information sur les produits et de lutter contre les falsifications et les tromperies. Vous pouvez aussi porter plainte directement auprès du procureur de la République.

– Vous pouvez aussi contacter une association de défense des consommateurs comme l'UFC-Que Choisir, qui vous conseillera sur les démarches à suivre et les éléments de preuve à réunir.

Le principe de précaution

L'éventualité d'un effet nocif sur la santé doit conduire les pouvoirs publics à prendre des précautions sans attendre la confirmation scientifique du danger ou de l'innocuité du produit. Ce principe juridique guide la politique de gestion du risque alimentaire en France : il a été mis en œuvre en 1996 lors de la crise de la vache folle (refus de la France de lever l'embargo sur la viande bovine britannique).

La gestion des crises

• **L'alerte.** La procédure débute par une alerte qui va donner lieu à une évaluation de la gravité du risque pour la santé du consommateur. L'alerte peut être donnée par les professionnels s'ils constatent qu'un ou plusieurs lots de produits ne sont pas conformes aux normes de sécurité des aliments. Elle peut aussi émaner des services de l'État (à l'occasion d'une inspection), du système européen d'alerte rapide (RASFF, Rapid Alert System for Food and Feed) ou d'un pays tiers. Un réseau d'informations et d'échanges entre tous ces intervenants permet d'organiser la gestion de la crise avec, si nécessaire, une procédure de retrait ou de rappel des aliments.

• **Le retrait des produits.** C'est une procédure administrative qui vise à suspendre la vente du produit en le retirant « physiquement » des circuits de commercialisation. Elle est menée par les professionnels (qui en sont responsables) grâce aux procédures de traçabilité.

• **Le rappel des produits.** Cette mesure permet aux entreprises de récupérer les produits défectueux déjà vendus (ou de demander aux consommateurs de les jeter). Le rappel se fait par le biais d'informations : affichage dans les magasins, annonces dans la presse locale, régionale ou nationale, communiqué à l'Agence France-Presse, numéro vert...

Du côté des consommateurs

Le dernier maillon de la chaîne

L'essentiel de ce que nous pouvons faire à titre individuel en matière de sécurité des aliments concerne la prévention du risque d'intoxication alimentaire par des virus, des parasites et, surtout, des bactéries (salmonelles, listéria, campylobacters...). Les deux volets de cette prévention sont l'hygiène de la cuisine et la bonne conservation des aliments.

La propreté

– Lavez-vous soigneusement les mains au savon avant toute manipulation d'aliments et recommencez si nécessaire au cours de la préparation des plats. Mettez un pansement si vous avez une plaie ou une coupure.

– Tous les ustensiles de cuisine (couteaux, économe, râpe, passoire...) doivent être bien lavés et essuyés, puis rangés dans un tiroir propre. N'oubliez pas les accessoires de robot, qui présentent des recoins un peu fastidieux à nettoyer. Renouvelez fréquemment les torchons et les éponges, évitez de poser des objets par nature très chargés en microbes sur la table ou les surfaces de travail : sac à main, téléphone portable, trousseau de clés, pièces de monnaie...

– Nettoyez et essuyez la surface de travail avant de commencer à cuisiner et à chaque nouvelle manipulation : ne posez pas de viande ou de légumes cuits sur la planche ou le plat qui vous a servi à trancher la viande ou les légumes crus pour éviter une contamination croisée (les bactéries passent d'un aliment à l'autre). Pour la même raison, séparez la viande et le poisson (très fragiles) des légumes, souvent souillés de terre. Nettoyez à fond les ustensiles entre deux catégories d'aliments.

L'exemple du poulet

Les poulets sont très souvent contaminés par des salmonelles et des campylobacters. Une cuisson à cœur permet de les détruire, mais les contaminations croisées sont fréquentes quand on manipule du poulet cru et qu'on ne se lave pas les mains après ou qu'on ne nettoie pas avec soin les ustensiles (planche à découper, couteau...) qui ont été en contact avec la volaille avant cuisson.

Des précautions particulières

– Lavez bien les légumes, les fruits et tous les aliments qui ont pu subir une manipulation dans le magasin (ou avant).

– Rincez les poissons et les volailles éviscérés sous l'eau froide.

– Sortez le poisson du réfrigérateur au dernier moment, car il se dégrade rapidement à température ambiante. On recommande, pour des raisons gustatives, de sortir la viande 30 minutes avant de la cuire : le cas échéant, n'oubliez pas de la couvrir et, s'il fait très chaud, ne le faites pas.

– Soyez vigilant avec les préparations crues du type tartare, carpaccio, sushis, mayonnaise (œuf cru). Ces denrées très altérables doivent être placées au réfrigérateur dès qu'elles sont prêtes, isolées sous film étirable. Préparez-les peu de temps avant de les servir et ne conservez pas les restes.

– Faites cuire la volaille et la viande (surtout hachée) à cœur, car la plupart des bactéries et des parasites sont sensibles à la chaleur. À noter : méfiez-vous des cuissons rapides au micro-ondes. L'aliment peut être bouillant à l'extérieur mais tiède à l'intérieur, ce qui ne tue pas les éventuelles bactéries présentes.

– Dès qu'ils ont un peu refroidi, placez les plats en attente et les restes au réfrigérateur, conditionnés dans une boîte hermétique. N'oubliez pas que les températures tièdes favorisent la multiplication des micro-organismes. Réchauffez-les ensuite suffisamment (à ébullition ou presque). Ne laissez pas des aliments dans des boîtes de conserve ouvertes au réfrigérateur : transvasez-les dans des contenants fermés.

– Évitez de préparer des conserves vous-même si vous ne maîtrisez pas parfaitement le processus (risque de botulisme).

Ces consignes sont particulièrement importantes pour les groupes à risque (exposés à des complications) : femmes enceintes ou allaitantes, jeunes enfants, personnes âgées ou immunodéprimées. Les denrées les plus à risque (viande crue, poisson cru ou fumé, coquillages, certains fromages au lait cru, préparations contenant des œufs crus) sont à éviter.

Le papier aluminium

L'aluminium est soupçonné d'être dangereux pour la santé. Même si ce n'est pas avéré, évitez d'emballer vos aliments dans du papier aluminium car ce métal peut migrer dans certains aliments acides et salés. Optez pour du papier sulfurisé pour les cuissons en papillote et utilisez des boîtes pour stocker les restes. Le papier aluminium peut néanmoins être utilisé pour protéger les plats au four s'il ne touche pas les aliments.

La conservation des aliments

• **Les courses.** Faites-les dans le bon ordre : produits d'épicerie, conserves et boissons d'abord, puis fruits et légumes, et enfin produits frais réfrigérés (viande, volaille, charcuterie, produits laitiers...) et surgelés, à mettre si possible dans un sac isotherme. Chez le boucher (ou au rayon boucherie des grandes surfaces), demandez que la viande soit hachée devant vous.

Rentrez aussitôt chez vous pour ranger les denrées périssables (réfrigérateur ou congélateur).

Dans les magasins, vérifiez toujours les DLC (dates limites de consommation), n'achetez pas de produits dont l'emballage est endommagé (boîtes de conserve bombées, cabossées ou rouillées, paquets déchirés ou déformés...). De manière générale, si vous avez l'impression que les conditions de conservation ne sont pas optimales, changez de fournisseur.

• **La DLC et la DLUO.**

– La DLC est la date limite de consommation (« à consommer jusqu'au... ») affichée sur les aliments (hors produits secs et surgelés). Au-delà de cette limite, les denrées peuvent devenir impropres à la consommation. Il existe malgré tout une tolérance de quelques jours pour certains produits : yaourts et fromages à pâte cuite comme l'emmental (enlevez les éventuelles traces de moisissure) notamment. Les commerçants doivent retirer les produits de la vente le lendemain de la date indiquée. Par ailleurs, ne congelez pas un produit dont la DLC est proche, atteinte (ou dépassée !).

– La DLUO est la date limite d'utilisation optimale (« à consommer de préférence avant le... »). Une fois cette date passée, les denrées (biscuits, pâtes, conserves, café, surgelés, boissons...) peuvent avoir perdu une partie de leurs qualités organoleptiques (texture, goût) et nutritionnelles sans pour autant constituer un danger pour la santé. Elles risquent simplement d'avoir moins de goût, d'être plus sèches, plus molles, moins riches en vitamines...

• **Les aliments les plus altérables.** Ce sont surtout les aliments d'origine animale, y compris les œufs et le lait (et les produits qui comprennent des œufs ou des produits laitiers, à l'exception des yaourts).

– La viande se conserve 2 à 3 jours, sauf le steak haché, qui doit être consommé dans les heures qui suivent son achat (ou suivant la DLC pour les produits préemballés). La volaille est particulièrement fragile : faites-la cuire à cœur dans les 24 à 48 heures. Les abats (foie, rognons...) se gardent 24 heures. La charcuterie détaillée à la coupe se consomme dans les 24 à 48 heures.

– Le poisson se consomme le jour même ou le lendemain, comme la plupart des fruits de mer. Attention au poisson destiné à être présenté cru : veillez particulièrement à l'hygiène, mettez rapidement la préparation au réfrigérateur et consommez-la dans les heures qui suivent.

– Stockez les œufs au réfrigérateur et évitez les variations de température (ne les sortez pas si vous ne comptez pas les utiliser). Laissez-les dans leur emballage d'origine (vous verrez mieux la DLC) et utilisez des œufs extra-frais pour les usages crus (mayonnaise, mousse au chocolat, tiramisu...).
– Les pâtisseries à la crème sont très altérables. Gardez-les au réfrigérateur et consommez-les dans les 24 heures.
– Le lait cru a une DLC limitée à 72 heures, il est recommandé de le faire bouillir avant consommation.
– Les sauces sont des mélanges fragiles, qui ne se conservent pas plus de 24 heures. Soyez surtout vigilant pour la mayonnaise, les mélanges à base de lait ou de crème et les sauces qui contiennent de la viande hachée.
– Certaines huiles (noix, noisette, lin) rancissent facilement : il faut les conserver au réfrigérateur après ouverture et les consommer assez vite.

• Quand faut-il jeter ?

– Les plats chauds ne doivent pas rester à température ambiante. Un reste de quiche oublié dans le four peut renfermer assez de bactéries pour vous rendre malade tout en étant par ailleurs parfaitement comestible. Sachez que les aliments contaminés ne présentent pas toujours un mauvais goût ou des signes de détérioration (moisissure, changement de couleur, odeur nauséabonde...).
– Une viande, une charcuterie, un poisson, un fruit de mer qui présentent une couleur ou une odeur suspectes doivent être jetés. En revanche, un peu de moisissure sur un fromage ne le rend pas impropre à la consommation : il suffit d'enlever largement la partie concernée.
– Les conserves bosselées, qui présentent des coulures ou dont le couvercle a gonflé, vont directement aux ordures même si la DLUO n'est pas dépassée, en raison du risque de contamination par la toxine botulique.
– Jetez tout œuf fêlé ou cassé, ou utilisez-le dans une préparation qui nécessite une cuisson à cœur à haute température (œuf dur, gâteau).
– Jetez les cacahuètes et les fruits oléagineux à coque (noix, notamment) qui présentent des signes de rancissement (taches, traces de moisi, mauvais goût), car ils peuvent être toxiques.

Si votre congélateur est tombé en panne et si vous ne savez pas depuis quand les aliments ont été décongelés, mettez tout à la poubelle. Si la panne dure depuis moins de 24 heures, n'ouvrez pas la porte et laissez tout en place. Dès que le congélateur est remis en marche, faites le tri :
– jetez les glaces (pas les sorbets) ;
– consommez éventuellement les produits cuits et les crustacés s'ils ne sont pas restés à plus de – 5 °C pendant plus de 3 heures (pour le vérifier, pressez l'emballage : si vous sentez la présence de cristaux de glace, tout va bien ; si ce n'est pas le cas, jetez tout) ;
– vous pouvez recongeler les viandes, volailles et légumes crus si vous voyez des cristaux de glace, sinon il faut les consommer rapidement ou les jeter (pour plus de sécurité, les viandes et volailles devront être bien cuites).

Le réfrigérateur mode d'emploi

• **La température.** La température idéale de conservation des aliments se situe entre 0 et 4 °C. Réglez le thermostat et vérifiez que la zone la plus froide reste toujours à moins de 4 °C (la plupart des réfrigérateurs sont équipés de thermomètres). Attention : selon les modèles, la zone la plus froide peut se situer sur les étagères hautes ou sur les basses.

• La place des aliments.

– La viande, la volaille, le poisson, les fruits de mer, la charcuterie, les produits frais de traiteur, les restes se rangent dans la partie la plus froide du réfrigérateur (autour de 2 °C).
– Les œufs, les produits laitiers, les pâtisseries et tous les aliments portant la mention « à conserver au froid après ouverture » vont sur les autres étagères. À noter : les œufs se gardent de préférence sur une étagère, dans leur emballage, mais on peut aussi les mettre dans les alvéoles prévues à cet effet.
– Les tiroirs du bas sont parfaits pour les fruits et légumes et, éventuellement, les fromages. Les fruits peuvent se conserver à température ambiante, sauf si vous ne prévoyez pas de les consommer rapidement.
– Les compartiments situés à l'intérieur de la porte accueillent les produits nécessitant une légère réfrigération : beurre, confiture, moutarde, boissons, lait...

• La protection des aliments.

– Le réfrigérateur ne doit pas être surchargé. Faites le vide régulièrement en vérifiant les restes et les dates limites de consommation.
– Enlevez les suremballages des aliments (carton autour des yaourts, par exemple) : cela permet à la fois d'éviter la contamination des aliments et

du réfrigérateur par les micro-organismes véhiculés par ces cartons et plastiques et de favoriser la circulation de l'air froid.
– Mettez si possible les aliments dans des boîtes hermétiques : fromage, charcuterie, viande, restes de repas... Cela évite le dessèchement et l'oxydation, mais aussi les contaminations croisées qui peuvent se produire par exemple entre une viande crue (ou son jus qui coule) infectée et un plat non destiné à être chauffé avant d'être consommé.
– Veillez à la bonne fermeture de la porte du réfrigérateur, ne la laissez pas trop longtemps ouverte.
• **L'entretien.** Nettoyez au moins une fois par mois votre réfrigérateur à l'eau chaude vinaigrée ou à l'eau de Javel diluée (pas concentrée).
N'oubliez pas de désinfecter au préalable l'éponge, afin de ne pas répandre de bactéries sur les surfaces à nettoyer.

Le congélateur mode d'emploi

• **Bien congeler.** La température doit être inférieure à – 18 °C. Les aliments doivent être emballés à l'abri de l'eau et de l'air dans des récipients hermétiques ou des sachets plastique spécial congélation. Adaptez les dimensions des paquets à l'usage ultérieur (vous pourrez difficilement couper une viande congelée). Notez la date de congélation sur le récipient et essuyez-le pour éviter qu'il ne se colle aux autres. Ne congelez pas trop de produits en même temps.
– Les légumes doivent être lavés, pelés, blanchis et égouttés. Ne congelez pas les crudités : elles perdraient leur croquant.
– Les fruits peuvent être congelés tels quels ou sous forme de compote ou de coulis.
– Les plats préparés doivent refroidir au réfrigérateur, puis être placés rapidement au congélateur.
– Pour les soupes, prévoyez un récipient plus grand que le volume occupé car la congélation provoque une dilatation de l'eau.
• **Le temps de conservation.** La durée de conservation est en moyenne de 1 an, un peu moins pour la viande et les poissons gras (autour de 6 mois), qui ont tendance à s'oxyder. Fiez-vous à la DLUO des produits surgelés industriels pour estimer le temps de conservation de vos propres produits, en étant malgré tout plus restrictif car la congélation maison n'est pas toujours aussi performante.
• **Bien décongeler.** Pour les plats préparés, le plus pratique est le micro-ondes, mais le four traditionnel convient également. Certains aliments peuvent se cuire encore congelés : légumes, filets de poisson, viande hachée, côtelettes, steaks. D'autres, comme les grosses pièces de poisson ou de viande et les volailles entières, doivent être mis au réfrigérateur : ne décongelez jamais à température ambiante (y compris les pâtisseries ou les fruits à consommer crus).
Ne recongelez jamais un produit décongelé, sauf s'il a subi une cuisson entre-temps. La congélation stoppe la prolifération bactérienne, mais elle ne tue pas les microbes (ce n'est pas un mode de stérilisation). Lors de la décongélation, les bactéries peuvent se multiplier et, si vous recongelez un aliment qui comprend un niveau de germes supérieur, vous risquez une intoxication lors de la décongélation suivante, les bactéries en dormance se multipliant à nouveau.
• **L'entretien.** Pour enlever la couche de glace, utilisez une raclette en plastique (pas d'ustensiles à bout pointu) et une casserole d'eau bouillante. Rincez avec de l'eau citronnée en cas de mauvaises odeurs. Dégivrez totalement votre congélateur au moins une fois par an.

Bien comprendre l'étiquetage

L'étiquetage des produits préemballés donne des informations de nature hygiénique, nutritionnelle et gustative. Il obéit à une réglementation précise : certaines informations sont toujours obligatoires, d'autres le sont dans certains cas seulement, pour justifier une allégation ou éclairer le consommateur quand une confusion ou un risque sont possibles.

La dénomination de vente

C'est la nature du produit (pas le nom commercial) : saumon, petits pois, yaourt, par exemple. Elle donne déjà une première indication, car certaines dénominations répondent à une définition précise : un lait fermenté au *Bifidobacterium animalis* ressemble à un yaourt mais n'a pas droit à cette appellation, une matière grasse laitière à moins de 39 % de MG n'est pas du beurre...
– Les traitements (surgélation, déshydratation, pasteurisation, fumaison...) et modes de préparation doivent être indiqués quand une confusion

ou plusieurs options sont possibles : thon au naturel, saumon fumé, bretzels salés, maïs en grains, lait pasteurisé, raisins secs, poisson pané...
– L'étiquette doit préciser une éventuelle conservation par ionisation.
– Le mode d'emploi est exigé dans certains cas : pour décongeler, réhydrater, cuire, doser correctement si un autre ingrédient est nécessaire (du lait et de l'eau dans une purée de pommes de terre en flocons, par exemple).
– Le degré d'alcool doit apparaître s'il est supérieur à 1,2 %.

La liste des ingrédients

Les composants sont présentés par ordre de poids décroissant (l'ingrédient contenu en plus petite quantité à la fin).

• **Les quantités.** Elles doivent être précisées pour les ingrédients cités dans la dénomination (le jambon et le fromage dans une « pizza jambon-fromage », le chocolat dans des « biscuits fourrés au chocolat ») et pour ceux qui sont mis en avant dans l'argumentaire (« riche en fruits ») ou sur les photos (des noisettes sur l'emballage d'une confiserie). Deux exceptions : les fabricants ne sont pas obligés de donner le poids des herbes ou épices mises en œuvre car les quantités sont habituellement très faibles (saumon à l'aneth), ni celui des ingrédients non caractéristiques (le vinaigre dans des cornichons au vinaigre).

Allergies et intolérances : le piège de l'étiquetage

En cas d'allergie ou d'intolérance alimentaires, le meilleur recours consiste à ne plus consommer l'ingrédient ou l'aliment en cause. Depuis 2006, les industriels doivent signaler sur l'étiquetage de leurs denrées la présence éventuelle de 14 allergènes dits majeurs. Cette obligation va dans le sens d'une meilleure information des consommateurs : elle contribue à la prévention des accidents allergiques et constitue une aide pour les allergiques et les intolérants. Elle comporte cependant une limite : elle n'encadre pas l'étiquetage de précaution (présence fortuite d'allergènes). Pour éviter tout risque et parce qu'il est compliqué et coûteux d'avoir la certitude que leurs denrées ne renferment aucune trace d'allergène, les industriels appliquent souvent une stratégie « parapluie », avec des mentions du type « fabriqué dans une usine utilisant... ». Pour l'allergique, le choix n'est alors guère plus simple qu'auparavant.

L'Afssa (Agence française de sécurité sanitaire des aliments) recommande aux entreprises d'organiser leur production de manière à maîtriser le risque de contamination croisée (allergène présent sur une chaîne de production contaminant un autre produit) par le biais de la méthode HACCP (voir p. 394). L'étiquetage de précaution, aussi précis que possible, devrait dans ce cas se limiter aux denrées dans lesquelles la présence fortuite d'un allergène est réellement inévitable et imprévisible.

Ces informations peuvent être très instructives pour le consommateur : l'étiquette d'une pâte à tartiner au chocolat montre un verre de lait, mais la liste des ingrédients indique que le lait ne représente que 6,6 % du total, les premiers composants étant le sucre et l'huile végétale. Cet exemple illustre aussi les limites de l'information nutritionnelle : « huile végétale » ne veut rien dire si l'on ne donne pas la nature de l'huile.

• **Les additifs.** Ils sont classés par catégorie et signalés par leur code ou leur nom complet.
Les obligations supplémentaires : la présence d'édulcorants doit apparaître avec la dénomination de vente. S'il s'agit d'aspartame, l'étiquette doit en outre préciser « contient de la phénylalanine » car cet acide aminé est contre-indiqué chez les personnes qui souffrent de phénylcétonurie (voir p. 348). S'il s'agit de polyols (à un taux supérieur à 10 %), une mise en garde doit figurer sur les effets laxatifs en cas d'excès.

• **Les allergènes.** La présence d'allergènes majeurs doit apparaître de façon explicite. Ces allergènes courants sont l'arachide, le lait, le soja, l'œuf, le poisson, les crustacés, les céréales contenant du gluten, les fruits à coque et graines de sésame, les sulfites (à partir de 10 mg/kg), le lupin, les mollusques, le céleri, la moutarde.

• **Les OGM.** La présence d'ingrédients OGM dans une denrée doit obligatoirement être signalée sur l'emballage : « produit à partir de (soja, maïs, colza...) génétiquement modifié ». Plus précisément, un produit dont l'un des composants contient plus de 0,9 % d'ADN transgénique doit être étiqueté « avec OGM » (voir p. 390).

La quantité nette

Le poids ou le volume inscrits sur l'étiquette sont nets : c'est la contenance avant mise sous emballage (complétée par un poids net égoutté pour les conserves). Cette indication est facultative pour des quantités inférieures à 5 g ou 5 ml (sauf pour les épices et les herbes aromatiques) et pour les confiseries de moins de 20 g.
La lettre « e », optionnelle, assure que le fournisseur a procédé à des contrôles statistiques sur les contenances nettes.

La DLC et la DLUO

La date limite de consommation (DLC) s'applique aux denrées périssables et indique que la consommation peut présenter un risque pour la santé après ce délai. La date limite d'utilisation optimale (DLUO) signifie que le produit peut perdre de ses qualités gustatives ou nutritionnelles passé la date (voir p. 397).

L'identification du produit

– Les coordonnées de la société responsable (producteur, importateur, distributeur...) doivent figurer sur l'étiquetage, ainsi que le numéro d'identification du produit ou du lot. Ces informations permettent d'établir la traçabilité du produit et de savoir à qui s'adresser en cas de réclamation À noter : les DLC et DLUO remplacent parfois les numéros de lot, le fabricant ou le conditionneur étant alors capable d'identifier les lots en fonction des dates de durabilité.
– Le code emballeur (EMB suivi d'un code ou d'une adresse) permet à l'Administration d'effectuer d'éventuels contrôles si l'emballage n'a pas été effectué par la société responsable.
– Les codes-barres, facultatifs, sont des outils à la fois de gestion pour les entreprises (suivi des stocks) et de traçabilité des produits.
– La mention du lieu de production n'est obligatoire que si une confusion est possible dans l'esprit du consommateur (une mozzarella ou un chorizo fabriqués en France). Elle l'est aussi pour certains produits préemballés ou vendus en vrac : miel, huile d'olive, vin, viande de bœuf, œufs, fruits et légumes (affichette)...
– L'estampille sanitaire (ou marque de salubrité) est requise pour les produits d'origine animale (viande, charcuterie, poisson, œufs, fruits de mer, lait et produits laitiers). Elle atteste que le produit a été préparé dans un établissement agréé par les services vétérinaires, qui répond aux exigences réglementaires sur le plan de l'hygiène et de la sécurité sanitaire. À savoir : l'estampille peut faire référence à un lieu de transformation ou d'emballage et non à la véritable origine de l'animal.

L'étiquetage nutritionnel

Le tableau des valeurs nutritionnelles n'est obligatoire que si l'argumentaire commercial (emballage, publicité) mentionne une allégation nutritionnelle (« allégé en sucre », « riche en fibres », « source de calcium, de fer, de vitamine B12, d'oméga-3... ») ou une promesse de santé (« bon pour la croissance des enfants », « participe au bon fonctionnement cardio-vasculaire »...).
Une exception : la teneur en matières grasses des fromages (hors AOC) doit toujours figurer sur l'étiquette, même en l'absence d'allégations.

• **Quelles informations ?** La réglementation prévoit deux groupes de mentions.
– Le groupe 1 comprend les mentions minimales obligatoires communes à tous les aliments portant un étiquetage nutritionnel : la valeur énergétique (calories), les teneurs en protéines, en glucides et en lipides.
– Le groupe 2 comprend les mentions complémentaires que les fabricants ajoutent pour justifier leurs allégations et pour informer le consommateur : répartition des glucides entre sucres et amidon, part des graisses saturées, mono-insaturées et polyinsaturées (dont les oméga-3 et -6) dans les lipides, teneur en fibres, en vitamines, en minéraux et en sodium (ou en sel).
À noter : les apports en vitamines et en minéraux ne peuvent être indiqués que s'ils représentent au moins 15 % des AJR (apports journaliers recommandés) pour 100 g ou 100 ml (ou pour une portion s'il s'agit d'un conditionnement individuel).
L'Afssa préconise d'ajouter dans le groupe 1 les données qui répondent directement aux préoccupations actuelles de santé et d'équilibre nutritionnel, afin qu'elles figurent systématiquement dans tous les tableaux nutritionnels. Ces données essentielles concernent les sucres (glucides simples), les graisses saturées (à limiter dans notre alimentation) et le sel. L'Afssa recommande aussi de préciser si nécessaire la quantité de sucre ajouté par rapport aux sucres naturels de l'aliment (dans une boisson aux fruits, une compote...), celle des acides gras « trans » (voir p. 162) et des isoflavones (voir p. 257).
• **Les unités.** Les données sont exprimées pour 100 g ou 100 ml de produit tel qu'il est vendu (100 g de pâtes sèches). Le fabricant peut ajouter un calcul par ration (30 g de fromage, 80 g de pâtes...) et donner les valeurs sur la base du produit tel qu'il est consommé (30 g de céréales pour petit déjeuner + 125 g de lait demi-écrémé, 250 g de soupe réhydratée, 100 g de pâtes cuites...).
L'indication par portion peut servir de repère, surtout si elle est associée à un conditionnement individuel (un sachet de gâteaux, une boîte de plat industriel), mais la notion de portion est, dans les faits, une donnée extrêmement variable.
• **La référence aux besoins quotidiens.** Le tableau nutritionnel est parfois complété par un pourcentage indiquant la contribution d'une portion à nos besoins quotidiens (repères nutritionnels journaliers ou apports journaliers recommandés).

L'UFC-Que Choisir et ses associations locales

Créée en 1951, l'Union fédérale des consommateurs-Que Choisir est une association loi 1901 à but non lucratif. Indépendante (de l'État, des syndicats, des producteurs, des distributeurs...), elle a pour objectifs de promouvoir les actions individuelles ou collectives des consommateurs et la défense de leurs intérêts, et de les représenter auprès de toutes les instances.

L'UFC-Que Choisir compte plus de 160 associations locales, animées par des militants de la consommation et des responsables bénévoles. Elles fournissent de la documentation, des conseils juridiques et techniques, et représentent les consommateurs dans les instances locales, départementales et régionales. Certaines ont des antennes : vérifiez s'il y en a une près de chez vous.

01 AIN
- AGLCA
Maison de la vie associative
2, bd Irène-Joliot-Curie
01000 Bourg-en-Bresse
04 74 22 58 94

02 AISNE
- 2, rue Deflandre
02200 Soissons
03 23 59 06 45

03 ALLIER
- 8, place Jean-Jaurès
03100 Montluçon
04 70 05 30 38
- 42, rue du Progrès
03000 Moulins
04 70 20 96 30

04 ALPES-DE-HAUTE-PROVENCE
- 6, rue Montaigu
04100 Manosque
04 92 72 19 01

05 HAUTES-ALPES
- 7, passage Montjoie
05000 Gap
04 92 44 37 13

06 ALPES-MARITIMES
- 20, bd Raimbaldi
06000 Nice
04 93 62 43 72

07 ARDÈCHE
- Place de la Gare
Centre Lebournot
07200 Aubenas
04 75 39 20 44

08 ARDENNES
- BP 561
08004 Charleville-Mézières Cedex
03 24 53 70 17

09 ARIÈGE
- Maison du Couserans
Mairie
09200 Saint-Girons
05 61 66 03 66

11 AUDE
- 87, rue de la Liberté
11000 Carcassonne
04 68 47 64 00
- 118, rte d'Armissan
11100 Narbonne
04 68 32 68 72

12 AVEYRON
- 21, rue des Fasquets
12100 Millau
05 65 61 20 52
- Caserne Burloup-Résidence Universitaire
Avenue de l'Europe
12000 Rodez
05 65 77 00 01

13 BOUCHES-DU-RHÔNE
- 4, place Coimbra
Le Félibrige – Bât. B
13090 Aix-en-Provence
04 42 93 74 57
- Centre Social MPT
Rue du Vieux-Moulin
13220 Châteauneuf-lès-Martigues
04 42 79 84 50
- Chemin de la Croix
Les Peupliers
13800 Istres
04 42 55 50 86
- 9, rue du Dragon
13006 Marseille
04 91 90 05 52
- 8, bd Joliot-Curie
13500 Martigues
04 42 81 10 21
- Maison des associations
2, chemin du Couvent
13700 Marignane
04 42 31 07 69
- 107, rue de Bucarest
BP 260
13666 Salon-de-Provence Cedex
04 90 42 19 80
- Maison du droit
Quartier Plantier
13127 Vitrolles
04 42 89 03 31

14 CALVADOS
- 24, rue des Bouchers
14400 Bayeux
02 31 22 82 27
- 17, rue Paul-Doumer
BP 293 – 14014 Caen Cedex
02 31 86 32 54
- Centre social CAF
Rue Anne-Morgan
14500 Vire
02 31 67 73 66

15 CANTAL
- 16, rue Arsène-Vermenouze
15018 Aurillac Cedex
04 71 48 58 68

16 CHARENTE
- 138, rte de Bordeaux
16000 Angoulême
05 45 95 32 84
- Couvent des Récollets
53, rue d'Angoulême
16100 Cognac
05 45 82 40 10

17 CHARENTE-MARITIME
- 3, rue Jean-Baptiste-Charcot
17000 La Rochelle
05 46 41 53 42

18 CHER
- Maison des associations
28, rue Gambon
18000 Bourges
02 48 70 48 02

19 CORRÈZE
- Maison du Bénévolat
10, bd Max-Dormoy
19100 Brive-la-Gaillarde
05 55 23 19 37

20 CORSE
- 15, rue du Cardinal-Fesch
20000 Ajaccio
04 95 22 69 83

21 CÔTE-D'OR
- 2, rue des Corroyeurs
21068 Dijon Cedex
03 80 43 84 56

22 CÔTES-D'ARMOR
- Centre Henry-Dunant
22500 Paimpol
02 96 20 58 76
- 3, rue Pierre-Cléret
22120 Yffiniac
02 96 78 12 76

23 CREUSE
- 24, av. de la Sénatorerie
BP 242
23005 Guéret Cedex
05 55 52 82 83

24 DORDOGNE
- Centre Jules-Ferry
Place Jules-Ferry
24100 Bergerac
05 53 57 76 47
- 55, cours Saint-Georges
24000 Périgueux
05 53 09 68 24

25 DOUBS
6, rue du Grand-Charmont
25000 Besançon
03 81 81 23 46

26 DRÔME
- 4, place de la République
26000 Valence
04 75 42 58 29

27 EURE
- 17, rue des Aérostiers
Immeuble Cambrésis
27000 Évreux
02 32 39 44 70

28 EURE-ET-LOIR
- La Madeleine
25, place Saint-Louis
28000 Chartres
02 37 30 17 57

29 FINISTÈRE
- 6, rue Pen-ar-Creach
29200 Brest
02 98 80 64 30
- 3, allée de Roz-Avel
29000 Quimper
02 98 55 30 21

30 GARD
- 7, rue Veigalier
30100 Alès
04 66 52 80 80
- 292, rte de Rouquairol
30900 Nîmes
04 66 84 31 87

31 HAUTE-GARONNE
- BP 34
31771 Colomiers Cedex
05 62 74 05 05
- 10 bis, place Marnac
31520 Ramonville-Saint-Agne
05 61 75 08 41
- 15, rue Raymond-IV
BP 70529
31005 Toulouse Cedex 6
05 61 22 13 00

32 GERS
- Maison des associations
29, chemin de Baron
32000 Auch
05 62 65 50 48

33 GIRONDE
- 166, cours du Maréchal-Galliéni
33400 Talence
05 56 92 80 85
- Mairie
Rue Tricoche
33220 Port-Sainte-Foy
05 53 63 25 31

34 HÉRAULT
- Maison de la vie associative
15, rue du Général-Margueritte
34500 Béziers
04 67 28 06 06
- BP 2114
34026 Montpellier Cedex 1
04 67 66 32 96
- 48, av. Gambetta
34400 Lunel
04 67 71 33 26
- 3, rue Frédéric-Fabrègues
34250 Palavas-les-Flots
04 67 50 79 91
- Centre commercial
Le Château vert
Bd Chevalier-de-Clerville
34200 Sète
04 67 53 10 05

35 ILLE-ET-VILAINE
- La Mapar
BP 30105
35601 Redon Cedex
02 99 71 36 22
- 8, place du Colombier
35000 Rennes
02 99 85 94 23
- Maison des associations
35, rue Ernest-Renan
35400 Saint-Malo
02 99 56 80 47

36 INDRE
- 34, espace Mendès-France
36000 Châteauroux
02 54 27 43 57

37 INDRE-ET-LOIRE
- 8, place de la Tranchée
37100 Tours
02 47 51 91 12

38 ISÈRE
- 27, bd Saint-Michel
38300 Bourgoin-Jallieu
04 37 03 00 85
- 109, cours Jean-Jaurès
38000 Grenoble
04 76 46 88 45
- Centre culturel de Mille-Pas
72, av. des Frères-Tardy
38500 Voiron
04 76 66 16 97
- Centre social du Plan-des-Aures
6, rue Louis-Leydier
BP 261
38202 Vienne Cedex
04 74 59 43 17

39 JURA
- 19 bis, rue des Arènes
39100 Dole
03 84 82 60 15

40 LANDES
- Maison René-Lucbernet
BP 186
40004 Mont-de-Marsan Cedex
05 58 05 92 88

41 LOIR-ET-CHER
- 4, rue Bourseul
41000 Blois
02 54 42 35 66

42 LOIRE
- 17, rue Brossard
42000 Saint-Étienne
04 77 33 72 15

43 HAUTE-LOIRE
- 29, bd Chantemesse
Aiguilhe
43000 Le Puy-en-Velay
04 71 02 29 45

44 LOIRE-ATLANTIQUE
- Maison des associations
2 bis, av. Albert-de-Mun
44600 Saint-Nazaire
02 40 22 00 19
- 1, place du Martray
44000 Nantes
02 53 51 60 52

45 LOIRET
- 22, bd Rocheplatte
45000 Orléans
02 38 53 53 00
- Maison des associations
32, rue Claude-Debussy
45120 Châlette-sur-Loing
02 38 85 06 83

46 LOT
- Espace associatif
Place Bessières
46000 Cahors
05 65 53 91 19

47 LOT-ET-GARONNE
- BP 301
47008 Agen Cedex
05 53 48 02 41

49 MAINE-ET-LOIRE
- 77, rue Bressigny
49100 Angers
02 41 88 56 42

50 MANCHE
- 423-425, av. des Platanes
50000 Saint-Lô
02 33 05 68 76

51 MARNE
- Maison de quartier Maison-Blanche
41, bd des Bouches-du-Rhône
51100 Reims
03 26 08 63 03

52 HAUTE-MARNE
- 20, rue de la Commune-de-Paris
52100 Saint-Dizier
03 25 56 26 59

53 MAYENNE
- 37, rue Victor
53000 Laval
02 43 67 01 18

54 MEURTHE-ET-MOSELLE
- 76, rue de la Hache
54000 Nancy
03 83 85 51 95

56 MORBIHAN
- Cité Allende
12, rue Colbert
56100 Lorient
02 97 84 74 24

57 MOSELLE
- MJC Jacques-Prévert
Impasse Madeleine
BP 19 – 57260 Dieuze
03 87 86 97 41
- Espace Acti-Chapelle
11, impasse de l'École
57470 Hombourg-Haut
03 87 81 67 80
- 53, place Mazelle
57000 Metz
03 87 76 31 30
- 2, rue d'Austrasie
57100 Thionville
03 82 51 84 29

58 NIÈVRE
- Maison municipale des Éduens
Bureau 2
Allée des Droits-de-l'Enfant
58000 Nevers
03 86 21 44 14

59 NORD
- 104, rue d'Esquerchin
59500 Douai
03 27 96 05 15
- Terre-plein du Jeu-de-Mail
59140 Dunkerque
03 28 20 74 81
- 23, rue Gosselet
59000 Lille
03 20 85 14 66
- 12, rue de la Croix
BP 40037
59601 Maubeuge
03 27 64 20 02

60 OISE
- BP 80059
60303 Senlis

61 ORNE
- 16, rue Étoupée
61000 Alençon
02 33 26 79 47

62 PAS-DE-CALAIS
- Maison des sociétés
Bureau 39
16, rue Aristide-Briand
62000 Arras
03 21 23 22 97
- 536, av. Yervant-Toumaniantz – Bât. 11
62100 Calais
03 21 96 33 69
- Maison des associations
1, place du Général-de-Gaulle
62219 Longuenesse
03 21 39 81 81

63 PUY-DE-DÔME
- 21, rue Jean-Richepin
63000 Clermont-Ferrand
04 73 98 67 90
- Maison des associations
20, rue du Palais
63500 Issoire
04 73 55 06 76

64 PYRÉNÉES-ATLANTIQUES
- 26, rue Sainte-Catherine
64100 Bayonne
05 59 59 48 70
- 11, rue Saint-Gilles
64300 Orthez
05 59 67 05 80
- 10, rue Bourbaki
64000 Pau
05 59 90 12 67

65 HAUTES-PYRÉNÉES
- 4, rue Alphonse-Daudet
65000 Tarbes
05 62 34 72 41

66 PYRÉNÉES-ORIENTALES
- BP 417
66004 Perpignan
04 68 34 10 17

67 BAS-RHIN
- 1 A, place des Orphelins
67000 Strasbourg
03 88 37 31 26

68 HAUT-RHIN
- 125, rue Soultz
68200 Mulhouse
03 89 50 86 62

69 RHÔNE
- 1, rue Sébastien-Gryphe
BP 7055
69341 Lyon Cedex 7
04 78 72 00 84

70 HAUTE-SAÔNE
- 22, rue du Breuil
70000 Vesoul
03 84 76 36 71

71 SAÔNE-ET-LOIRE
- 25-27, rue Mathieu
71000 Mâcon
03 85 39 47 17

72 SARTHE
- 21, rue Besnier
72000 Le Mans
02 43 85 88 91

73 SAVOIE
- 2, bd La-Roche-du-Roi
BP 427
73104 Aix-les-Bains Cedex 4
04 79 88 16 72
- Espace associatif
21, rue des Fleurs
73200 Albertville
04 79 37 11 01
- 41, rue Ducis
73000 Chambéry
04 79 85 27 87

74 HAUTE-SAVOIE
- 5, rue de la Liberté
74000 Annecy
04 50 69 74 67

75 PARIS
- 9e, 10e, 18e arr.
18, rue Victor-Massé
75009 Paris
01 42 81 14 97
- 8e, 15e, 16e, 17e arr.
Mairie du 17e
BP 438
75824 Paris Cedex 17
01 56 68 97 48
- 11e, 19e, 20e arr.
32, rue des Chaufourniers
75019 Paris
01 42 41 85 04

76 SEINE-MARITIME
- 10-12, rue Saint-Wandrille
BP 4192
76610 Le Havre Cedex
02 35 47 75 00
- 12, rue Jean-Lecanuet
76000 Rouen
02 35 70 27 32

77 SEINE-ET-MARNE
- Mairie
13, rue du Général-de-Gaulle
77120 Coulommiers
01 64 03 46 26
- Centre Georges-Brassens
Place du Bois-de-Grâce
77420 Champs-sur-Marne
01 64 73 52 07

78 YVELINES
- 3, av. des Pages
78110 Le Vésinet
- 40, rue de Verdun
78800 Houilles
01 39 57 35 89
- BP 41423
78204 Mantes-la-Jolie Cedex
01 34 76 92 80
- 7, avenue Foch
78120 Rambouillet
01 34 85 97 03
- BP 56
78480 Verneuil-sur-Seine
01 39 65 63 39
- 5, impasse des Gendarmes
78000 Versailles
01 39 53 23 69
- Les Marronniers – RD 58
78320 Levis-Saint-Nom
01 34 61 90 47

79 DEUX-SÈVRES
- Hôtel de la vie associative
12, rue Joseph-Cugnot
79000 Niort
05 49 09 04 40

80 SOMME
- 2, rue Stendhal
BP 70418
80004 Amiens Cedex 1
03 22 72 10 84

81 TARN
- 13, rue Fontvieille
81000 Albi
05 63 38 42 15

82 TARN-ET-GARONNE
- 25, place Charles-Caperan – BP 397
82003 Montauban Cedex
05 63 20 20 80

83 VAR
- 2, av. Frédéric-Mistral
83170 Brignoles
04 98 05 00 18
- 99, rue Henri-Vadon
BP 517
83616 Fréjus Cedex
09 63 04 60 44
- 89, rue du Général-Michel-Audéoud
83000 Toulon
04 94 89 19 07
- BP 84
83240 Cavalaire-sur-Mer

84 VAUCLUSE
- BP 855
84082 Avignon Cedex 2
04 90 89 12 86

85 VENDÉE
- 8, bd Louis-Blanc
85000 La Roche-sur-Yon
02 51 36 19 52

86 VIENNE
- 80, rue de Slovénie
86000 Poitiers
05 49 01 61 61

87 HAUTE-VIENNE
- 4, cité Louis-Casimir-Ranson
87000 Limoges
05 55 33 37 32

88 VOSGES
- 8, quartier Magdeleine
BP 1004
88050 Épinal Cedex 9
03 29 64 16 58

89 YONNE
- 25, rue Haute-Perrière
89000 Auxerre
03 86 52 54 69

90 BELFORT
- BP 462
90008 Belfort Cedex
03 84 22 10 91

91 ESSONNE
- Centre social
Place Oberkirch
91210 Draveil
01 69 40 86 91
- École Descartes
Allée du Roussillon
91300 Massy
01 69 34 60 36
- La Ferme
91800 Boussy-Saint-Antoine
01 69 56 02 49
- Maison des associations
62, rue de la Noue-Rousseau
91240 Saint-Michel-sur-Orge
01 69 25 08 13

92 HAUTS-DE-SEINE
- BP 31
92293 Châtenay-Malabry Cedex
01 40 91 81 55
- 11, rue Hédouin
92190 Meudon
01 45 34 36 10
- 21, av. du Révérend-Père-Corentin-Cloarec
BP 25
92270 Bois-Colombes Cedex
01 47 85 70 10
- 18, rue des Écoles
92210 Saint-Cloud
01 46 02 10 09
- 25, rue du Bocage
92310 Sèvres
01 46 23 15 02

93 SEINE-SAINT-DENIS
- 22, place de la République
93140 Bondy
06 42 01 07 89
- BP 26
93370 Montfermeil
01 48 49 16 45
- Centre Salvador-Allende
Avenue du Dauphiné
93330 Neuilly-sur-Marne

94 VAL-DE-MARNE
- Centre social Kennedy
36, bd John-Fitzgerald-Kennedy
94000 Créteil
01 43 77 60 45
- BP 22
94121 Fontenay-sous-Bois Cedex
01 48 76 18 65
- 26, rue Émile-Raspail
94110 Arcueil
01 45 47 74 74

95 VAL-D'OISE
- Espace Nelson-Mandela
82, bd du Général-Leclerc
95100 Argenteuil
01 39 80 78 15
- BP 90001
95471 Fosses Cedex
01 34 72 76 87
- Centre socio-culturel Les Louvrais
2, place de la Fraternité
95300 Pontoise
01 30 32 12 12
- Office culturel
Place du Forum
95210 Saint-Gratien
01 34 17 24 45

LA RÉUNION
- BP 02
97480 Saint-Joseph
02 62 45 24 44

NOUVELLE-CALÉDONIE
- 2, bd Vauban
BP 2357
98846 Nouméa Cedex
06 87 28 51 20

Index

Les chiffres en gras correspondent aux pages où le sujet est développé. Les chiffres en italiques renvoient aux encadrés placés dans le texte et dans les marges.

A

D

E

F

Q, R

S

T

U, V

Crédits photos de la couverture : plat 1, de gauche à droite, © Nicoloso / Sucré Salé. © Lulubelle – Fotolia.com. © Masterfile. Dos, © Amiel / Sucré Salé.

Crédits photos de l'intérieur : 10 reprise page 6 : © B. Boissonnet / BSIP. **19** © Tony Latham / Stone / Getty Images. **24** reprise pages 7 et 157 : © Markus Jordan – Fotolia.com. **27** © Ell – Fotolia.com. **29** © LeoSad – Fotolia.com. **32** © Cardoso / BSIP. **34** © Unclesam – Fotolia.com. **35** © Amiard / Sucré Salé. **37** © Shariff Che'Lah – Fotolia.com. **38** haut © Arnowssr – Fotolia.com. **38** bas © Ale1969 – Fotolia.com. **40** © Marc Roche – Fotolia.com. **42** © Romain Quéré – Fotolia.com. **44** © DLeonis – Fotolia.com. **47** © Cécile Verdier. **53** © Cécile Verdier. **55** © Monkey Business – Fotolia.com. **59** © Elenathewise – Fotolia.com. **61** © Marc Rigaud – Fotolia.com. **63** © Subiros / Sucré Salé. **65** haut © Patrick Hermans – Fotolia.com. **65** bas © Eric Pothier – Fotolia.com. **67** © Barbara Helgason – Fotolia.com. **69** © Zsolt Biczó – Fotolia.com. **71** © Lombok – Fotolia.com. **74** © Jean-Marie Polese – Fotolia.com. **78** © BOL / Chromorange / BSIP. **81** © Agita Leimane – Fotolia.com. **82** © Stefano Tiraboschi – Fotolia.com. **85** © Meailleluc.com – Fotolia.com. **88** © Photlook – Fotolia.com. **90** © NLPhotos – Fotolia.com. **92** © Jean-Daniel Sudres / hemis.fr. **95** © Daisy Daisy – www.shutterstock.com. **98** © Daoud – Fotolia.com. **100** © Bochkarev Photography – www.shutterstock.com. **103** © AlcelVision – Fotolia.com. **105** © TheFinalMiracle – Fotolia.com. **107** © Jolyot / BSIP. **108** © OutdoorPhotos – Fotolia.com. **111** © Jean-Pierre – Fotolia.com. **112** © Alexander Maier – Fotolia.com. **115** © Poisson d'Avril / Sucré Salé. **116** © Eléonore H – Fotolia.com. **118** reprise page 8 : © Chlorophylle – Fotolia.com. **120** © Edie Layland – Fotolia.com. **123** © Tatyana Nyshko – Fotolia.com. **124** © Chanelle – Fotolia.com. **126** © Stefan Körber – Fotolia.com. **129** © Norman Chan – Fotolia.com. **130** © Gordon Bussiek – Fotolia.com. **133** © Likilomi – Fotolia.com. **136** © Hensor – Fotolia.com. **138** © Christian Jung – Fotolia.com. **140** © Pgm – Fotolia.com. **142** © Chassenet / BSIP. **145** © Richard Villalon – Fotolia.com. **146** © Christophe Fouquin – Fotolia.com. **148** © Chassenet / BSIP. **152** © Hallgerd – Fotolia.com. **159** © Antequeranus – Fotolia.com. **161** © Roulier / Turiot / Sucré Salé. **165** © Silvia Bogdanski – Fotolia.com. **167** © Chassenet / BSIP. **168** © Caste / Sucré Salé. **171** © Leser / Sucré Salé. **173** © Tetra / BSIP. **175** © Food & Drink / Sucré Salé. **176** © Anette Linnea Rasmussen – Fotolia.com. **179** © Chef – Fotolia.com. **181** © Setra – Fotolia.com. **183** © Ocskay Bence – Fotolia.com. **184** © Sternstunden – Fotolia.com. **186** © April D – Fotolia.com. **191** © Alonbou – Fotolia.com. **192** © Asie Image – Fotolia.com. **193** © Barbara Delgado – Fotolia.com. **195** reprise page 9 : © Elena Leonova – Fotolia.com. **196** © Fénot / Sucré Salé. **200** © Searagen – Fotolia.com. **201** © ERo9 – Fotolia.com. **203** © Loïc Francois – Fotolia.com. **204** © Nobor – www.shutterstock.com. **207** © Katherine Cooper – Fotolia.com. **209** © Graham S. Klotz – www.shutterstock.com. **210** © AGphotographer – Fotolia.com. **212** © David Monjou – Fotolia.com. **215** © Caste / Sucré Salé. **217** © Nkpics – Fotolia.com. **218** © Olga Vasina – Fotolia.com. **220** © Alonbou – Fotolia.com. **221** © Norris / Sucré Salé. **222** © Bernard Boissy / BSIP. **227** © Sudres / Sucré Salé. **229** gauche © Yanyko – Fotolia.com. **229** droite © Corinne Matusiak – Fotolia.com. **230** © BrankaVV – Fotolia.com. **232** © Toting – Fotolia.com. **233** © Tatyana Nyshko – Fotolia.com. **235** © Amiel / Sucré Salé. **237** © Andrea Biraghi – Fotolia.com. **238** © Pass – Fotolia.com. **240** © Amiard / Sucré Salé. **241** © Caste / Sucré Salé. **242** © Riou / Sucré Salé. **244** © Chassenet / BSIP. **247** © Razorconcept – Fotolia.com. **250** © Virdg – Fotolia.com. **254** © Eva Gruendemann – Fotolia.com. **256** © Silver Chopsticks – Fotolia.com. **259** © Claudio Calcagno – Fotolia.com. **260** © Boulay / BSIP. **263** © Riou / Sucré Salé. **264** © Denis Mathis – Fotolia.com. **266** © Desgrieux / Sucré Salé. **268** © OutdoorPhotos – Fotolia.com. **270** © Stefan Florea – Fotolia.com. **272** © Robynmac – Fotolia.com. **275** © Jccaslot – Fotolia.com. **276** © Liv Friis-larsen – Fotolia.com. **282** © Eric Isselée – Fotolia.com. **284** © Riou / Sucré Salé. **286** © Altrendo Images / Getty Images. **289** © Frank Herholdt / Taxi / Getty Images. **296** © Purestock / BSIP. **304** © Chassenet / BSIP. **312** © Theobald / BSIP. **315** © May / BSIP. **323** © Mendil / BSIP. **331** © UpperCut Images / Getty Images. **338** © Michel Gaillard / REA. **346** © Boccabella Debbie / Oredia. **354** © Lissac / BSIP. **358** © Purestock / BSIP. **366** © Brett Mulcahy – Fotolia.com. **374** © Delihayat – Fotolia.com. **380** © Marcel Mooij – Fotolia.com. **382** © Maximilian / Phototake / BSIP. **388** © Valcho – Fotolia.com.

LE GUIDE DE LA SANTÉ DANS VOTRE ASSIETTE est publié par QUE CHOISIR ÉDITION
Impression et reliure : Pollina, Luçon, France – L52790
Première édition – Premier tirage
Achevé d'imprimer : mars 2010 – Dépôt légal en France : mars 2010
Imprimé en France/ *Printed in France*